国家卫生健康委员会"十四五"规划教材

全国高等中医药教育教材

供护理学类专业用

内科护理学

第 3 版

護理

主　编　沈翠珍　高　静

副主编　张勇勤　陈偶英　刘艳丽　张春玲

人民卫生出版社

·北京·

图书在版编目（CIP）数据

内科护理学 / 沈翠珍，高静主编 . —3 版 . —北京：
人民卫生出版社，2021.8（2023.5重印）
ISBN 978-7-117-31610-1

Ⅰ. ①内… Ⅱ. ①沈… ②高… Ⅲ. ①内科学 – 护理
学 – 中医院校 – 教材 Ⅳ. ①R473.5

中国版本图书馆 CIP 数据核字（2021）第 148183 号

人卫智网	www.ipmph.com	医学教育、学术、考试、健康， 购书智慧智能综合服务平台
人卫官网	www.pmph.com	人卫官方资讯发布平台

内科护理学
Neike Hulixue
第 3 版

主　　编：沈翠珍　高　静
出版发行：人民卫生出版社（中继线 010-59780011）
地　　址：北京市朝阳区潘家园南里 19 号
邮　　编：100021
E - mail：pmph @ pmph.com
购书热线：010-59787592　010-59787584　010-65264830
印　　刷：北京铭成印刷有限公司
经　　销：新华书店
开　　本：850×1168　1/16　印张：39
字　　数：1022 千字
版　　次：2012 年 7 月第 1 版　2021 年 8 月第 3 版
印　　次：2023 年 5 月第 3 次印刷
标准书号：ISBN 978-7-117-31610-1
定　　价：98.00 元
打击盗版举报电话：010-59787491　E-mail：WQ @ pmph.com
质量问题联系电话：010-59787234　E-mail：zhiliang @ pmph.com

数字增值服务编委会

主　编　沈翠珍　高　静

副主编　张勇勤　陈偶英　刘艳丽　张春玲

编　委（按姓氏笔画排序）

王　涛（云南中医药大学）　　　宋　丹（山西中医药大学）

王　磊（黑龙江中医药大学）　　张秀梅（安徽医科大学）

王井霞（天津中医药大学）　　　张春玲（贵州中医药大学）

王金霞（甘肃中医药大学）　　　张勇勤（河南中医药大学）

占婷婷（安徽中医药大学）　　　陈偶英（湖南中医药大学）

庄淑涵（浙江中医药大学）　　　钱　鑫（南京中医药大学）

刘　宇（北京中医药大学）　　　高　静（成都中医药大学）

刘艳丽（山东中医药大学）　　　高小莲（湖北中医药大学）

李　霞（福建中医药大学）　　　崔　淼（长春中医药大学）

李玉霞（上海中医药大学）　　　董　博（辽宁中医药大学）

吴晨曦（成都中医药大学）　　　程　梅（滨州医学院）

沈翠珍（浙江中医药大学）

学术秘书　庄淑涵（兼）　吴晨曦（兼）

◇◇◇ 修订说明 ◇◇◇

为了更好地贯彻落实《中医药发展战略规划纲要(2016—2030年)》《中共中央国务院关于促进中医药传承创新发展的意见》《教育部 国家卫生健康委 国家中医药管理局关于深化医教协同进一步推动中医药教育改革与高质量发展的实施意见》《关于加快中医药特色发展的若干政策措施》和新时代全国高等学校本科教育工作会议精神,做好第四轮全国高等中医药教育教材建设工作,人民卫生出版社在教育部、国家卫生健康委员会、国家中医药管理局的领导下,在上一轮教材建设的基础上,组织和规划了全国高等中医药教育本科国家卫生健康委员会"十四五"规划教材的编写和修订工作。

为做好新一轮教材的出版工作,人民卫生出版社在教育部高等学校中医学类专业教学指导委员会、中药学类专业教学指导委员会和第三届全国高等中医药教育教材建设指导委员会的大力支持下,先后成立了第四届全国高等中医药教育教材建设指导委员会和相应的教材评审委员会,以指导和组织教材的遴选、评审和修订工作,确保教材编写质量。

根据"十四五"期间高等中医药教育教学改革和高等中医药人才培养目标,在上述工作的基础上,人民卫生出版社规划、确定了第一批中医学、针灸推拿学、中医骨伤科学、中药学、护理学5个专业100种国家卫生健康委员会"十四五"规划教材。教材主编、副主编和编委的遴选按照公开、公平、公正的原则进行。在全国50余所高等院校2 400余位专家和学者申报的基础上,2 000余位申报者经教材建设指导委员会、教材评审委员会审定批准,聘任为主编、副主编、编委。

本套教材的主要特色如下:

1. 立德树人,思政教育　坚持以文化人,以文载道,以德育人,以德为先。将立德树人深化到各学科、各领域,加强学生理想信念教育,厚植爱国主义情怀,把社会主义核心价值观融入教育教学全过程。根据不同专业人才培养特点和专业能力素质要求,科学合理地设计思政教育内容。教材中有机融入中医药文化元素和思想政治教育元素,形成专业课教学与思政理论教育、课程思政与专业思政紧密结合的教材建设格局。

2. 准确定位,联系实际　教材的深度和广度符合各专业教学大纲的要求和特定学制、特定对象、特定层次的培养目标,紧扣教学活动和知识结构。以解决目前各院校教材使用中的突出问题为出发点和落脚点,对人才培养体系、课程体系、教材体系进行充分调研和论证,使之更加符合教改实际、适应中医药人才培养要求和社会需求。

3. 夯实基础,整体优化　以科学严谨的治学态度,对教材体系进行科学设计、整体优化,体现中医药基本理论、基本知识、基本思维、基本技能;教材编写综合考虑学科的分化、交叉,既充分体现不同学科自身特点,又注意各学科之间有机衔接;确保理论体系完善,知识点结合完备,内容精练、完整,概念准确,切合教学实际。

4. 注重衔接,合理区分　严格界定本科教材与职业教育教材、研究生教材、毕业后教育教材的知识范畴,认真总结、详细讨论现阶段中医药本科各课程的知识和理论框架,使其在教材中得以凸显,既要相互联系,又要在编写思路、框架设计、内容取舍等方面有一定的区分度。

5. **体现传承,突出特色** 本套教材是培养复合型、创新型中医药人才的重要工具,是中医药文明传承的重要载体。传统的中医药文化是国家软实力的重要体现。因此,教材必须遵循中医药传承发展规律,既要反映原汁原味的中医药知识,培养学生的中医思维,又要使学生中西医学融会贯通,既要传承经典,又要创新发挥,体现新版教材"传承精华、守正创新"的特点。

6. **与时俱进,纸数融合** 本套教材新增中医抗疫知识,培养学生的探索精神、创新精神,强化中医药防疫人才培养。同时,教材编写充分体现与时代融合、与现代科技融合、与现代医学融合的特色和理念,将移动互联、网络增值、慕课、翻转课堂等新的教学理念和教学技术、学习方式融入教材建设之中。书中设有随文二维码,通过扫码,学生可对教材的数字增值服务内容进行自主学习。

7. **创新形式,提高效用** 教材在形式上仍将传承上版模块化编写的设计思路,图文并茂、版式精美;内容方面注重提高效用,同时应用问题导入、案例教学、探究教学等教材编写理念,以提高学生的学习兴趣和学习效果。

8. **突出实用,注重技能** 增设技能教材、实验实训内容及相关栏目,适当增加实践教学学时数,增强学生综合运用所学知识的能力和动手能力,体现医学生早临床、多临床、反复临床的特点,使学生好学、临床好用、教师好教。

9. **立足精品,树立标准** 始终坚持具有中国特色的教材建设机制和模式,编委会精心编写,出版社精心审校,全程全员坚持质量控制体系,把打造精品教材作为崇高的历史使命,严把各个环节质量关,力保教材的精品属性,使精品和金课互相促进,通过教材建设推动和深化高等中医药教育教学改革,力争打造国内外高等中医药教育标准化教材。

10. **三点兼顾,有机结合** 以基本知识点作为主体内容,适度增加新进展、新技术、新方法,并与相关部门制订的职业技能鉴定规范和国家执业医师(药师)资格考试有效衔接,使知识点、创新点、执业点三点结合;紧密联系临床和科研实际情况,避免理论与实践脱节、教学与临床脱节。

本轮教材的修订编写,教育部、国家卫生健康委员会、国家中医药管理局有关领导和教育部高等学校中医学类专业教学指导委员会、中药学类专业教学指导委员会等相关专家给予了大力支持和指导,得到了全国各医药卫生院校和部分医院、科研机构领导、专家和教师的积极支持和参与,在此,对有关单位和个人表示衷心的感谢!希望各院校在教学使用中,以及在探索课程体系、课程标准和教材建设与改革的进程中,及时提出宝贵意见或建议,以便不断修订和完善,为下一轮教材的修订工作奠定坚实的基础。

人民卫生出版社

2021 年 3 月

◇◇◇ 前　言 ◇◇◇

内科护理学是临床护理学中的一门重要学科,是护理学中各临床学科的基础,是关于认识疾病及其预防和治疗、护理患者、促进康复、增进健康的科学。本门课程对培养学生的临床护理能力至关重要。因此,第3版教材在前版的基础上,根据当前教育部对本科教学的要求,加强"双一流"建设、"金课建设"及充分发挥高校立德树人的作用,结合《护理学类教学质量国家标准》《护士执业资格考试大纲(试行)》、护理行业的发展以及高等中医院校护理学专业的人才培养特色,进行进一步优化和完善。本教材的主要特色如下:

1. 体现"金课"要求,拔高学习目标。每一章前面的"学习目标",根据教育家布卢姆的目标分类法进行书写,包括识记、理解、应用、分析、评价、创新六层,使学生努力达到分析、综合、评价后三层目标,即"金课"具有的高阶性、挑战性和创新性要求。

2. 体现"课程思政"要求,培养学生职业精神。设置"思政元素"模块,运用名人事迹、先进典型、临床感人故事等,潜移默化地对学生社会主义核心价值观、职业理想、专业素养等产生影响。

3. 体现内容"前沿性"的要求,吸纳学术研究成果及临床护理进展。做到"三基"(基本知识、基本理论和基本技能)和"五性"(思想性、科学性、先进性、启发性和适用性),将临床护理指南及新技术、新成果、新发明反映到教材中。

4. 体现培养"一流人才"的要求,以学生为中心,重视对学生临床思维能力的训练。书中重要内容设置"课堂互动"模块,课后练习题采用临床案例形式,启发学生思考,培养学生临床思维能力,让学生在充分理解所学知识的基础上,通过分析、比较来解答问题。

5. 体现"传承精华,守正创新"的要求,达到中西医融合。中医护理最具特色的内容是中医食疗、中医适宜技术及辨证施护,在每一疾病护理中,融入简、便、验、廉的中医护理知识,达到中西医护理有机融合。

6. 由于新发传染病不断出现,传染病护理显得愈来愈重要,因此,传染病护理单独成书。为避免教材内容重复,本书中不再编写传染病护理的内容。

本教材的编写分工:绪论由沈翠珍编写;呼吸系统疾病患者的护理由刘艳丽、张秀梅、李霞、庄淑涵编写;循环系统疾病患者的护理由刘宇、陈偶英、程梅、沈翠珍、王磊编写;消化系统疾病患者的护理由高小莲、李玉霞、张春玲、王井霞、崔淼编写;泌尿系统疾病患者的护理由张勇勤、王涛编写;血液系统疾病患者的护理由宋丹、董博编写;内分泌与代谢性疾病患者的护理由王金霞、张春玲编写;风湿性疾病患者的护理由钱鑫编写;神经系统疾病患者的护理由高静、吴晨曦、占婷婷编写。

本教材主要供全国高等学校护理学专业本科学生使用。

本教材的编写得到了人民卫生出版社以及各参编院校有关人员的大力支持,在此一并表示感谢!

尽管我们在教材编写过程中倾注了大量心血,做出了很多努力,但由于能力和水平有限,教材中或许仍存在不足和错误。我们真诚地希望所有使用本教材的教师、学生及广大读者提出宝贵意见和建议,以便再版时修正。

编者

2021 年 3 月

◇◇◇ 目 录 ◇◇◇

第一章

绪　论

> **学习目标**
>
> 1. 识记　内科护理学的内容、结构、目标及学习方法。
> 2. 理解　内科护理学的发展趋势及内科护士的角色与素质要求。
> 3. 应用　能运用正确的方法学习内科护理学课程;培养良好的护士职业素质,以及认真刻苦、严谨务实的学习态度。

第一节　内科护理学的内容与结构

一、内科护理学的内容

内科护理学是研究内科患者生理、心理和社会等方面健康问题的发生发展规律,运用护理程序的方法,诊断和处理患者现存的或潜在的健康问题,以达到恢复和保持患者健康的一门重要的临床护理学科。内科护理学中蕴含着丰富的思政元素,在内科护理学教学中,通过教师的言传身教、名人事迹、先进事例、典型案例等,将专业知识传授与价值引领、职业素质培养有机结合,培养学生良好的人文修养,为临床护理奠定扎实的基础。内科护理学既与医学基础学科有密切的联系,也是临床护理学科的奠基性课程。学好内科护理学,是学好其他临床专业课的关键。随着社会的发展、医学模式的转变,整体护理观及循证护理越来越受到人们的重视;护理服务的对象已从患者转变为整体的人和群体的人;护理实践的范围已从医院扩展到社区和家庭。因此,内科护理的知识和技术也在不断发生着更新和转变。

内科护理学的知识体系建立在基础医学、临床医学、护理学理论的基础上,综合人文社会科学知识。它整体性强,涉及范围广,内容涵盖人体各系统、各脏器疾病患者的身心护理。本教材的第一章为绪论,介绍内科护理学的结构与内容、内科护理学的学习目标与方法、本学科的发展现状与趋势以及内科护士的职责与素质;其余各章的内容包括呼吸系统、循环系统、消化系统、泌尿系统、血液系统、内分泌代谢性疾病、风湿性疾病、神经系统疾病患者的护理。

二、内科护理学的结构

本教材的基本结构是:每个系统疾病的各章首先列出了本章的学习目标。

第一节均为概述,简要介绍该系统的解剖与生理,解剖结构和生理功能的撰写力求做到重点突出、简明扼要,其深度以满足该系统疾病学习为原则。其次是各系统疾病患者的护理评估,内容包括病史、心理-社会评估、身体评估和辅助检查。为了便于学生掌握护理程序的工作方法,对各系统疾病常见症状与体征的护理,采用以护理程序的评估、诊断、计划(目标和措施)及评价的次序进行阐述。

第二节开始介绍常见的疾病,每个疾病的编写内容大致包括概述、病因及发病机制、临床表现、辅助检查、诊断、治疗要点、常用护理诊断/问题、护理措施、健康教育、结语,其中护理措施又分为病情观察、起居护理、饮食护理、用药护理、对症护理、心理护理、中医护理等。其中中医护理部分主要介绍中医适宜技术在该病中的应用及中医特色辨证施护要点等,体现了中西医结合护理的特点。结语是章节内容的浓缩,简要概述了本章节学习的要点,以便于学生复习总结。为体现课程思政,教材中设置了思政元素模块。在每章节的末尾,列出了本章节的综合性思考题,依据临床案例,提出问题,促使学生思考,使理论联系实际,培养临床护理思维,促进学生对知识的综合应用。

另外,为便于学生自主学习,还编写与教材配套的融合教材,内容包括课件、复习思考题答案及"扫一扫、测一测"。其采用二维码形式,放于教材相应页面,尽量达到纸质教材与信息技术的结合,为学生学习提供便利。

第二节 内科护理学的学习目标与方法

一、内科护理学的学习目标

通过本课程的学习,学生应树立"以人的健康为中心"的护理理念,深刻领会整体护理的内涵,识记内科常见病、多发病的病因和发病机制,理解其临床特点和处理原则,能运用临床护理学的知识和技能,对内科患者进行评估、提出护理诊断、制订有针对性的护理措施,为护理对象提供个性化的身心护理;同时应具有向患者及其家属开展健康教育的能力。

具体的学习目标如下:

1. 理解内科护理学的任务与范畴。

2. 能运用护理程序的方法,对患者进行全面评估并做出护理诊断(或问题)。

3. 分析与评价内科常见病、多发病的护理原则与专科护理措施。

4. 能根据内科患者的生理和心理需求实施整体护理。

5. 理解内科常见危重症的临床表现、处理原则,具备对内科常见急症的配合抢救能力。

6. 能运用人际沟通技巧,对内科疾病患者及其家属进行健康教育。

7. 具有良好的学习态度,刻苦学习专业知识,培养认真、严谨、踏实的工作作风,为从事临床护理工作打下良好的基础。

二、内科护理学的学习方法

内科护理学是一门实践性很强的应用性学科。随着医学的快速发展,以及人们对健康服务需求的增加,对临床护理人员提出了更高的素质要求。为了更好地学习内科护理学,为人类的健康服务,学生在学习过程中应注意学习方法,以提高学习效果。

1. 运用护理程序的方法 护理程序是一种体现整体护理观的临床思维和工作方法,也是临床护理工作中常用的解决问题的方法,包括评估、诊断、计划、实施和评价五个步骤。学生在学习内科护理学各疾病护理的过程中,应运用护理程序的工作方法,从护理评估、护理诊断、护理目标、护理措施、护理评价五个方面入手,建立系统、科学的思维方法,将患者的发病原因、发病机制、临床表现、治疗要点及护理措施有机结合起来,将书本知识与具体的病例联系起来,使零碎的知识系统化,缩短理论与临床实际的距离,使知识得到有效运用。在临床实习时,应用护理程序去思考患者的问题,做出评估、判断和决策,通过计划、实施并记录护理活动,进而总结、评价护理工作效果,不断提高护理实践能力。

2. 基础与临床的结合 基础医学知识是学习临床专科护理的基础,只有学好基础医学才能理解疾病的临床表现、辅助检查和治疗原则,才能制订针对性的护理措施,并明确措施的依据。因此,在学习内科护理学的过程中,应及时复习相关解剖学、生理学、免疫学、病理学和病理生理学、健康评估、药理学等知识。如在学习慢性阻塞性肺疾病时,当患者有缺氧、二氧化碳潴留时需采取持续低流量吸氧,针对该知识点应复习生理学、病理生理学等相关知识,明确采用持续低流量吸氧的机制;在学习该病的发病原因、临床表现时,应复习相应的解剖学、生理学、病理学知识,理解患者出现呼吸困难、桶状胸、球结膜水肿等的原因;在学习该病治疗原则时,应复习药理学知识,分析、比较不同解痉、祛痰、抗炎药物的药理作用、不良反应及用药护理。只有将知识融会贯通、举一反三,才能提高学习效果。

3. 理论与实践的结合 学生在学习过程中必须遵循理论与实践相结合的原则。一方面要认真学习书本上的理论知识,另一方面必须参加临床实践,将书本知识与临床护理实践紧密结合起来,使学习过程不仅仅停留于对知识的简单识记,更使之成为对知识的理解、应用以及发展和创新的过程。内科护理学学习可分为系统理论学习和毕业临床实习两个阶段。系统理论学习包括按照教学大纲所规定的课堂讲授、病例讨论、综合实验以及配合课堂教学进行的临床见习;毕业临床实习阶段要求学生在老师的指导下,对患者实施整体护理。经过实践认识—再实践—再认识的过程,不断提高自己的理论水平,提升发现问题、分析问题和解决问题的能力。

4. 专业与思政的结合 学生在学习内科护理学专业知识与技能时,应根据专业知识的特点,有意识地培养护理职业精神。如在学习消化性溃疡病因时,可通过查找幽门螺杆菌发现过程的相关资料,培养创新意识;在学习上消化道出血临床表现时,可不断地提问:患者为何出现呕血和黑便? 如何判断出血量? 如何判断出血是否停止? 出血量多少与患者临床表现的关系如何? 如何及早发现患者的出血征象? 通过不断地思考、查找资料寻求答案,培养临床思维能力;在学习白血病患者化疗护理时,培养尊重生命、关爱患者、耐心细致的工作态度。将专业知识的学习与思政元素有机融合,使学生知识、能力、素质协调发展。

5. 线上与线下的结合 随着信息化技术的快速发展,目前已进入大规模在线开放课程(massive open online course,MOOC)时代,大量精品在线开放课程的建立,为学生提供了丰富的学习资源。MOOC 主要以教学录像的方式呈现,学生可以在屏幕上看到教师,这让线上的学生获得了被教的直观感受。同时 MOOC 有非常体系化的课程框架,属于一种完整的课程组织方式,从而给人一种正规的线上学习感受。因此,学生在学习内科护理学时,应课前观看内科护理学相应的精品 MOOC,与教材内容结合,在课中就可有的放矢地与教师进行讨论,以提高学习的深度与广度。

6. 真实与虚拟的结合 在学习内科护理学的知识与技能时,若能与临床真实患者结合,通过床边教学,有利于提高学生的临床护理能力。但由于条件限制,复杂的临床情景难以让学生反复实践。护理虚拟仿真实验、高仿真模拟人、标准化患者等均为学生学习提供了丰富的模拟条件,具有逼真性、交互性、构想性、便捷性等特点。学生在学习内科护理学时,应充分利用现有的虚拟仿真资源,通过反复训练,掌握专业知识与技能,为进入临床真实环境打下扎实的基础。

7. 中医与西医的结合 本教材以现代护理学知识为主线,但在每一疾病护理中,融入中医护理的内容。中医护理是中医药的重要组成部分,它以中医理论为指导,运用整体观念对疾病进行辨证护理,结合预防、保健、康复和医疗等措施,并运用独特的传统护理技术,对患者及老、幼、残者进行护理。通过几千年的发展,尤其是几十年来的传承精华、守正创新,中医护理在内科疾病的护理中发挥了愈来愈重要的作用。因此,在学习内科护理学时,应将中医护理与现代护理知识有机结合,不断丰富专业知识。

第三节 内科护理专业实践的发展

近年来,现代医学有了惊人的发展,基础医学和临床医学的研究,对许多内科疾病的病因和发病机制有了进一步的认识,从而带来了临床诊断水平的提高。治疗技术的进步和治疗效果的改观,以及信息化技术的发展,促进了内科护理学的不断发展。

1. 内科护理新技术的发展 内科护理学已成为和内科学相平行的、独立存在的一门实践性和科学性都很强的护理专业学科。但是两者之间紧密联系、相互促进。内科学的发展促进了内科护理学的发展,而护理科学研究则是内科护理学发展的基础和动力,只有充分应用科学研究成果才能建立和发展内科护理学的理论体系,丰富内科护理学的知识和技能,提高内科护理服务的质量和学术水平。如血液透析、腹膜透析等血液净化技术的不断改进,心脏介入性诊断和治疗技术的进展,促进了相应的术前、术中、术后护理方案的研究和完善;电子监护系统用于危重患者病情的持续监测,促进了内科重症监护的护理研究和护理干预措施的完善;信息化技术的发展,促进了心血管病、糖尿病、慢性阻塞性肺疾病、支气管哮喘、恶性肿瘤、脑血管病等慢性疾病的康复护理,也给内科护理工作者带来了新的研究课题。因此,有关内科护理的各项科学研究课题,已在各医疗卫生及教学机构中蓬勃开展,从而促进内科护理新技术的发展。

2. 内科专业化护理的发展 由于现代医学知识和技术的迅速发展,医学上分工越来越细,专业性越来越强,医生的研究方向也越来越细,出现了大批的专科医生。为了协助医疗,促进患者康复,要求护士提供更专业化的护理服务,这就促进了临床专科护士的快速发展,如糖尿病专科护士、疼痛专科护士、肿瘤护士等。专科护士又称高级实践护士(advanced practice nurse,APN),是指在某专科领域具有较高护理水平的人才,他们通过临床护理、教学、会诊、研究和变革等活动促进护理学的发展。专科护士所从事的护理实践称为高级护理实践(advanced nursing practice,ANP),是以现代护理理念为依据,在护士的专业定义和范围内定位,提供最佳的护理干预去增进人类的健康。高级护理实践表现在专科护士具有专家型的专业实践模式,能独立、自主地处理相关专科方面的复杂问题,表现在临床实践与教育、领导和护理科研等的结合和贯通。这既是社会进步、医疗发展的需要,也是健康中国策略对护士提出的更高要求。近年来我国专科护士得到了快速的发展,为促进优质、专业化护理提供了保障。

3. 循证护理的发展 循证护理(evidence-based nursing,EBN)意为"遵循证据的护理学"。可定义为:慎重、准确和明智地应用当前所能获得的最好研究证据,同时结合护理专业技能和多年临床经验,考虑患者的价值和愿望,将三者完美地结合,制订护理措施。循证护理以人的健康为中心,既重视个人的临床经验,又强调采用现有的、最好的大样本的研究证据来进行护理,还需结合患者的意愿。循证护理可贯穿于护理程序实践中的各个环节,强调证据的建立和运用。依据证据级别形成的临床护理实践指南,有助于指导医护人员在临床实践过程中采用高质量的证据为患者提供个体化的护理。随着护理教育的发展,护理人员学历层次的提高和护理科研的快速发展,循证护理实践已在临床得到广泛应用。内科疾病的《临床护理实践指南》《最佳证据总结》不断研制和发表,为临床循证护理创造了良好的条件。

4. 信息化与智能化护理的发展 随着大数据、云计算、物联网和移动互联网等信息技术的快速发展,智能化护理设备逐渐走入临床,给临床护理工作模式带来了新的变革。智慧护理是伴随智慧医疗应运而生的新概念,通过系统计算技术、云计算技术、物联网技术及数据融合技术等对医疗数据进行采集、存储、评估、分类、编辑及应用,以实现医疗资源共享。通过个人信息基本数据与公共共享数据进行比对,制订出最佳的临床决策、护理方案、健康管理方案,为患者提供便捷、高效的护理服务。通过大力推进护理信息化建设,积极探索创新优化护理流程和护理服务形式,强化移动医疗设备等护理应用信息体系,提高护理服务效率和质量,也可减轻护士工作负荷。这对护理人员也提出了更高要求,必须不断更新护理理念,学习新理论、新知识和新技术,以适应临床护理的快速发展和变革。

5. 延续护理的发展 随着社会的进步,人们物质生活水平的提高,人类对健康的需求也日益提高;加之人口老龄化、社会文明和环境污染等因素的影响,老年病、慢性疾病日益增多,这些变化也大大增加了人们对护理的需求,但这些护理不可能集中在医院进行,医疗卫生工作必然向整个社区扩展。因此,护士应走出医院,深入到社区、家庭为患者提供更完善的整体护理,即延续性护理(continuous nursing)。延续性护理是慢性病护理中最重要、最不可缺少的环节。延续性护理强调治疗和护理在医院、家庭和社区持续进行,通过一系列的行动,确保患者在不同的医疗环境(如从医院到家庭)和在同一个医疗环境(如医院的不同部门)接受不同程度的协调和连续性护理,通常指的是从医院到家庭的扩展,包括出院计划、转诊,以及患者返回家庭或社区后继续进行的随访和指导,为患者制订周密科学的护理方案,提高患者遵医行为,增加患者对疾病的认知,规范患者的运动锻炼,合理指导患者用药,提醒患者日常生活中需注意的相关事项,最终使患者提升自我管理及照顾能力,有效预防疾病进展,减少复发,促进疾病康复。

第四节　内科护士的基本职责与素质

一、内科护士的基本职责

护理工作是一项助人的职业,护理人员应富于爱心、耐心、细心、热心、同情心和责任心。在临床工作中,医疗和护理分工合作,相辅相成,缺一不可。护士在临床护理工作中,具有多重角色,承担多种职责。

具体的职责如下:

1. 照顾者 做好照顾者,首先要对患者充满爱心、同情心,要具备耐心、细心的基本素质,具有扎实的理论基础和精湛的操作技能。能根据患者的病情及对护理的需求,灵活采取护理措施,最大限度地发挥患者自我照顾的能力。

2. 教育者 护理人员要注意对受教育者进行评估,根据不同的需求及学习能力因材施教。对住院患者做好出入院指导;指导和教育慢性病患者如何进行自我保健护理、如何识别病情变化、如何及时就诊、如何现场急救等;同时承担对护生、低年资护士、辅助护理人员的教育责任。

3. 协作者 要求护理人员不仅要有广博的知识,还应具备良好的沟通能力和团队精神,能很好地与医师、营养师、康复治疗师、心理治疗师、社会工作者、家属等协作与配合,使各种治疗方案及护理计划得以顺利进行。

4. 管理者 内科疾病医嘱量大、用药多、检查项目繁杂,事务琐碎,对护理人员的综合管理能力要求较高。要求护理人员具有较强的组织、协调与控制能力,对时间、空间、人员、资源进行合理的分配利用,提高工作效率,使护理对象得到优质服务。

5. 计划者 护理人员对每位入院患者应制订护理计划,尤其是对内科慢性疾病患者。在详细评估的基础上,提出护理诊断(或问题),根据不同的护理诊断,制订相应的护理目标与措施,并付诸实施;根据评价结果,不断修改诊断、目标与措施。

6. 代言者 代替患者或家属向其他医务人员询问疑虑,表达意见,帮助他们了解有关信息,协助他们与其他医务人员进行沟通,尊重和维护患者或家属的知情权,使患者或家属在知情下做出选择和决策。

7. 研究者 内科护理学是一门实践性与科学性相结合的学科,科学研究应成为护理专业实践的有机组成部分。在临床实践中,护士应重视对经验的总结和归纳,增强科研意识,用科学的方法,严谨地、实事求是地分析、探究护理实践中的问题,探索内科护理中的科学规律,丰富护理学的知识体系。同时,护士也需有应用科研成果的意识,用科研成果指导和改进临床实践。

二、内科护士的基本素质

护理是健康所系、性命所托的崇高事业。临床护士是人类健康的守护者,其工作涉及面广,专业性强,具有复杂性、连续性、继承性和服务性。护士素质不仅与医护质量息息相关,而且每一个细节都关联着患者的生命安危。因此,作为内科护士,应不断加强自身素质的培养,成为一名合格的临床护士。

具体的素质要求如下:

1. 职业思想素质 临床护士要热爱祖国、热爱护理专业,具有高尚的道德情操,有正确的人生观、价值观,以追求人类健康幸福为己任,具有自尊、自重、自强不息的奋斗精神和一丝不苟的责任心,具有为护理事业献身的远大目标和为护理学科的进步而勤奋学习、努力钻研的刻苦精神。护士要不为名利所诱惑,不受世俗所干扰,要端正从业动机,服从事业和社会需要,坚持正确的行为准则、严谨认真、正直无邪,以高尚的人格忠实维护患者的利益。

2. 专业文化素质 临床护士要具备良好的基础文化知识,人文、社会科学知识,医学、护理理论知识。基础文化知识是深入学习和理解医学、护理学理论的必备条件。医学、护理学等专业理论课程是护士从事临床护理工作的理论基础。切实掌握、理解这些知识是解决临床护理工作的重要理论依据。护士应不断更新专业知识,了解学科发展动态,不断提高自己的专业素养。

3. 身体心理素质 临床护士需要有良好的体魄、开朗的性格和健康的心理素质。临床护理工作繁琐,工作责任重,不可有任何差错,工作时心理压力较大;同时,临床住院患者需要 24 小时持续护理,护士需要值夜班,没有强健的体魄,便不能适应工作。护士还应具有良好的心理素质,待人热情开朗、宽容豁达;处事沉着冷静,意志坚强,以应对复杂的护患关系及胜任护理工作。

4. 实践技能素质 熟练的操作、娴熟的技术是做好护理工作,满足患者需要的重要条件。临床护理学所涉及的技术操作是临床护士必须掌握的基本功。而娴熟的技术是在正确理解其原理、目的、操作步骤的基础上,经反复实践才能达到。在临床护理实践中,护士细致入微的观察能力、稳重冷静的应变能力、准确果断的判断能力、有条不紊的处置能力是护士技能素质的重要表现。合格的临床护士应将培养和提高自身的实践技能,作为执着追求的目标而不断努力。

（沈翠珍）

复习思考题

1. 根据内科护理学的内容及学习目标,你将采取哪些方法来学习该课程?

2. 根据内科护理学的发展趋势,你将采取哪些措施来培养自身素质,满足临床护理工作的需要?

3. 内科护士承担多重角色,你将如何在临床实习中发挥这些角色作用?

扫一扫,
测一测

◇◇◇　**第二章**　◇◇◇

呼吸系统疾病患者的护理

✎ 学习目标

　　1. 识记　呼吸系统常见疾病的概念、病因及治疗要点。
　　2. 理解　呼吸系统常见疾病的发病机制、临床表现及辅助检查。
　　3. 应用　应用护理程序的方法,对呼吸系统常见疾病患者进行护理评估,提出常用护理诊断,拟定护理措施和健康指导,并体现对患者的关心与尊重。
　　4. 分析　常用护理诊断的相关因素、护理措施及健康指导的依据。
　　5. 评价与创新　根据护理评估资料,对拟定的护理诊断进行排序,基于循证理念制订针对性的护理措施;针对不同的护理评估资料,制订个性化的护理计划。

第一节　概　　述

　　呼吸系统疾病是危害大众健康的常见病、多发病,据 2015 年中国统计年鉴结果显示,呼吸系统疾病在城市和农村人口的主要疾病病死率及死因构成中均居第四位,仅次于恶性肿瘤、脑血管疾病和心血管疾病。由于吸烟、大气污染(包括 PM2.5)、理化因子、病原微生物的吸入,以及人口老龄化等多种因素的影响,支气管哮喘、慢性阻塞性肺疾病和肺癌发病率不断增加。肺结核发病率虽曾有所控制,但近年又有增高趋势,我国仍属于高发地区。流行性感冒在我国每年的发病率约为 10%~30%,其侵入人体内的主要靶器官也是肺。严重急性呼吸综合征、甲型 H_1N_1 流感、人感染高致病性禽流感、新型冠状病毒肺炎等突发急性传染病疫情也极大地加重了社会负担。因此,呼吸系统疾病的研究和防治工作任重而道远。了解呼吸系统的结构和功能,有利于在临床工作中对患者做出全面、准确的护理评估和实施有效的护理措施。

一、呼吸系统的结构与功能

　　呼吸系统主要由呼吸道和肺组成,与体外环境相通,成人在静息状态下,每天约有 10 000L 的气体进出于呼吸道。肺具有广泛的呼吸面积。由于呼吸道与外界相通,在呼吸过程中,外界环境中的有机或无机粉尘,包括各种微生物、蛋白变应原、有害气体等,皆可进入呼吸道和肺引起各种疾病。

　　【呼吸道】
　　呼吸道以环状软骨为界,分为上、下呼吸道。
　　1. 上呼吸道　包括鼻、咽、喉,主要作用是气体的通道,防止异物吸入,在发声和嗅觉中起重要作用。鼻由鼻窦、鼻腔和外鼻三部分组成,对吸入气体有过滤、加温、保湿的作用。咽分为鼻咽、口咽和喉咽三部分,是呼吸系统和消化系统的共同通路,吞咽时,会厌覆盖喉口,防止食物进入下呼吸道。喉是发音的主要器官,在咳嗽中起重要作用。

2. 下呼吸道

(1)解剖结构:下呼吸道包括气管、支气管、细支气管和肺实质。气管逐级分支到肺泡共24级,构成气管 - 支气管树状结构。气管位于食管前,由15~20个C型透明软骨组成,软骨后部缺口(约占1/3)处由平滑肌和纤维组织构成,有伸缩性,以适应食物在食管内下行。气管在隆凸处分为左右主支气管,右主支气管较左主支气管短、粗且陡直,所以异物或气管插管易进入右肺。呼吸道逐级分支使气道口径越来越小,气道总截面积增大,气体流速减慢。临床上将吸气状态下内径 <2mm 的细支气管称为"小气道",由于小气道管腔纤细、管壁无软骨支持易扭曲、气体流速慢易阻塞,因此是呼吸系统的常见病变部位。

(2)组织结构和功能:气管、支气管壁的组织结构可分为三层:黏膜层、黏膜下层和外膜。

1)黏膜层:为假复层纤毛柱状上皮,主要有纤毛细胞和杯状细胞。纤毛具有清除呼吸道内分泌物和异物的功能,是气道的重要防御机制之一。杯状细胞分布于传导性气道的各种细胞间,可分泌黏液。黏液分泌过多或不足均可引起纤毛的运动功能减弱,进而导致呼吸道防御功能下降。

2)黏膜下层:由疏松结缔组织组成,含有黏液腺和黏液浆液腺。慢性炎症时,腺体的黏液细胞和浆细胞增生肥大,分泌亢进,使黏膜下层增厚,黏液分泌增多,黏稠度增加。

3)外膜:由软骨、结缔组织和平滑肌构成。随着气管分支,软骨逐渐减少而平滑肌增多,至细支气管时软骨完全消失。平滑肌的舒缩与支气管口径及肺的顺应性密切相关,是决定气道阻力的重要因素。

【肺】

1. 基本结构

(1)肺的细微结构:肺表面被覆浆膜(胸膜脏层)。肺组织分实质和间质两部分。间质包括结缔组织及血管、淋巴管、神经等。实质即肺内支气管的各级分支及其终末的大量肺泡。从叶支气管到终末细支气管为肺导气部,呼吸性细支气管以下各段均不同程度出现肺泡,为肺呼吸部,是气体交换的场所,包括呼吸性细支气管、肺泡管、肺泡囊和肺泡。肺泡的表面积约 $100m^2$,平时只有约 1/20 的肺泡进行气体交换,因而具有很大的潜在功能。肺泡上皮细胞包括Ⅰ型肺泡细胞和Ⅱ型肺泡细胞。Ⅰ型肺泡细胞为扁平细胞,覆盖肺泡约 95% 表面积;Ⅱ型肺泡细胞散在凸起于Ⅰ型肺泡细胞之间,除了和Ⅰ型肺泡细胞共同构成肺泡壁之外,还可分泌表面活性物质,降低肺泡表面张力,防止肺萎缩。相邻肺泡之间的薄层结缔组织构成肺泡隔,内有密集的毛细血管和丰富的弹性纤维,其弹性起回缩肺泡的作用。肺泡表面活性物质层、Ⅰ型肺泡细胞与基膜、薄层结缔组织、毛细血管基膜与内皮,形成气 - 血屏障,总厚度为 $0.2~0.5\mu m$,有利于气体迅速交换,临床上急、慢性炎症引起的炎性细胞浸润、渗出或增生均会影响正常气体交换功能。相邻肺泡间有肺泡孔均衡肺泡之间气体含量,也是感染时细菌扩散的渠道。

(2)肺的血液循环:肺由肺循环和支气管循环双重血液供应。

1)肺循环:由肺动脉、肺毛细血管和肺静脉组成,主要完成气体交换功能。肺循环毛细血管壁薄,有较大扩张性,对气体交换十分有利。与体循环相比,肺循环具有高容量、低阻力、低压力的特点。缺氧能使小的肌性肺动脉收缩,形成肺动脉高压,是发生慢性肺源性心脏病的重要机制之一。

2)支气管循环:由支气管动脉、静脉组成,是支气管壁、肺泡和胸膜的营养血管。多起自胸主动脉,也有起自肋间动脉、锁骨上动脉或乳内动脉,与支气管伴行达呼吸性细支气管水平,形成毛细血管网,营养各级支气管。支气管静脉与动脉伴行,收纳各级支气管的静脉血,最后经上腔静脉回到右心房。

2. 生理功能肺的主要功能是呼吸,呼吸是指机体与外环境之间的气体交换。呼吸过程分三个环节:①外呼吸:指外环境与肺之间的气体交换(肺通气),以及肺泡与血液之间的气体交换(肺换气);②气体在血液中的运输;③内呼吸:指血液与组织细胞间的气体交换。人体组织细胞不断进行新陈代谢,代谢消耗的氧随时从外环境中吸收,氧代谢所产生的二氧化碳则排出体外。吸入氧气和排出二氧化碳是肺的最重要功能。

(1) 肺通气:是指肺与外环境的气体交换。临床常用下列指标来衡量。

1) 每分钟通气量(minute ventilation volume,MV 或 V_E):是指静息状态下,每分钟进入或排出肺的气体总量,MV= 潮气量(V_T)× 呼吸频率,正常成人潮气量为 400~500ml,呼吸频率为 12~18 次 /min。

2) 无效腔和肺泡通气量:每次吸入的气体,一部分将留在鼻或口与终末细支气管之间的呼吸道内,这部分气体不参与肺泡与血液之间的气体交换,故将这部分呼吸道的容积称为解剖无效腔。正常成年人解剖无效腔的容积约为 150ml。进入肺泡的气体,也可因血流在肺内分布不均而未能都与血液进行气体交换,未能发生交换的这一部分肺泡容量称为肺泡无效腔。肺泡无效腔与解剖无效腔一起合称为生理无效腔。健康人平卧时,生理无效腔等于或接近于解剖无效腔。肺泡通气量是指每分钟参与气体交换的通气量(等于潮气量和无效腔气量之差乘以呼吸频率),它是维持动脉血二氧化碳分压($PaCO_2$)正常的基本条件。

3) 最大通气量(maximum minute volume,MMV):指受试者以最快的速度和尽可能深的幅度进行呼吸时所测得的每分钟通气量。一般只测 15 秒,将所测值乘 4 即可。MMV 代表单位时间内呼吸器官发挥最大潜力后所能达到的通气量,与机体所能从事体力劳动的最大限度有密切关系,如最大通气量显著减少时则不能胜任各类剧烈的活动。

(2) 肺换气:指肺泡与血液之间的气体交换。主要通过呼吸膜以弥散的方式进行,气体交换的主要动力是气体在肺泡与血液之间的分压差。呼吸膜由含肺泡表面活性物质的液体层、肺泡上皮细胞层、上皮基底膜层、肺泡上皮和毛细血管膜之间的间隙(基质层)、毛细血管的基膜和毛细血管内皮细胞层组成。气体分压差、扩散面积、扩散距离、温度和扩散系数等因素均可影响气体的扩散速率。

【胸膜】

胸膜为起源于中胚层的浆膜。覆盖于肺表面和叶间裂的胸膜称脏层胸膜,覆盖胸廓内侧面的胸膜为壁层胸膜,二者于肺门处会合,自肺门向下延伸达膈肌处成为由双层胸膜皱襞构成的肺韧带。脏层胸膜的血供来自肺动脉,壁层胸膜的血供来自肋间动脉。壁层胸膜有感觉神经分布,病变时可引起胸痛;脏层胸膜无感觉神经分布。由胸膜围成的间隙即胸膜腔,是一个密闭潜在的空腔,其中含有的少量浆液起润滑作用。胸膜腔内的平均压力低于大气压,习惯上称为胸膜腔内压或胸膜腔负压。如气体进入胸膜腔(气胸),胸内负压减少,甚至转为正压,则可引起肺萎陷。

【呼吸运动调节】

正常节律的呼吸运动可为机体提供所需氧气和排出多余的二氧化碳及稳定的酸碱度(pH)。呼吸运动的调节主要是通过中枢神经控制、神经反射性调节和化学反射性调节来完成。基本呼吸节律产生于延髓,而呼吸调整中枢位于脑桥,发挥限制吸气、促使吸气向呼气转换的作用。大脑皮质在一定限度内可随意控制呼吸。呼吸的神经反射性调节主要包括肺牵张反射、呼吸肌本体感受性反射及防御性呼吸反射。呼吸的化学性调节主要指动脉血或脑脊液中 O_2、CO_2 和 H^+ 对呼吸的调节作用。缺氧对呼吸的兴奋作用是通过外周化学感受器，尤其是颈动脉体来实现的。CO_2 对中枢和外周化学感受器都有作用，正常情况下，中枢化学感受器通过感受 CO_2 的变化进行呼吸调节。H^+ 浓度对呼吸的影响主要是通过刺激外周化学感受器所引起，当 H^+ 浓度增高时，使呼吸加深加快；反之，呼吸运动受抑制。低 O_2 对呼吸运动的刺激作用完全是通过外周化学感受器实现的，低 O_2 对中枢的直接作用是抑制，低 O_2 通过外周化学感受器对呼吸中枢的兴奋作用可对抗其对中枢的直接抑制效应；但在严重缺 O_2 时，如果外周化学感受器的反射效应不足以克服低 O_2 对中枢的直接抑制作用，将导致呼吸运动的减弱。

【防御功能】

为防止各种微生物、变应原、毒素及粉尘等有害颗粒的侵入，肺与呼吸道共同构成完善的防御机制。①气道物理防御：通过对致病因子的沉积、滞留和气道黏液 - 纤毛的清除作用完成；②生物学防御：上呼吸道的正常菌群具有防御作用；③神经学防御：主要由有害因子刺激鼻黏膜产生的咳嗽反射、喷嚏和支气管收缩等完成，以清除致病物质；④气道 - 肺泡免疫系统：在有害因子刺激下，可通过细胞免疫和体液免疫发挥免疫防御作用，若致病因素过强或防御功能下降，就会导致疾病的发生；⑤肺泡的防御作用：包括肺泡巨噬细胞的清除作用及肺泡表面活性物质的防御功能。

二、呼吸系统疾病患者的护理评估

在全面收集患者主客观资料的基础上，呼吸系统疾病患者应重点评估以下内容。

【病史】

1. 现病史

(1) 起病情况：呼吸系统疾病多表现为慢性迁延过程，病情容易反复，应详细询问患者起病的情况，包括起病的环境、时间，起病急缓、原因、诱因等。

(2) 主要症状及伴随症状：呼吸系统疾病的常见症状有咳嗽、咳痰、呼吸困难、胸痛及咯血等。患者入院后，护理人员应重点评估其主要症状及伴随症状的表现及其特点，症状加剧和缓解的相关因素等。

(3) 诊治经过：询问患者自发病以来的就医过程，包括做过何种检查及检查结果、初始诊断、服过何种药物，其剂量、用法、时间、效果及反应等。长期服用激素或抗结核药物的患者还应评估其用药的依从性。

(4) 一般状况：评估患者发病以来的精神状态、饮食、睡眠、体力、体重、大小便等变化。

2. 既往史及家族史　评估患者从出生到本次发病前的健康状况。其内容包括：既往健康状况、所患疾病情况(如有无上呼吸道感染病史，有无糖尿病、慢性阻塞性肺疾病等慢性病史，有无吸烟，吸烟量多少等)，预防接种史、手术史、中毒史、过敏史等。此外，还应评估患者父母、兄弟姊妹及子女健康状况。与现病史有关的过去史、遗传史应重点询问，如支气管哮喘有明显的家族遗传倾向，以助于对患者提供正确的护理。

3. 个人史及婚育史　评估患者患病前的社会经历与生活习惯等。询问其居住条件、周围环境、文化程度、经济状况等，从事何种职业，其工作条件、劳动环境、是否接触工业毒物及接触时间。如生活及工作环境有无空气污染现象(化工厂或水泥厂)，家居中是否有接触尘螨或动物皮毛的机会，是否经常处于被动吸烟、拥挤的环境中，有无职业性尘埃或石棉接触史，对吸烟者应了解烟的种类、每天吸烟数量、吸烟年限等。评估患者的婚姻情况、配偶健康状况及夫妻关系等。对已婚妇女，询问其妊娠及生育史等。

【心理 - 社会状况】

1. 对疾病的认识 患者患病后能否适应角色的转变,如慢性阻塞性肺病患者,往往因气急无法正常工作,丧失劳动能力,被迫常年休息在家,需要适应角色转变。评估患者对疾病的性质、过程、预后及防治知识的了解程度,如肺结核患者对结核病传染途径和有效隔离方法的了解程度;慢性支气管炎患者是否了解吸烟的危害性。

2. 患者的心理状况 呼吸系统疾病多表现为慢性反复发作,而且疾病的缓解率低,常给患者的生活带来诸多影响,持续存在的咳嗽、胸痛、咯血、呼吸困难等可使患者产生紧张、焦虑甚至恐惧,应评估患者是否存在不良的心理反应。

3. 社会支持系统 包括患者的家庭成员组成、家庭经济、文化、教育背景等;家庭成员之间的关系是否和睦,对患者的关心和支持程度;患者的工作单位或社会所能提供的帮助或支持;慢性病患者出院后就医的条件;居住地的初级卫生保健或社区保健设施等资源。

【身体评估】

护士运用视诊、触诊、叩诊、听诊、嗅诊的方法或借助于体温表、血压计、听诊器等进行体格检查,对呼吸系统疾病患者进行针对性的评估,主要内容如下:

1. 一般状态评估 生命体征、营养状况、精神状态及皮肤颜色有无异常。呼吸系统疾病常与感染有关,患者可有体温升高、脉率增快;肺性脑病患者常出现意识障碍;COPD 晚期患者因长期气急、感染而致食欲减退以及缺氧的高代谢消耗,表现为消瘦;慢性呼吸衰竭、肺结核患者也可出现消瘦或体重下降;缺氧时出现发绀,二氧化碳潴留时表现为皮肤潮红等。

2. 头、面和颈部评估 有无鼻翼扇动、鼻窦压痛、牙龈红肿、扁桃体肿大、气管偏移、颈静脉怒张、淋巴结肿大等。如淋巴结结核好发在颈部,为多发性,与周围组织粘连,干酪样坏死时可有波动感;胸部恶性肿瘤淋巴结转移时,淋巴结质地坚硬,无压痛,可向锁骨上窝或腋部淋巴结群转移。

3. 胸部检查评估 是否有胸廓畸形、胸壁静脉充盈、曲张等表现;呼吸运动、频率、节律和深度等有无变化;是否有胸壁压痛、皮下气肿等;触觉语颤有无增强或减弱、有无胸膜摩擦感;肺部叩诊音是否有异常;听诊有无异常的呼吸音,是否存在干、湿啰音、胸膜摩擦音等。

4. 腹部及四肢 重点评估有无肝脾肿大、肝 - 颈静脉回流征等;有无杵状指(趾)及下肢水肿。

【辅助检查】

1. 血液检查 白细胞计数、中性粒细胞增多常见于呼吸道感染。嗜酸性粒细胞增多见于哮喘、寄生虫或曲霉菌感染。肺癌化疗后常伴有白细胞和 / 或血小板减少,血红蛋白降低提示有贫血,可见于大咯血肺癌晚期患者。

2. 痰液检查 痰液检查不仅能协助病因诊断、观察疗效和判断预后,也能指导临床抗生素的应用。

(1) 一般检查:观察并记录痰液的量、颜色、性质和气味等。如痰液呈红色通常提示痰中含有血液或血红蛋白;若呼吸道化脓性感染则咳出黄脓痰。合并厌氧菌感染时痰液有恶臭味,常见于肺脓肿、支气管扩张症患者。

(2) 痰培养:标本采集方法及注意事项为:①自然咳痰法:最为常用,一般晨起用清水漱口数次,用力咳出深部第一口痰,咳痰困难者可采用生理盐水超声雾化或胸部叩击协助排痰,盛于无菌容器中;②环甲膜穿刺法;③经纤维支气管镜防污染采样法。标本采集以清晨痰为佳,防止唾液及上呼吸道分泌物污染,有些细菌如肺炎链球菌、产气杆菌等极易死亡,须及时送检。呼吸系统感染患者检出病原菌机会较高,但须区分是病原菌还是上呼吸道正常菌群,一般 2 次以上检出同一种细菌或痰培养菌量≥10^7cfu/ml 可判定为致病菌。

3. 抗原皮肤试验 哮喘的过敏原皮肤试验阳性,有助于确定变应原和进行抗原脱敏治疗。结核菌素(PPD)试验阳性仅说明已受感染,但并不能确定患病。

4. 影像学检查 影像学检查技术在呼吸系统疾病诊治中具有特殊的重要价值。胸部 X 线摄片常用来明确呼吸系统病变部位、性质及与临床问题的关系。胸部 CT 能发现胸部 X 线检查不能发现的病变,对明确肺部病变部位、性质以及有关气管、支气管通畅程度有重要价值。造影增强 CT 对淋巴结肿大、肺内占位性病变有重要的意义。CT 肺血管造影(CTPA)是确诊肺栓塞的重要手段。胸部高分辨 CT(HRCT)是诊断间质性肺疾病的主要工具。低剂量 CT 应用于肺癌早期筛查,减少辐射。正电子发射型计算机断层显像(positron emission tomography,PET)可以较准确地对肺癌、纵隔淋巴结转移及远处转移进行鉴别诊断。支气管动脉造影术和栓塞术对咯血有较好的诊治价值。磁共振成像(MRI)对纵隔疾病和肺栓塞诊断有重要意义。放射性核素扫描对肺栓塞和血管病变的诊断价值较高,对肺部肿瘤及其骨转移的诊断也有较高的参考价值。胸部超声检查可用于胸腔积液的诊断与穿刺定位,以及紧贴胸膜病变的引导穿刺等。

5. 支气管镜与胸腔镜检查 纤维支气管镜(简称纤支镜)检查能深入亚段支气管,直接窥视黏膜水肿、充血及溃疡、肉芽肿、肿瘤、异物等,通过钳检、刷检、针吸及对肺泡灌洗液进行微生物、细胞、免疫学检查,有助于明确病原和病理诊断;还可通过它取出异物、止血,用高频电刀、激光、微波及药物治疗良、恶性肿瘤。借助纤支镜的引导还可做经鼻气管插管。硬质支气管镜目前主要用于复杂性气管内肿瘤或异物的摘除手术、气管支架的置放。胸腔镜可以直视观察胸膜病变,进行胸膜、肺活检,尤其内科胸腔镜简便易行,用于诊断胸膜和部分肺部疾病的诊断,并可实施胸膜固定术。

6. 呼吸生理功能检查 通过其测定可了解呼吸系统疾病对肺功能损害的性质和程度,对某些肺部疾病的早期诊断具有重要价值。常用肺功能的检查包括:肺活量(VC)、残气量(RV)、肺总量(TLC)、第一秒用力呼气量(FEV_1)、用力肺活量(FVC)。结合动脉血气分析结果,可对呼吸衰竭的性质、程度以及防治和疗效诊断等做出全面评价。另外,呼气峰流速(peak expiratory flow rate,PEFR)测定则是患者可以自行监测有无气流受限的一种常规方法。

7. 胸腔积液检查和胸膜活检 胸腔积液检查可明确是渗出性还是漏出性胸腔积液。检查胸腔积液的溶菌酶、腺苷脱氨酶、癌胚抗原及进行染色体分析,有利于结核与恶性胸腔积液的鉴别。脱落细胞和胸膜病理活检对明确肿瘤或结核有诊断价值。

8. 肺活体组织检查 经纤支镜做病灶反复活检,有利于诊断和随访疗效。紧贴胸壁的病灶,可在胸透、B 超或 CT 下定位做经胸壁穿刺肺活检,进行微生物和病理检查。以上两种方法不足之处为所取肺组织过小,必要时可行开胸肺活检。

三、呼吸系统疾病患者常见症状与体征的护理

【咳嗽与咳痰】

1. 概述 咳嗽(cough)是呼吸系统疾病中最常见的症状,是一种突然的,呈爆发性的呼气运动,借以清除气道分泌物。咳嗽本身是一种保护性反射。咳痰(expectoration)是借助支气管黏膜上皮纤毛运动、支气管平滑肌的收缩及咳嗽反射,将呼吸道分泌物从口腔排出体外的动作。咳嗽可伴有或不伴咳痰。咳嗽无痰或痰量较少,称为干性咳嗽(drying cough);伴有咳痰的咳嗽,则称湿性咳嗽。引起咳嗽和咳痰的原因很多,常见的有:①气道疾病,如急性或慢性咽炎、喉炎、气管 - 支气管炎、支气管结核、支气管哮喘、支气管扩张、支气管肺癌等;②肺

实质和胸膜疾病,如肺炎、肺脓肿、胸膜炎、自发性气胸、肺水肿、肺间质性疾病等;③心血管疾病,如肺水肿、肺淤血等;④其他疾病或药物,如食管反流性疾病、脑炎、脑膜炎、精神性咳嗽、服用 β 受体阻滞剂或血管紧张素转换酶抑制剂等。

2. 护理评估

(1) 病史:应重点评估引起咳嗽、咳痰的原因及诱因,咳嗽、咳痰的特征、伴随症状。询问患者有无受凉、粉尘吸入、服用血管紧张素转换酶抑制剂或精神因素等。评估有无发热、胸痛、呼吸困难、烦躁不安、说话困难等伴随症状。

1) 咳嗽:需评估咳嗽发生的急缓、性质、节律、出现的时间及其持续时间。临床上突然出现的干性或刺激性咳嗽多见于急性上、下呼吸道感染的初期;咽炎、气管异物、咳嗽变异性哮喘、支气管肿瘤、胸膜炎、服用血管紧张素转换酶抑制剂及胃食管反流等常引起干咳;慢性肺间质病变,尤其是肺间质纤维化则表现为持续性的干咳;会厌、喉部疾患或异物可见犬吠样咳嗽;纵隔肿瘤、主动脉瘤或支气管肺癌压迫气管时可出现金属音调的咳嗽;声带炎、喉结核、喉炎、喉癌和喉返神经麻痹等可见嘶哑样咳嗽。

2) 咳痰:评估痰液的颜色、量、性质、气味和有无肉眼可见的异物等。慢性咳嗽伴咳痰多见于慢性支气管炎、肺脓肿、支气管扩张和空洞型肺结核等;气管、支气管或肺部感染可见脓性痰。注意观察痰液的变化,如支气管扩张、慢性支气管炎、肺脓肿等疾病,常于清晨或体位变动时咳嗽加剧,且排痰量较多。临床上痰液颜色的改变常有重要意义,如铁锈色痰见于肺炎链球菌肺炎;急性肺水肿时可出现粉红色泡沫痰;红褐色或巧克力色痰可考虑阿米巴肺脓肿;肺癌、肺结核、肺梗死出血时,因痰中含血液或血红蛋白而呈红色或红棕色;克雷伯菌肺炎可见砖红色胶冻样痰;灰黑色或暗灰色痰常见于各种肺尘埃沉着病;痰有恶臭味时常见于厌氧菌感染。

(2) 心理 - 社会状况:评估患者的心理状况、对疾病的了解程度及家庭支持情况。

(3) 身体评估:重点评估内容:①一般状态:是否有体温升高、脉率增快、血压异常或意识障碍等,是否有强迫体位,如端坐呼吸;②皮肤黏膜:有无口唇、甲床青紫伴鼻翼扇动,咳嗽时有无痛苦表情;③胸部:有无呼吸运动及呼吸频率、节律和深度的异常,两侧胸廓运动是否对称,有无肺泡呼吸音改变及异常呼吸音,有无干、湿啰音等。

(4) 辅助检查:血常规检查白细胞总数和分类计数,可提示有无感染等;痰液检查有无致病菌;血气分析有无 PaO_2 下降或 $PaCO_2$ 升高;肺功能测定有无异常;影像学检查可明确肺部病变的部位和性质。

3. 常用护理诊断 / 问题

清理呼吸道无效　与呼吸道分泌物黏稠,或患者疲乏、胸痛、意识障碍等导致咳嗽无效、不能或不敢咳嗽有关。

4. 目标

(1) 患者痰液变稀薄,易于咳出。

(2) 能够掌握有效咳嗽的方法。

5. 护理措施

(1) 病情观察:密切观察咳嗽、咳痰情况,并详细记录痰液的色、量、性质,正确收集痰液标本并及时送检。对合并呼吸道感染者注意观察体温变化;痰液排出困难者,应注意患者神志、生命体征的变化,如患者突然出现神志不清、烦躁不安、呼吸急促、面色苍白或发绀、出冷汗、咽喉部明显的痰鸣音等,应考虑窒息的发生。

(2) 起居护理:保持室内环境整洁、舒适、空气新鲜流通,温度保持在 18~22℃,湿度控制在 50%~60%,减少环境的不良刺激,特别应避免尘埃与烟雾的刺激,以充分发挥呼吸道的自然防御功能。

（3）饮食护理：给予高蛋白、高维生素、足够热量的饮食，避免油腻、辛辣等刺激性食物，少食多餐；多饮水，如无心、肾功能障碍，每日饮水量保持在1 500ml以上，足够的水分可保证呼吸道黏膜的湿度和病变黏膜的修复，利于痰液稀释和排出。每日清洁口腔2次，保持口腔卫生，有助于预防口腔感染、增进食欲。

（4）用药护理：遵医嘱给予抗生素，止咳、祛痰药物，可采用静滴、口服、雾化吸入等途径给药，密切观察药物的疗效和不良反应，不滥用药物。年老体弱、久病、排痰困难者勿自行服用强镇咳药。

（5）协助排痰：常用胸部物理疗法。

1）深呼吸和有效咳嗽：适用于神志清醒，一般情况良好、能够配合的患者，有助于气道远端分泌物的排出。详见本章第十四节"呼吸系统疾病常用诊疗技术的护理"。

2）吸入疗法：包括湿化和雾化治疗法，适用于痰液黏稠或排痰困难者。临床上常在湿化的同时加入药物以雾化方式吸入，可在雾化液中加入抗生素、痰溶解剂、平喘药等，达到祛痰、止咳、消炎、平喘的作用。吸入疗法的注意事项：①防止窒息：干结的分泌物湿化后膨胀易阻塞支气管，治疗后及时帮助患者翻身、叩背，尤其是体弱、咳嗽无力者，应及时排痰。②避免降低吸入氧浓度：尤其是超声雾化吸入，因吸入气体湿度过高，降低了吸入的氧浓度，患者感觉胸闷、气促加重，可提高吸氧浓度，或用氧气驱动的喷射式雾化吸入。③避免湿化过度：湿化过度可引起黏膜水肿、气道狭窄、气道阻力增加，严重者可诱发支气管痉挛；也可导致体内水潴留，加重心脏负荷。湿化时间不宜过长，一般以10~20分钟为宜。④控制湿化温度：在加热湿化过程中应避免温度过高，过高温度可灼伤呼吸道，损害气道黏膜的纤毛运动；过低温度又可诱发哮喘、寒战反应。一般湿化温度应控制在35~37℃。⑤防止感染：常规消毒吸入装置和病房环境，严格无菌操作，加强口腔护理，避免呼吸道交叉感染。

3）胸部叩击：适于体弱久病、长期卧床、排痰无力者。禁用于肋骨骨折、未经引流的气胸、咯血，有病理性骨折史、低血压及肺水肿等患者。方法：患者侧卧位或取坐位，叩击者两手指弯曲并拢，使手掌呈杯状，以手腕力量，从肺底自下而上、由外向内、迅速而有节律地叩击胸壁，震动气道，每一肺叶叩击1~3分钟，每分钟120~180次，叩击时发出空而深的拍击音表示手法正确。叩诊注意事项：①叩诊前听诊肺部有无异常呼吸音及干、湿啰音，以明确病变部位。②叩击时避开心脏、乳房、骨突部位（如脊椎、胸骨、肩胛骨）及衣服拉链、纽扣等。叩击时宜用单层薄布保护胸廓部位，避免直接叩击引起皮肤发红，但覆盖物不宜过厚，以免降低效果。③叩击力量以患者不感到疼痛为宜；每次叩击时间5~15分钟，一般安排在餐后2小时至餐前30分钟完成，可避免治疗中发生呕吐，操作时应密切观察患者的反应。④操作后协助患者休息，做好口腔护理，询问患者的感受，观察咳嗽、排痰情况。

4）体位引流：是指利用重力作用使肺、支气管内分泌物排出体外的过程，又称重力引流。详见本章第十四节"呼吸系统疾病常用诊疗技术的护理"。

5）机械吸痰：适用于不能咳出黏稠痰液，意识不清或排痰困难者。可经患者的口腔、鼻腔或气管切开处进行负压吸痰。每次吸痰时间少于15秒，两次抽吸间隔时间大于3分钟。因吸痰可引起低氧血症，应在吸痰前、中、后适当提高吸入氧的浓度；操作中严格无菌，避免交叉感染。

6. 评价

（1）患者自述痰液易咳出，痰量减少。

（2）能正确进行有效咳嗽、排痰。

【肺源性呼吸困难】

1. 概述　呼吸困难（dyspnea）是指患者主观感觉空气不足、呼吸费力，客观表现为呼吸频率、节律及深度的异常，严重者可出现鼻翼扇动、张口呼吸或端坐呼吸。临床上呼吸困难常由呼吸、循环系统疾病引起。肺源性呼吸困难是指由于呼吸系统疾病引起肺通气、换气功能障碍，发生缺氧和 / 或二氧化碳潴留所致。多见于 COPD，支气管哮喘，喉、气管与支气管的炎症，水肿、肿瘤或异物所致狭窄或梗阻，肺炎、肺脓肿、肺淤血、肺水肿、肺不张、肺栓塞等疾病；也可见于胸廓疾患（气胸、大量胸腔积液、严重胸廓畸形等）、膈运动障碍等。临床呼吸困难可分为三种类型：

（1）吸气性呼吸困难：吸气时呼吸困难显著，严重者出现"三凹征"，即胸骨上窝、锁骨上窝和肋间隙凹陷，常伴有干咳及高调哮鸣音。多见于喉头水肿、气道痉挛、气管异物、肿瘤或受压等引起的上呼吸道机械性梗阻。

（2）呼气性呼吸困难：呼气费力，呼气时间延长，常伴有哮鸣音，常见于 COPD、支气管哮喘等。

（3）混合性呼吸困难：吸气与呼气均感费力，呼吸频率增快、变浅，常伴有呼吸音减弱或消失，由于肺部病变广泛，呼吸面积减少，影响换气功能所引起。可见于重症肺炎、特发性肺纤维化、重症肺结核、气胸和大量胸腔积液等。

2. 护理评估

（1）病史：应重点评估呼吸困难起病的原因及诱因、特征性表现、严重程度、伴随症状和动脉血气分析的检测结果。①起病缓急：呼吸困难突发者可见于呼吸道异物、张力性气胸等；起病较急时应考虑肺水肿、气胸、肺不张、大叶性肺炎；起病缓慢者常为 COPD、慢性肺源性心脏病、肺结核等。②有无诱因：自发性气胸患者常有过度用力或屏气用力史；支气管哮喘患者往往在气候多变季节、吸入刺激性气体、接触某种过敏原时发生，且夜间发作较多，伴哮鸣音。③伴随症状：有无咳嗽、咳痰、胸痛、发热、神志改变等。④活动情况：据此可判断呼吸困难的严重程度。中度以上体力活动引起的呼吸困难为轻度，轻度体力活动引起的呼吸困难为中度，休息时也存在的呼吸困难为重度。⑤其他：女性突发呼吸困难应考虑癔症；青年人多为肺结核、胸膜疾病；老年人多为 COPD、肺癌、冠心病等。

（2）心理 - 社会状况：评估患者的心理状况、对疾病的了解程度及家庭支持情况。患者有无疲乏、情绪紧张、焦虑、烦躁不安，甚至恐惧、惊慌、濒死感等心理反应。家属也可因对疾病认识不足，应对无效而出现焦虑、失望等心理反应。

（3）身体评估：①神志。评估患者是否有烦躁不安、神志恍惚、谵妄或昏迷。②面容与表情：患者有无表情痛苦、鼻翼扇动、张口呼吸或点头呼吸；缺氧引起呼吸困难常有口唇发绀。③呼吸频率、节律和深度。轻度呼吸衰竭时可见呼吸深而快，严重时呼吸浅而慢；神经精神性呼吸困难常出现慢而深的呼吸、潮式呼吸或间歇呼吸。④胸部。观察有无胸廓异常，听诊有无双肺呼吸音减弱或消失、干湿啰音等。

（4）辅助检查：动脉血气分析有助于测定低氧血症和二氧化碳潴留的程度。肺功能测定可了解肺功能的基本状态，明确肺功能障碍的程度和类型。

3. 常用护理诊断 / 问题

（1）气体交换受损　与呼吸道痉挛、呼吸面积减少、换气功能障碍有关。

（2）活动无耐力　与呼吸功能受损导致机体缺氧状态有关。

4. 目标

（1）患者自述呼吸困难程度减轻。

(2) 患者活动耐力逐渐提高。

5. 护理措施

(1) 病情观察：动态观察患者呼吸状况，判断呼吸困难类型，有条件者可监测血氧饱和度、动脉血气变化，及时发现和解决患者异常情况。

(2) 起居护理：环境安静、舒适、空气新鲜，保持适宜的温度和湿度。去除各种过敏原，如尘螨、刺激性气体、花粉等。严重呼吸困难者应尽量减少活动或不必要的谈话，以减少耗氧量。病情轻者可合理安排休息和活动量，借助辅助工具完成日常生活活动，调整日常生活方式，有计划地增加运动量和改变运动方式。

(3) 饮食护理：保证患者每日足够的热量，少量多餐，避免饮食过饱及产气的食物，以免影响呼吸，宜进食富含维生素、易消化的食物；提高烹调技巧，增进食欲；防止便秘、腹胀而影响呼吸。张口呼吸、痰液黏稠者，应补充足够水分，湿化痰液，有利于排痰。

(4) 用药护理：遵医嘱应用支气管舒张剂、抗菌药物、呼吸兴奋剂等，并观察药物疗效和不良反应。

(5) 保持呼吸道通畅：协助患者清除呼吸道分泌物。详见"咳嗽与咳痰"协助排痰方法。

(6) 心理护理：呼吸困难可引起患者烦躁不安、恐惧，而不良的情绪反应可进一步加重呼吸困难。因此，医护人员应陪伴在患者身边，安慰患者，使其保持情绪稳定，增强安全感。

(7) 氧疗和机械通气：氧气疗法是纠正缺氧、缓解呼吸困难最有效和最常用的手段，能提高动脉血氧分压、减轻组织损伤、恢复脏器功能、提高机体运动的耐受力。在保持呼吸道通畅的前提下，遵医嘱选择合理的氧疗和机械通气方式，以缓解症状。

6. 评价

(1) 患者无发绀，呼吸频率、深度趋于正常或呼吸平稳。

(2) 患者日常活动量增加，并且不感到疲乏。

【咯血】

1. 概述 咯血（hemoptysis）是指喉及其以下呼吸道和肺组织的血管破裂导致的出血，经口排出。咯血量的多少与疾病的严重程度不完全一致。我国引起咯血的最常见原因是肺结核、支气管扩张、支气管肺癌，某些心血管疾病如风湿性心脏瓣膜病、二尖瓣狭窄、急性肺水肿以及血液病、系统性红斑狼疮等亦可引起咯血。根据咯血量的多少，可将咯血分为：痰中带血、少量咯血（24 小时咯血量 <100ml）、中等量咯血（24 小时咯血量 100~500ml）和大咯血（24 小时咯血量 >500ml，或一次咯血量在 300ml 以上）。

2. 护理评估

(1) 病史：应重点评估引起咯血的病因，咯血的量及性状、伴随症状及心理反应；特别注意有无窒息和失血性休克的征象。询问有无肺结核、支气管扩张、肺炎、支气管肺癌、慢性支气管炎、慢性肺脓肿等病史，以往有无咯血情况，有无吸烟史。评估患者咯血前有无情绪不稳定，坐卧不安；咯血后有无头痛、头昏、乏力、眼花、恶心、呕吐等症状。

(2) 心理 - 社会状况：评估患者的心理状况、对疾病的了解程度及家庭支持情况。咯血后无论咯血量的多少，常会有不同程度的神情紧张；反复咯血者常表现为烦躁不安、焦虑甚至恐慌。

(3) 身体评估：评估患者的体温、脉搏、呼吸、血压、意识状态等，注意皮肤黏膜有无苍白，肺部有无干、湿啰音等。

(4) 辅助检查：痰液直接涂片找细菌、痰液找脱落细胞、痰液培养等，有利于查明病因、指导治疗。胸部 X 线、CT 检查，可协助判定病变的性质和部位。纤维支气管镜检查有助于发现出血的部位并寻找病因。

3. 常用护理诊断／问题

(1) 恐惧 与突然大咯血或咯血反复不止有关。

(2) 潜在并发症:窒息、休克。

4. 目标

(1) 患者恐惧情绪减轻。

(2) 患者无窒息发生。

(3) 患者无休克发生,或者能及时发现并纠正休克。

5. 护理措施

(1) 病情观察:咯血时严密观察病情变化,准确记录咯血量。定期监测生命体征及尿量的改变,了解呼吸音的变化等。注意有无并发症:①窒息先兆和窒息:常发生于急性大咯血,极度衰竭无力咳嗽,应用镇静剂、镇咳剂,精神极度紧张的患者。大咯血过程中患者出现情绪紧张、面色灰暗、胸闷气促、咯血不畅往往是窒息的先兆。若咯血突然终止,患者出现表情恐怖、张口瞪目、双手乱抓、大汗淋漓、颜面青紫、意识障碍等,提示血块阻塞气道而发生窒息。②继发感染:咯血后伴有发热、体温持续不退、咳嗽加剧伴肺部干湿啰音,提示肺部感染。③失血性休克:大咯血后出现脉搏增快、血压下降、烦躁不安、四肢湿冷、少尿等提示出现失血性休克。

(2) 起居护理:患者静卧休息,保持病室安静,避免不必要的交谈;大量咯血时应绝对卧床休息,协助患者取患侧卧位,以利于健侧通气。

(3) 饮食护理:大量咯血者需暂禁食,小量咯血者宜进少量温凉的流质饮食,避免饮用咖啡、酒等刺激性饮料;多饮水及多进食高纤维素食物,可保持大便通畅。

(4) 预防失血性休克和窒息的抢救措施:密切观察患者的咯血量、颜色、性质及出血的速度、生命体征、意识状态的变化等;观察有无胸闷、气促、呼吸困难、面色苍白、出冷汗、发绀、烦躁不安等窒息征象。

1) 安排专人护理:应安排专人照护患者,保持患者口腔清洁、舒适,及时清理血块,稳定患者情绪,增加安全感,避免因精神过度紧张而加重病情。呼吸困难者给予氧气吸入。

2) 保持呼吸道通畅:及时排除气管内的痰液和积血,保持呼吸道通畅。

3) 窒息的抢救:大咯血意识不清者,在病床旁备好急救器械,一旦患者出现窒息征象,立即取头低足高俯卧位,头转向一侧,轻叩背部,迅速排出气道和口咽部的血块,或直接刺激咽部以咳出血块。必要时可用吸痰管进行机械吸引,并给予吸氧。同时做好气管插管或气管切开的准备。

(5) 用药护理:遵医嘱使用各类止血药,如垂体后叶素可收缩小动脉,减少肺血流量,以减轻咯血。但冠心病、高血压、孕妇应忌用。对年老体弱、肺功能不全者使用镇静剂和镇咳药后,应注意观察呼吸中枢和咳嗽反射受抑制的情况。

6. 评价

(1) 患者情绪稳定,能在护士的指导下减轻恐惧情绪。

(2) 能积极采取预防窒息的措施,未发生窒息。

(3) 能积极采取预防休克的措施,未发生休克。

第二节　急性呼吸道感染

> **思政元素**
>
> 医者仁心　学者大义
>
> 　　钟南山,著名呼吸病学专家,中国抗击非典型肺炎(SARS)和新冠肺炎的领军人物,带领团队建立国际先进的新发特发呼吸道重大传染病"防—监—治—控"链式周期管理体系,建立覆盖全国的流感监测哨点,创立呼吸病毒滴度预警技术,全病程纵向动态监测。2003年,在中国SARS疫情中,钟南山确立了广东的病原学,创建了"三合理"方法治疗危重SARS患者,从而创造了国际上最高的存活率(96.2%);最早制定出《非典型肺炎临床诊断标准》。2020年,84岁的钟南山再次冲在了抗击新冠肺炎疫情的一线,提出的防控策略和救治措施挽救了无数生命,以实际行动诠释了医者仁心、学者大义。

一、急性上呼吸道感染

急性上呼吸道感染(acute upper respiratory tract infection)是鼻腔、咽或喉部急性炎症的总称,简称上感。

本病全年皆可发病,但冬春季节多发,可通过含有病毒的飞沫或被污染的手和用具传播,多为散发,但可在气候突变时小规模流行。由于病毒的类型较多,人体对各种病毒感染后产生的免疫力较弱且短暂,并无交叉免疫,同时在健康人群中有病毒携带者,故一个人一年内可有多次发病。

急性上呼吸道感染是呼吸道最常见的传染病,一般病情较轻,病程较短,预后良好。但由于发病率高,具有一定的传染性,不仅影响生产劳动力,有时还可产生严重并发症,如心肌炎、肺炎、风湿性疾病和肾炎等,应积极防治。

【病因与发病机制】

急性上呼吸道感染70%~80%由病毒所致,常见有流感病毒(甲、乙、丙)、副流感病毒、呼吸道合胞病毒、鼻病毒、腺病毒、埃可病毒、柯萨奇病毒等。细菌感染可继发于病毒感染或直接发生,最常见为溶血性链球菌,其次为流感嗜血杆菌、肺炎链球菌和葡萄球菌等,偶见革兰氏阴性杆菌。当有受凉、淋雨、过度疲劳等诱因导致全身或呼吸道局部防御功能下降时,从外界侵入或原存在于上呼吸道的病毒或细菌迅速繁殖而引起本病,尤其是呼吸道有慢性炎症或老幼体弱免疫功能低下者更易发生。

【临床表现】

根据病因和临床表现不同,可分为不同的类型。

1. 普通感冒　俗称"伤风"。成人多由鼻病毒所致,其次为副流感病毒、呼吸道合胞病毒、埃可病毒等,好发于冬春季节。起病较急,以鼻咽部卡他症状为主。初期出现喷嚏、鼻塞、流清水样鼻涕或咳嗽、咽痒、咽干、烧灼感或鼻后滴漏感,2~3天后鼻涕变稠,可伴有咽痛或味觉迟钝、流泪、声嘶、咳嗽和少量黏液痰。如有咽鼓管炎可引起听力减退。全身症状较轻或无,严重者有发热、轻度畏寒、头痛、不适感等。体检可见有鼻腔黏膜充血、水肿、有分泌物,咽部轻度充血等体征。如无并发症,经5~7天痊愈。

2. 急性病毒性咽炎和喉炎　急性病毒性咽炎常由鼻病毒、腺病毒、流感病毒、副流感病毒和呼吸道合胞病毒等引起。好发于冬春季节。表现为咽痒、不适、灼热感,咽痛不明显,可伴有发热、乏力等。出现吞咽疼痛时,常提示链球菌感染,咳嗽少见。体检可有咽部充血、水肿,颌下淋巴结肿大和触痛等。急性病毒性喉炎多由流感病毒、副流感病毒和腺病毒等所致。表现为声嘶、说话困难、发热、咽痛或咳嗽。检查可见喉部充血、水肿,局部淋巴结肿大且触痛,可闻及喘息声。

3. 急性疱疹性咽峡炎　主要由柯萨奇病毒 A 所致。好发于夏季,儿童多见,偶见于成人。临床表现为咽痛明显,常伴有发热,病程约一周。体检可见咽部充血,软腭、腭垂、咽和扁桃体表面有灰白色疱疹及浅表溃疡,周围有红晕。

4. 急性咽结膜炎　主要由腺病毒和柯萨奇病毒等引起。多发于夏季,儿童多见,游泳传播为主,偶见于成人。临床表现有咽痛、畏光、流泪、发热等,病程 4~6 天。体检可见咽、结膜明显充血。

5. 急性咽 - 扁桃体炎　多由溶血性链球菌引起,其次由流感嗜血杆菌、肺炎链球菌和葡萄球菌等引起。临床特征为起病急,咽痛明显,伴畏寒、发热,体温可超过 39℃。体检可见咽部明显充血,扁桃体肿大、充血,表面有黄色点状渗出物,颌下淋巴结肿大、压痛。肺部无异常体征。

【辅助检查】

1. 血常规　病毒感染者,血白细胞计数正常或偏低,淋巴细胞比例升高。细菌感染者,可见白细胞计数和中性粒细胞增多,以及核左移现象。

2. 病原学检查　可根据需要,选用免疫荧光法、酶联免疫吸附检测法、血清学诊断和病毒分离鉴定等方法,判断病毒的类型。采用细菌培养可判断细菌类型并做好药物敏感试验以指导临床用药。

【诊断要点】

根据病史、流行情况,结合鼻咽部的症状和体征,以及血常规和胸部 X 线检查可做出临床诊断。

【治疗要点】

对于病毒感染目前尚无特效药,治疗原则是以对症治疗为主,同时配合中医治疗、注意休息、戒烟、多饮水、保持室内空气流通和防治继发细菌感染。

1. 对症治疗　对有鼻塞、鼻黏膜充血、水肿者可予伪麻黄碱治疗以减轻上呼吸道黏膜充血;有头痛、发热、全身肌肉酸痛等症状时加用解热镇痛药,如对乙酰氨基酚、布洛芬等;有频繁喷嚏、流涕多等症状时酌情选用抗过敏药物如马来酸氯苯那敏、苯海拉明等。

2. 抗菌药物治疗　普通感冒无需使用抗生素。如有外周血白细胞计数升高、咳黄痰等细菌感染征象时,可据经验选用青霉素、第一代头孢菌素、大环内酯类或喹诺酮类抗生素,极少需要根据病原菌选用敏感的抗菌药物。

3. 抗病毒药物治疗　病毒性上呼吸道感染目前尚无特效抗病毒药物,早期应用抗病毒药对于免疫缺陷患者有一定效果。利巴韦林有较广的抗病毒谱,对流感病毒、副流感病毒和呼吸道合胞病毒等有较强的抑制作用。奥司他韦对甲、乙型流感病毒神经氨酸酶有强效的抑制作用,可缩短病程。

4. 中医治疗　可辨证选用解表或具有清热解毒和抗病毒作用的中药或中成药,如风寒感冒冲剂、银翘散、板蓝根冲剂、小柴胡冲剂等。

【常用护理诊断 / 问题】

1. 舒适的改变:鼻塞、流涕、咽痛、头痛　与病毒和 / 或细菌感染有关。

2. 体温过高 与病毒和 / 或细菌感染有关。

【护理措施】

1. 病情观察 密切观察患者体温变化及鼻塞、流涕、咽痛、头痛等症状,并观察伴随状况的变化。

2. 起居护理 保持室内一定的温度(18~22℃)、湿度(50%~60%)和空气流通。避免抽烟或接触烟雾和冷空气。病情较重或年老体弱者应卧床休息。注意个人卫生和呼吸道隔离,防止交叉感染。有条件者可蒸汽淋浴,但须注意保暖。

3. 饮食护理 给予清淡、高热量、丰富维生素、易消化食物,鼓励患者每天保持足够的饮水量,每日饮水至少1 500ml。避免辛辣刺激、油腻及生冷食物,忌酒。风寒感冒者宜多喝热稀粥;风热感冒者宜多食蔬菜和水果;暑湿感冒者宜多食西瓜、薏苡仁粥、绿豆汤等消热解暑的食物;气虚感冒者可选食山药粥、黄芪大枣粥、牛奶等健脾补气的食物;阴虚感冒者可食用银耳、海参、甲鱼等滋阴清补的食物。

4. 用药护理 遵医嘱用药,注意观察药物的不良反应,应用伪麻黄碱药物的患者应注意观察头痛、失眠等不良反应;应用抗过敏药物的患者应注意观察头晕、嗜睡等不良反应。

5. 对症护理 患者寒战时应保暖,高热时物理降温或按医嘱使用解热镇痛药,出汗多的患者要及时更换衣被并清洁皮肤。咽痛、声嘶时给予雾化吸入,生理盐水含漱亦可缓解咽喉疼痛。

6. 心理护理 了解患者、家属及密切接触者对本病的认识,尤其是在传染期的患者,需要隔离时,讲明隔离的重要性,消除孤独感。

7. 中医护理 本病属于中医"感冒"范畴。风寒感冒者可用生姜红糖茶以助解表散寒。病轻者,可饮生姜葱白饮,取生姜、葱白、红糖适量熬汤,日服数次,发汗散邪;也可食防风粥,取防风、葱白、生姜、粳米煮粥,趁热服用,盖被发汗,以助药力。风热感冒者可用鲜芦根煎汤代茶频饮。暑湿感冒者可用藿香、佩兰煎水代茶频饮,或饮西瓜汁银花茶、乌梅绿豆汤等。素体虚弱者,可耳穴埋籽,取肾上腺、内分泌、肾、肺等穴以扶正祛邪。

【健康教育】

1. 知识宣教 指导患者和家属了解疾病的诱因,避免受凉、过度疲劳,注意保暖;保持室内空气新鲜、阳光充足;少去人群密集的公共场所;嘱患者戒烟。

2. 生活指导 注意劳逸结合,进行有规律合适的体育锻炼,坚持冷水浴(或冷水洗脸),提高机体对寒冷的适应能力。

【结语】

急性上呼吸道感染是鼻腔、咽或喉部的急性炎症的统称,多由病毒所致。其临床表现有鼻咽部卡他症状、咽痛、发热、头痛等;扁桃体炎时咽痛明显,伴畏寒、发热,体温可超过39℃。护理时注意对症处理、休息、多饮水。体温超过39℃时给予物理降温。退热时出汗较多者及时更换被褥、衣裤,注意保暖,防止虚脱。

二、急性气管 - 支气管炎

急性气管 - 支气管炎(acute tracheo-bronchitis)是指由生物、理化刺激或过敏等因素引起的气管 - 支气管黏膜的急性炎症。多见于老年体弱者。临床主要表现为咳嗽和咳痰。常见于寒冷季节或气候突变时,也可由于急性上呼吸道感染迁延所致。

【病因与发病机制】

1. 微生物 可以由病毒、细菌直接感染,或急性上呼吸道病毒、细菌感染蔓延引起,也可在病毒感染后继发细菌感染。病原体常为腺病毒、流感病毒(甲、乙)、冠状病毒、鼻病毒、单纯疱疹病毒、呼吸道合胞病毒、副流感病毒、流感嗜血杆菌、肺炎链球菌、卡他莫拉菌等,近年来衣原体和支原体感染明显增加,在病毒感染的基础上继发细菌感染亦较多见。

2. 理化因素 冷空气、粉尘、刺激性气体或烟雾(如氨气、氯气、二氧化硫、二氧化氮等),均可刺激气管 - 支气管黏膜而引起本病。

3. 过敏反应 对花粉、有机粉尘、真菌孢子,或对细菌蛋白质过敏等,均可引起气管 - 支气管的过敏炎症反应。寄生虫移行至肺,也可致病。

【临床表现】

1. 症状 起病较急,通常全身症状较轻,可有发热。初为干咳或少量黏液痰,随后痰量增多,咳嗽加剧,偶伴血痰。咳嗽、咳痰可延续 2~3 周,如迁延不愈,可演变成慢性支气管炎。伴支气管痉挛时,可出现程度不等的胸闷气促。

2. 体征 查体可无明显阳性体征,也可以在两肺听到散在干、湿啰音,部位不固定,咳嗽后可减少或消失。

【辅助检查】

病毒感染时,血白细胞计数和分类可正常;细菌感染较重时,白细胞总数和中性粒细胞百分比增高。痰涂片或培养可发现致病菌。胸部 X 线检查多有肺纹理增粗,少数无异常表现。

【诊断要点】

根据病史,咳嗽、咳痰等呼吸道症状,肺部散在的干、湿啰音等体征,以及血常规和胸部 X 线检查,可做出临床诊断。进行病毒和细菌检查可明确病因诊断。

【治疗要点】

治疗原则是止咳、祛痰、平喘、控制感染。

1. 一般治疗 休息、保暖、多饮水、合理饮食,避免劳累。

2. 对症治疗 ①对发热、头痛者,选用解热镇痛药;②止咳:咳嗽无痰者,可选用右美沙芬、喷托维林(咳必清)、依普拉酮(易咳嗪)或可待因等止咳药;③祛痰:咳嗽伴痰难以咳出者,可用溴已新(必嗽平)、复方氯化铵合剂或盐酸氨溴索(沐舒坦)等祛痰药;也可用雾化吸入法帮助祛痰;④如有支气管痉挛,可选用平喘药,如茶碱类、β₂肾上腺素受体激动剂等。

3. 抗菌治疗 有细菌感染证据时,根据细菌培养和药敏试验结果选择药物,依症状轻重给予口服、肌内注射或静滴。一般未能得到病原菌阳性结果前,可以选用大环内酯类(红霉素、罗红霉素、乙酰螺旋霉素等);青霉素类(青霉素、阿莫西林等);头孢菌素类(第一代头孢菌素、第二代头孢菌素等);氟喹诺酮类(氧氟沙星、环丙沙星等)抗生素。多数患者口服抗菌药物即可,症状较重者可经肌内注射或静脉滴注,少数患者需要根据病原体培养结果指导用药。

【常用护理诊断/问题】

1. 清理呼吸道无效 与呼吸道感染、痰液黏稠、无力咳嗽等有关。

2. 体温过高 与呼吸道炎症有关。

【护理措施】

1. 病情观察 密切观察体温变化,咳嗽、咳痰等情况,详细记录痰液的色、质、量,遵医嘱留取新鲜痰标本和药敏试验。

2. 起居护理 提供整洁、舒适环境,减少不良刺激。保持室内空气新鲜、洁净,维持合适的温度(18~22℃)和相对湿度(50%~60%),以充分发挥呼吸道的自然防御功能。

3. 饮食护理 对于慢性咳嗽者,给予高蛋白、高维生素,足够热量的饮食,以半流食或软食为主。注意患者的饮食习惯,保持口腔清洁,避免油腻、辛辣等刺激性食物,少食多餐,增强食欲。多饮水,每天饮水 1 500ml 以上,因足够的水分可保证呼吸道黏膜的湿润和病变黏膜的修复,利于痰液稀释和排出。

4. 用药护理　遵医嘱应用抗生素、止咳药物和祛痰药物。吸入治疗时,指导患者正确使用超声雾化或蒸汽吸入,密切观察药物的疗效和副作用,如排痰困难者勿自行服用强镇咳药。

5. 对症护理

(1) 保持呼吸道通畅:嘱患者多饮水,药物雾化吸入,指导患者深呼吸和有效咳嗽,协助患者翻身、拍背,促进痰液排出。

(2) 降温:遵医嘱给予物理降温或药物降温,补充水分,保持水电解质平衡。出汗后及时清洁皮肤、更换衣物,防止受凉。

6. 心理护理　了解患者对本病的认识,做好呼吸道隔离。对自身疾病不重视者,嘱其积极配合治疗,不要麻痹大意,以免发生并发症。

7. 中医护理　本病属于中医"咳嗽""喘证"范畴。干咳痰少质黏难以咳出者,可用生梨一只去皮芯,加川贝 10g,冰糖适量蒸服,或用金银花、枇杷叶适量泡水代茶,清热润肺化痰。痰中带血者可用鲜小蓟或白茅根煎汤代茶。痰多者可临时加服桔贝半夏曲 3~5g 健脾化痰,或服竹沥水、川贝粉等清热化痰。

【健康教育】

1. 知识宣教　生活自理者学会使用超声雾化和蒸汽吸入器,湿化呼吸道,促进痰液排出。

2. 避免诱因　改善环境卫生,防止空气污染,避免烟雾、化学物质等有害理化因素的刺激。

3. 生活指导　指导患者进食清淡、富有营养的食物。急性期患者注意休息,多饮水;缓解期患者加强体育锻炼,增强体质,提高免疫功能。注意保暖,避免受寒。

【结语】

急性气管-支气管炎是气管、支气管黏膜的急性炎症,可由感染、过敏、理化因素等所致。其临床表现有发热、咳嗽、咳痰,肺部可闻及散在干、湿啰音。治疗原则是止咳、祛痰、平喘和控制感染,体温超过 39℃时给予物理降温。退热时出汗较多者及时更换被褥、衣裤,注意保暖,防止虚脱。

第三节　慢性阻塞性肺疾病

慢性阻塞性肺疾病(chronic obstructive pulmonary disease,COPD)简称慢阻肺,是以持续气流受限为特征的慢性呼吸系统疾病,其气流受限不完全可逆,呈进行性发展。COPD 患者在急性期过后,临床症状虽有所缓解,但肺功能仍继续恶化,同时引起显著的全身效应,使患者劳动能力不同程度地丧失,生活质量也持续下降。

慢性阻塞性肺疾病与慢性支气管炎和肺气肿密切相关。慢性支气管炎是指除外已知慢性咳嗽、咳痰原因后,患者每年咳嗽、咳痰 3 个月以上,并连续 2 年或 2 年以上者。肺气肿则指肺部终末细支气管远端气腔出现异常持久的扩张,并伴有肺泡壁和细支气管的破坏,而无明显的肺纤维化。当慢性支气管炎、肺气肿患者出现持续性气流受限时则能诊断为慢性阻塞性肺疾病。

COPD 是呼吸系统疾病中的常见病和多发病,患病率高、病死率高、致残率高、疾病负担重,已成为严重危害公众健康的重大慢性疾病。目前,COPD 是世界第三大死因,仅位于缺血性心脏病和脑卒中之后。预计未来40年COPD的患病率将不断增加,到2060年每年可能会有超过540万人死于COPD及其相关疾病。2018年新发布的我国COPD流行病学调查结果显示,40岁以上人群,COPD患病率高达13.7%,首次明确我国COPD患者人数近1亿,居我国疾病死亡原因的第3位,以失能调整生命年衡量,其疾病负担已居我国疾病的第2位,防治形势日益严峻。

【病因与发病机制】

本病确切的病因尚不明确,可能是多种环境因素与机体自身因素长期相互作用的结果。

1. 吸烟 吸烟是COPD最重要的环境发病因素。有资料表明71.6%的COPD发病与吸烟有关。烟龄越长,吸烟量越大,COPD发病率越高。烟草中含焦油、尼古丁和氢氰酸等化学物质,可损伤气道上皮细胞和纤毛运动,促使支气管黏液腺和杯状细胞增生肥大,黏液分泌增多,使气道净化能力下降。还可使氧自由基产生增多,诱导中性粒细胞释放蛋白酶,破坏肺弹力纤维,诱发肺气肿形成。

2. 职业粉尘和化学物质 长期或大量接触职业粉尘及化学物质,如烟雾、变应原、工业废气及室内空气污染等,均可能产生与吸烟类似的COPD。

3. 空气污染 大气中的化学气体如氯、臭氧、二氧化碳、二氧化氮、黑烟、一氧化碳及颗粒性物质等对支气管黏膜具有刺激和细胞毒性作用,引起纤毛清除功能降低,黏液分泌增加,致使气道防御功能下降,为细菌入侵创造条件。

4. 感染因素 呼吸道感染是COPD发病和加重的另一个重要因素,长期、反复感染可破坏气道正常的防御功能。其中以流感病毒、肺炎链球菌、流感嗜血杆菌等为COPD急性发作的主要致病菌。

5. 蛋白酶-抗蛋白酶失衡 蛋白水解酶对组织有损伤、破坏作用;抗蛋白酶对弹性蛋白酶等多种蛋白酶有抑制功能,其中 α_1-抗胰蛋白酶(α_1-AT)是活性最强的一种。这种失衡包括两种情况,一种是遗传性 α_1-抗胰蛋白酶(α_1-AT)的缺乏,另一种是吸入有害气体和有害物质导致蛋白酶产生增多或活性增强,抗蛋白酶产生减少或灭活加快,两种情况均可促使蛋白酶-抗蛋白酶失衡导致组织结构破坏产生肺气肿。

6. 其他 机体内在因素,如呼吸道防御功能及免疫功能低下、自主神经功能失调、营养状况等均可参与COPD的发生、发展。

慢性阻塞性肺疾病发病机制见图2-1。

图2-1 COPD的发病机制

【临床表现】

1. 症状

(1) 慢性咳嗽:咳嗽呈长期、反复、逐渐加重,常在清晨咳嗽明显,白天较轻,临睡前有阵咳和排痰,轻者仅在寒冷季节发病,黏痰咳出后即感胸闷减轻,气候转暖后咳嗽减轻或消失。

重者一年四季均咳嗽,但冬春季症状更重,日夜均咳。支气管黏膜充血水肿或分泌物积聚均可引起咳嗽,严重程度与支气管黏膜炎症及痰量多少有关。

(2) 咳痰:一般为白色黏液或浆液性泡沫性痰,偶有痰中带血,常以清晨排痰较多,其原因为夜间睡眠后管腔内蓄积痰液,同时夜间副交感神经相对兴奋,支气管分泌物增加,因此清晨起床或变动体位后可刺激排痰。急性发作时痰液量明显增多,可表现为黏液脓性痰或黄色脓痰。

(3) 气短或呼吸困难:这是 COPD 的标志性症状,劳力时出现,后逐渐加重,以致日常活动甚至休息时也感气短。呼吸困难评估可采用改良版英国医学研究委员会呼吸困难问卷(mMRC)(表 2-1)。

表 2-1 mMRC 呼吸困难分级量表

呼吸困难分级	分值(分)	表现
0 级	0	除非剧烈活动,无明显呼吸困难
1 级	1	当快走或上缓坡时有气短
2 级	2	步行速度比同龄人慢或以自己的速度平地步行需停下呼吸
3 级	3	平地步行 100m 或数分钟需要停下呼吸
4 级	4	呼吸困难明显、不能离开住所或穿脱衣服时气短

(4) 喘息和胸闷:重度患者或急性加重时出现喘息。

(5) 全身性症状:又称肺外症状。如体重下降、食欲减退、外周肌肉萎缩和功能障碍、精神抑郁和/或焦虑等。

2. 体征

(1) 视诊:呈桶状胸,有些患者呼吸变浅,呼吸频率增快。

(2) 触诊:双侧语颤减弱。

(3) 叩诊:呈过清音,心浊音界缩小,肺下界和肝浊音界下降。

(4) 听诊:两肺呼吸音减弱,呼气延长,部分患者可闻及干性啰音和/或湿性啰音。

3. 病程分期

(1) 急性加重期:在短期内咳嗽、咳痰、气短和/或喘息加重、脓痰量增多,可伴发热等症状。

(2) 稳定期:指咳嗽、咳痰、气短等症状稳定或轻微。

4. 严重程度分级

(1) 稳定期病情严重程度评估:根据肺功能评价其严重程度,使用 GOLD 分级,患者吸入支气管扩张剂后 $FEV_1/FVC<70\%$,再依据其 FEV_1 下降幅度进行气流受限的严重度分级(表 2-2)。

表 2-2 COPD 患者气流受限严重程度的肺功能分级

肺功能分级	患者肺功能 FEV_1 占预计值的百分比($FEV_1\%pred$)
GOLD I 级(轻度)	$FEV_1\%pred \geqslant 80\%$
GOLD II 级(中度)	$50\% \leqslant FEV_1\%pred < 80\%$
GOLD III 级(重度)	$30\% \leqslant FEV_1\%pred < 50\%$
GOLD IV(极重度)	$FEV_1/FVC<70\%$,$FEV_1\%pred<30\%$

（2）急性加重期病情严重程度评估：根据临床征象将COPD急性加重分为3级（表2-3）。

表2-3　慢性阻塞性肺疾病急性加重（AECOPD）的临床分级

	Ⅰ级	Ⅱ级	Ⅲ级
呼吸衰竭	无	有	有
呼吸频率（次/min）	20~30	>30	>30
应用辅助呼吸肌群	无	有	有
意识状态改变	无	无	有
低氧血症	能通过鼻导管或文丘里面罩28%~35%浓度吸氧而改善	能通过文丘里面罩28%~35%浓度吸氧而改善	低氧血症不能通过文丘里面罩吸氧或>40%浓度吸氧而改善
高碳酸血症	无	有，$PaCO_2$增加到50~60mmHg	有，$PaCO_2$>60mmHg，或存在酸中毒（PH≤7.25）

5. 并发症　COPD可并发慢性呼吸衰竭、自发性气胸、慢性肺源性心脏病。

【辅助检查】

1. 肺功能检查　是判断持续气流受限的主要客观指标，对COPD诊断、严重程度评价、疾病进展、预后及治疗反应等有重要意义。

（1）第一秒用力呼气量占用力肺活量百分比（FEV_1/FVC）是评价气流受限的一项敏感指标。第一秒用力呼气量占预计值百分比（$FEV_1\%pred$），是评估COPD严重程度的良好指标，其变异性小，易于操作。吸入支气管舒张药后FEV_1/FVC<70%及$FEV_1\%pred$<80%者，可确定为持续气流受限。

（2）肺总量（TLC）、功能残气量（FRC）和残气量（RV）增高，肺活量（VC）减低，表明肺过度充气，有参考价值。

（3）一氧化碳弥散量（DLco）及DLco与肺泡通气量（VA）比值（DLco/VA）下降，对诊断有参考价值。

2. 胸部X线检查　COPD早期胸部X线检查可无变化，以后可出现肺纹理增粗、紊乱等非特异性改变，也可出现肺气肿改变。X线胸部X线检查改变对COPD诊断特异性不高，主要作为确定肺部并发症及与其他肺疾病鉴别之用。

3. 动脉血气分析　对确定发生低氧血症、高碳酸血症、酸碱平衡失调以及判断呼吸衰竭的类型有重要价值。

4. 其他　COPD合并细菌感染时，外周血白细胞增高，核左移。痰培养可能查出病原菌，常见病原菌为肺炎链球菌、流感嗜血杆菌、卡他莫拉菌、肺炎克雷伯菌等。

【诊断要点】

COPD的诊断应根据病史、危险因素接触史、体征及实验室检查等综合分析确定。存在持续气流受限是诊断COPD的必备条件。肺功能检查是诊断COPD的金标准。

【治疗要点】

治疗原则是扩张支气管，改善通气、氧疗、祛痰、控制感染。

1. 稳定期治疗

（1）戒烟，脱离空气污染的环境。

（2）支气管舒张药：短期按需使用可暂时缓解症状，长期规律用药可以减轻症状。

1）β_2肾上腺素受体激动剂：短效制剂主要有沙丁胺醇气雾剂和特布他林气雾剂，可缓解症状。长效制剂主要有沙美特罗和福莫特罗等,每日仅需吸入 2 次。

2) 抗胆碱能药:为 COPD 常用药物,短效制剂有异丙托溴铵气雾剂,定量吸入,起效较沙丁胺醇慢;长效制剂有噻托溴铵。

3) 茶碱类:茶碱缓释或控释片、氨茶碱等。

(3) 糖皮质激素:用于重度和极重度以及反复加重的患者,研究显示长期吸入糖皮质激素与长效 β_2 肾上腺素受体激动剂联合制剂,可增加运动耐量、减少急性加重发作频率,提高生活质量,甚至有些患者的肺功能得到改善。目前常用剂型有沙美特罗加氟替卡松、福莫特罗加布地奈德。

(4) 祛痰药:用于痰液不易咳出者。代表性药物有盐酸氨溴索 30mg,每日 3 次;N- 乙酰半胱氨酸 0.2g,每日 3 次;或羧甲司坦 0.5g,每日 3 次。

(5) 长期家庭氧疗(LTOT):可提高 COPD 慢性呼吸衰竭患者的生活质量和生存率。其指征包括:①$PaO_2 \leqslant 55mmHg$ 或 $SaO_2 \leqslant 88\%$,有或没有高碳酸血症。②$PaO_2\ 55\sim60mmHg$,或 $SaO_2 < 89\%$,并有肺动脉高压、心力衰竭所致水肿或红细胞增多症(血细胞比容 >0.55)。一般用鼻导管吸氧,氧流量为 1.0~2.0L/min,吸氧时间 10~15h/d,目的是使患者在静息状态下,达到 $PaO_2 \geqslant 60mmHg$ 和 / 或使 SaO_2 升至 90%。

(6) 康复治疗:稳定期患者的重要治疗手段,包括呼吸生理治疗、精神治疗、肌肉训练、营养支持与教育等。可以改善患者的活动能力、提高生活质量。

2. 急性加重期治疗

(1) 确定急性加重的原因及病情严重程度。

(2) 根据病情严重程度决定门诊或住院治疗。

(3) 支气管舒张药:使用情况同稳定期。严重喘息者给予较大剂量雾化吸入以缓解症状;低氧血症者给予氧疗。

(4) 抗生素:根据患者所在地常见病原菌类型及药物敏感情况选用相应的抗生素积极治疗。

(5) 糖皮质激素:需住院治疗的患者可口服泼尼松龙,也可静脉给予甲泼尼龙。

(6) 如患者有呼吸衰竭、肺源性心脏病、心力衰竭,应给予相应的治疗。具体治疗方法可参照相关章节对应的治疗内容。

【常用护理诊断 / 问题】

1. 气体交换受损　与气道阻塞、通气不足、呼吸肌疲劳、分泌物过多和肺泡呼吸面积减少有关。

2. 清理呼吸道无效　与分泌物增多而黏稠、气道湿度减低和无效咳嗽有关。

3. 低效型呼吸型态　与气道阻塞、膈肌变平以及能量不足有关。

4. 活动无耐力　与疲劳、呼吸困难、氧供与氧耗失衡有关。

5. 营养失调:低于机体需要量　与食欲降低、摄入减少、腹胀、呼吸困难、痰液增多有关。

6. 焦虑　与健康状况的改变、病情危重、担心经济状况有关。

7. 知识缺乏:缺乏疾病预防保健知识。

8. 潜在并发症:慢性呼吸衰竭、自发性气胸等。

【护理措施】

1. 病情观察

(1) 观察咳嗽、咳痰的情况,包括痰液的色、质、量、气味、性状等,以及咳痰是否顺畅。观察呼吸困难的情况,如呼吸的频率、节律、深度,评估呼吸困难的程度。

(2) 密切监测患者的生命体征、动脉血气分析、SaO_2、水、电解质、酸碱平衡等情况。

(3) 观察患者神志、口唇及甲床发绀情况、尿量的变化和胸廓起伏程度,以了解缺氧症状有无改善。

(4) 如使用呼吸机者,应观察自主呼吸与机械通气是否协调。检查呼吸机运转是否正常,鼻面罩及管道是否漏气,管道有无扭曲、进水、脱落,根据病情及时调整呼吸机参数。意识是判断患者是否缺氧和二氧化碳潴留的重要指征。

2. 起居护理

(1) 取舒适体位,发热、咳喘时卧床休息,晚期宜取前倾位。

(2) 保持合适的室内温度(18~20℃)和湿度(50%~60%),每天开窗通风1次,保持空气清新,避免空气对流,以免患者受凉,冬季以及天气变化时注意防寒保暖,适时添加衣被。周围环境去除烟雾、粉尘和刺激性气味,防止刺激呼吸道。

(3) 视病情适当活动,以不感到疲劳和不加重症状为宜。

3. 饮食护理 COPD患者由于进食减少,消耗增加,营养物质的消化吸收障碍等原因常发生营养不良。营养不良可引起呼吸肌疲劳、免疫系统功能减退,且随着营养不良程度的加重,患者的病情会逐渐加重,所以COPD患者加强营养至关重要,是决定COPD患者病情及预后的重要因素。总的饮食原则以高蛋白、富含维生素、清淡易消化为主,忌食辛辣刺激性食物,禁烟、酒;宜多食用冬瓜、陈皮、梨、枇杷等化痰平喘的食物,多饮水。另外,根据发病的原因不同给予不同的饮食调护,如风寒袭肺者多食用生姜、葱白、淡豆豉等温肺散寒的食物。痰热郁肺者多食用萝卜、鸭梨、枇杷、荸荠等凉性新鲜蔬果,忌辛辣油腻烟酒等。肺气虚者宜食用莲子、茯苓饼、人参、沙参、黄芪、百合粥、党参粥等补益肺脾的食物。肾气虚者宜多食用甲鱼及猪、牛、羊等动物的肾脏,骨髓或脊髓,核桃、黑芝麻等补肾纳气定喘之品。

4. 用药护理 遵医嘱应用抗生素、支气管舒张剂和祛痰药,注意观察疗效及不良反应。盐酸氨溴索不良反应较轻。孕妇及甲亢患者慎用沙丁胺醇。少数患者吸入异丙托溴铵后出现口苦或口干、鼻干等症状。

5. 对症护理

(1) 咳嗽咳痰:鼓励患者多饮水,稀释痰液,协助患者翻身、叩背,指导患者深吸气后有意识咳嗽,以利排痰。遵医嘱使用抗感染、祛痰、镇咳药。采用生理盐水加盐酸氨溴索雾化吸入,使药液直接吸入呼吸道进行局部治疗,帮助祛痰。

(2) 呼吸困难伴低氧血症:遵医嘱给予合理氧疗,因为慢性阻塞性肺疾病患者呼吸中枢的化学感受器对二氧化碳反应性差,呼吸主要靠低氧血症对颈动脉体、主动脉体化学感受器的刺激来维持,若缺氧迅速纠正,解除了低氧对外周化学感受器的刺激,导致呼吸抑制,加重缺氧和CO_2潴留,故一般采用鼻导管持续低流量吸氧,氧流量1~2L/min,每日吸氧不低于10~15小时。长期持续低流量吸氧能改善缺氧症状和降低肺循环阻力,减轻肺动脉高压和右心负荷。因夜间睡眠时,低氧血症更为明显,故夜间吸氧不宜间断。氧疗有效指标是患者呼吸困难减轻、呼吸频率减慢、发绀减轻、心率减慢、活动耐力增加。从生存质量看,不吸氧者为最差,吸氧者优于不吸氧者,持续吸氧者最佳。

6. 心理护理 慢性阻塞性肺疾病由于病程长,反复发作,身体状况每况愈下,给患者带来较重的精神负担和经济负担,甚至对治疗失去信心。护士应关心体贴患者,多与患者沟通、和他们聊天、谈心,了解他们的心理变化,尽可能为他们排忧解难,从而建立良好的护患关系,鼓励患者以积极的心态对待疾病,放松心情,控制呼吸,保持乐观的态度,提高战胜疾病的信心。同时,家人也应给予积极的诱导、关心和鼓励。

7. 呼吸功能锻炼 详见本章第十四节"呼吸系统疾病常用诊疗技术的护理"。

8. 中医护理　本病属于中医"肺胀""喘证""咳嗽"范畴。急性期患者护理可选支气管、肺、肾上腺、内分泌等耳穴用王不留行籽进行双耳耳穴贴压,也可选大椎、定喘、肺俞、脾俞、天突、神阙等穴进行穴位贴敷。稳定期患者应采取扶正祛邪、预防再发的护理措施,如进行冬病夏治,以肺俞为基本穴位,主要配伍穴位有膻中、大椎、定喘、膏肓,根据辨证另可选用心俞、膈俞、肾俞、脾俞等穴位,在每年夏季三伏天的初、中、末伏的第一天进行贴敷治疗。或者选心俞、肺俞、膈俞等穴,用消喘膏(白芥子、甘遂、延胡索、细辛研末,加生姜汁调成膏状),于夏季三伏天进行贴敷。

【健康教育】

1. 知识宣教　让患者充分了解疾病的概念、流行病学特点、发病原因及主要危险因素、症状、预后及治疗原则、护理要点等知识;告知患者长期反复感染是 COPD 发生、发展的重要因素。

2. 避免诱因　①戒烟。告知患者吸烟(包括主动与被动吸烟)与 COPD 的发生密切相关,戒烟是减少 COPD 发生并延缓其发展的最主要、最经济的独立干预措施。因此应反复向吸烟患者讲解吸烟的危害、戒烟目的和有效戒烟的方法,增强其戒烟和康复的信心。②避免吸入粉尘和刺激性气体。③预防呼吸道感染。避免与呼吸道感染患者的接触,在呼吸道传染病流行期间,尽量避免到人群密集的公共场所。指导患者根据气候变化,及时增加衣物,避免受凉感冒。

3. 饮食指导　应指导患者少食多餐,细嚼慢咽,多食高蛋白、丰富维生素、易消化的食物,多食蔬菜、水果,避免高热量饮食,保证足够的饮水量,控制盐的摄入。

4. 家庭护理　指导告知患者长期家庭氧疗的重要性与必要性,教会患者及其家属吸氧的方法、浓度、时间、氧气的合理湿化、吸氧工具选择、管道与设备的消毒与保养及用氧安全、如何与氧气中心联系、LTOT 的指征及氧疗效果的观察等,并告知其吸氧的注意事项及可能遇到问题的处理。

5. 康复锻炼　指导告知患者及其家属进行康复锻炼的意义,充分发挥患者的主观能动性,制订个体化的锻炼计划,选择空气流通、安静的场所,进行步行、慢跑等体育锻炼,气功、太极拳是我国传统的强身健体方法,用深、慢、均匀而松弛的呼吸方式进行锻炼,以提高呼吸效率,使疲劳的呼吸肌得到放松和休息。告知患者只有将整体锻炼与呼吸锻炼有机结合,才可以增加机体的耐力和增强肌力。康复锻炼的强度以患者能够耐受为宜。

6. 心理指导　告诉患者及其家属此病虽然不能根治,但通过合理治疗,良好的自我护理,可以减少其急性发作,延长稳定期,使患者拥有较高的生活质量。指导家属采取积极的态度,营造和谐的家庭环境,给予患者心理支持。在照顾患者时,既不能嫌弃患者,又不能过度照顾,鼓励患者参加力所能及的日常生活、工作和其他体力活动,尽量做到生活自理,使患者在自我护理的过程中,学会情绪的自我调控,保持积极稳定的情绪,同时满足患者自尊的心理需要,并能够树立战胜疾病的信心。

7. 定期随访　指导患者出现以下症状应及时就医:①流涕、咳嗽等上呼吸道感染症状;②呼吸困难在休息和吸氧后不能缓解;③头痛,白天嗜睡,夜间失眠、兴奋、球结膜水肿等。

【结语】

慢性阻塞性肺疾病是一种具有气流受限为特征的肺部疾病,气流受限不完全可逆,呈进行性发展。其临床表现以咳、痰、喘为主,同时,随着病情的进展还可能引起多种肺外效应,如全身营养不良、运动耐力下降等。通过戒烟、合理氧疗、长期规律用药、正确的营养支持以及有效的康复训练等综合措施,虽然不能使其治愈,但是对延缓疾病进展发挥着至关重要的作用。

第四节 支气管哮喘

支气管哮喘(bronchial asthma)简称哮喘,是一种以慢性气道炎症和气道高反应性为特征的异质性疾病。其特征包括气道慢性炎症,气道对各种刺激因素的高反应性,广泛而多变的可逆性气流受限及疾病后期气道结构的重构。临床表现为反复发作性喘息、气促、伴或不伴胸闷和/或咳嗽等症状,多在夜间和/或凌晨发生或加重,可自行缓解或经治疗缓解。如治疗不当,可逐渐产生气道不可逆性挛缩,导致气道增厚与狭窄。

哮喘是临床常见疾病之一,全世界约有3亿多患者,其中我国约有3000万。各国患病率为1%~18%不等,我国患病率为0.5%~2%,成人哮喘患病率为1.24%,且呈上升趋势。一般发达国家患病率高于发展中国家,城市高于农村,儿童高于青壮年。哮喘极大地威胁着人类健康,已成为较严重的社会卫生问题,给患者家庭和社会带来沉重的负担。

【病因与发病机制】

1. 病因 哮喘的病因复杂,认为过敏体质及环境因素是发病的危险因素。

(1) 遗传因素:支气管哮喘的发生具有明显的遗传倾向。调查资料表明,哮喘患者亲属患病率高于群体患病率,并且亲缘关系越近,患病率越高。近年来,全基因组关联研究(GWAS)已证实了9号染色体上的IL33、22号染色体上的IL-2RB基因与哮喘有关。患者的特异性体质、气道高反应性和血清总IgE调节均与遗传因素有关。

(2) 环境因素:主要包括:①变应原因素,如吸入物(尘螨、花粉、真菌、动物毛屑等)、食物(鱼、虾、蟹、蛋类、牛奶等)、感染(细菌、病毒、寄生虫等)、药物(普萘洛尔、阿司匹林、抗生素);②非变应原因素,如大气污染、吸烟、运动、肥胖、妊娠等。

2. 发病机制 哮喘的发病机制非常复杂,至今尚不完全清楚,可概括为免疫-炎症反应、神经机制和气道高反应性及其相互作用。其中气道慢性炎症是哮喘的本质,神经因素是哮喘发病的重要环节,气道高反应性表现为气道对各种刺激因子出现过强或过早的收缩反应,是哮喘发生发展的另一个重要因素。有关哮喘发病机制总结见图2-2。

图2-2 哮喘的发病机制示意图

【临床表现】

1. 症状 典型表现为发作性喘息、气促、伴或不伴胸闷和/或咳嗽等症状,伴有哮鸣音,严重者呈强迫坐位或端坐呼吸。常在夜间及凌晨发作和加重,哮喘症状可在数分钟内发作,经数小时至数天,用支气管舒张药可缓解或自行缓解。有些青少年患者哮喘症状在运动时出现,称为运动性哮喘。此外,咳嗽为唯一症状的不典型哮喘称为咳嗽变异性哮喘。对以胸闷为唯一症状的不典型哮喘称为胸闷变异性哮喘。长期存在气道反应性增高,但无反复发作性喘息、气促、胸闷或咳嗽者称为隐匿性哮喘。

2. **体征** 发作时胸部呈过度充气征象,双肺可闻及广泛的哮鸣音,呼气音延长。严重哮喘发作时,哮鸣音减弱或消失,称之为"沉默肺",是病情危重的表现。病情严重者常伴有心率加快、奇脉、胸腹反常运动和发绀。非发作期无异常体征。

3. **并发症** 严重发作时可并发气胸、纵隔气肿、肺不张。长期反复发作和感染可并发慢性阻塞性肺疾病、支气管扩张、间质性肺炎、肺纤维化和肺源性心脏病。

4. **支气管哮喘的分期及控制水平分级**

(1) 急性发作期:喘息、气促、胸闷、咳嗽等症状突然发生或原有症状加重,以呼气流量降低为特征,常因接触变应原、刺激物或呼吸道感染诱发。急性发作时严重程度可分为轻度、中度、重度和危重 4 级。详见表 2-4。

表 2-4 哮喘急性发作时病情严重程度的分级

病情程度	临床表现	血气分析	血氧饱和度(吸空气)	pH 值	最初支气管舒张剂治疗 PEF 占预计值 % 或个人最佳值 %
轻度	对日常生活影响不大,可平卧,说话连续成句,步行、上楼时有气短。呼吸频率轻度增加,呼吸末期散在哮鸣音。脉率 <100 次 /min,可有焦虑	PaO₂ 正常 PaCO₂<45mmHg	>95%	正常	>80%
中度	日常生活受限,稍事活动便有哮喘,喜坐位,讲话常有中断。呼吸频率增加,哮鸣音响亮而弥漫。脉率 100~120 次 /min,有焦虑和烦躁	PaO₂60~80mmHg PaCO₂≤45mmHg	91%~95%	正常	60%~80%
重度	日常生活受限,喘息持续,只能单字讲话,端坐呼吸,大汗淋漓。呼吸脉率 >30 次 /min,哮鸣音响亮而弥漫。脉率 >120 次 /min,常有焦虑和烦躁	PaO₂<60mmHg PaCO₂>45mmHg	≤90%	正常或降低	<60% 或 100L/min 或作用时间 <2h
危重	患者不能讲话,端坐呼吸或平卧,大汗淋漓。呼吸脉率 >30 次 /min,出现嗜睡、意识模糊,呼吸时,哮鸣音明显减弱或消失。脉率 >120 次 /min 或变慢和不规则	PaO₂<60mmHg PaCO₂>45mmHg	<90%	降低	无法完成检测

(2) 慢性持续期:是指患者虽然没有急性发作,但在相当长的时间内,有不同频度和 / 或不同程度地出现喘息、气促、咳嗽、胸闷等症状,可伴有肺通气功能下降。根据白天、夜间哮喘症状出现的频率和肺功能检查结果,将慢性持续期哮喘病情严重程度分为间歇状态、轻度持续、中度持续和重度持续 4 级,见表 2-5。

(3) 临床控制期:患者无喘息、气促、胸闷、咳嗽等症状 4 周以上,1 年内无急性发作,肺功能正常。

笔记栏

表 2-5　病情严重程度的分级

分级	临床特点
间歇状态(第 1 级)	症状＜每周 1 次 短暂出现 夜间哮喘症状≤每月 2 次 FEV_1 占预计值 %≥80% 或 PEF>80% 个人最佳值,PEF 变异率＜20%
轻度持续(第 2 级)	症状≥每周 1 次,但＜每日 1 次 可能影响活动和睡眠 夜间哮喘症状＞每月 2 次,但＜每周 1 次 FEV_1 预计值 %>80% 或 PEF>80% 个人最佳值,PEF 变异率为 20%~30%
中度持续(第 3 级)	每日有症状 影响活动和睡眠 夜间哮喘症状≥每周 1 次 FEV_1 占预计值 % 为 60%~79% 或 PEF 为 60%~79% 个人最佳值,PEF 变异率>30%
重度持续(第 4 级)	每日有症状 频繁出现 经常出现夜间哮喘症状 体力活动受限 FEV_1 占预计值 %<60% 或 PEF<60% 个人最佳值,PEF 变异率 >30%

【辅助检查】

1. 痰嗜酸性粒细胞检查　大多数哮喘患者诱导痰液中出现与哮喘症状相关的嗜酸粒细胞计数增高(>2.5%),诱导痰嗜酸粒细胞计数可作为评价气道炎症指标之一,也是评估糖皮质激素治疗反应性的敏感指标。

2. 肺功能检查

(1) 通气功能检测:发作时呈阻塞性通气功能障碍,呼气流速指标显著下降,主要检测指标有 FEV_1、$FEV_1/FVC\%$ 及最高呼气流量(PEF)均下降;残气量及残气量与肺总量比值增加,其中 $FEV_1/FVC\%<70\%$ 或 FEV_1 低于正常预计值的 80% 为判断气流受限的最重要指标,而在缓解期会逐渐恢复。

(2) 支气管激发试验(BPT):用以测定气道反应性,激发试验只适用于 FEV_1 在正常预计值的 70% 以上的患者。吸入激发剂(乙酰甲胆碱、组胺)后,在设定的激发剂量范围内,如 FEV_1 下降≥20%,可诊断为激发试验阳性,表明气道处于高反应状态。

(3) 支气管舒张试验(BDT):用以测定气道可逆性,当吸入支气管舒张剂(沙丁胺醇、特布他林等)20 分钟后重复测定肺功能,结果 FEV_1 较用药前增加≥12%,且其绝对值增加≥200ml,可判断舒张试验阳性。表明可逆性气流受限。

(4) PEF 及其变异率测定:PEF 可反映气道阻塞的严重程度,哮喘发作时 PEF 下降。PEF 平均每日昼夜变异率 >10%(连续 7 天,每日 PEF 昼夜变异率之和 /7),则符合气道气流受限可逆性改变的特点。

课堂互动

支气管哮喘

请问:支气管哮喘与 COPD 在肺功能检测方面有何区别?

3. 动脉血气分析 哮喘发作时,可有 PaO_2 降低,$PaCO_2$ 降低或正常,出现呼吸性碱中毒;严重时 PaO_2 降低,$PaCO_2$ 增高,出现呼吸性酸中毒。

4. 胸部 X 线检查 哮喘发作时双肺透亮度增高,呈过度充气状态。合并感染时,可见肺纹理增加和炎性浸润阴影。缓解期多无异常。

5. 特异性变应原的检测 大多数哮喘患者对众多的变应原和刺激物敏感。结合病史测定变应性指标有助于病因诊断,可避免或减少对该致敏因素的接触。

【诊断要点】

1. 反复发作喘息、气急、伴或不伴胸闷或咳嗽,多与接触变应原、冷空气、物理或化学性刺激、病毒性上呼吸道感染、运动等有关。

2. 发作时在双肺可闻及散在或弥漫性、以呼气相为主的哮鸣音,呼气相延长。

3. 上述症状可经治疗缓解或自行缓解。

4. 可变气流受限的客观检查:①支气管激发试验或运动试验阳性;②支气管舒张试验阳性;③平均每日 PEF 昼夜变异率 >10% 或 PEF 周变异率 >20%。

符合上述 1~3 条同时具备气流受限客观检查中的任一条,除外其他疾病所引起的喘息、气急、胸闷和咳嗽,可以诊断为支气管哮喘。

【治疗要点】

目前尚无特效的治疗方法,但长期规范化治疗可使哮喘症状得到控制。哮喘治疗的目标是长期控制症状、预防未来风险的发生,即长期使用最少量或不用药物能使患者活动不受限制,并能与正常人一样生活、工作和学习。

1. 脱离并减少危险因素的接触 对已明确变应原或其他非特异刺激因素的患者,应立即使其脱离变应原并长期避免接触危险因素是防治哮喘最有效的方法。

2. 药物治疗 哮喘治疗药物分为控制性药物和缓解性药物,以及重度哮喘的附加治疗药物。控制性药物是指需要每天使用并长时间维持的药物,主要通过抗炎作用使哮喘维持临床控制,也称抗炎药,包括吸入性糖皮质激素(inhale corticosteroids,ICS)、全身性激素、白三烯调节剂、长效 $β_2$ 受体激动剂(long-acting inhale bete2-agonist,LABA)、缓释茶碱;缓解性药物又称急救药物,这些药物在有症状时按需使用,能迅速解除支气管痉挛从而缓解哮喘症状,包括速效吸入和短效口服 $β_2$ 受体激动剂、吸入性抗胆碱能药物、短效茶碱和全身性激素等。重度哮喘的附加治疗药物主要为生物靶向药物,如抗 IgE 单克隆抗体、抗 IL-5 单克隆抗体、抗 IL-5 受体单克隆抗体、抗 IL-4 受体单克隆抗体等,其他还有大环内酯类药物等。

(1) 糖皮质激素:糖皮质激素是目前控制哮喘最有效的药物。其主要机制是干扰花生四烯酸代谢,减少白三烯和前列腺素的合成,抑制嗜酸性粒细胞的趋化与活化,抑制细胞因子合成,活化并提高气道平滑肌 $β_2$ 受体的反应性,有效抑制气道炎症。

1) 吸入型糖皮质激素(ICS):ICS 通过吸入给药,药物直接作用于呼吸道,所需剂量较小,局部抗炎作用强,全身不良反应少。因此,是目前哮喘长期治疗的首选药。ICS 既可控制患者的症状,也可防止不可逆的气道阻塞即气道重塑的发生。临床上常用的吸入激素有倍氯米松、布地奈德、氟替卡松和环索奈德、莫米松等。

2) 全身应用糖皮质激素:①口服给药:适用于慢性持续哮喘吸入大剂量激素联合治疗无效的患者、中度哮喘发作和静脉应用激素治疗后的序贯治疗。一般使用半衰期较短的激素(如泼尼松龙、泼尼松或甲泼尼龙等)。②静脉给药:严重急性哮喘发作时,应经静脉及时给予琥珀酸氢化可的松或甲泼尼龙。无激素依赖倾向者,可在短期(3~5 天)内减量或改用吸入剂型;有激素依赖倾向者应延长给药时间,控制哮喘症状后逐渐减量,然后改为口服和吸入剂维持。

（2）β₂ 受体激动剂：通过兴奋气道 β₂ 肾上腺素受体，减少肥大细胞和嗜碱粒细胞脱颗粒和介质的释放、降低微血管的通透性、增加气道上皮黏膜纤毛的摆动等功能，缓解哮喘症状。分为短效 β₂ 受体激动剂（维持 4~6 小时）和长效 β₂ 受体激动剂（维持 10~12 小时）。

1）短效 β₂ 受体激动剂：为治疗哮喘急性发作的首选药物。常用药物有沙丁胺醇和特布他林等。①吸入给药：吸入剂包括定量气雾剂、干粉剂和雾化溶液。②口服给药：通常在服药后 15~30 分钟起效，疗效可维持 4~6 小时。缓释剂和控释剂可维持 8~12 小时，适用于夜间哮喘发作患者的预防和治疗。这类药物应按需间歇使用，不宜长期单一使用，也不宜过量应用。

2）长效 β₂ 受体激动剂：舒张支气管平滑肌的作用可维持 12 小时以上。目前常用的有 2 种：①沙美特罗：经气雾剂给药，给药后 30 分钟起效，可维持 12 小时以上。②福莫特罗：给药后 3~5 分钟起效，可维持 8 小时以上。目前长效 β₂ 受体激动剂与吸入型糖皮质激素联合是最常用的哮喘控制性药物。

（3）茶碱类药物：主要有舒张支气管平滑肌、增强呼吸肌收缩、提高气道纤毛清除功能和气道抗炎作用，是目前治疗哮喘的有效药物之一。常用药物有二羟丙茶碱、氨茶碱，可通过口服和静脉给药。

1）口服给药：包括氨茶碱和控（缓）释型茶碱。用于轻、中度哮喘急性发作和维持治疗。一般剂量为每日 6~10mg/kg。口服控（缓）释型茶碱后血药浓度平稳，平喘作用可维持 12~24 小时，尤适用于夜间哮喘症状的控制。小剂量缓释茶碱与吸入型糖皮质激素联合是目前常用的控制性药物之一。

2）静脉给药：氨茶碱加入葡萄糖溶液中，缓慢静脉注射，注射速度不宜超过 0.25mg/（kg·min）或静脉滴注，每日最大用量一般不超过 1.0g（包括口服和静脉给药），静脉给药主要用于重症和危重症哮喘。

（4）白三烯（LT）调节剂：除吸入激素外，是唯一可单独应用的长效控制药，可作为 ICS 轻度哮喘的替代治疗药物和中、重度哮喘的联合治疗用药。目前国内主要使用"半胱氨酰"白三烯受体拮抗剂。其常用药有孟鲁司特和扎鲁司特。

（5）抗胆碱药物：该类药物可降低迷走神经张力，减少黏液的分泌，舒张支气管。舒张支气管的作用比 β₂ 受体激动剂弱，起效较慢，长期应用不易产生耐药，不良反应少。但两者联合吸入治疗，具有协同、互补作用，可提高临床疗效。吸入抗胆碱药物如异丙托溴铵和噻托溴铵等。

（6）抗 IgE 治疗：重组抗人免疫球蛋白的 IgE 单克隆抗体。有研究显示，每 2~4 周皮下注射一次，可以显著减少哮喘的急性发作，也可以减少吸入性糖皮质激素的使用，但因该药临床使用的时间尚短，其远期疗效与安全性有待进一步观察。价格昂贵也使其临床应用受到限制。

（7）抗 IL-5 治疗：IL-5 是促进嗜酸性粒细胞增多、在肺内聚集和活化的重要细胞因子。抗 IL-5 治疗哮喘，可以减少患者体内嗜酸性粒细胞浸润，减少哮喘急性加重和改善患者生命质量，对于高嗜酸性粒细胞血症的哮喘患者治疗效果好。

3. **急性发作期的治疗**　急性发作的治疗目的是尽快缓解气道阻塞，恢复肺功能，纠正低氧血症，预防进一步恶化或再次发作，防止并发症，一般根据病情的程度，进行综合性治疗。

（1）轻度：经定量气雾剂（MDI）吸入短效 β₂ 受体激动剂，第 1 小时内每 20 分钟吸入 1~2 喷，随后轻度急性发作可调整为每 3~4 小时吸入 1~2 喷。效果不佳时可加茶碱缓释片，或加用短效抗胆碱药气雾剂吸入。

（2）中度：吸入SABA，第1小时内可持续雾化吸入短效 β_2 受体激动剂。联合雾化吸入短效抗胆碱药、激素混悬液。也可联合静脉注射茶碱类药物。如果治疗效果欠佳，尤其是在控制性药物治疗的基础上发生的急性发作，应尽早口服激素，同时吸氧。

（3）重度至危重度：在中度治疗的基础上吸氧，尽早静脉应用激素。注意维持水、电解质平衡，纠正酸碱失衡。经上述治疗病情继续恶化者，应及时给予机械通气治疗。此外，应预防呼吸道感染等。

对所有急性发作的患者都要制订个体化的长期治疗方案。

4. 慢性持续期治疗 一般哮喘经过急性期治疗症状得到控制，但哮喘的慢性炎症改变仍然存在，因此根据哮喘的病情持续状况需要制订合适的长期治疗方案。哮喘患者长期治疗方案分为5级，见表2-6。

对哮喘患者进行健康教育、有效控制环境、避免诱发因素，要贯穿于整个哮喘治疗过程中。

表2-6 哮喘患者长期治疗方案

药物	1级	2级	3级	4级	5级
推荐选择控制药物	按需ICS-福莫特罗	低剂量ICS或按需ICS+福莫特罗	低剂量ICS+LABA	中剂量ICS+LABA	参考临床表型加抗IgE单克隆抗体，或加抗IL-5、或加抗IL-5R、或加抗IL-4R单克隆抗体
其他选择控制药物	按需使用SABA时即联合低剂量ICS	白三烯受体拮抗剂（LTRA）低剂量茶碱	中剂量ICS或低剂量ICS加LTRA或加茶碱	高剂量ICS加LAMA或加LTRA或加茶碱	高剂量ICS+LABA加其他治疗，如加LAMA，或加茶碱或加低剂量口服激素（注意不良反应）
首选缓解药物	按需使用低剂量ICS+福莫特罗，处方维持和缓解治疗的患者按需使用低剂量ICS+福莫特罗				
其他可选缓解药物	按需使用SABA				

注：ICS：吸入性糖皮质激素；LABA：长效 β_2 受体激动剂；SABA：短效 β_2 受体激动剂；LAMA：长效抗胆碱能药物

5. 免疫治疗 分为特异性免疫和非特异性免疫，特异性免疫通常采用变应原（如螨、花粉、猫毛）做定期反复皮下注射，剂量由低至高，以产生免疫耐受性，使患者脱敏。非特异性免疫法如注射卡介苗、转移因子等生物制品等抑制变应原反应过程。

【常用护理诊断/问题】

1. 气体交换受损 与支气管痉挛、气道炎症、黏液分泌增加、气道阻塞有关。

2. 清理呼吸道无效 与气道平滑肌收缩、痰液黏稠、排痰不畅、无效咳嗽、疲乏有关。

3. 活动无耐力 与日常活动时呼吸困难、缺氧有关。

4. 营养失调：低于机体需要量 与呼吸困难、疲乏引起畏食有关。

5. 焦虑 与哮喘反复发作有关。

6. 知识缺乏：缺乏正确使用雾化吸入器的有关知识。

7. 潜在并发症：自发性气胸、呼吸衰竭、肺心病等。

【护理措施】

1. 病情观察

（1）观察咳嗽、咳痰的情况，包括痰液的色、质、量、气味、性状等，以及咳痰是否顺畅。注意观察患者的呼吸频率、节律、意识状态,监测呼吸音、哮鸣音变化。

(2) 密切监测患者的生命体征、神志、尿量、SaO_2、水、电解质、酸碱平衡、动脉血气分析和肺功能情况。

(3) 加强夜班巡视,做好晨间护理,哮喘的特点之一是好发于夜间和入睡后,应严密观察,注意避免突发意外。

(4) 严重发作时应密切观察有无并发自发性气胸、纵隔气肿、肺不张及呼吸衰竭等发生。

2. 起居护理

(1) 环境:保持室内空气新鲜和流通,维持室温 18~22℃,湿度 50%~60%,每天开窗通风。尽量减少病室内的变应原,如不放鲜花,不使用陈旧被褥,打扫卫生时使用湿法或吸尘器。

(2) 休息与体位:哮喘发作时应绝对卧床休息,极度气急时予以高枕卧位或半坐位,有条件时放床头桌,使患者上身尽量前倾,有利于呼吸肌和膈肌运动,减少体力消耗。

(3) 清洁护理:严重哮喘生活不能自理的患者,应及时帮助擦干汗水,更换衣服和床单,保持皮肤的干燥、清洁和舒适。

3. 饮食护理

(1) 哮喘发作时,勿勉强进食。

(2) 在发作缓解后,即应给予营养丰富的清淡饮食和补充水分,多吃新鲜水果蔬菜,忌食辛辣生冷的食物,以及避免进食鱼、虾、蟹等可诱发哮喘的食物。

(3) 平时可多食用具有益肺、健脾、化痰功效的食物,如用沙参、百合、山药、薏苡仁、扁豆等煮粥食用。亦可用桑椹、核桃、莲子、黑木耳等煮粥食用,以补益肺肾,食用梨、橘子、蜂蜜以清润化痰降气。

4. 用药护理　遵医嘱合理使用各类药物,注意观察疗效及不良反应,发现异常情况应及时处理。

(1) 糖皮质激素:吸入药物治疗的全身性不良反应少,少数患者可出现口腔念珠菌感染和声音嘶哑,用药后及时指导患者用清水含漱口咽部,选用干粉吸入剂或加用除雾器可减少上述不良反应。大剂量全身应用后易致肥胖、多毛、皮肤菲薄、肌无力、低钾性碱中毒、水钠潴留、高血压、糖尿病、骨质疏松等。还可诱发或加重消化性溃疡,引起中枢神经系统兴奋,导致伤口不愈合。

(2) β_2 受体激动剂:使用初始剂量过大时有心悸、心律失常、手指颤抖、头痛、兴奋、低血钾,部分有失眠、尿潴留、恶心、呕吐等,大部分不良反应随用药时间延长可减轻。单一、长期使用,可引起 β_2 受体功能下降和气道的反应性增高,易产生耐药性。冠心病、老年患者和低血钾者在使用中应加强心率、心律的监测。

(3) 茶碱类:常见的不良反应包括恶心、呕吐、头痛、神经过敏以及失眠,当其达到中毒浓度时会出现低血钾、心动过速、高血糖、心律失常、神经肌肉兴奋性升高,诱发癫痫发作甚至死亡。因此,在有条件的情况下应监测其血药浓度,对心、肝、肾功能不全和甲状腺功能亢进者需注意药物浓度不宜过高,及时调整滴速,静脉注射浓度不宜过高,速度不宜过快,注射时间应在 10 分钟以上。不宜与大环内酯类抗生素、喹诺酮类抗生素、避孕药、甲氰咪呱等药合用,以免降低茶碱的清除率。如必须同时应用,需减少茶碱类药物的剂量。

(4) 抗胆碱能药:大量吸入可诱导支气管反常收缩,有头痛、头晕、恶心、呕吐、口干、面部潮红、心动过速、食欲下降、乏力、低血压等症状,连续应用一段时间后副作用可逐渐减少。

(5) 哮喘常用气雾剂及其使用指导:临床上用于哮喘的常用气雾剂种类包括沙丁胺醇(舒喘灵)气雾剂、沙美特罗替卡松粉吸入剂(舒利迭)、特布他林气雾剂(喘康速)、丙酸倍氯米松气雾剂、色苷酸钠气雾剂等。其使用指导详见如下:

1）定量气雾剂正确使用的步骤：①打开喷口的盖并用力震摇气雾瓶，使瓶内混悬液达到均匀状态；②患者轻轻地呼气直到不再有空气可以从肺内呼出，然后立即将喷口放进口内，并合上嘴唇包紧喷口；③患者开始用口深慢吸气，同时按下药罐将药物释放，并继续深吸气，尽可能使药物微粒能够从口咽部到达外周细支气管；④吸气后立即将气雾剂喷口撤出，并屏气10秒钟，或在没有不适的感觉下尽量延长屏气时间，然后才缓慢地呼气，以增加药物微粒在气道和肺内的沉积量；⑤在吸入药物后，随即用温开水漱口，不要做吞咽动作，将漱口水吐出；⑥患者如果需要连续吸两次时，则两次之间的时间间隔应至少1分钟，以减少患者连续吸入造成的疲劳，并可增加药物微粒在周围气道的沉积。使用注意事项：掌握好按压与吸气同步，并在吸入药物后要尽可能长时间屏气；吸入药物后要用清水漱口，以避免或减少药物从口腔黏膜吸收产生副作用。

2）干粉吸入器：除了定量气雾剂之外，还常用干粉吸入器，如都保装置和准纳器。①都保装置是储存剂量型涡流式干粉吸入器，如信必可都保（布地奈德/福莫特罗吸入干粉剂）。正确使用方法为：旋转并拔下瓶盖，确保红色旋柄在下方；竖直拿住都保，两手分别拿住底部红色旋柄和都保中间部分，向一个方向旋转到底，再向反方向旋转到底，听到"卡嗒"一声即完成一次装药；嘱患者呼气（勿对吸嘴呼气），然后将吸嘴含于口中，双唇包住吸嘴用力深长吸气，随后将吸嘴从嘴部移开，屏气5秒后恢复正常呼吸。②准纳器：常用的有舒利迭（沙美特罗替卡松干粉吸入剂）等。正确使用方法：一手握准纳器外壳，另一手拇指向外推动准纳器的滑动杆直至发出咔哒声，表明准纳器已做好吸药的准备；握住准纳器，尽量呼气；将吸嘴放入口中，深长、平稳地吸气，将药物吸入口中，拿出准纳器，屏气约10秒；恢复呼气，关闭准纳器（听到咔哒声表示关闭）。

5. 对症护理

（1）哮喘重度、危重发作：发生该情况应紧急采取以下应对措施：①专人护理，消除患者紧张、恐惧心理及准备好抢救用物。②缓解缺氧、失水，排除并发症，应给予吸氧，氧流量2~3L/min；鼓励患者多饮水，防止脱水造成痰液黏稠不易咳出，必要时根据医嘱给予输液。③严密观察病情变化，对口唇或手指明显发绀、心率快、超过120次/min、咳痰十分困难、神志模糊或恍惚不清、手足发冷、脉搏细弱、血压下降、高热不退、哮喘持续48小时以上，症状不见好转反而更加严重者应视为危重信号，应与医生密切配合，做好气管切开或插管及抢救准备，随时掌握病情变化。

（2）哮喘轻度、中度发作：①遵医嘱立即给予解痉平喘药物。②立即给予吸氧，同时注意气道湿化保温。氧浓度为40%~50%，有二氧化碳潴留宜持续低流量给氧，氧浓度为30%，氧疗可改善通气，并防止肺性脑病的发生。吸氧前应清除呼吸道分泌物。③促进排痰，稀释痰液，除补液外，可用帮助祛痰的药物，如氯化铵、鲜竹沥水等口服。痰液阻塞气道是急症哮喘病情难以缓解的重要原因之一，因此，加强排痰，保持气道通畅甚为重要。用超声雾化吸入（生理盐水40ml、α-糜蛋白酶5mg、地塞米松5mg等），每日2次，有稀释痰液、湿化气道和消炎的作用，超声雾化后拍背，鼓励咳嗽、排痰。

6. 心理护理 因哮喘严重发作时可有濒死感，患者常有精神紧张，恐惧多虑的心理反应，与病情的发生发展也有很大的相关性。应向患者解释病情，消除顾虑，减轻负担，有利于缓解发作。

7. 中医护理 本病属于中医"哮病""喘证"的范畴。可取肾上腺、交感、肺、平喘等穴进行耳穴贴压，喘息、气促者加肾，胸闷者加神门，痰多者加脾以缓解症状。寒哮可艾灸定喘、肺俞、天突、膻中、气海等穴以温肺散寒，祛痰利气平喘。肺虚者可艾灸肺俞、大椎、膻中、风门等穴。肾虚者，可灸肾俞、肺俞、神阙、气海、关元、风门、三阴交等穴以补肾。脾虚气喘者按摩关元、气海、三阴交等穴以健脾益气。

【健康教育】

1. 知识宣教　耐心向患者解释本病的发病原因、诱发因素、临床表现、转归、预后等情况,提高患者的依从性。

2. 避免诱因　①保持房间空气流通,通风良好,避免灰尘、煤气、烟雾及其他一切刺激性物质;②不宜在室内养花、铺地毯,擦拭门窗、家具尽量使用湿布,勿用干布或鸡毛掸子,以免扬起灰尘;③家里尽量不养猫、狗、鸟类等动物,以免引起哮喘发作;④避免接触容易引起过敏的尘螨、花粉、真菌、皮毛、食物、药物等,避免剧烈活动,避免冷空气刺激及吸入二氧化硫等。

3. 用药指导　药物治疗是哮喘治疗的关键,运用通俗易懂的语言向患者及家属讲解药物的用法、剂量、作用及不良反应,指导患者正确使用各种吸入器的方法。

4. 饮食指导　根据患者的饮食嗜好,选择食物的种类。提供清淡易消化、富有营养的食物。多食新鲜水果及蔬菜。避免进食过冷、过热、辛辣及煎炸等刺激性食物,忌用虾、蟹等易致过敏的食物,忌烟、酒,以免诱发或加重哮喘的发作。

5. 运动指导　患者在家中根据身体状况进行循序渐进的运动锻炼,可以提高运动耐力、抵抗力和康复能力。制订锻炼计划,选择适当的运动项目、运动方式。逐步增加运动量并持之以恒,如散步、做扩胸运动、缩唇呼吸等,用冷水刺激鼻翼两侧,加强耐寒锻炼,减少呼吸道的感染。

6. 病情监测　指导患者坚持写好哮喘日记,包括日期、天气、运动、咳嗽、喘息时间与地点、药物的不良反应等。教会患者若出现鼻、咽、眼部发痒,咳嗽、流鼻涕等黏膜过敏症状时,说明有哮喘发作的先兆。哮喘发作时应用一般平喘药物,24 小时若仍不能缓解者,应及时就医。峰流速仪是哮喘患者不可缺少的检测工具。方法:取站立位,尽可能深吸一口气,用唇齿包住口含器,以最快的速度,用一次最有力的呼气吹动游标滑动,游标最终停止的刻度就是此次峰流速值。学会利用峰流速仪监测最大呼气峰流速(PEFR),监测 PEFR 可准确地反应哮喘的病情严重程度和变化趋势,并可作为一个早期警告系统。因为患者 PEFR 值的改变,可能在症状出现前几小时或几天即已出现,实时监测使患者有足够的时间采取措施预防发作,将哮喘发作控制在初期。

【结语】

支气管哮喘是一种以慢性气道炎症和气道高反应性为特征的异质性疾病。临床表现为反复发作性喘息、气促、伴或不伴胸闷和 / 或咳嗽等症状,多在夜间和 / 或凌晨发生或加重,可自行缓解或经治疗缓解。可发生于各年龄段,其发病史通常可追溯到年幼时期。需要长期治疗,目前尚缺乏有效治愈的手段。哮喘的发生受遗传与环境因素的双重影响。因此,避免诱发因素、增强体质、长期正确规范化治疗以及做好哮喘日记监测病情等对防治哮喘的发生发展都至关重要。

第五节　支气管扩张症

支气管扩张症(bronchiectasis)是指由急慢性呼吸道感染和支气管阻塞后,反复发生支气管化脓性炎症,致使支气管壁肌肉和弹性组织破坏,管壁增厚,引起支气管异常和持久性扩张的一类异质性疾病的总称。临床表现主要为慢性咳嗽、咳大量脓痰和 / 或反复咯血。

本病多见于儿童和青年,近年来随着急、慢性呼吸道感染的恰当治疗,其发病率有下降趋势。支气管扩张症的预后取决于其病变范围和有无并发症。支气管扩张范围广泛者易损害肺功能,甚至发展至呼吸衰竭,引起死亡。大咯血也可严重影响预后。

【病因和发病机制】

支气管扩张发病的关键机制是支气管 - 肺组织感染和支气管阻塞。两者相互影响,促使支气管扩张的发生和发展。婴幼儿时期严重的支气管 - 肺部感染是引起支气管扩张的主要原因之一。支气管扩张也可能是先天发育障碍及遗传因素引起,但较少见。另有约 30% 支气管扩张患者病因未明,但通常弥漫性的支气管扩张发生于存在遗传、免疫或解剖缺陷的患者,如囊性纤维化、纤毛运动障碍和严重的 α_1- 抗胰蛋白酶缺乏。低免疫球蛋白血症、免疫缺陷和罕见的气道结构异常也可引起弥漫性疾病,如巨大气管 - 支气管症(Mounier-Kuhn综合征),软骨缺陷(Williams-Campbell 综合征)以及变应性支气管肺曲菌病等疾病的少见并发症。局灶性支气管扩张可源自未进行治疗的肺炎或阻塞,例如异物或肿瘤,外源性压迫或肺叶切除后解剖移位。

以上这些疾病损伤了宿主气道清除机制和防御功能,使其清除分泌物的能力下降,易于发生感染和炎症;这些病变使支气管引流不畅,分泌物潴留,导致阻塞;而阻塞又容易诱发感染。这一感染—阻塞—感染的过程反复进行,可使充满炎性介质和病原菌黏稠液体的气道逐渐扩大、形成瘢痕和扭曲。支气管壁由于水肿、炎症和新血管形成而变厚,周围间质组织和肺泡的破坏导致了纤维化、肺气肿,或二者兼有。

【临床表现】

1. 症状

(1)持续或反复咳嗽、咳(脓)痰:由于支气管扩张部位分泌物积聚,改变体位时分泌物刺激支气管黏膜引起咳嗽和排痰。咳嗽、咳痰常发生于清晨和晚上,痰液为黏液性、黏液脓性或脓性,可呈黄绿色,收集静置后出现分层的特征:上层为泡沫,中层为混浊黏液,下层为脓性成分,最下层为坏死组织沉淀物。引起感染的常见病原体为铜绿假单胞菌、金黄色葡萄球菌、流感嗜血杆菌、肺炎链球菌和卡他莫拉菌。

(2)咯血:50%~70% 的患者有不同程度的咯血,从痰中带血至大量咯血,咯血量与病情严重程度、病变范围有时不一致。大咯血常为小动脉被侵蚀或增生的血管被破坏所致。部分患者以反复咯血为唯一症状,临床上称为"干性支气管扩张",其病变多位于引流良好的上叶支气管。

(3)呼吸困难和喘息:提示有广泛的支气管扩张或潜在的慢性阻塞性肺疾病。

2. 体征　早期或干性支气管扩张可无异常肺部体征,病变重或继发感染时常可闻及湿啰音和干啰音。病变严重尤其是伴有慢性缺氧、肺源性心脏病和右心衰的患者可出现杵状指(趾)、右心衰体征。

3. 并发症　支气管扩张范围广泛者易损害肺功能,甚至发展至呼吸衰竭,引起死亡。大咯血可引起失血性休克、窒息等,也可严重影响生命安全。

【辅助检查】

1. 影像学检查　胸部 X 线平片检查时,囊状支气管扩张的气道表现为显著的囊腔,腔内可存在气液平面,气道壁增厚,纵切面可显示为"双轨征",横切面显示"环形阴影"。但这一检查对判断有无支气管扩张缺乏特异性。高分辨 CT(HRCT)的出现,进一步提高了 CT 诊断支气管扩张的敏感性。由于其无创、易重复、易被患者接受,现已成为支气管扩张的主要诊断方法。主要表现为支气管呈柱状及囊状改变;支气管与伴行肺动脉的比值 >1;从中心到外周,支气管未逐渐变细;外周胸膜和纵隔胸膜周围 1cm 范围内看到支气管的影像;气道壁增厚、黏液阻塞、呼气相 CT 可见马赛克征。

2. 其他检查 纤维支气管镜检查有助于支气管扩张的直观和病因诊断。当支气管扩张呈局灶性且位于段支气管以上时,纤维支气管镜检查可发现弹坑样改变。痰液检查常显示含有丰富的中性粒细胞以及定植或感染的多种微生物。痰涂片染色以及痰细菌培养结果可指导抗生素治疗。肺功能测定可以证实由弥漫性支气管扩张或相关的阻塞性肺疾病导致的气流受限。

【诊断要点】

根据反复咳脓痰、咯血的病史和既往有诱发支气管扩张的呼吸道感染病史,HRCT 显示支气管扩张的异常影像学改变,即可明确诊断为支气管扩张。纤维支气管镜检查或局部支气管造影,可明确出血、扩张或阻塞的部位。

【治疗要点】

治疗原则为治疗基础疾病、控制感染、改善气流受限、清除分泌物。

1. 治疗基础疾病 对活动性肺结核伴支气管扩张患者应积极抗结核治疗,低免疫球蛋白血症患者可用免疫球蛋白替代治疗。

2. 控制感染 患者出现痰量及其脓性成分增多等急性感染征象时需应用抗生素。可依据痰培养和药敏试验结果指导抗生素应用,但在开始时常需给予经验治疗(如给予氨苄西林、阿莫西林或头孢克洛)。存在铜绿假单胞菌感染时,可选择口服喹诺酮类,静脉给予氨基糖苷类或第三代头孢菌素。对于慢性咳脓痰的患者,除使用短程抗生素外,还可考虑使用疗程更长的抗生素,如口服阿莫西林或吸入氨基糖苷类,或间断并规则使用单一抗生素以及轮换使用抗生素。

3. 改善气流受限 支气管舒张剂可改善气流受限,并帮助清除分泌物,伴有气道高反应及可逆性气流受限的患者常有明显疗效。

4. 气道清理治疗 支气管扩张患者的一线治疗。首选主动循环呼吸技术(active cycling breathing technique,ACBT)进行气道清理,ACBT 一周期分为 3 个部分:呼吸控制(breathing control,BC),胸廓扩张运动(thoracic expansion exercises,TEE)和用力呼气技术(forced expiration technique,FET),每天至少 2 次,每次 10~30min,3 个月评估 1 次气道清理的效果。如果 ACBT 效果欠佳或依从性较差,可考虑使用呼气末正压振动治疗装置或用力呼气技术辅助气道清理,并可考虑雾化吸入高渗或等渗盐水。体位引流也可以作为气道清理的备选方案。不建议支气管扩张患者雾化吸入 DNA 酶进行气道清理。

5. 咯血的治疗 如少量咯血可以对症治疗或口服卡巴克洛(安络血)、云南白药等。若出血量为中等以上,可静脉给予垂体后叶素或酚妥拉明;若出血量大,经内科治疗无效,可考虑介入栓塞或手术治疗。

6. 外科治疗 如果支气管扩张为局限性,且经充分的内科治疗仍顽固反复发作者,可考虑外科手术切除病变肺组织。如果大出血来自于增生的支气管动脉、经休息和抗生素等保守治疗不能缓解,反复大咯血时,病变局限者可考虑外科手术。

【常用护理诊断/问题】

1. 清理呼吸道无效 与痰多黏稠,体力下降,未掌握有效咳痰及体位引流技巧而导致痰液排出不畅有关。

2. 潜在并发症:大咯血、窒息。

3. 焦虑 与反复咯血不止及担心疾病预后有关。

4. 营养失调:低于机体需要量 与慢性感染导致机体消耗增加而摄入不足有关。

5. 有感染的危险 与痰多、黏稠、不易排出有关。

【护理措施】

1. 病情观察

(1) 咳嗽、咳痰:观察咳嗽的时间、次数、咳嗽性质等。观察痰液的量、颜色、性质、气味、与体位的关系,痰液静置后是否有分层现象,记录 24 小时痰液排出量。

(2) 咯血:密切观察咯血的量、颜色、性质及出血的速度,并做好记录。

(3) 窒息:观察窒息的各种症状,如胸闷、气急、呼吸困难、咯血不畅、喉头有痰鸣音、发绀、出冷汗、突然坐起、瞠口结舌、血从口中喷出、喷射性大咯血突然停止等,一经发现及时向医生报告,做好抢救配合处理。

(4) 并发症:注意观察生命体征变化,注意有无阻塞性肺不张、肺部感染及休克等并发症的表现。

(5) 精神状态:观察患者是否有紧张、焦虑情绪,有无不敢咳嗽、屏气等现象。

2. 起居护理

(1) 环境:提供安静、舒适环境,保持适宜的温湿度及室内空气新鲜、洁净。

(2) 休息:剧烈、频繁的咳嗽应注意休息,保持舒适体位,如患者能耐受,尽可能让患者采取坐位或半坐位,并注意脊柱尽量挺直以利肺部扩张。急性感染或病情严重者应卧床休息。小量咯血者静卧休息为主,大量咯血患者绝对卧床休息。取患侧卧位,可减少患侧活动度,既防止病灶向健侧扩散又有利于健侧肺的通气功能。尽量避免搬动患者,以减少肺活动度。

(3) 活动:病情轻无大咯血患者鼓励其下床活动,以利痰液排出。

3. 饮食护理

(1) 饮食原则:提供高热量、高蛋白质、丰富维生素饮食,避免冰冷食物诱发咳嗽,少食多餐。指导患者咳痰后及进食前后用清水或漱口液漱口,保持口腔清洁,促进食欲。鼓励患者多饮水,每天 1 500ml 以上。

(2) 咯血者饮食要求:大量咯血者应禁食;小量咯血者宜进少量温、凉流质饮食,因过冷过热食物均易诱发或加重咯血;多食含纤维素丰富的食物,以保持大便通畅,避免排便时腹压增加而引起再度咯血。

4. 用药护理 遵医嘱使用抗生素、祛痰剂和支气管舒张药、止血药等,指导患者掌握药物的疗效、剂量、用法和不良反应。必要时通知医生。

(1) 止血药:大咯血患者使用垂体后叶素,因其可收缩小动脉、减少肺血流量达到控制咯血作用,但因其还有引起子宫、肠道平滑肌收缩和冠状动脉收缩的作用,故冠心病、高血压患者及孕妇不能使用。静脉滴注垂体后叶素时速度勿过快,以免引起恶心、便意、心悸、面色苍白等不良反应。

(2) 镇静止咳药:对年老体弱者、肺功能不全者应用镇静剂和镇咳药后,注意观察呼吸咳嗽受抑制情况,以早期发现因呼吸抑制导致的呼吸衰竭和使血块不能咯出而发生窒息。

5. 对症护理

(1) 咳嗽

1) 指导患者学会有效咳嗽的方法。取舒适体位,先行 5~6 次缓而慢的深呼吸,于深吸气末,迅速关闭声门,肋间肌、腹肌收缩,建立足以排出黏液分泌物的胸腹部压力,迅速打开声门,形成爆破性气流,咳出痰液;或患者取坐位,两腿上置一枕头顶住腹部(促进膈肌上升),咳嗽时,身体前倾,张口咳嗽,将痰排出。

2) 对于慢性难以缓解的咳嗽者,将空气中的刺激物减少到最低程度(如灰尘、过敏原);让患者的休息不受中断;按医嘱给予镇咳药、祛痰药;通过湿润缓解黏膜刺激。

(2) 大量脓痰:采用体位引流技术,这是利用重力作用促使肺、支气管内分泌物排出体外的治疗护理技术。具体操作方法见本章第十三节"呼吸系统疾病常用诊疗技术的护理"。

（3）咯血

1）预防窒息：取患侧卧位，若出血部位不明确，则取平卧位，头偏向一侧，大咯血时专人护理。嘱患者当感知喉头有血或发痒时，轻轻地将血咳出，既不能太用力也不要屏住呼吸。准备好抢救物品。

2）抢救配合：对大咯血及意识不清的患者，一旦患者出现窒息征象，应立即取头低脚高45°俯卧位，面部侧向一边，轻拍背部，迅速排出在气道和口咽部的血块，或直接刺激咽部以咳出血块。必要时用吸痰管进行机械吸引，并给予高浓度吸氧。做好气管插管或气管切开的准备和配合工作，以解除呼吸道阻塞。

6. 心理护理 支气管扩张症患者因病程长反复发作，患者易产生焦虑情绪。应尊重关心患者，了解患者心理状态和基本需求，解除焦虑情绪。面对大咯血患者紧张、焦虑和恐惧，医护人员应陪在患者身边，安慰患者，可轻拍患者背部，鼓励其轻轻咳出积在气管的血液，使其保持情绪稳定，避免由于焦虑、恐惧而发生窒息等意外情况。

7. 中医护理 本病属于中医"咯血""咳嗽""肺痈"范畴。慢性咳嗽可予桑叶、枇杷叶、胡颓叶各12g，煎服。痰多者可予竹沥水每次20ml，每日1~3次。或用鲜芦根、竹茹煎水代茶以清热化痰。痰中带血者可遵医嘱给予三七粉或白及粉分服，或用白茅根、藕节、鲜芦根煎汤送服。

【健康教育】

1. 知识宣教 介绍有关疾病知识，指导患者及家属积极防治呼吸道感染。教会患者掌握有效咳嗽排痰技巧和体位引流的方法。

2. 饮食指导 说明加强营养对机体康复的作用，促使患者主动摄取必需的营养素，以增强机体的抗病能力。

3. 活动指导 鼓励参加适当的体育锻炼，以增强机体免疫力和抗病能力，预防呼吸道感染的发生。注意劳逸结合，避免过度活动或情绪激动而诱发咯血。

4. 避免诱因 避免受凉，预防感冒；戒烟、避免烟雾和灰尘刺激。减少刺激性气体吸入等措施对预防支气管扩张有重要意义。

5. 自我监测 指导患者自我监测病情，一旦发现症状加重，如痰量增多、咯血、呼吸困难、畏寒发热、胸痛等应及时就诊。

【结语】

支气管扩张症是指由直径大于2mm支气管及其周围肺组织的慢性炎症所导致的支气管壁肌肉和弹性组织破坏，管腔形成不可逆性扩张、变形。临床表现主要为慢性咳嗽、咳大量脓痰和/或反复咯血。高分辨率CT为支气管扩张的主要诊断方法。护理上应注意适当休息，避免过劳，补充营养，做好排痰、止咳和病情观察。护理的重点是体位引流护理和大咯血的处理。

第六节 肺 炎

一、肺炎概述

肺炎（pneumonia）是指终末气道、肺泡和肺间质的炎症，可由病原微生物、免疫损伤、理化因素、过敏及药物所致，其中以细菌性肺炎最常见。在抗菌药物应用以前，细菌性肺炎对儿童及老年人的健康威胁极大,抗菌药物的使用曾经明显降低肺炎病死率,但近年来,病死率并未进一步下降,甚至有所上升。

当前肺炎临床诊治面临的主要难点是:①新病原体和原有病原体变异株的出现。严重急性呼吸综合征(SARS)、中东呼吸综合征(MERS)、新型冠状病毒病毒肺炎(COVID-19)、高致病性或新变异流感病毒包括各种禽流感病毒性肺炎使人类付出沉痛的代价,病毒性感染期待新的有效治疗药物;②病原学诊断率低、时间滞后;③抗生素使用不合理、耐药性增加,期待科学的抗生素政策和管理办法;④医疗费用增长过快,虽有研究表明临床路径可以降低费用,但仍待体制改革和管理办法的更多实践与改进。

【病因与发病机制】

肺炎的发生取决于病原体和宿主两方面的因素。如果病原体数量多、毒力强和/或宿主呼吸道局部和全身免疫防御系统损害,即可发生肺炎。病原体常通过空气吸入、血行播散、邻近感染部位蔓延、上呼吸道定植菌的误吸等途径引起肺炎,误吸胃肠道的定植菌(胃食管反流)和通过人工气道吸入环境中的致病菌也可导致肺炎。

病原体抵达下呼吸道后,孳生繁殖,引起肺泡毛细血管充血、水肿,肺泡内纤维蛋白渗出及细胞浸润。除了金黄色葡萄球菌、铜绿假单胞菌和肺炎克雷伯菌等引起肺组织的坏死性病变易形成空洞外,肺炎治愈后多不遗留瘢痕,肺的结构与功能均可恢复。

【分类】

肺炎可按解剖、病因或患病环境加以分类。

1. 解剖分类

(1) 大叶性(肺泡性)肺炎:病原体先在肺泡引起炎症,经肺泡间孔(Cohn 孔)向其他肺泡扩散,致使部分肺段或整个肺段、肺叶发生炎症改变。

(2) 小叶性(支气管性)肺炎:病原体经支气管入侵,引起细支气管、终末细支气管及肺泡的炎症,常继发于其他疾病,如支气管炎、支气管扩张、上呼吸道病毒感染以及长期卧床的危重患者。

(3) 间质性肺炎:以肺间质为主的炎症,累及支气管壁及支气管周围组织,有肺泡壁增生及间质水肿,因病变仅在肺间质,故呼吸道症状较轻,异常体征较少。

2. 病因分类　肺炎的病因见表 2-7,根据病因主要分为细菌性肺炎、非典型病原体所致肺炎、病毒性肺炎、肺真菌病、其他病原体所致肺炎和理化因素所致肺炎。

表 2-7　肺炎的病因分类

病因	常见病原体或其他
细菌	肺炎链球菌、金黄色葡萄球菌、甲型溶血性链球菌、肺炎克雷伯菌、流感嗜血杆菌、铜绿假单胞菌等
非典型病原体	军团菌、支原体、衣原体等
病毒	冠状病毒、腺病毒、呼吸道合胞病毒、流感病毒、麻疹病毒、巨细胞病毒、单纯疱疹病毒等
真菌	白色念珠菌、曲霉菌、隐球菌、肺孢子菌等
其他病原体	立克次体(如 Q 热立克次体)、弓形虫(如鼠弓形虫)、寄生虫(如肺包虫、肺吸虫、肺血吸虫)等
理化因素	放射性损伤、胃酸吸入、对吸入或内源性脂类物质产生炎症反应

3. 患病环境分类　由于细菌学检查阳性率低,培养结果滞后,病因分类在临床上应用较为困难,目前多根据肺炎的获得环境分成社区获得性肺炎和医院获得性肺炎两类。

(1) 社区获得性肺炎(community acquired pneumonia,CAP):也称院外肺炎,是指在医院

外罹患的感染性肺实质炎症,包括具有明确潜伏期的病原体感染而在入院后平均潜伏期内发病的肺炎。常见病原体为肺炎链球菌、支原体、衣原体、流感嗜血杆菌和呼吸道病毒等。

(2)医院获得性肺炎(hospital acquired pneumonia,HAP):亦称医院内肺炎,是指患者入院时不存在、也不处于潜伏期,而于入院48小时后在医院(包括老年护理院、康复院等)内发生的肺炎,HAP还包括呼吸机相关性肺炎和卫生保健相关性肺炎。常见病原体为鲍曼不动杆菌、铜绿假单胞菌、流感嗜血杆菌、大肠埃希氏菌、肺炎克雷伯菌、金黄色葡萄球菌等,其中金黄色葡萄球菌的感染有明显增加的趋势。

【临床表现】

1. 症状　肺炎常见症状为咳嗽、咳痰,或原有呼吸道症状加重,并出现脓性痰或血痰,伴或不伴胸痛。病变范围大者可有呼吸困难、呼吸窘迫。大多数患者有发热。肺炎症状的轻重取决于病原体和宿主的状态。

2. 体征　早期肺部体征无明显异常,重症者可有呼吸频率增快,鼻翼扇动,发绀。肺实变时出现叩诊浊音、语颤增强和支气管呼吸音等典型体征,也可闻及湿性啰音。并发胸腔积液者,患侧胸部叩诊浊音,语颤减弱,呼吸音减弱。

【诊断要点】

肺炎的诊断程序包括:

1. 确定肺炎诊断　首先必须把肺炎与上、下呼吸道感染相区别。其次,结合肺炎的症状和体征,将肺炎与其他类似肺炎的疾病相区别。

2. 评估严重程度　评价病情严重程度对于决定治疗方式至关重要。肺炎严重性决定于三个主要因素:肺部局部炎症程度、肺部炎症的播散和全身炎症反应程度。重症肺炎诊断标准分为主要标准和次要标准。其主要标准为:①需要有创机械通气;②感染性休克需要血管收缩剂治疗。次要标准:①呼吸频率≥30次/min;②氧合指数(PaO_2/FiO_2)≤250;③多肺叶浸润;④意识障碍和/或定向障碍;⑤氮质血症(BUN≥7.14mmol/L);⑥收缩压<90mmHg,需要积极的液体复苏。符合1项主要标准或3项次要标准以上者可诊断为重症肺炎,考虑收入ICU治疗。

3. 确定病原体　痰标本采集、经纤维支气管镜或人工气道吸引、支气管肺泡灌洗、经皮细针吸检和开胸肺活检、血培养和胸腔积液培养等方法是确定病原体的主要方法。为避免标本污染,最常采用下呼吸道标本。由于应用抗菌药物后可影响细菌培养结果,故采集呼吸道标本行细菌培养时尽可能在抗菌药物应用前采集,并及时送检。当肺炎患者血和痰培养分离到相同细菌时,可确定为肺炎的病原菌。

【治疗要点】

抗感染治疗是肺炎治疗的最主要环节。选用抗生素应遵循抗菌药物使用原则,根据病原体的流行病学资料、病原学检查结果等给予针对性治疗,社区获得性肺炎和医院获得性肺炎选择抗生素按经验性治疗。抗菌药物治疗48~72小时后根据患者症状体征、实验室检查、X线等进行病情评价,进一步调整治疗方案。

二、肺炎链球菌肺炎

肺炎链球菌肺炎是由肺炎链球菌(streptococcus pneumoniae,SP)或称肺炎球菌(pneumococcal pneumoniae)所引起的肺炎,是最常见的社区获得性肺炎,通常急骤起病,以高热、寒战、咳嗽、血痰及胸痛为特征。冬季与初春为高发季节,身体健康的青壮年男性较多见。

【病因和发病机制】

肺炎链球菌为革兰氏阳性球菌,是寄居在口腔及鼻咽部的一种正常菌群,在干燥痰液中能存活数月,但阳光直射1小时,或加热至52℃10分钟即可被杀灭,对苯酚等消毒剂亦甚敏感。当机体因受凉、淋雨、疲劳、醉酒、病毒感染等出现免疫功能受损时,有毒力的肺炎链球菌入侵人体而致病。肺炎链球菌除引起肺炎外,少数可发生菌血症或感染性休克,老年人及婴幼儿的病情尤为严重。

肺炎链球菌入侵下呼吸道后,首先引起肺泡壁水肿,出现白细胞与红细胞渗出,含菌的渗出液经Cohn孔向肺的中央部分扩展,甚至累及几个肺段或整个肺叶,因病变开始于肺的外周,故肺叶间分界清楚,易累及胸膜,引起渗出性胸膜炎。

病理改变分期包括充血期、红肝变期、灰肝变期及消散期。因早期应用抗菌药物治疗,此种典型的病理分期已很少见。病变消散后肺组织结构多无损坏,不留纤维瘢痕。极个别患者肺泡内纤维蛋白吸收不完全,甚至有成纤维细胞形成,转变为机化性肺炎。

【临床表现】

1. 症状　常由受凉、淋雨、疲劳、醉酒、病毒感染等诱发。起病急骤,畏寒或寒战、高热,全身肌肉酸痛,体温通常在数小时内升至39~40℃,呈稽留热或体温高峰出现在下午或傍晚。可有患侧胸部疼痛,放射到肩部或腹部,咳嗽或深呼吸时加剧。痰少,可带血或呈铁锈色。偶有恶心、呕吐、腹痛或腹泻。

2. 体征　患者呈急性病容,呼吸急促,鼻翼扇动,面颊绯红,皮肤灼热、干燥,口角及鼻周有单纯疱疹;病变广泛时可出现发绀。早期肺部体征无明显异常,肺实变时叩诊浊音、触觉语颤增强并可闻及支气管呼吸音;消散期可闻及湿啰音;累及胸膜可闻及胸膜摩擦音。

3. 并发症　目前并发症已很少见。严重脓毒症或毒血症患者,尤其是老年人易发生感染性休克,表现为血压降低、四肢厥冷、多汗、发绀、心动过速、心律失常等,而高热、胸痛、咳嗽等症状并不突出。其他并发症有胸膜炎、脓胸、心包炎、脑膜炎和关节炎等。

【辅助检查】

1. 实验室检查　血白细胞计数升高,中性粒细胞多在80%以上,并有核左移,细胞内可见中毒颗粒。痰直接涂片做革兰染色及荚膜染色镜检,如发现典型的革兰染色阳性、带荚膜的双球菌或链球菌,即可初步做出病原诊断。痰培养24~48小时可以确定病原体。重症肺炎应做血培养,合并胸腔积液,应抽取积液进行细菌培养。

2. X线检查　早期仅见肺纹理增粗,或受累的肺段、肺叶稍模糊。随着病情进展,肺泡内充满炎性渗出物,表现为大片炎症浸润阴影或实变影,在实变阴影中可见支气管充气征,肋膈角可有少量胸腔积液。在消散期,X线显示炎性浸润逐渐吸收,可有片状区域吸收较快,呈现"假空洞"征,多数病例在起病3~4周后才完全消散。老年患者肺炎病灶消散较慢,容易出现吸收不完全而成为机化性肺炎。

【诊断要点】

根据寒战、高热、胸痛、咳铁锈色痰、鼻唇疱疹等典型症状和肺实变体征,结合胸部X线检查,可做出初步诊断。病原菌检测是确诊本病的主要依据。

【治疗要点】

1. 抗菌药物治疗　一经诊断即应给予抗菌药物治疗,不必等待细菌培养结果。首选青霉素G,用药途径及剂量视病情轻重及有无并发症而定。对于成年轻症患者,可用肌内注射,或用普鲁卡因青霉素;病情稍重者,宜用青霉素分次静脉滴注;重症及并发脑膜炎者,可加大剂量。对青霉素过敏者或感染耐青霉素菌株者,可用呼吸氟喹诺酮类、头孢噻肟或头孢曲松等药物,多重耐药菌株感染者可用万古霉素、替考拉宁等。

2. 支持及对症治疗　患者应卧床休息,注意补充足够蛋白质、热量及维生素。密切监测病情变化,防止休克。高热者给予物理降温,必要时给予退热剂。剧烈胸痛者,可酌用少量镇痛药,如可待因。鼓励多饮水,每日 1~2L。中等或重症患者(PaO$_2$<60mmHg 或有发绀)应给予吸氧。若有明显麻痹性肠梗阻或胃扩张,应暂时禁食、禁饮和胃肠减压,直至肠蠕动恢复。烦躁不安、谵妄、失眠者酌用地西泮或水合氯醛,禁用抑制呼吸的镇静药。

3. 并发症的处理 肺炎合并感染性休克时,按抗休克治疗原则治疗。其他并发症如胸膜炎、脓胸、心包炎、脑膜炎和关节炎等给予相应治疗。

三、葡萄球菌肺炎

葡萄球菌肺炎(staphylococcal pneumonia)是由葡萄球菌引起的急性肺化脓性炎症,多急骤起病,高热、寒战、胸痛、痰脓性,可早期出现循环衰竭。医院获得性肺炎中葡萄球菌感染占 11%~25%。常见于有基础疾病如糖尿病、血液病、艾滋病、肝病、营养不良、酒精中毒、静脉吸毒或原有支气管肺疾病者。儿童患流感或麻疹时也易罹患;皮肤感染灶(痈、疖、伤口感染、毛囊炎、蜂窝组织炎)中的葡萄球菌经血液循环到肺部,可引发多处肺实变、化脓和组织坏死。若治疗不当或不及时,病死率较高。

【病因和发病机制】
葡萄球菌为革兰氏阳性球菌,可分为凝固酶阳性的葡萄球菌(主要为金黄色葡萄球菌,简称金葡菌)及凝固酶阴性的葡萄球菌(如表皮葡萄球菌和腐生葡萄球菌等)。葡萄球菌的致病物质主要是毒素与酶,如溶血毒素、杀白细胞素、肠毒素等,具有溶血、坏死、杀白细胞及血管痉挛等作用。经呼吸道吸入的肺炎常呈大叶性分布或呈广泛的、融合性的支气管肺炎。皮肤感染灶中的葡萄球菌可形成单个或多发性肺脓肿(血流感染)。

【临床表现】
1. 症状 本病起病多急骤,寒战、高热,体温多高达 39~40℃,胸痛,痰脓性,带血丝或呈脓血状,量多。毒血症状明显,全身肌肉、关节酸痛,体质衰弱,精神萎靡,病情严重者可早期出现周围循环衰竭。院内感染者通常起病较隐匿,体温逐渐上升。老年人症状可不典型。血源性葡萄球菌肺炎常有皮肤伤口、疖、痈或中心静脉导管置入、静脉吸毒史等,较少咳脓性痰。

2. 体征 早期可无体征,后可出现两肺散在性湿啰音。病变较大或融合时可有肺实变体征,气胸或脓气胸则有相应体征。血源性葡萄球菌肺炎应注意肺外病灶,静脉吸毒者多有皮肤针口和三尖瓣赘生物,可闻及心脏杂音。

3. 并发症 易并发肺脓肿、肺气囊肿和脓胸等。

【辅助检查】
外周血白细胞计数明显升高,中性粒细胞比例增加,核左移,有中毒颗粒。最好在使用抗菌药物前采集血、痰、胸腔积液标本进行涂片和培养,以明确诊断。胸部 X 线以多发性和易变性为特征;多发性指病变呈大片絮状、浓淡不均的阴影,可发展至肺段或肺叶实变或空洞;易变性则表现为一处炎性浸润消失而在另一处出现新的病灶。

【诊断要点】
根据全身毒血症状,咳嗽、咳脓血痰,白细胞计数增高、中性粒细胞比例增加、核左移并有中毒颗粒和 X 线表现,可做出初步诊断。细菌学检查是确诊的依据,可行痰、胸腔积液、血和肺穿刺物培养。

【治疗要点】
强调应早期清除、引流原发病灶,选用敏感的抗菌药物。近年来,金黄色葡萄球菌对青霉素耐药率高达 90% 左右,因此首选耐青霉素酶的半合成青霉素或头孢菌素,如苯唑西林钠、氯唑西林、头孢呋辛钠等,联合氨基糖苷类如阿米卡星等,亦有较好疗效。阿莫西林、氨苄西林与酶抑制剂组成的复方制剂对产酶金黄色葡萄球菌有效。对耐甲氧西林金黄色葡萄球菌(MRSA),则应选用万古霉素、替考拉宁等。除抗感染治疗外还应加强支持治疗,对气胸或脓气胸应尽早引流治疗。

四、其他病原体所致肺部感染

其他病原体所致肺炎根据病因分革兰氏阴性杆菌肺炎、非典型病原体肺炎、病毒性肺炎、真菌性肺炎等。

【病因和发病机制】

1. 病因 根据不同病因其常见病原体分类见表 2-8。

表 2-8 其他肺炎的病因分类

其他肺炎	常见病因(病原体或其他)
革兰氏阴性杆菌肺炎	肺炎克雷伯菌、流感嗜血杆菌、铜绿假单胞菌、大肠埃希氏菌等
非典型病原体性肺炎	军团菌、支原体和衣原体等
病毒性肺炎	冠状病毒、腺病毒、呼吸道合胞病毒、流感病毒、麻疹病毒、巨细胞病毒、单纯疱疹病毒等
真菌性肺炎	白色念珠菌、曲霉菌、隐球菌、肺孢子菌等
其他病原体性肺炎	立克次体(如 Q 热立克次体)、弓形虫(如鼠弓形虫)、寄生虫(如肺包虫、肺吸虫、肺血吸虫)等
理化因素所致肺炎	放射性损伤、胃酸吸入、对吸入或内源性脂类物质产生炎症反应

2. 发病机制 免疫功能受损(如受寒、饥饿、疲劳、醉酒、昏迷、毒气吸入、低氧血症、肺水肿、尿毒症、营养不良、病毒感染以及应用糖皮质激素、人工气道、鼻胃管等)或进入下呼吸道的病原菌毒力较强或数量较多时,则易发生肺炎。入侵方式主要为口咽部定植菌误吸和带菌气溶胶吸入。

【临床表现】

各种其他肺炎临床症状、体征和 X 线特征见表 2-9。

表 2-9 其他肺炎的症状、体征和 X 线特征

病原体	病史、症状和体征	X 线特征
肺炎克雷伯菌	起病急、寒战、高热、全身衰竭、咳砖红色胶冻状痰	肺叶或肺段实变,蜂窝状脓肿,叶间隙下坠
铜绿假单胞菌	毒血症症状明显,脓痰,可呈蓝绿色	弥漫性支气管炎,早期肺脓肿
大肠埃希氏菌	原有慢性病,发热,脓痰,呼吸困难	支气管肺炎、脓胸
流感嗜血杆菌	高热、呼吸困难、呼吸衰竭	支气管肺炎、肺叶实变、无空洞
厌氧菌	吸入病史,高热、腥臭痰、毒血症症状明显	支气管肺炎、脓胸、脓气胸、多发性肺脓肿
军团菌	高热、肌痛、相对缓脉	下叶斑片浸润,进展迅速,无空洞
支原体	起病缓,可小流行、乏力、肌痛、头痛	肺部多种形态的浸润影,呈节段性分布,以肺下野为多见
念珠菌	慢性病史,畏寒、高热、白色泡沫样黏痰或呈胶冻状	双下肺纹理增多,支气管肺炎或大片浸润,可有空洞
曲霉菌	免疫力严重低下,发热、干咳或棕黄色痰、胸痛、咯血、喘息	两肺中下叶纹理增粗,空洞内可有球影,可随体位移动,胸膜为基底的楔形影,内有空洞;晕轮征和新月体征

笔记栏

【辅助检查】

1. 血液检查　细菌性肺炎白细胞计数及中性粒细胞比例多明显增高,并有核左移现象;支原体肺炎与病毒性肺炎外周血白细胞正常;真菌感染性肺炎早期有白细胞增高和嗜酸性粒细胞增高。

2. 病原学检查　包括痰涂片、培养及药敏试验、血液及胸腔积液培养等。细菌性肺炎痰涂片检查可见革兰氏阴性杆菌,具有诊断意义;痰中细胞核内有包涵体提示病毒性感染,真菌性肺炎血培养和痰培养可分离到念珠菌;分泌物培养肺支原体和衣原体技术要求高,比较困难,因此病原学检查不实用。

3. 免疫学检查　对支原体肺炎和病毒性肺炎的诊断有重要作用。血清冷凝集试验≥1：40或血清抗体检测可作为支原体肺炎的临床诊断参考,微量免疫荧光法测定血清抗体效价升高≥4倍对衣原体感染诊断有意义。病毒性肺炎可采用免疫荧光和酶联免疫吸附试验,检测到病毒特异性抗原IgG、IgM,其阳性率可达85%~90%。

【诊断要点】

根据典型症状与体征,结合胸部X线检查,易做出初步诊断。年老体衰、继发于其他疾病或呈灶性肺炎改变者,临床表现常不典型,需认真加以鉴别。

【治疗要点】

1. 抗感染治疗　肺炎治疗的主要环节是抗感染治疗,正确合理选择抗感染药物是关键。根据患病环境和当地流行病学资料或细菌培养和药敏试验结果,选择敏感的抗菌药物。

(1) 革兰氏阴性杆菌肺炎:抗菌药物宜大剂量、长疗程、联合用药,以静脉滴注为主。抗感染治疗前应尽可能进行细菌培养和药敏试验,以利于抗菌药物的调整。具体包括:①克雷伯菌肺炎:常用第二、三代头孢菌素联合氨基糖苷类抗菌药物;②军团菌肺炎:首选药物为红霉素,也可加用利福平;③铜绿假单胞菌肺炎:可应用第三代头孢菌素、氨基糖苷类和喹诺酮类等。

(2) 支原体、衣原体肺炎:早期适当应用抗菌药物可减轻症状、缩短病程,首选大环内酯类,如红霉素、罗红霉素、阿奇霉素。

(3) 病毒性肺炎:以对症治疗为主,如果没有明确的细菌感染证据,一般不宜应用抗菌药物预防性治疗。抗病毒药物有利巴韦林、阿昔洛韦、奥司他韦、金刚烷胺等,尤其对于有免疫缺陷或应用免疫抑制剂者应尽早使用。

2. 抗休克　发生感染性休克时,应通过补充血容量、纠正酸中毒、应用血管活性药和糖皮质激素等措施进行抗休克治疗。

3. 对症支持治疗　包括卧床休息,补充足够的蛋白质、热量和维生素,鼓励多饮水,清除呼吸道分泌物、保持气道通畅,维持呼吸功能、纠正缺氧,维持水、电解质平衡等。

五、肺炎的护理

【常用护理诊断/问题】

1. 体温过高　与肺部感染有关。

2. 清理呼吸道无效　与胸痛,气管、支气管分泌物增多、痰液黏稠及疲乏有关。

3. 气体交换受损　与肺部炎症导致呼吸膜受损,气体弥散障碍有关。

4. 疼痛:胸痛　与肺部炎症累及壁层胸膜有关。

5. 潜在并发症:感染性休克、肺不张、肺脓肿等。

【护理措施】

1. 病情观察

(1) 生命体征监测:每2~4小时测量1次患者生命体征。体温的变化是反映肺部感染变化的重要指标之一,应密切观察发热的热型及波动情况,及时记录体温的变化;注意观察呼吸的性质、频率、节律、型态、深度及有无呼吸困难。

(2)痰液:注意痰的颜色、性状、量和气味的变化,能否顺利排痰,注意有无咯血等,注意观察用药前后的变化,并做好记录。

(3)胸痛:在肺炎的治疗过程中出现体温下降后再度上升,并有胸痛或呼吸困难加重,应警惕胸膜炎的发生。密切观察患者胸痛的性质、程度及与呼吸困难的关系。并发胸膜炎随着渗出液的增多,胸痛有所减轻,但呼吸困难反而加重。

(4)休克:注意皮肤黏膜、神志、尿量及尿比重、肢端末梢温度等变化,当出现皮肤黏膜发绀、肢端湿冷、神志不清、尿量减少、血压下降等休克征象,立即通知医生并做好相关急救处理。

(5)辅助检查:密切注意患者血常规、痰液检查结果及动脉血气指标变化,及时向医生汇报检查结果。细菌性感染白细胞计数增加。痰培养及药敏试验确定病原体和药物敏感性,为临床治疗提供重要依据。血气分析是判断缺氧程度、血电解质变化,反映病情变化的重要指标。

2. 起居护理

(1)环境:提供整洁舒适、安静的休息环境,经常开窗通风,保持室内空气新鲜洁净,温、湿度适宜,温度保持在18~22℃,湿度在50%~70%,避免烟雾及灰尘的刺激,劝吸烟者戒烟。

(2)休息:发热患者应卧床休息,以减少氧耗量,防止继发感染。减少探视,安置患者有利于呼吸的体位(半卧位或高枕卧位)。患者出现呼吸困难、发绀及感染性休克时应绝对卧床休息。

3. 饮食护理　给予高热量、优质高蛋白、高维生素、易消化的流质或半流质饮食,如肉末粥、鱼片粥、萝卜排骨汤、水蒸蛋等,多饮水,以补充机体消耗,促进病灶修复。鼓励患者多饮水,1~2L/d,利于痰液的排出。

4. 用药护理

(1)用药前详细询问过敏史,有药物过敏的患者在病历中、病床卡上做好显著标记。严格按医嘱准确使用抗生素,注意药物浓度、配伍禁忌、滴速和用药间隔时间。

(2)用药中严密观察不良反应和疗效。使用头孢类药物可出现发热、皮疹、胃肠道不适等不良反应;喹诺酮类药物(氧氟沙星、环丙沙星)偶见皮疹、恶心等;氨基糖苷类抗生素有肾、耳毒性,老年人或肾功能减退者特别注意观察有无耳鸣、头昏、唇舌发麻等不良反应。

(3)药物治疗48~72小时后对病情进行评价,如出现体温下降、症状改善、白细胞降低或恢复正常等为治疗有效,如用药72小时后仍无改善,应及时报告医生处理。

5. 对症护理

(1)高热

1)物理降温:卧床休息,寒战时注意保暖。可采用酒精擦浴、冰袋、冰帽等物理降温,以逐渐降温为宜。

2)皮肤护理:应用阿司匹林或其他解热药时,防止大汗、脱水。患者出汗量多时,及时擦干,勤换床单,及时更换衣服,做好皮肤护理。

3)口腔护理:保持口腔清洁,高热引起唾液分泌减少,消化吸收障碍,易引起口唇干裂、口唇疱疹、口腔炎症、溃疡,应定期清洁口腔,保持口腔卫生、舒适,做好口腔护理。

(2)咳嗽、咳痰:指导患者有效咳嗽的方法,定时翻身、叩背以促进排痰,保持呼吸道通畅。根据医嘱正确留取痰标本。指导患者采用体位引流法促进痰液排出,每日1~3次,每次15~30分钟,体位引流应在餐前1小时进行,引流时注意观察患者的反应,严防窒息。痰液黏稠不易咳出时,遵医嘱给予雾化吸入,每日 2 次,每次 10~20 分钟为宜。鼓励患者多饮水以维持足够的液体入量。

(3)呼吸困难:注意观察呼吸型态、甲床颜色、动脉血气分析结果。给予氧气吸入,无基础疾病患者可给予高流量氧气吸入,由慢性阻塞性肺疾病继发的肺炎应给予持续低流量吸氧。病情危重的患者,应准备气管插管和呼吸机辅助通气。

(4)感染性休克

1)抢救准备:密切观察患者病情变化,一旦发现患者出现感染性休克表现,立即通知医生,备好急救物品配合抢救。

2)抢救配合:患者绝对卧床休息,专人护理,取中凹卧位,保暖,给予高流量吸氧。迅速建立两条静脉通路,遵医嘱给予右旋糖酐或平衡液以维持血容量,给予多巴胺、间羟胺等血管活性药维持血压,根据血生化检查结果补充电解质和碱性溶液,以维持机体电解质和酸碱平衡,应用糖皮质激素氢化可的松、地塞米松等解除血管痉挛,改善微循环,防止酶的释放等,达到抗休克的目的。密切监测患者的神志、皮肤颜色及温度、生命体征、尿量、血细胞容积等变化。

3)好转指征:当患者神志转清楚,口唇红润、肢端温暖、收缩压≥90mmHg,尿量 >30ml/h 以上提示病情好转。

6. 心理护理 向患者及家属介绍疾病有关知识,关心和帮助患者;举止应冷静稳重,从容不迫,耐心倾听患者诉说,掌握其心理变化,帮助患者消除焦虑、烦躁等不良情绪,使其心情愉快地配合治疗和护理。

7. 中医护理 本病属于中医“风温肺热”“喘证”范畴。肺炎患者多有发热,穴取耳尖、轮 1、轮 2、轮 3、轮 4,耳穴压豆上述腧穴可辅助降温,对呼吸道感染高热患者有效。发热者,可取大椎、膻中、曲池、涌泉、孔最等穴位,在常规治疗基础上联合穴位贴敷(由石膏、栀子、大黄按 3∶2∶1 比例,用醋配制而成),体温恢复更快。肺炎患者多有咳嗽,穴位按摩鱼际、少商、大椎、列缺、照海等能有效缓解感染后临床症状。发热者选大椎、外关、曲池、合谷等,干咳、咽痒者选少商、尺泽等,按摩顺序由左上肢到右上肢,由上穴到下穴,以患者感到酸麻胀沉感为得气。若患者久咳不愈,穴位推拿可选肺俞、肾俞、脾俞、足三里、三阴交,肺俞用双手中指或食指交替按揉,肾俞、脾俞可将双手伸向背后呈叉腰状以拇指指腹按揉,足三里、三阴交可以拇指指腹按揉,每穴按摩 1~2 分钟,以局部酸胀为度。

【健康教育】

1. 知识宣教 向患者介绍肺炎的基本知识,强调预防的重要性。指导患者注意随气候变化增减衣服,防止受凉。避免诱发因素,如受寒、醉酒、感冒、疲劳、淋雨等。呼吸道疾病高发季节尽量少去公共场所,易感人群可采取接种疫苗等主动预防措施。

2. 饮食指导 加强饮食调理,给予高蛋白、高热量、高维生素等富含营养的食物,增加营养摄入。

3. 运动指导 平时注意锻炼身体,尤其是加强耐寒锻炼,以增强机体抵抗力,如冷水洗脸和洗冷水浴等,协助制订和实施锻炼计划。保证充足的休息时间,以增加机体对感染的抵抗能力。

4. 定期随访 教会患者掌握有效咳嗽、排痰方法。做好出院患者的用药指导,指导患者学会自我监测病情,一旦发现发热、咳嗽、咳脓痰,甚至出现喘促、胸闷、胸痛,呼吸困难等表现应及时就诊。

【结语】

肺炎是指终末气道、肺泡和肺间质的炎症。临床表现为发热、咳嗽、咳脓痰或痰中带血、胸痛、呼吸困难等。抗感染是肺炎治疗的最主要措施。护理的重点是病情观察、用药和对症护理,同时预防并发症。

第七节 肺 脓 肿

肺脓肿(lung abscess)是由一种或多种病原体所引起的肺组织化脓性病变,早期为化脓性肺炎,继而坏死、液化,脓肿形成。临床急骤起病,患者常表现为高热、畏寒、咳嗽、咳大量脓臭痰。胸部 X 线显示一个或多发含气液平的空洞,如有多个直径小于 2cm 的空洞则称为坏死性肺炎。本病可见于任何年龄,以青壮年较多见,男性多于女性。自抗生素广泛应用以来,发病率明显下降。

【病因和发病机制】

肺脓肿病原体常为上呼吸道、口腔的定植菌,包括需氧、厌氧和兼性厌氧菌。90% 肺脓肿患者合并有厌氧菌感染,如为毒力较强的厌氧菌包括具核梭杆菌(F.nucleatum)、坏死梭杆菌(F.necrophorum)等则在部分患者可单独致病。其发病机制与感染途径有关。

1. 吸入性肺脓肿 临床上最多见的类型。病原体经口、鼻、咽腔吸入致病,正常情况下,气道黏液-纤毛运载系统、咳嗽反射和肺巨噬细胞可将吸入物迅速清除。病原体多为厌氧菌。常在全身麻醉、酗酒、癫痫发作、脑血管意外、使用镇静剂过量等意识障碍时,或由于受寒、极度疲劳等全身免疫力与气道防御清除功能下降时误吸病原菌致病,病原菌常来自于扁桃体炎、鼻窦炎、牙槽溢脓或龋齿的分泌物,口腔、鼻腔部手术后的血块、呕吐物等。

2. 继发性肺脓肿 多继发于肺部其他疾病如细菌性肺炎、支气管异物阻塞和肺部邻近器官化脓性病变等。其他邻近器官化脓性病变如膈下脓肿、食管穿孔等穿破至肺也可形成肺脓肿。阿米巴肺脓肿多继发于阿米巴肝脓肿。由于阿米巴肝脓肿好发于肝右叶的顶部,易穿破膈肌至右肺下叶,形成肺脓肿。

3. 血源性肺脓肿 因皮肤外伤感染、疖、痈、中耳炎或骨髓炎等所致的菌血症,菌栓经血行播散到肺,引起肺小血管栓塞,肺组织炎症、坏死而形成肺脓肿。常见的致病菌包括金黄色葡萄球菌、表皮葡萄球菌及链球菌。

【临床表现】

1. 症状与体征

(1)急性吸入性肺脓肿:患者多有齿、口、咽喉的感染灶,或手术、醉酒、劳累、受凉和脑血管病等病史。起病急骤,畏寒、高热,体温达 39~40℃,伴有咳嗽、咳黏液痰或黏液脓性痰,炎症累及壁层胸膜可引起胸痛,且与呼吸有关。病变范围较大时可出现气急。同时伴有精神不振、全身乏力、食欲减退等全身中毒症状。如感染不能及时控制,约 1~2 周后咳嗽加剧,咳出大量脓臭痰及坏死组织,典型痰液呈黄绿色,有时带血,静置后可分为 3 层,每日可达 300~500ml。臭痰多为厌氧菌感染所致。

初起时肺部可无阳性体征,或患侧闻及湿啰音;病变继续发展,可出现肺实变体征,闻及支气管呼吸音;肺脓腔增大时,可出现空瓮音;病变累及胸膜可闻及胸膜摩擦音或呈现胸腔积液体征。

(2)慢性肺脓肿:患者常有慢性咳嗽、咳脓痰、反复咯血和不规则发热等,持续数周到数月。可有贫血、消瘦等慢性中毒症状。慢性肺脓肿常有杵状指(趾)。

(3)血源性肺脓肿:多先有原发病灶引起的畏寒、高热等全身脓毒症的表现。经数日或数周后才出现咳嗽、咳痰,痰量不多,极少咯血。血源性肺脓肿大多无阳性体征。

2.并发症 肺脓肿常见的并发症有支气管肺炎、肺纤维化、胸膜增厚、肺气肿及肺心病等。

【辅助检查】

1.血常规检查 急性肺脓肿患者血白细胞总数达$(20\sim30)\times10^9$/L,中性粒细胞在90%以上,核明显左移,常有毒性颗粒。慢性患者的血白细胞可稍升高或正常,红细胞和血红蛋白减少。

2.细菌学检查 痰涂片革兰氏染色,痰、胸腔积液和血培养包括需氧和厌氧培养,以及抗菌药物敏感试验,有助于确定病原体和选择有效的抗菌药物。胸腔积液和血培养阳性对病原体的诊断价值更大。

3.影像学检查 吸入性肺脓肿在早期的炎症阶段,X线表现为大片浓密模糊浸润阴影,边缘不清,或为团片状浓密阴影,分布在一个或数个肺段。并发脓胸时,患侧胸部呈大片浓密阴影。血源性肺脓肿病灶分布在一侧或两侧,呈散在局限炎症,或边缘整齐的球形病灶,中央有小脓腔和气液平。炎症吸收后,亦可能有局灶性纤维化或小气囊后遗阴影。若伴发气胸可见气液平面。慢性肺脓肿脓腔壁增厚,内壁不规则,有时呈多房性,周围有纤维组织增生及邻近胸膜增厚,肺叶收缩,纵隔可向患侧移位。CT则能更准确定位及区别肺脓肿和有气液平的局限性脓胸,特别是发现体积较小的脓肿和葡萄球菌肺炎引起的肺囊肿,有助于体位引流和外科手术治疗。

4.纤维支气管镜检查 有助于明确病因、病原学诊断及治疗。可活检,吸引脓液、冲洗支气管及患部注入抗菌药物,以提高疗效与缩短病程。

【诊断要点】

根据口腔手术、昏迷、呕吐或异物吸入后,出现急性发作的畏寒、高热、咳嗽和咳大量脓臭痰等病史,结合白细胞总数及中性粒细胞比例显著增高,肺野大片浓密阴影中有脓腔及液平面的X线征象,可诊断为急性肺脓肿。血、胸腹水、下呼吸道分泌物培养(包括厌氧菌培养)分离细菌以及抗生素敏感试验,有助于做出病原学诊断及抗生素的选用。有皮肤创伤感染、疖、痈化脓性病灶,发热不退,并有咳嗽、咳痰等症状,胸部X线检查示两肺多发性小脓肿,血培养阳性可诊断为血源性肺脓肿。

【治疗要点】

急性肺脓肿的治疗原则包括抗感染和脓液引流等。

1.抗菌药物治疗 吸入性肺脓肿多为厌氧菌感染,首选青霉素治疗。除应用青霉素外,尚可选用其他抗厌氧菌感染的药物治疗,如林可霉素、克林霉素或甲硝唑等;血源性肺脓肿多为葡萄球菌和链球菌感染,可选用耐β-内酰胺酶的青霉素或头孢菌素。如为耐甲氧西林的葡萄球菌,应选用万古霉素或替考拉宁。抗菌药物疗程6~8周,直至胸部X线检查示脓腔和炎症消失,或仅有少量的残留纤维化。

2.脓液引流 痰黏稠不易咳出者可用祛痰药、雾化吸入生理盐水或支气管舒张剂以利痰液引流。身体状况较好者可采取体位引流排痰,引流的体位应使脓肿处于最高位,每日2~3次,每次10~15分钟。经纤维支气管镜冲洗及吸引也是引流的有效方法。靠近胸壁的肺脓肿病灶治疗效果差时,可经胸壁置管引流,局部注射抗生素。

3.支持治疗 肺脓肿患者一般多有消耗性表现,特别是体质差者,应加强营养治疗,如补液、高营养、高维生素治疗;有缺氧表现时可予以吸氧。

4.手术治疗 经有效的抗生素治疗,大多数急性肺脓肿患者可治愈,少数患者疗效不佳,在全身状况和肺功能允许的情况下,可考虑外科手术治疗。

【常用护理诊断/问题】

1. 清理呼吸道无效　与大量脓性痰液聚集、黏稠不易咳出有关。

2. 体温过高　与肺组织炎症性坏死有关。

3. 窒息的危险　与大量脓性痰液、咯血而咳嗽反射减弱有关。

4. 营养失调：低于机体的需要　与肺部感染导致机体消耗增加有关。

【护理措施】

1. 病情观察

（1）生命体征与痰：定时监测生命体征，注意观察痰的颜色、性质、量、气味和静置性状等情况，静置痰液分层，上层为泡沫，中层为浆液或黏膜，下层为脓液及坏死性物质。准确记录24小时排痰量。正确留取痰标本并及时做细菌培养，防止痰中口腔菌在常温下大量繁殖影响致病菌的诊断。

（2）咯血：如出现血痰、咯血量较大时严密观察病情变化，嘱患者患侧卧位或头偏向一边，并准备好抢救药品和物品，警惕大咯血窒息的发生。

（3）窒息：一旦患者出现烦躁、心慌、胸闷、气促、面色苍白或发绀、出冷汗等情况立即报告医生，并配合抢救。

2. 起居护理

（1）环境：肺脓肿患者咳大量脓臭痰，应保持室内空气流通，去除异味，同时注意保暖，如有条件住单间。环境应安静、清洁，维持室温在 18~22℃，湿度在 50%~70%，避免烟尘及有害气体刺激。

（2）休息与活动：肺脓肿患者注意休息，急性期高热患者应卧床休息，以减少体力和能量的消耗。恢复期可适当下床活动，以促进炎症消散和组织学修复。

3. 饮食护理

（1）饮食原则：宜食清淡、营养丰富、易消化的食物，多饮水，多吃新鲜的水果和蔬菜，忌辛辣、煎炸、肥甘厚腻及鱼腥发物，禁烟酒。

（2）促进食欲：患者咳大量脓臭痰，食欲减退，宜加强口腔护理，指导和协助患者在晨起、饭前、饭后、体位引流后漱口，保持口腔清洁。创造愉快的就餐环境，在饮食上注意色、香、味的调理，采用患者喜欢的烹调方法，刺激患者食欲，增进饮食。

4. 用药护理　遵医嘱给予抗生素、祛痰药、支气管扩张药或行雾化吸入，注意观察用药后的效果和患者的反应。

5. 对症护理

（1）发热：体温是患者病情转归的重要指征，宜定时监测体温的变化并记录。高热患者行物理降温，因出汗导致衣被潮湿应及时更换，加强皮肤护理，避免吹对流风，注意保暖。鼓励患者多饮水，每日补充水分 1.5~2L。

（2）咳嗽、咳大量脓痰

1）促进排痰：鼓励肺脓肿患者进行有效咳嗽，经常活动和变换体位以促进痰液的排出。痰液黏稠不易咳出者，先行生理盐水雾化吸入，再应用祛痰药如氯化铵、溴己新等稀释痰液。根据病变部位采取体位引流，促进排痰。对不宜进行体位引流的患者，如年老体弱、呼吸困难明显、咯血、高热期间的患者，必要时可应用负压吸引器经口或支气管镜吸痰。

2）窒息监护：对脓痰较多、体质较弱的患者应做好监护，备齐抢救物品，以免大量脓痰涌出因无力咳出而发生窒息。如患者出现胸闷气急、咳嗽无力、精神紧张、面色灰暗、喉部有痰鸣音等窒息先兆时，立即让患者侧卧，取头低脚高位，吸出痰液或血块，并报告医生做好抢救准备。

6. **心理护理** 患者咳出大量脓性臭痰,无论对本人还是对其他人都有一种不良刺激,医护人员应富于同情心,给予人文关怀,疏导患者的不良情绪。妥善安置好患者,消毒各种容器,减少空气中的异味。鼓励患者坚持体位引流等治疗,坚定患者治愈疾病的信心。

7. **中医护理** 本病属于中医"肺痈"范畴。壮热不退者,可针刺大椎、曲池、合谷、太冲等穴,用泻法以透邪泄热或用麝香、冰片研成的细末,制成膏药贴敷穴位退热;咳大量脓臭痰者可用麻黄、生石膏研成的细末,制成膏药贴于膻中、大椎、定喘、肺俞、天突等穴位,这些穴位均是治疗咳嗽、气喘、胸闷之主穴,具有宣肺祛邪、平喘排脓之功。肺脓肿患者多有发热,穴取耳尖、轮1、轮2、轮3、轮4,耳穴压豆上述腧穴可辅助降温,对高热患者有效。肺脓肿患者多有咳嗽,穴位按摩鱼际、少商、大椎、列缺、照海等,能有效缓解咳嗽。

【健康教育】

1. **知识宣教** 提倡健康的生活方式,不过度疲劳,注意饮食营养,戒烟,不酗酒。避免肺脓肿发生的各种因素,彻底治疗化脓性扁桃体炎、牙槽脓肿等口腔、上呼吸道慢性感染病灶,以免分泌物误吸入下呼吸道。积极治疗皮肤外伤感染、痈、疖等化脓性病灶,不挤压疖、痈,以免导致血源性肺脓肿的发生。

2. **技能指导** 教会患者有效咳嗽、深呼吸,指导患者及家属掌握叩背、体位引流的方法,及时排出痰液,防止吸入性感染。

3. **用药指导** 抗生素治疗疗程应足够长,一般需6~8周,坚持按治疗计划进行,防止病情反复。向患者讲解抗生素使用的方法、疗程及坚持疗程的重要性,注意观察药物的副作用。

4. **定期随访** 学会识别病情变化,及时就诊,一旦出现高热、咯血、呼吸困难等表现应警惕大咯血、窒息的发生,需立即就诊。

【小结】

肺脓肿是由一种或多种病原体所引起的肺组织化脓性病变,早期为化脓性炎症,继而坏死、液化,形成脓肿。临床上以急骤起病的高热、畏寒、咳嗽、咳大量脓臭痰为主要特征,胸部X线显示大片炎性浸润,可有液平面的空腔。治疗护理要点是抗感染和脓液引流。

第八节 肺 结 核

肺结核(pulmonary tuberculosis)是由结核分枝杆菌感染引起的肺部慢性传染性疾病,是全球流行的传染性疾病之一。据WHO估算,全世界约有四分之一的人口感染了结核分枝杆菌。2019年,全球报告新发结核病患者710万,病死率为16/10万,仍是全球前10位死因之一。每年近90%的新发结核病患者来自全球30个结核病高负担国家,其中印度、印度尼西亚、中国、菲律宾、巴基斯坦、尼日利亚、孟加拉国和南非等8个国家的新发患者约占全球患者数的2/3。

近年来我国结核病总的疫情呈下降趋势。疫情特点是高感染率、高患病率、死亡人数多和地区患病率差异大。城市人群的感染率高于农村,西部地区患病率明显高于全国平均水平,而东部地区低于全国平均水平。2018年的统计数字显示,我国结核病年新发病例数86.6万,发病率为61/10万,在30个结核病高负担国家中结核病发病率排第28位。结核病防治工作任重道远,必须坚持不懈地加强结核病的防治工作。

【病因与发病机制】

1. **结核分枝杆菌** 典型的结核分枝杆菌是细长稍弯曲两端圆形的杆菌,分为人型、牛型、非洲型和鼠型4类。人肺结核的致病菌90%为人型结核分枝杆菌,其余型少见。结核分枝杆菌的生物学特性有：①抗酸性：结核分枝杆菌抗酸染色呈红色，可抵抗盐酸乙醇的脱色作用，故又称抗酸杆菌。②生长缓慢：增殖一代需 14~20 小时，培养时间一般为 2~8 周。结核分枝杆菌为需氧菌，5%~10%CO₂ 的环境能刺激其生长，其生长适宜温度为 37℃ 左右。③抵抗力强：结核分枝杆菌对干燥、酸、碱、冷的抵抗力强。在阴湿环境或低温条件下能生存数月至数年。杀菌剂中，70% 乙醇 2 分钟，煮沸 5 分钟，阳光直射 2~7 小时可杀死。结核分枝杆菌对紫外线比较敏感，病房常用紫外线消毒，30 分钟有明显的杀菌作用。将痰吐在纸上直接焚烧是最简易的灭菌方法。④菌体结构复杂：主要是蛋白质、多糖和类脂质。菌体蛋白可诱发皮肤变态反应，多糖类参与某些免疫应答，类脂质中的蜡质与结核病的组织坏死、干酪液化、空洞发生以及结核变态反应有关。

2. **肺结核在人群中的传播** ①传染源：肺结核的主要传染源是结核病患者，即痰直接涂片阳性者，主要通过咳嗽、喷嚏等方式把结核分枝杆菌的微滴排到空气中而传播。②传播途径：飞沫传播是肺结核传播的主要途径；其他传播途径，如消化道或皮肤等途径极为罕见。③易感人群：婴幼儿、老年人、慢性疾病患者等免疫力低下者都是结核病的易感人群。

3. **肺结核在人体的发生与发展**

(1) 原发感染：人体首次吸入结核分枝杆菌的气溶胶后，是否感染取决于入侵结核分枝杆菌的数量和毒力及人体肺泡内巨噬细胞固有的吞噬杀菌能力。如果结核分枝杆菌能够存活下来，并在肺泡巨噬细胞内外生长繁殖，这部分肺组织即出现炎性病变，称为原发病灶。原发病灶中的结核分枝杆菌沿着肺内引流淋巴管到达肺门淋巴结，引起淋巴结肿大。原发病灶、引流淋巴管炎和肿大的肺门淋巴结形成典型的原发综合征。原发病灶内的病菌可直接侵入或经血流播散到邻近组织和器官。大多数人因为机体具有一定的免疫力，使原发病灶、肺门淋巴结和播散到各个组织器官的结核分枝杆菌停止繁殖，病灶可自行吸收或钙化。但常有少量结核分枝杆菌没有被完全消灭，长期处于休眠状态，可成为继发性肺结核的潜在来源。肺结核的发生发展过程见图 2-3。

图 2-3 肺结核病自然过程示意图

（2）结核病的免疫和迟发性变态反应

1）免疫力：结核病主要的保护机制是细胞免疫。人体受结核分枝杆菌感染后，通过巨噬细胞和T淋巴细胞的协同作用，限制结核分枝杆菌的扩散并杀灭结核分枝杆菌。结核病免疫保护机制十分复杂，确切机制尚需进一步研究。机体免疫力强，可防止发病或使病情减轻，而机体免疫功能低下时，容易受结核分枝杆菌感染而发病，或使原已稳定的病灶重新活动。

2）变态反应：结核分枝杆菌侵入人体后4~8周，身体组织对结核分枝杆菌及其代谢产物所发生的敏感反应称为变态反应。此种细胞免疫反应属第Ⅳ型（迟发型）变态反应，可通过结核菌素试验来测定。

3）Koch现象：给未感染的豚鼠皮下注射一定量的结核分枝杆菌，10~14日后注射局部红肿、溃烂，形成深的溃疡，不愈合，最后结核分枝杆菌全身播散，造成豚鼠死亡。对3~6周前已受少量结核分枝杆菌感染和结核菌素皮肤试验阳性的豚鼠，给同等剂量的结核分枝杆菌皮下注射2~3日后，注射局部皮肤出现红肿、浅表溃疡，但不久即愈合，无全身结核播散，亦不致死亡。这种机体对结核分枝杆菌初感染和再感染所表现出不同反应的现象称为Koch现象。

（3）继发性结核：继发性结核病的发病有两种方式。一种方式是指原发性结核感染时遗留下来的潜在病灶中的结核分枝杆菌重新活动而发生的结核病，此为内源性复发。另一种方式是由于受到结核分枝杆菌的再感染而发病，称为外源性重染。继发性肺结核的发病有两种类型，一种发病慢，临床症状少而轻，多发生在肺尖或锁骨下，痰涂片检查阴性，预后良好。另一种发病快，几周时间即出现广泛的病变、空洞和播散，痰涂片检查阳性。这类患者多发生在青春期女性、营养不良、抵抗力弱的群体以及免疫功能受损者。

4. 结核病的基本病理改变　结核病的基本病理变化是炎性渗出、增生和干酪样坏死，可以是某种变化为主，可相互转化，也可以三种病理变化同时存在。各种病理变化取决于结核分枝杆菌的感染量、毒力大小以及机体的抵抗力和变态反应状态。①渗出为主的病变：表现为局部中性粒细胞浸润，继之由巨噬细胞及淋巴细胞取代。通常出现在结核炎症的早期或病灶恶化时，经及时治疗，渗出性病变可完全消散吸收。②增生为主的病变：典型的改变是结核结节形成，为结核病的特征性病变。结核结节的中间可有干酪样坏死。上皮细胞互相聚集融合形成多核巨细胞，称为朗汉斯巨细胞。增生为主的病变常发生在机体抵抗力较强、病变恢复阶段。③干酪样坏死为主的病变：肉眼可见病灶呈淡黄色，质松而脆，状似干酪，故名干酪样坏死。常发生在感染菌量多、毒力强、机体抵抗力低下、机体超敏反应增强的情况下。

【临床表现】

肺结核的临床表现虽不尽相同，但有共同之处。

1. 症状

（1）呼吸系统症状

1）咳嗽、咳痰：是肺结核最常见症状，多为干咳或有少量白色黏液痰。有空洞形成时，痰量增多，合并细菌感染时，痰呈脓性，合并支气管结核可出现刺激性咳嗽。

2）咯血：约1/3~1/2患者有不同程度咯血，多数患者为痰中带血或小量咯血，少数严重患者可大量咯血。

3）胸痛：病变累及胸膜时，胸部有尖锐刺痛或撕裂痛，深呼吸和咳嗽时加重。

4）呼吸困难：多见于病灶较大的干酪样肺炎和大量胸腔积液患者。

（2）全身症状

发热是最常见的症状,多为长期午后低热。若肺部病灶血行播散时,可有畏寒、高热等。部分患者有乏力、盗汗、食欲减退和体重减轻等全身毒性症状。育龄女性可有月经失调或闭经。

2. 体征 病变范围小或位置深者可无任何体征。渗出性病变范围较大或干酪样坏死时可有肺实变体征。较大空洞性病变时可闻及支气管呼吸音。肺部有广泛纤维化或胸膜粘连增厚者,气管向患侧移位,叩诊呈浊音,呼吸音减弱,可闻及湿啰音。结核性胸膜炎时有胸腔积液体征。支气管结核可有局限性哮鸣音。

3. 并发症 可并发自发性气胸、脓气胸、支气管扩张、呼吸衰竭、慢性肺源性心脏病及肺外结核。

【辅助检查】

1. 影像学检查 胸部 X 线检查是早期诊断肺结核的重要方法,可以早期发现肺结核病变,确定病变的部位、范围、性质等,并可以判断有无活动性、有无空洞、空洞大小及洞壁厚薄等。肺结核 X 线特点是结核病灶多发生在上叶的尖后段、下叶的背段和后基底段,密度不均匀、边界清楚、变化较慢。肺部 CT 检查可早期发现微小或隐藏性病灶,能清晰显示各型肺结核病变的特点和性质,对于肺结核的诊断以及与其他胸部疾病的鉴别诊断意义较大。

2. 痰结核分枝杆菌检查 是确诊肺结核、制订化疗方案和评价治疗效果的主要依据。痰涂片抗酸染色镜检是快速、简便、易行和可靠的方法。若抗酸杆菌阳性,只能说明痰中含有抗酸杆菌,不能确定含有结核分枝杆菌,但由于非结核性分枝杆菌少见,故痰中检出抗酸杆菌,肺结核诊断基本可成立。痰培养结核分枝杆菌常作为结核病诊断的“金标准”,还可为药物敏感试验与菌种鉴定提供菌株。

3. 结核菌素试验 用于检出结核分枝杆菌感染,不能检出结核病。世界卫生组织、国际防痨和肺病联合会推荐使用的结核菌素为纯蛋白衍化物(PPD)和 PPD-RT23,便于国际间结核感染率的比较。试验方法:在前臂屈侧中下部皮内注射 0.1ml(5IU),48~72 小时后观察局部反应并记录结果。测量皮肤硬结横径和纵径,记录平均直径 =(横径 + 纵径)/2,而不是红晕的直径。硬结是特异性变态反应,红晕是非特异性变态反应。硬结直径≤4mm 为阴性,5~9mm 为弱阳性,10~19mm 为阳性,≥20mm 或局部有水疱和淋巴管炎为强阳性。

结核菌素试验用于检出结核分枝杆菌感染,对于未接种卡介苗的儿童、少年和青年的结核病诊断有参考意义。结核菌素试验阳性见于曾有过结核分枝杆菌感染或接种卡介苗者,并不一定是现症患者;结核菌素试验强阳性,对结核病的诊断意义较大,特别是对婴幼儿的诊断。结核分枝杆菌感染后 4~8 周才建立充分的变态反应,在此之前,结核菌素试验可呈阴性;严重营养不良、癌症、HIV 感染、水痘、百日咳、重症肺结核、免疫力下降或免疫受抑制等,结核菌素试验结果则多为阴性和弱阳性。

4. 纤维支气管镜检查 对支气管结核和淋巴结支气管瘘诊断有重要价值。

【诊断要点】

采用结核病诊断标准(WS 288—2017),根据结核病的主要症状和体征、肺结核接触史、结合结核菌素试验、影像学检查、痰结核分枝杆菌检查和纤维支气管镜检查多可做出诊断。

1. 肺结核的诊断程序

(1)可疑症状患者筛选:主要可疑症状包括:咳嗽持续 2 周以上、咯血、午后低热、乏力、盗汗、月经不调或闭经,有肺结核接触史或肺外结核,有上述情况应考虑肺结核的可能性,需进行痰抗酸杆菌检查和胸部 X 线检查。

(2)是否肺结核:凡 X 线检查肺部发现有异常阴影者,必须通过系统检查,确定病变是结核性或是其他性质。若难以确定,可经 2 周短期观察后复查,大部分炎症病变会有所变化,而肺结核变化不大。

（3）有无活动性：如果诊断为肺结核，应进一步明确有无活动性，活动性病变必须给予治疗。活动性病变在胸部 X 线上通常表现为边缘模糊不清的斑片状阴影，可有中心溶解和空洞，或出现播散病灶。胸部 X 线检查表现为钙化、硬结或纤维化，痰检查不排菌，无任何症状，为无活动性肺结核。

（4）是否排菌：确定活动性后必须明确是否排菌，是确定传染源的唯一方法。

2. 肺结核分类标准

我国实施的结核病分类标准（WS196—2017）突出了对痰结核分枝杆菌检查和化疗史的描述，使分类法更符合现代结核病控制的概念和实用性。

（1）肺结核分类和诊断要点

1）原发型肺结核：包括原发综合征和胸内淋巴结结核。多见于有结核病家庭接触史的少年和儿童，无症状或症状多轻微，结核菌素试验多为强阳性。胸部 X 线检查表现为哑铃型阴影，即原发病灶、引流淋巴管炎和肿大的肺门淋巴结，形成典型的原发综合征。若只有肺门淋巴结肿大，则诊断为胸内淋巴结结核。原发病灶一般吸收较快，不留任何痕迹（图 2-4）。

2）血行播散型肺结核：包括急性血行播散型肺结核（急性粟粒型肺结核）及亚急性、慢性血行播散型肺结核。急性粟粒型肺结核常见于婴幼儿和青少年，特别是营养不良、患传染病或长期应用免疫抑制剂导致免疫力下降的小儿，成人也可发生本病，病变淋巴结内的大量结核分枝杆菌进入血液循环所致。其特点是起病急，持续高热，有全身毒血症状，但呼吸困难极少见，约一半患者合并结核性脑膜炎。X 线显示双肺布满大小、密度和分布均匀，结节直径 2mm 左右的粟粒状阴影（图 2-5）。亚急性、慢性血行播散型肺结核起病缓慢，症状轻，多无明显中毒症状。胸部 X 线检查特点是病灶在双肺上、中肺野，呈对称分布、大小不等、密度不同和分布不均匀的粟粒状或结节状阴影，新旧病灶可共存。

图 2-4 原发型肺结核—原发综合征　　　图 2-5 急性粟粒型肺结核

3）继发型肺结核：是成人中最常见的肺结核类型，病程长，易反复。活动性渗出性病变、干酪样病变和增生性病变共存。临床症状视其病灶性质、范围及人体反应性而定。①浸润性肺结核：浸润渗出性结核病变和纤维干酪增殖病变，多发生在肺尖部和锁骨下。胸部 X 线检查表现为锁骨下片状、斑点状阴影，边缘模糊，可融合形成空洞。渗出性病变易吸收，纤维干酪增殖病变吸收很慢，可长期无变化。②空洞性肺结核：空洞多由干酪渗出病变溶解形成，洞壁不明显、形态不一，形成多个"虫蚀样"空腔。空洞性肺结核多有支气管播散，临床表现为发热、咳嗽、咳痰、咯血和全身结核中毒症状。空洞性肺结核患者痰中经常排菌。③结核球：由干酪样坏死灶吸收，周围形成纤维包膜或空洞的引流支气管阻塞性愈合而凝成球形病灶，称"结核球"。④干酪样肺炎：当免疫力低下、体质衰弱患者受到大量结核分枝杆菌感染，或有淋巴结支气管瘘，淋巴结内大量干酪样物质经支气管进入肺内时发生。大叶性干酪样肺炎 X 线呈大叶性密度均匀的磨玻璃状阴影,逐渐出现溶解区,呈虫蚀样空洞,可有播散病灶,痰中能查出结核分枝杆菌。小叶性干酪样肺炎多发生在双肺中下部,X 线呈小叶斑片播散病灶。大叶性干酪样肺炎有肺实变的体征,小叶性干酪样肺炎症状和体征比大叶性干酪样肺炎轻。⑤纤维空洞性肺结核:肺结核未及时发现或治疗不当,使空洞长期不愈,反复进展恶化,肺组织结构破坏重,肺功能严重受损。胸部 X 线检查可见双侧或单侧纤维厚壁空洞和广泛纤维增生,造成肺门抬高,肺纹理呈垂柳样,纵隔向患侧移位,多伴有支气管播散病灶、胸膜粘连肥厚和代偿性肺气肿(图 2-6)。

图 2-6　纤维空洞性肺结核

4) 结核性胸膜炎:包括结核性干性胸膜炎、结核性渗出性胸膜炎、结核性脓胸。

5) 其他肺外结核:按部位和脏器命名,如骨关节结核、肾结核、肠结核等。

6) 菌阴肺结核:菌阴肺结核为 3 次痰涂片及 1 次培养阴性的肺结核。诊断标准为:①典型肺结核临床症状和胸部 X 线表现;②抗结核治疗有效;③临床可排除其他非结核性肺部疾患;④PPD 试验强阳性;⑤痰结核菌 PCR 和探针检查呈阳性;⑥肺外组织病理证实结核病变;⑦支气管肺泡灌洗液中检出抗酸分枝杆菌;⑧支气管或肺部组织病理证实结核病变。具备①~⑥中 3 项或⑦~⑧中任何 1 项可确诊。

(2) 痰结核分枝杆菌检查记录格式:痰涂片检查结果以涂(+)、涂(−)表示。痰培养结果以培(+)、培(−)表示。患者无痰或未查痰时,注明(无痰)或(未查)。

(3) 病变范围及空洞部位:按右、左侧,分上、中、下肺野记述。以第 2 或第 4 前肋下缘内侧端将两肺分为上、中、下肺野。

(4) 治疗状况记录

1) 初治:以下情况之一者即为初治。①未开始抗结核治疗的患者;②正进行标准化学治疗方案用药而未满疗程的患者;③不规则化学治疗未满 1 个月的患者。

2) 复治:以下情况之一者视为复治。①初治失败的患者;②规则用药满疗程后痰菌又复阳的患者;③不规律化学治疗超过 1 个月的患者;④慢性排菌患者。

3. 肺结核的记录方式　按结核病分类、病变部位、范围、痰菌情况、化学治疗史书写。如:浸润性肺结核右上涂(+),初治。血行播散型肺结核可注明(急性)或(慢性);继发型肺结核可注明(浸润性)(纤维空洞性)等。并发症(如支气管扩张等)、并存病(如糖尿病等)、手术(如肺切除术后)可在化疗史后按并发症、并存病、手术等顺序书写。

【治疗要点】

1. 化学治疗的原则　早期、规律、联合、适量、全程是化学治疗的原则。

(1) 早期:一旦检出和确诊肺结核的患者均应立即给予化学治疗。早期化疗有利于迅速发挥化疗药的杀菌作用,使病变吸收和减少传染性。

(2) 规律:严格按照化学治疗方案规定的用药方法,按时服药,不许擅自停用,以免产生耐药性。

(3) 全程:必须严格按治疗方案,保证坚持完成规定疗程,是提高治愈率和减少复发率的重要措施。

(4) 适量:严格遵照适当的药物剂量用药。用药剂量过低不能达到有效血药浓度,影响疗效,易产生耐药性,剂量过大易发生药物不良反应。

(5) 联合:联合使用多种抗结核药物,以增强和确保疗效,同时通过交叉杀菌作用,减少或防止耐药性的产生。

2. 常用抗结核药物

(1) 异烟肼(isoniazid,INH,H):对巨噬细胞内外的结核分枝杆菌均具有杀菌作用。对于 A 菌群(快速繁殖,多位于巨噬细胞外和肺空洞干酪液化部分,占结核分枝杆菌的绝大部分。由于细菌数量大,易产生耐药变异菌。)早期杀菌力最强。

(2) 利福平(rifampicin,RFP,R):对巨噬细胞内外的结核分枝杆菌均具有快速杀菌作用,特别是对 C 菌群(处于半静止状态,可有突然间歇性短暂的生长繁殖。)有独特的杀菌作用。异烟肼和利福平联合应用可显著缩短疗程。

(3) 吡嗪酰胺(pyrazinamide,PZA,Z):主要是杀灭巨噬细胞内酸性环境中的 B 菌群(处于半静止状态,多位于巨噬细胞内酸性环境中和空洞壁坏死组织中)。吡嗪酰胺与异烟肼和利福平联合应用,是三个不可缺少的重要药物。

(4) 乙胺丁醇(ethambutol,EMB,E):对结核分枝杆菌具有抑菌作用。

(5) 链霉素(streptomycin,SM,S):对巨噬细胞外碱性环境中的结核分枝杆菌有杀菌作用。

3. 治疗方式

(1) 利福平敏感肺结核:以门诊治疗为主,对一些病情复杂的患者,包括存在较重合并症或并发症者、出现较重不良反应需要住院进一步处理者、需要有创操作(如活检)或手术者、合并症诊断不明确需住院继续诊疗者和其他情况需要住院者,可采取住院治疗,出院后进行门诊治疗。对于耐药性未知的肺结核,治疗方式参照利福平敏感肺结核。

(2) 利福平耐药肺结核:采取住院和门诊相结合的治疗方式。首次开展耐药结核病治疗或调整治疗方案时先住院治疗,出院后转入门诊治疗。

4. 治疗方案　整个化疗方案分为强化期和继续期两个阶段。抗结核药物血中高峰浓度的杀菌作用优于经常性维持较低药物浓度水平的情况。每日剂量 1 次顿服要比每日分 2 次或 3 次服用所产生的高峰血药浓度高 3 倍。因此,抗结核药物采用顿服。

(1) 利福平敏感或耐药未知肺结核患者的治疗方案:首选标准化治疗方案对患者进行治疗,推荐使用固定剂量复合剂(FDC),方案选择要求见表 2-10。

表 2-10　利福平敏感或耐药未知肺结核患者的治疗方案

患者分类		治疗方案
利福平敏感	异烟肼敏感或耐药未知	2HRZE/4HR:强化期使用异烟肼、利福平、吡嗪酰胺和乙胺丁醇治疗 2 个月;继续期使用异烟肼、利福平治疗 4 个月。
	异烟肼耐药	6-9RZELfx:使用利福平、吡嗪酰胺、乙胺丁醇、左氧氟沙星(Lfx)治疗 6~9 个月
利福平耐药性未知		2HRZE/4HR:强化期使用异烟肼、利福平、吡嗪酰胺、乙胺丁醇治疗 2 个月;继续期使用异烟肼、利福平治疗 4 个月。
结核性胸膜炎		2HRZE/7HRE:强化期使用异烟肼、利福平、吡嗪酰胺、乙胺丁醇治疗 2 个月;继续期使用异烟肼、利福平、乙胺丁醇治疗 7 个月。
其他肺结核或合并疾病		2HRZE/10HRE:强化期使用异烟肼、利福平、吡嗪酰胺和乙胺丁醇治疗 2 个月;继续期使用异烟肼、利福平、乙胺丁醇治疗 10 个月。
肺结核合并肺外结核		强化期使用异烟肼、利福平、吡嗪酰胺和乙胺丁醇治疗 2 个月,继续期使用异烟肼、利福平、乙胺丁醇,疗程以治疗肺外结核的最长疗程为准。
HIV 感染者和 AIDS 患者抗结核治疗		可以考虑选用利福布汀代替利福平与其他抗结核药品组成治疗方案抗结核治疗;避免使用利福喷丁,否则会增加利福霉素耐药风险。

*:如结核性脓胸、包裹性胸腔积液,以及合并其他部位结核等。

（2）利福平耐药肺结核患者的治疗方案：分长程治疗方案和短程治疗方案。长程方案是指至少由 4 种有效抗结核药物组成的 18~20 个月治疗方案，可为标准化或个体化。短程方案是指 9~11 个月治疗方案，适用于未接受或接受短程治疗方案中的二线药物不超过 1 个月，并且对氟喹诺酮类和二线注射剂敏感的利福平耐药患者，如患者适合短程治疗方案，优先选择短程治疗方案。方案选择要求见表 2-11。

表 2-11　利福平耐药肺结核患者的治疗方案

方案类型	患者类型	推荐治疗方案
长程治疗	氟喹诺酮类敏感	6Lfx（Mfx）Bdq Lzd（Cs）Cfz /12Lfx（Mfx）Cfz Lzd（Cs）：强化期使用左氧氟沙星（莫西沙星）、贝达喹啉、利奈唑胺（环丝氨酸）、氯法齐明治疗 6 个月，继续期使用左氧氟沙星（莫西沙星）、氯法齐明、利奈唑胺（环丝氨酸）治疗 12 个月。
	氟喹诺酮类耐药	6 Bdq Lzd Cfz Cs/14 Lzd Cfz Cs：强化期使用贝达喹啉、利奈唑胺、氯法齐明、环丝氨酸治疗 6 个月，继续期使用利奈唑胺、氯法齐明、环丝氨酸治疗 14 个月。
短程治疗		4-6 Am Mfx Pto Cfz Z H（高剂量）E/5 Mfx Cfz Z E：强化期使用阿米卡星、莫西沙星、丙硫异烟胺、氯法齐明、吡嗪酰胺、异烟肼（高剂量）、乙胺丁醇治疗 4~6 个月，继续期使用莫西沙星、氯法齐明、吡嗪酰胺、乙胺丁醇治疗 5 个月。

5. 其他治疗

（1）对症治疗：对痰中带血或小量咯血的患者，多以消除紧张、卧床休息、镇静等对症治疗为主，可用氨基己酸、氨甲苯酸、酚磺乙胺、卡络磺钠等药物止血。中等或大量咯血时应严格卧床休息，先用垂体后叶素 5~10U 加入 25% 葡萄糖液 40ml 中缓慢静脉注射，一般为 15~20 分钟，然后将垂体后叶素加入 5% 葡萄糖液按 0.1U/（kg·h）静滴。大咯血过程中患者突然停止咯血，并出现呼吸急促、面色苍白、口唇发绀、烦躁不安等症状时，提示有发生咯血窒息的可能，应及时抢救。对大咯血不止者，考虑为支气管动脉破裂造成，应采取支气管动脉栓塞法。

（2）糖皮质激素：对于结核中毒症状严重者，在确保有效的抗结核药物治疗的情况下，可使用糖皮质激素，如泼尼松，使用剂量依病情而定，疗程在 4~8 周。

（3）外科手术：治疗包括经合理化学治疗无效、多重耐药的厚壁空洞、大块干酪灶、结核性脓胸、支气管胸膜瘘和大咯血保守治疗无效者。

【常用护理诊断 / 问题】

1. 知识缺乏：缺乏结核病的预防治疗知识。
2. 营养失调：低于机体需要量　与机体消耗增加、食欲减退有关。
3. 体温过高　与结核分枝杆菌感染有关。
4. 潜在并发症：大咯血、窒息。

【护理措施】

1. 病情观察

（1）呼吸系统症状：注意观察患者咳嗽、咳痰的情况，咯血患者尤其注意密切观察咯血的量、颜色、性质及出血的速度，一旦发现窒息的先兆，应及时报告医生并积极配合抢救；病情严重患者需注意观察呼吸状况、呼吸困难类型、是否发绀、气促等。

（2）全身症状：注意观察患者有无高热、食欲减退、盗汗、乏力等情况。如出现高热持续不退，脉搏增快，呼吸急促，提示病情加重。每周测体重一次并记录，监测有关营养指标的变化，以判断患者营养状况。

2. 起居护理

(1) 消毒隔离:①开窗通风,保持病室空气新鲜,可有效降低结核病传播;②有条件的患者应单居一室,痰涂片阳性肺结核患者住院治疗期间应进行呼吸道隔离,每天紫外线消毒病室。

(2) 休息与活动:保证充足的睡眠和休息。①病情严重者:如大量胸腔积液、干酪性肺炎、急性粟粒型肺结核或有咯血、高热等严重结核中毒症状者必须卧床休息;②痰菌阴性的轻症患者:可在坚持化疗的同时进行正常的工作或参与社会活动,但应注意劳逸结合、保证充足睡眠及休息时间,活动量以不引起疲劳为度;③恢复期患者:不必严格限制活动,但要避免劳累及过度兴奋。可适当增加户外活动,加强体质锻炼,如散步、打太极拳、八段锦、做保健操等,以提高机体的抗病能力。

3. 饮食护理 肺结核是慢性消耗性疾病,并需长期化学治疗,因此,饮食营养的护理尤为重要。肺结核患者应给予高蛋白、高热量、富含维生素的易消化饮食,忌烟酒及辛辣刺激食物。饮食中动、植物蛋白应合理搭配,如鱼、肉、蛋、牛奶、豆制品等,成人每日蛋白质摄入量为 1.5~2.0g/kg,其中优质蛋白应大于 50%;为刺激食欲应调配好食物的色、香、味,进食时应心情愉快、细嚼慢咽,促进食物的消化吸收。每日摄入一定量的新鲜蔬菜和水果,食物中的维生素 C 可以减轻血管渗透性,促进渗出病灶的吸收;维生素 B 对神经系统及胃肠神经有调节作用,可促进食欲。鼓励患者多饮水,每日不少于 1.5~2.0L,以保证机体代谢的需要和体内毒素的排泄。

4. 用药护理 向患者及家属介绍有关药物治疗的知识,特别强调早期、规律、联合、适量、全程治疗的重要性,使患者树立治愈疾病的信心,积极配合治疗。督促患者按医嘱服药、避免漏服,不要自行停用,养成按时服药的习惯。常用抗结核药物的主要不良反应及注意事项见表 2-12。

表 2-12 常用抗结核药物的主要不良反应及注意事项

药名(缩写)	主要不良反应	注意事项
异烟肼(H,INH)	周围神经炎、偶有肝功能损害	避免与抗酸药同服,注意消化道反应、肢体远端感觉及精神状态
利福平(R,RFP)	肝损害、过敏反应	加速口服避孕药、降糖药、茶碱、抗凝血剂等药物的排泄,使药效降低或失效
链霉素(S,SM)	听力障碍、眩晕、肝损害、过敏性皮疹	进行听力检查,注意听力变化及有无平衡失调(用药前、后每1~2 个月检查一次)
吡嗪酰胺(Z,PZA)	胃肠不适、肝损害、高尿酸血症、关节痛	警惕肝脏毒性反应,监测肝功能;注意关节疼痛、皮疹,监测血清尿酸
乙胺丁醇(E,EMB)	视神经炎	检查视觉灵敏度和对颜色的鉴别力(用药前、后每 1~2 个月检查一次)

5. 对症护理

(1) 咯血:少量咯血者以静卧为主,安慰患者、消除紧张。可遵医嘱给予氨基己酸、氨甲苯酸、酚磺乙胺等药物止血。大量咯血患者绝对卧床休息,取患侧卧位。咯血时轻拍患者健侧背部,嘱患者不要屏气,以免诱发喉头痉挛,使血液引流不畅形成血块,导致窒息。遵医嘱先用垂体后叶素 5~10U 加入 25% 葡萄糖注射液 40ml 中缓慢静脉注射,一般为 15~20 分钟,然后将垂体后叶素加入 5% 葡萄糖注射液,按 0.1U/(kg·h)速度静脉滴注。

(2) 窒息:密切观察有无窒息的发生,大咯血患者如突然咯血停止,伴有胸闷、气憋、发绀、面色苍白、冷汗淋漓、烦躁不安等症状时,常为咯血窒息,应及时抢救。立即取头低足高45°俯卧位,轻拍背部,迅速排出气道和口咽部的血块或直接刺激咽部以咳出血块,必要时用粗吸痰管进行机械吸引,告知患者不可屏气,给予高浓度吸氧,并做好气管插管或气管切开的准备与配合工作,以解除呼吸道梗阻。

(3) 发热:发热患者应多饮水,必要时给予酒精擦浴、冰袋、冰帽等物理降温或小剂量解热镇痛药。高热不退可按医嘱在抗结核药物应用的同时加用糖皮质激素。降温以逐渐降温为宜,防止虚脱。如降温过程中患者出汗,应及时协助擦汗、更换衣服,避免受凉。

6. 心理护理　肺结核病程长、易复发、具有传染性。当患者被诊断为肺结核后,一时难以接受从正常人到传染病患者这种角色的转变,加上需要隔离等原因,多数患者往往产生焦虑、抑郁、孤独、自卑等心理。护理人员应充分理解和尊重患者,主动与患者沟通,了解患者内心感受并给予安慰。通过介绍结核病有关知识,告知患者只有按医嘱坚持合理、全程化疗,才可能完全康复。要求患者做到既要重视疾病,树立战胜疾病的信心,又要进行自我心理调节,乐观对待生活。鼓励患者选择力所能及的、适合自己身体状态的娱乐、锻炼方式进行调整,以最佳的心理状态接受治疗。同时做好家属的工作,既要注意消毒隔离,又要关心和爱护患者,给予患者精神支持。

7. 中医护理　本病属于中医"肺痨"范畴。护理遵从固本培元的基本原则,包括艾灸、穴位贴敷、耳穴埋豆、中药熏蒸等中医适宜技术。将点燃的艾条在人体表面肺俞、太渊、太溪等穴位或患病处停留,达到保健和疾病外治的效果,根据患者病情选择合适穴位,一般每次取 2 穴,交替应用,每穴灸 30 分钟以上,每日 1 次。艾绒燃烧产生热量作用于人体的皮肤与经络俞穴,从而发挥疗效,调控机体的免疫功能。淋巴结结核属于中医学"瘰疬"范畴,可以采用如意金黄散等外敷方法,使发病初期肿块消散;"盗汗"属于中医"汗证"的范畴,可以用五倍子、煅龙骨、煅牡蛎等研粉蜜调贴敷神阙穴。对肺结核盗汗患者,选取神门、肺、心等穴位进行耳穴埋豆。

【健康教育】

1. 疾病预防指导　①控制传染源:关键是早期发现和彻底治愈肺结核患者。对确诊的结核病患者,应及时转至结核病防治机构进行统一管理。②切断传播途径:应指导患者及家属了解肺结核的传播途径及消毒、隔离的重要性,并指导采取积极的预防措施。具体措施包括:痰涂片阳性患者需住院治疗,并进行呼吸道隔离,室内保持良好通风,每天用紫外线消毒;严禁随地吐痰,在咳嗽或打喷嚏时,用双层纸巾遮住口鼻,将纸巾放入污物袋中焚烧处理;留置于容器中的痰液须经灭菌处理再弃去;接触痰液后用流水清洗双手;排菌患者使用过的餐具煮沸消毒或用消毒液浸泡消毒,同桌共餐时使用公筷,以预防传染;患者使用的被褥、书籍在烈日下暴晒 6 小时以上;排菌患者尽量不外出,如需外出必须戴口罩。③保护易感人群:给未受过结核分枝杆菌感染的新生儿、儿童及青少年接种卡介苗,使人体产生对结核分枝杆菌的特异性免疫力;密切接触者应定期到医院进行相关检查,必要时予预防性治疗;对受结核分枝杆菌感染易发病的高危人群,如 HIV 感染者、糖尿病等,可应用预防性化学治疗。

2. 用药知识指导　向患者及家属强调坚持规律、全程、合理用药的重要性,取得患者与家属的主动配合,可采取智能工具,对患者进行服药督导。介绍结核病的常用药物、治疗方法及疗程,说明用药过程中可能出现的不良反应和用药注意事项,一旦出现严重的不良反应应及时就诊。

3. 日常生活指导　嘱患者戒烟、戒酒,注意保证营养的摄入;合理安排休息,恢复期逐渐增加活动,以提高机体免疫力;避免劳累、情绪波动及呼吸道感染;指导患者及家属居室保持通风、干燥,有条件者可选择空气新鲜、气候温和的地方疗养,以促进身体的康复,增加抵抗疾病的能力。

4. 定期门诊复查　定期复查胸部 X 线和肝、肾功能、痰结核菌素检查,以了解治疗效果和病情变化,及时调整治疗方案,达到彻底治愈肺结核的目的。

【结语】

肺结核是结核分枝杆菌引起的肺部慢性传染性疾病。肺结核发生发展与机体免疫力、结核菌数量、毒力有关。排菌的肺结核患者为其主要传染源。主要表现为低热、乏力、盗汗、消瘦等全身症状及咳嗽、咳痰、咯血等呼吸道症状。临床类型包括原发型肺结核、血型播散性肺结核、继发型肺结核、结核性胸膜炎。胸部 X 线检查是早期诊断肺结核的重要方法,痰中找到结核分枝杆菌即可确诊。结核的化学治疗原则是早期、规律、适量、联合、全程。应特别注意加强饮食营养、用药护理等,同时加强对患者疾病预防控制、日常生活等指导。

第九节　慢性肺源性心脏病

慢性肺源性心脏病(chronic pulmonary heart disease)简称慢性肺心病,是指由支气管 - 肺组织、肺血管或胸廓的慢性病变引起的肺组织结构和 / 或功能异常,产生肺血管阻力增加,肺动脉压力增高,使右心室扩张和 / 或肥厚,伴或不伴右心功能衰竭的心脏病,并排除先天性心脏病和左心病变引起者。慢性肺心病是我国呼吸系统的常见病,一般呈慢性经过,常反复急性发作且逐渐加重,冬春季节和气候骤变时,易出现急性发作。患病年龄多在 40 岁以上,且患病率随年龄增长而增高,我国部分地区调查结果 15 岁以上患病率为 6.7‰,男女无明显差异,北方地区患病率高于南方地区,农村高于城市。吸烟者比不吸烟者患病率明显增高。

【病因与发病机制】

1. 病因　①支气管和肺部病:COPD 为最常见病因,约占 80%~90%,其他病因有支气管哮喘、支气管扩张、重症肺结核、尘肺、慢性弥漫性肺间质纤维化等;②肺血管疾病:如特发性肺动脉高压、慢性栓塞性肺动脉高压、肺小动脉炎等、原发性肺泡通气不足及先天性口咽畸形、睡眠呼吸暂停低通气综合征等;③胸廓运动障碍性疾病:较少见,如胸廓或脊柱畸形、脊椎结核、类风湿关节炎、胸廓广泛粘连、胸廓成形术后以及神经肌肉疾病等引起胸廓活动受限、肺受压、支气管扭转或变形,导致肺功能受损。病情加重的最常见诱因是呼吸道感染。

2. 发病机制

(1) 肺动脉高压的形成

1) 肺血管阻力增高的功能性因素:缺氧是形成肺动脉高压的重要因素。缺氧时收缩血管的活性物质增多,如白三烯、5- 羟色胺、血管紧张素Ⅱ、血小板活化因子(PAF)等使肺血管收缩,血管阻力增加,形成肺动脉高压;另外,缺氧时平滑肌细胞膜对 Ca^{2+} 通透性增加,细胞内 Ca^{2+} 的含量增高,肌肉兴奋收缩耦联效应增强,使肺血管收缩。缺氧性肺血管收缩并非完全取决于某种血管收缩物质的绝对量,而很大程度上取决于局部收缩血管物质和扩张血管物质的比例。高碳酸血症时,动脉血二氧化碳分压增高,产生过多的 H^+,后者使血管对缺氧收缩敏感性增强,使肺动脉压力增高。

2) 肺血管阻力增高的解剖学因素:肺血管解剖结构的变化,形成肺循环血流动力学的障碍。主要原因是:①肺血管炎症:长期反复发作的慢性阻塞性肺疾病及支气管周围炎可累及邻近的肺小动脉,引起血管炎,管壁增厚、管腔狭窄或纤维化,甚至完全闭塞,使肺血管阻力增加,产生肺动脉高压;②肺血管受压:肺气肿加重,肺泡内压增高,压迫肺泡血管壁,造成毛细血管管腔狭窄或闭塞;③毛细血管床减损:肺泡壁破裂造成毛细血管网受损,当肺泡毛细血管床减损超过70%时,肺循环阻力增大,促使肺动脉高压形成;④肺血管重塑:慢性缺氧使肺血管收缩,管壁张力增高,同时肺内产生多种生长因子,可直接刺激管壁增生。

3)血液黏稠度增加和血容量增多:可使肺动脉压力升高,其机制有:①慢性缺氧继发红细胞增多,血液黏稠度增加,导致血流阻力增加;②缺氧可使醛固酮增加,使水钠潴留;③缺氧使肾小动脉收缩,肾血流量减少,加重水钠潴留,血容量增多。

(2)心脏病变和心力衰竭:肺循环阻力增加时,右心室发挥代偿功能而发生右心室肥厚,随着病情的进展和加重,肺动脉压持续升高,超过右心室代偿能力,右心室失代偿导致右心衰竭。此外,少数患者由于缺氧、高碳酸血症、酸中毒、相对血流量增多等因素,可使左心负荷加重,病情发展则可发生左心衰竭。

(3)其他重要器官的损伤:缺氧和高碳酸血症还可导致脑、肝、肾、胃肠及内分泌系统、血液系统等发生病理改变,引起多器官功能损害。

【临床表现】

临床上除原有支气管、肺、胸疾病的各种症状和体征外,主要是逐步出现肺、心功能衰竭以及其他器官损害的表现。

1. 肺、心功能代偿期

(1)症状:咳嗽、咳痰、气促,活动后可有心悸、呼吸困难、乏力和活动耐力下降。急性感染可加重上述症状。

(2)体征:可有不同程度的发绀和肺气肿体征。慢性支气管、肺气肿伴右心室肥大患者可有干、湿啰音,心音遥远,肺动脉瓣区第二心音(P_2)>主动脉瓣区第二心音(A_2),三尖瓣区可闻及收缩期杂音或剑突下心脏搏动增强。部分患者因肺气肿使胸内压升高,阻碍腔静脉回流,可有颈静脉充盈甚至怒张。

2. 肺、心功能失代偿期

(1)呼吸衰竭

1)症状:呼吸困难加重,夜间为甚,常有头痛、失眠、食欲下降、躁动、夜间失眠而白天嗜睡,严重时出现表情淡漠、神志恍惚、精神错乱、谵妄、间歇抽搐、昏睡,甚至昏迷等肺性脑病的表现。

2)体征:明显发绀、球结膜充血、水肿,严重时出现视网膜血管扩张和视盘水肿等颅内压升高的表现。高碳酸血症时可出现周围血管扩张的表现,如皮肤潮红、多汗。肺性脑病时腱反射减弱或消失,可有病理反射。

(2)右心衰竭

1)症状:气促更明显,心悸、食欲缺乏、腹胀、恶心、呕吐等。

2)体征:发绀更明显,颈静脉怒张,心率增快,可出现心律失常,剑突下可闻及收缩期杂音,甚至出现舒张期杂音。肝肿大并有压痛,肝颈静脉回流征阳性,下肢水肿,重者可有胸、腹水。少数患者可出现肺水肿及全心衰竭的体征。

3. 并发症　肺性脑病、酸碱失衡及电解质紊乱、心律失常、休克、消化道出血和弥散性血管内凝血等。

【辅助检查】

1. X线检查　除原有肺、胸基础疾病及急性肺部感染的特征外,常见表现为肺动脉高压和右心增大,如右下肺动脉干扩张,其横径≥15mm;横径与气管横径比值≥1.07;肺动脉段明显突出或其高度≥3mm;中央肺动脉扩张和外周分支纤细,形成"残根"征;右心室增大等。

皆为诊断慢性肺心病的主要依据。

2. 心电图检查 主要表现有右心室肥大的改变,如心电轴右偏、额面平均电轴≥+90°、重度顺钟向转位、$R_{V1}+S_{V5}≥1.05mV$ 及肺型 P 波。典型慢性肺心病的心电图表现见图 2-7。

图 2-7 慢性肺心病的心电图改变

3. 超声心动图检查 右心室流出道内径≥30mm,右心室内径≥20mm,右心室前壁厚度≥5mm,左、右心室内径比值<2,右肺动脉内径≥18mm 或肺动脉干≥20mm 及右心室流出道/左心房内径>1.4,可诊断为慢性肺心病。

4. 其他肺功能检查 对早期或缓解期慢性肺心病患者有意义。痰细菌学检查可指导急性加重期慢性肺心病患者的抗生素选用。

【诊断要点】

根据患者有慢性支气管炎、肺气肿、其他胸肺疾病或肺血管病变等病史,活动后呼吸困难的主要症状,颈静脉充盈或怒张、肺动脉瓣区第二心音亢进、下肢水肿或腹水(轻症患者体征可不明显)等主要阳性体征,结合心电图、胸部 X 线检查和超声心动图可做出诊断。

【治疗要点】

1. 急性加重期 治疗原则包括:①积极控制感染;②保持呼吸道通畅,改善呼吸功能;③纠正缺氧和二氧化碳潴留;④控制呼吸衰竭和心力衰竭;⑤积极处理并发症。

(1) 控制感染:抗生素的选择参考痰菌培养及药敏试验。痰培养结果出来之前,根据感染的环境及涂片革兰氏染色的结果选择抗生素。常用青霉素、氨基糖苷类、喹诺酮类及头孢菌素类药物。

(2) 控制呼吸衰竭:给予支气管扩张、祛痰等治疗,通畅呼吸道,改善通气功能。合理氧疗纠正缺氧和二氧化碳潴留,改善呼吸功能。详见本章第十三节"呼吸衰竭"部分。

(3) 控制心力衰竭:慢性肺心病患者经积极控制感染,改善呼吸功能后心力衰竭便可缓解,但对治疗无效者,病情较重者可适当选用利尿药、正性肌力药或扩血管药。

1)利尿药:利尿药具有增加尿量、消除水肿、减少血容量、减轻右心前负荷的作用。原则上选用作用温和的利尿药,联合保钾利尿药,小剂量短疗程使用。如氢氯噻嗪 25mg,每日1~3 次。重度而急需利尿者可用呋塞米(速尿)20mg,口服或肌内注射。

2)正性肌力药:由于慢性缺氧及感染的患者,对洋地黄类药物的耐受性降低,易致中毒。因此,原则上应选用作用快、排泄快的洋地黄类药物,剂量宜小,一般为常规剂量的 1/2 或 2/3 量,如毒毛花苷 K0.125~0.25mg,或毛花苷丙 0.2~0.4mg 加于 10% 葡萄糖溶液内缓慢静脉注射。

3)血管扩张药:可减轻心脏前、后负荷,降低心肌耗氧量,增加心肌收缩力,对部分顽固性心衰有一定效果。钙拮抗剂、川芎嗪等有降低肺动脉压的效果。

(4)控制心律失常:一般经抗感染、纠正缺氧等治疗后,心律失常可自行消失。如持续存在可根据心律失常的类型选用药物。详见第三章第三节"心律失常"部分。

(5)抗凝治疗:应用普通肝素或低分子肝素防止肺微小动脉原位血栓形成。

2. 缓解期 原则上采用中西医结合的综合治疗措施,目的是增强患者的免疫功能,去除诱发因素,减少或避免急性加重期;加强康复锻炼和营养,必要时长期家庭氧疗或家庭无创呼吸机治疗以改善患者生命质量。

【常用护理诊断/问题】

1. 气体交换受损 与低氧血症、二氧化碳潴留、肺血管阻力增高有关。

2. 清理呼吸道无效 与呼吸道感染、痰液过多而黏稠有关。

3. 活动无耐力 与心、肺功能减退有关。

4. 体液过多 与右心衰竭致体循环淤血、水钠潴留有关。

5. 有皮肤完整性受损的危险 与水肿、长期卧床有关。

6. 营养失调:低于机体需要量 与呼吸困难、疲乏等引起食欲减退有关。

7. 焦虑 与呼吸困难影响生活和担心疾病预后有关。

8. 潜在并发症:肺性脑病、心律失常、休克、消化道出血。

【护理措施】

1. 病情观察

(1)呼吸困难及意识状态:注意观察呼吸困难和发绀加重程度,及呼吸频率、深度和节律的变化,出现潮式呼吸或间停呼吸预示病情加重;注意观察意识状态及睡眠状况,如出现表情淡漠、神志恍惚、烦躁不安、嗜睡、昏迷等预示肺性脑病,应及时报告医生给予处理。

(2)右心衰竭征象:注意观察尿量、下肢水肿、心悸、腹胀等右心衰竭的表现。

(3)水电解质情况:注意监测动脉血气分析、水电解质紊乱情况。

2. 起居护理 肺、心功能代偿期患者鼓励适当活动,活动量以不出现症状为度。对卧床活动困难者,协助其定时翻身,肢体被动活动,鼓励患者进行呼吸功能锻炼。肺、心功能失代偿期患者应绝对卧床休息,协助采取舒适体位,如半卧位或坐位,以减少机体耗氧量。限制探视,减少不良刺激,保证充足休息。肺性脑病有意识障碍的患者应专人护理,加床挡或约束肢体,确保安全。

3. 饮食护理 给予适当热量、低盐、清淡、易消化、高纤维素、富含维生素的食物。每日热量摄入至少达到 125kJ/kg(30kcal/kg),其中蛋白质为 1.0~1.5g/(kg·d)。避免高碳水化合物饮食,因碳水化合物可增加 CO_2 生成量,增加呼吸负担,故一般碳水化合物 ≤60%。对水肿、腹水或尿少的患者,应限制水钠摄入,钠盐 <3g/d,水分 <1 500ml/d,应用利尿剂者可适当放宽。少食多餐,尤其晚餐宜少,进餐前后漱口,保持口腔清洁,促进食欲。必要时遵医嘱静脉补充营养。

4. 用药护理

(1)利尿药:应用利尿药时应注意观察尿量,尿量过多易出现低钾、低氯性碱中毒而加重缺氧,过度脱水引起血液浓缩、痰液黏稠不易排出等不良反应。使用排钾利尿药时注意补钾。利尿药尽量在白天给药,避免夜间频繁排尿而影响患者睡眠。

(2) 洋地黄类药物:应用洋地黄类药物应注意观察心率、心律的变化,注意有无心律失常、恶心、呕吐、黄视、绿视等药物毒性反应,如果发现及时向医生报告。慢性肺心病患者由于慢性缺氧和感染,患者对洋地黄类药物耐受性很差,常规剂量易发生毒性反应。应用指征:①感染已被控制、呼吸功能已改善、利尿剂未能取得良好疗效而反复水肿的心衰患者;②以右心衰竭为主要表现而无明显感染的患者;③合并急性左心衰竭的患者。

(3) 血管扩张药:注意观察患者心率及血压的变化,注意有无氧分压降低、二氧化碳分压升高等不良反应。

(4) 呼吸兴奋剂:应用过程中应保持呼吸道通畅和适当增加给氧浓度,如发现心悸、呕吐、烦躁不安,甚至惊厥时提示药物过量,应通知医生予以处理。

(5) 镇静药、麻醉药、催眠药:对呼吸衰竭、肺性脑病、呼吸道分泌物多的重症患者慎用。如必须用药,应密切注意观察是否有抑制呼吸和咳嗽反射的情况出现。

(6) 抗生素:使用广谱抗生素应注意观察感染控制情况,并注意观察可能继发的真菌感染。

5. 对症护理

(1) 咳嗽、咳痰:①指导患者进行有效咳嗽、湿化气道,若痰液黏稠可按医嘱应用祛痰药或给予雾化吸入;②患者一般状态差,不能有效咳嗽,应协助患者翻身,定时更换体位,叩击背部等刺激咳嗽反射,使痰液咳出;③对病情较重,神志不清者,可进行机械吸痰。

(2) 呼吸困难:①协助患者采取半卧位或坐位,使膈肌下移,从而减轻呼吸困难;②指导患者进行腹式呼吸和缩唇呼吸,能有效加强膈肌运动,提高通气量,减少耗氧量,改善通气功能,从而减轻呼吸困难;③给予持续低流量(1~2L/min)、低浓度(25%~29%)吸氧,以纠正缺氧,缓解呼吸困难;④对病情较重者,可按医嘱给予支气管扩张剂,必要时气管插管或使用呼吸机。

(3) 水肿:注意观察水肿情况,尤其是下肢及身体下垂部位。肺心病患者由于呼吸困难而被迫采取半卧位或端坐位,最易发生压疮的部位是骶尾部、踝、足跟部。保持床褥平整、干燥、内衣柔软、宽松,定时更换体位或使用气垫床。

6. 心理护理 由于肺心病病程长、反复发作、进行性加重等特点,多数患者对病情和预后有顾虑,心情抑郁、焦虑、对治疗丧失信心,心理压力较大。护士应积极与患者进行沟通,认真听取患者诉说,确认患者存在焦虑、压力的程度,查明原因。针对患者不同的心理特点,帮助患者了解病情、程度、与疾病相关的知识及心理压力对疾病的影响,进行恰当的引导和安慰,与患者共同制订康复计划,增强患者战胜疾病的信心。对患者微小的进步给予鼓励和赞扬,根据患者的爱好指导减轻焦虑的方法,如气功、听音乐、散步、放松疗法等,逐渐提高患者自我护理的能力。

7. 中医护理 本病属于中医"喘证""肺胀""痰饮"等范畴。风寒束肺者可适当食用葱白、洋葱、生姜、紫苏叶等,忌食生冷瓜果;风热犯肺者可多食萝卜、鸭梨、枇杷等,忌食辛辣、油腻、烟酒;痰湿蕴肺者可食柑橘、苹果、萝卜、薏苡仁、冬瓜、赤豆,忌食糯米等黏甜食品;肺脾两虚者可食莲子、茯苓饼、栗子、蛋、猪肺等;肺肾两虚者可食甲鱼、核桃、黑芝麻、蛤蚧等,还可食用猪、牛、羊等动物的肾。

【健康教育】

1. 知识宣教 指导患者及家属了解疾病的发生、发展过程及去除病因和诱因的重要性,指导患者坚持家庭氧疗。

2. 呼吸功能锻炼 根据患者心、肺功能及体力情况,坚持呼吸功能锻炼(腹式呼吸、缩唇呼吸),进行适当的体育锻炼(散步、气功、太极拳),改善呼吸功能,提高机体的免疫功能,延缓病情的发展。

3. 定期随访　指导患者及家属合理使用药物治疗,定期门诊随访。如出现呼吸道感染症状及肺性脑病表现,需及时就医诊治。

【结语】

慢性肺心病是由于支气管 - 肺组织、肺血管或胸廓的慢性病变引起肺组织结构和 / 或功能异常,产生肺血管阻力增加,肺动脉压力增高,使右心室扩张和 / 或肥厚,伴或不伴右心功能衰竭的心脏病,并排除先天性心脏病和左心病变引起者。最常见的病因是慢性阻塞性肺疾病,呼吸道感染是疾病发展加重的重要诱因。主要表现为呼吸衰竭和右心衰竭,严重时可并发肺性脑病、心律失常、休克等。治疗原则是积极控制感染、通畅气道、纠正缺氧和二氧化碳潴留、纠正呼吸衰竭和心力衰竭、防治并发症。护理应注意预防呼吸道感染,促进有效排痰,坚持家庭氧疗、坚持呼吸功能锻炼、增强免疫力。

第十节　原发性支气管肺癌

原发性支气管肺癌(primary bronchogenic carcinoma)简称肺癌(lung cancer),为起源于支气管黏膜或腺体的恶性肿瘤,常有区域性淋巴结转移和血行播散,早期常有刺激性咳嗽、痰中带血等呼吸道症状,病情进展速度与细胞生物特性有关。

肺癌是全球癌症相关死亡的主要原因。在我国,肺癌发病率和病死率均居恶性肿瘤首位,根据全国肿瘤登记中心 2014 年统计数据,年新发病例约为 78.1 万,年死亡病例约为 62.6 万,男性均高于女性。

【病因与发病机制】

肺癌的病因及发病机制迄今尚未明确。但通常认为肺癌的发病与以下因素有关。

1. 吸烟　是肺癌病死率进行性增加的首要原因。烟雾中的苯并芘、尼古丁、亚硝酸盐、少量放射性元素钋等均有致癌作用,尤其易致鳞状上皮癌和未分化小细胞癌。与不吸烟者比较,吸烟者发生肺癌的危险性平均高 9~10 倍,重度吸烟者至少可达 10~25 倍。吸烟时间和吸烟量与肺癌之间存在明显的量 - 效关系,开始吸烟的年龄越小,吸烟的时间越长,吸烟的量越多,肺癌的发病率越高。一支烟的致癌危险性相当于 0.01~0.04mGy(1~4mrad)的放射线,每天吸 30 支纸烟,相当于 1.2mGy(120mrad)的放射线剂量。

另外,肺癌的病因还有被动吸烟与环境吸烟。夫妻一方吸烟与均不吸烟的家庭相比,吸烟的家庭成员发生肺癌的危险性高 2 倍,其危险性随吸烟量而升高。戒烟后患肺癌的危险性随戒烟年份的延长而逐渐降低,戒烟持续 15 年以后的发病率相当于终身不吸烟者。

2. 职业致癌因子　已被确认的致人类肺癌的职业因素有石棉、无机砷化合物、三氯甲醚、氯甲甲醚、铬、铍、镍、芥子气、氯乙烯、煤焦油、烟草的加热产物以及铀、镭等放射性物质衰变时产生的氡和氡子气,电离辐射和微波辐射等。这些因素可使肺癌发生危险性增加 3~30 倍。其中石棉是公认的致癌物质,吸烟与石棉职业接触者肺癌死亡率为非接触吸烟者的 8 倍。此外,铀暴露和肺癌发生之间也有密切的关系,特别是小细胞肺癌,吸烟可明显加重这一危险性。

3. 空气污染　包括室内小环境和室外大环境污染。室内环境污染包括室内被动吸烟、燃料燃烧和烹调产生的致癌物。有资料表明,室内接触煤烟或其不完全燃烧物为肺癌的危险因素,特别是对女性腺癌的影响较大。烹饪时加热所释放出的油烟雾也是不可忽视的致癌因素。室外大环境污染中 3,4- 苯并芘、汽车废气、工业废气、公路沥青等都含有致癌物质,主要为苯比芘。

4. 肺癌家族史及既往肿瘤病史 这类人群可能携带有异常基因。有证据表明,一级亲属被诊断为肺鳞状细胞癌的个体患肺癌的风险度明显升高。

5. 年龄 在我国,45 岁以下人群肺癌的发病率相对较低,≥45 岁呈明显增加趋势。

6. 其他 肺结核、慢性阻塞性肺疾病和尘肺等慢性肺部疾病患者肺癌发病率高于健康人。

【分类】

1. 按解剖学部位分类

(1) 中央型肺癌:发生在段支气管至主支气管的肺癌称为中央型肺癌,约占 3/4,以鳞状上皮细胞癌和小细胞肺癌较多见。

(2) 周围型肺癌:发生在段支气管以下的肺癌称为周围型肺癌,约占 1/4,以腺癌较为多见。

2. 按组织病理学分类

(1) 非小细胞肺癌(non-small cell lung cancer,NSCLC):包括①鳞状上皮细胞癌(简称鳞癌):是肺癌中最常见的类型,约占原发性肺癌的 50%,多为中央型肺癌。早期常引起支气管狭窄导致肺不张或阻塞性肺癌。②腺癌:约占原发性肺癌的 25%,多为周围型肺癌。腺癌富有血管,局部浸润和血行转移较鳞癌早,易累及胸膜引起胸腔积液,并可转移至肝、脑和骨。③大细胞癌:是一种未分化细胞,可发生在肺门附近或肺边缘的支气管,其转移较小细胞未分化癌晚。④其他:腺鳞癌、类癌、肉瘤样癌、唾液腺型癌(腺样囊性癌、黏液表皮样癌)等。

(2) 小细胞肺癌(small cell lung cancer,SCLC):包括燕麦细胞型、中间细胞型、复合燕麦细胞型,是肺癌中恶性程度最高的一种,较早出现淋巴和血行转移。典型小细胞肺癌位于肺中心部,偶尔见于周边部,在其发生发展早期多已转移到肺门和纵隔淋巴结,并由于其易侵犯血管,在诊断时大多有肺外转移。

【临床分期】

2015 年国际肺癌研究学会(IASLC)公布了第 8 版肺癌 TNM 分期系统,见表 2-13,表 2-14。

表 2-13 肺癌的 TNM 分期

原发肿瘤(T)	
T_X	未发现原发肿瘤;或通过痰细胞学或支气管灌洗发现癌细胞,但影像学或支气管镜无法发现
T_0	没有原发肿瘤的证据
Tis	原位癌
T_1	肿瘤最大径≤3cm,周围包绕肺组织和脏层胸膜,支气管镜见肿瘤侵及叶支气管,未侵及主支气管
T_{1a}	肿瘤最大径≤1cm
T_{1b}	肿瘤最大径 1~2cm
T_{1c}	肿瘤最大径 >2~3cm
T_2	肿瘤最大径 >3~5cm;侵犯主支气管(不常见的表浅扩散型肿瘤,不论体积大小,侵犯限于支气管壁时,虽可能侵犯主支气管,仍为 T_1),但未侵及隆突;侵及脏层胸膜;有阻塞性肺炎或者部分或全肺不张。符合以上任何一个条件即归为 T_2
T_{2a}	肿瘤最大径 >3~4cm

续表

T$_{2b}$	肿瘤最大径 >4~5cm
T$_3$	肿瘤最大径 >5~7cm;直接侵及以下任何一个器官:胸壁(包含肺上沟瘤)、膈神经、心包;全肺肺不张肺炎;同一肺叶出现孤立性癌结节。符合以上任何一个条件即归为 T$_3$
T$_4$	肿瘤最大径 >7cm;无论大小,侵及以下任何一个器官:纵隔、心脏、大血管、隆突、喉返神经、主气管、食管、椎体、膈肌;同侧不同肺叶内出现孤立癌结节
区域淋巴结(N)	
N$_x$	区域淋巴结无法评估
N$_0$	无区域淋巴结转移
N$_1$	同侧支气管周围和 / 或同侧肺门淋巴结及肺内淋巴结转移,包括原发肿瘤直接侵及的肺内淋巴结
N$_2$	转移至同侧纵隔和 / 或隆突下淋巴结
N$_3$	转移至对侧纵隔、对侧肺门淋巴结、同侧或对侧斜角肌及锁骨上淋巴结
远处转移(M)	
M$_x$	远处转移无法评估
M$_0$	无远处转移
M$_1$	远处转移
M$_{1a}$	局限于胸腔内,包括胸膜播散(恶性胸腔积液、心包积液或胸膜结节)以及对侧肺叶出现癌结节
M$_{1b}$	远处器官单发转移灶
M$_{1c}$	多个或单个器官多处转移

表 2-14　TNM 与临床分期的关系

临床分期	TNM 分期	临床分期	TNM 分期
隐性癌	T$_x$N$_0$M$_0$	ⅡB 期	T$_3$N$_0$M$_0$;T$_{1a-2b}$N$_1$M$_0$
0 期	T$_{is}$N$_0$M$_0$	ⅢA 期	T$_{3-4}$N$_1$M$_0$;T$_{1a-2b}$N$_2$M$_0$;T$_4$N$_0$M$_0$
ⅠA 期:ⅠA1	T$_{1a}$N$_0$M$_0$	ⅢB 期	T$_{3-4}$N$_2$M$_0$;T$_{1a-2b}$N$_3$M$_0$
ⅠA2	T$_{1b}$N$_0$M$_0$	ⅢC 期	T$_{3-4}$N$_3$M$_0$
ⅠA3	T$_{1c}$N$_0$M$_0$	ⅣA 期	T$_{1-4}$N$_{0-3}$M$_{1a-1b}$
ⅠB 期	T$_{2a}$N$_0$M$_0$	ⅣB 期	T$_{1-4}$N$_{0-3}$M$_{1C}$
ⅡA 期	T$_{2b}$N$_0$M$_0$		

【临床表现】

肺癌的临床表现与肿瘤大小、类型、发展阶段、部位、有无并发症或转移有密切关系。5%~15% 的肺癌患者无症状。仅在常规体检、胸部影像学检查时发现。其余的患者可或多或少表现与肺癌有关的症状与体征,按部位可分为原发肿瘤、肺外胸内扩展、胸外转移和胸外表现四方面。

1. 原发肿瘤引起的症状和体征

(1)咳嗽:为常见的早期症状,可表现为无痰或少痰的刺激性干咳。当肿瘤引起支气管狭窄时,咳嗽加重,多为持续性,呈高调金属音或刺激性呛咳。大量的黏液痰见于细支气管 - 肺泡细胞癌。当继发感染时,痰量增多,呈黏液脓性。

（2）血痰或咯血：多见于中央型肺癌。肿瘤向管腔内生长者可有间歇或持续性痰中带血，部分患者以咯血为首发症状。若表面糜烂严重侵蚀大血管时，可引起大咯血。

（3）气短或喘鸣：肿瘤向支气管内生长，引起支气管部分阻塞，或肺门淋巴结转移时，肿大的淋巴结压迫主支气管或隆突，引起支气管阻塞时，出现胸闷、呼吸困难、气短、喘息，偶尔表现为喘鸣，听诊时可闻局限或单侧哮鸣音。

（4）发热：肿瘤组织坏死引起发热，多数发热的原因是肿瘤引起阻塞性肺炎所致，抗生素治疗效果不佳。

（5）体重下降：消瘦为恶性肿瘤的常见症状之一。肿瘤发展到晚期，由于肿瘤毒素、长期消耗和伴有感染及疼痛导致食欲减退，患者表现为消瘦或恶病质。

2. 肺外胸内扩展引起的症状和体征

（1）胸痛：若肿瘤位于胸膜附近，可产生不规则的钝痛或隐痛，呼吸或咳嗽时加重。若肿瘤直接侵犯胸膜、肋骨和胸壁，可引起不同程度的胸痛。如若肿瘤侵犯肋骨和脊柱时局部有压痛点，固定部位呈持续性疼痛，与呼吸、咳嗽无关。肿瘤压迫肋间神经，胸痛可累及其分布区。

（2）声音嘶哑：肿瘤直接压迫或转移至纵隔淋巴结压迫喉返神经，多见于左侧，可发生声音嘶哑。

（3）咽下困难：肿瘤侵犯或压迫食管可引起咽下困难，亦可引起支气管 - 食管瘘，导致肺部感染。

（4）胸腔积液：当肿瘤转移累及胸膜或淋巴回流受阻时可有不同程度的胸腔积液，可见于约 10% 的患者。

（5）上腔静脉阻塞综合征：当上腔静脉被右上肺的原发性肺癌侵犯或肿大的转移性淋巴结压迫，导致上腔静脉回流受阻时，产生头面部、颈部、上半身淤血水肿，颈静脉扩张，前胸壁可见扩张的静脉侧支循环，可引起头痛、头昏或眩晕。

（6）Horner 综合征：肺尖部肺癌（又称肺上沟瘤，Pancoast tumor）可压迫颈部交感神经，引起病侧上眼睑下垂、瞳孔缩小、眼球内陷、同侧额部与胸壁无汗或少汗，即称 Horner 综合征。当肿瘤压迫臂丛神经时造成以腋下为主、向上肢内侧放射的火灼样疼痛，在夜间尤甚。

3. 胸外转移引起的症状和体征　胸腔外转移的症状、体征可见于 3%~10% 的患者。以小细胞肺癌最多，其次为未分化大细胞肺癌、腺癌、鳞癌。

（1）中枢神经系统转移：可发生头痛、恶心、呕吐、精神状态异常等颅内压增高的表现。其他少见的症状有偏瘫、小脑功能障碍、癫痫发作、定向力和语言障碍。此外可有脑病，小脑皮质变性，外周神经病变，肌无力及精神症状。

（2）骨骼转移：可引起骨痛和病理性骨折。大多数为溶骨性病变，少数为成骨性。肿瘤转移至脊椎后可压迫椎管引起局部压迫和受阻症状。此外，也常见股骨、肱骨和关节转移，甚至引起关节积液。

（3）腹部转移：转移到胰腺表现为胰腺炎症状或阻塞性黄疸；转移至肝脏表现为食欲缺乏、肝区疼痛、肝大、黄疸和腹水等。

（4）淋巴结转移：锁骨上淋巴结是肺癌转移的常见部位，可无症状。典型者多位于前斜角肌区，固定且坚硬，逐渐增大、增多，可以融合，多无痛感。

4. 癌作用于其他系统引起的胸外表现　肺癌非转移性胸外表现（又称副癌综合征，paraneoplastic syndrome）主要表现为：肥大性肺性骨关节病；异位促性腺激素所致的男性乳房发育；分泌促肾上腺皮质激素样物引起库欣综合征（Cushing 综合征）；分泌抗利尿激素引起厌食、恶心、呕吐及稀释性低钠血症；神经肌肉综合征（小脑皮质变性、脊髓小脑变性、周围神经病变、重症肌无力等);分泌过多甲状旁腺素相关蛋白导致高钙血症;类癌综合征典型特征是皮肤、心血管、胃肠道和呼吸功能异常,主要表现为面部、上肢躯干的潮红或水肿,胃肠蠕动增强,腹泻,心动过速,喘息,瘙痒和感觉异常。

此外,还可有黑色棘皮症及皮肌炎、掌跖皮肤过度角化症、硬皮症以及栓塞性静脉炎、非细菌性栓塞性心内膜炎、血小板减少性紫癜、毛细血管病性渗血性贫血等肺外表现。

【辅助检查】

1. 影像学检查　胸部影像学检查是发现肺癌最重要的方法之一。可通过透视或正侧位胸部 X 线检查和 CT 发现肺部阴影。

(1) 胸部 X 线检查:常见肺癌胸部 X 线检查特征为:中央型肺癌若肿瘤向管腔外生长可产生一侧不规则的肺门肿块;若肿瘤向管腔内生长,不完全阻塞时呈段、叶局限性气肿;完全阻塞支气管时,表现为肺段或叶不张。肺不张伴有肺门淋巴结肿大时,下缘可表现为倒 S 状阴影,是中央型肺癌,特别是右上叶中央型肺癌的典型征象。周围型肺癌早期为局限性小斑片状阴影,边缘不清,逐渐成为圆形或类圆形,边缘呈分叶状,伴有脐凹或细毛刺。胸部 X 线检查分辨率较低,不易检出肺部微小结节和隐蔽病灶,对早期肺癌的检出有一定局限性。

(2) CT 检查:相较于胸部 X 线检查,有更高的分辨率,可以发现微小病变和普通 X 线检查难以显示的部位(如心脏后、脊柱旁、肺尖等),可以辨认有无肺门和纵隔淋巴结肿大,更易识别肿瘤有无侵犯邻近器官。

(3) 磁共振(MRI):在明确肿瘤与大血管之间的关系上优于 CT,但在发现直径 <5mm 的小病灶方面不如 CT 敏感。

2. 痰脱落细胞学检查　痰标本应为深部咳出的新鲜痰液,连续送检标本 3 次以上中央型肺癌诊断率提高到 80%,周围型肺癌诊断率达 50%。但是有很多因素可影响其准确性,痰中混有脓性分泌物可引起恶性细胞液化,还需要细胞病理学家的经验和细心,要尽可能仔细地对痰涂片进行全视野检查。

3. 纤维支气管镜检查　可见支气管内病变,刷检的诊断率可达 92%,活检的诊断率达 93%。纤维支气管镜检查对确定病变范围、明确手术指征与方式有帮助。

4. 其他检查　癌相关抗原、经胸壁细针穿刺活检、纵隔镜检查、开胸肺活检等。

【诊断要点】

根据详细询问病史、肺癌的症状、体征、影像学检查、细胞学检查及纤维支气管镜等检查结果,进行综合判断,约 80%~90% 的患者可以确诊。肺癌的治疗效果与早期诊断密切相关。早期诊断肺癌应做到积极普及肺癌的防治知识,患者有任何可疑症状时能及时就诊;影像学检查是早期发现肺癌常用而重要的方法,细胞学和病理学检查是确诊肺癌的必要手段。

【治疗要点】

肺癌的治疗主要根据患者的机体状况、病理类型、侵及范围(临床分期)等采取多学科、综合性、个体化治疗。合理应用手术、化疗、生物靶向和放射治疗等手段,以期根治或最大程度控制肿瘤,提高治愈率,延长患者生存期,改善生活质量。

1. 手术治疗　是早期肺癌的最佳治疗方法。对于 NSCLC,手术治疗主要适用于 I 期和 II 期患者,根治性手术切除是首选的治疗手段。IIIA 期患者需采取综合治疗的方法,包括手术联合术后化疗或序贯放化疗或同步放化疗等。对于 SCLC,90% 以上就诊时已有胸内或远处转移,一般不推荐手术治疗。

2. 药物治疗　主要包括化疗和靶向治疗,用于肺癌晚期或复发患者的治疗。化疗还可用于手术后患者的辅助化疗、术前新辅助化疗及联合放疗的综合治疗等。

常用的药物包括铂类(顺铂、卡铂)、吉西他滨、培美曲塞、紫杉类(紫杉醇、多西他赛)、长春瑞滨、依托泊苷和喜树碱类似物(伊立替康)等。目前一线化疗推荐含铂的两药联合方案,二线化疗推荐多西他赛或培美曲塞单药治疗。靶向治疗是以肿瘤组织或细胞的驱动基因变异以及肿瘤相关信号通路的特异性分子为靶点,利用分子靶向药物特异性阻断该靶点的生物学功能,选择性地从分子水平逆转肿瘤细胞的恶性生物学行为,从而达到抑制肿瘤生长甚至使肿瘤消退的目的。目前靶向治疗主要应用于 NSCLC 中的腺癌患者,例如以 EGFR 突变阳性为靶点 EGFR- 酪氨酸激酶抑制剂(EGFR-TKI)的厄洛替尼、吉非替尼、阿法替尼、奥希替尼,ALK 重排阳性为靶点的克唑替尼、艾乐替尼、色瑞替尼等和 ROS1 重排阳性为靶点的克唑替尼可用于一线治疗或化疗后的维持治疗,对不适合根治性治疗局部晚期和转移的 NSCLC 有显著的治疗作用,并可延长患者的生存期。靶向治疗成功的关键是选择特异性的标靶人群。

3. 放射治疗 放疗可分为根治性放疗、姑息性放疗、辅助放疗、新辅助化放疗和预防性放疗等。根治性放疗用于病灶局限、因解剖原因不便手术或其他原因不能手术者,若辅以化疗,可提高疗效;姑息性放疗的目的在于抑制肿瘤的发展,延迟肿瘤扩散和缓解症状,对肺癌引起的顽固性咳嗽、咯血、肺不张、上腔静脉阻塞综合征有肯定疗效,也可缓解骨转移性疼痛和脑转移引起的症状。放疗通常联合化疗治疗肺癌,因分期、治疗目的和患者一般情况的不同,联合方案可选择同步放化疗、序贯放化疗。肺癌对放疗的敏感性,以 SCLC 为最高,其次为鳞癌和腺癌,故照射剂量以 SCLC 最小,腺癌最大。

4. 其他疗法 介入治疗,如支气管动脉灌注化疗,适用于失去手术指征,全身化疗无效的晚期患者。此方法不良反应小,可缓解症状,减轻患者痛苦。此外,祖国医学有许多验方,与西药协同治疗肺癌,可减少患者化疗、放疗时的不良反应,促进机体抵抗力的恢复。

【常用护理诊断/问题】

1. 疼痛 与癌细胞浸润、肿瘤转移有关。

2. 恐惧 与肺癌的确诊、死亡威胁有关。

3. 营养失调:低于机体需要量 与癌肿致机体过度消耗、化疗反应致食欲下降、摄入量不足有关。

4. 自我形象紊乱 与化疗引起脱发有关。

5. 活动无耐力 与癌肿致机体过度消耗、长期化疗有关。

6. 预感性悲哀 与预感疾病的预后不良有关。

7. 气体交换受损 与肿瘤引起的继发气体交换面积减少有关。

8. 知识缺乏:缺乏肺癌防治知识。

9. 潜在并发症:肺部感染、呼吸衰竭、放射性食管炎、放射性肺炎。

【护理措施】

1. 病情观察

(1) 注意观察患者有无紧张、烦躁不安、失眠、胸闷、心悸、心率加快、血压升高等恐惧表现。

(2) 注意观察胸痛的部位、性质、程度、持续时间、缓解方式、加重和减轻的因素,观察肋骨、脊椎骨、骨盆等部位是否有局部疼痛和压痛。

(3) 注意观察生命体征、尿量、体重的变化及饮食摄入情况,定期复查血浆蛋白和血红蛋白,协助判断病情进展程度、评估营养状况。

(4) 注意观察化疗、放疗者有无恶心、呕吐、口腔溃疡、脱发以及皮肤损害等不良反应,密切观察潜在并发症的发生。

2. 起居护理 提供整洁、舒适、安静的环境,避免不必要的刺激,保持室内空气新鲜、维持适合的温湿度。注意保暖。

3. 饮食护理　根据患者的饮食习惯,给予高蛋白、高热量、富含维生素、易消化的食物,如鱼、蛋、鸡肉、大豆等,多食新鲜蔬菜及水果,避免产气食物,如地瓜、韭菜等。为了刺激食欲,调配好食物的色、香、味。在放疗、化疗过程中若患者食欲不佳,在调整平时饮食品种的同时,少量多餐。病情较重者可采取喂食、鼻饲,若不能满足营养需要,可适当静脉输入脂肪乳剂、复方氨基酸、全血、血浆或清蛋白等。

4. 用药护理　化疗药物的护理措施见第六章第四节"急性白血病"。

5. 对症护理

(1) 疼痛:①评估疼痛的部位、性质、程度及持续时间;加重或减轻疼痛的因素;影响患者表达疼痛的因素;②根据患者疼痛程度遵医嘱给予相应的止痛药,用药期间注意观察药物的疗效及不良反应;③给药时遵循 WHO 推荐的三阶梯疗法:轻度疼痛给予非阿片类止痛药 ± 辅助药物;中度疼痛采用弱阿片类止痛药 ± 非阿片类止痛药 ± 辅助药物;重度疼痛采用强阿片类止痛药 ± 非阿片类止痛药 ± 辅助药物;止痛药剂量应当根据患者的需要由小到大直至患者疼痛消失为止,采用复合用药的方式达到镇痛的效果;④为了预防使用阿片类药物时可能出现的便秘、恶心、呕吐、镇静和精神错乱等不良反应,应嘱患者多进食富含纤维素的蔬菜和水果,或服番泻叶冲剂等;⑤此外可采用物理治疗如按摩、针灸、经皮肤电刺激或局部冷敷等,以降低疼痛的敏感性。

(2) 咳嗽:患者如出现顽固性持续性干咳,影响休息与睡眠,可按医嘱给予强镇咳药。

(3) 咯血:护理措施见第二章第五节"支气管扩张症"。

6. 心理护理

(1) 评估心理状况:肺癌患者在疾病的不同时期、不同文化背景以及不同的年龄、性格等心理反应有所不同。在确诊之前反复的检查及症状的不缓解,加上医护人员回答得不明确,使患者产生怀疑,从而引起焦虑。当确诊为肺癌后经历震惊否认期、震怒期、磋商期、抑郁期和接受期。大多数患者此时会产生强烈的恐惧、忧伤、悲观失望等负性情绪。经治疗病情好转时,恐惧、悲观情绪逐渐消失。若治疗后病情无好转或恶化时,恐惧、悲观感加重,甚至绝望。

(2) 加强沟通:主动与患者进行交谈,与患者建立良好的护患关系,获取患者的信任。鼓励患者充分表达内心的感受,耐心倾听患者的诉说。

(3) 心理指导:护理人员应及时了解患者不同时期的心理反应,并根据不同的心理特点采取针对性的护理措施。根据患者的心理承受能力,以适当的方式和语言与患者讨论病情,引导患者面对现实,调整情绪,积极配合检查和治疗。通过介绍治疗成功的典型病例,使患者尽早接受现实,正确面对疾病,鼓励患者的微小进步,增强战胜疾病的信心。帮助患者建立良好的生活方式,鼓励患者参与各种力所能及的活动,使患者感受到生命的价值,提高生存信心。

(4) 加强社会支持:帮助患者寻求社会资源,建立社会支持网,做好患者家属及社会支持系统工作,关心、帮助及鼓励患者,使患者感受到关爱,激起生活热情,增强信心。

7. 中医护理　可针对不同症状、证候实施耳穴贴压、穴位按摩、艾灸等中医护理措施。如咳嗽咳痰者可选择肺、气管、神门、皮质下等耳穴行耳穴贴压;胸痛者可选择神门、皮质下、交感、肺等耳穴行耳穴贴压;便溏者可选择大肠、小肠、胃、脾、交感、神门等耳穴行耳穴贴压,或选择足三里、天枢、中脘、关元等穴位进行穴位按摩,或艾灸神阙穴。

【健康教育】

1. 疾病预防　指导患者积极预防肺癌发病有关因素,提倡戒烟,避免二手烟。避免吸入或接触污染的空气、粉尘等有害或具有致癌作用的物质,提高对肺癌致病因素的认识。对肺癌高危人群定期进行体检,做到早发现、早诊断、早治疗。

2. 生活指导　指导患者加强营养支持,合理安排休息和活动,积极参与力所能及的活动,保持良好精神状态,增强机体免疫力,避免呼吸道感染。

3. 心理指导　指导患者及家属保持良好的心态,正确面对疾病,增强战胜疾病的信心。

4. 康复指导　肺癌的预后不仅取决于病期,还与细胞类型有关。隐性肺癌早期治疗可获痊愈。一般认为鳞癌预后较好,腺癌次之,小细胞未分化癌最差。近年来采用综合治疗后,小细胞未分化癌的预后已有明显改善。

5. 定期随访　督促患者坚持化疗或放疗,并告诉患者一旦出现呼吸困难、疼痛等症状加重或不缓解时应及时到医院就诊。

【结语】

原发性支气管肺癌是起源于支气管黏膜或腺体的恶性肿瘤。发病与吸烟和空气中的致癌物质等密切相关。主要表现为咳嗽、咯血、喘鸣、发热、体重下降等原发肿瘤的症状,以及肺内扩展、肺外转移的各种表现。根据临床表现、影像学检查、细胞学检查可以确诊。治疗以手术、化疗、放疗为主的综合治疗。护理措施主要包括疼痛的护理、心理护理、化疗和放疗的护理等。

第十一节　肺血栓栓塞症

肺栓塞(pulmonary embolism,PE)是指以各种栓子阻塞肺动脉系统或其分支为发病原因的一组疾病或临床综合征的总称,包括肺血栓栓塞症(pulmonary thromboembolism,PTE)、脂肪栓塞综合征、羊水栓塞、空气栓塞等。

肺血栓栓塞症是肺栓塞最常见的类型,是来自静脉系统或右心的血栓阻塞肺动脉或其分支所导致的以肺循环和呼吸功能障碍为主要临床和病理生理特征的一种疾病。引起PTE的血栓主要来源于深静脉血栓形成(deep venous thrombosis,DVT)。DVT与PTE是一种疾病过程在不同部位、不同阶段的表现,两者合称为静脉血栓栓塞症(venous thromboembolism,VTE)。

PTE和DVT已成为世界性的重要医疗问题,其发病率和病死率均较高。西方国家DVT和PTE的年发病率分别为1.0‰和0.5‰。美国每年新发VTE病例数超过60万,其中PTE和DVT患者数分别为23.7万和37.6万,因VTE死亡病例数超过29万。欧盟国家年新发VTE病例数超过150万,其中PTE和DVT患者数分别为43.5万和68.4万,因VTE死亡病例数超过54万。我国尚无PTE的流行病学资料,但据国内部分医院的初步统计资料显示,近年来随着诊断意识和检查技术的提高,诊断例数明显增加。

【病因与发病机制】

1. 危险因素　任何可以导致静脉血液淤滞、静脉系统内皮损伤和血液高凝状态的因素,都可以使DVT和PTE发生的危险性增高,各因素可单独存在,也可同时存在,有协同作用。

(1) 原发性因素:由遗传变异引起,包括V因子突变、蛋白C缺乏、蛋白S缺乏和抗凝血酶缺乏等,发病呈家族聚集倾向,常以反复静脉血栓形成和栓塞为主要临床表现。如患者特别是40岁以下的年轻患者无明显诱因反复发生DVT和PTE,或发病具有家族聚集倾向,应注意做相关原发性危险因素的检查。

（2）继发性因素：指后天获得的易发生 DVT 和 PTE 的多种病例和病理生理改变，包括骨折、创伤、手术、恶性肿瘤和口服避孕药等。

（3）年龄因素：为独立的危险因素，年龄越大 DVT 和 PTE 发病率越高。

2. 发病机制　PTE 患者血栓可来源于下腔静脉径路、上腔静脉径路或右心腔，其中大部分来源于下肢深静脉，特别是腘静脉上端到髂静脉段的下肢近端深静脉（约占 50%~90%）。外周深静脉血栓形成后，一旦脱落，即可随血流移行至肺动脉内，形成 PTE（图 2-8）。急性肺栓塞发生后，由于血栓机械性堵塞肺动脉及由此引发的神经、体液因素的作用，可以导致一系列呼吸和循环功能的改变。

图 2-8　肺栓塞的形成机制

（1）对呼吸功能的影响：PTE 发生后，可发生呼吸功能不全，出现低氧血症、低碳酸血症或相对性低肺泡通气。其机制包括：①栓塞部位血流减少，通气正常导致无效腔增大，而非栓塞区由于血流重新分布导致通气不足，最终通气/血流比例失调，导致低氧血症；②肺动脉栓塞后，神经体液因素作用可引起支气管痉挛，毛细血管通透性增高，间质和肺泡内体液增多，通气不足和弥散障碍进一步加重缺氧；③栓塞部位因血流终止使肺泡表面活性物质分泌减少，导致肺泡萎陷、呼吸面积减小和肺顺应性下降，肺体积缩小可出现肺不张；④缺氧反射性呼吸加快，导致低碳酸血症。

（2）对循环功能的影响：肺栓塞后，可以导致肺动脉高压、右心功能障碍和左心功能障碍，诱发心绞痛等循环功能的改变。其机制：①栓子阻塞肺动脉及其分支后，通过机械阻塞作用以及神经体液因素和低氧血症引起肺动脉收缩，导致肺循环阻力增加、肺动脉高压、右心室后负荷增高，引起急性肺源性心脏病，出现右心功能不全，使体循环回心血量减少，静脉系统淤血；②右心扩大，室间隔左移，左心功能受损，导致心排血量下降，进而可引起低血压或休克；③主动脉内低血压和右心房压升高，使冠状动脉灌注压下降，心肌血流灌注减少，加之 PTE 时心肌耗氧增加，可致心肌缺血，诱发心绞痛。

（3）肺梗死：患者存在心肺基础疾病或病情严重影响到肺组织的多重氧供时会导致肺梗死。由于肺组织接受肺动脉、支气管动脉和肺泡内气体弥散多重氧供，故 PTE 患者中很少发生肺梗死。

栓塞所致病情的严重程度取决于以上机制的综合和相互作用。对发病过程具有重要影响的是:栓子的大小和数量、多个栓子的递次栓塞间隔时间、是否同时存在其他心肺疾病、个体反应的差异及血栓溶解的快慢。

【临床表现】

1. 症状 PTE 的症状多样,缺乏特异性。可以从无症状、隐匿,到血流动力学不稳定,甚或发生猝死。常见的症状如下:

(1) 不明原因的呼吸困难及气促:栓塞后立即出现,尤其在活动后明显,为 PTE 最常见的症状。

(2) 胸痛:PTE 引起的胸痛包括胸膜炎性胸痛或心绞痛样胸痛。胸膜炎性胸痛,咳嗽或深呼吸时疼痛加重。心绞痛样胸痛,由冠状动脉血流减少、心肌耗氧量增加引起,疼痛与呼吸运动无关。

(3) 晕厥:可为 PTE 的唯一或首发症状。

(4) 烦躁不安、惊恐甚至濒死感:由严重的呼吸困难和剧烈的胸痛引起,为 PTE 的常见症状。

(5) 咯血:常为小量咯血,大咯血少见。

(6) 咳嗽、胸闷、心悸:早期为干咳或伴有少量白色痰,可伴有胸闷、心悸等。

临床上以上症状不一定同时出现,可有不同的组合。当同时出现呼吸困难、胸痛和咯血时称为"三联征",但仅见于约 20% 的患者。

2. 体征

(1) 呼吸系统体征:呼吸急促最常见,发绀;肺部可闻及哮鸣音和 / 或细湿啰音;合并肺不张和胸腔积液时出现相应的体征。

(2) 循环系统体征:颈静脉充盈或异常搏动;心动过速;肺动脉瓣区第二心音(P_2)亢进或分裂,三尖瓣区收缩期杂音,严重时可出现血压下降甚至休克。

(3) 发热:多为低热,少数患者的体温可达 38℃以上。

3. DVT 的症状和体征 约半数患者可有患肢肿胀、周径增粗、疼痛或压痛、皮肤色素沉着和行走后患肢易疲劳或肿胀加重。半数以上患者无症状或体征。

4. PTE 的临床分型 肺血栓栓塞症的临床分型标准很多,中华医学会呼吸病分会按血流动力学改变的程度将肺血栓栓塞症分为:

(1) 急性肺血栓栓塞症:①大面积 PTE:以休克和低血压为主要表现,收缩压 <90mmHg,或较基础值相比下降幅度 ≥40mmHg,持续 15 分钟以上。须除外新发生的心律失常、低血容量或感染中毒症所致的血压下降。此型患者病情变化快,预后差,临床病死率 >15%,需要积极予以治疗;②非大面积 PTE:未出现休克和低血压的 PTE。非大面积 PTE 中如出现右心功能不全,或超声心动图表现有右心室运动功能减弱(右心室前壁运动幅度 <5mm),属次大面积的 PTE 亚型。

(2) 慢性血栓栓塞性肺动脉高压(CTEPH):呈慢性、进行性发展的肺动脉高压的相关临床表现,常表现为呼吸困难、乏力、运动耐量下降,后期出现右心衰竭;影像学检查证实肺动脉阻塞,经常呈多部位、较广泛的阻塞,可见肺动脉内贴血管壁、环绕或偏心分布、有钙化倾向的团块状物等慢性血栓栓塞征象;常可发现 DVT 的存在;右心导管检查示静息肺动脉平均压 >25mmHg,活动后肺动脉平均压 >30mmHg;超声心动图检查示右心室壁增厚(右心室游离壁厚度 >5mm),符合慢性肺源性心脏病的诊断标准。

【辅助检查】

1. 血浆 D- 二聚体(D-dimer) 是交联纤维蛋白在纤溶系统作用下产生的可溶性降解产

物,为一具有特异性的纤溶过程标志物。因其敏感性高而特异性差,可作为 PTE 的初步筛选指标,急性 PTE 时 D-dimer 升高,若其含量低于 500μg/L,可基本除外急性 PTE。酶联免疫吸附法是较为可靠的检测方法。

2. 动脉血气分析 表现为低氧血症、低碳酸血症,肺泡 - 动脉血氧分压差 $[P_{(A-a)}O_2]$ 增大,部分患者的血气分析结果可以正常。

3. 心电图检查 大多数可出现非特异性心电图异常,以窦性心动过速最常见。当有肺动脉右心压力升高时,可出现 $V_1\sim V_2$ 或 V_4 的 T 波倒置和导联 ST-T 异常、$S_IQ_{III}T_{III}$ 征(即 I 导联出现明显的 S 波,III 导联出现 Q/q 波及 T 波倒置)、心电轴右偏、完全或不完全右束支传导阻滞、肺型 P 波及顺钟向转位等。心电图的异常改变需做动态观察。

4. X 线检查 区域性肺纹理变细、稀疏或消失,肺野透亮度增加是肺动脉阻塞的表现;肺组织继发改变为肺野局部片状阴影,尖端指向肺门的楔形阴影,肺不张或膨胀不全等;肺动脉高压征及右心扩大征。

5. 超声心动图 右心房或右心室发现血栓,同时患者临床表现符合 PTE 可以诊断。如发现肺动脉近端血栓可直接确诊。一般表现为右心室和 / 或右心房扩大、室间隔左移和运动异常、近端肺动脉扩张、三尖瓣反流和下腔静脉扩张等。

6. 放射性核素 肺通气 / 灌注扫描(V_A/Q)是 PTE 的重要诊断方法。PTE 的典型征象为 2 个或多个肺段的局部灌注缺损,而通气良好或胸部 X 线检查无异常。

7. 肺动脉造影 检查包括 CT 肺动脉造影(CTPA)、磁共振肺动脉造影(MRPA)和肺动脉造影。CT 肺动脉造影是采用螺旋 CT 或电子束 CT 进行肺动脉造影(CTPA、EBCT),是目前最常用的 PTE 确诊手段,是可靠、安全、简便、无创的检查方法。MRPA 是一种新型的无创性的诊断技术,无需注射碘造影剂,适用于碘过敏的患者。

【诊断要点】

PTE 的临床表现多样,缺乏特异性,确诊需寻找 PTE 的成因和危险因素,出现突发的、原因不明的呼吸困难和气促、胸痛、晕厥、咯血、休克、下肢肿胀疼痛,需特殊检查以明确诊断。

【治疗要点】

1. 呼吸循环支持 治疗对高度疑诊或确诊 PTE 的患者,应进行严密监护,监测呼吸、心率、血压、心电图及血气分析的变化;卧床休息,保持大便通畅,避免用力,以免促进深静脉血栓脱落;可适当使用镇静、止痛、镇咳等相应的对症治疗;有低氧血症者可经鼻导管或面罩给氧;对于出现右心功能不全但血压正常者,可使用小剂量多巴酚丁胺和多巴胺;若出现血压下降,可增大剂量或使用其他血管加压药物如去甲肾上腺素等。

2. 溶栓治疗

(1)适应证:溶栓治疗可迅速溶解部分或全部血栓,恢复肺组织灌注,降低 PTE 患者的病死率,提高恢复率,主要适用于大面积的 PTE 患者。对于次大面积 PTE 患者,如无禁忌证可考虑溶栓,但存在争议;而对于血压和右心室运动功能均正常的患者,则不宜溶栓。溶栓的时间窗一般为 14 天以内,应尽可能在 PTE 确诊的前提下慎重进行。

(2)禁忌证:溶栓治疗的绝对禁忌证有活动性内出血、近期自发性颅内出血。但是对于致命性大面积 PTE 而言是相对禁忌证。相对禁忌证包括:①10 天内胃肠道出血;②2 周内大手术、分娩、严重创伤、有创检查如器官活检或不能压迫止血部位的血管穿刺;③1 个月内神经外科或眼科手术;④3 个月内缺血性脑卒中;⑤血小板计数 $<100 \times 10^9$/L;⑥难以控制的重度高血压(收缩压 >180mmHg,舒张压 >110mmHg)、妊娠、糖尿病出血性视网膜病变、严重肝肾功能不全;⑦心包炎或心包积液、细菌性心内膜炎及高龄(年龄 >75 岁)等。

溶栓治疗的主要并发症为出血,以颅内出血最为严重,发生率约 1%~2%,发生者近半数

笔记栏

死亡。因此,用药前应充分评估出血的危险性,必要时做好输血准备。

(3) 常用溶栓药物:①尿激酶(UK):负荷量 4 400IU/kg,静脉注射 10 分钟,随后以 2 200IU/(kg·h)持续静滴 12 小时或以 20 000IU/kg 剂量,持续静滴 2 小时;②链激酶(SK):负荷量 250 000IU,静脉注射 30 分钟,随后以 100 000IU/h 持续静滴 24 小时。链激酶具有抗原性,故用药前需肌内注射苯海拉明或地塞米松,以防过敏反应,且 6 个月内不宜再次使用;③重组组织型纤溶酶原激活剂(rt-PA):50mg 持续静滴 2 小时。使用尿激酶或链激酶溶栓治疗后,应每 2~4 小时测定 1 次凝血酶原时间(PT)或活化部分凝血活酶时间(APTT),当降至正常值的 2 倍(≤60 秒)时,开始规范的肝素治疗。如果以 rt-PA 溶栓时,当 rt-PA 注射结束后,应继续使用肝素。

3. 抗凝治疗 为 PTE 和 DTV 的基本治疗方法,其能够有效地防止新血栓形成和复发,为机体发挥自身的纤溶机制溶解血栓创造条件。当临床疑诊 PTE 时,即可使用肝素或低分子肝素抗凝治疗,继之用华法林维持。抗凝治疗的禁忌证有活动性出血、凝血功能障碍、未予控制的严重高血压等。抗凝治疗的禁忌证对于已确诊 PTE 的患者多数属于相对禁忌证。

(1) 肝素:普通肝素静脉注射或皮下注射给药。80IU/kg 或 3 000~5 000IU 静脉注射,继之以 18IU/(kg·h)持续静滴或者先静脉注射负荷量 3 000~5 000IU 然后每 12 小时 250IU/kg 皮下注射一次。应用时根据活化部分凝血活酶时间(APTT)调整剂量,治疗最初 4~6 小时测定 APTT,达到稳定治疗水平(APTT 维持在正常值的 1.5~2 倍)后,改为每天测定一次。一般肝素或低分子肝素需使用 5 天,直到临床情况平稳。大面积 PTE 或髂股静脉血栓者需延长使用至 10 天或更长。

(2) 华法林:在肝素开始应用后的第 1~3 天加用华法林口服,初始剂量为 3.0~5.0mg。由于华法林需要数天才发挥全部作用,因此需在连续 2 天测定的国际标准化比率(INR)达到 2.0~3.0 时,或凝血酶原时间(PT)延长至正常值的 1.5~2.5 倍时,方可停用肝素单独口服华法林治疗,并根据 INR 或 PT 调节华法林的剂量。口服华法林的疗程一般至少为 3~6 个月。若危险因素可在短期消除,如口服雌激素或临时制动,持续抗凝治疗 3 个月即可;对于栓子来源不明原因的首发病例,至少治疗 6 个月;对复发性 VTE、并发肺心病或危险因素长期存在者,应延长抗凝治疗时间至 12 个月或以上,甚至终生抗凝。育龄妇女服用华法林者需注意避孕,对于计划怀孕的妇女或孕妇,应在妊娠的前 3 个月和最后 6 周禁用华法林,改用肝素或低分子肝素治疗。产后和哺乳期妇女可以服用华法林。

4. 肺动脉血栓摘除术 手术风险大,病死率高,对手术者的技术要求高,仅适用于积极的内科治疗或导管介入治疗无效的紧急情况,如致命性肺动脉主干或主要分支堵塞的高危(大面积)PTE,有溶栓禁忌证,或在溶栓起效前(在数小时内)很可能会发生致死性休克。

5. 肺动脉导管碎解和抽吸血栓 对于肺动脉主干或主要分支的大面积 PTE 且有溶栓和抗凝治疗禁忌或经溶栓或积极的内科治疗无效或在溶栓起效前(在数小时内)很可能会发生致死性休克,而又缺乏手术条件者可经导管碎解和抽吸肺动脉内巨大血栓,并局部注射小剂量溶栓制剂治疗。

6. 放置腔静脉滤器 为防止再次发生肺动脉栓塞,可根据 DVT 的部位放置下腔静脉或上腔静脉滤器,置入滤器后如无禁忌证,宜长期服用华法林抗凝,定期复查有无滤器上血栓形成。

7. 慢性血栓栓塞性肺动脉高压的治疗 口服华法林,3.0~5.0mg/d 抗凝治疗,根据 INR 调整剂量,维持 INR 为 2.0~3.0。若阻塞部位处于手术可及的肺动脉近端,可考虑行肺动脉血栓内膜剥脱术;反复下肢深静脉血栓脱落者,可放置下腔静脉滤器。

【常用护理诊断 / 问题】

1. 气体交换受损　与通气 / 血流比例失调、肺不张、肺梗死有关。

2. 疼痛:胸痛　与胸膜炎性反应、心肌缺血有关。

3. 有受伤的危险　与出血和抗凝治疗有关。

4. 恐惧　与发生急性严重呼吸困难、胸痛有关。

5. 潜在并发症:重要脏器缺氧性损伤、出血、再栓塞。

【护理措施】

1. 病情观察

(1) 病情较重的患者,不管是否确诊均需住 ICU 病房,对患者进行严密监测。密切观察呼吸困难的病情变化和动脉血气分析结果,如患者出现呼吸节律异常、发绀加重、动脉血氧分压及血氧饱和度下降,应及时向医生报告并协助处理。

(2) 密切观察心率、血压的变化及有无心功能不全的症状和体征,如患者出现呼吸困难加重,下肢水肿,颈静脉充盈、肝大、肝颈静脉回流征阳性,可能预示急性右心衰竭。上述表现同时出现血压下降、肺底部闻及湿啰音,可能预示伴有左心功能衰竭。

(3) 注意观察下肢深静脉血栓形成的征象。测量双下肢腿围,观察下肢深静脉血栓形成的征象,测量点于距髌骨上缘 15cm 处和距髌骨下缘 10cm 处,如双侧下肢周径差超过 1cm,应引起重视,可行下肢超声检查,及时发现下肢深静脉血栓;备好溶栓药和急救物品及药品,如除颤器、鱼精蛋白等,保证急救用品处于备用状态。

(4) 严密监测心电活动的改变。肺动脉栓塞可导致心电图的改变,当监测到心电图的动态改变时,有利于肺栓塞的诊断。严重缺氧的患者可导致心动过速和心律失常,需严密监测患者的心电改变。溶栓治疗后如出现胸前导联 T 波倒置加深可能是溶栓成功、右心室负荷减轻、急性右心扩张好转的反应。

(5) 密切观察意识状态的变化,如患者出现烦躁不安、嗜睡、意识模糊、定向力障碍等,提示脑缺氧。

2. 起居护理

(1) 休息与体位:①急性期患者一般在充分抗凝的前提下卧床时间为 2~3 周,绝对卧床休息,抬高床头;②为预防下肢血栓形成,恢复期患者仍需卧床,下肢须进行适当的活动或被动关节活动,穿抗栓袜或气压袜;腿下不宜放置垫子或枕头,以防加重循环障碍;③心衰患者采取坐位,双腿下垂,以减少静脉回流,减轻心脏负荷。

(2) 环境:保持环境安静,限制探视。

(3) 生活护理:保持大便通畅,避免用力,以免深静脉血栓脱落,发生再栓塞。

3. 饮食护理　给予低盐、清淡、易消化、富营养、富含纤维素的食物,少量多餐。少食速溶性易发酸食物,以免引起腹胀。心衰患者控制液体摄入,一般每日入水量控制在 1 500ml 以内。

4. 用药护理

(1) 溶栓制剂:常用的溶栓药物有尿激酶(UK)、链激酶(SK)和重组组织型纤溶酶原激活剂(rt-PA)。溶栓治疗的主要并发症是出血,最常见的出血部位为血管穿刺处,最严重的是颅内出血。因此溶栓治疗患者应:①用药前应充分评估危险性,积极与患者及家属沟通;②溶栓治疗前宜留置外周静脉套管针,以方便溶栓过程中取血监测,避免反复穿刺血管;③溶栓治疗过程中密切观察皮肤有无青紫、血管穿刺处出血、牙龈及鼻腔出血、血尿、腹部或背部疼痛、严重头痛、视觉障碍、意识障碍等;④治疗中如需拔针,穿刺部位压迫止血需加大力量并延长压迫时间。

(2) 抗凝剂

1) 普通肝素或低分子肝素:间接凝血酶抑制剂,主要通过激活抗凝血酶Ⅲ发挥抗凝血作用。应用前应测定基础 APTT、PT 及血常规(含血小板计数、血红蛋白)。肝素治疗的不良反应包括出血和血小板减少症。若出现血小板迅速或持续降低达 30% 以上,或血小板计数 $<100 \times 10^9$/L,应停用肝素。出血的观察见"溶栓治疗"。

2) 华法林:通过抑制肝脏合成的凝血因子Ⅱ、Ⅶ、Ⅸ、Ⅹ的活化发挥凝血作用。口服期间必须定期测定国际标准化比值(INR,正常值为 0.8~1.2),INR 达到目标值(2.0~3.0)并稳定后(连续两次治疗的目标范围)每四周查一次 INR。口服华法林应注意观察鼻衄、牙龈出血、皮肤瘀斑、血尿、子宫出血、便血、伤口及溃疡处出血等不良反应,尽量避免与阿司匹林联合应用,因其能增强抗凝血作用,从而增加出血倾向。发生出血时用维生素 K 拮抗。此外,华法林有可能引起血管性紫癜,导致皮肤坏死,多发生于治疗的前几周,需注意观察。

(3) 镇静剂:对烦躁不安、过度紧张及胸痛较重的患者按医嘱适当使用镇静、止痛剂,并注意观察疗效和不良反应。

5. 对症护理

(1) 氧疗:对呼吸困难患者,根据缺氧情况采用鼻导管或面罩吸氧,吸入氧浓度 5~8L/min。

(2) 胸痛:详见第三章第五节"心绞痛"部分。

6. 心理护理

(1) 心理评估:患者因突发严重的呼吸困难、胸痛、咯血等引起恐惧、焦虑不安。对危重患者在抢救过程中保持冷静,避免慌乱,在各项操作过程中做到快而不乱,一边操作的同时简明扼要地解释各种监护设备和治疗措施,以减轻患者的恐惧心理。

(2) 心理支持:在不影响抢救的前提下,尽量满足患者的要求,如要见亲人、大小便、饮水等。

(3) 心理放松:指导患者进行深慢呼吸、采用放松术等方法减轻恐惧心理,以降低耗氧量。

(4) 加强沟通:对于病情相对较轻的患者,适当与其进行沟通,尽量让患者表达出内心的感受,同时给予同情,用专业知识解释病情发展及配合治疗的重要性,减轻患者的焦虑和恐惧。

【健康教育】

1. 知识宣教 早期发现,早期预防是关键。对存在遗传性危险因素的人群应加强监护。已存在 DVT 危险因素的人应避免可能增加静脉血流淤滞的行为,如长时间站立不活动、长时间保持坐位或穿束膝长筒袜等,特别是盘腿而坐。下肢外伤或长期卧床患者鼓励在床上进行肢体活动,不能自主活动的患者协助其在床上被动活动肢体。可用加压弹力袜、下肢间歇序贯加压充气泵和腔静脉滤器,以促进下肢静脉回流。

2. 用药指导 血栓形成危险性明显的患者,应按医嘱使用抗凝剂防止血栓形成;对存在 DVT 危险因素者,如无心功能不全可适当增加水分摄入量,以降低血液黏滞度。

3. 生活指导 鼓励患者多进食低钠、清淡易消化、富营养、富含纤维素的食物,少量多餐。少食速溶性易发酸食物,以免引起腹胀。

4. 定期随访 无明显原因出现下肢肿胀、疼痛或压痛、皮肤色素沉着,应及时就诊。

【结语】

肺血栓栓塞症为来自静脉系统或右心的血栓阻塞肺动脉或其分支导致肺循环和呼吸功能障碍,其中大部分血栓来源于下肢深静脉。主要临床表现为不明原因的呼吸困难、胸痛、晕厥、咯血、咳嗽、心悸等。内科治疗以溶栓、抗凝为主。护理措施主要包括吸氧、用药护理及心理护理等。

第十二节　胸膜疾病

一、胸腔积液

胸膜腔是指在肺和胸壁之间的潜在腔隙。正常情况下,胸膜腔内仅有少量液体,即胸液,在呼吸运动时起润滑作用。胸液的形成与吸收处于动态平衡状态,任何原因使胸液生成过快或吸收过缓时,均可导致胸液异常积聚,称为胸腔积液(pleuraleffusions),简称胸水。

【胸腔内液体循环机制】

胸液的形成主要取决于壁层和脏层毛细血管与胸膜腔内的压力梯度,流体静水压和胶体渗透压为两种方向相反的压力促使液体移动。壁层胸膜毛细血管的流体静水压约 $30cmH_2O$,胸腔内压约 $-5cmH_2O$,其流体静水压差为 $30-(-5)=35cmH_2O$,故液体从壁层胸膜的毛细血管向胸腔内移动。与流体静水压相反的压力是胶体渗透压梯度,壁层胸膜血浆胶体渗透压约 $34cmH_2O$,胸水含有少量蛋白质,其胶体渗透压约 $5cmH_2O$,产生的胶体渗透压梯度是 $34-5=29cmH_2O$。因此,流体静水压与胶体渗透压的梯度差为 $35-29=6cmH_2O$,故液体从壁层胸膜的毛细血管进入胸膜腔。脏层胸膜液体移动的净梯度接近零。胸腔积液滤过在胸腔的上部大于下部,吸收主要在横膈和胸腔下部的纵隔胸膜。

【病因与发病机制】

肺、胸膜和肺外疾病均可引起胸腔积液。常见的病因和发病机制有:

1. 胸膜毛细血管内静水压增高　充血性心力衰竭、缩窄性心包炎、血容量增加、上腔静脉或奇静脉受阻等因素均可使胸膜毛细血管内静水压增高,产生漏出液。

2. 胸膜通透性增加　如胸膜炎症、风湿性疾病(如系统性红斑狼疮、类风湿关节炎)、胸膜肿瘤、肺梗死等,产生渗出液。

3. 胸膜毛细血管内胶体渗透压降低　如低蛋白血症、肝硬化、肾病综合征、急性肾小球肾炎等,产生漏出液。

4. 壁层胸膜淋巴引流障碍　如淋巴导管阻塞、发育性淋巴管引流异常等,产生渗出液。

5. 损伤　如主动脉瘤破裂、食管破裂、胸导管破裂等,产生血胸、脓胸和乳糜胸。

6. 其他　医源性药物与放射治疗、液体负荷过大、中心静脉置管穿破和腹膜透析等,都可以引起渗出性或漏出性胸腔积液。

【临床表现】

1. 症状　取决于积液量,积液量小于 300~500ml 时,症状多不明显。

(1)呼吸困难:最常见,多伴有胸痛和咳嗽。当胸腔积液量超过 500ml 时,由于胸腔积液可使胸廓顺应性下降、膈肌受压、纵隔移位和肺容量下降,可出现胸闷和呼吸困难,随积液量增多而加重。

(2)病因相关的伴随症状:胸腔积液的病因不同,其伴随症状亦不同。结核性胸膜炎多见于青年人,常有发热、干咳;恶性胸腔积液多伴有消瘦和呼吸道或原发部位肿瘤的症状;炎性积液多为渗出性,伴有咳嗽、咳痰和发热;心力衰竭所致胸腔积液为漏出液,伴有心功能不全的其他表现;肝脓肿所致的右侧胸腔积液可为反应性胸膜炎,亦可为脓胸,常伴有发热和肝区疼痛。

2. **体征**　少量积液时,体征不明显或可闻及胸膜摩擦音;中至大量积液时,患侧呼吸运动受限,胸廓饱满;语颤减弱或消失,可有气管、纵隔向健侧移位;局部叩诊浊音;积液区呼吸音减低或消失。肺外疾病引起的胸腔积液可有原发病体征。

【辅助检查】

1. **X 线 /CT 检查**　胸部 X 线检查是用于发现胸腔积液的首要影像学方法。小量游离性胸腔积液时,患侧肋膈角变钝;中等量积液时,呈内低外高的弧形积液影;大量积液时患侧胸部致密影,气管和纵隔推向健侧;平卧时积液散开,整个肺野透亮度降低。大量积液时常遮盖肺内原发病灶。CT 检查可显示少量胸腔积液、肺和胸膜病变、纵隔和气管旁淋巴结病变,有助于病因诊断。

2. **B 超检查**　灵敏度高,定位准确,临床上用于估计胸腔积液的量和深度,协助胸腔穿刺定位。

3. **胸腔积液检查**　对明确胸腔积液的性质和病因至关重要,疑为渗出液或性质不确定时需经胸腔穿刺做胸腔积液检查,但如有漏出液病因则避免胸腔穿刺。

(1) 外观:漏出液清亮透明,静置不凝。渗出液颜色不一,以草黄色多见,可有凝块。血性胸液呈洗肉水样或静脉血样。乳状胸腔积液多为乳糜胸。

(2) 细胞:正常胸液中有少量间皮细胞或淋巴细胞。漏出液细胞数常 $<100 \times 10^6/L$,以淋巴细胞与间皮细胞为主。渗出液的白细胞常 $>500 \times 10^6/L$。中性粒细胞增多时,提示为急性炎症;淋巴细胞为主则多为结核性或恶性。胸液中红细胞 $>5 \times 10^9/L$ 时呈淡红色,多由恶性肿瘤或结核所致,应与胸腔穿刺损伤血管引起的血性胸液相鉴别;红细胞超过 $100 \times 10^9/L$ 时应考虑创伤、肿瘤或肺梗死;红细胞比容 > 外周血红细胞比容 50% 以上时为血胸。40%~90% 的恶性胸液可查到恶性肿瘤细胞。

(3) pH:正常胸液 pH 约 7.6,pH 降低见于脓胸、食管破裂、结核性和恶性胸腔积液等。

(4) 病原体:胸腔积液涂片查找细菌及培养,有助于病原学诊断。

(5) 免疫学检查:结核性胸膜炎胸腔积液的干扰素水平增高。系统性红斑狼疮及类风湿关节炎引起的胸腔积液中补体 C3、C4 成分降低,免疫复合物含量增高。系统性红斑狼疮胸腔积液中抗核抗体滴度可达 1:160 以上。类风湿关节炎胸腔积液中类风湿因子 >1:320。

4. **胸膜活检**　对胸腔积液的病因诊断有重要意义,方法包括经皮闭式胸膜活检、胸膜针刺活检、胸腔镜或开胸活检。

5. **纤维支气管镜检查**　多用于咯血或疑有气道阻塞者。

【诊断要点】

胸腔积液的诊断主要有 3 步:确定有无胸腔积液,区别漏出液和渗出液,寻找胸腔积液的病因。根据临床表现和 X 线、超声检查,可明确有无胸腔积液和积液量。胸腔积液检查大致可确定积液性质和病因。

【治疗要点】

胸腔积液的病因治疗尤为重要。漏出液常在纠正病因后可吸收。渗出液常见于结核性胸膜炎、类肺炎性胸腔积液、脓胸及恶性肿瘤。绝大多数结核性胸膜炎患者治疗效果好,能恢复健康。恶性胸腔积液治疗效果不佳。

(一) 结核性胸膜炎

1. **一般治疗**　休息、营养支持及对症治疗。

2. **抽液治疗**　结核性胸膜炎患者胸腔积液蛋白含量高,应尽快抽尽胸腔积液,防止或减轻粘连,同时可解除对心肺和血管的压迫作用,促进肺复张,改善呼吸,减轻结核中毒症状。大量胸腔积液者首次抽液量不超过 700ml,以后每次抽液量不应超过 1 000ml,每周抽液 2~3 次,直至胸腔积液完全消失。一般无须在抽液后注入抗结核药物,但可注入链激酶防止胸膜粘连。

3. 抗结核治疗 见本章第八节"肺结核"。

4. 糖皮质激素 疗效不肯定,如全身中毒症状严重、有大量胸腔积液者,可在抗结核药物治疗的同时,加用泼尼松每天 30mg,分 3 次口服。

(二)类肺炎性胸腔积液和脓胸

类肺炎性胸腔积液一般积液量不多,经有效抗生素治疗后可吸收,积液多者可行胸腔穿刺抽液,胸腔积液 pH<7.2 时需行肋间插管引流。脓胸治疗原则是控制感染、引流胸腔积液、促使肺复张、恢复肺功能。具体治疗包括:

1. 抗生素 抗菌药物要足量,急性期可联合抗厌氧菌的药物,全身及胸腔内给药,疗程需体温正常后继续用药 2 周以上,以防复发。

2. 引流 为脓胸最基本的治疗方法,可反复抽脓或闭式引流。可用 2% 碳酸氢钠或生理盐水反复冲洗胸腔,然后注入链激酶或组织型纤溶酶原激活物 + 脱氧核糖核酸酶,使脓液变稀易于引流,但支气管胸膜瘘患者不宜冲洗胸腔,以防细菌播散。慢性脓胸应改进原有的脓腔引流,也可采用外科胸膜剥脱术等治疗。

3. 支持治疗 给予高热量、高蛋白、富含维生素的饮食,纠正水、电解质、酸碱平衡紊乱。

(三)恶性胸腔积液

恶性胸腔积液多为晚期恶性肿瘤并发症,治疗方法包括对原发病和胸腔积液的治疗。

1. 去除胸腔积液 恶性胸腔积液生长迅速,常因大量积液压迫引起严重呼吸困难,甚至导致死亡,需反复穿刺抽液。必要时可用细管作胸腔内插管进行持续闭式引流,细管引流具有创伤小、易固定、效果好、可随时胸腔内注入药物等优点。

2. 减少胸腔积液的产生 反复抽液会导致蛋白丢失过多,引起低蛋白血症,使胸膜毛细血管内胶体渗透压降低,促进胸腔积液的产生。可采用化学性胸膜固定术和免疫调节治疗减少胸腔积液的产生。①化学性胸膜固定术指在抽吸胸腔积液或胸腔插管引流后,在胸腔内注入博来霉素、顺铂、丝裂霉素等抗肿瘤药物,也可注入胸膜粘连剂如滑石粉等,减缓胸腔积液的产生。②免疫调节治疗是在胸腔内注入生物免疫调节剂如短小棒状杆菌疫苗、白介素 -2、干扰素等,可抑制恶性肿瘤细胞、增强淋巴细胞局部浸润及活性,并使胸膜粘连。

3. 外科治疗 经上述治疗仍不能使肺复张者,可行胸 - 腹腔分流术或胸膜切除术。

【常用护理诊断 / 问题】

1. 气体交换受损 与大量胸腔积液压迫,使肺不能充分扩张,气体交换面积减少有关。

2. 疼痛:胸痛 与胸膜摩擦或胸腔穿刺术有关。

3. 营养失调:低于机体需要量 与胸膜炎、胸腔积液引起高热、消耗增多有关。

4. 体温过高 与细菌感染等因素有关。

【护理措施】

1. 病情观察

(1)注意观察患者胸痛及呼吸困难的程度、体温的变化。监测血氧饱和度或动脉血气分析的改变。

(2)胸腔穿刺过程中应控制抽液速度、抽液量,注意观察患者呼吸、脉搏、血压的变化,如出现呼吸困难、剧烈咳嗽、咳大量泡沫状痰,双肺满布湿啰音,可能是抽液过快、过多使胸腔压力急剧下降,导致复张后肺水肿或循环衰竭,应立即停止抽液并给氧,根据医嘱应用糖皮质激素及利尿药,控制液体入量,必要时准备气管插管机械通气。若抽液时发生头晕、心悸、冷汗、面色苍白、脉细等表现应考虑"胸膜反应",处理见本章第十四节"胸膜腔穿刺术"。穿刺后仍需继续观察其呼吸、脉搏、血压的变化,注意穿刺处有无渗血或液体渗出。

2. 起居护理 环境整洁、舒适、安静,避免不必要的刺激,保持空气流通,维持合适的温湿度,注意保暖。根据胸腔积液的部位采取适当体位,一般取半卧位或患侧卧位,减少胸腔积液对健侧肺的压迫。大量胸腔积液致呼吸困难、发热者,应卧床休息,减少氧耗,以减轻呼吸困难症状。胸腔积液消失后还需继续休养 2~3 个月,避免疲劳。

3. 饮食护理 营养支持是胸腔积液治疗的重要组成部分,需合理调配饮食,进高热量、高蛋白、富含维生素的食物,增强机体抵抗力。

4. 用药护理 针对胸腔积液病因的药物治疗的相关护理,可参见相关疾病。

5. 对症护理

(1) 给氧:按患者的缺氧情况给予低、中流量持续吸氧。

(2) 促进呼吸功能

1) 胸腔抽液或引流的护理:详见本章第十四节"呼吸系统疾病常用诊疗技术的护理"。

2) 保持呼吸道通畅:鼓励患者积极排痰,保持呼吸道通畅。

3) 呼吸锻炼:胸膜炎患者在恢复期,应每天进行腹式呼吸锻炼,以预防胸膜粘连,提高通气量。

4) 缓解胸痛:胸腔积液的患者常有胸痛,随呼吸运动而加剧,为了减轻疼痛,患者常采取浅快的呼吸方式,由此可加重缺氧并导致肺不张,因此,需协助患者取患侧卧位,必要时用宽胶布固定胸壁,以减少胸廓活动幅度,减轻疼痛,或遵医嘱给予止痛药。

5) 康复锻炼:待体温恢复正常,胸液抽吸或吸收后,鼓励患者逐渐下床活动,增加肺活量。

6. 心理护理 护理人员应及时了解患者的心理反应,并采取针对性的疏导措施。

【健康教育】

1. 疾病知识指导 指导患者合理安排休息与活动,逐渐增加活动量,避免过度劳累。合理调配饮食,进高热量、高蛋白、富含维生素的食物,增强机体抵抗力。

2. 用药指导 向患者及家属介绍本病特点及当前病情,说明所采用的治疗方法、药物剂量、用法和不良反应。对结核性胸膜炎的患者需特别强调坚持用药的重要性,即使临床症状消失,也不可自行停药。

3. 定期随访 应定期复查,防止复发。如出现呼吸困难或气短加重、咳嗽和咯血,可能为胸腔积液复发,需及时就诊。

【结语】

胸腔积液是指任何原因使胸液生成过快或吸收过缓,最终导致胸液的异常积累。少量积液时症状不明显,积液量大时可有胸闷、胸痛、呼吸困难等表现。主要治疗方法包括针对胸腔积液病因的治疗及胸腔穿刺抽液治疗等。护理应注意病情观察、营养支持和促进呼吸功能的恢复。

二、气胸

胸膜腔为不含气体的潜在密闭腔隙,当气体进入胸膜腔,造成积气状态时,称为气胸(pneumothorax)。气胸可分为自发性、外伤性和医源性 3 类。自发性气胸指肺组织及脏层胸膜的自发破裂,或胸膜下肺大疱自发破裂,使肺及支气管内气体进入胸膜腔所致的气胸,可分为原发性和继发性,前者发生于无基础肺疾病的健康人,后者发生于有基础疾病的患者。

外伤性和医源性气胸见《外科护理学》。本节主要介绍自发性气胸,其为内科急症,男性多于女性。

【病因与发病机制】

自发性气胸以继发于肺部基础疾病者为多见。

1. 继发性自发性气胸　由于肺部基础疾病,如:肺结核、COPD、艾滋病合并卡氏肺孢子菌感染、肺癌、肺脓肿等引起细支气管的不完全阻塞,形成肺大疱破裂。部分女性可在月经来潮后 24~72 小时内发生气胸,机制尚不清楚,可能是胸膜或膈肌上有异位子宫内膜结节破裂所致。脏层胸膜破裂或胸膜粘连带撕裂时如导致其中的血管破裂可形成自发性血气胸。

2. 原发性自发性气胸　多见于瘦高体形的男性青壮年,常规 X 线检查除可发现胸膜下肺大疱外,肺部无其他显著病变。此种胸膜下大疱的产生原因尚不清楚,可能与吸烟、瘦高体形、小气道炎症、非特异性炎症瘢痕或先天性弹性纤维发育不良有关。

航空、潜水时无合适防护措施或从高压突然进入低压环境也可发生气胸。剧烈咳嗽、抬举重物用力过猛、屏气及大笑等均可成为促使气胸发生的诱因。

气胸使胸膜腔压力增高,胸膜腔失去了负压对肺的牵引作用,且正压对肺形成压迫,引起限制性通气功能障碍,表现为肺容量减小、肺活量降低、最大通气量降低。但由于初期血流量并不减少,产生通气/血流比例下降、动静脉分流增加,从而引起低氧血症。大量气胸时,不但失去了胸腔负压对静脉血回心的吸引作用,而且胸膜腔内正压还对心脏和大血管产生压迫作用,使心脏充盈减少,导致心排血量减少,心率加快、血压降低甚至休克。张力性气胸可导致纵隔移位,循环障碍,甚至窒息死亡。

【临床类型】

根据脏层胸膜破裂口情况和气胸发生后对胸膜腔内压力的影响,自发性气胸通常分为 3 种类型:

1. 闭合性(单纯性)气胸　胸膜破裂口较小,随肺萎陷而闭合,气体不再继续进入胸膜腔。胸膜腔内压接近或略超过大气压,其正负取决于气体量,抽气后压力下降且不再复升。

2. 交通性(开放性)气胸　破裂口较大或脏层、壁层胸膜间有粘连、牵拉,使破裂口持续开放,吸气与呼气时气体自由进出胸膜腔。患侧胸膜腔内压在 $0cmH_2O$ 上下波动,抽气后可恢复负压,但数分钟后压力又复升至抽气前水平。

3. 张力性(高压性)气胸　胸膜破裂口呈单向活瓣或活塞样,吸气时因胸廓扩大、胸膜腔内压变小,空气进入胸膜腔;呼气时因胸膜腔内压升高压迫活瓣而关闭,致使胸膜腔内气体不断积聚,内压持续升高,可高达 $10cmH_2O$ 以上,抽气后胸膜腔内压可下降,但又迅速复升。此型气胸对呼吸循环的影响最大,应紧急抢救处理。

【临床表现】

1. 症状　症状轻重与有无肺部基础疾病及肺功能状态、气胸发生速度、胸膜腔内积气量及其压力大小 3 个因素有关。

(1) 胸痛:部分患者存在抬举重物用力过猛、剧烈咳嗽、屏气或大笑等诱因,多数患者发生在正常活动或安静休息时,偶有在睡眠中发生。患者突感一侧针刺样或刀割样胸痛,持续时间短暂,继而出现胸闷、呼吸困难。

(2) 呼吸困难:积气量大或原已有严重的慢性肺部疾病者,呼吸困难明显,患者无法平卧。如侧卧,患者被迫气胸侧向上,以减轻呼吸困难。

张力性气胸者,胸膜腔内压骤然升高,肺被压缩,纵隔移位,迅速出现严重呼吸循环障碍。患者表情紧张、胸闷、烦躁不安、发绀、出冷汗、脉速、心律失常,甚至意识不清、呼吸衰竭。

2. 体征　取决于积气量,小量气胸时体征不明显。大量气胸时,呼吸增快,呼吸运动减弱,发绀,患侧胸部隆起;气管向健侧移位,肋间隙增宽,语颤减弱;叩诊过清音或鼓音,心或肝浊音界缩小或消失,右侧气胸时肝浊音界下降;患侧呼吸音减弱或消失。左侧少量气胸或纵隔气肿时可在左心缘处听到与心跳一致的气泡破裂音,称 Hamman 征。液气胸时,胸内有振水声。血气胸如失血量过多可见血压下降,甚至发生休克。

3. 严重程度评估 如自发性气胸患者的呼吸频率 <24 次/min,心率 60~120 次/min,血压正常,呼吸室内空气时 SaO_2>90%,两次呼吸间隔说话成句,称为稳定型气胸,否则为不稳定型。

【辅助检查】

1. 胸部 X 线检查 是诊断气胸的重要方法,可显示肺受压程度,肺内病变情况以及有无胸膜粘连、胸腔积液及纵隔移位等。典型表现为:被压缩肺边缘呈外凸弧形线状阴影,称为气胸线,线外透亮度增强,无肺纹理。大量积气时,肺向肺门回缩,呈球形高密度影,纵隔和心脏向健侧移位。合并积液或积血时,可见气液平面。此外,可依据 X 线评估气胸容量大小。

2. 胸部 CT 检查 表现为胸膜腔内极低密度气体影,伴有肺组织不同程度的萎缩改变。CT 对于小量气胸、局限性气胸以及肺大疱与气胸的鉴别比胸部 X 线检查更敏感和准确,对气胸容量大小的评价也更为准确。

【诊断要点】

根据突发性胸痛伴呼吸困难及相应的气胸体征,可初步诊断。胸部 X 线检查或 CT 显示气胸线可确诊。若病情十分危重,无法搬动,拍摄胸部 X 线检查时,可在患侧胸腔体征最明显处试验穿刺,如抽出气体,可证实气胸的诊断。

【治疗要点】

自发性气胸的治疗目的是促进患侧肺复张、消除病因及减少复发。

1. 保守治疗 适用于稳定型小量闭合性气胸。严格卧床休息、给氧,酌情给予镇静和镇痛等药物,积极治疗肺基础疾病。胸膜腔内气体的吸收有赖于胸膜腔内气体分压与毛细血管气体分压的压力梯度,高浓度吸氧(鼻导管或面罩吸入 10L/min 的氧)能加大压力梯度,加快胸膜腔内气体的吸收。在保守治疗过程中需密切观察病情,尤其在气胸发生后 24~48 小时内。

2. 排气疗法

(1)胸腔穿刺排气:适用于小量气胸(20% 以下)呼吸困难较轻、心肺功能尚好的闭合性气胸患者。通常选择患侧锁骨中线第 2 肋间为穿刺点(局限性气胸除外),皮肤消毒后用胸穿针穿刺入胸腔,并用胶管(便于抽气时钳夹、防止空气进入)将针头与 50ml 或 10ml 注射器相连进行抽气并测压,直到患者呼吸困难缓解为止。胸腔内气体较多时,1 次抽气量不宜超过 1 000ml,每天或隔天抽气 1 次。

张力性气胸患者病情危急,需立即胸腔穿刺排气。在无其他抽气设备时,为了抢救患者生命,可立即将无菌粗针头经患侧肋间插入胸膜腔,使胸腔内高压气体排出,达到暂时减压目的。亦可将橡皮指套扎在该粗针头的尾部,在指套顶端剪一小裂缝,使高压气体从小裂缝排出,待胸腔内压减至负压时,套囊塌陷,裂缝关闭,外界空气不能进入胸腔。

(2)胸腔闭式引流:适用于不稳定型气胸,呼吸困难明显、肺压缩程度较重的交通性气胸、张力性气胸和气胸反复发作的患者,无论气胸容量大小,均应尽早行胸腔闭式引流。插管部位一般都取锁骨中线外侧第 2 肋间或腋前线第 4~5 肋间(局限性气胸和有胸腔积液的患者需经胸部 X 线检查定位)。插管前,先在选定部位用气胸箱测定胸膜腔内压力以了解气胸类型,然后在局麻下将引流导管经胸部切口插入胸膜腔。大多数患者选用 16~22F 导管,如有支气管胸膜瘘或机械通气的患者,应选择 24~28F 的大导管。导管固定后,另一端连接 Heimlich 单向活瓣或置于水封瓶的水面下 1~2cm,使胸膜腔内压力保持在 -1~-2cmH$_2$O 或以下,插管成功则导管持续逸出气泡,呼吸困难迅速缓解,压缩的肺可在几小时至数天内复张。对于肺压缩严重、时间较长的患者,插管后应夹闭引流管分次引流,避免胸膜腔内压力骤降产生肺复张后肺水肿。

3. 化学性胸膜固定术 对于气胸反复发生,肺功能欠佳,不宜手术治疗的患者,可胸腔内注入硬化剂,如多西环素、无菌滑石粉等,产生无菌性胸膜炎,使两层胸膜粘连,胸膜腔闭合,达到预防气胸复发的目的。

4. 手术治疗 经内科治疗无效的气胸为手术适应证。如复发性气胸、长期气胸、张力性气胸引流失败、双侧自发性气胸、血气胸、胸膜增厚致肺膨胀不全或影像学有多发性肺大疱的患者。也可开胸行破口修补术、肺大疱结扎术或肺叶肺段切除术。手术治疗的成功率高,复发率低。

5. 并发症及处理 气胸患者常见的并发症包括纵隔气肿与皮下气肿、血气胸及脓气胸,根据临床情况给予相应处理。

【常用护理诊断/问题】

1. 潜在并发症:严重缺氧、循环衰竭。

2. 疼痛:胸痛 与脏层胸膜破裂、引流管置入有关。

3. 焦虑 与呼吸困难、胸痛、气胸复发、胸腔穿刺或胸腔闭式引流术有关。

4. 活动无耐力 与日常活动时氧供不足有关。

【护理措施】

1. 病情观察

(1)密切观察患者的呼吸频率、呼吸困难和缺氧情况、治疗后反应和治疗后患侧呼吸音的变化等,有无心率加快、血压下降等循环衰竭征象。

(2)大量抽气或放置胸腔引流管后,如呼吸困难缓解后再次出现胸闷,并伴有顽固性咳嗽、患侧肺部湿啰音,应考虑复张性肺水肿的可能,立即报告医生进行处理。

2. 起居护理 急性自发性气胸患者应绝对卧床休息,避免用力、屏气、咳嗽等增加胸腔内压的活动。血压平稳者可取半卧位,以利于呼吸、咳嗽排痰及胸腔引流。卧床期间,协助患者每 2 小时翻身 1 次。如有胸腔引流管,翻身时应注意防止引流管脱落。

3. 给氧 根据患者缺氧的严重程度选择适当的给氧方式和吸入氧流量,保证患者 SaO$_2$>90%。对于保守治疗的患者,需给予 10L/min 的高浓度吸氧,有利于促进胸膜腔内气体的吸收。

4. 排气治疗 患者的护理做好胸腔抽气或胸腔闭式引流的准备和配合工作,使肺尽快复张,减轻呼吸困难。

(1)术前准备

1)患者准备:向患者说明排气疗法的目的、意义、过程及注意事项,取得患者的理解与配合。告诉患者会使用局部麻醉,因此不会感觉到疼痛,但当胸腔引流管插入时会感到压力。

2)用物准备:无菌手套和无菌手术衣、皮肤消毒液(常用碘伏)、局麻药(1% 或 2% 利多卡因)、无菌胸腔闭式引流包、无菌胸腔闭式引流装置及无菌蒸馏水或生理盐水。胸腔闭式引流装置有单瓶、双瓶和三瓶,其工作原理见《外科护理学》相应章节。目前有相应的一次性胸腔闭式引流装置。一次性引流装置可有效避免交叉感染,且消毒灭菌彻底,是临床常用的胸腔闭式引流装置。使用时需严格检查胸腔引流装置内包装和瓶体是否完好,并分别在水封腔和调压腔注入无菌蒸馏水或生理盐水至标记水位线,注水后将水封腔的加水口密封盖拧紧,确保处于密闭状态。

对于非一次性胸腔引流装置(图2-9),引流瓶塞上的短玻璃管为排气管,其下端应距离液面5cm以上,为了使胸膜腔内压力保持在1~2cmH$_2$O,需将连接胸腔引流管的玻璃管一端置于水面下1~2cm。如需要同时引流液体,需在水封瓶之前增加一贮液瓶,使液体引流入贮液瓶中,确保水封瓶液面的恒定。引流效果不佳时按医嘱连接负压引流装置,注意保持负压在-10~-20cmH$_2$O之间。为了防止负压过大造成肺损伤,确保患者安全,需在水封瓶与负压吸引装置间增加一调压瓶(图2-9)。调压瓶中的压力调节管末端应根据所需负压的大小保持在水面下10~20cm处,并确保压力调节管的瓶外端处于开放状态,使负压过大时外界空气可以经压力调节管进入调压瓶内,确保胸腔所承受的吸引负压不会超过设置值。

图2-9 非一次性胸腔引流装置

(2)术中配合:协助医生为患者摆好体位,通常为坐位或侧卧位。插管过程中密切观察患者的生命体征,并注意安慰和支持患者。

(3)保证有效的引流

1)确保引流装置安全:所有接口处用胶带加固,防止脱开。引流瓶应置于低于患者胸部且不易绊到的地方,任何时候其液平面都应低于引流管胸腔出口平面60cm,以防瓶内液体反流入胸腔。引流管长度适宜,妥善固定于床旁,既要便于患者翻身活动,又要避免过长扭曲受压。密切观察水封瓶液面,确保水封瓶中的长管末端始终在液面下1~2cm。经常观察调压腔的液面,酌情添加无菌生理盐水,确保调压腔的长管末端距离液面深度与要求的负压相符。

2)观察引流管通畅情况:密切观察引流管内的水柱是否随呼吸上下波动及有无气体自水封瓶液面逸出。必要时,请患者做深呼吸或咳嗽,如水柱有波动,说明引流通畅。若水柱波动不明显,液面无气泡冒出,患者无胸闷、呼吸困难,提示肺组织已复张;若患者症状缓解不明显,甚至呼吸困难加重、发绀、大汗、胸闷、气管偏向健侧等,可能为引流管不通畅或部分滑出胸膜腔,应立即通知医生更换导管或作相应处理。如同时引流液体,应定时观察和记录引流液的色、质、量,为正确及时了解各时间段的引流量,每次观察引流量后可在积液腔做一标记。如果出现引流液浑浊或超过70ml/h应及时通知医生。

3)防止胸腔积液或渗出物堵塞引流管:引流液黏稠或为血液时,应根据病情定时由胸腔端向引流瓶端的方向挤压引流管。

4)防止意外:搬动患者时需要用两把血管钳将引流管双重夹紧,防止在搬动过程中发生引流管滑脱、漏气或引流液反流等意外情况。若胸腔引流管不慎滑出胸腔时,应嘱患者呼气,同时迅速用凡士林纱布及胶布封闭引流口,并立即通知医生处理。

(4)引流装置及伤口护理:严格无菌操作,引流瓶上的排气管外端应用1~2层纱布包好,避免空气中异物进入引流瓶内。一次性引流装置每周更换一次,非一次性闭式引流系统需每天更换引流瓶,更换时注意连接管和接头处的消毒,更换前用双钳夹闭引流管近心端,更换完毕检查无误后再放开,以防气体进入胸腔。伤口敷料每1~2天更换1次,有分泌物渗湿或污染时及时更换。

(5)肺功能锻炼:鼓励患者每2小时进行1次深呼吸、咳嗽(应避免持续剧烈的咳嗽)和吹气球练习,经常协助患者更换体位,病情允许时可协助患者床上坐起或下地走动,以促进肺扩张,加速胸腔内气体排出,使肺尽早复张。

(6)拔管护理:如引流管无气体逸出且患者无呼吸困难等症状1~2天后,夹闭引流管1天,患者无气急、呼吸困难,胸部X线检查示肺已全部复张,可拔除引流管。拔管前做好患者和物品的准备,拔管后观察患者有无胸闷、呼吸困难、切口处漏气、出血、皮下气肿等情况,如发现异常应及时处理。

5. 心理护理 患者由于疼痛和呼吸困难会出现紧张、焦虑和恐惧等情绪,导致耗氧量增加、呼吸浅快,进一步加重呼吸困难和缺氧。因此当患者呼吸困难严重时应尽量在床旁陪伴,解释病情并及时回应患者的需求。在做各项检查、操作前向患者解释其目的、效果和注意事项,即使在紧急情况下,也要在实施操作的同时简明地进行解释,不应只顾执行治疗性护理而忽略患者的心理感受。

【健康教育】

1. 疾病知识指导 向患者介绍对于继发性自发性气胸而言,遵医嘱积极治疗肺部基础疾病对于预防气胸复发极为重要。指导患者避免气胸诱发因素:①避免抬举重物、剧烈咳嗽、屏气、用力排便,采取有效措施预防便秘。②注意劳逸结合,在气胸痊愈后的1个月内,不进行剧烈运动,如打球、跑步等。③保持心情愉快,避免情绪波动。④劝导戒烟。

2. 定期随访 告诉患者一旦出现突发性胸痛,随后出现胸闷、气急时,可能为气胸复发,应及时就诊。

【结语】

气胸是指气体进入胸膜腔造成胸膜腔的积气状态。本节主要介绍自发性气胸。自发性气胸可分为原发性自发性气胸和继发性自发性气胸,以后者多见,主要继发于肺部基础疾病。以胸痛、呼吸困难为主要表现。主要治疗方法包括保守治疗和排气疗法等。护理应注意病情观察、起居护理、给氧和排气治疗的相关护理。

第十三节 呼吸衰竭和急性呼吸窘迫综合征

一、呼吸衰竭

呼吸衰竭(respiratory failure)简称呼衰,是指各种原因引起的肺通气和/或换气功能严重障碍,以致在静息状态下亦不能维持足够的气体交换,导致低氧血症伴(或不伴)高碳酸血症,进而引起一系列病理生理改变和相应的临床表现的综合征。因其临床表现缺乏特异性,明确诊断需依据动脉血气分析,若在海平面、静息状态、呼吸空气条件下,动脉血氧分压(PaO_2)<60mmHg,伴或不伴二氧化碳分压($PaCO_2$)>50mmHg,并除外心内解剖分流和原发心排血量降低等因素,即可诊断为呼吸衰竭。

【病因及发病机制】

1. 病因　呼吸过程中肺通气和肺换气任何一个环节的严重病变,都可导致呼吸衰竭,包括:

(1)气道阻塞性病变:气管-支气管的炎症、痉挛、肿瘤、异物、纤维化瘢痕等均可引起气道阻塞。如 COPD、哮喘急性加重时,由于气道痉挛、炎性水肿、分泌物阻塞气道等,可引起肺通气不足或通气/血流比例失调,导致缺氧和/或 CO_2 潴留,发生呼吸衰竭。

(2)肺组织病变:肺泡和肺间质受累的病变,如重症肺炎、肺气肿、严重肺结核、弥漫性肺纤维化、肺水肿、硅沉着病等,均可使有效弥散面积减少、肺顺应性降低、通气/血流比例失调,导致缺氧或合并 CO_2 潴留,发生呼吸衰竭。

(3)肺血管疾病:如肺血栓栓塞症、肺血管炎等可引起通气/血流比例失调,或部分静脉血未经氧合直接流入肺静脉,导致呼吸衰竭。

(4)心脏病变:各种缺血性心脏疾病、严重心瓣膜疾病、心肌病、心包疾病、严重心律失常等均可引起通气和换气功能障碍,从而导致缺氧和/或 CO_2 潴留,发生呼吸衰竭。

(5)胸廓及胸膜病变:如胸廓畸形、大量胸腔积液或伴有广泛胸膜增厚与粘连、严重的气胸、胸外伤造成的连枷胸、强直性脊柱炎等,均可限制胸廓活动和肺扩张,导致通气不足及吸入气体分布不均,从而发生呼吸衰竭。

(6)神经肌肉病变:如脑血管疾病、颅脑外伤、脑炎、镇静催眠剂中毒、脊髓颈段或高位胸段损伤(肿瘤或外伤)、脊髓灰质炎、多发性神经炎、重症肌无力、有机磷中毒、破伤风以及严重的钾代谢紊乱等均可累及呼吸肌,造成呼吸肌无力、疲劳、麻痹,因呼吸动力下降而发生肺通气不足,导致呼吸衰竭。

2. 发病机制

(1)低氧血症和高碳酸血症的发生机制:各种病因使肺通气和/或肺换气过程发生障碍,导致低氧血症和高碳酸血症。其发生机制主要包括:

1)肺通气不足:健康成人在静息状态下呼吸空气时,有效通气量需达 4L/min,方能维持正常肺泡氧分压(PaO_2)和二氧化碳分压($PaCO_2$)。呼吸空气条件下,$PaCO_2=0.863×$ 二氧化碳产生量(VCO_2)/肺泡通气量(V_A)。在 VCO_2 不变时,$PaCO_2$ 与 V_A 呈反比关系,故肺泡通气不足时会引起 PaO_2 下降和 $PaCO_2$ 上升,从而引起缺氧和二氧化碳潴留。肺泡氧和二氧化碳分压与肺泡通气量的关系见图 2-10。

图 2-10　肺泡氧和二氧化碳分压与肺泡通气量的关系

2）弥散障碍：肺内气体交换是通过肺泡膜的弥散过程实现的。肺内气体的弥散速度取决于肺泡膜的弥散面积、厚度和通透性、肺泡膜两侧气体分压差、血液与肺泡接触的时间等。影响以上因素的肺部疾病均可引起弥散障碍。静息状态时，流经肺泡壁毛细血管的血液与肺泡接触的时间约为 0.72s，而完成气体交换的时间为 0.25~0.30s。由于 CO_2 的弥散速度较快，故交换只需 0.13s，而 O_2 的弥散能力仅为 CO_2 的 1/20，故弥散障碍时通常以低氧血症为主。

3）通气/血流比例失调：正常成人静息状态下，通气/血流比值约为 0.8。肺泡通气/血流比值失调常见于下述两种情况：①部分肺泡通气不足：肺部病变，如肺泡萎陷、肺炎、肺不张、肺水肿等引起病变部位的肺泡通气不足，通气/血流比值减小，部分未经氧合或未经充分氧合的静脉血（肺动脉血）通过肺泡的毛细血管或短路流入动脉血（肺静脉血）中，故又称肺动-静脉样分流或功能性分流；②部分肺泡血流不足：肺血管病变，如肺栓塞引起栓塞部位血流减少，通气/血流比值增大，病变区的肺泡气不能被充分利用，形成功能性无效腔增大，故称为无效腔样通气，虽然流经的血液 PaO_2 升高，但其含氧量却增加不多。健康的肺部区域却因血流量增加，而使通气/血流比值降低，导致功能性分流增加，出现 PaO_2 下降。

通气/血流比例失调通常仅导致低氧血症，而无 CO_2 潴留。其原因主要包括：①动脉与混合静脉血之间氧分压差比二氧化碳分压差大 10 倍；②正常肺泡毛细血管血氧饱和度处在 S 形氧离曲线的平台段，无法携带更多的氧，代偿病变区的血氧含量下降，而 CO_2 解离曲线在生理范围内呈直线，有利于通气良好区排出足够的 CO_2 以代偿通气不足区导致的 CO_2 潴留。但是，肺部病变广泛，严重的通气/血流比例失调，可导致 CO_2 潴留。

4）肺内动-静脉解剖分流增加：是通气/血流比例失调的特例。在某些病理状态下肺内动-静脉短路开放和严重病变导致病变肺泡完全失去通气功能，从而肺动脉内的静脉血未经氧合直接流入肺静脉，造成低氧血症。若分流量超过 30%，提高吸氧浓度并不能提高 PaO_2，常见于肺动-静脉瘘。

5）耗氧量增加：机体耗氧量增加时，肺泡氧分压下降，人体可通过增加通气量来防止缺氧。当发热、寒战、呼吸困难和抽搐时，耗氧量增加。若同时伴有通气障碍，机体不能通过代偿来防止肺泡氧分压下降，则可出现严重的低氧血症。

（2）低氧血症和高碳酸血症对机体的影响

1）对中枢神经系统的影响：①缺氧对中枢神经系统的影响：脑组织耗氧量大，约占全身耗氧量的 1/5~1/4。中枢皮质神经元细胞对缺氧最为敏感。通常完全停止供氧 4~5min 即可引起不可逆的脑损害。当 PaO_2 低于 60mmHg 时，可出现注意力不集中，视力和智力轻度减退；当 PaO_2 低于 40~50mmHg 时，可表现为头痛、烦躁不安、定向力和记忆力障碍、精神错乱、嗜睡、谵妄等神经精神症状；PaO_2 低于 30mmHg 时，可引起神志丧失甚至昏迷；PaO_2 低于 20mmHg 时，仅数分钟即可出现神经细胞不可逆转性损伤。缺氧有急性、慢性之分。急性缺氧可引起头痛、烦躁不安、谵妄、抽搐；慢性缺氧时症状出现缓慢。②CO_2 潴留对中枢神经系统的影响：CO_2 轻度增加时，对皮质下层刺激加强，间接引起皮质兴奋，患者表现为失眠、精神兴奋、烦躁不安等兴奋症状；CO_2 潴留加重使脑脊液 H^+ 浓度增加时，可影响脑细胞代谢，降低脑细胞兴奋性，抑制皮质活动，引起头痛、头晕、烦躁不安、神志模糊、精神错乱、扑翼样震颤、嗜睡、昏迷、抽搐、呼吸抑制。这种由缺氧和二氧化碳潴留导致的神经精神障碍症候群称为肺性脑病，又称二氧化碳麻醉。此外，肺性脑病还可表现为球结膜水肿及发绀等。③严重的缺氧和 CO_2 潴留均会使脑血管扩张、通透性增加，引起脑细胞、脑间质水肿，导致脑组织充血、水肿和颅内压增高，压迫脑血管，进一步加重脑缺血、缺氧，形成恶性循环，严重时出现脑疝。另外，神经细胞内的酸中毒可引起抑制性神经递质 γ-氨基丁酸生成增多，加重中枢神经系统的功能和代谢障碍，也成为肺性脑病以及缺氧、休克等病理生理改变难以恢复的原因。

2）对循环系统的影响：轻度缺氧和 CO_2 潴留可引起反射性心率加快、心肌收缩力增强、心排血量增加。严重缺氧和 CO_2 潴留可直接抑制心血管中枢，引起血压下降和各种心律失常。长期慢性缺氧引起肺小动脉收缩，肺循环阻力增加，导致肺动脉高压、右心负荷加重，同时心肌缺氧可使心肌受损，最终导致肺源性心脏病。缺氧和 CO_2 潴留时，脑血管、冠状血管扩张，皮肤和腹腔脏器血管收缩；严重缺氧和 CO_2 潴留时，皮下浅表毛细血管和静脉扩张，表现为四肢红润、温暖、多汗。

3）对呼吸的影响：缺氧对呼吸的影响明显小于二氧化碳潴留对呼吸的影响。当 $PaO_2<60mmHg$ 时，可作用于颈动脉体和主动脉体化学感受器，反射性兴奋呼吸中枢，但缺氧缓慢加重时，这种反射作用迟钝。当 $PaO_2<30mmHg$ 时，呼吸抑制。CO_2 对呼吸中枢具有强大的兴奋作用，二氧化碳分压突然升高，呼吸加深加快；当 $PaCO_2>80mmHg$ 时，会对呼吸中枢产生抑制和麻痹作用，通气量反而下降，此时呼吸运动主要靠缺氧维持对外周化学感受器的刺激作用。

4）对肾功能的影响：呼吸衰竭使肾血管痉挛、肾血流量减少，早期出现尿量减少，后期导致肾功能不全。若及时纠正呼吸衰竭，肾功能可以恢复。

5）对消化系统的影响：主要表现为消化不良、食欲缺乏，严重缺氧可出现胃肠黏膜糜烂、坏死、溃疡和出血。缺氧可直接或间接损坏肝细胞，使丙氨酸氨基转移酶上升，若及时纠正呼吸衰竭，肝功能可以恢复正常。

6）对酸碱平衡和电解质的影响：①呼吸性酸中毒：呼吸衰竭时肺泡换气减少，使动脉血二氧化碳分压增高，pH 值下降，H^+ 浓度升高，导致呼吸性酸中毒。早期可出现血压增高，中枢神经系统受累，如躁动、嗜睡、精神错乱、扑翼样震颤等。②代谢性酸中毒：持续而严重缺氧时，由于患者体内组织细胞能量代谢受到抑制，能量产生减少，导致乳酸和无机磷产生增多而引起代谢性酸中毒。③呼吸性酸中毒合并代谢性碱中毒：慢性呼吸衰竭时体内二氧化碳持续升高，HCO_3^- 也持续维持在较高水平，导致呼吸性酸中毒合并代谢性碱中毒。当 pH 值正常时称为代偿性呼吸性酸中毒合并代谢性碱中毒。当病情进一步加重时，HCO_3^- 不能代偿，pH 值低于正常范围则称失代偿性呼吸性酸中毒合并代谢性碱中毒。④高钾、低钠、低氯血症：由于能量不足，钠泵功能障碍，使细胞内 K^+ 转移至血液，而 Na^+ 和 H^+ 进入细胞内，造成低钠和高钾血症。当 HCO_3^- 持续升高时血中 Cl^- 相应降低，产生低氯血症。

【分类】

1. **按动脉血气分析分类** ① I 型呼吸衰竭：主要见于肺换气功能障碍（如严重肺部感染、间质性肺疾病、急性肺栓塞等），其特点为仅有缺氧，无 CO_2 潴留，血气分析 $PaO_2<60mmHg$，$PaCO_2$ 降低或正常；② II 型呼吸衰竭：主要见于肺泡通气不足，其特点为既有缺氧，又有 CO_2 潴留，血气分析 $PaO_2<60mmHg$，$PaCO_2>50mmHg$。单纯通气不足，低氧血症和高碳酸血症的程度是平行的，若伴有换气功能障碍，则低氧血症更为严重，如 COPD。

2. **按发病急缓分类** ①急性呼吸衰竭：由于某些突发致病因素（如严重肺疾病、肺栓塞、休克、淹溺、创伤、电击等）使通气或换气功能迅速出现严重障碍，在短时间内发展为呼吸衰竭。因机体不能很快代偿，如不及时抢救，将危及患者生命；②慢性呼吸衰竭：由于某些慢性疾病（如 COPD、严重肺结核、间质性肺疾病、神经肌肉病变等）导致呼吸功能损害逐渐加重，经过较长时间发展为呼吸衰竭。由于缺氧和 CO_2 潴留逐渐加重，在早期机体可代偿适应，多能耐受轻工作及日常活动，动脉血气分析 pH 值在正常范围内。若在慢性呼吸衰竭的基础上并发呼吸系统感染、气道痉挛或并发气胸等，可出现病情急性加重，并在短时间内 PaO_2 明显下降、$PaCO_2$ 明显升高,则称为慢性呼吸衰竭急性加重。其病理生理学改变和临床表现兼有慢性和急性呼吸衰竭的特点。

3. 按发病机制分类　①泵衰竭:驱动或制约呼吸运动的中枢神经系统、外周神经系统、神经肌肉组织(包括神经 - 肌肉接头和呼吸肌)和胸廓功能障碍引起。通常泵衰竭主要引起通气功能障碍,表现为Ⅱ型呼吸衰竭。②肺衰竭:由肺组织、气道阻塞或肺血管病变引起。肺组织和肺血管病变常引起换气功能障碍,表现为Ⅰ型呼吸衰竭。严重的气道阻塞性疾病(如 COPD)影响通气功能,造成Ⅱ型呼吸衰竭。

【临床表现】

除原发疾病的症状、体征外,主要为缺氧和 CO_2 潴留所致的呼吸困难和多脏器功能障碍。

1. 呼吸困难　是临床最早出现的症状,轻者仅感呼吸费力,重者呼吸窘迫、大汗淋漓,甚至窒息。急性呼吸衰竭早期表现为呼吸频率增加,病情严重时可出现呼吸困难,辅助呼吸肌活动加强,如三凹征。慢性呼吸衰竭病情早期表现为呼吸费力伴呼气延长,严重时呼吸浅快。并发 CO_2 麻醉时,出现浅慢呼吸或潮式呼吸。中枢神经药物中毒或严重 CO_2 麻醉时可无明显的呼吸困难。

2. 发绀　是缺氧的典型表现。当 SaO_2 低于 90% 时,出现口唇、指甲和舌发绀。发绀的程度与还原型血红蛋白含量相关,因慢性呼吸衰竭患者红细胞增多,血红蛋白浓度增高,还原血红蛋白绝对值增高,故发绀明显,而贫血患者则不明显。因严重休克等引起末梢循环障碍的患者,即使动脉血氧分压尚正常,也可出现发绀,称作外周性发绀。中央性发绀是由于动脉血氧饱和度降低引起的发绀。此外,发绀还受皮肤色素及心功能的影响。

3. 精神 - 神经症状　症状的轻重不仅决定于缺氧和 CO_2 潴留程度,也与人体的适应和代偿密切相关。所以,急性呼吸衰竭的症状较慢性呼吸衰竭患者明显。急性呼衰可迅速出现精神错乱、狂躁、昏迷、抽搐等症状。慢性呼衰随着 $PaCO_2$ 升高出现先兴奋后抑制症状。兴奋症状包括烦躁不安、昼夜颠倒,甚至谵妄。随着缺氧和 CO_2 潴留加重时可出现表情淡漠、肌肉震颤、间歇抽搐、嗜睡,甚至昏迷等肺性脑病的表现。

4. 循环系统表现　多数患者出现心率加快,急性呼吸衰竭严重缺氧和酸中毒时,可引起周围循环衰竭、血压下降、心肌损害、心律失常甚至心搏骤停。慢性呼吸衰竭时,因 CO_2 潴留出现体表静脉充盈、皮肤潮红、温暖多汗、血压升高,因脑血管扩张常有搏动性头痛。

5. 消化和泌尿系统表现　严重呼吸衰竭时可损害肝、肾功能。部分病例可出现血浆尿素氮与丙氨酸氨基转移酶升高;个别病例可出现尿蛋白、尿红细胞和管型尿。因胃肠道黏膜屏障功能损伤,导致胃肠道黏膜充血水肿、糜烂渗血或应激性溃疡,引起上消化道出血。

【辅助检查】

1. 动脉血气分析　PaO_2<60mmHg,伴或不伴 $PaCO_2$>50mmHg。

2. 肺功能检测　通过肺功能的检测能判断通气功能障碍的性质(阻塞性、限制性或混合性)及是否合并有换气功能障碍,并且能判断通气和换气功能障碍的严重程度。但在某些重症患者,肺功能检测受到限制。而呼吸肌功能测试能够提示呼吸肌无力的原因和严重程度。

3. 影像学检查　胸部 X 线检查、胸部 CT 和放射性核素肺通气 / 灌注扫描、肺血管造影及超声检查等可协助分析呼衰原因。

4. 纤维支气管镜检查　对于进一步明确诊断和取得病理学证据有重要意义。

5. 其他　尿中可见红细胞、蛋白及管型,尿素氮和丙氨酸氨基转移酶升高,可有高血钾、低血钾、低血钠、低血氯等。

【诊断要点】

有导致呼吸衰竭的原发疾病,出现缺氧(或伴)二氧化碳潴留的临床表现,根据动脉血气分析,在海平面、静息状态、呼吸空气时,$PaO_2<60mmHg$,伴或不伴 $PaCO_2>50mmHg$,并排除心内解剖分流和原发性心排血量降低时,呼吸衰竭的诊断即可成立。

【治疗要点】

治疗原则:在保持呼吸通畅的基础上,迅速纠正缺氧、CO_2潴留、酸碱失衡和代谢紊乱;积极治疗原发病和消除诱因;防治多器官功能受损和治疗并发症。

1. 保持呼吸道通畅　对呼吸衰竭的患者保持呼吸道通畅是最基本、最重要的治疗措施。气道不畅使呼吸阻力增加,呼吸功耗增多,会加重呼吸肌疲劳;气道阻塞致分泌物排出困难,将会加重感染,同时也可能发生肺不张,使气体交换面积减少;气道如发生急性完全阻塞,可发生窒息,短时间内致患者死亡。保持呼吸道通畅的方法包括:

(1) 体位:若患者昏迷应使其处于仰卧位,头后仰,托起下颌将口打开。

(2) 清除呼吸道分泌物及异物。

(3) 建立人工气道:如上述方法不能有效保持气道通畅,可采用简易人工气道、气管插管或气管切开。气管内导管是重建呼吸通道最可靠的方法。

(4) 解除支气管痉挛:用支气管舒张药,如 β_2 肾上腺素受体激动剂、抗胆碱药、茶碱类或糖皮质激素类药物。急性呼吸衰竭患者需静脉给药。

2. 氧疗　任何类型的呼吸衰竭患者均存在缺氧,故氧疗是呼吸衰竭患者的重要治疗措施。原则是Ⅰ型呼吸衰竭应给予较高浓度(>35%)吸氧;Ⅱ型呼衰可给予低浓度(<35%)持续吸氧;对于伴有高碳酸血症的急性呼吸衰竭也需要低浓度给氧。

3. 增加通气量、减少 CO_2 潴留

(1) 呼吸兴奋剂:主要用于以中枢抑制为主、通气量不足所致的呼吸衰竭,不宜用于以换气功能障碍为主所致的呼吸衰竭。常用药物有尼克刹米、洛贝林、多沙普仑。慢性呼吸衰竭患者可用阿米三嗪。呼吸兴奋剂的使用原则包括:①必须在保持气道通畅的前提下使用,否则会促发呼吸肌疲劳,加重 CO_2 潴留;②脑缺氧、脑水肿未纠正而出现频繁抽搐者慎用;③患者的呼吸肌功能基本正常;④不可突然停药。

(2) 机械通气:经上述处理病情无好转,并伴有严重通气/换气功能障碍时,则需人工辅助通气装置(有创或无创呼吸机)来改善通气和/或换气功能,即为机械通气。呼吸衰竭时应用机械通气能维持必要的肺泡通气量,降低 $PaCO_2$;可改善肺的气体交换效能;呼吸肌得以休息,有利于恢复呼吸肌功能。

4. 纠正酸碱平衡失调　慢性呼吸衰竭常有 CO_2 潴留,导致呼吸性酸中毒,宜采用改善通气的方法纠正。慢性呼吸衰竭的呼吸性酸中毒的发生发展过程缓慢,机体常以增加碱储备来代偿,在治疗中如迅速纠正呼吸性酸中毒后,原已增加的碱储备会使 pH 值升高,对机体造成严重危害。因此,在纠正呼吸性酸中毒的同时需要给予盐酸精氨酸和氯化钾,以防止代谢性碱中毒的发生。

5. 病因治疗及消除诱因　由于引起呼吸衰竭的原因很多,因此在解决呼吸衰竭本身造成危害的同时,针对不同的病因须采取适当的措施,是治疗呼吸衰竭的根本所在。感染是慢性呼吸衰竭急性加重的最常见诱因,因此应进行积极抗感染治疗。

6. 其他　伴多器官功能受损的重症患者需转入 ICU 进行积极抢救和监测,预防和治疗肺动脉高压、肺源性心脏病、肺性脑病、肾功能不全、消化道功能障碍和弥散性血管内凝血(DIC)等,尤其要注意防治多器官功能障碍综合征(MODS)。

二、急性呼吸窘迫综合征

急性呼吸窘迫综合征（acute respiratory distress syndrome，ARDS）是指由各种肺内和肺外致病因素导致的急性弥漫性肺损伤和进而发展的急性呼吸衰竭。临床表现为呼吸窘迫、顽固性低氧血症和呼吸衰竭。肺部影像学表现为双肺渗出性病变。主要病理特征是炎症导致的肺微血管通透性增高，富含蛋白质的液体渗出进入肺泡腔，进而导致肺水肿及透明膜形成，常伴肺泡出血。主要病理生理改变是肺容积减少、肺顺应性降低和严重通气/血流比例失调。ARDS 的早期和病情相对较轻的阶段表现为急性肺损伤（acute lung injury，ALI）。ALI/ARDS 属于临床常见的危重症，发病急骤，病死率高。

【病因与发病机制】

1. 病因 ARDS 病因或高危因素包括肺内（直接）因素和肺外（间接）因素两大类。

（1）肺内因素：①生物性因素，如重症肺炎是我国 ARDS 发生的最主要原因；②化学性因素，如吸入胃内容物、毒气、烟尘、氧中毒等，国外报道占首位的为胃内容物吸入；③物理性因素，如淹溺、肺挫伤、反射性损伤等。

（2）肺外因素：包括各种类型的休克、脓毒症、急性重症胰腺炎、严重的非胸部创伤、大面积烧伤、大量输血、药物或麻醉品中毒等。

2. 发病机制 ALI 和 ARDS 的发病机制尚未完全阐明。

（1）细胞学机制：各种肺内外因素使中性粒细胞在肺内聚集、激活，并通过"呼吸爆发"释放氧自由基、蛋白酶和炎性介质，以及巨噬细胞和肺毛细血管内皮细胞释放多种炎性介质，如肿瘤坏死因子-a（TNF-a）、白细胞介素-1（IL-1）导致炎症反应和肺组织损伤；另一方面，各种肺内外因素可能会延迟中性粒细胞的凋亡，使中性粒细胞持续发挥作用，引起过度和失控的炎症反应及肺组织损伤。

（2）肺内炎性介质和抗炎介质的平衡失调：炎性介质增加和抗炎介质（IL-4、IL-10、IL-13 等）释放不足是 ALI/ARDS 发生、发展的关键环节。系统性炎性反应综合征（systemic inflammatory response syndrome，SIRS）和代偿性抗炎反应综合征（compensatory anti-inflammatory response syndrome，CARS）在病变过程中出现平衡失调导致发生多器官功能障碍综合征（multiple organ dysfunction syndrome，MODS）。SIRS 是指机体失控的自我持续放大和自我破坏的炎症反应；CARS 是指在发生系统性炎症反应综合征的同时，机体启动了一系列内源性抗炎症介质和抗炎内分泌激素，出现抗炎反应。

（3）对机体的影响：多种炎性细胞及其释放的炎性介质和细胞因子间接介导，导致肺毛细血管内皮细胞和肺泡上皮细胞损伤，肺泡膜通透性增加，引起肺间质和肺泡水肿；肺泡表面物质减少，出现小气管陷闭和肺泡萎缩，加重肺水肿和肺不张；由于病变分布不均一，下垂肺区（仰卧时靠近背部的肺区）出现严重肺水肿和肺不张，通气功能极差，而非下垂肺区（仰卧时靠近前胸壁的肺区）的肺泡通气功能基本正常。以上各种改变引起肺内分流进一步加重，弥散障碍，通气/血流比例严重失调，造成顽固性的低氧血症和呼吸窘迫。

ARDS 的主要病理改变为肺广泛充血、水肿和肺泡内透明膜形成。主要有渗出期、增生期和纤维化期 3 个病理阶段，三个阶段常重叠存在。

【临床表现】

发病急骤，约半数发生于原发病起病 24 小时以内，常在 5 天内发生。除原发病的表现外，还有严重缺氧引起的进行性加重的呼吸困难。

1. 突然出现进行性呼吸窘迫 最早出现呼吸加快、进行性加重的呼吸困难，其呼吸困难的特点是呼吸深快、呼吸费力、严重憋气、常感胸廓紧束，通过氧疗不能改善，也不能用其他原发心肺疾病(如气胸、肺气肿、肺不张、肺炎、心力衰竭)解释。

2. 发绀　由于严重持续缺氧导致发绀严重。

3. 伴随症状　常伴有烦躁、焦虑、出汗。

4. 肺部体征　早期多无阳性体征;中期双肺闻及少量细湿啰音;后期可闻及水泡音及管状呼吸音。

【辅助检查】

1. 胸部 X 线检查　演变过程的特点为快速多变。早期无异常或呈轻度间质改变,表现为边缘模糊的肺纹理增多;继之出现斑片状并逐渐融合成大片状的磨玻璃或实变浸润阴影,大片阴影中可见支气管充气征;后期可出现肺间质纤维化改变。

2. 动脉血气分析　典型表现为低 PaO_2、低 $PaCO_2$ 和高 pH 值。病情加重,在后期如出现合并代偿性酸中毒或呼吸肌疲劳,则 pH 值可低于正常,甚至出现高碳酸血症。根据动脉血气分析和吸入氧浓度可计算肺氧合功能指标,如肺泡 - 动脉氧分压[$P_{(A-a)}O_2$]、肺内分流(Q_s/Q_T)、呼吸指数[$P_{(A-a)}O_2/PaO_2$]、氧合指数(PaO_2/FiO_2)等,其中目前临床上最常使用的指标是 PaO_2/FiO_2,PaO_2/FiO_2 降低是诊断 ARDS 的必要条件。正常值为 400~500,ALI 时 ≤300,ARDS 时 ≤200。

3. 床边肺功能监测　ARDS 时血管外肺水肿增加、肺顺应性降低,无效腔通气量比例(V_D/V_T)增加,但无呼气流速受限。

4. 心脏超声和 Swan-Ganz 导管检查　有助于明确心脏情况和指导治疗。通过置入 Swan-Ganz 导管可测定肺毛细血管楔压(PCWP),这是反映左心房压较可靠的指标。PCWP 一般 <12mmHg,若 PCWP>18mmHg 支持左心衰竭的诊断。

【诊断要点】

根据 ARDS 柏林标准,符合下列 4 项条件者可诊断为 ARDS。

1. 有明确的 ARDS 致病因素且在 1 周内出现急性或进展性呼吸困难。

2. 胸部 X 线平片 / 胸部 CT 显示两肺浸润阴影,不能完全用胸腔积液、肺叶 / 全肺不张和结节影解释。

3. 呼吸衰竭不能完全用心力衰竭和液体负荷过重解释。如果临床没有危险因素,需要用客观检查(如超声心动图)来评价心源性肺水肿。

4. 低氧血症,氧合指数 ≤300mmHg。用于计算氧合指数的 PaO_2 需在机械通气参数呼气末正压(positive end-expiratory pressure,PEEP)/ 持续气道内正压(CPAP)不低于 5cmH$_2$O 的条件下测定;所在地海拔超过 1 000m 时,需对 PaO_2/FiO_2 进行校正,校正 PaO_2/FiO_2= 实际(PaO_2/FiO_2)×(所在地大气压值 /760)。根据氧合指数,可确定 ARDS 的严重程度:

轻度:200mmHg <PaO_2/FiO_2≤300mmHg;

中度:100mmHg <PaO_2/FiO_2≤200mmHg;

重度:PaO_2/FiO_2≤100mmHg。

【治疗要点】

治疗原则:积极治疗原发病、氧疗、机械通气和纠正酸碱平衡。

1. 治疗原发病　积极寻找原发病并予以彻底治疗,防止进一步损伤。感染是发生 ALI 和 ARDS 的常见病因,同时也是最常见的高危因素,而 ARDS 又易并发感染,所以对所有患者都应怀疑感染的可能,除非有明确的其他导致 ARDS 的原因存在。治疗上宜选择广谱抗生素。

2. 氧疗　是改善低氧血症的重要手段。轻度低氧血症可使用面罩给氧,但多数患者采用机械通气。一般需高浓度给氧,使 PaO_2≥60mmHg 或 SaO_2≥90%。

3. 机械通气 ARDS 诊断成立应尽早进行机械通气。目的是提供充分的通气和氧合，以支持器官功能。目前，ARDS 患者的机械通气采用肺保护性通气策略，主要措施如下：

（1）呼气末正压（PEEP）：适当水平的 PEEP 可以使萎陷的小气道和肺泡重新开放，并且呼气末维持开放状态，使呼气末肺容量扩大，从而改善肺泡弥散功能和通气/血流比例，减少分流，达到改善氧合功能和增加肺顺应性的目的。但 PEEP 可增加胸腔正压，减少回心血量，并有加重肺损伤的潜在危险。因此，应用 PEEP 时应注意：在不加重肺水肿的前提下，适当补充血容量；从低水平开始（先用 $5cmH_2O$），逐渐增加到合适水平，一般为 $10\sim18cmH_2O$，以维持 $PaO_2>60mmHg$ 而 $FiO_2<0.6$。

（2）小潮气量：由于 ARDS 病变不均匀，当采用较大潮气量通气时，气体容易进入顺应性较好的处于非下垂位肺区的肺泡，使这些区域的肺泡过度充气而造成肺泡破坏，同时，处于下垂位肺区的萎陷肺泡仍处于萎陷状态，在局部扩张和萎陷的肺泡间产生剪切力，使肺损伤进一步加重。因此，要求小潮气量通气，以防止肺泡过度充气。一般采用通气量为 $6\sim8ml/kg$，使吸气平台压控制在 $30\sim35cmH_2O$ 以下。为保证小潮气量可允许一定程度的 CO_2 潴留和呼吸性酸中毒（pH7.25~7.30），合并代谢性酸中毒时需适当补碱。

4. 液体管理 在血压稳定保证组织灌注的前提下，出入液量宜呈轻度负平衡，使出量略多于入量（-500ml/d）。适当使用利尿剂可以促进肺水肿的消退。必要时需放置肺动脉导管检测 PCWP，指导液体管理。一般早期 ARDS 由于毛细血管通透性增加，胶体液可渗入间质加重水肿，因此，不宜输胶体液。大量出血患者必须输血时，最好输新鲜血，用库存 1 周以上的血时应加用微过滤器，避免发生微血栓而加重 ARDS。

5. 营养支持和监护 ARDS 时机体处于高代谢状态，应补充足够的营养。早期开始胃肠道营养不仅可以防止出现肠道菌群异位，且降低全静脉营养引起的感染和血栓形成等并发症。患者应安置在 ICU 病房，严密监测呼吸、循环、水电解质、酸碱平衡及其他重要脏器的功能，以便及时调整治疗方案。

6. 其他 治疗肾上腺糖皮质激素、表面活性物质、鱼油和吸入一氧化二氮等治疗价值尚不确定。

三、呼吸衰竭和急性呼吸窘迫综合征患者的护理

【常用护理诊断/问题】

1. 低效型呼吸型态 与肺顺应性降低、呼吸肌疲劳、气道阻力增加、不能维持自主呼吸有关。

2. 气体交换受损 与肺水肿、肺不张、换气功能障碍有关。

3. 清理呼吸道无效 与呼吸道感染、分泌物过多、无效咳嗽、咳痰无力有关。

4. 潜在并发症：MODS。

【护理措施】

1. 病情观察 呼吸衰竭和 ARDS 患者应入住 ICU 进行严密监护，监测项目包括：

（1）密切观察呼吸频率、节律和深度，使用辅助呼吸机的情况，呼吸困难的类型及程度；观察呼吸道分泌物情况，如痰液的量、颜色、黏稠度和异常气味等，并及时做好记录；观察有无发绀、球结膜水肿、肺部有无异常呼吸音等缺氧和 CO_2 潴留症状及体征。

（2）监测动脉血气分析值及电解质和酸碱平衡情况；监测心率、心律及血压，必要时进行血流动力学监测。

（3）观察有无肺性脑病、消化道出血、心力衰竭、休克等表现，昏迷者应评估瞳孔、肌张力、腱反射及病理反射等，如有异常应及时通知医生。

(4) 观察和记录每小时尿量和液体出入量；严密观察人工气道通畅情况及机械通气运转情况；如有肺水肿，需适当保持负平衡。

2. 起居护理 协助患者取半卧位、坐位、趴伏在床桌上等，有利于改善呼吸状态的舒适体位。借此降低膈肌位置，促进肺膨胀，改善通气。为减少体力消耗，降低氧耗量，应限制探视，增加休息，并尽量减少自理活动和不必要的操作。

3. 饮食护理 患者宜早期鼻饲，并做好口腔护理。病情稳定后，鼓励患者经口进食，少量多餐。患者宜多进食高热量、高蛋白、富含维生素、易消化的食物。为防止气短和进餐时血氧降低，进餐时应持续给氧。患者应避免进食易于产气的食物，防止便秘、腹胀，以免影响呼吸。

4. 用药护理 按医嘱及时准确给药，并注意观察疗效及不良反应。

(1) 茶碱类药物：可出现恶心、呕吐、心动过速、心律失常、血压下降等不良反应，若发现应及时向医生报告并给予处理。

(2) β_2 受体激动剂：应注意心悸、骨骼肌震颤等不良反应。

(3) 呼吸兴奋剂：应保持呼吸道通畅，适当提高吸入氧浓度；注意观察呼吸频率、节律、神志变化以及动脉血气的变化，如出现恶心、呕吐、上腹部不适、烦躁不安、面色潮红、皮肤瘙痒等应减慢滴速；若出现肌肉抽搐，应及时向医生报告，给予处理。

(4) 镇静剂：Ⅱ型呼吸衰竭患者如出现烦躁不安、失眠等，应禁用吗啡等呼吸抑制的药物，慎用其他镇静剂，以防止发生呼吸抑制。

5. 氧疗护理 氧疗是通过人工吸入氧气的方法来纠正患者缺氧状态的治疗方法。有效的氧疗可使体内利用氧明显增加，使 PaO_2 和 SaO_2 升高，从而减轻组织损伤，恢复脏器功能；减少呼吸做功，降低缺氧性肺动脉高压。因此，氧疗是低氧血症患者纠正缺氧的重要处理措施，应根据呼吸衰竭的类型和缺氧的严重程度选择适当的给氧方法和吸入氧分数。

(1) Ⅰ型呼吸衰竭和 ARDS：Ⅰ型呼吸衰竭和 ARDS 患者的主要问题是氧合功能障碍，通气功能基本正常。因此，需吸入较高浓度（$FiO_2 \geq 35\%$）的氧，使 $PaO_2 \geq 60mmHg$ 或 $SaO_2 \geq 90\%$，轻者可使用面罩给氧，轻中度者可使用经鼻高流量湿化氧疗，多数患者需使用机械通气氧疗。

(2) Ⅱ型呼吸衰竭：Ⅱ型呼吸衰竭的患者通气功能障碍，缺氧伴有二氧化碳潴留，应给予低浓度（$FiO_2 < 35\%$）持续给氧，使 PaO_2 控制在 60mmHg 或 SaO_2 在 90% 或略高，防止血氧含量过高。因为慢性呼吸衰竭患者呼吸中枢的化学感受器对二氧化碳反应性差，呼吸主要靠低氧血症对颈动脉体、主动脉体化学感受器的刺激来维持，若缺氧迅速纠正，解除了低氧对外周化学感受器的刺激，导致呼吸抑制，加重缺氧和 CO_2 潴留，严重时陷入二氧化碳麻醉状态。Ⅱ型呼吸衰竭的患者常用鼻导管或鼻塞吸氧。

(3) 效果观察：氧疗过程中应密切观察氧疗的效果，如呼吸困难是否缓解、发绀是否减轻、心率是否减慢、意识障碍是否减轻等。并结合血气分析结果和临床表现及时调整氧流量或氧浓度。

(4) 注意事项：注意避免长时间高浓度吸氧，防止氧中毒；注意保持吸入氧气的湿化，以免干燥的氧气对呼吸道黏膜产生刺激和气道黏液栓形成；输送氧气的导管、面罩、气管导管等应妥善固定，保持其清洁与通畅，定时更换消毒，防止交叉感染；嘱患者及家属不要擅自停止吸氧或变动氧流量。

6. 保持呼吸道通畅

(1) 湿化气道：采用超声雾化法。

(2) 指导并协助患者进行有效咳嗽、咳痰。

（3）药物：按医嘱给予祛痰剂、支气管扩张剂，辅以胸部叩击，以利于痰液引流排出。

（4）协助患者更换体位：每 1~2 小时翻身一次，并给予拍背，促使痰液排出。

（5）吸痰：意识不清或病情严重者经口腔、鼻腔吸痰；气管插管或气管切开患者，给予气管内负压吸引吸痰，吸痰时注意无菌操作。

7. 指导患者有效地呼吸　对病情稳定的患者指导并教会缩唇呼吸，通过腹式呼吸时膈肌的运动和缩唇促使气体均匀而缓慢地呼出，以增加肺的有效通气量，改善通气功能。详见第十四节"呼吸系统疾病常用诊疗技术的护理"。

8. 心理护理

（1）心理评估：呼吸衰竭和 ARDS 患者因病情重需入住 ICU，多数患者对 ICU 较多医疗诊治仪器的环境不适应，加上病情危重，常会产生紧张、焦虑情绪。看到周边抢救的患者，产生恐惧心理。

（2）心理支持：护理人员应及时了解不同患者的心理状况，并针对不同的心理特点给予相应的护理。如患者病情重或机械通气不能说话时，简明扼要地讲解病情及紧张焦虑对病情的危害性，鼓励患者的每一项合作，增强战胜疾病的信心，减轻恐惧心理。对病情较轻的患者，让患者充分述说心理疑虑，在不影响抢救的前提下尽量满足患者的需求。

（3）心理指导：指导患者应用自我放松等各种缓解紧张、焦虑的方法，以缓解患者的紧张和焦虑。

9. 抢救配合　密切观察患者的病情变化，预测患者抢救所需物品，迅速准备好有关抢救用品，及时准确地做好各项抢救配合，赢得抢救时机，提高抢救成功率。

10. 中医护理　本病属于中医"喘证""暴喘""喘脱""结胸"等范畴，主要的临床表现有喘息、张口抬肩、鼻翼扇动、呼吸困难等。热、毒、瘀、痰、湿是本病主要的病因病机。可针刺大椎、曲池、风池等穴以清热，针刺丰隆、膻中、肺俞、列缺、尺泽等穴以平喘；喘重者加天突、定喘穴，均用泻法。中药汤剂宜温服，但痰热郁肺者应温凉服。

【健康教育】

1. 知识宣教　为了使患者理解康复保健的意义与目的，向患者及家属讲解预防疾病的发生、发展和转归的知识。呼吸道感染是病情发展并加重的重要因素，因此，应避免和呼吸道感染患者接触，尽量避免去人群密集的公共场所；劝导患者戒烟，避免吸入刺激性气体。讲解语言应通俗易懂，尽量不使用专业术语，对一些文化程度不高的患者或老年人可借助简易图片进行讲解。

2. 用药指导　为了使患者出院后正确按医嘱用药，避免产生不良后果，需向患者及家属详细说明使用的药物、剂量、用法和注意事项，必要时用较大的字体写在纸上交给患者，以便需要时使用。

3. 生活指导　为了使患者理解康复锻炼的意义和充分调动患者进行康复的主观能动性，根据患者的具体情况指导并与患者共同制订合理的活动与休息计划，教会患者避免耗氧量较大的活动，并在活动过程中增加休息；为了提高机体抵抗疾病的能力，在积极体育锻炼的同时，指导患者合理安排膳食，加强营养。

4. 定期随访　若病情加重，应尽早就医。

【结语】

呼吸衰竭是指各种原因引起的肺通气和 / 或换气功能严重障碍，导致低氧血症伴（或不伴）高碳酸血症，进而引起一系列病理生理改变和相应的临床表现的综合征。主要临床表现是呼吸困难和多个组织器官因缺氧和 / 或伴有二氧化碳潴留而受损的表现。ARDS 是由心源性以外的各种肺内、肺外致病因素导致的急性、进行性呼吸困难。临床上以呼吸急促、呼吸窘迫、顽固性低氧血症为特征。处理的原则是在保持呼吸通畅的条件下,迅速纠正缺氧(氧疗、机械通气)、CO_2 潴留、酸碱失衡和代谢紊乱;积极治疗原发病和消除诱因,预防并发症。护理时注意监测呼吸变化、动脉血气分析值及电解质和酸碱平衡情况,加强氧疗、机械通气的护理,积极配合抢救。

第十四节　呼吸系统疾病常用诊疗技术的护理

一、指导患者深呼吸和有效咳嗽

深呼吸是指联合进行胸腹式呼吸,以排出肺内残气,吸入更多新鲜空气。有效咳嗽是指咳嗽所产生的高速气流能够有效排出位于咽喉部、气管及大支气管内的病理性分泌物或异物,保持呼吸道的通畅。两者结合能有效清除气道内炎性渗出物或致病微生物,有利于控制感染、减轻炎症和改善通气。

【适应证】

神志清醒,一般状况良好、能够配合的肺不张、肺炎等有大量痰液排出不畅者。

【操作前准备】

1. 用物准备　纸巾、痰杯,视需要备枕头。

2. 护士准备　着装整洁,洗手。

【操作方法】

临床常用的有效咳嗽有四种方法,每种方法的指导要点介绍如下:

1. 指导患者取坐位,解开衣领。嘱其先进行深而慢的呼吸 5~6 次,使支气管内分泌物自下而上移动,再嘱患者深吸气,呼气时张口连续轻咳数次,将痰咳到咽部附近,再用力咳嗽将痰液排出。咳嗽时身体稍前倾,有利于痰液排出。

2. 指导患者取舒适体位,进行腹式呼吸。深吸气后屏气 3~5s,然后缩唇(撅嘴),缓慢地通过口腔将肺内气体呼出(胸廓下部和腹部应该下陷)。做第 2 次深呼吸时,吸气后屏气 3~5s,呼气时张口做 2 次短而有力的咳嗽,将痰液咯出。

3. 指导患者取坐位。两腿上放一枕头,缩唇深呼吸数次(鼻吸气,缩唇呼气)。最后 1 次吸气末身体前倾,同时用枕头顶住腹部,使膈肌上升,呼气时张口用力咳嗽、排痰。

4. 指导患者尽量取坐位,身体前屈,双足着地,护士用手或枕头支撑患者的胸部和腹部。嘱患者用鼻吸气,缓慢地噘嘴呼气,使分泌物上移至支气管、气管,引起反射性咳嗽。在患者呼气末或咳嗽时,护士可将手放在患者肋弓下,提供一个有力的、向上的震颤压,可协助患者咳嗽、排痰。

【护理要点】

1. 观察患者咳嗽、咳痰情况,听诊肺部呼吸音及啰音,记录痰的量、颜色及性状。

2. 操作于餐前及就寝前 30~60min 进行,每次 15min,每日 2~4 次。有效咳嗽排痰后应注意让患者取舒适体位休息片刻。

3. 对胸部有伤口的患者,为减轻因咳嗽、咳痰而加重伤口疼痛,可指导患者咳嗽时,用双手或枕头轻压伤口两侧,起固定或扶持作用,以抵消咳嗽所致的伤口局部牵拉。

二、指导患者呼吸功能锻炼

临床常用的呼吸功能锻炼方法包括腹式呼吸、缩唇呼吸、膈肌起搏及吹气球训练等。

①腹式呼吸是指通过腹肌的主动收缩和舒张,以加强膈肌的肌力和耐力,使呼吸阻力降低,增加肺泡通气量,减少功能残气量,从而有效地改善呼吸功能。②缩唇呼吸是指通过缩唇形成的微弱阻力来延长呼气时间,增加气道压力,防止呼气时小气道过早陷闭,以利肺泡气体排出。③膈肌起搏是通过功能性电刺激刺激膈神经,引起膈肌收缩,使吸气作用明显增大,加速吸气与呼气活动的交替,使膈肌活动频率增加,从而改善通气功能,促进 CO_2 排出,提高动脉血氧分压,纠正低氧性肺动脉高压,增加肺血流量。膈肌起搏分为植入式膈肌起搏器和体外膈肌起搏器两种。④吹气球训练是指利用气球等用具来锻炼呼吸功能的方法。这里主要介绍腹式呼吸、缩唇呼吸和吹气球训练。

【适应证】

适用于 COPD 以及其他肺通气障碍的患者。

【禁忌证】

腹式呼吸法不适于胸部 X 线检查提示膈肌已降至最低限度,呈平坦而无弧形存在者。

【操作步骤】

1. 腹式呼吸(又称膈式呼吸)

(1) 患者取舒适的半卧位或坐位,也可取平卧位或立位,全身肌肉放松。

(2) 指导患者将双手分别放于前胸部和上腹部。

(3) 嘱患者用鼻缓慢吸气时,膈肌最大程度下降,腹肌松弛,腹部手感向上抬起,胸部手在原位不动,抑制胸廓运动。呼气时,腹肌收缩(腹部手感下降)帮助膈肌松弛,膈肌随腹腔内压增加而上抬,增加呼吸潮气量。

(4) 呼吸应做到缓慢而均匀,勿用力呼气,把握呼气与吸气的时间比例为 2∶1~3∶1,使呼吸时胸廓的活动度保持最小。呼吸频率保持为每分钟 8~10 次。可以在腹部放置一本杂志或书锻炼腹式呼吸,每日训练 3~4 次,每次重复 8~10 次。待操作熟练后可逐渐增加训练的次数和时间,可在各种体位状态下随时进行练习,逐渐习惯于平稳而缓慢的腹式呼吸。

2. 缩唇呼吸(图 2-11)

(1) 患者取端坐位,嘱患者闭嘴用鼻吸气。

(2) 指导患者缩拢嘴唇,通过半闭的口唇慢慢呼气,边呼气边数数,数到第 7 后发出"扑"声(缩唇缓慢呼气时也可以不数数和发出"扑"声)。

(3) 使呼气时间与吸气时间之比为 2∶1~3∶1。

(4) 缩唇大小程度与呼气流量,以能使距口唇 15~20cm处,与口唇等高点水平的蜡烛火焰随气流倾斜又不至于熄灭为宜。

(5) 每天练习 3~4 次,每次重复 8~10 次。

图 2-11 缩唇呼吸

3. 吹气球训练法 选择合适的气球、玻璃瓶或塑料瓶,容量不小于 800~1 000ml。先深吸气,然后含住气球或瓶子进气口,尽力将肺内气体吹入气球或瓶子内,直至吹不出气来为止。每次练习 3~5min,或根据气球膨胀的大小、次数来定练习时间的长短,每日可重复练习数次。

【护理要点】

1. 腹式呼吸常与缩唇呼吸配合使用,是一种重要的康复手段。

2. 腹式呼吸会增加能量消耗,因此需要告知患者只能在恢复期如出院前进行训练。

3. 向患者解释呼吸功能锻炼的重要性,锻炼需要天天坚持,才能取得改善呼吸功能的效果。

三、体位引流术

体位引流即利用患者的特殊体位,使任一侧肺的某叶或某段支气管处于高位,利用重力的作用,促使呼吸道分泌物流入气管、支气管排出体外的过程。可同时配合使用一些胸部手法治疗,如拍背、震颤等,提高引流效果。

【适应证】

支气管扩张症分泌物多者、支气管碘油造影前后、肺脓肿患者以及慢性支气管炎痰液多且黏稠者。

【禁忌证】

高血压患者、心功能Ⅲ~Ⅳ级或心力衰竭严重者、肺水肿患者、呼吸衰竭、有明显呼吸困难和发绀者、近1~2周内曾有大咯血史、严重心血管疾病或年老体弱不能耐受者。

【操作前准备】

1. 向患者解释体位引流的目的、操作过程及注意事项。并备好盛痰器和相应物品。

2. 痰液黏稠的患者,引流前15分钟先遵医嘱雾化吸入,药物如化痰药、支气管扩张剂等,以促进痰液引流。

【操作步骤】

1. 向患者及家属解释操作过程、方法和目的。监测生命体征,进行肺部听诊,明确病变部位。引流前15分钟可遵医嘱给予支气管扩张剂。

2. 协助患者采取引流体位,体位的选择取决于分泌物潴留的部位和患者的耐受程度。确定引流体位的总原则是必须将病灶置于较高位置,使脓痰从病灶处经肺段、肺叶支气管引流到主支气管,再流向大气管,经咳嗽排出体外。因此不同部位的病变需设计不同的体位姿势,才能达到良好的排痰效果。一般先引流上叶,然后引流下叶后基底段(具体引流体位见图2-12)。如患者不能耐受,应及时调整体位。

3. 操作中观察患者有无出汗、脉搏细弱、头晕、疲劳、面色苍白等症状,评估患者对体位引流的耐受程度。

4. 体位引流结束后,协助患者采取舒适体位,弃掉污物。给予清水或漱口剂漱口,保持口腔清洁。

图2-12　体位引流

5. 记录患者咳痰情况(性质、量及颜色),听诊肺部呼吸音的变化,客观评价体位引流效果。

【护理要点】

1. 头外伤、胸部创伤、咯血、严重心血管疾病和患者状况不稳定者不宜采用头低位进行体位引流。

2. 根据病变部位、病情、患者状况,每日引流 1~3 次,每次 15~20 分钟。一般于饭前 1 小时或饭后 1~3 小时进行。

3. 操作中若患者出现心律失常(如心率超过 120 次 /min),或者出现血压过高过低、眩晕、发绀,应立即停止操作并通知医生及时处理。

四、胸膜腔穿刺术

胸膜腔穿刺术(简称胸穿)是指自胸膜腔内抽取积液或积气,明确其性质,以协助诊断,或排出胸腔内积液或积气,以缓解压迫症状,避免胸膜粘连增厚的操作,亦可从胸腔内注射药物辅助治疗。

【适应证】

1. 胸腔大量积气或积液者。

2. 胸腔积液性质不明者。

3. 需要向胸膜腔内注入药物协助治疗者。

4. 脓胸抽脓灌洗治疗者。

【禁忌证】

1. 血小板明显减少,有严重出血倾向或用肝素、双香豆素等进行抗凝治疗者。

2. 严重肺结核、大咯血及肺气肿者。

3. 剧咳、病情危重等不能合作者。

【操作前准备】

1. 环境干净、清洁无尘、关闭门窗,必要时放置屏风。

2. 操作者衣帽鞋穿戴整齐、洗手、修剪指甲、戴口罩。

3. 准备无菌胸穿包、无菌手套、穿刺针、消毒用品、注射用药、麻醉用药、标本容器(常规、生化、病理及细菌培养等)等用物。

4. 操作前向患者及家属解释操作目的、过程、注意事项(如术中不能移动位置,不可进行深呼吸和咳嗽),消除患者紧张情绪,取得合作,必要时遵医嘱给予镇静药。

【操作步骤】

1. 体位　①抽液时,协助受术者反坐于靠背椅上,双手平放于椅背上缘,头伏臂上;或取坐位,使用床旁桌支托;亦可取仰卧位,病侧上肢置头颈部,完全暴露胸部或背部,不能坐直的受术者,取侧卧位,床头抬高 30°。②抽气时,协助受术者取半卧位。

2. 穿刺部位　胸腔积液的穿刺点一般为患侧肩胛线第 7~8 肋间隙、腋后线第 7~8 肋间隙、腋中线第 6~7 肋间隙或腋前线第 5 肋间隙。气胸者取患侧锁骨中线第 2 肋间隙或腋前线第 4~5 肋间隙。

3. 穿刺方法　常规消毒皮肤,局部麻醉。术者左手示指与拇指固定穿刺部位皮肤及肋间,右手持穿刺针(针栓胶管用血管钳夹紧)在局麻处沿肋骨上缘缓慢刺入胸壁直达胸膜。固定穿刺针,并将 50ml 注射器接至胶管,在助手协助下抽取胸腔积液或积气。穿刺过程中应避免损伤脏层胸膜,并注意每次分离注射器前应将穿刺针尾端的橡皮管及时夹闭,避免气体进入,防止发生气胸。术毕拔出穿刺针,再次消毒穿刺点,并覆盖无菌敷料,胶布固定,稍压片刻。

4. 术中护理

(1) 病情观察:操作过程中应密切观察受术者的脉搏、面色等变化,以判断受术者对穿刺的耐受性。如受术者出现不适,应减慢抽吸或立即停止抽液。若受术者出现头晕、心悸、胸闷、面色苍白、出汗、刺激性干咳,甚至晕倒,提示受术者可能出现"胸膜反应",应立即停止抽液,使受术者平卧,密切观察血压,防止休克。

(2) 抽液抽气量:每次抽液抽气均不宜过快、过多,防止胸腔内压骤然下降,发生复张后肺水肿或循环障碍、纵隔移位等意外。首次总排液量不宜超过 600ml,首次总抽气量不宜超过 1 000ml,以后每次抽吸量不超过 1 000ml。如胸腔穿刺目的是明确诊断,抽液 50~100ml即可,置入无菌试管送检。如为治疗需要,抽液及抽气后可注射药物。

【护理要点】

1. 记录穿刺的时间、抽液及抽气的量、胸腔积液的颜色、质地以及受术者术中状态。

2. 密切观察病情变化,观察穿刺部位有无红、肿、热、痛、体温升高、渗血、渗液等异常,并及时通知医生。

3. 协助受术者采取舒适卧位,嘱其卧床休息,24 小时后方可洗澡,以免穿刺部位感染。

4. 鼓励受术者深呼吸,促进肺膨胀。

5. 术后并发症处理 ①胸膜反应:多见于精神紧张的受术者,一旦发现受术者出现头晕、面色苍白、出汗、心悸、胸闷、胸壁剧痛,或连续咳嗽、气促及咳泡沫痰等征象,应立即停止操作,并将受术者平卧或置于仰卧头低位,给予对症处理,多数情况下可自行缓解。如果受术者症状仍不缓解,可遵医嘱给予 0.1% 肾上腺素 0.3~0.5ml 皮下注射。如受术者有心率减慢、心排血量减少及血压下降等血管迷走神经兴奋的表现,可遵医嘱使用阿托品 0.5~1.0mg 肌内注射。②复张性肺水肿:多发生于肺复张后 24 小时之内,表现为抽液后立即出现剧烈咳嗽、呼吸急促、胸痛、烦躁不安、眩晕及心悸等,继之咳出大量白色或粉红色泡沫痰,有时伴有发热、恶心或呕吐,严重者可出现休克及昏迷。体格检查可发现病侧肺野布满湿啰音、呼吸频率加快、心动过速等,应立即给氧纠正低氧血症,湿化瓶内用 20%~30% 乙醇去泡沫。必要时遵医嘱进行机械通气、补充液体和应用正性肌力药物等。

五、纤维支气管镜检查术

纤维支气管镜(简称纤支镜)检查术,是一种利用光学纤维内镜对气管支气管进行检查及诊疗的技术。通过纤支镜能够直视气管支气管病变并进行活检或治疗,达到诊断及治疗肺部和胸腔疾病的目的。

【适应证】

1. 原因不明的咳嗽、咯血或痰中带血者。

2. 疑为气管内异物或肺部疾病者。

3. 胸部 X 线检查无异常,痰中有癌细胞者。

4. 原因不明的喉返神经麻痹、膈神经麻痹或上腔静脉阻塞。

5. 需收集呼吸道分泌物做检查者。

6. 需进行气管内治疗者。

【禁忌证】

1. 严重心、肺、脑病,体质十分虚弱不能耐受者。

2. 近期有上呼吸道感染或其他急性继发感染、高热哮喘发作或大咯血者。

3. 颈椎畸形或气管狭窄,无法插入者。

4. 严重的上腔静脉阻塞综合征及肺动脉高压、尿毒症患者。

5. 有主动脉瘤破裂危险者。

6. 对麻醉药过敏而无其他药物代替者。

7. 出血,如近期大咯血未停止者、凝血机制异常者。

【操作前准备】

1. 向受术者及家属解释检查目的、方法、过程等,解除患者紧张情绪,以取得合作;检查当天禁食禁水 4~6 小时,协助患者取出活动义齿,以防术中误吸。

2. 术前 30 分钟遵医嘱肌内注射苯巴比妥(鲁米那)0.1g、阿托品 1mg,以防患者精神紧张和气道分泌物过多;若患者痰液黏稠者可行雾化吸入,痰量过多者可予祛痰剂、体位引流。

【操作步骤】

1. 麻醉 用 5% 利多卡因进行鼻腔和咽喉部喷雾,使药物达咽后壁。

2. 体位 受术者取去枕仰卧位,头部后仰,肩部垫一软枕,下颌略抬高,不能平卧者,可取坐位或半坐位。

3. 插管 连接纤支镜与吸引器及显像系统,开启显像系统及冷光源。经鼻或经口插入纤支镜,顺序观察声门,气管,隆突,左、右总支气管及其所属各叶段支气管管口,同时经纤支镜滴入麻醉剂作黏膜表面麻醉。

4. 检查 根据病变部位、纤支镜下的形态改变,结合 X 线检查结果,分别采用或同时选用活检、刷检、针吸、冲洗、灌洗等检查。

5. 拔出纤支镜,整理用物及记录。

【护理要点】

1. 密切观察受术者有无发热、胸痛、呼吸困难等症状;观察分泌物的颜色、量;有无局麻药过敏反应,如出现头晕、呼吸困难、面色苍白、脉搏细弱等不适时,应立即停用药物并报告医生。

2. 操作时指导受术者做深呼吸,有痰液时咳出并用纸巾清除。有明显活动性出血时及时为医生提供 1:1 000 肾上腺素溶液进行气管内止血治疗,视野不清时提供 0.9% 氯化钠溶液冲洗。活检标本置入 10% 甲醛溶液中固定,及时送检。

3. 活检术后数小时内可出现少量咯血或痰中带血,嘱受术者不可用力咳嗽、咳痰,少讲话;告知患者若出现鼻腔咽喉疼痛、声嘶、吞咽不畅等不适,适当休息后可逐渐缓解。

4. 术后禁食 2 小时,以防误吸。开始进食时以半流质为宜,先小口喝水,无呛咳再进食。

5. 术后并发症处理 ①大咯血:因术中支气管黏膜擦伤或活检及细胞刷检时黏膜损伤等可致咯血。一般不必特殊处理,1~3 日可自愈。若出现大咯血,应及时抢救。②气道痉挛:因手术刺激可致受术者气道平滑肌痉挛。可给予吸氧,遵医嘱行静脉注射地塞米松 20~40mg 或甲强龙 40~80mg,并使用解痉、镇静药物,施行心电监护等。若受术者出现极度烦躁、严重低氧血症时,应遵医嘱予短效全麻药物,如硫喷妥钠、异丙酚,并行气管插管下气囊或呼吸机辅助呼吸。

六、机械通气

机械通气是在患者出现呼吸功能衰竭时,运用呼吸机的帮助,维持气道通畅、改善通气和氧合、防止机体缺氧和二氧化碳蓄积的技术方法,能够为治疗基础疾病创造条件。根据是否建立人工气道,机械通气分为有创机械通气和无创机械通气。

(一) 有创机械通气

有创机械通气是指通过建立人工气道(经鼻腔或口腔气管插管、气管切开插管)进行机械通气的方式。

【适应证】

1. COPD 急性加重、哮喘急性发作等阻塞性通气功能障碍。

2. 神经肌肉病变、间质性肺疾病、胸廓畸形等限制性通气功能障碍。

3. ARDS、重症肺炎、严重的心源性肺水肿等肺实质病变。

4. 任何原因引起的心跳、呼吸骤停进行心肺复苏时。

5. 需保持呼吸道通畅、防止窒息和使用某些呼吸抑制药物时。

6. 胸部外伤或肺部、心脏手术。

【禁忌证】

1. 伴有肺大疱的呼吸衰竭。

2. 未经引流的气胸和纵隔气肿。

3. 严重肺出血。

4. 急性心肌梗死。

5. 低血容量性休克未补足血容量者。

【操作前准备】

1. 确保氧供 多数需进行机械通气的患者常在紧急情况下实施,患者常处于严重低氧血症甚至生命垂危状态,因此在等待气管插管建立人工气道和机械通气之前,需保持气道通畅,并使用普通高浓度氧疗,必要时用面罩和简易呼吸器接 100% 的纯氧进行人工通气,以维持适当氧供和通气,维持生命。

2. 物品准备 床边备齐气管插管用品、呼吸机、呼吸机用供氧、供气设备、抢救车,确保用物完整、功能良好。准备负压吸引用物并连接好备用,按规程连接呼吸机导管,并接模拟肺,开机检查呼吸机功能完好后,按病情需要和医嘱设置通气参数。通知放射科做床边胸部X 线检查。

3. 患者准备 ①用简单易懂的语言向患者解释气管插管和机械通气的目的和操作过程,尤其要告诉患者插管时和插管后不能说话,并指导患者如何配合及如何以非言语方式表达其需要。有家属在场时,需向家属进行必要的解释,缓解家属的焦虑情绪。②将床头移开距墙约 60~80cm,取下床头板,使插管医生能够站在患者的头侧进行气管插管操作。给患者取平卧位,去枕后仰,必要时肩下垫枕,使口轴线、咽轴线和喉轴线尽量呈一直线。

【操作步骤】

1. 进行人机连接 ①气管插管:气管插管有经口和经鼻插管两种途径。②气管切开:适用于需长期使用机械通气或头部外伤、上呼吸道狭窄或阻塞、解剖无效腔占潮气量比例较大而需使用机械通气者。创伤较大,可造成气管狭窄,故一般不作为机械通气的首选途径。

2. 选择通气模式 通气模式指呼吸机在每一个呼吸周期中气流发生的特点,主要体现在吸气触发方式、吸 - 呼切换方式、潮气量大小和流速波形。常用的通气模式有持续强制通气、间歇强制通气、同步间歇强制通气、压力支持通气、持续气道正压。

3. 设置通气参数 通气参数主要包括吸入氧浓度、潮气量、呼吸频率、吸呼气时间比、呼气末正压、报警参数等。

4. 撤机 当患者由机械通气状态恢复到自主呼吸且能维持机体适当的通气时可考虑撤机。撤机的方法包括 T 形管间断脱机、CPAP 方式间断脱机、SIMV 方式撤机和 PSV 方式撤机。要把握撤机时机,撤机过程中需严格执行撤机方案,严密观察患者的撤机反应,确保撤机过程的安全。

【护理要点】

1. 术中配合

(1) 监测:监测患者的生命体征和缺氧状况,注意有无心律失常和误吸发生。

(2) 确保通气和氧供:如插管时间超过 30s 未成功,需提醒插管医生暂停插管,用简易呼吸器和面罩进行人工通气给氧,防止因严重低氧血症导致心跳、呼吸骤停。

(3) 吸痰:插管过程中如分泌物多影响插管和通气时,应及时协助吸引。

(4) 判断气管插管位置:气管插管插入后,需立即检查气管插管的位置是否正确、恰当。最常用的方法是听诊法,用简易呼吸器加压送气,先听诊胃部是否有气过水声(如有,说明误插入食管),需防止反复送气听诊造成胃过度充气。如无气过水声,再听诊双肺有无呼吸音、是否对称。判断气管插管位置最准确的方法是监测呼出二氧化碳波形的改变。

(5) 固定和连机:确保气管插管位置正确后,放入牙垫,妥善固定插管,清除气道内分泌物,接上呼吸机开始机械通气。测量插管末端到牙齿的距离,并记录。

(6) 胸部 X 线检查证实插管位置:患者的通气和氧供得到保障后,需拍摄床边胸部 X 线,确定插管位置是否在隆突上 1~2cm。

2. 术后严密监测病情 ①监测血氧饱和度、呼吸、呼吸道分泌物、胸部 X 线检查结果、动脉血气分析结果、呼气末 CO_2 浓度等呼吸系统指标。②监测心率、心律和血压变化等循环系统指标。③监测体温、意识状态、皮肤黏膜等指标。④观察有无腹部胀气和肠鸣音减弱,观察有无呕吐和黑便情况。⑤观察和记录 24 小时液体出入量。

3. 监测呼吸机参数及功能 定时检查呼吸机各项通气参数是否与医嘱要求设定的参数值相一致,各项报警参数的设置是否恰当,报警器是否处于开启状态。报警时,及时分析报警的原因并进行及时有效的处理。

4. 进行气道管理 主要包括:①吸入气体的加温和湿化。②吸痰。③呼吸治疗。④确保气管插管位置正确。⑤维持适当气囊压。⑥进行气管切开护理。⑦防止移位、脱出、误吸等意外。

5. 生活护理 机械通气的患者完全失去生活自理能力,需随时评估并帮助患者满足各项生理需要,如采用鼻饲供给足够的热量,不限水的患者需补充足够的水分,做好口腔护理、皮肤护理和排泄护理。

6. 心理社会支持 机械通气患者常会产生无助感,可以加重焦虑,降低对机械通气的耐受性和人机协调性,易发生人机对抗。对意识清醒的患者,应主动关心,与其交流,帮助患者学会应用手势、卡片、写字等非言语沟通方式表达其需求,以缓解焦虑和无助感,增加人机协调。

7. 撤机护理 指从准备停机开始,直到完全停机、拔除气管插管(气管切开除外)和拔管后一段时间的护理。在此阶段应当:(1)帮助患者树立信心。(2)按步骤有序撤机:①循序渐进地调整呼吸机参数;②当患者具备完全撤离呼吸机的能力后,按照撤离呼吸机—气囊放气—拔管(气管切开除外)—吸氧的顺序进行操作。③对呼吸机进行终末消毒与保养。

8. 并发症的预防 注意预防呼吸机相关肺炎、呼吸机相关性肺损伤、氧中毒、呼吸性碱中毒、血流动力学紊乱、气管 - 食管瘘及呼吸机故障所致的并发症。

(二) 无创机械通气

无创机械通气是指无须气管插管或切开的机械通气方法,包括气道内正压通气和胸外负压通气等。本部分主要介绍气道内正压通气,又称无创正压通气(non-invasive positive pressure ventilation,NPPV),包括双水平正压通气(BiPAP)和持续气道正压(CPAP)。

【适应证】

可用于睡眠呼吸暂停低通气综合征、呼吸衰竭,适用于轻中度呼吸衰竭的早期干预、

COPD、心源性肺水肿、支气管哮喘急性严重发作、重症肺炎、ARDS 早期干预、胸壁畸形或神经肌肉疾病和胸部创伤、辅助撤机和辅助纤维支气管镜检查等。

【禁忌证】

1. 绝对禁忌证　①心跳或呼吸停止;②自主呼吸微弱、处于昏迷状态;③误吸高危者以及不能清除口咽及上呼吸道分泌物、呼吸道保护能力差;④颈部和面部创伤、烧伤及畸形;⑤上呼吸道梗阻;⑥严重低氧血症(PaO$_2$<45mmHg)和严重酸中毒(pH≤7.2)。

2. 相对禁忌证　①合并其他器官功能衰竭;②未引流的气胸;③近期面部、颈部、口腔、咽腔、食管及胃部手术;④严重感染;⑤气道分泌物多或排痰障碍;⑥患者明显不合作或极度紧张。

【操作前准备】

操作前准备主要包括:准备合适的监护条件,进行患者教育,帮助患者取坐位或卧位,选择合适的连接器,选择呼吸机,帮助患者佩戴头带。

【操作步骤】

1. 进行人机连接　连接方式包括鼻罩、口鼻面罩、口罩、全脸面罩和头罩等,目前以口鼻面罩和鼻罩应用最广泛。具体步骤是:①协助患者摆好体位,选择好给氧的通路;②选择适合患者脸形的面罩并正确置于患者面部,鼓励患者扶持面罩,用头带将面罩固定;③调整好面罩的位置和固定带的松紧度(以头带下可插入 1~2 根手指为宜),使之佩戴舒适且漏气量最小。

2. 选择通气模式　NPPV 常用的模式有 CPAP 和 BPAP 两种,两种通气模式均可用于治疗Ⅰ型呼吸衰竭,而Ⅱ型呼吸衰竭最常用的模式是 BiPAP。

3. 设置通气参数　无创呼吸机通气参数的设定通常以"患者可以耐受的最高吸气压"为原则,因此,吸气压力应首先从低压开始,在 20~30 分钟内逐渐增加压力,并根据患者的感受调节到能够耐受的最高压力。常用的通气参数为:①潮气量 6~12ml/kg;②呼吸频率16~30 次/min;③吸气流量为自动调节或递减型,峰值 40~60L/min(排除漏气量后);④吸气时间 0.8~1.2s;⑤吸气压力 10~25cmH$_2$O;⑥PEEP 依患者情况而定(常用 4~5cmH$_2$O,Ⅰ型呼吸衰竭时需增加);⑦CPAP6~10cmH$_2$O。

4. NPPV 的撤离　主要依据患者临床症状及病情是否稳定来决定撤离时机。撤除方法:在逐渐降低压力支持水平的同时,逐渐减少通气时间(先减少白天通气时间,再减少夜间通气时间)。

【护理要点】

1. 患者教育　治疗前应做好患者教育,以消除恐惧,取得配合,提高依从性,同时也可以提高患者的应急能力,以便在紧急情况下(如咳嗽、咳痰或呕吐时)患者能够迅速拆除连接,提高安全性。

2. 连接方法的选择　通常轻症患者可先试用鼻罩、鼻囊管或接口器;比较严重的呼吸衰竭患者多需用口鼻面罩;老年或无牙齿的患者口腔支撑能力较差,主张用口鼻面罩。

3. 密切监测　①病情监测:注意监测患者的意识、生命体征、呼吸困难和呼吸窘迫的缓解情况、呼吸频率、脉搏、血氧饱和度、血气分析、心电图、面罩舒适程度和对呼吸机设置的依从性。②通气参数的监测:包括潮气量、通气频率、吸气压力、呼气压力等参数的设置是否合适,是否有漏气以及人机同步性等。

4. 预防并发症　注意预防口咽干燥、罩压迫和鼻梁皮肤损伤、胃胀气、误吸、排痰障碍、漏气、不耐受治疗、恐惧(幽闭症)、睡眠性上气道阻塞等并发症。

(刘艳丽　张秀梅　李　霞　庄淑涵)

复习思考题

案例一：患者王先生,68岁,退休工人。主诉30年来每年冬季反复出现咳嗽、咳痰,痰多为白色黏痰、量少,有时伴气喘。1周前受凉后咳痰加重,呈黄色脓性,不易咳出,伴有呼吸困难。曾有吸烟史30年,每日1包,现已戒烟4年。其母亲因"肺气肿"病故。患者妻子体弱多病。夫妻关系融洽,一女一儿均在外地工作。

身体评估:T 38.6℃,P 108次/min,R 26次/min,BP 120/80mmHg。神志清晰,无发绀。胸廓呈圆桶状,两侧触觉语颤减弱,叩诊呈过清音,听诊可闻及散在哮鸣音和湿啰音,未闻及心脏杂音。

初步诊断:慢性阻塞性肺疾病急性加重。

问题:

1. 你能解释患者慢性阻塞性肺疾病加重的原因吗?

2. 为更好地护理患者,还需要进行哪些方面的评估?

3. 为帮助患者咳痰,可采取哪些护理措施?

4. 请列出三个主要的护理诊断/问题,并进行重要性排序和说明排序的理由。

5. 请提出针对该患者的主要护理措施。

案例二：患者赵先生,28岁,学生。以发作性喘息伴咳嗽、咳痰半年,加重1天为主诉来医院就诊。患者半年前无明显诱因出现发作性喘息,呼吸困难,伴咳嗽、咳痰、喘息,经止咳平喘(药名不详)治疗好转。1天前气急加重,出现张口呼吸,严重喘鸣,以至口唇发绀,大汗淋漓、四肢厥冷,故连夜急诊就医。

身体评估:T 36.6℃,P 124次/min,R 32次/min,BP 100/60mmHg。急性病容,端坐位,表情痛苦,精神不佳,口唇发绀,颈静脉怒张;胸廓较膨隆,双侧语颤均减弱,叩诊呈过清音,两肺满布哮鸣音,还有少量湿啰音;心律齐,心脏无明显杂音;肝、脾未触及。

辅助检查:血液白细胞计数8.0×10⁹/L,其中中性粒细胞70%,淋巴细胞22%,嗜酸性粒细胞8%;X线透视见肺气肿征象,两肺纹理粗乱。

入院诊断:支气管哮喘。

问题:

1. 请列出目前患者存在的护理诊断/问题,并进行重要性排序和说明排序的理由。

2. 请为患者制订合理的护理计划。

3. 如果要进一步判断患者哮喘严重程度,还需要评估哪些指标?

4. 该患者病情缓解后你将如何进行健康指导?

案例三：患者李先生,32岁。主诉咳嗽、咳痰3个月余,痰中带血1周。有午后低热及夜间盗汗,消瘦、乏力。

身体评估:精神较差,T 37.8℃,P 92次/min,R 23次/min,BP 120/75mmHg。肺部听诊右锁骨下可闻及细湿啰音。

辅助检查:

血常规:血红蛋白102g/L,白细胞6.6×10⁹/L,其中中性粒细胞61%,淋巴细胞39%。痰液涂片找抗酸杆菌为阳性。胸部X线检查显示:右锁骨下片絮状阴影,边缘模糊。

入院诊断:浸润性肺结核。

问题:

1. 患者"浸润性肺结核"的诊断依据是什么?

2. 如何对其进行治疗?

3. 该疾病的主要防治措施有哪些?

案例四:患者王先生,69 岁,农民。因慢性咳嗽、咳痰 20 年,劳累后心慌、气短 3 年,不能平卧、下肢水肿 3 天而入院。20 年前开始每年冬季反复咳嗽、咳痰伴有喘息。3 年前开始上述症状加重。3 天前感冒后咳嗽、咳痰、气短加重,伴有轻度发热,全身酸痛,下肢水肿。吸烟史 35 年,每日 12~15 支。其父因"心脏病"去世,患者妻子、子女健康。

身体评估:T 37.8℃,P 110 次 /min,R 28 次 /min,BP 120/80mmHg。神志清楚,端坐呼吸。表情痛苦,口唇发绀,颈静脉怒张,桶状胸,两肺底有少许湿啰音及散在的哮鸣音。剑突下心脏明显搏动,P_2 亢进。腹部平软,肝在右肋缘下 1.5cm,质中等,有触痛。双下肢胫前凹陷性水肿。

辅助检查:胸部 X 线检查显示肺动脉段明显突出,右下肺动脉横径 20mm,右心室肥大。

入院诊断:慢性肺源性心脏病急性发作。

问题:

1. 你能解释患者双下肢水肿的原因吗?
2. 患者此次慢性肺心病急性发作的原因是什么?
3. 请列出三个主要的护理诊断 / 问题。
4. 请根据患者当前状况制订相应的护理措施。

案例五:患者,李先生,65 岁,有慢性阻塞性肺疾病病史。3 天前因不慎受凉而致发热、剧咳、咳大量黄脓痰、呼吸困难,今晨起出现意识模糊,躁动不安。

身体评估:T 39℃,P 116 次 /min,R 32 次 /min,BP 105/65mmHg。烦躁不安,面唇发绀,桶状胸,双肺闻及细湿啰音及管状呼吸音。

辅助检查:

动脉血气分析:PaO_2 50mmHg,$PaCO_2$ 80mmHg。胸部 X 线:肺纹理增粗、紊乱,肺气肿改变。

入院诊断为:慢性阻塞性肺疾病、Ⅱ型呼吸衰竭。

问题:

1. 患者的Ⅱ型呼吸衰竭诊断依据是什么?
2. 该类患者如何给氧?
3. 患者当前的护理诊断有哪些?
4. 如何对患者进行健康教育?

第三章

循环系统疾病患者的护理

> ### 学习目标
>
> 1. **识记** 循环系统常见疾病的概念、病因及治疗要点。
> 2. **理解** 循环系统常见疾病的发病机制、临床表现及辅助检查。
> 3. **应用** 应用护理程序的方法,对循环系统常见疾病患者进行护理评估,提出常用护理诊断,拟定护理措施和健康指导,并体现对患者的关心与尊重。
> 4. **分析** 常用护理诊断的相关因素、护理措施及健康指导的依据。
> 5. **评价与创新** 根据护理评估资料,对拟定的护理诊断进行排序,基于循证理念制订针对性的护理措施;针对不同的护理评估资料,制订个性化的护理计划。

第一节 概　　述

循环系统疾病包括心脏病和血管病,合称心血管病。2019 年,全球常见病最新研究结果指出,在 35~70 岁的成年人中,心血管疾病是全球主要死亡原因,是当今世界对人类健康造成威胁的重大疾病。心血管疾病已成为全球性的重大公共卫生问题。随着我国经济的发展、生活水平的提高、饮食结构的改变及人口老龄化等原因,心血管病发病率明显增高。《中国心血管健康与疾病报告 2019》指出,中国心血管病患病率处于持续上升阶段,推算心血管病患病人数有 3.30 亿,其中冠心病 1 100 万,心力衰竭 890 万,高血压 2.45 亿。城乡居民疾病死亡构成比中,心血管病占首位。2017 年农村和城市心血管病分别占死因的 45.91% 和 43.56%。大多数器质性心脏病病情严重,发展较快,影响患者正常生活和工作,使患者丧失劳动能力,甚至猝死。本章主要介绍常见心血管疾病的防治要点和相关护理知识,以帮助护理人员对心血管病患者实施科学、有效的护理。

一、循环系统的结构与功能

循环系统由心脏、血管和调节血液循环的神经体液组成。

【心脏】

心脏是循环系统的主要动力器官,位于胸腔纵隔内,约本人拳头大小,绝大部分位于正中线左侧,心尖朝向左前下方,心底朝向右后上方。

1. 心脏结构　心脏是一个中空的器官,其内部分为左、右心房和左、右心室 4 个心腔。左心房、左心室之间为二尖瓣,右心房、右心室之间为三尖瓣,两侧瓣膜均由腱索与心室乳头肌相连。位于左心室与主动脉之间的瓣膜为主动脉瓣,位于右心室与肺动脉之间的瓣膜为肺动脉瓣。

心壁分为 3 层,即心内膜、心肌层及心外膜。心内膜较薄,中间的肌层较厚,心室肌(尤其是左心室肌)较心房肌厚。心外膜即心包的脏层,与心包壁层之间构成心包腔,腔内含有 15~30ml 浆液,起润滑作用。

心脏本身的静脉血由冠状窦入口进入右心房。右心房的静脉血经三尖瓣口流入右心室,再由肺动脉瓣流入肺动脉,由肺进行气体交换后形成动脉血,经左、右各两条肺静脉流入左心房,经二尖瓣流入左心室,最后由主动脉瓣射入主动脉(图 3-1)。

2. 心脏传导系统　某些心肌细胞可以自发地发生动作电位,具有自律性与兴奋性、传导性。心脏传导系统包括窦房结、房室结、房室束和浦肯野纤维。窦房结的自律性最高,是心脏的正常起搏点。

图 3-1　心脏结构

窦房结内的兴奋经结间束先激动心房,后抵达房室结,由其发出房室束进入心室。房室束进入室间隔分成左、右束支,最后以浦肯野纤维分布于心室肌,引起心室收缩。兴奋在房室结内传导极为缓慢,以保证心房和心室泵血的顺序性和有效性,而左、右束支及浦肯野纤维的传导速度极为快捷,使心室肌几乎同时被激动,完成一次心动周期。

3. 心脏血液供应　来自左、右冠状动脉。冠状动脉是主动脉的第一个分支,左冠状动脉分为前降支和回旋支,前降支供血范围为左室前壁、前乳头肌、心尖、室间隔前 2/3、右室前壁一小部分;回旋支供血范围为左房、左室侧壁、左室前壁一小部分、左室后壁的一部分或大部分和窦房结(约 40% 的人群);右冠状动脉供血范围为右房、右室前壁大部分、右室侧壁和后壁的全部、左室后壁一部分、室间隔后 1/3,包括房室结和窦房结。

【血管】

血管包括动脉、毛细血管和静脉。动脉的功能是输送血液到各个组织器官,管壁含有平滑肌和弹力纤维,具有一定的张力和弹性,又称为阻力血管;毛细血管连接小动脉和小静脉,是血液与组织液进行物质交换的场所,又被称为功能血管;组织中的血液经静脉回流到心脏(右心房),静脉管壁较薄,管腔较大,容量亦大,又称为容量血管。

【调节循环系统的神经体液因素】

1. 调节循环系统的神经因素　主要包括交感神经和副交感神经。交感神经通过兴奋肾上腺素能 β_1 受体,使心率加速、传导加快和心肌收缩力增强,兴奋 α 受体使周围血管收缩;副交感神经通过兴奋乙酰胆碱能受体,使心率减慢、传导抑制、心肌收缩力减弱和周围血管扩张。

2. 调节循环系统的体液因素　包括激素、电解质和一些代谢产物。如肾素 - 血管紧张素 - 醛固酮系统、血管内皮因子等,儿茶酚胺、钠和钙等起正性心率和肌力作用;乙酰胆碱、钾和镁等起负性心率和肌力作用;儿茶酚胺、肾素 - 血管紧张素、精氨酸加压素、血栓素 A_2 等使血管收缩;激肽、环磷酸腺苷、前列环素(PGI_2)、组胺、酸性代谢产物等使血管扩张。这两类物质的平衡对维持正常的循环功能起主要作用。

【循环系统主要功能】

循环系统的主要功能是完成体内物质的运输。心脏主要依靠收缩和舒张交替活动完成泵血功能,心脏收缩将血液泵入动脉,并经过动脉系统将血液输送至外周,心脏舒张时则通过静脉系统使外周血液回流至心脏。与心脏相连接的血管系统是相对的密闭管道系统,为全身组织器官运输血液,提供氧、酶、维生素和其他营养物质,运走代谢产物和二氧化碳,以保证机体正常新陈代谢的需要,维持生命活动。此外,由内分泌细胞分泌的各种激素及生物活性物质也通过血液循环运送至相应的靶细胞,实现机体的体液调节;维持机体内环境相对稳定和实现血液的防御免疫功能,均依靠血液的正常循环流动。

【心血管病分类】

1. 病因分类 ①先天性心血管病(先心病):胎儿期心脏、大血管发育异常所致,病变累及心脏和大血管,常见的有房间隔缺损、室间隔缺损、动脉导管未闭、法洛四联症等;②后天性心血管病:出生后心脏、大血管受到外来或机体内在因素作用而致病。常见类型有冠状动脉粥样硬化性心脏病、风湿性心脏病、原发性高血压、肺源性心脏病、感染性心内膜炎、内分泌性心脏病、血液病性心脏病、营养代谢性心脏病等。

2. 病理解剖分类 不同病因的心血管病可分别或同时引起心脏各部分或大血管特征性的病理解剖变化。按病理解剖可分为心内膜病(如心瓣膜狭窄或关闭不全等)、心肌病(心肌炎、心肌梗死等)、心包疾病(心包炎、心包积液等)、大血管疾病(动脉粥样硬化、血栓形成等)。

3. 病理生理分类 不同病因的心血管病可引起相同或不同的病理生理变化。如心力衰竭、休克、心律失常、心脏压塞等。

诊断心血管病时,需将病因、病理解剖和病理生理分类诊断先后列出。如诊断风湿性心脏瓣膜病时要列出:风湿性心脏瓣膜病(病因);二尖瓣狭窄或关闭不全(病理解剖);心房颤动、心力衰竭、心功能Ⅳ级(病理生理)。

二、循环系统疾病患者的护理评估

【病史】

1. 现病史

(1) 起病情况:每种疾病的起病和发作均有各自的特点,详细询问起病情况对于疾病的诊断具有重要的鉴别意义。有些疾病起病急骤,如心绞痛、急性心肌梗死等;有些疾病常有诱因,如急性冠脉综合征常与情绪激动、体力负荷增加、寒风刺激等有关,心力衰竭发作常与受寒、感冒、感染等诱因有关。有些疾病与环境有关,如居住环境潮湿与风湿性心脏瓣膜病有关。应详细询问患者的起病缓急、有无诱因、情绪状态、劳累程度及居住环境等。

(2) 主要症状及伴随症状:循环系统常见症状有呼吸困难、心悸、胸痛、胸闷、气短、头晕、乏力、腹胀等。患者入院后护理人员需要重点评估其主要症状,如呼吸困难的程度,有无呼吸频率、节律及深度的异常等;胸痛出现的部位、性质、持续时间和程度,有无诱因,缓解或加剧的因素等。

(3) 诊疗经过:询问患者患病以来的就医过程,包括初始诊断,进行过何种检查及结果,如心电图及其他检查结果,如果已进行治疗,应询问做过何种治疗及其效果,了解所用药物的种类、剂量、用法、效果等。

(4) 一般状况:了解患者发病以来的精神状态、体重、睡眠、大小便、营养状况等,有助于全面评估患者病情。

2. 既往史及家族史 评估患者既往健康状况和过去曾患疾病,包括所患疾病、手术史、预防接种史、输血史、过敏史等。还应评估患者父母、兄弟姊妹及子女健康状况。应重点询问与现病史有关的既往史、遗传史。

3. 个人史及婚育史 生活中某些因素与循环系统疾病发病关系密切。评估患者患病前生活习惯,询问有无烟酒嗜好、居住条件、环境、经济水平、文化程度、生活压力等,是否经常摄入高热量、高脂肪、高胆固醇、高盐饮食,是否经常暴饮暴食,日常生活方式是否规律、健康等。评估患者的婚姻情况,配偶健康状况及夫妻关系等。对已婚妇女,询问其妊娠及生育次数等。

【心理 - 社会评估】

1. 疾病知识评估　评估患者对疾病的性质、程度、过程、预后及防治知识的了解程度,如患者是否了解饮食习惯与高血压、冠心病的关系,吸烟、肥胖对心血管疾病的影响等。

2. 心理状况　心血管疾病一般发病急、发展迅速,易使患者产生恐惧、焦虑等心理反应。评估疾病是否造成患者精神紧张、情绪激动、焦虑、抑郁等负性情绪及其程度。

3. 社会支持系统　包括家庭成员组成、经济状况、文化程度,对患者所患疾病认识程度、关怀和支持程度,医疗费用来源或支付方式,出院后继续就医的条件等。

【身体评估】

护士运用视诊、触诊、叩诊、听诊的方法或借助于体温表、血压计、听诊器等进行体格检查,对循环系统疾病患者进行针对性的评估。

1. 一般状态　主要评估生命体征、营养状况、精神状态有无异常。感染性心内膜炎患者常有体温升高;多数冠状动脉粥样硬化性心脏病患者可伴有高血压、肥胖;心房颤动患者可出现脉搏短绌;心脏压塞患者有奇脉;左心衰竭患者常有不同程度的呼吸困难,表现为呼吸频率、节律、深度的异常。终末期心力衰竭患者和急性心肌梗死患者表情痛苦;二尖瓣狭窄患者可出现特征性"二尖瓣面容"。严重心力衰竭患者常取半卧位或端坐位。

2. 皮肤黏膜　心力衰竭患者可有皮肤黏膜苍白或发绀,心源性休克患者皮肤湿冷。

3. 头颈部评估　有无颈静脉充盈或怒张,以判断有无右心衰竭。

4. 胸部检查评估　心前区有无隆起,胸廓有无畸形,心尖搏动强度与范围,有无震颤及心包摩擦感,心脏叩诊有无心界增大,听诊是否节律规则,心音有无增强及减弱,心脏有无杂音,有无额外心音,有无心包摩擦音,有无胸痛等。

【辅助检查】

1. 血液检查　包括血常规、血生化、肝肾功能、血培养等。通过血液检查了解有无心血管病的危险因素,协助诊断,判断病情和疗效。

2. 心电图检查　包括常规心电图、24 小时动态心电图、心电图运动负荷试验、食管导联心电图、起搏电生理检查、心室晚电位和心率变异性分析等。心电图是最常用的无创性检查方法之一,对各种心律失常诊断必不可少。特征性的心电图改变和动态变化是诊断心肌梗死的可靠依据;24 小时动态心电图通过 24 小时(或更长时间)连续的心电活动记录,了解临床症状与心电图之间的关系,协助分析和查找症状的发生原因;心电图运动负荷试验可用于早期冠心病的诊断和心功能的评价。

3. 动态血压监测　采用特殊血压测量和记录装置,按设定的时间间隔测量并记录 24 小时血压,了解不同生理状态下血压的波动变化。动态血压监测对轻度高血压、阵发性高血压和假性高血压的检测具有重要意义。还可用于观察降压药物的降压效果。

4. X 线检查　可显示心脏外观形态,了解大血管的外形,有助于先天性心脏病、高血压、肺动脉高压和心脏瓣膜病等的诊断。

5. 超声心动图　包括 M 型超声、二维超声、超声心动图三维重建、彩色多普勒血流显像等,可提供心脏结构、血流方向和速度、心脏瓣膜结构及功能、心室收缩和舒张功能、粥样硬化斑块的性质等信息。

6. 放射性核素检查　利用心肌各部位放射性物质聚集的多少与该部位冠状动脉血液

灌注量呈正相关的原理,评价心肌缺血的范围和程度,了解冠状动脉血流和侧支循环情况,检测存活心肌等。

7. 心导管检查和血管造影 采用自外周血管经皮穿刺技术,在 X 线透视下,将特制的导管送入右心或左心或分支血管内,测量不同部位的压力、血氧饱和度,测定心功能等。详见本章第十一节"循环系统疾病常用诊疗技术的护理"。

三、循环系统疾病患者常见症状和体征的护理

【心源性呼吸困难】

1. 概述 心源性呼吸困难(cardiogenic dyspnea)是指由于各种心血管疾病引起患者呼吸时感到空气不足、呼吸费力,并伴有呼吸频率、深度与节律异常。见于心力衰竭、心包积液、心脏压塞等疾病,其中最常见的病因是左心衰竭,主要的发病机制是肺淤血。心源性呼吸困难的特点:①劳力性呼吸困难:体力活动时呼吸困难出现或加重,休息后缓解或减轻。②夜间阵发性呼吸困难:患者夜间熟睡 1~2 小时后突然因胸闷、气急而憋醒,被迫坐起,轻者数分钟至数十分钟后症状逐渐减轻或消失;重者伴有咳嗽、咳白色泡沫痰、气短、发绀、肺部出现哮鸣音等,称为"心源性哮喘"。③端坐呼吸:症状较重的患者常因卧位时呼吸困难加重而被迫采取半卧位或端坐位。

2. 护理评估

(1) 病史:评估患者起病情况、时间、特点、严重程度、伴随症状,是否能平卧,日常生活是否受到影响,活动耐力是否下降,尿量是否正常。

(2) 心理 - 社会评估:评估患者是否焦虑不安、绝望、恐惧,家属或者亲人是否因长期照顾患者产生身心疲惫感而忽视患者的心理感受等。

(3) 身体评估:评估患者有无呼吸频率、节律和幅度的异常,评估生命体征、神志、体位、面容与表情、皮肤黏膜等情况。评估患者肺部有无啰音及啰音特点。评估心界是否正常,有无心脏杂音及震颤等。

(4) 辅助检查:血液检查可判断患者是否缺氧以及有无酸碱失衡。心脏彩超有助于了解心腔大小、瓣膜情况、射血分数,有无心包积液,协助呼吸困难病因诊断。胸部 X 线检查有助于判断心脏外形,肺部淤血、感染的严重程度,有无胸腔积液等。

3. 常用护理诊断 / 问题

(1) 气体交换受损 与肺淤血、肺水肿或伴肺部感染有关。

(2) 活动无耐力 与心力衰竭致心排血量下降有关。

4. 目标

(1) 患者呼吸困难减轻或消失,发绀减轻,双肺啰音减少或消失,血氧饱和度及血气分析恢复正常。

(2) 患者活动耐力增加,活动时无不适,血压、心率正常。

5. 护理措施

(1) 病情观察:观察患者生命体征、呼吸困难情况,有无缺氧症状和体征,活动耐力情况等,观察血氧饱和度和血气分析结果,如有病情变化及时通知医生并协助处理。

(2) 起居护理:病情严重时卧床休息,以减轻心脏负担,症状好转后可适当活动,以提高活动耐力。根据病情采取舒适体位,如有胸腔积液或腹水宜取半卧位或坐位,如有严重呼吸困难取端坐位。半坐位或坐位时注意患者的安全,肩、腰、膝部垫以软枕,下肢屈膝抬高30°,以防受压或下滑。必要时加用床栏防止坠床。患者卧床期间加强生活护理,如口腔护理、皮肤护理等。在活动耐力可及的范围内,鼓励患者尽可能生活自理。

（3）饮食护理：原则上给予低盐、低脂、富含维生素和纤维素的易消化、清淡饮食。一般情况下每天食盐摄入量控制在 5g 以下，限制含钠高的食物，如腌制品、香肠、罐头、发酵面食、坚果等。每天液体入量控制在 1 500ml 以内，以免增加心脏负担。

（4）用药护理：遵医嘱给予抗心力衰竭、抗心律失常等药物，密切观察药物疗效及不良反应，指导正确的用药方法及注意事项。

（5）氧疗：对于有低氧血症者纠正缺氧，以保护心脏功能，减少缺氧性脏器功能损害。氧疗可采用鼻导管吸氧、面罩吸氧、无创正压通气吸氧等方法。

（6）心理护理：加强与患者的沟通、交流。鼓励患者尽可能生活自理，以增强信心。有针对性地指导患者缓解紧张、焦虑等不良情绪。

（7）指导合理运动

1）评估活动耐力：评估患者的心功能状态，判断活动受限程度。了解患者过去及现在的活动型态，确定既往活动的情况（如活动类型、时间等），判断患者恢复以往活动型态的潜力。

2）制订活动目标和计划：根据病情制订活动目标和计划。活动以不出现不适或疲劳为宜。患者可遵循"卧床休息→床边活动→病室内活动→病室外活动→上下楼梯"的活动步骤。监测活动过程中患者反应，如出现呼吸困难加重、心前区不适、头晕、面色苍白时，应停止活动，就地休息。如果休息后不能缓解，及时通知医生，协助处理。

6. 评价

（1）患者呼吸困难减轻、发绀消失，血氧饱和度和血气分析恢复正常。

（2）患者活动耐力增加，活动时无不适感，血压、心率正常。

【心源性水肿】

1. 概述　心源性水肿（cardiogenic edema）是指由于心血管疾病导致过多的液体积聚在组织间隙，引起水肿。见于心力衰竭、心包炎等疾病。最常见的病因是右心衰竭。其发病机制为体循环淤血，有效循环血量减少，肾血流量减少，从而引起继发性醛固酮增多致水钠潴留；体循环淤血致静脉压和毛细血管静水压增高，组织液回吸收减少。心源性水肿的特点是下垂性、凹陷性水肿，首先出现在身体低垂部位，如卧床患者的腰骶部、会阴或阴囊，非卧床患者的足踝、胫前，重者可延及全身。患者还可伴有尿量减少、近期体重增加等。

2. 护理评估

（1）病史：评估患者水肿发生时间、首发部位、发展情况、程度、性质，水肿加重或减轻因素，有无伴随症状。评估体重变化，活动与运动功能情况。了解每日水钠摄入量以及是否应用利尿剂等。

（2）心理 - 社会评估：评估患者是否因为对疾病不了解出现急躁、焦虑，评估患者对疾病的认识程度及患者的社会支持情况。

（3）身体评估：轻者可有下肢水肿，严重者有全身水肿，包括胸腔积液、腹水，男性患者可有阴囊水肿。观察有无颈静脉充盈或怒张，肝脏有无肿大等。胸腔积液严重时患者会出现呼吸困难。水肿严重时可伴有尿量减少。

（4）辅助检查：心电图检查有助于了解是否存在各种心律失常，心肌缺血或坏死，房室肥大等；胸部 X 线检查有助于判断心脏外形、肺部淤血、感染的严重程度，有无胸腔积液；心脏彩超有助于了解心腔大小、瓣膜情况、射血分数，有无心包积液。

3. 常用护理诊断 / 问题

（1）体液过多　与右心功能不全有关。

（2）皮肤完整性受损　与水肿所致组织、细胞营养不良有关。

4. 目标

（1）患者水肿减轻或消失。

（2）保持皮肤完整性。

5. 护理措施

（1）病情观察：观察患者水肿部位、程度，评估颈静脉征、肝肿大情况；定期测量体重，有腹水者每天测量腹围。详见第二节"心力衰竭"的有关护理措施。

（2）皮肤护理：保持衣被、床褥清洁、柔软、平整、干燥；定时更换体位，严重水肿时用气垫床，骨突出处垫软枕；操作时动作要轻柔，避免人为皮肤损伤，保持皮肤黏膜清洁干燥，有阴囊水肿患者用托带托起阴囊。嘱患者穿柔软、宽松的衣服。

（3）饮食护理：详见第二节"心力衰竭"的有关护理措施。

（4）用药护理：详见第二节"心力衰竭"的有关护理措施。

6. 评价

（1）水肿减轻或者消失。

（2）皮肤无破损，未发生压疮。

【胸痛】

胸痛（chest pain）是指各种化学因素或物理因素刺激支配心脏、主动脉或肋间神经的感觉神经纤维引起的心前区或胸骨后疼痛。循环系统的多种疾病可导致胸痛，常见原因有各种类型的心绞痛、急性心肌梗死、梗阻性肥厚型心肌病、急性主动脉夹层动脉瘤、急性心包炎、心血管神经症等。

根据疾病的不同，胸痛的表现也不同：①典型心绞痛位于胸骨后，呈阵发性压榨样痛，于体力活动或情绪激动时诱发，休息或含服硝酸甘油后可缓解；②急性心肌梗死时疼痛多无明显诱因，程度较重，持续时间较长，伴心律、血压改变，含服硝酸甘油多不能缓解；③急性主动脉夹层动脉瘤患者可出现胸骨后或心前区撕裂样剧痛或烧灼痛，可向背部放射；④急性心包炎引起的疼痛可因呼吸或咳嗽而加剧，呈刺痛，持续时间较长；⑤心血管神经症患者可出现心前区针刺样疼痛，但部位常不固定，与体力活动无关，且多在休息时发生，伴神经衰弱症状。胸痛护理具体内容详见心绞痛、急性心肌梗死、急性心包炎等有关章节。

【心悸】

心悸（palpitation）是指患者自觉心脏跳动的不适感。心悸常见的病因有：①心律失常，如心动过速、心动过缓、期前收缩等。②心脏搏动增强，如各种器质性心血管疾病，如二尖瓣、主动脉瓣关闭不全等。③全身性疾病，如甲状腺功能亢进症、贫血、发热、低血糖反应、心血管神经症等。④生理性因素，如健康人剧烈运动、精神紧张或情绪激动、过量吸烟、饮酒、饮浓茶或咖啡，应用某些药物如肾上腺素类、阿托品、氨茶碱等可引起心率加快、心肌收缩力增强而致心悸。

心悸严重程度并不一定与病情呈正比，初发、敏感性较强者、夜深人静或注意力集中时心悸明显，持续较久者适应后则减轻。初发心悸时患者不适感明显，常引起紧张、焦虑或恐惧，此种不良情绪又使交感神经兴奋、心脏负荷加重，甚至诱发心律失常而使心悸加重。心悸一般无危险性，但少数由严重心律失常所致者可发生猝死。护理人员对上述情况均应有充分的认识。具体护理内容详见心律失常等有关章节。

【心源性晕厥】

心源性晕厥（cardiogenic syncope）是指心排血量骤减、中断或严重低血压引起脑供血骤然减少或停止而出现的短暂意识丧失。常见病因包括严重心律失常（房室传导阻滞、室性心动过速等）和器质性心脏病（严重主动脉瓣狭窄、急性心肌梗死、急性主动脉夹层等）。心源性晕厥的程度与心脏供血暂停的时间有关。心脏供血暂停 3 秒以上出现一过性黑矇(近乎晕厥);超过 5 秒以上发生晕厥;超过 10 秒则可出现抽搐,称为阿 - 斯综合征(Adams-Stokes syndrome)。大部分心源性晕厥预后良好,但反复发作的晕厥是病情严重和危险的征兆,应引起重视。具体护理内容详见心律失常等有关章节。

第二节　心 力 衰 竭

心力衰竭(heart failure)简称心衰,是各种心脏结构或功能性疾病导致心室充盈和 / 或射血能力受损,心排血量不能满足机体组织代谢需要,以肺循环和 / 或体循环淤血,器官、组织血液灌注不足为表现的一组临床综合征。主要临床表现为呼吸困难、体力活动受限和体液潴留。

心力衰竭按发生时间、发展速度可分为急性心衰和慢性心衰,临床上以慢性多见;按发生的部位可分为左心衰、右心衰和全心衰;按照生理功能分为收缩性心力衰竭和舒张性心力衰竭。心功能不全(心功能障碍)理论上是一个更广泛的概念,伴有临床症状的心功能不全称之为心力衰竭,而有心功能不全,不一定都是心力衰竭。

根据《中国心血管健康与疾病报告 2019》,2012~2015 年在≥35 岁的成年人中,心力衰竭的患病率为 1.3%,较 2000 年增加了 44.0%。随着我国医疗水平的提高,心力衰竭患者住院病死率有明显的降低趋势。我国 42 家医院登记的 10 714 例心力衰竭患者中,1980 年、1990 年和 2000 年住院病死率分别为 15.4%、12.3% 和 6.2%;2012~2015 年全国 132 家医院 13 687 例心力衰竭患者中,住院心力衰竭患者的病死率为 4.1%。

一、慢性心力衰竭

慢性心力衰竭(chronic heart failure,CHF)是各种心血管疾病的终末期表现和最主要的死亡原因。我国心力衰竭的主要合并症(病因)构成发生明显变化,心脏瓣膜病所占比例逐年下降,高血压、冠心病及心房颤动是目前我国心力衰竭患者的主要病因。

【病因与病理生理】

1. 病因

(1) 基本病因:主要由原发性心肌损害及心脏长期容量和 / 或压力负荷过重,导致心肌功能由代偿发展为失代偿。

1) 原发性心肌损害:①缺血性心肌损害:冠心病心肌缺血、心肌梗死是引起心衰的最常见原因之一;②心肌炎和心肌病:各种类型的心肌炎和心肌病都可导致心衰,其中病毒性心肌炎和原发性扩张型心肌病最常见;③心肌代谢障碍性疾病:可继发于糖尿病、甲状腺功能亢进或减低的心肌病,以糖尿病心肌病最为常见。

2) 心脏负荷过重:①压力负荷(后负荷)过重:左心室压力负荷过重常见于高血压、主动脉瓣狭窄等左心室收缩射血阻力增加的疾病,右心室压力负荷过重常见于肺动脉高压、肺动脉瓣狭窄等右心室收缩射血阻力增加的疾病。②容量负荷(前负荷)过重:心脏瓣膜关闭不全,血液反流,如主动脉瓣关闭不全、二尖瓣关闭不全等,左、右心或动静脉分流性先天性心血管疾病,如房间隔缺损、室间隔缺损和动脉导管未闭等。此外,伴有全身循环血量增多的疾病,如慢性贫血、甲亢等,容量负荷也增加。

(2) 诱因:有基础心脏病的患者,往往由一些增加心脏负荷的因素诱发心衰。

1) 感染:呼吸道感染是最常见、最重要的诱因,感染性心内膜炎也不少见,但易漏诊。

2) 心律失常：心房颤动是器质性心脏病最常见的心律失常之一，也是诱发心衰的重要因素。其他各种类型的快速性心律失常及严重的缓慢性心律失常均可诱发心衰。

3) 过度劳累或情绪激动：如剧烈运动、暴怒、精神过于紧张等。

4) 妊娠和分娩：妊娠及分娩过程可加重心脏负担，诱发心衰。

5) 血容量增加：如钠盐摄入过多，静脉输液过多、过快等。

6) 其他：治疗不当（如利尿药、降压药停药不当）、原有心脏病加重（如发生心肌梗死）或心脏病合并其他疾病（如合并甲状腺功能亢进症、贫血等）。

2. 病理生理　心衰一旦发生，即使心脏没有新的损害，在各种病理生理变化的影响下，心功能将不断恶化。当心功能受损时，机体首先启动多种代偿机制。这些代偿机制在短期内能维持心功能处于相对正常水平，但任何一种代偿机制均作用有限，最终导致失代偿。

(1) 代偿机制：当心肌收缩力受损和 / 或心室超负荷时，为了保证正常的心排血量，机体通过以下机制进行代偿。

1) Frank-Starling 机制：即增加心脏的前负荷，使回心血量增多，心室舒张末期容积增加，从而增加心排血量及提高心脏做功量；同时，心室舒张末期容积增加，心室扩张，舒张末压力增高，相应的心房压、静脉压也随之升高，达到一定程度时可出现肺循环淤血和 / 或体循环淤血。图 3-2 示左心室功能曲线，表明正常人和心力衰竭时左心室排血功能（以心脏指数表示）和左心室前负荷（以左心室舒张末压表示）的关系。在心力衰竭时，心功能曲线向右下偏移。当左心室舒张末压 >18mmHg 时，出现肺充血的症状和体征；若心脏指数 <2.2L/(min·m²) 时，出现低排血量的症状和体征。

图 3-2　左心室功能曲线

2) 心肌肥厚：当心脏后负荷增高时常以心肌肥厚作为主要的代偿机制，伴或不伴心室扩张。心肌肥厚时心肌细胞数并不增多，以心肌细胞肥大、心肌纤维化为主。心肌肥厚使心肌供能不足，继续发展终至心肌细胞死亡。心肌肥厚心肌收缩力增强，克服后负荷阻力，使心排血量在相当长时间内维持正常，但心肌顺应性差，舒张功能降低，心室舒张末压升高，客观上已存在心功能障碍。

3) 神经体液的代偿机制：当心排血量不足，心腔压力升高时，机体全面启动神经体液机制进行代偿。①交感神经兴奋性增强：心力衰竭时患者血中去甲肾上腺素水平升高，作用于心肌 β_1 肾上腺素能受体从而增强心肌收缩力并提高心率，从而提高心排血量。但同时周围血管收缩增加心脏后负荷，心率加快，使心肌耗氧量增加。去甲肾上腺素对心肌细胞有毒性作用,可使心肌细胞凋亡,参与心脏重塑的病理过程。交感神经兴奋还可使心肌应激性增强,促使心律失常的发生。②肾素 - 血管紧张素 - 醛固酮系统(renin-angiotensin-aldosterone system,RAAS)激活:由于心排血量降低,肾血流量随之减低,RAAS被激活,心肌收缩力增强,周围血管收缩维持血压,调节血液再分配,保证心、脑等重要器官的血液供应,同时促进醛固酮分泌,增加总体液量及心脏前负荷,对心衰起到代偿作用。但RAAS被激活促进心脏和血管重塑,加重心肌损伤和心功能恶化。

(2)体液因子的改变

1)利钠肽类:人类有三种利钠肽类,即心钠肽、脑钠肽和C型利钠肽。心钠肽主要由心房分泌,心室肌也有少量表达;在心房压力增高时释放,其生理作用为扩张血管和利尿排钠,对抗水、钠潴留效应。脑钠肽主要由心室肌细胞分泌,生理作用与心钠肽相似,但较弱。脑钠肽水平随心室壁张力而变化并对心室充盈压具有负反馈调节作用。C型利钠肽主要位于血管系统内,生理作用尚不明确,可能参与或协同RAAS的调节作用。心力衰竭时心钠肽和脑钠肽分泌明显增加,其增高的程度与心衰的严重程度呈正相关,可作为评定心衰进程和判断预后的指标。

2)精氨酸加压素:由脑垂体分泌,具有抗利尿和促周围血管收缩作用,对维持血浆渗透压起关键作用。精氨酸加压素的释放受心房牵张感受器的调控,心衰时心房牵张感受器的敏感性下降,不能抑制精氨酸加压素的释放而血浆精氨酸加压素水平升高,继而水潴留增加,同时增加心脏前、后负荷。心力衰竭早期精氨酸加压素的效应有一定的代偿作用,而长期的精氨酸加压素增加,其负面效应将使心力衰竭进一步恶化。

3)内皮素:是由血管内皮细胞释放的强效血管收缩肽,心力衰竭时血管活性物质及细胞因子促进内皮素分泌,且血浆内皮素水平直接与肺动脉压特别是肺血管阻力与全身血管阻力的比值相关。内皮素还可导致细胞肥大增生,参与心室重塑过程。

(3)心室重塑:在心功能受损,心腔扩大、心室肥厚的代偿过程中,心肌细胞、胞外基质、胶原纤维网等均发生相应变化,即心室重塑,是心力衰竭发生发展的基本病理机制。除了因代偿能力有限、代偿机制的负面影响外,心肌细胞的能量供应不足及利用障碍导致心肌细胞坏死、纤维化也是失代偿发生的一个重要因素。心肌细胞减少使心肌整体收缩力下降,纤维化的增加又使心室顺应性下降,重塑更明显,心肌收缩力不能发挥其应有的射血效应,形成恶性循环,最终导致不可逆转的终末阶段。

(4)舒张功能不全:心脏舒张功能不全可分为两大类:一种是能量供应不足时Ca^{2+}转运受影响所致的主动舒张功能障碍,如冠心病明显缺血时,在出现收缩功能障碍前即可出现舒张功能障碍。另一种是心室肌顺应性减退及充盈障碍,主要见于心室肥厚,如高血压及肥厚性心肌病,心室充盈压明显增高,当左心室舒张末压过高时,肺循环出现高压和淤血,即舒张性心功能不全,此时心肌收缩功能尚可,心脏射血分数正常,故又称为左心室射血分数(LVEF)正常(代偿)的心力衰竭。由于临床上这种情况可发生在高血压和冠心病,而这两种病又属多发病,因此这一类型的心功能不全日渐受到重视。

【临床表现】

1.左心衰竭 临床上最为常见,以肺循环淤血及心排血量降低为主要表现。

(1)症状

1)呼吸困难:是左心衰竭最主要的症状。①劳力性呼吸困难:是左心衰竭最早出现的症状,在体力活动时发生或加重,休息后缓解或消失。因运动时回心血量增加,左房压力升高,加重了肺淤血所致。②端坐呼吸:肺淤血达到一定程度时,患者不能平卧,因为平卧时回心血量增多且横膈上抬,加重呼吸困难,故患者常取高枕卧位、半卧位甚至端坐位,以缓解呼吸困难。③夜间阵发性呼吸困难：患者入睡后突然因憋气而惊醒，被迫采取坐位，大多于端坐休息后缓解。其发生机制包括睡眠平卧时血液重新分配使肺血量增加；夜间迷走神经张力增加，小支气管收缩；横膈高位，肺活量减少等。当患者取坐位时回心血量降低，心脏负荷也降低，症状可得到缓解。④急性肺水肿：是左心衰竭呼吸困难最严重的形式。

2）咳嗽、咳痰、咯血：咳嗽、咳痰是肺泡和支气管黏膜淤血所致，开始常在夜间发生，坐位或立位时可减轻，咳白色浆液性泡沫痰为其特点，偶可见痰中带血丝。急性左心衰竭时可咳粉红色泡沫样痰。长期慢性淤血致肺静脉压力升高，导致肺循环和支气管血液循环之间形成侧支，在支气管黏膜下形成扩张的血管，一旦破裂可引起大咯血。

3）心排血量不足症状：①乏力、疲倦、头晕、心慌：心排血量不足，器官、组织灌注不足及代偿性心率加快所致。②少尿及肾功能损害症状：严重的左心衰竭时肾血流量明显减少，患者可出现少尿。长期慢性的肾血流量减少可出现血尿素氮、肌酐升高，可有肾功能不全的相应症状。

（2）体征

1）肺部湿性啰音：由于肺毛细血管压增高，液体可渗出到肺泡而出现湿性啰音。随病情加重，湿性啰音可从肺底部蔓延至全肺，侧卧位时低位处的啰音较多。

2）心脏体征：除基础心脏病的体征外，患者一般均有心脏扩大（单纯舒张性心衰除外）、舒张期奔马律和肺动脉瓣区第二心音亢进。

2. 右心衰竭　以体循环淤血为主要表现。

（1）症状

1）消化道症状：常出现腹胀、食欲缺乏、恶心、呕吐等，由胃肠道及肝淤血引起，是右心衰竭最常见的症状。

2）呼吸困难：表现为劳力性呼吸困难。因右心衰竭常继发于左心衰竭，故右心衰竭时患者呼吸困难已存在。单纯性右心衰竭为分流性先天性心血管病或肺部疾患所致，均有明显的呼吸困难。

（2）体征

1）水肿：体静脉压力升高使软组织出现水肿，其特征为首先出现于身体最低垂的部位，常为对称性凹陷性。体静脉压力升高也可导致胸腔积液，以双侧多见，右侧常较严重，如为单侧则以右侧多见，主要与体静脉和肺静脉压同时升高、胸膜毛细血管通透性增加有关。

2）颈静脉征：颈静脉搏动增强、充盈、怒张是右心衰竭的主要体征。肝颈静脉反流征阳性为右心衰竭的特征性体征。

3）肝肿大：肝淤血肿大常伴压痛，持续慢性右心衰竭可致心源性肝硬化。

4）心脏体征：除基础心脏病的体征外，右心衰竭时可因右心室显著扩大而出现三尖瓣关闭不全的反流性杂音。

3. 全心衰竭　右心衰竭继发于左心衰竭而形成全心衰竭，当右心衰竭出现之后，右心排血量减少，因此肺淤血症状反而有所减轻。扩张型心肌病等左、右心室同时衰竭者，肺淤血症状往往不太严重，主要表现为心排血量减少的相关症状和体征。

4. 心功能分级与心衰分期

（1）心功能分级：心功能的严重程度分级通常采用由美国纽约心脏病协会（NYHA）提出的心功能分级方法，见表3-1。

表 3-1 心功能分级

心功能分级特点
I级患者患有心脏病,但日常活动不受限制,一般活动不引起疲乏、心悸、呼吸困难等心力衰竭症状
II级患者体力活动轻度受限,休息时无自觉症状,但平时一般活动下可出现上述症状
III级患者体力活动明显受限,低于平时一般活动即引起上述症状
IV级患者不能从事任何体力活动,休息状态下也出现心衰症状,活动后加重

上述分级方案的优点是简单易行,缺点是仅凭患者的主观陈述,有时症状与客观检查有很大差距,个体差异也较大。

(2)心力衰竭分期:为了预防、减少和延缓心衰的发生,2005 年美国心脏病学会及美国心脏学会(AHA/ACC)的《成人慢性心力衰竭诊断与治疗指南》提出了心力衰竭分期的概念,见表 3-2。

表 3-2 心力衰竭分期

分期	特点
A 期(前心衰阶段)	有心力衰竭高危因素(高血压、冠心病等),但目前尚无心脏结构或功能异常,也无心衰症状和 / 或体征
B 期(前临床心衰阶段)	已有结构性心脏病变(左心肥厚等),但无心衰症状和 / 或体征
C 期(临床心衰阶段)	已有心脏结构改变,既往或目前有心衰症状和 / 或体征
D 期(难治性终末期心衰阶段)	虽经过严格优化的内科治疗,但休息时仍有症状,常伴心源性恶病质,须反复长期住院

心力衰竭的分期对每位患者而言只能是停留在某一期或向前进展而不可能逆转。如处于 B 期的患者,其进展可导致三种后果:患者在发生心衰前死亡;进入到 C 期,治疗可控制症状;进入 D 期,死于心力衰竭,而在整个过程中,猝死可在任何时间发生。由此可见,只有在 A 期对各种高危因素进行有效的治疗,在 B 期进行有效干预,才能有效减少或延缓心力衰竭。

(3)6 分钟步行试验(6 minutes walk test,6MWT):是通过评定慢性心衰患者运动耐力、评价心衰严重程度的试验。要求患者在平直走廊里尽可能快行走,测定 6 分钟的步行距离。此试验简单易行、安全、方便。评定标准为:若 6 分钟步行距离 <150m,为重度心衰;150~450m 为中度心衰,>450m 为轻度心衰。本试验还常用以评价心衰治疗的疗效。

【辅助检查】

1. 实验室检查

(1)利钠肽:是心衰诊断、患者管理、临床事件风险评估的重要指标,临床上常用脑钠肽及脑钠肽前体。未经过治疗者利钠肽水平正常可基本排除心衰诊断,已经接受治疗者利钠肽水平高则提示预后差。但其他引起缺氧的疾病(左心室肥厚、心肌缺血、COPD 等)以及肾功能不全、肝硬化、感染、败血症、高龄等均可引起利钠肽升高,因此特异性不高。

(2)肌钙蛋白:严重心衰或者心衰失代偿期患者的肌钙蛋白可有轻度升高,但心衰患者检测肌钙蛋白更重要目的是明确是否存在急性冠脉综合征,肌钙蛋白升高,同时伴有利钠肽升高,也是心衰预后的强预测因子。

(3)常规检查:包括血常规、尿常规、血生化检查等,对于老年以及长期服用利尿剂、RAAS 抑制剂类药物的患者尤其重要,在接受药物治疗的患者随访中也需要定期监测。因甲状腺功能亢进或减低均可导致心力衰竭,故甲状腺功能检测亦不容忽视。

2. 心电图检查 心力衰竭患者心电图无特异性改变,但通过心电图可以发现是否存在心肌缺血、既往心肌梗死、传导阻滞及心律失常等。

3. 影像学检查

(1) 超声心动图:可以更准确地评价心腔大小变化、心瓣膜结构及功能,是诊断心力衰竭最主要的检查方法。①收缩功能:以收缩末及舒张末的容量差计算左室射血分数(LVEF),作为收缩性心衰的诊断指标。虽不够精确,但方便实用。正常时 LVEF>50%,收缩期心衰时 LVEF 值≤40%。②舒张功能:超声多普勒是临床上最实用的判断舒张功能的方法。心动周期中舒张早期心室充盈速度最大值 E 和舒张晚期心室充盈最大值 A 之比(E/A)反映舒张功能,正常时 E/A>1.2,舒张功能不全时 E/A 比值降低。

(2) X 线检查:是确诊左心衰竭肺水肿的主要依据,有助于心衰与肺部疾病的鉴别,可直接或间接反映心功能状态。心影大小和外形为心脏病的诊断提供重要参考资料,心脏扩大的程度和动态改变间接反映心功能状态。早期肺静脉压增高时,主要表现为肺门血管影增强,上肺血管影增多与下肺纹理密度相仿甚至多于下肺;肺动脉压力增高时可见右下肺动脉增宽,进一步出现间质性肺水肿可使肺野模糊,Kerley B 线是在肺野外侧清晰可见的水平线状影,为肺小叶间隔内有积液的表现,是慢性肺淤血的特征性表现。

(3) 放射性核素检查:有助于判断心室腔大小,还可反映心脏收缩和舒张功能。

4. 心 - 肺运动试验 在运动状态下测定患者对运动的耐受量,更能说明心脏的功能状态。本试验仅适用于慢性稳定性心衰患者。

5. 有创性血流动力学检查 必要时对急性重症心衰患者在床边进行右心漂浮导管检查,经静脉插管至肺小动脉,测定各部位压力及血氧含量,计算心脏指数(CI)及肺小动脉楔压(PCWP),直接反映左心功能。

【诊断要点】

综合病史、病因、临床表现及辅助检查做出诊断。主要诊断依据是原有基础心脏疾病的证据及循环淤血的表现。左心衰竭肺淤血引起的症状和右心衰竭体静脉淤血引起的体征为诊断心衰的重要依据,但症状的严重程度与心功能不全程度无明确相关性,需要客观检查评估心功能。

【治疗要点】

采用综合治疗措施,包括对基础心脏病的早期治疗;调节心衰的代偿机制,减少其负面效应,阻止或延缓心室重塑的进展,达到防止和延缓心力衰竭的发生发展、缓解临床症状、提高生活质量、改善长期预后的目的。

1. 一般治疗

(1) 生活方式管理:①患者教育,患者及家属应得到准确的有关疾病知识和管理的健康指导,包括健康的生活方式、情绪的控制、诱因的规避、药物服用的规范化、合理的随访计划等。②体重管理,每日监测体重,以及早发现有无体液潴留,如 3 天内体重突然增加 2kg 以上,考虑患者已有水钠潴留(隐性水肿),需要利尿或者增加利尿剂的剂量。③休息与活动,急性期或者病情不稳定时应限制体力活动,卧床休息,避免不良刺激,以减轻心脏负荷。为防止长期卧床导致肺栓塞、肌肉萎缩等,鼓励患者根据病情采取合适的主动运动。④饮食管理,根据病情适当限制水钠的摄入。心衰患者伴有血容量增加、水钠潴留,应减少钠盐摄入(<2g/d)。

(2) 病因治疗:包括基础心脏病的早期有效治疗和消除诱因,如控制高血压、改善冠心病心肌缺血、选用适当抗生素控制呼吸道感染等。

2. 药物治疗

（1）利尿剂：是心衰治疗中改善症状的基石，是唯一能控制体液潴留的药物，对缓解淤血症状、减轻水肿有十分显著的效果，但不能作为单一治疗。原则上在慢性心衰急性发作和明显体液潴留时应用。一般应从小剂量开始，逐渐增加剂量直至尿量增加，体重每天减少0.5~1.0kg为宜。一旦病情控制，即以最小有效剂量维持。①噻嗪类：以氢氯噻嗪（双氢克尿噻）为代表，是中效利尿剂，轻度心衰可首选此药；②袢利尿剂：以呋塞米（速尿）为代表，排钠排钾，是强效利尿剂；③保钾利尿剂：以螺内酯（安体舒通）为代表，利尿作用弱，在与噻嗪类或袢利尿剂合用时能加强利尿效果并减少钾的丢失。常用保钾利尿剂还有氨苯蝶啶和阿米洛利，根据病情选用。

（2）RAAS抑制剂：①血管紧张素转换酶抑制剂（ACEI）：降低心衰患者神经-体液代偿机制的不利影响，改善心室重塑，维护心肌功能，缓解症状，延缓心衰进展，降低远期病死率。以小剂量开始，如能耐受则逐渐增加剂量，开始用药后1~2周检测肾功能和血钾，以后定期复查；如肌酐升高>30%，应减量；若仍持续升高，应停用。卡托普利为最早用于临床的ACEI，贝那普利对有早期心功能损害者较适用，常用的ACEI还有培哚普利、咪达普利、赖诺普利等。②血管紧张素受体拮抗剂（ARB）：当心衰患者因ACEI引起的干咳不能耐受时，可改用ARB。常用药物有坎地沙坦、氯沙坦、缬沙坦等。③醛固酮受体拮抗剂：小剂量的螺内酯有阻断醛固酮的效应，对抑制心血管的重构、改善远期预后有很好作用。对中重度心衰患者可加用小剂量螺内酯，但必须注意血钾的监测。依普利酮是一种新型选择性醛固酮受体拮抗剂，可显著降低轻度心衰患者心血管事件的发生风险、降低病死率、减少住院率，尤其适用于老龄、糖尿病、肾功能不全患者。④肾素抑制剂：血浆肾素活性是动脉粥样硬化、糖尿病、心力衰竭等患者发生心血管事件和预测病死率的独立危险因素。阿利吉仑是直接肾素抑制剂，有降压作用，但其效果有待进一步研究以获得更广泛的循证依据。

（3）β受体拮抗剂：目前认为，除有禁忌证或不能耐受的患者外，在临床上所有病情稳定并无禁忌证的心功能不全患者一经诊断均应立即以小剂量起始应用β受体拮抗剂，逐渐增加达最大耐受剂量并长期维持，以达到减轻症状、改善预后和降低猝死率的目的。临床疗效常在2~3个月后才出现。突然停用β受体拮抗剂可致临床症状恶化，应该避免。常用的药物有美托洛尔、比索洛尔、卡维地洛。

（4）洋地黄类药物：有正性肌力作用，增强心肌收缩力；一般治疗剂量下，洋地黄可抑制心脏传导系统；还可兴奋迷走神经。合理应用洋地黄，可减轻心衰患者临床症状，改善生活质量，提高活动耐量，减少住院率，但对于生存率无明显改善。伴有快速心房颤动/心房扑动的收缩性心力衰竭是应用洋地黄的最佳指征。常用的洋地黄制剂有：①地高辛：口服制剂，适用于中度心衰维持治疗，0.125~0.25mg，每日1次。70岁以上或肾功能不良的患者宜减量。②毛花苷丙（西地兰）：静脉注射用制剂，适用于急性心衰或慢性心衰加重时，特别适用于心衰伴心房颤动者。每次0.2~0.4mg稀释后缓慢静脉注射，10分钟起效，1~2小时达高峰，24小时总量0.8~1.2mg。③毒毛花苷K：静脉注射用制剂，用于急性心衰时，每次用量为0.25mg，稀释后缓慢静脉注射，5分钟起效，0.5~1小时达高峰，24小时总量0.5~0.75mg。

（5）其他：①β受体兴奋剂（多巴胺、多巴酚丁胺）：只能短期静脉应用，在慢性心衰加重时起到帮助患者渡过难关的作用，连续用药超过72小时可能出现耐药。②磷酸二酯酶抑制剂（米力农、氨力农）：仅用于心脏术后急性收缩性心力衰竭、难治性心力衰竭和心脏移植前的终末期心力衰竭患者的短期应用。③伊伐布雷定：是选择性特异性窦房结起搏细胞起搏电流抑制剂，可减慢窦性心律，延长舒张期，对心脏内传导、心肌收缩或者心室复极化无影响，并且无β受体拮抗剂的不良反应。

3. 非药物治疗

（1）心脏再同步化治疗（cardiac resynchronization therapy，CRT）：部分心衰患者存在房室、室间、室内收缩不同步，进一步导致心肌收缩力的下降。CRT 通过改善房室、室间、室内同步性而增加心排血量，改善心衰症状、运动耐力，提高生活质量，减低住院率并明显降低患者病死率。但部分患者 CRT 治疗反应不佳，完全性左束支传导阻滞是 CRT 有反应的最重要预测指标。

（2）左室辅助装置（left ventricular assistant device，LVAD）：适用于严重心脏事件后或者准备心脏移植术的过渡治疗和急性左心衰竭的辅助性治疗。目前该仪器具有小型化、精密化、便携化的特点，有望成为药物治疗不佳的心衰患者的器械治疗的新手段。

（3）植入型心律转复除颤器：可用于左室射血分数≤35%，优化药物治疗 3 个月以上 NYHA 仍为Ⅱ级或Ⅲ级患者的一级预防。

（4）心脏移植：治疗顽固性心力衰竭的最终治疗方法，但因存在供体来源不足、排斥反应等，难以广泛开展。

4. 射血分数保留性心衰的治疗射血分数保留性心衰指左室射血分数≥50% 的心衰，通常存在左室肥厚或左房增大等充盈压升高、舒张功能受损的表现，也称为舒张性心衰。药物可使用 β 受体拮抗剂、钙通道拮抗剂、ACEI/ARB，并尽量维持窦性心律，保证心室舒张期充分的容量。无心室收缩功能障碍者禁用正性肌力药物。

【常用护理诊断 / 问题】

1. 气体交换受损　与左心衰竭导致肺淤血有关。

2. 活动无耐力　与心排血量下降有关。

3. 体液过多　与右心衰竭致体循环淤血、水钠潴留等有关。

4. 营养失调：低于机体需要量　与长期食欲下降有关。

5. 焦虑　与慢性病程、病情反复发作或加重、担心疾病预后有关。

6. 睡眠型态紊乱　与呼吸困难有关。

7. 有皮肤完整性受损的危险　与长时间卧床、水肿、营养不良有关。

8. 潜在并发症：洋地黄中毒。

【护理措施】

1. 病情观察　密切观察呼吸、咳嗽、咳痰情况，评估呼吸困难程度，观察心排血量不足表现、肺部湿啰音及心脏杂音的变化，监测动脉血气分析结果和氧饱和度；观察患者水肿部位及程度，评估颈静脉征、肝肿大情况；每日晨起排尿后早餐前测量体重，每天同一时间、着同一服装、用同一体重计测量体重，准确记录出入水量，如果尿量 <30ml/h 应报告医生，有腹水者每天测量腹围。

2. 起居护理

（1）环境：病室安静、整洁、空气流通，适当开窗通风，每次 15~30 分钟。

（2）依据心功能情况制订活动量：心功能Ⅰ级患者不限制一般体力活动，可适当参加体育锻炼，但避免剧烈运动；心功能Ⅱ级患者适当限制体力活动，可行轻体力活动或家务活动，增加午睡时间；心功能Ⅲ级患者严格限制一般体力活动，以卧床休息为主，每天下床行走，鼓励患者日常生活自理或在协助下自理；心功能Ⅳ级患者卧床休息，日常生活由他人照顾。长期卧床易致静脉血栓形成，在患者卧床期间应协助其进行四肢屈伸、翻身等被动或主动运动，每天温水泡足及局部按摩，以促进血液循环；症状好转后可在床上或床边活动，鼓励患者适当进行体力活动，督促动静结合，循序渐进增加运动量。

根据呼吸困难和水肿程度采取舒适体位，有胸腔积液或腹水患者宜取半卧位，严重呼吸困难时取端坐位,以减轻呼吸困难。

3. 饮食护理 给予清淡、易消化食物,少量多餐,伴有低清蛋白血症可静脉补充白蛋白。心衰患者有不同程度的水钠潴留,应控制水钠摄入。每天钠摄入量 <2g。控制液体入量,一般每天控制在 1 500~2 000ml。告诉患者及其家属低盐饮食的重要性并督促执行。限制含钠高的食物,如腌制品、香肠、罐头食品、坚果、发酵面食、海产品等。

课堂互动

慢性心力衰竭

慢性心力衰竭患者需进食低盐饮食,但是淡而无味的食物往往令患者难以接受,部分患者对低盐饮食的依从性比较差。护士可采取哪些措施提高患者对低盐饮食的依从性? 请以小组为单位进行讨论。

---

4. 用药护理

(1) 利尿剂:遵医嘱正确使用利尿剂,注意观察药物不良反应:袢利尿剂和噻嗪类利尿剂最重要的不良反应是低血钾症;噻嗪类利尿剂还可抑制尿酸排泄引起高尿酸血症,长期服用可影响血脂、血糖代谢。保钾利尿剂不良反应有嗜睡、运动失调、男性乳房发育、面部多毛等。用药时监测血钾。患者出现低钾血症时常表现为乏力、腹胀、肠鸣音减弱、心电图 U 波增高等。使用噻嗪类或袢利尿剂时,多食含钾丰富的食物(如鲜橙汁、西红柿汁、香蕉、马铃薯等),必要时遵医嘱补充钾盐。肾功能不全及高钾血症者禁用螺内酯,少尿或无尿者慎用氨苯蝶啶。利尿剂的应用时间选择早晨或日间为宜。

(2) ACEI:用药期间需监测血压,避免体位的突然改变;监测血钾水平和肾功能;若出现不能耐受的咳嗽或血管神经性水肿应停止用药。

(3) β 受体拮抗剂:主要不良反应有液体潴留和心衰恶化、心动过缓和低血压等。用药期间注意监测心率、血压,当患者心率 <50 次/min 或出现低血压时,应停止给药并报告医生。

(4) 洋地黄类

1) 预防洋地黄中毒:①洋地黄用量个体差异较大,老年人、心肌缺血缺氧、肾功能不全、低血钾等情况对洋地黄较敏感,使用时严密观察用药反应;②奎尼丁、胺碘酮、维拉帕米、阿司匹林等药物可增加洋地黄中毒的可能性,用药前应询问有无上述药物及洋地黄用药史;③必要时监测地高辛浓度;④严格按医嘱给药,脉搏 <60 次/min 或节律不规则应暂停服药;⑤用毛花苷丙或毒毛花苷 K 时,务必稀释后缓慢静脉注射,同时监测心率、心律及心电图变化。

2) 洋地黄中毒表现:①各类心律失常:是最重要的表现,最常见的为室性期前收缩,其他还有房室传导阻滞、心房颤动、房性期前收缩等,快速房性心律失常伴传导阻滞是洋地黄中毒的特征性表现。②胃肠道反应:如食欲下降、恶心、呕吐等。③神经系统反应:如头痛、倦怠、视力模糊、黄视、绿视等。

3) 洋地黄中毒处理:①立即停用洋地黄。②快速性心律失常患者,如血钾浓度低,则静脉补钾;如血钾不低,可用利多卡因或苯妥英钠,一般禁用电复律,以免引起心室颤动。③传导阻滞及缓慢性心律失常患者,可用阿托品皮下或静脉注射,必要时安置临时起搏器。

5. 对症护理 详见本章第一节概述中的有关护理措施。

6. 心理护理 心衰往往是心血管疾病发展至晚期的表现,长期的疾病折磨和心衰反复出现,体力活动受限制,甚至不能从事任何活动,生活上需他人照顾,患者常有焦虑、内疚、不安、绝望、恐惧等心理状态。护理人员应给予足够的关心、帮助和精神安慰,倾听患者的内心感受,指导患者进行自我心理调整,避免不良刺激,保持身心愉快,积极配合治疗,帮助患者树立战胜疾病的信心。

7. 中医护理　本病属中医"心悸""喘证""水肿"等范畴。患者饮食以多食补益心肺之品为宜,如大枣、百合、龙眼肉、枸杞子、人参、黄芪、紫河车等;气阴不足者用西洋参泡水代茶频服,以补养气阴;阳气虚者用红参、三七泡水代茶频服,忌食生冷;阴血亏虚者,忌食辛辣,心肾阳虚并下肢水肿者,可选用鲤鱼赤豆汤。

【健康教育】

1. 知识宣教　指导患者和家属了解导致慢性心衰的常见基础疾病和诱因,积极采取预防保健措施。心力衰竭早期即应积极干预,控制血压、血脂、血糖异常。避免可增加心力衰竭的不良习惯,如吸烟、饮酒。避免各种诱发因素,如感染(尤其是呼吸道感染)、过度劳累、情绪激动、输液过快过多等。

2. 生活指导　指导患者进食低盐、清淡、易消化、富含营养的饮食,每餐不宜过饱。指导患者依据心功能情况进行适当活动。

3. 用药指导　告知患者及家属药物的名称、剂量、用法、作用及不良反应。严格遵医嘱用药,不能随意减量或加量,以免心衰复发、加重或致药物中毒。

4. 病情监测　指导患者每日测量体重,定期随访。发现体重增加或者症状加重及时就诊。

【结语】

心力衰竭是各种心脏结构或功能性疾病导致心室充盈和/或射血能力受损,心排血量不能满足机体组织代谢需要,以肺循环和/或体循环淤血,器官、组织血液灌注不足为临床表现的一组综合征。其基本病因是原发性心肌损伤和心脏负荷过重。有基础心脏病的患者,往往因一些增加心脏负荷的因素诱发心衰,最常见、最重要的诱因为感染。程度不同的呼吸困难是左心衰竭的最主要的症状,由肺循环淤血引起。右心衰竭以体循环淤血为主,临床以颈静脉征、肝大、水肿为主要表现。诊断主要依据病史、临床表现、X线检查和超声心动图。治疗主要以药物治疗为主。护理重点为病情观察、饮食护理及用药护理。

二、急性心力衰竭

急性心力衰竭(acute heart failure,AHF)是指心力衰竭急性发作和/或加重的一种临床综合征。可表现为急性新发或慢性心力衰竭急性失代偿。临床上急性左心衰竭较为常见,以肺水肿或心源性休克为主要表现,是严重的急危重症。抢救是否及时、合理与预后密切相关。本节重点介绍急性左心衰竭。

【病因和发病机制】

1. 病因　心脏解剖或功能的突发异常,使心排血量急剧降低和肺循环压力突然升高均可发生急性左心衰竭。

(1) 急性心肌坏死或损伤:①与冠心病有关:急性广泛前壁心肌梗死、急性心肌梗死伴乳头肌断裂或室间隔破裂穿孔、不稳定型心绞痛等;②重症心肌炎;③围生期心肌病;④药物所致的心肌损伤与坏死:如抗肿瘤化疗药物和毒药等。

(2) 急性血流动力学障碍:瓣膜重度狭窄或关闭不全,反流加重,引起血流动力学障碍,如重度主动脉瓣狭窄、二尖瓣狭窄;感染性心内膜炎引起的瓣膜穿孔、腱索断裂所致瓣膜性急性反流等。

(3) 其他:高血压性心脏病血压急剧升高,在原有心脏病基础上出现快速性心律失常或严重缓慢心律失常,慢性心衰急性加重、输液过快过多等。

2. 发病机制　心肌收缩力突然严重减弱或左室瓣膜急性反流,心排血量急剧减少,左室舒张末压迅速升高,肺静脉回流不畅,导致肺静脉压快速升高。由于肺静脉压快速升高,肺毛细血管压随之升高,使血管内液体渗入到肺间质和肺泡内形成急性肺水肿。肺水肿早期因交感神经激活,血压可升高,但随着病情持续进展,血压将逐步下降。

【临床表现】

1. 症状　突发严重呼吸困难,被迫坐位,面色灰白、发绀、大汗、烦躁、频繁咳嗽,咳粉红色泡沫状痰。极重者因脑缺氧可致神志模糊。

2. 体征　呼吸频率达 30~40 次/min,听诊时两肺布满湿性啰音和哮鸣音,心尖部第一心音减弱,频率快,有舒张期奔马律,肺动脉瓣区第二心音亢进。发病早期可有一过性血压升高,病情不缓解,血压可持续下降直至休克。

心源性休克主要表现:持续性低血压,收缩压降至 90mmHg 以下持续 30 分钟以上,肺毛细血管楔压(PCWP)≥18mmHg,心脏指数(CI)≤2.2L/(min·m^2),伴组织低灌注状态,如皮肤湿冷、苍白和发绀,尿量显著减少,意识障碍,代谢性酸中毒。

3. 影像学检查　肺水肿时胸部 X 线示蝶形肺门,严重肺水肿时可见弥漫满肺的大片阴影。

4. 严重程度分级　常用 Killip 分级,适用于评价急性心肌梗死致心力衰竭的严重程度。

Ⅰ级:无心力衰竭的临床症状和体征。

Ⅱ级:有心力衰竭的临床症状和体征,肺部 50% 以下肺野湿性啰音,心脏奔马律。

Ⅲ级:严重的心力衰竭临床症状和体征,严重肺水肿,肺部 50% 以上肺野湿性啰音。

Ⅳ级:心源性休克。

【诊断要点】

根据患者的典型症状和体征,如突发极度呼吸困难、咳粉红色泡沫状痰、满肺湿啰音等,一般不难做出诊断。

【抢救配合与护理】

1. 体位　半卧位或端坐位,双腿下垂,以减少静脉回流,减轻心脏负荷。患者常烦躁不安,应注意安全,防止坠床跌倒受伤。

2. 吸氧　立即高流量鼻导管给氧。病情特别严重者应采用面罩呼吸机持续加压或双水平气道正压给氧,增加肺泡内压,既可加强气体交换,又可对抗组织液向肺泡内渗透。以上措施无效考虑气管插管。通过氧疗将血氧饱和度维持在≥95% 水平,以防出现多脏器功能衰竭。

3. 救治准备　迅速开放两条静脉通道,留置导尿管,心电监护及经皮血氧饱和度监测等。

4. 遵医嘱用药

(1) 吗啡:首选药物,可使患者镇静,减少耗氧量,可舒张小血管而减轻心脏负荷。吗啡 3~5mg 静脉注射,必要时每隔 15 分钟重复 1 次,共 2~3 次。老年患者酌情减量或改为肌内注射。老年人应用时注意有无呼吸抑制作用。

(2) 快速利尿:呋塞米 20~40mg 于 2 分钟内静脉注射,4 小时后可重复 1 次。除有利尿作用外,还有静脉扩张作用,有利于肺水肿的缓解。

(3) 氨茶碱:解除支气管痉挛,并有一定的增强心肌收缩、扩张外周血管作用。

(4) 血管扩张剂:可选用硝普钠、硝酸酯类、重组人脑钠肽或 α 受体拮抗剂,严格按医嘱用药,定时监测血压,根据血压调整剂量。维持收缩压在 90~100mmHg。①硝普钠:为动脉、静脉扩张剂,起始剂量 0.3μg/(kg·min)静脉滴注,依据血压可调整剂量。硝普钠见光易分解,应现用现配,避光滴注,溶液保存时间不宜超过 24 小时;因含有氰化物,硝普钠用药时间不宜连续超过 24 小时。②硝酸酯类:扩张小静脉,降低回心血量,减轻心脏负荷,降低左心室舒张末压和肺血管压。患者对本药的耐受性有个体差异。常用药物有硝酸甘油、双硝酸异山梨醇酯。③重组人脑钠肽:奈西立肽具有扩张静脉和动脉、抑制 RAAS 和交感神经等作用,适用于急性失代偿性心衰。④α 受体拮抗剂:此类药物选择性结合 α 受体,扩张血管,降低外周阻力,并降低肺毛细血管压,减轻肺水肿,也有利于改善冠状动脉供血。常用药物有乌拉地尔。

（5）正性肌力药

1）洋地黄制剂:可考虑毛花苷丙静脉给药,最适合用于有心房颤动伴有快速心室率并已知有心室扩大伴左心室收缩功能不全者。首剂可给 0.4~0.8mg,2 个小时后可酌情再给 0.2~0.4mg。

2）非洋地黄类:可用多巴胺、多巴酚丁胺、米力农等。可增强心肌收缩力,增加心排血量,改善病情,但不改善远期预后。

（6）血管收缩剂:对于正性肌力药无明显改善的心源性休克患者,可考虑使用对外周动脉有显著缩血管作用的药物,如去甲肾上腺素、肾上腺素等。

5. 病情监测　严密监测生命体征,观察呼吸、神志、皮肤、肺部湿啰音情况。检查电解质、血气分析,必要时监测血流动力学指标变化,记录出入水量。

6. 基础护理　协助患者做好口腔护理、皮肤护理等。

7. 心理护理　抢救时医护人员应保持镇定,操作熟练,使患者产生安全感,避免在患者面前讨论病情,以减少误解。去除各种不良刺激因素,消除恐惧感,改善情绪状态,提高治疗依从性,帮助患者树立战胜疾病的信心。

【健康教育】

1. 疾病指导　向患者及家属介绍急性心衰的病因,指导其针对基本病因与诱因进行治疗。避免过度劳累、情绪激动、输液过快过多等,防止感染,尤其是呼吸道感染。定期门诊随访,及时调整治疗方案。

2. 生活指导　宜进食低盐、清淡、易消化、营养丰富的食物,忌高盐、高脂饮食;戒烟忌酒;多食蔬菜,防止便秘;避免暴饮暴食。保持情绪稳定。

3. 用药指导　严格遵医嘱用药,不能随意减量或加量,以免心衰复发、加重或致药物中毒。告知患者常用药物的不良反应,指导患者自我监测病情。

【结语】

急性心力衰竭以左心衰竭较为常见,主要表现为肺水肿或心源性休克,是严重的急危重症,预后与抢救是否及时、合理密切相关。一旦出现急性左心衰竭,缺氧和严重呼吸困难是致命的威胁,应立即采取急救措施。取半卧位或端坐位,双腿下垂,立即高流量吸氧,迅速建立两条静脉通道,遵医嘱正确使用药物。

第三节　心 律 失 常

正常情况下,心脏以一定范围的频率发生有规律的搏动,这种搏动的冲动起源于窦房结（sinoatrial node,SAN）,以一定的顺序和速率传导至心房和心室,协调心脏各部位同步收缩,形成一次心搏,周而复始,为正常节律。心律失常（cardiac arrhythmia）是指心脏冲动的频率、

思政元素
——科技强国提高患者依从性

节律、起源部位、传导速度或激动次序的异常。其可见于生理情况,更多见于病理性状态,包括心脏本身疾病和非心脏疾病。

心脏传导系统生理冲动在窦房结形成后,由结间束传导至房室结。然后冲动再经房室结延续传导,抵达希氏束后再度加速。束支与普氏纤维的传导速度极快,使心室肌几乎同时被激动,最后抵达心外膜,完成一次心动周期。

交感神经与迷走神经支配心脏传导系统的活动。迷走神经兴奋性增加抑制窦房结的自律性及传导性,延长窦房结及周围组织的不应期,减慢房室结的传导并延长不应期。交感神经的功能则相反。

【分类】

心律失常按发生部位分为室上性(包括窦性、房性、房室交界性)和室性心律失常两大类;按发生时心率的快慢,分为快速型与缓慢型心律失常两大类;按发生机制分为冲动形成异常和冲动传导异常两大类。本章主要依据心律失常发生部位与机制以及心率快慢进行综合分类。

(一) 冲动形成异常

1. 窦性心律失常 ①窦性心动过速;②窦性心动过缓;③窦性心律不齐;④窦性停搏。

2. 异位心律

(1) 被动性异位心律:逸搏及逸搏心律(房性、房室交界区性、室性)。

(2) 主动性异位心律:①期前收缩(房性、房室交界区性、室性);②阵发性心动过速(房性、房室交界区性、房室折返性、室性)与非阵发性心动过速;③心房扑动、心房颤动;④心室扑动、心室颤动。

(二) 冲动传导异常

1. 干扰及干扰性房室分离 常为生理性。

2. 心脏传导阻滞 ①窦房阻滞;②房内阻滞;③房室阻滞(一度、二度和三度房室阻滞);④室内阻滞(左束支、右束支和分支阻滞)。

3. 折返性心律 阵发性心动过速常见房室结折返、房室折返和心室内折返。

4. 房室间传导途径异常 如预激综合征。

(三) 冲动形成异常与冲动传导异常并存

反复心律和并行心律等。

(四) 人工心脏起搏参与的心律

包括频率适应性起搏器(如常用的 VVIR 和 DDDR)所具有的时间周期、起搏、感知与自身心律的相互影响等。

【发病机制】

心律失常的发病机制包括冲动形成异常、冲动传导异常和两者并存。

1. 冲动形成异常

(1) 自律性异常:窦房结、结间束、冠状窦口附近、房室结的远端和希氏束 - 浦肯野纤维系统等处的心肌细胞均具有自律性。自主神经系统兴奋性改变或其内在的病变,可导致不适当的冲动发放。此外,在缺氧、电解质紊乱、药物、儿茶酚胺分泌增多等病理状态下,原来无自律性的心肌细胞(如心房和心室肌细胞)出现自律性异常增高,可导致快速性心律失常。

(2) 触发活动(triggered activity):是指心房、心室、希氏束 - 浦肯野组织在动作电位后产生除极活动,被称为后除极(after depolarization)。在儿茶酚胺增多、心肌缺血 - 再灌注、低血钾、高血钙及洋地黄中毒等病理状态下,若后除极的振幅增高并达到阈值,便可诱发反复激动,持续的反复激动即构成快速性心律失常。

2. 冲动传导异常 包括折返激动、传导阻滞和异常传导等。折返是快速性心律失常的最常见发病机制。产生折返的基本条件是传导异常,包括:①心脏两个或多个部位的传导性与不应期各不相同,相互连接成一个闭合环;②其中一条通路发生单向传导阻滞;③另一条通路传导缓慢,使原先发生阻滞的通道有足够时间恢复兴奋性;④原先阻滞的通道再次激动,从而完成一次折返冲动。激动在环内反复循环,产生持续而快速的心律失常(图 3-3)。

图 3-3 房室结内折返示意图

注:图示房室结内有 α 与 β 两条通路。α 传导速度慢,不应期短;β 传导速度快,不应期长。A. 窦性心律时,冲动沿 β 路径前传至心室(正常 PR 间期),同时沿 α 路径前传,但遭遇不应期未能抵达希氏束;B. 房性期前收缩受阻于 β 路径,由 α 路径缓慢传导到心室(长 PR 间期)。由于传导缓慢,β 路径有足够的时间恢复兴奋性,冲动沿 β 路径逆向传导返回至心房,完成单次折返,产生一个心房回波;C. 心房回波再循 α 路径前传,折返持续,引起折返性心动过速。

冲动传导至某处心肌,如果恰逢此处心肌的生理性不应期,可形成生理性阻滞或干扰现象,传导阻滞并非由于生理性不应期所致者,称之为病理性传导阻滞。异常传导主要是传导途径异常,房室旁道是最常见的异常途径。窦性或房性冲动经房室旁道传导引起心室预激,房室旁道和正常房室传导途径之间折返则形成房室折返性心动过速。

【心律失常的诊断】

1. 病史 通过病史了解是否存在诱发心律失常的因素,如吸烟、饮咖啡、运动及精神刺激等。了解心律失常发作的频繁程度,对患者的影响以及心律失常对药物和非药物(如体位、呼吸、活动等)的反应。了解既往是否有类似心律失常发作史,以及家族成员中是否有类似发作史,是否有已知心脏疾病病史,以及是否有植入人工心脏起搏器史等。

2. 体格检查 除心率及心律外,某些心脏体征有助于心律失常的诊断。如三度房室传导阻滞时,第一心音强度不一。有时出现颈静脉巨大 a 波,与心房收缩和房室瓣同时关闭,引起心房内血液倒流入大静脉有关。左束支传导阻滞可伴随第二心音反常分裂。

颈动脉窦按摩可提高迷走神经张力,进而减慢窦房结冲动发放频率和延长房室结传导时间及不应期,对及时终止和诊断某些心律失常有帮助。其操作方法是:患者取平卧位,尽量伸展颈部,头转向对侧,轻推胸锁乳突肌,在下颌角处触及颈动脉搏动,先轻触并观察患者反应。如无心率变化,继续以轻柔的手法逐渐增加力度,持续约 5 秒钟。颈动脉窦按摩注意事项:①严禁双侧同时按压;②老年人按压前应听诊颈部,如听到颈动脉嘈鸣音应禁止按压,否则有引起脑栓塞的风险。

窦性心动过速对颈动脉窦按摩的反应是心率逐渐减慢,停止按摩后恢复至原来水平。房室结参与的折返性心动过速的反应可能是心动过速突然终止。心房颤动与扑动的反应是心室率减慢。

3. 心电图检查　是诊断心律失常最重要的一项无创伤性检查技术。应记录12导联心电图,并记录P波清晰导联的长条心电图,如V_1或Ⅱ导联以备分析。心电图分析原则:①根据P波形态特征确定其节律,判断基本心律是窦性心律还是异位心律;②测定PP或RR间期,计算心房率或心室率有无心动过速、过缓或者心律不齐;③测定PR间期和QT间期,判断有无延长或缩短;④比较PP间期和RR间期,寻找心房律和心室律的关系。

4. 长时间心电图记录

(1) 动态心电图检查:动态心电图(Holter ECG monitoring)是连续记录24小时心电图的一项检查。此检查使用一种小型便携式记录仪,检查过程中患者活动及工作不受限制。此检查便于分析心悸、晕厥等症状与心律失常是否相关,明确心律失常与日常活动的关系及昼夜分布特征,帮助评价抗心律失常药物疗效,还可以评价起搏器的疗效以及是否出现故障等。

(2) 事件记录器(event recorder):适用于间歇发作且不频繁的心律失常诊断,可记录发生心律失常及其前后的心电图,通过直接回放或经有线或无线网络实时传输心电图至医院。植入式循环心电记录仪(implantable loop records,ILRs)埋植于患者皮下,可自行启动、检测和记录心律失常,其电池寿命达36个月,主要用于发作不频繁,原因未明且疑心律失常所致的晕厥患者;其缺点是有创伤,费用昂贵。目前一些新型便携的动态心电图仪器使用3G或4G无线网络实时记录患者心电信息,并通过云端数据存储和数据分析,理论上可以无限期长时间记录心电信息。

5. 食管心电生理检查　根据食管与左心房毗邻的解剖学关系,将电极导管插至左心房水平,能清晰记录心房电位,并能进行心房快速电刺激或起搏。快速电刺激对室上性心动过速的判断及终止有帮助,亦可帮助判断窦房结功能。

6. 心腔内电生理检查　将多根电极导管经静脉和/或动脉插至心腔内,包括右心房、右心室、希氏束、冠状窦(反映左心房、左心室电位),用多导电生理仪记录各部位的电活动;用程序刺激和快速起搏,测定心脏不同部位的电生理功能;以及诱发曾有的心律失常,以帮助诊断及治疗。

(1) 窦房结功能测定:当病态窦房结综合征缺乏典型心电图表现时,可行此检查。①窦房结恢复时间(sinus node recovery time,SNRT)是指从最后一个右房起搏波至第一个恢复的窦性心房波之间的时限,正常时SNRT≤2 000ms。如将此值减去起搏前窦性周期的时限,则称为校正的窦房结恢复时间(corrected SNRT,CSNRT),正常时CSNRT≤525ms。②窦房传导时间(sinoatrial conduction time,SACT),为窦房结的兴奋传导到心房的时间,可通过对心房程序刺激模拟具有不完全代偿期前收缩进行测定和计算。正常值≤147ms。

(2) 房室及室内传导阻滞:体表心电图不能准确判断房室及室内传导阻滞的部位,当需要了解阻滞的确切部位时,可行此检查。

(3) 心动过速:当出现以下情况时,可行心电生理检查。①室上性或室性心动过速反复发作伴明显症状,药物治疗欠佳者;②心动过速发作不频繁难以明确诊断者;③鉴别室上性心动过速伴室内差异性传导与室性心动过速有困难者;④心内膜标测确定心动过速的起源部位,并同时行消融治疗者;⑤不明原因的晕厥:引起晕厥的三种常见心律失常包括病态窦房结综合征、房室传导阻滞及心动过速,对于不明原因的晕厥,经详细的体格检查、无创性的心脏检查仍不能明确原因,可行心腔内电生理检查。

7. 三维心脏电生理标测及导航系统 常规的心腔内电生理标测对于复杂的心律失常的空间定位不确切,使得手术时间和 X 线曝光时间长且手术成功率不高。三维心脏电生理标测及导航系统(三维标测系统)是近年来迅速发展并广泛应用的新标测技术,能够减少 X 线曝光时间,加深对心律失常发生机制的认识和理解,提高消融治疗成功率。

临床上常应用的三维标测系统包括:心脏电解剖标测系统(Carto™)、接触标测系统(EnSiteNavX)以及非接触标测系统(EnSite Array)。主要功能包括:三维解剖定位、激动顺序标测、电压标测以及碎裂电位标测等,还可以将心脏三维 CT、磁共振影像等与系统构建的三维模型进行整合,建立更为直观、准确的心脏解剖构型。临床中三维标测系统可用于不适当窦性心动过速、室上性心动过速、预激综合征、频发房性期前收缩、局灶性或折返性房性心动过速、心房扑动、心房颤动、室性期前收缩、特发性室性心动过速、器质性室性心律失常等的导管消融治疗。

8. 基因检测 对于无器质性心脏病而反复发生恶性心律失常甚至猝死的患者,可应用基因检测明确是否存在离子通道病。离子通道病种类繁多,常见发生突变的基因有 Na^+ 通道、K^+ 通道、Ca^{2+} 通道及其辅助亚单位等。基因检测有助于筛查家系中潜在的患者,指导治疗方案,如 ICD 或药物治疗等。基因检测准确率较高,但目前尚有很多离子通道病的致病基因未明确。

一、窦性心律失常

起源于窦房结的心脏激动为窦性心律。正常窦性心律的心电图表现为:频率 60~100 次 /min,窦性 P 波在 I、II、aVF 导联直立,aVR 导联倒置,PR 间期 0.12~0.20 秒,同一导联的 P-P 间期差值 <0.12 秒。窦性心律失常是窦房结冲动发放频率异常或者窦性冲动向心房传导异常所导致的心律失常。根据心电图及临床表现分为窦性心动过速、窦性心动过缓、窦性停搏、窦房传导阻滞以及病态窦房结综合征。

(一) 窦性心动过速

【病因】

成人窦性心律的频率超过 100 次 /min 称为窦性心动过速(sinus tachycardia),可见于健康人吸烟、饮茶或咖啡、饮酒、体力活动及情绪激动时。某些病理状态如发热、贫血、甲状腺功能亢进、休克、心肌缺血、心力衰竭以及应用肾上腺素、阿托品等药物时亦可出现窦性心动过速。

【心电图特征】

成人窦性心律的频率 >100 次 /min,心电图表现符合上述窦性心律特征。通常逐渐开始和终止,频率大多在 100~150 次 /min。刺激迷走神经可使频率逐渐减慢,停止刺激又逐渐恢复至原先水平(图 3-4)。

图 3-4 窦性心动过速

注:II 导联的 P 波正向,PR 间期 0.13 秒,心率 115 次 /min。

【治疗要点】

针对病因治疗,同时去除诱因。如治疗甲状腺功能亢进、心力衰竭等。必要时给予 β 受体阻滞剂或非二氢吡啶类钙通道阻滞剂,以减慢心率。

（二）窦性心动过缓

【病因】

成人窦性心律的频率低于 60 次 /min 称为窦性心动过缓(sinus bradycardia),常见于健康青年人、运动员及睡眠状态。其他原因如颅内出血、甲状腺功能减退、低温、严重缺氧、阻塞性黄疸,以及应用胺碘酮等抗心律失常药物。窦房结病变及急性下壁心肌梗死亦常伴发窦性心动过缓。

【心电图特征】

成人窦性心律的频率 <60 次 /min。常同时伴窦性心律不齐(不同 PP 间期差异 >0.12 秒)(图 3-5)。

图 3-5 窦性心动过缓
注：Ⅱ导联的 P 波正向,PR 间期 0.18 秒,心率 48 次 /min。

【治疗要点】

无症状的窦性心动过缓无需治疗。如因心率过慢出现心排血量不足症状时,可应用阿托品或异丙肾上腺素等药物治疗,但长期应用易产生严重不良反应,宜考虑心脏起搏治疗。

（三）窦性停搏

窦性停搏(sinus pause)或窦性静止(sinus arrest)是指窦房结不能产生冲动。

【病因】

窦性停搏多见于窦房结变性与纤维化、急性下壁心肌梗死、脑血管意外等病变以及迷走神经张力增高或颈动脉窦过敏;此外,应用洋地黄类、乙酰胆碱等药物亦可引起窦性停搏。

【临床表现】

过长时间的窦性停搏(>3 秒)如无逸搏发生,患者则有临床症状,如黑蒙、短暂意识障碍或晕厥,严重时出现阿 - 斯综合征,甚至死亡。

【心电图特征】

在较正常 PP 间期显著延长的间期内无 P 波出现,或 P 波与 QRS 波群均不出现,长的 PP 间期与基本的窦性 PP 间期无倍数关系。长时间的窦性停搏后,下位的潜在起搏点,如房室交界区或心室,可发生单个逸搏或逸搏心律(图 3-6)。

图 3-6 窦性停搏
注：Ⅱ导联中第 2 个与第 3 个 P 波间歇长达 2.8 秒。

【治疗要点】

参考病态窦房结综合征。

(四) 病态窦房结综合征

病态窦房结综合征(sick sinus syndrome,SSS)简称病窦综合征,是指由于窦房结病变导致其功能减退,产生多种心律失常的综合表现。患者可在不同时间出现一种以上的心律失常,常合并有心房自律性异常,部分患者同时有房室传导障碍。

【病因】

诸多病变,如冠心病心肌缺血、心肌病、心肌淀粉样变、硬化性与退行性变、风湿性心脏病或外科手术损伤等原因均可损害窦房结,导致窦房结起搏及传导功能受损。窦房结周围神经及心房肌的病变,窦房结动脉供血减少亦是 SSS 的病因。

【临床表现】

患者可出现与心动过缓相关的脑、心、肾等重要脏器供血不足表现,如发作性头晕、黑矇、乏力、胸痛、心悸等,严重者可发生晕厥,甚至发生阿 - 斯综合征。

【心电图特征】

1. 主要表现　①持续而显著的窦性心动过缓,心率在50次/min以下,并非由药物引起,且用阿托品不易纠正;②窦性停搏或窦房传导阻滞;③窦房传导阻滞及房室传导阻滞并存;④慢 - 快综合征:心动过缓与房性心律失常(心房扑动、心房颤动或者房性心动过速)交替出现。

2. 其他表现　①在没有应用抗心律失常药物情况下,心房颤动的心室率缓慢,或者发作前后有窦性心动过缓和 / 或一度房室传导阻滞;②变时功能不全,表现为运动后心率提高不明显;③房室交界区性逸搏。

根据心电图的典型表现以及临床症状与心电图改变存在明确的相关性,即可确定诊断。为确定症状与心电图改变的关系,可作单次或多次动态心电图或事件记录器检查,如晕厥等症状发作的同时记录到显著的心动过缓或心脏停搏,即可提供有力佐证。

【治疗要点】

1. 病因治疗　许多病窦综合征患者可以找到病因,如急性下壁心肌梗死累及窦房结动脉、药物影响、电解质失衡、甲状腺功能减退,这些情况可以通过纠正病因使窦房结功能恢复正常。

2. 对症治疗　无症状者不必治疗,仅定期随诊观察;有症状者应接受起搏器治疗。心动过缓 - 心动过速综合征患者发作心动过速时,单独应用抗心律失常药物可能加重心动过缓;应用起搏治疗后,患者仍有心动过速发作,则可同时应用抗心律失常药物。

二、房性心律失常

(一) 房性期前收缩

房性期前收缩(atrial premature beats)简称房早,为提早出现的、起源于窦房结以外心房任何部位的异位心房激动。

【病因】

60% 的正常人可出现房性期前收缩。各种器质性心脏病均可发生房性期前收缩,并可能是快速性房性心律失常的先兆。

【临床表现】

患者主要表现为心悸。一些患者有胸闷、乏力等症状,自觉有停跳感等表现。有些患者可无任何症状。多为功能性,正常成人进行 24 小时心电检测,大约 60% 有房性期前收缩发生。在各种器质性心脏病如冠心病、肺心病、心肌病等患者中,房性期前收缩发生率明显增加,并常可引起其他快速型房性心律失常。

【心电图特征】

房性期前收缩的 P 波提前出现,与窦性 P 波形态不同;其后多见不完全性代偿间歇;下传的 QRS 波形态多属正常,少数无 QRS 波出现(未下传的房性期前收缩),或出现宽大畸形的 QRS 波(室内差异性传导)(图 3-7)。

图 3-7 房性期前收缩

注:Ⅱ导联箭头处为房性期前收缩;V_1 导联箭头处为房性期前收缩伴室内差异性传导;aVL 和Ⅲ导联箭头处均为未下传的房性期前收缩,aVL 导联提前出现的房性 P 波与前面的 T 波部分融合,Ⅲ导联提前出现的房性 P 波与前面的 T 波完全融合,导致 T 波高耸。

【治疗要点】

一般无需治疗。有明显症状者或因房性期前收缩触发室上性心动过速时,应给予治疗。有吸烟、饮酒、咖啡等诱因者应先去除诱因。治疗药物有普罗帕酮(心律平)、β 受体阻滞剂等。

(二)房性心动过速

房性心动过速(atrial tachycardia)简称房速,指起源于心房,且无需房室结参与维持的心动过速。根据发生机制的不同可分为三种,即自律性房性心动过速、折返性房性心动过速及紊乱性房性心动过速。本部分主要叙述自律性房性心动过速。

【病因】

常见于心肌梗死、大量饮酒、各种代谢性疾病、慢性阻塞性肺疾病、洋地黄中毒特别是伴低钾血症的患者及各种代谢障碍。大多数房室传导阻滞伴发的房性心动过速为自律性增高引起的心动过速。

【临床表现】

可有心悸、头晕、胸闷、胸痛、乏力等症状,有些患者可无任何症状,合并有器质性心脏病患者可出现晕厥、心肌缺血、肺水肿等。发作可呈短暂、间歇或持续性。当房室传导比例发生变动时,听诊心律不恒定,第一心音强度变化。

【心电图特征】

心房率通常为 150~200 次/min;P 波形态与窦性 P 波不同;发作开始时心率逐渐加快;刺激迷走神经不能终止心动过速,仅加重房室传导阻滞;P 波之间的等电位线仍存在(图 3-8)。

图 3-8 自律性房性心动过速

注:A. 导联每个 QRS 波群之间均有倒置的 P 波,频率 140 次 /min,PR 间期 0.12 秒,QRS 波群形态和时限正常;B. 另一患者Ⅲ导联,P 波频率 200 次 /min,P 波与 QRS 波群数目之比为 2∶1,为阵发性房速合并 2∶1 房室传导阻滞。

【治疗要点】

取决于心室率的快慢及患者血流动力学情况。如果心室率不快且不致严重血流动力学障碍的房速无需紧急处理。若心室率 >140 次 /min,由洋地黄中毒所致,或伴严重心力衰竭、休克时应紧急处理。

1. 针对病因治疗　由洋地黄引起者立即停用洋地黄,并积极纠正电解质紊乱,尤其是低钾血症。必要时用利多卡因、β 受体阻滞剂等治疗。

2. 控制心室率　可选用洋地黄类、β 受体阻滞剂、非二氢吡啶类钙通道阻滞剂减慢心室率。

3. 转复窦性心律　可加用ⅠA、ⅠC 或Ⅲ类抗心律失常药物,部分药物治疗不佳可考虑导管射频消融术。

(三) 心房扑动

心房扑动(atrial flutter)简称房扑,是介于房速和心房颤动之间的快速性心律失常。

【病因】

房扑可发生于无器质性心脏病的患者;多发生于器质性心脏病,包括冠心病、风湿性心脏病及高血压性心脏病等;引起心房增大的疾病如 COPD、肺栓塞、慢性心衰等也可引起房扑。

【临床表现】

房扑不伴快心室率时,患者可无症状;伴快心室率时可诱发心绞痛、心力衰竭。体格检查可有快速的颈静脉扑动。房扑可持续数月或数年,亦可自行恢复为窦性心律,或转为心房颤动。

【心电图特征】

包括:①P 波形态呈规律的锯齿状 F 波,Ⅱ、Ⅲ、aVF 或 V1 导联最为明显,心房率为250~300 次 /min,扑动波间的等电位线消失。②心室率规则或不规则,取决于房室传导是否恒定。③QRS 波形态正常,伴有室内差异性传导、经房室旁路下传或原有束支阻滞者 QRS波可增宽、形态异常(图 3-9)。

【治疗要点】

1. 积极治疗原发病。

图 3-9　心房扑动

注：Ⅱ、V₁ 导联均可见快速而规则的锯齿状扑动波（F 波），频率 300 次 /min，RR 间期规则，房室传导比例为 3 : 1。

2. 直流电复律　最有效终止房扑的方法是直流电复律。电复律无效或已应用大剂量洋地黄不宜复律者，可将电极导管经食管插至左心房水平，以超过心房率的频率快速起搏心房，可终止房扑或转为心室率较慢的房颤。

3. 药物治疗　β 受体阻滞剂、非二氢吡啶类钙通道阻滞剂或洋地黄制剂对降低心室率有效。奎尼丁或普罗帕酮能有效转复房扑并预防复发，但应先减慢心室率，否则会因奎尼丁减慢心房率和拮抗迷走神经作用，导致更快的心室率。合并冠心病、心力衰竭的患者应选用胺碘酮。

4. 导管消融治疗　导管消融可根治房扑，因房扑的药物疗效有限，对于症状明显或引起血流动力学不稳定的房扑，应选用导管消融治疗。

5. 抗凝治疗　持续性房扑患者发生血栓栓塞风险明显增加，应给予抗凝治疗。具体策略同心房颤动。

（四）心房颤动

心房颤动（atrial fibrillation）简称房颤，是一种常见的心律失常。是指规律有序的心房活动丧失，代之以快速无序的颤动波，是严重的心房电活动紊乱。心房无序的颤动即失去了有效的收缩与舒张，心房泵血功能恶化或丧失，加之房室结对快速心房激动的递减传导，引起心室极不规则的反应。因此，心室律（率）紊乱、心功能受损和心房附壁血栓形成是房颤患者的主要病理生理特点。

一般将房颤分为首诊房颤、阵发性房颤、持续性房颤、长期持续性房颤和永久性房颤等五种，具体见表 3-3。

表 3-3　房颤的临床分类

名称	临床特点
首诊房颤	首次确诊（首次发作或首次发现）
阵发性房颤	持续时间 ≤7 天（常 ≤48 小时），能自行终止
持续性房颤	持续时间 >7 天，非自限性
长期持续性房颤	持续时间 ≥1 年，患者有转复愿望
永久性房颤	持续时间 >1 年，不能终止或终止后又复发，无转复愿望

【病因】

主要见于器质性心脏病患者，如风湿性心瓣膜病（尤以二尖瓣狭窄为多见）、冠心病、高血压性心脏病、甲状腺功能亢进等。正常人情绪激动、运动或大量饮酒后亦可发生。无心脏病变的中青年发生的房颤，称为孤立性房颤。部分老年房颤患者是慢 - 快综合征心动过速期表现。此外,急性缺氧、高碳酸血症、代谢或血流动力学紊乱时也可发生房颤。

【临床表现】

房颤症状的轻重受心室率的影响。心室率不快时可无症状,心室率 >150 次 /min 者可发生心绞痛与心力衰竭。房颤时心排血量比窦性心律时减少达 25% 或更多。房颤伴发体循环栓塞的危险性很大,系房颤时血流淤滞、心房失去收缩力所致。来自左心房的栓子易引起脑栓塞。二尖瓣狭窄或脱垂伴房颤时脑栓塞的发生率更高。

心脏听诊第一心音强弱不等,心律极不规则,心室率快时可出现脉搏短绌,原因多为心室搏动过弱,以致不能开启主动脉瓣,或因动脉血压波太小,未能传至外周动脉。

一旦房颤患者的心室率变得规则,应考虑以下几种可能:①恢复窦性心律;②转变为房性心动过速;③转为房扑;④发生房室交界性心动过速或室性心动过速;⑤如心室律变得慢而规则(30~60 次 /min),提示可能出现完全性房室传导阻滞。心电图检查有助于确立诊断。房颤患者并发房室交界区性与室性心动过速或完全性房室传导阻滞,最常见原因为洋地黄中毒。

【心电图特征】

包括:①P 波消失,代之以大小不规则的 f 波,频率为 350~600 次 /min,扑动波间的等电位线消失。②心室率极不规则,一般在 100~160 次 /min 之间,交感神经兴奋、甲状腺功能亢进等可加快心室率,洋地黄可延长房室结不应期而减慢心室率。③QRS 波形态正常,伴有室内差异性传导可增宽变形(图 3-10)。

图 3-10　心房颤动

注:心房颤动波(f 波)频率约 375 次 /min,平均心室率约 102 次 /min。

【治疗要点】

积极治疗原发病及诱发因素,并做相应处理。

1. 抗凝治疗　房颤患者的血栓发生率较高。对合并有瓣膜病患者,需应用华法林抗凝。应用华法林期间需要监测凝血酶原时间国际标准化比值(INR),使 INR 维持在 2.0~3.0,能有效预防脑卒中发生。房颤持续时间不超过 24 小时,复律前无需抗凝治疗。超过 24 小时复律前接受 3 周华法林抗凝,复律成功后华法林抗凝 3~4 周。或可行食管超声除外心房血栓后再复律,复律成功后华法林抗凝 4 周,紧急复律可选用肝素抗凝。

2. 转复并维持窦性心律治疗　将房颤转为窦性心律方法有药物转复、电复律、导管射频消融治疗。ⅠA(奎尼丁、普鲁卡因胺)、ⅠC(普罗帕酮)、Ⅲ类(胺碘酮)抗心律失常药物可转复为窦性心律。胺碘酮致心律失常发生率低,特别适用于合并有器质性心脏病患者,是目前常用的维持窦性心律药物。药物复律无效,患者出现血流动力学障碍宜紧急行电复律。导管射频消融可作为房颤的二线治疗,不作为首选。除此之外,近年来冷冻消融成为射频消融最主要的替代选项。

3. 控制心室率　控制心室率药物包括 β 受体阻滞剂、钙离子拮抗剂或地高辛,应注意药物不良反应,无器质性心脏病患者心室率控制目标为 <110 次 /min,合并器质性心脏病患者依据具体情况决定目标心率。对于房颤伴有长间歇,最长 RR 间歇 >5 秒或者症状明显者可考虑植入起搏器治疗。

三、房室交界性心律失常

(一) 房室交界区期前收缩

房室交界区期前收缩(premature atrioventricular junctional beats)简称交界性期前收缩,冲动起源于房室交界区,可前向和逆向传导,产生提前发生的 QRS 波和逆向 P 波,P 波可位于 QRS 波群之前(PR 间期 <0.12 秒)、之中或之后(RP 间期 <0.20 秒),QRS 波形态正常,发生室内差异性传导时,QRS 波可宽大畸形。

(二) 与房室交界区相关的折返性心动过速

与房室交界区相关的折返性心动过速或阵发性室上性心动过速(paroxysmal supraventricular tachycardia,PSVT),简称室上速。室上速大部分是由折返机制引起,折返可以发生于窦房结、心房、房室结,分别称为窦房折返性心动过速、心房折返性心动过速、房室结内折返性心动过速。房室结内折返性心动过速是最常见的阵发性室上性心动过速,本章作为重点介绍。

【临床表现】

心动过速发作具有突然发作与终止,持续时间不等的特点。临床症状包括心悸、胸闷、头晕、焦虑不安,少见晕厥、心绞痛、心力衰竭、休克。症状轻重取决于发作时心室率的快慢程度以及持续时间,亦与原发病严重程度有关。体检时患者第一心音强度恒定,心律绝对规则。

【心电图特征】

包括:①心率 150~250 次 /min,节律规则。②QRS 波群形态与时限均正常,伴室内传导阻滞或原有束支传导阻滞时,QRS 波群形态异常。③P 波为逆行性(Ⅱ、Ⅲ、aVF 导联倒置),常埋藏于 QRS 波群内或位于其终末部分,与 QRS 波群保持恒定关系。④起始突然,通常由一个房性期前收缩触发,其下传的 PR 间期显著延长,随之引起心动过速发作(图 3-11)。

图 3-11　阵发性室上性心动过速

注:Ⅱ导联示连续快速、规则的 QRS 波群,其形态和时限均正常,频率 154 次 /min,未见明确 P 波;心内电生理检查证实为房室结折返性心动过速。

【心电生理检查】

在大多数患者能证实存在房室结双径路。房室结双径路是指:①β(快)径路传导速度快而不应期长;②α(慢)径路传导速度缓慢而不应期短。正常时窦性冲动沿快径路下传,PR 间期正常。最常见的房室结折返性心动过速是慢快型房室结折返性心动过速,即通过慢径路下传,快径路逆传。其他心电生理特征包括:①心房期前刺激能诱发与终止心动过速;②心动过速开始几乎一定伴随着房室结传导延缓(PR 或 AH 间期延长);③心房与心室可不参与形成折返回路;④逆行激动顺序呈现向心性,即位于希氏束邻近的电极部位最早记录到经快径路逆传的心房电激动。

【治疗要点】

1. 急性发作期

(1) 刺激迷走神经：心功能、血压正常的患者可先尝试此方法。咽刺激诱导恶心、颈动脉窦按摩、Valsalva 动作(深吸气后屏气、再用力作呼气动作)、将面部浸于冷水中等方法可使心动过速终止。

(2) 药物治疗：①腺苷与钙通道阻滞剂：首选治疗药物为腺苷,6~12mg 快速静推,起效迅速,不良反应为胸部压迫感、呼吸困难、面色潮红、窦性心动过缓、房室传导阻滞等。因半衰期短于 6 秒钟,不良反应即使发生也会很快消失。如腺苷无效可改为注射维拉帕米或地尔硫䓬。②洋地黄与β受体阻滞剂：目前洋地黄较少应用,但患者伴有心功能不全仍作为首选。β受体阻滞剂选用短效的艾司洛尔,但对于失代偿的心力衰竭、支气管哮喘避免使用。③普罗帕酮：1~2mg/kg 静脉注射,但结构性心脏病患者避免使用。④其他药物：合并低血压时可用升压药物,如去甲肾上腺素,通过反射性兴奋迷走神经终止心动过速的发作。

(3) 其他治疗：食管心房调搏术常能有效终止发作;患者一旦出现严重心绞痛、低血压、心力衰竭表现,应立即电复律。急性发作以上治疗方法无效时,亦可行电复律,但已应用洋地黄者不应接受电复律治疗。

2. 预防发作 患者是否需要长期用药预防,取决于发作频繁程度及发作的严重程度。洋地黄、长效钙通道阻滞剂、β受体阻滞剂等均可选用。导管射频消融术已十分成熟,具有安全、有效、创伤小、成功率高的优点且能根治室上性心动过速,应优先考虑应用。

(三) 预激综合征

预激综合征(preexcitation syndrome)简称预激,又称 Wolf-Parkinson-White 综合征(WPW 综合征),是指患者有心动过速发作,心电图呈预激表现。心电图的预激是心房冲动提前激动一部分或全体心室肌形成。其解剖学基础是在房室特殊传导组织外,还存在一些由普通工作心肌组成的肌束。连接心房与心室之间者,称房室旁路或 Kent 束。另外还有其他少见纤维束,如房-希氏束、结室纤维等。

【病因】

可发生于任何年龄,多无其他心脏异常征象,男性居多。少数先天性的疾病如三尖瓣下移畸形、二尖瓣脱垂可并发预激综合征。

【临床表现】

预激本身不引起症状。有预激心电图表现的人群心动过速发生率为 1.8%,且随年龄增长而增加。预激发生心动过速时,80% 为房室折返性心动过速,15%~30% 为房颤,5% 为房扑。频率过快的心动过速(特别是持续发作房颤)警惕恶化发展为心室颤动。

【心电图特征】

房室旁路典型预激表现：①窦性心律时,PR 间期 <0.12 秒;②某些导联的 QRS 波时限 >0.12 秒;③起始部分粗钝(称 delta 波),终末部分正常;④有继发性 ST-T 波改变。根据胸前导联 QRS 波群的形态,将预激综合征分为两型,A 型 QRS 波群主波均向上,为预激发生在左室或右室后底部(图 3-12);B 型在 V_1 导联 QRS 波群主波向下,V_5 和 V_6 导联向上,提示预激发生在右室前侧壁(图 3-13)。

预激综合征发生房室折返性心动过速时,最常见的是通过房室结前向传导,经旁路逆向传导,称正向房室折返性心动过速。心电图表现为 QRS 波群时限与形态均正常,余同 AVNRT(房室结内折返性心动过速)。少数患者心动过速发作时折返路径相反,即旁路前向传导,房室结逆向传导,此时 QRS 波群时限与形态均异常,需与室性心动过速相鉴别。预激

图 3-12 预激综合征（A 型预激）

图 3-13 预激综合征（B 型预激）

图 3-14 心室预激合并心房颤动

综合征合并房颤或房扑时,若冲动沿旁路下传,由于其不应期短,会产生极快的心室率,甚至发展为心室颤动(图 3-14)。

预激综合征患者遇下列情况应接受心电生理检查:①协助确定诊断;②确定旁路位置与数目;③确定旁路在心动过速发作时,直接参与构成折返回路的一部分或仅作为"旁观者";④了解发作心房颤动或扑动时最高的心室率;⑤对药物、导管消融与外科手术等治疗效果做出评价。

【治疗要点】

对无心动过速发作,或偶有发作但症状较轻患者的治疗目前仍有争议。如心动过速发作频繁伴有明显症状者,应给予治疗,包括导管消融术及药物治疗。

1. 导管消融术 导管消融术是根治预激综合征室上性心动过速的首选方法。近年来的射频消融技术取得了极大成功,可取代药物治疗或其他治疗。若患者从无心动过速发作或偶尔发作但症状轻微者,需要通过危险分层决定是否接受导管射频消融术,心律失常风险为高危以及即将从事特殊行业工作(如飞行员)的患者应给予导管射频消融术治疗。

2. 刺激迷走神经或电复律　预激综合征患者心动过速发作属正向房室折返性心动过速,可参照房室结内折返性心动过速处理方法。预激综合征发作房颤或房扑时伴有晕厥或低血压者,应快速电复律;药物选择延长房室结不应期的药物,如普鲁卡因胺或普罗帕酮。值得注意的是,静脉注射维拉帕米和利多卡因会加速预激综合征合并房颤的心室率,甚至诱发心室颤动;洋地黄可缩短旁路不应期,加快心室率,因此不能单独用于曾经发作房颤或房扑的患者。

四、室性心律失常

(一)室性期前收缩

室性期前收缩(premature ventricular beats)简称室早,是指希氏束分叉以下部位过早发生的、提前使心肌除极的心搏,是最常见的心律失常。

【病因】

正常人与各种心脏病患者均可发生室性期前收缩。正常人发生室性期前收缩的机会随年龄增长而增加,缺血、缺氧、麻醉和手术、心肌炎时可发生室性期前收缩。药物(洋地黄、奎尼丁等)中毒发生严重心律失常之前常先有室性期前收缩出现。电解质紊乱、焦虑、过量烟酒及咖啡可为室性期前收缩的诱因。室性期前收缩常见于高血压、冠心病、心肌病、风湿性心脏病与二尖瓣脱垂患者。

【临床表现】

患者常无与室性期前收缩直接相关的症状,患者是否有症状或症状的轻重程度与期前收缩的频发程度不一定直接相关。患者可感到心悸,类似电梯快速升降的失重感或代偿间歇后有力的心脏搏动。听诊时,室性期前收缩的第二心音强度减弱,仅能听到第一心音,其后出现较长的停歇。桡动脉搏动减弱或消失。

【心电图特征】

1. 提前发生的宽大畸形的 QRS 波群,时限 >0.12 秒,ST 段与 T 波的方向与 QRS 主波方向相反。

2. 室性期前收缩后有完全性代偿间歇,即包含室性期前收缩在内的、前后两个下传的窦性 RR 间期,等于两个窦性 RR 间期。

3. 室性期前收缩可孤立或规律出现。二联律是指每个窦性搏动后跟随一个室性期前收缩;三联律是每两个正常搏动后跟随一个室性期前收缩;以此类推。连续两个室性期前收缩称为成对室性期前收缩;连续三个或以上的室性期前收缩称室性心动过速;同一导联内室性期前收缩形态相同者,为单形性室性期前收缩;形态不同者为多形性或多源性室性期前收缩(图 3-15)。

【治疗要点】

1. 无器质性心脏病　无明显症状者常无需治疗。临床症状明显者,治疗以消除症状为

图 3-15　室性期前收缩

目的。避免吸烟、咖啡、应激等诱因。药物宜选用 β 受体阻滞剂、普罗帕酮、美西律等。

2. 急性心肌缺血 急性心肌梗死发病开始的 24 小时内,患者室颤的发生率很高。近年来开展介入治疗及溶栓治疗后,使闭塞血管尽早打开,室颤发生率大大下降。研究发现,室颤与室性期前收缩之间并无必然联系,但出现室性期前收缩后可早期使用 β 受体阻滞剂以防室颤发生。无需预防性使用抗心律失常药。

3. 慢性心脏病变 心肌梗死后或心肌病患者常伴室性期前收缩。I 类抗心律失常药物,虽能有效减少心肌梗死后室性期前收缩,但总病死率和猝死的风险反而增加,心肌梗死后期前收缩患者应避免应用 I 类抗心律失常药物;β 受体阻滞剂控制心肌梗死后的室性期前收缩疗效不显著,但可减少总病死率、再梗死率和猝死发生率。

4. 导管消融治疗 少部分起源于右心室流出道或左心室后间隔的频发室性期前收缩。若患者症状明显,抗心律失常药物疗效不佳,或不能耐受药物治疗,且无明显器质性心脏病,可考虑经导管射频消融治疗,成功率较高。起源于其他部位的单形性室性期前收缩,亦可射频消融治疗,但成功率较低。

(二) 室性心动过速

室性心动过速(ventricular tachycardia),简称室速,是起源于希氏束分支以下的特殊传导系统或心室肌的连续 3 个或 3 个以上的异位心搏。及时识别和治疗室速具有非常重要的临床意义。按室速发作时 QRS 波群的形态可将其分为单形性室速、多形性室速、双向性室速。按室速发作时的持续时间和血流动力学改变可将其分为非持续性室速(发作持续时间短于 30 秒,能自行终止)、持续性室速(发作持续时间超过 30 秒,需药物或电复律方能终止)、无休止性室速(室速不间断反复发作,其间可有窦性心律,但大部分时间为室速)。

【病因】

室速常发生于各种器质性心脏病患者,最常见的是冠心病,特别是急性心肌梗死患者,其次是心肌病、心力衰竭、心脏瓣膜病等,其他病因包括代谢障碍、电解质紊乱等。偶见于无器质性心脏病者。

【临床表现】

临床症状的轻重与室速发作时心室率、持续时间、基础心脏病变和心功能状况有关。非持续性室速的患者常无症状。持续性室速常伴血流动力学障碍和心肌缺血,患者可有血压下降、少尿、晕厥、心绞痛等症状。

听诊时心律轻度不规则,第一、二心音分裂。如发生完全性室房分离,第一心音强度经常变化,颈静脉间歇出现巨大 a 波。当心室搏动逆传夺获心房,房室几乎同时收缩,颈静脉可有规律的巨大 a 波。

【心电图特征】

包括:①3 个或 3 个以上的室性期前收缩连续出现。②QRS 波群宽大畸形,时限 >0.12 秒,ST-T 波与 QRS 主波方向相反。③心室率通常 100~250 次 /min,节律规则或略不规则。④心房波与 QRS 波无固定关系,形成房室分离,可有心室夺获(室上性冲动下传至心室并激动心室形成正常 QRS 波)和室性融合波(室上性冲动下传至心室,并与心室异位激动点同时激动心室,使 QRS 波形态介于窦性与异位室性搏动之间)。⑤发作通常突然开始(图 3-16)。

根据室速发作时 QRS 波的形态是否相同,可将室速分为单形性室速与多形性室速。尖端扭转性室速是多形性室速的一个特殊类型,其特征是:发作时 QRS 波围绕着等电位线连续扭转。QT 间期常超过 0.5 秒,U 波明显。

判断室速的心电图表现:①室性融合波;②心室夺获;③室房分离;④全部心前区导联 QRS 波群主波方向呈同向性。

图 3-16 室性心动过速

注：A. Ⅱ 导联可见一系列快速、增宽畸形的 QRS 波，QRS 波呈一种形态，RR 间期略不规则；B. Ⅱ 导联 QRS 波呈不同形态，为多形性室速；C. V_1 导联 QRS 波群主波方向出现上、下交替性变换，为双向性室速。

【心电生理检查】

心电生理检查对确立室速的诊断有重要价值。若能在心动过速发作时记录到希氏束波（H），通过分析希氏束波开始至心室波（V）开始的间期（HV 间期），有助于室上速与室速的鉴别。室上速的 HV 间期应大于或等于窦性心律时的 HV 间期，室速的 HV 间期小于窦性 HV 间期或为负值（因心室冲动通过希氏束 - 浦肯野系统逆传）。由于导管位置不当或希氏束波（H）被心室波掩盖，则无法测定 HV 间期。心动过速发作期间，施行心房超速起搏，如果随着刺激频率的增加，QRS 波群的频率相应增加，且形态变为正常，说明原有的心动过速为室速。

【治疗要点】

目前除了 β 受体阻滞药、胺碘酮之外，尚未证实其他抗心律失常药物能降低心脏性猝死的发生率。对于室速的治疗一般遵循的原则是：有器质性心脏病或有明确诱因首先应给予针对性治疗；无器质性心脏病者发生非持续性室速，如无症状或无血流动力学障碍，处理原则同室性期前收缩。持续性室速发作者，无论有无器质性心脏病，都应给予治疗。

1. 终止室速发作 室速发作者如无明显血流动力学障碍，首先给予静脉注射利多卡因或普鲁卡因胺，同时静脉持续滴注。普罗帕酮亦十分有效，但不宜用于心力衰竭或心肌梗死患者。其他药物无效，可选用胺碘酮静脉注射或直流电复律。如已出现低血压、休克、心绞痛、心力衰竭或脑血流灌注不足等症状，应迅速施行电复律。洋地黄中毒引起者不宜用电复律。

尖端扭转性室速者，应积极寻找并处理导致 QT 间期延长的病因，治疗上首先给予静脉注射用镁盐。

2. 预防复发 首先应努力寻找和治疗诱发及使室速持续的可逆性病变，如缺血、低血钾等。治疗心室率过于缓慢的疾病（窦性心动过缓、房室传导阻滞等）、充血性心力衰竭等有助于减少室速发作。

在预防效果大致相同的情况下，可选择不良反应小的药物。β 受体阻滞剂能降低心肌梗死后猝死发生率，其作用可能通过降低交感神经活性与改善心肌缺血来实现。胺碘酮显

笔记栏

著减少心肌梗死后及心力衰竭患者的心律失常或猝死发生率。普罗帕酮增加心搏骤停存活者的病死率。

单一药物无效可联合用药,不宜单一大剂量用药。植入式心脏复律除颤仪疗效好。特发性单源性室速可试用导管射频消融治疗。

（三）心室扑动与心室颤动

心室扑动与心室颤动（ventricular flutter and fibrillation）简称室扑与室颤,是致命性的心律失常。

【病因】

常见于缺血性心脏病。另外,抗心律失常药特别是引起 QT 间期延长的药物、严重缺血缺氧、预激综合征合并房颤等亦可引起室扑或室颤。

【临床表现】

临床症状包括抽搐、意识丧失、呼吸停止甚至死亡。听诊心音消失,测不到脉搏及血压。伴随急性心肌梗死发生而不伴泵衰竭或心源性休克的原发性室颤,预后较佳,抢救成功率较高,复发率很低。相反,非伴随急性心梗的室颤,一年内复发率高达 20%~30%。

【心电图特征】

室扑心电图呈正弦波图形,波幅大而规则,频度为 150~300 次/min（通常在 200 次/min 以上）。室颤波形、振幅及频率均极不规则,无法辨别 QRS 波群、ST-T 波（图 3-17）。

图 3-17　心室扑动与心室颤动

注：Ⅱ导联呈连续的波动,形似正弦波,频率 250 次/min,无法分辨 QRS 波群、ST 段及 T 波,为心室扑动;Ⅲ导联呈形态、振幅各异的不规则波动,频率约 300 次/min,QRS-T 波群消失,为心室颤动。

【治疗要点】

应争分夺秒进行抢救,尽快恢复有效心室收缩。紧急处理包括胸外心脏按压、人工呼吸（有呼吸停止者）、直流电除颤及药物应用等。最有效的方法是电除颤,无条件进行电除颤者应即刻给予胸外心脏按压。

五、心脏传导阻滞

冲动在心脏传导系统的任何部位均可发生传导减慢或阻滞。如发生在窦房结与心房间的阻滞为窦房传导阻滞;在心房与心室间发生为房室传导阻滞;在心房内发生为房内阻滞;位于心室内称为室内阻滞。

按阻滞的严重程度可将传导阻滞分为三度:一度传导阻滞为传导时间延长,但全部冲动仍能传导;二度可分为莫氏Ⅰ型（文氏型）和莫氏Ⅱ型。文氏型的表现为传导时间进行性延长,直到一次冲动不能传导;Ⅱ型表现为传导阻滞间歇出现。三度传导阻滞为所有冲动都不能传导,又称完全性传导阻滞。

本章介绍房室传导阻滞及室内阻滞。

（一）房室传导阻滞

房室传导阻滞（atrioventricular block）又称房室阻滞，是指房室交界区脱离生理不应期后，心房冲动传导延迟或不能传导至心室。房室阻滞可发生在房室结、希氏束及束支等不同部位。

【病因】

正常人或运动员可发生文氏型（莫氏Ⅰ型）房室阻滞，夜间多见，与迷走神经张力增高有关。各种心脏病，如高血压性心脏病、冠心病、心脏瓣膜病、心脏手术，以及电解质紊乱、药物中毒等都是房室阻滞的病因。心脏纤维支架的钙化与硬化、传导系统本身的原发性硬化变性疾病可能是成人孤立性慢性心脏传导阻滞的最常见病因。

【临床表现】

一度房室传导阻滞患者常无症状。二度房室传导阻滞有心搏脱落时可有心悸，也可无症状。三度房室传导阻滞的症状取决于心室率快慢与原发病变，症状包括疲倦、乏力、头晕、晕厥、心肌缺血和心力衰竭的表现。突发的三度房室传导阻滞常因心室率过慢导致急性脑缺血，患者可出现意识丧失甚至抽搐等症状，严重者可发生猝死。

听诊时，一度房室传导阻滞可有第一心音减弱；文氏型可有第一心音逐渐减弱，并有心搏脱落；莫氏Ⅱ型有间歇性心搏脱落，但第一心音强度恒定。三度房室传导阻滞第一心音强度经常变化，第二心音正常或反常分裂，房室同时收缩时可见颈静脉巨大的 a 波。

【心电图特征】

1. 一度房室传导阻滞　仅有房室传导时间的延长，时间 >0.20 秒，每个心房冲动都能传到心室（图 3-18）。

图 3-18　一度房室阻滞

注：PR 间期为 0.37 秒

2. 二度房室传导阻滞

（1）Ⅰ型房室传导阻滞：较常见。心电图表现为：①PR 间期进行性延长，相邻 RR 间期逐渐缩短，直至一个 P 波受阻不能下传至心室；②包含受阻 P 波在内的 RR 间期小于正常窦性PP 间期的两倍。大多数情况下阻滞位于房室结，QRS 波群正常。极少数可位于希氏束下部（束支传导阻滞），QRS 波呈束支传导阻滞图形。此型传导阻滞很少发展为三度房室传导阻滞（图 3-19）。

图 3-19　二度Ⅰ型房室阻滞

注：房室间呈 3∶2 传导。

（2）Ⅱ型房室传导阻滞：心房冲动传导突然阻滞，但 PR 间期固定不变且时限大多正常，QRS 波正常，则阻滞可能位于房室结内，QRS 波增宽、形态异常时，阻滞位于希氏束 - 浦肯野系统。本型易转变成三度房室传导阻滞（图 3-20）。

图 3-20　二度Ⅱ型房室阻滞

注：房室间呈 3：2 传导。

3. 三度房室传导阻滞　此时全部心房冲动均不能下传至心室。心电图特征为：①心房和心室的活动各自独立,互不相关;②心房率快于心室率,心房冲动来自窦房结或异位心房节律;③心室起搏点通常在阻滞部位下方,如位于希氏束及其近邻,则心室率约 40~60 次 /min,QRS 波正常,心律较稳定(图 3-21A);如位于室内传导系统的远端,则心室率在 40 次 /min 以下,QRS 波增宽,心律常不稳定(图 3-21B)。

图 3-21　三度房室阻滞

注：A. Ⅱ导联 P 波节律轻度不规则,平均频率 75 次 /min,QRS 波群形态及时限正常,节律规则,频率 48 次 /min,提示起搏点在希氏束分叉以上;B. 另一患者Ⅱ导联 P 波节律规则,频率 60 次 /min,QRS 波群增宽,时限 0.18 秒,提示起搏点在希氏束分叉以下。

【治疗要点】

应针对不同病因进行治疗。一度房室阻滞与二度Ⅰ型房室阻滞的心室率不太慢,无需特殊治疗。二度Ⅱ型与三度房室阻滞者,如心室率显著减慢,伴有明显症状与血流动力学障碍,甚至出现阿 - 斯综合征,应给予起搏治疗(见本章第十一节)。

阿托品(0.5~2.0mg,静脉注射)可提高房室阻滞患者的心率,适用于房室结阻滞的患者。异丙肾上腺素(1~4μg/min,静脉滴注)适用于任何部位的房室阻滞,但急性心肌梗死患者应用后可能产生严重室性心律失常,应慎用。上述药物仅适用于无心脏起搏条件的应急情况,不应长期使用。

(二) 室内传导阻滞

室内传导阻滞(intraventricular block)又称室内阻滞,是指希氏束分叉以下部位的传导阻滞。室内传导阻滞又可分为右束支阻滞、左束支阻滞、左前分支阻滞与左后分支阻滞。病变可波及单支、双支或三支。

【病因】

1. 右束支阻滞(right bundle-branch block,RBBB)　较为常见,常发生于风湿性心脏病、高血压性心脏病、冠心病及心肌病,亦可见于大面积肺梗死、急性心肌梗死患者。正常人亦可发生右束支阻滞。

2. 左束支阻滞(left bundle-branch block,RBBB)　常发生于心力衰竭、急性心肌梗死、急性感染、高血压性心脏病、风湿性心脏病及冠心病等。左前分支阻滞(left anterior fascicular block)较为常见。

【心电图特征】

1. 右束支阻滞　完全性右束支阻滞：QRS 波群时限≥0.12 秒。V_{1-2} 导联呈 rsR'，R 波粗钝，V_{5-6} 导联呈 qRS，S 波增宽。T 波与 QRS 波群主波方向相反。不完全性右束支阻滞的图形与完全性右束支传导阻滞相似，但 QRS 时限 <0.12 秒（图 3-22A）。

2. 左束支阻滞　完全性左束支阻滞：QRS 时限≥0.12 秒。V_{5-6} 导联 R 波宽大，顶部有切迹，其前方无 q 波。V_{1-2} 导联呈宽阔的 QS 波或 rS 波，V_{5-6}T 波与 QRS 波群主波方向相反。不完全性左束支阻滞的图形与完全性左束支传导阻滞相似，但 QRS 时限 <0.12 秒（图 3-22B）。

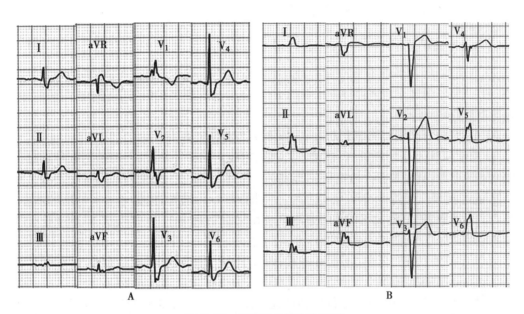

图 3-22　左右完全性束支阻滞

注：A. 完全性右束支阻滞，窦性心律，QRS 波群时限 0.16 秒。V_1 导联呈 rsR'，V5、V6 导联呈 RS，S 波宽阔。B. 完全性左束支阻滞，窦性心律，QRS 波群时限 0.14 秒。V5、V6 导联呈 R 波宽大，顶部有切迹，V_1 导联呈 QS 形

3. 左前分支阻滞　额面平均 QRS 电轴左偏达 –90°~–45°。Ⅰ、aVL 导联呈 qR 波，Ⅱ、Ⅲ、aVF 导联呈 rS 形，QRS 时限 <0.12 秒（图 3-23）。

图 3-23　左前分支阻滞

【治疗要点】

慢性单侧束支阻滞的患者如无症状，无需治疗。双分支与不完全性三分支阻滞有可能进展为完全性房室传导阻滞，不必常规预防性起搏治疗，但需监测病情。急性心肌梗死伴双分支、三分支阻滞，或慢性双分支、三分支阻滞，伴有晕厥或阿 - 斯综合征发作的患者，则应尽早考虑植入心脏永久起搏器。

六、心律失常患者的护理

【常用护理诊断 / 问题】

1. 活动无耐力　与心律失常导致心排血量减少有关。

2. 焦虑 / 恐惧　与疾病带来的不适感、意识到自己的病情较重及不适应监护室气氛等有关。

3. 有受伤的危险　与心律失常引起的头晕及晕厥有关。

4. 潜在并发症:心力衰竭、脑栓塞、猝死。

【护理措施】

1. 病情观察

(1) 心电监护:应注意有无引起猝死的严重心律失常征兆,如频发性、多源性或成对室早、室速,密切监测高度房室传导阻滞、病窦综合征等。发现上述情况应立即汇报医生,同时做好抢救准备。

(2) 生命体征:密切监测患者的血压、脉搏及呼吸的变化。

(3) 组织灌注不足的征象:观察神志、面色、四肢末梢循环情况,同时监测尿量。对行房颤电复律的患者,应注意有无栓塞征象的出现。

2. 起居护理　保持病房温湿度适宜。严格控制室内噪音,保证患者安静卧床休养,减少患者的心肌氧耗,避免突然的高音刺激。心律失常频繁发作,伴有头晕、晕厥或曾有跌倒病史者应卧床休息,嘱患者避免单独外出,防止意外。

3. 饮食护理　进食低脂、富含纤维素、含钾丰富的清淡饮食,少食多餐,避免饱食。合并心衰者应限制钠盐的摄入。鼓励进食含钾丰富的食物,如豆类、鲜蘑菇、芋头、菠菜、腐竹、香蕉、荸荠、椰子、鲜枣等,以避免低血钾诱发心律失常。鼓励多食纤维素丰富的食物,如韭菜、芹菜、竹笋、红薯等,保持大便通畅。避免咖啡、可乐、浓茶及刺激性食物。对于心功能不全的患者,评估患者的症状、体征及辅助检查结果,判断患者液体潴留情况,控制钠盐摄入,每天钠盐摄入限制在 5g/d 以下。

4. 用药护理

(1) 正确使用抗心律失常药:口服药应按时按量服用,静脉注射及滴注药物应严格按医嘱给药,用药过程中及用药后要注意观察患者心律、心率、血压、呼吸及意识状况,以判断疗效。抗心律失常药物按照 Vaughan Williams 分类法根据药物作用的电生理特点分为四类,其中 I 类再分为三个亚类。

1) I 类药物:阻滞心肌和心脏传导系统的钠通道。①I A 药物减慢动作电位 0 相上升速度(Vmax),延长动作电位的时限,药物包括奎尼丁、普鲁卡因胺、丙吡胺等;②I B 药物不减慢 Vmax,缩短动作电位的时限,药物包括利多卡因、苯妥英钠、美西律等;③I C 药物减慢 Vmax,减慢传导与轻微的延长动作电位时限,药物包括普罗帕酮、恩卡尼、氟卡尼等。

2) II 类药物:阻断 β 肾上腺素能受体,药物包括美托洛尔、阿替洛尔、比索洛尔等。

3) III 类药物:抑制多种钾电流,延长动作电位复极,药物包括胺碘酮、索他洛尔等。

4) IV 类药物:为钙通道阻滞剂,药物包括维拉帕米、地尔硫䓬等。

(2) 观察药物不良反应,常见不良反应见表 3-4。

5. 对症护理

(1) 心悸:①症状明显时尽量避免左侧卧位,因左侧卧位时患者感觉到心脏搏动而使不适感加重;②给氧:伴呼吸困难、发绀时,给予 2~4L/min 氧气吸入;③必要时遵医嘱服用 β 受体阻滞剂等药物。

表 3-4　常用抗心律失常药物的适应证及不良反应

药名	适应证	不良反应
奎尼丁	房性与室性期前收缩;各种快速性心动过速;心房颤动和扑动;预防上述心律失常复发	消化道症状:畏食、呕吐、恶心、腹泻、腹痛等 血液系统症状:溶血性贫血、血小板减少 心脏方面:窦性停搏、房室阻滞、QT 间期延长与尖端扭转性室速、晕厥、低血压 其他:视听觉障碍、意识模糊、皮疹、发热
普鲁卡因胺	同奎尼丁	心脏方面:中毒浓度抑制心肌收缩力,低血压、传导阻滞、QT 间期延长及多形性室速 胃肠道反应较奎尼丁少见,中枢神经系统反应较利多卡因少见 其他:可见发热、粒细胞减少症;药物性狼疮
利多卡因	急性心肌梗死或复发性室性快速性心律失常;心室颤动复苏后防止复发	神经系统方面:眩晕、感觉异常、意识模糊、谵妄、昏迷 心脏方面:少数可引起窦房结抑制,房室传导阻滞
美西律	急、慢性室性快速性心律失常(特别是 QT 间期延长者);常用于小儿先天性心脏病及室性心律失常	心脏方面:低血压(发生于静脉注射时)、心动过缓 其他:呕吐、恶心、运动失调、震颤、步态障碍、皮疹
普罗帕酮	室性期前收缩;各种类型室上性心动过速,难治性、致命性室速	心脏方面:窦房结抑制、房室传导阻滞、加重心力衰竭 其他:眩晕、味觉障碍、视力模糊;胃肠道不适;可能加重支气管痉挛
β 受体阻滞剂	甲状腺功能亢进、嗜铬细胞瘤、麻醉、运动与精神因素诱发的心律失常;房颤与房扑时减慢心室率;室上性心动过速;洋地黄中毒引起的心动过速、期前收缩等;长 QT 间期延长综合征;心肌梗死后	心脏方面:低血压、心动过缓、充血性心力衰竭、心绞痛患者突然撤药引起症状加重、心律失常、急性心肌梗死 其他:加剧哮喘与慢性阻塞性肺疾病;间歇性跛行、雷诺现象、精神抑郁;糖尿病患者可能出现低血糖、乏力
胺碘酮	各种快速心律失常、肥厚型心肌病,心肌梗死后室性心律失常、复苏后预防室性心律失常复发	最严重心外毒性为肺纤维化;转氨酶升高;光过敏,角膜色素沉着;甲状腺功能亢进或减退;胃肠道反应 心脏方面:心动过缓,致心律失常作用少
维拉帕米	各种折返性室上性心动过速;房颤与房扑时减慢心室率,某些特殊类型的室速	增加地高辛浓度 心脏方面:低血压、心动过缓、房室阻滞、心搏停顿 禁用于严重心力衰竭、严重房室传导阻滞、房室旁路前传的房颤、严重窦房结病变、室性心动过速、心源性休克
腺苷	折返环中含有房室结的折返性心动过速的首选药;心力衰竭、严重低血压适用	面部潮红,短暂的呼吸困难、胸部压迫感(1 分钟左右),可有短暂的窦性停搏、室性期前收缩或短阵室性心动过速

(2) 眩晕、晕厥:①评估眩晕、晕厥发生的原因,了解晕厥发生的诱因、持续时间、伴随症状及先兆症状等;②避免剧烈活动和单独活动,一旦出现症状,应立即平卧,以免跌倒;③晕厥或近似晕厥的患者改变体位时动作应缓慢。

(3) 阿 - 斯综合征和猝死:①情绪激动、创伤、劳累、寒冷、失眠、排便用力等是诱发猝死的因素,正确指导患者休息和活动,注意心理疏导,保持安静、舒适的生活环境,减少干扰,以降低猝死的发生率;②准备好抗心律失常的药物(表 3-4)、抢救药品、除颤仪、临时起搏器等,对于突然发生室扑或室颤的患者,立即行非同步直流电除颤。③对病情较重的心律失常者,应持续心电监护,严密监测生命体征、心电图、血氧饱和度变化。安放监护电极前注意清洁皮肤,用乙醇棉球去除油脂,电极放置部位应避开胸骨右缘及心前区,以免影响做心电图和紧急电复律。当电极片松动时随时更换,观察有无皮肤发红、瘙痒等过敏反应。每小时记录生命体征,当出现严重心律失常时,如室速、室颤、三度房室传导阻滞等,需要立即进行抢救。

(4)心绞痛:见本章第五节"冠状动脉粥样硬化性心脏病"的心绞痛部分。

6. 心理护理 患者的精神情志状态与心律失常的发生密切相关,情绪过分激动或抑郁均可诱发心律失常,护士需教育患者正确乐观看待疾病,经常与患者交流,倾听患者心理感受,避免喜怒忧思等精神刺激。如需做特殊检查及治疗,如电击复律、射频消融等,术前做好解释工作,消除患者顾虑。鼓励家属安慰患者,酌情增减家属探视时间。

7. 中医护理 本病属中医"心悸""怔忡"范畴,为本虚标实、虚实夹杂之证。本虚主要是心脏或其他脏腑的气虚、血虚、阴虚、阳虚,标实多为热、寒、痰、水湿、风邪、气滞和瘀血等病理因素所致。心律失常病位主要在心,但与肝、脾、肺、肾四脏密切相关。心虚胆怯者可常服补血健脾之品,如山药粥、黄芪或茯苓粥、红枣粥、桂圆红枣汤等。阴虚火旺者可加用银耳羹、莲子羹、西洋参茶、核桃仁粥等,以滋阴补肾。心气不足者饮食中可加用当归、龙眼肉、人参、酸枣仁等。

【健康教育】

1. 疾病指导 ①知识宣教:向患者讲解心律失常的病因、诱因及防治知识。②病情监测:教会患者及家属自测脉搏和心率的方法,每日 1 次,每次 1 分钟。教会患者家属心肺复苏术。有晕厥史的患者应避免从事驾驶、高空作业等危险工作,出现头晕等脑缺血症状时,应立即平卧。

2. 生活指导 指导患者注意休息,劳逸结合,防止增加心脏负担。无器质性心脏病的患者应积极参与适当的体育锻炼,改善自主神经功能。有器质性心脏病的患者根据心功能情况酌情活动。

3. 饮食指导 指导患者进食低脂、富含维生素和纤维素的易消化饮食,少食多餐,避免饱餐。

4. 用药指导 积极治疗原发病,遵医嘱服用抗心律失常药,不可自行增减或停药,同时注意观察药物的不良反应。

5. 定期随访 嘱患者有异常情况及时就诊,定期复查 ECG。

【结语】

心律失常是指心脏冲动的频率、节律、起源部位、传导速度与激动顺序的异常。根据其发生机制不同,可将其分为激动起源异常与激动传导异常。主要表现有心悸、乏力、头晕、晕厥、心绞痛、心力衰竭、阿-斯综合征等。快速性心律失常常用抗心律失常药和电除颤治疗;缓慢性心律失常尽量采用起搏治疗。护理重点是心电监护、监测生命体征及心电图变化,指导合理的休息与活动;及时发现严重情况,及时通知医生并处理;心理支持。

第四节 心脏瓣膜病

心脏瓣膜病(valvular heart disease)是指由于炎症、黏液样变性、退行性改变、先天性畸形、缺血性坏死、创伤等原因引起的单个或多个瓣膜结构(包括瓣叶、瓣环、腱索、乳头肌等)的结构或功能异常,导致瓣口狭窄和/或关闭不全。瓣口狭窄,使心腔压力负荷增加;瓣口关闭不全,使心腔容量负荷增加。这些血流动力学改变会导致心房或心室结构改变及功能异常,最终出现心律失常、心力衰竭等临床表现。2018 年全球约有 2 亿人患有瓣膜性心脏病,超过 260 万人死亡。

风湿性心脏瓣膜病(rhematic valvular heart disease)简称风心病,是由于风湿炎症导致的瓣膜损害,主要累及 40 岁以下人群,女性多见。近年来,随着生活环境和医疗条件的改善,风心病的患病率有所下降,但我国瓣膜性心脏病仍然以风心病最常见。另外,随着人口的老龄化,瓣膜黏液样变性和瓣膜钙化退行性改变所致的心脏瓣膜病在我国逐渐增多。风湿性心脏病患者中二尖瓣最常受累,其次是主动脉瓣;而老年退行性瓣膜病以主动脉瓣膜病变最为常见,其次是二尖瓣病变,2016 年一项全国性调查数据显示,联合性心瓣膜病是老年人最常见的瓣膜病类型。本节主要介绍二尖瓣及主动脉瓣病变。

一、二尖瓣狭窄

二尖瓣狭窄(mitral stenosis)的主要病因是风湿热。急性风湿热引起心脏炎症后形成二尖瓣狭窄至少需要 2 年,通常需要 5 年以上的时间。多数患者的无症状期为 10 年以上。风湿性二尖瓣狭窄多见于 20~40 岁青壮年,女性较男性多见,两者发病比例为 2∶1。患者通常有反复链球菌咽峡炎或扁桃体炎史。单纯二尖瓣狭窄约占风心病的 25%,二尖瓣狭窄伴关闭不全占 40%。

【病理生理】

1. 病理解剖　二尖瓣狭窄的病理解剖改变部位有:①瓣膜交界处;②瓣叶游离缘;③腱索。早期病变往往是在瓣膜交界面和瓣膜底部发生水肿和渗出,后期在愈合过程中因纤维蛋白的沉积和变性,使瓣膜边缘相互粘连融合,逐渐增厚而形成狭窄,瓣膜呈漏斗状,瓣口常呈鱼口状。这些病变会导致血流受阻,从而引起一系列病理生理变化。

2. 病理生理　正常成人二尖瓣口面积为 4~6cm²。瓣口面积减小至 1.5~2.0cm² 属于轻度狭窄;1.0~1.5cm² 属于中度狭窄;<1.0cm² 属于重度狭窄。轻度狭窄时,左心房压力开始升高,左心房代偿性扩张及肥厚,从而增强收缩,此时为左心房代偿期。中度至重度狭窄时,左心房压力升高,使肺静脉和肺毛细血管压力升高,导致肺毛细血管扩张和淤血,临床上出现劳力性呼吸困难,称为左心房失代偿期。肺静脉压力增高导致肺动脉压力被动升高,肺动脉高压增加右心室后负荷,引起右心室肥厚扩张,最终导致右心衰竭。

【临床表现】

1. 症状　一般二尖瓣中度狭窄(瓣口面积 <1.5cm²)开始有临床症状。

(1) 呼吸困难:是最常见的早期症状,与不同程度的肺淤血有关。运动、精神紧张、妊娠、感染或房颤等为常见诱因。通常先出现劳力性呼吸困难,随着病程进展,可出现静息时呼吸困难、夜间阵发性呼吸困难,甚至端坐呼吸。

(2) 咯血:多见于病程早期,呈发作性。有几种情况:①大咯血:见于二尖瓣重度狭窄患者,可为首发症状,原因是支气管静脉血同时回流入体循环静脉和肺静脉,当肺静脉压力增高时,黏膜下淤血、扩张而导致壁薄的支气管静脉破裂所致,主要见于二尖瓣狭窄早期;②血性痰或血丝痰:与支气管炎、肺部感染和肺毛细血管破裂有关,常伴夜间阵发性呼吸困难;③胶冻状暗红色痰:肺梗死时可出现,为二尖瓣狭窄合并心力衰竭的晚期并发症;④粉红色泡沫样痰:为急性肺水肿的特征,由毛细血管破裂所致。

(3) 咳嗽:较常见,多在夜间睡眠或体力劳动后出现,表现为干咳或咳泡沫痰,可能与患者支气管黏膜淤血水肿易患支气管炎,或左心房增大压迫左主支气管有关。

(4) 声音嘶哑:较少见,由于左心房显著扩大、左肺动脉扩张压迫左侧喉返神经引起。

2. 体征　重度狭窄患者常有双颧发绀,称为"二尖瓣面容"。心尖部可触及舒张期震颤;

典型体征是心尖区可闻及低调的舒张中晚期隆隆样杂音,局限,不传导。若心尖部闻及第一心音亢进和/或开瓣音,提示瓣膜前叶柔顺,活动度好;当肺动脉瓣区第二心音亢进伴分裂,提示肺动脉高压。

3. 并发症

(1)心房颤动:为早期常见的并发症,也是二尖瓣狭窄最常见的心律失常,可能为患者就诊的首发症状。初期房颤发作可为阵发性,之后可转为持续性房颤。一旦并发快速性房颤,患者常可突然出现极度呼吸困难,甚至诱发急性肺水肿。

(2)右心衰竭:是晚期常见的并发症,与继发性肺动脉高压有关。

(3)急性肺水肿:为重度二尖瓣狭窄的严重并发症,如不及时救治可能会致死。

(4)血栓栓塞:20%以上的患者可发生体循环栓塞,其中80%伴房颤,以脑动脉栓塞最常见,约占2/3,也可发生四肢、脾、肾和肠系膜等动脉栓塞。栓子主要来源于扩大的左心房,房颤是其危险因素之一。

(5)感染性心内膜炎:单纯二尖瓣狭窄者较少见。

(6)肺部感染:常见,常因肺静脉压力增高及肺淤血所致。感染后可诱发或加重心衰。

【辅助检查】

1. 超声心动图检查 是确诊二尖瓣狭窄首选的无创检查,并可为二尖瓣狭窄诊断及评估提供定量和定性的客观依据。M型超声心动图示二尖瓣前叶活动曲线EF斜率降低,双峰消失,后叶与前叶同向运动,瓣叶回声增强,呈现"城墙样"改变。二维超声心动图可以显示瓣膜的形态、瓣叶的活动度,测量瓣口面积。彩色多普勒血流显像可观察二尖瓣狭窄的射流。食管超声有利于检出左心耳及左心房附壁血栓。

2. X线检查 ①轻度狭窄者仅表现为左心房扩大,肺轻度淤血;②中度以上狭窄者显示主动脉弓缩小、肺动脉段突出、左心房扩大,心影呈梨形,右心室扩大及肺门阴影加深。

3. 心电图检查 重度狭窄可出现"二尖瓣型P波",即P波宽度>0.11秒,伴切迹,以Ⅱ、Ⅲ、aVF导联最明显。QRS波群示电轴右偏和右心室肥厚的表现。

4. 右心导管检查 主要测定右心室、肺动脉和肺毛细血管压力、肺循环阻力以及计算心排血量等,从而判断病变的程度。

5. 化验检查 诊断风湿热活动:①测定血清链球菌抗体;②非特异性风湿活动性试验,如C反应蛋白、红细胞沉降率。

【诊断要点】

心尖区有舒张期隆隆样杂音伴X线或心电图示左心房增大,一般即可诊断,超声心动图检查可明确诊断。

【治疗要点】

1. 一般治疗 ①为了预防风湿热复发,推荐长期甚至终身使用苄星青霉素120万U肌内注射,每月一次;②二尖瓣狭窄可能并发感染性心内膜炎,应注意预防感染性心内膜炎的发生;③无症状者,无需特殊治疗,但应避免剧烈体力活动,每6~12个月门诊随访。

2. 并发症的处理

(1)大量咯血:让患者取坐位,使用镇静剂及静脉使用利尿剂,以降低肺静脉压。

(2)急性肺水肿:处理原则与急性左心衰竭所致的肺水肿相似。但是需要注意:①避免使用以扩张小动脉为主的药物,应选择扩张静脉类、减轻心脏前负荷为主的硝酸酯类药物;②正性肌力药对二尖瓣狭窄所致的肺水肿无益,但可应用于房颤伴快速心室率的患者。

(3)慢性房颤:如无禁忌证应长期服用华法林,预防血栓栓塞。其他治疗参见本章第三节心律失常。

3. 介入及手术治疗 包括经皮球囊二尖瓣成形术、二尖瓣分离术和人工瓣膜置换术等。心脏瓣膜置换术常见类型主要包括外科主动脉瓣膜置换术(SAVR)及经导管主动脉瓣膜置换术(TAVR)。

二、二尖瓣关闭不全

二尖瓣结构包括四个部分:瓣叶、瓣环、腱索、乳头肌,其中任何一个或多个部分发生结构异常或功能失调均可导致二尖瓣关闭不全(mitral incompetence)。二尖瓣关闭不全常与二尖瓣狭窄同时存在,也可单独存在。

【病因】

1. 慢性发病 风湿热造成的瓣叶损害是最常见病因。此外,冠心病、先天畸形、二尖瓣环钙化等可也造成二尖瓣关闭不全。

2. 急性发病 多因瓣膜毁损,腱索断裂,人工瓣膜替换术后开裂,乳头肌坏死或断裂引起,可见于急性心肌梗死、感染性心内膜炎、闭合性或穿通性胸外伤等。

【病理解剖与病理生理】

1. 病理解剖 风湿性炎症使瓣膜僵硬、变性、瓣缘卷缩不能合拢,以及乳头肌增厚、缩短或与心内膜融合,使瓣膜活动受限,以至于心室收缩时两瓣叶不能紧密闭合。腱索延长、断裂、瓣环断裂、乳头肌功能不全等均可导致二尖瓣脱垂,形成或加重关闭不全。

2. 病理生理 二尖瓣关闭不全的主要病理生理变化是左心室每搏输出的血流一部分反流入左心房,使左心房负荷和左心室舒张期负荷增加,从而引起一系列血流动力学改变。

(1) 急性:左心室部分血液在收缩期经关闭不全的二尖瓣口反流入左心房,与肺静脉至左心房的血流汇总,在舒张期再流入左心室,使左心房和左心室的容量负荷骤增,而左心室急性扩张能力有限,如容量超过左心室代偿能力,则左心室舒张末压急剧上升。左心房压也急剧升高,导致肺淤血,甚至肺水肿,进一步发展导致肺动脉高压和右心衰竭。

(2) 慢性:慢性二尖瓣关闭不全时左心室舒张期容量负荷增加,但通过 Frank-Starling 机制可使左心室搏出量增加,加上部分血液反流入左心房,室壁应力下降快,有利于左心室排空。因此,代偿期左心室总的心搏量明显增加,射血分数可维持在正常范围,此时可无临床症状(即无症状期)。

随着病程的延长,左心房接受左心室反流血液,持续严重的过度容量负荷最终导致左心房压和左心室舒张末压明显上升。当失代偿期时,每搏量和射血分数下降,肺静脉和肺毛细血管压力增高,发生肺淤血、左心衰竭。晚期出现肺动脉高压、右心衰竭,最终导致全心衰竭。

【临床表现】

1. 症状

(1) 急性:轻者仅有轻微劳力性呼吸困难,重者可迅速发生急性左心衰竭,甚至心源性休克。

(2) 慢性:轻度患者可以长期无症状。程度较重的患者,由于心室收缩期,血液反流入左心房,心排血量减少,可表现为疲乏无力。同时,肺静脉淤血可导致不同程度的呼吸困难。发展到晚期可出现右心衰竭的表现。

2. 体征 心尖搏动增强,可见抬举性搏动。心尖区可闻及Ⅲ级以上全收缩期粗糙的吹风样杂音。晚期可出现右心衰竭的体征,如颈静脉怒张、肝肿大、下肢水肿等。

3. 并发症 与二尖瓣狭窄相似。心房颤动见于 3/4 的慢性重度二尖瓣关闭不全患者;感染性心内膜炎较二尖瓣狭窄多见,体循环栓塞较二尖瓣狭窄少见。

【辅助检查】

1. 超声心动图检查 脉冲多普勒超声可在二尖瓣左心房侧探及收缩期反流束,从而确诊二尖瓣反流。彩色多普勒血流显像诊断二尖瓣关闭不全的敏感率几乎可达100%,并可半定量反流的程度。二维超声心动图可以显示二尖瓣结构的形态特征,有助于明确病因诊断。

2. X线检查 急性者心影正常或左心房轻度增大伴明显肺淤血。慢性重度反流者常见左心房、左心室增大,左心衰竭时可见肺淤血和间质性肺水肿征象。

3. 其他 放射性核素、心室造影可测定左心室收缩与舒张末期容积、射血分数,以判断左心室收缩功能。并可通过左、右心室心搏量的比值来评估反流程度,该比值>2.5提示严重反流。

【诊断要点】

主要根据病史、临床表现、心尖区收缩期杂音及辅助检查结果做出诊断。超声心动图检查有确诊价值。

【治疗要点】

1. 急性治疗 目的是减少反流量、增加心排血量,降低肺静脉压,内科治疗一般为术前过渡措施。外科治疗为根本措施,应在药物控制症状的基础上,采取紧急或择期手术。

2. 慢性治疗

(1) 内科治疗:①风心病伴风湿活动者需抗风湿治疗,并预防风湿热复发;②治疗感染性心内膜炎、房颤及心力衰竭等并发症;③无症状、心功能正常者无需特殊治疗,但应定期随访。

(2) 外科治疗:为恢复瓣膜关闭完整性的根本措施,应在发生不可逆的左心室功能不全之前施行手术,否则影响手术预后。手术包括瓣膜修补术和人工瓣膜置换术。

三、主动脉瓣狭窄

主动脉瓣狭窄(aortic stenosis)是指主动脉病变引起主动脉瓣开放受限,导致左心室向升主动脉射血时发生血流受阻。风湿性炎症引起的单纯性主动脉瓣狭窄少见,大多伴有不同程度的主动脉瓣关闭不全和二尖瓣狭窄。

【病理解剖及病理生理】

1. 病理解剖 风湿性炎症导致瓣叶交界处粘连融合,瓣叶纤维化、僵硬、钙化和挛缩畸形,导致主动脉瓣狭窄。

2. 病理生理 主要是左心室流出道梗阻和排血障碍。正常成人主动脉瓣口面积3.0~4.0cm^2。当瓣口面积减少一半时,收缩期仍无明显跨瓣压差。当瓣口≤1.0cm^{2}时,左心室收缩压明显升高,跨瓣压差显著,导致左心室壁向心性肥厚,室壁顺应性下降,引起左心室舒张末压进行性升高;该压力通过二尖瓣传导至左心房,使左心房后负荷增加;长期左心房负荷增加,导致肺静脉压、肺毛细血管压和肺动脉压等相继增高,最终出现左心衰竭。

另外,主动脉瓣口狭窄导致左心室收缩压增高,引起左心室肥厚,左心室射血时间延长,使心肌耗氧量增加;主动脉狭窄时常因主动脉根部舒张压降低、左心室舒张末压增高压迫心内膜下血管使冠状动脉灌流减少。上述机制导致心肌缺血缺氧和心绞痛发作,进一步损害左心功能,并可以导致头晕、黑矇及晕厥等脑缺血症状。

【临床表现】

1. 症状 主动脉瓣狭窄患者无症状期长,当瓣口面积≤1.0cm^{2}时才出现症状。呼吸困难、心绞痛和晕厥为典型主动脉瓣狭窄的三联征。

(1) 呼吸困难:多由左心衰竭引起。劳力性呼吸困难为晚期患者常见的首发症状,见于

90% 的有症状患者。继而可发生夜间阵发性呼吸困难、端坐呼吸和急性肺水肿。主动脉狭窄伴左心衰竭者,预期寿命不超过 2 年。

(2) 心绞痛:常由运动诱发,休息后可缓解,见于 60% 的有症状患者。主要由心肌缺血所致,极少数由瓣膜钙质栓塞冠状动脉引起。

(3) 晕厥:多于直立、运动中或运动后发生,由脑缺血引起。少数患者在休息时发生。见于 15%~30% 有症状的患者。运动时外周血管扩张,而心排血量不能相应增加,同时心肌缺血加重,心肌收缩力减弱引起心排血量的进一步减少;休息时晕厥可由于房颤、房室传导阻滞等心律失常导致心排血量骤减所致。

2. 体征

(1) 心音:第一心音正常,因主动脉瓣活动性下降、左心室射血时间延长可致第二心音中的主动脉瓣成分减弱或消失,肥厚的左心房强有力收缩可产生第四心音。

(2) 杂音:典型杂音性质为递增 - 递减型、粗糙的吹风样杂音,在主动脉瓣听诊区最响,主要向颈部传导,亦可向胸骨左下缘传导,常伴震颤。狭窄越重,杂音越长;左心衰竭或心排血量减少时杂音减弱或消失。

3. 并发症

(1) 心律失常:10% 的患者可发生房颤。病变累及传导系统可致房室传导阻滞,左心室肥厚及心内膜下心肌缺血可致室性心律失常。

(2) 其他:可并发心源性猝死,一般见于先前有症状者。少数患者并发感染性心内膜炎、体循环栓塞等。

【辅助检查】

1. 超声心动图　是明确诊断和判定狭窄程度的重要方法。M 型和二维超声心动图有助于显示瓣膜结构和功能,可确定狭窄的病因,但不能准确定量狭窄程度。多普勒超声心动图有助于显示心脏血流,通过测定主动脉瓣口的最大血流速度,可计算最大跨瓣压力阶差及瓣口面积,从而评估其狭窄程度。

2. X 线检查　心影正常或左心室轻度增大,左心房可轻度增大,升主动脉根部常见狭窄后扩张。

3. 心电图　轻者心电图正常,中度狭窄者有左心室肥厚伴 ST-T 继发性改变,严重者可出现左心室肥厚伴劳损和左心房增大的表现。

4. 心导管检查　当超声心动图不能确定狭窄程度并考虑人工瓣膜置换时,应行心导管检查。常用的方法是通过左心双腔导管同步测定左心室和主动脉压,可通过计算左心室 - 主动脉收缩期峰值压差,计算出瓣口面积。瓣口面积 >1.0cm^2 为轻度狭窄,0.75~1.0cm^2 为中度狭窄,<0.75cm^2 为重度狭窄。

【诊断要点】

有典型主动脉瓣区收缩期杂音,较易诊断主动脉狭窄。超声心动图可明确诊断。

【治疗要点】

1. 内科治疗　主要目的是观察狭窄程度及进展情况,为择期手术做准备。

(1) 预防感染性心内膜炎,如为风心病伴风湿活动者需预防风湿热复发。

(2) 无症状者定期随访,轻度狭窄者每 2 年复查一次,中、重度狭窄者应避免剧烈体力活动,每 6~12 个月复查一次。一旦出现症状,即需要手术治疗。

(3) 出现房颤,及时采用直流电同步电复律;并积极治疗其他可能导致症状或血流动力学改变的心律失常。

(4) 心绞痛可用硝酸酯类药物。

(5) 心力衰竭患者应限制水钠摄入,可使用利尿剂及洋地黄类药物。但利尿剂使用剂量不宜过大,防止引起心排血量减少。

2. 外科和介入治疗 人工瓣膜置换术为治疗成人主动脉瓣狭窄的主要方法。介入治疗主要是经皮球囊主动脉瓣成形术,但临床应用范围局限。

四、主动脉瓣关闭不全

主动脉瓣关闭不全(aortic incompetence)主要是由于主动脉瓣和/或主动脉根部疾病所致。根据主动脉瓣关闭不全的程度,倒流入左心室血量可占左心室排血量的10%~60%。

【病理解剖及病理生理】

1. 病理解剖 约2/3的主动脉瓣关闭不全为风心病所致。风湿性病变使瓣叶缩短变形、增厚、钙化和活动受限,影响舒张期瓣叶边缘对合,导致主动脉瓣关闭不全。此外,主动脉瓣的退行性病变造成瓣叶的纤维化、钙化;左心肥大造成主动脉瓣环的扩张;感染性心内膜炎造成主动脉瓣叶的穿孔、损坏等,以上因素均可导致主动脉瓣关闭不全。

2. 病理生理 舒张期主动脉内血液大量反流入左心室,使左心室舒张末容量负荷增加。左心室对慢性容量负荷增加的代偿反应为左心室肥厚扩张,以增加排血量,可维持一定的时间。随着病情进展,主动脉反流量增多,左心室呈进行性扩张,左心室舒张末容积和压力显著增加,最终导致心肌收缩力减弱,心搏出量减少,左心室功能降低,最后发展为左心衰竭。

另外,主动脉瓣关闭不全可导致体循环供血不足,产生头晕或晕厥。左心室心肌肥厚使心肌耗氧量增加,同时主动脉反流致舒张压降低使冠状动脉灌流减少,引起心肌缺血。

【临床表现】

1. 症状 轻度或中度关闭不全患者,临床可无明显症状,较重者可出现心悸、心前区不适及头部动脉强烈搏动感。少数患者可有胸痛,部分患者伴有心绞痛。常有体位性头昏,晕厥罕见。晚期出现左心衰竭的表现。

2. 体征

(1) 周围血管征:收缩压升高,舒张压降低,脉压增大。周围血管征常见,包括点头征(随心脏搏动)、水冲脉、毛细血管搏动征、股动脉枪击音、Duroziez双重音(听诊器轻压股动脉闻及双期杂音)。

(2) 心尖搏动:因左心室扩大,心尖搏动向左下移位,可有抬举性搏动。

(3) 心音:第一心音减弱,由收缩期前二尖瓣部分关闭引起;第二心音主动脉瓣成分减弱或缺如;由于舒张早期左心室快速充盈增加,心尖区常有第三心音。

(4) 心脏杂音:主动脉瓣第二听诊区可闻及高调叹气样递减型舒张期杂音,以坐位前倾时明显。轻度反流时,杂音限于舒张早期,音调高;中、重度反流时,杂音粗糙,为全舒张期。重度反流者常在心尖区闻及舒张中晚期隆隆样杂音(即Austin-Flint杂音)。

3. 并发症 感染性心内膜炎、室性心律失常较常见,心脏性猝死较少见。

【辅助检查】

1. 超声心动图检查 多普勒血流显像可探及全舒张期反流束,为诊断主动脉瓣反流最敏感、准确的方法,并可通过计算反流血量与搏出血量的比例来判断其严重程度。M型超声显示舒张期二尖瓣前叶或室间隔纤细扑动。二维超声可显示瓣膜和主动脉根部的形态改变,有助于确诊病因。

2. X线检查 早期心影可正常或稍大,后期左心室增大明显。左心衰竭时有肺淤血或肺水肿征。

3. 其他　放射性核素心室造影可测定左心室舒张、收缩末期容量和静息、运动时的射血分数,以判断左心室功能。

【诊断要点】

典型主动脉瓣关闭不全的舒张期杂音伴周围血管征可以做出诊断;超声心动图可明确诊断。

【治疗要点】

1. 内科治疗　参照主动脉瓣狭窄的治疗。

2. 外科治疗　人工瓣膜置换术为治疗成人严重主动脉瓣关闭不全的主要方法。部分患者(如创伤、感染性心内膜炎所致的瓣叶穿孔)可行瓣膜修复术。

五、心脏瓣膜病患者的护理

【常用护理诊断/问题】

1. 体温过高　与风湿活动、并发感染有关。

2. 活动无耐力　与心排血量下降有关。

3. 有感染的危险　与肺淤血及风湿活动有关。

4. 焦虑　与担心疾病预后等有关。

5. 潜在并发症:栓塞、心力衰竭、心律失常、感染性心内膜炎。

【护理措施】

1. 病情观察

(1) 体温及风湿活动:定时监测体温,注意热型,超过 38.5℃给予物理降温。观察有无风湿活动表现,如皮肤红斑、皮下结节、关节红肿疼痛等。

(2) 心功能:监测有无左心衰竭征象,如呼吸困难、咳嗽咳痰,观察痰液的性质,检查肺部湿啰音情况。观察有无右心衰竭的症状与体征,如食欲减退、腹部不适、水肿、颈静脉怒张、肝肿大等。

(3) 栓塞:观察瞳孔、神志及肢体活动等。当患者出现头晕、失语、肢体功能障碍,甚至昏迷、脑疝等征象时应警惕脑栓塞的可能;当肢体突发剧烈疼痛、局部皮肤温度下降,应考虑外周动脉栓塞的可能。

2. 起居护理　保持病室适宜的温、湿度,减少探视,保持环境安静。病情加重期患者应绝对卧床休息,减少心肌耗氧量。病情稳定后可根据患者的心功能分级适当安排活动。合并主动脉病变者需限制活动,风湿活动时应卧床休息。

3. 饮食护理　给予低热量、低脂、低盐、高蛋白、高维生素、易消化饮食,宜少食多餐。

4. 用药护理　遵医嘱使用抗生素、抗风湿药物、抗凝药物等,观察药物疗效及副作用。应用抗凝药期间,应严密监测出血征兆。注意观察与预防口腔及肺部的二重感染。

5. 对症护理

(1) 呼吸困难:胸闷气急时给予半卧位,必要时端坐位,下肢下垂,以减少回心血量,减轻心脏负担;血压下降的患者可采取中凹位,以增加回心血量,从而维持动脉压,保证重要脏器血液灌注;及时给予吸氧。

(2) 栓塞护理:①预防血栓形成:鼓励与协助患者勤换体位,避免长时间蹲、坐位,经常按摩,用温水泡足,以防下肢静脉栓塞;②防止附壁血栓脱落:患者应绝对卧床休息,避免剧烈运动或体位突然改变,以防血栓脱落,形成栓塞。

6. 心理护理　安慰、关心、帮助患者,稳定患者情绪,避免情绪激动,保持心态平和,以减轻心脏负荷。

7. 中医护理　本病属中医"心悸""怔忡"等范畴。根据心脏瓣膜疾病患者的中医证候特点,采取临床辨证护理方法。对于心脏瓣膜病初期患者,可内服中药或中成药,并且根据实际情况予化痰、安神、温阳等药配合使用,以达温阳活血化瘀之效;术后患者辨证多为气虚血瘀,心阳虚者忌过食生冷,心阴虚者忌辛辣饮食,痰浊、瘀血者忌过食肥甘,水饮凌心者饮食宜清淡少盐,同时可采用耳穴压豆的方法改善患者睡眠质量,缓解焦虑情绪和术后疼痛。此外,常用的中医护理技术有食疗、特色穴位按摩、穴位注射等。

【健康教育】

1. 知识宣教　告知患者及家属本病的原因和病程进展特点,鼓励其做好长期与疾病作斗争的思想准备。有手术适应证的患者应尽早择期手术,以免失去最佳手术时机。

2. 预防感染　尽可能改善居住环境,避免潮湿、阴暗等,保证室内空气流通、阳光充足。注意防寒保暖,避免与上呼吸道感染等患者接触。加强营养,锻炼身体,以增强抵抗力,预防感冒。指导患者在接受牙科治疗及各种侵袭性检查或治疗时,事先告诉医生有风心病病史,便于预防性应用抗生素。

3. 避免诱因　尽量避免剧烈运动(患有严重主动脉瓣狭窄的患者不推荐进行中等强度或高强度的竞技和娱乐运动。射血分数<60%的重度左房室瓣反流患者不推荐参与竞技运动)、重体力劳动或情绪激动。育龄妇女应在医生的指导下选择妊娠与分娩时机,病情重影响妊娠与分娩者,应做好家属的心理疏导工作。

4. 用药指导　告知患者坚持遵医嘱服药的重要性,正确指导药物用法及注意事项,按医嘱服用抗风湿药物、抗心衰药物及抗生素等。定期门诊复查。

【结语】

心脏瓣膜病是指由于各种原因引起的单个或多个瓣膜结构或功能异常,导致瓣口狭窄及/或关闭不全。最常累及二尖瓣。瓣口狭窄,会使心腔压力负荷增加;瓣口关闭不全,会使心脏容量负荷增加;最后导致相应心腔扩大和衰竭,甚至引起肺淤血等。超声心动图或多普勒超声检查是确诊的主要方法。护理上应密切监测体温、心功能及重要脏器栓塞征象,合理指导饮食、活动,疏导患者不良心理,给予相应的对症处理,同时预防各种并发症。

第五节　冠状动脉粥样硬化性心脏病

一、概述

冠状动脉粥样硬化性心脏病(coronary atherosclerotic heart disease)指冠状动脉发生粥样硬化引起管腔狭窄或闭塞,导致心肌缺血缺氧或坏死而引起的心脏病,简称冠心病(coronary heart disease, CHD),亦称缺血性心脏病。冠心病最具特征性的病变是富含脂质的粥样斑块突入冠状动脉腔内引起管腔狭窄(图3-24)。冠心病是严重危害人类健康的常见病。本病多发生在40岁以上,男性发病早于女性,经济发达国家发病率较高。2003年中国缺血性心脏病的患病率是4.6‰,到2018年是7.7‰。根据《中国卫生和计划生育统计年鉴(2020)》,2019年我国城市和农村居民的冠心病病死率继续呈上升趋势。到2019年,农村地区病死率略高于城市水平。

【病因】

冠心病病因虽然尚未完全确定,但目前认为是多个因素作用于不同环节导致的冠状动脉粥样硬化,这些因素称为危险因素,主要的危险因素如下。

图 3-24 动脉粥样硬化斑块示意图

1. 血脂异常 脂质代谢异常是动脉粥样硬化最重要的危险因素,亦是斑块形成的基础。总胆固醇(TC)、甘油三酯(TG)、低密度脂蛋白(LDL)或极低密度脂蛋白(VLDL)及载脂蛋白 B(Apo B)的增高,高密度脂蛋白(HDL)及载脂蛋白 A(Apo A)的降低都被认为是危险因素,此外脂蛋白(a)[Lp(a)]增高是独立危险因素。在临床实践中,以 TC 和 LDL 的增高最受关注。2002 年中国健康与营养调查(China Health and Nutrition Survey,CHNS)、2010 年中国慢性肾病工作组调查和《中国居民营养与慢性病状况调查(2015 年)》显示,中国≥18 岁人群血脂异常的患病率分别为 18.6%、34.0% 和 40.4%。男性高于女性,城市高于农村。膳食摄入结构欠合理,水果摄入不足,盐摄入量超标。水果、盐、蔬菜及 LDL-c 是影响冠状动脉斑块稳定性的重要因素。

2. 高血压 60%~70% 的冠心病患者伴有高血压,收缩压与舒张压增高均与冠心病的发生密切相关。可能由于高血压时,动脉壁承受较高的压力,内皮细胞损伤,LDL 易于进入动脉壁,并刺激平滑肌细胞增生,引发动脉粥样硬化。

3. 吸烟 吸烟者与不吸烟者相比,本病的发病率与病死率增高 2~6 倍,且与每日吸烟的支数呈正比;被动吸烟也是危险因素。吸烟可造成动脉壁氧含量不足,促进动脉粥样硬化的形成。另外,烟草所含尼古丁可直接作用于冠状动脉和心肌,引起动脉痉挛和心肌受损。

4. 糖尿病和糖耐量异常 糖尿病及糖耐量异常患者中本病的发病率和病死率增高数倍、病变进展快。糖尿病及糖耐量异常者常有凝血因子Ⅷ增高及血小板功能增强,加速动脉粥样硬化血栓形成和引起动脉管腔的闭塞。

5. 年龄与性别 本病男性多于女性,多数在 40 岁以后发病。与男性相比,女性发病率较低,因为雌激素有抗动脉粥样硬化作用,故女性在绝经期后发病率迅速增加。

次要的危险因素包括:①肥胖;②缺少体力活动或从事脑力劳动者;③不良的饮食习惯:进食高动物性脂肪、高胆固醇、高糖饮食;④遗传因素;⑤A 型性格等。

【临床分型】

1979 年世界卫生组织将本病分为五型:无症状型心肌缺血、心绞痛、心肌梗死、缺血性心肌病、猝死。近年临床医学专家趋向于根据发病特点和治疗原则不同将本病分为两大类:慢性冠脉病(chronic coronary artery disease,CAD)和急性冠脉综合征(acute coronary syndrome,ACS)。慢性冠脉病包括稳定型心绞痛、缺血性心肌病和隐匿性冠心病等;急性冠脉综合征包括不稳定型心绞痛、非 ST 段抬高型心肌梗死和 ST 段抬高型心肌梗死。本节重点介绍慢性冠脉病中的稳定型心绞痛和急性冠脉综合征。

二、稳定型心绞痛

稳定型心绞痛(stable angina pectoris)亦称稳定型劳力性心绞痛,是在冠状动脉固定性严重狭窄的基础上,由于心肌负荷增加,心肌发生急剧、暂时的缺血与缺氧引起的临床综合征。其特点为劳动或情绪激动时,出现阵发性的胸前区压榨性疼痛或憋闷感觉,主要位于胸骨后部,可放射至心前区和左上肢尺侧,持续数分钟,休息或舌下含服硝酸甘油后迅速消失。疼痛发作的程度、频度、性质及诱发因素在数周至数月内无明显变化。2019 年欧洲心脏病学会《慢性冠状动脉综合征指南》提出了慢性冠脉综合征(CCS)的概念,将慢性稳定型心绞痛改称为 CCS。

【病因与发病机制】

本病的基本病因是冠状动脉粥样硬化。其发病机制主要是冠状动脉存在固定狭窄或部分闭塞的基础上发生需氧量的增加。正常情况下,冠状循环有很大的储备力量。在剧烈活动、情绪激动等对氧的需求增加时,冠状动脉适当地扩张,血流量可增加到休息时的 6~7 倍,达到供需平衡。动脉粥样硬化而致冠状动脉狭窄或部分分支闭塞时,其扩张性减弱,血流量减少,当心肌的供血尚能应对心脏平日的需要,则休息时可无症状,一旦心脏负荷突然增加(如劳力、激动等),使心肌收缩力增加、心率加快,导致心肌耗氧量增加,心肌对血液的需求增加,而冠脉的供血已不能相应增加,即可引起心绞痛。

产生疼痛感觉的直接因素,可能是在缺血缺氧的情况下,心肌内积聚过多的代谢产物如乳酸、丙酮酸等酸性物质,或类似激肽的多肽类物质,刺激心脏内自主神经的传入纤维末梢,经 1~5 胸交感神经节和相应的脊髓段,传至大脑,产生疼痛感觉。

【临床表现】

1. 症状 心绞痛以发作性胸痛为主要临床表现,疼痛特点为:

(1)部位:主要在胸骨体上段或中段之后,可波及心前区,手掌大小范围,甚至横贯前胸,界限不很清楚。常放射至左侧的肩、臂及掌内侧达无名指和小指,或至颈、咽或下颌部。

(2)性质:胸痛常为压迫、发闷或紧缩性,也可有烧灼感,但不尖锐,不像针刺或刀扎样痛,偶伴濒死感。有些患者仅感觉胸闷不适。发作时,患者会不自觉地停止正在进行的活动,直至症状缓解。

(3)诱因:发作常由体力劳动或情绪激动所诱发,饱餐、寒冷、吸烟、心动过速、休克等亦可诱发,多发生在劳累或情绪激动时。典型的心绞痛常在相似的条件下发生,但有时同样的劳力只在早晨引起心绞痛,提示与晨间交感神经兴奋性增高等有关。

(4)持续时间和缓解方式:疼痛出现后常逐渐加重,然后在 3~5 分钟内逐渐消失,休息和/或舌下含服硝酸甘油后即可缓解。可数天或数周发作一次,亦可一日内发作多次。

2. 体征 心绞痛不发作时无异常体征。发作时可见患者面色苍白、出冷汗、心率增快、血压升高,有时心尖部出现奔马律。可有短暂性心尖部收缩期杂音,是乳头肌缺血导致功能失调引起二尖瓣关闭不全所致。

【辅助检查】

1. 心电图检查 是发现心肌缺血、诊断心绞痛最常用的检查方法。约半数患者在静息时心电图正常。

(1)心绞痛发作时心电图:绝大多数患者可出现暂时性心肌缺血所致的 ST 段移位。心内膜下心肌容易缺血,因此常见 ST 段压低≥0.1mV,疼痛缓解后恢复。有时出现 T 波倒置。

(2)心电图负荷试验:最常用的试验为运动负荷试验。运动方式主要采用逐步分期升级的分级活动平板。检查方法:连接心电监护仪,让患者迎着转动的平板原地踏步,根据患者主诉及心电监护情况,适时调整运动负荷量,以达到按年龄预计可达到的最大心率(HRmax)或亚极量心率(85%~90% 的最大心率)为负荷目标,前者称为极量运动试验,后者称为亚极量运动试验。运动前、运动中每当运动负荷增加一次均应记录心电图,运动终止后即刻及此后的每2分钟重复记录心电图,直至心率恢复至运动前水平。运动中出现典型心绞痛、心电图改变主要以ST段压低≥0.1mV作为阳性标准。运动中出现心绞痛、步态不稳,室性心动过速或血压下降时,应立即停止运动。以下情况不宜进行运动负荷试验:未经治疗的急性冠脉综合征、未控制的心力衰竭、急性肺动脉栓塞或肺梗死、重度主动脉瓣狭窄、严重高血压、活动性心肌炎等。

(3)心电图连续动态监测:Holter检查可连续记录并自动分析24小时的心电图,可发现心电图ST段、T波改变和各种心律失常,将出现异常心电图表现的时间与患者的活动和症状相对照。胸痛发作时相应时间段出现的缺血性ST-T改变有助于确定心绞痛的诊断,也可检出无痛性心肌缺血。

2. 超声心动图检查 多数稳定型心绞痛患者静息时超声心动图无异常,有严重心肌缺血或者陈旧性心肌梗死者,二维超声心动图可探测到坏死区或缺血区域室壁运动异常,运动或药物负荷超声心动图检查可以评价心肌灌注和存活性。

3. 选择性冠状动脉造影 该检查是诊断冠心病的"金标准"。具体内容参见本章第十一节的"循环系统疾病常用诊疗技术的护理"。

4. 放射性核素检查 ^{201}Tl(铊)随冠状血流很快被正常心肌摄取。正常血流灌注的心肌无灌注缺损。明显的灌注缺损见于运动后缺血区周围心肌。

5. 其他检查 多层螺旋X线计算机断层显像(MDCT)冠状动脉造影二维或三维重建有助于冠心病的诊断。

【诊断要点】

根据心绞痛典型的发作特点和体征,含服硝酸甘油后缓解,结合年龄和存在冠心病危险因素,排除其他原因所致的心绞痛,一般不难诊断。发作时心电图检查可见ST-T改变,发作后数分钟内逐渐恢复。心电图无改变的患者可考虑做心电图负荷试验。必要时行选择性冠状动脉造影。

心绞痛严重度分级:2007年中华医学会心血管病学分会推荐的加拿大心血管病学会(CCS)制定的分级标准,将本病分为4级,具体见表3-5。

表3-5 加拿大心血管病学会(CCS)制定的心绞痛严重度分级标准

严重度	体力活动
I级	一般体力活动不受限,仅在紧张、强、快或持续用力时发生心绞痛。
II级	一般体力活动轻度受限,可在快步、饭后、寒冷或刮风中、精神应激或餐后数小时内,或平地步行200m以上或登楼一层以上发生心绞痛
III级	一般体力活动明显受限,一般情况下以一般速度平地步行200m以内,或登楼一层引起心绞痛
IV级	轻微活动或休息时就可发生心绞痛

【治疗要点】

稳定型心绞痛的治疗原则是改善冠状动脉血供和降低心肌耗氧,以改善患者症状,提高生活质量;治疗冠脉粥样硬化,降低不稳定型心绞痛和心肌梗死的发生率。

1. 发作期的治疗

(1)休息:发作期应立即休息,一般在停止活动后症状即可消失。

(2)药物治疗:发作较重时,可选择作用较快的硝酸酯制剂。这类药物除扩张冠状动脉、增加冠脉血流量外,还可扩张周围血管,减少静脉回心血量,降低心脏前、后负荷和心肌的需氧量,从而缓解心绞痛。①硝酸甘油:舌下含化,0.3~0.6mg,1~2分钟即开始起效,约半小时后作用消失。②硝酸异山梨醇酯:5~10mg,舌下含化,2~5分钟见效。作用维持 2~3 小时。延迟见效或完全无效时提示患者并非患冠心病或患严重的冠心病。

2. 缓解期的治疗

(1) 生活方式的调整:尽量避免各种诱发因素。调节饮食,避免一次进食过饱;戒烟限酒;减轻精神负担;保持适当的体力活动,以不发生疼痛症状为度。

(2) 药物治疗

1) β 受体阻滞剂:可减慢心率、降低血压、减弱心肌收缩力,从而减少氧耗量以减少心绞痛的发作。β 受体阻滞剂的使用剂量应个体化,从小剂量开始,逐渐增加剂量,心率不低于 50 次 /min 为宜。常用制剂有美托洛尔 25~100mg 口服,每日 2 次,缓释片 47.5~190mg 口服,每日 1 次;此外还有比索洛尔等。

2) 硝酸酯制剂:可减少心肌需氧和改善心肌灌注,减低心绞痛发作的频率和程度,增加运动耐量。①硝酸异山梨醇酯 5~20mg 口服,每日 3 次,服后半小时起作用,持续 3~5 小时,缓释制剂 20mg,每日 2 次;②5- 单硝酸异山梨酯是长效硝酸酯类药物,无肝脏首过效应,生物利用度几乎 100%,有口服和注射制剂,口服用量为 20~40mg,每日 2 次;③长效硝酸甘油制剂,服用后硝酸甘油持续缓慢释放,口服后半小时起作用,持续可达 8~12 小时,可每 8 小时口服 1 次,每次 2.5mg 或用 2% 硝酸甘油油膏或橡皮膏(含 5~10mg)涂或贴在胸前或上臂皮肤,适用于预防夜间心绞痛发作。

3) 钙通道阻滞剂:可抑制钙离子进入细胞内,抑制心肌细胞兴奋 - 收缩耦联中钙离子的利用,因而抑制心肌收缩,减少心肌氧耗;扩张冠状动脉,解除冠脉痉挛,改善心内膜下心肌的血供;扩张周围血管,降低动脉压,减轻心脏负荷;降低血液黏稠度,抗血小板聚集,改善心肌微循环。常用制剂有维拉帕米 40~80mg,每日 3 次,或缓释片 240mg,每日 1 次。另外还可使用硝苯地平缓释剂及地尔硫䓬等。

4) 血管紧张素转换酶抑制剂或血管紧张素受体拮抗剂:合并糖尿病、左心室心肌功能不全、心力衰竭的高危患者应使用血管紧张素转换酶抑制剂,常用药物有卡托普利、依那普利等。若患者不能耐受,可选用血管紧张素受体拮抗剂,常用药物有缬沙坦、氯沙坦等。

5) 阿司匹林:通过抑制环氧化酶和血栓烷 A_2 的合成达到抗血小板聚集的作用。阿司匹林的最佳剂量范围为 75~150mg,每日 1 次。其主要不良反应为胃肠道出血或过敏。

6) 氯吡格雷:通过选择性不可逆的抑制血小板二磷酸腺苷(ADP)受体从而阻断 ADP 依赖激活的血小板糖蛋白 IIb/IIIa 复合物,有效减少 ADP 介导的血小板激活和聚集。主要适用于支架植入术后或阿司匹林禁忌证者。常用剂量 75mg,每日 1 次。

7) 他汀类降血脂药物:除能有效降低 TC 和 LDL-C 外,他汀类降血脂药物还有延缓斑块进展、稳定斑块和抗炎等调脂以外的作用。临床常用辛伐他汀、氟伐他汀等。

8) 其他:中医中药以“芳香温通”“活血化瘀”等法为常用。穴位按摩或针刺也有一定疗效。

(3) 经皮冠状动脉介入治疗:详见本章第十一节“循环系统疾病常用诊疗技术的护理”。

(4) 外科手术治疗:主要是施行主动脉 - 冠状动脉旁路移植手术。

(5) 运动锻炼疗法:安排适宜的运动锻炼有助于促进侧支循环的形成,提高体力活动的耐力。

【常用护理诊断 / 问题】

1. 疼痛 与心肌缺血缺氧有关。

2. 活动无耐力 与心肌氧的供需失调有关。

3. 焦虑 与心绞痛反复发作有关。

4. 知识缺乏:缺乏预防动脉粥样硬化及心绞痛发作的知识。

【护理措施】

1. 病情观察 密切观察患者疼痛的部位、性质、程度、持续时间,必要时给予心电监护,描记疼痛发作时的心电图,严密监测心率、心律、血压变化,观察患者的面色是否苍白、皮肤有无出汗等,以防心肌梗死的发生。

2. 休息与活动 心绞痛发作时应立即停止正在进行的活动。缓解期应调整日常生活与工作量,保持适度的体力活动,但以不发生心绞痛为度。避免竞赛活动、屏气用力动作及长时间工作。对于规律性发作的劳力性心绞痛,可预防用药,如在排便、外出就餐等活动前含服硝酸甘油。

3. 饮食护理 指导患者摄取低热量、低脂肪、低胆固醇、适量蛋白质、丰富维生素的清淡易消化食物,少量多餐,避免暴饮暴食。多食粗纤维(如糙米、芹菜等)或富含可溶性纤维(如红薯等)食物,以保持大便通畅;避免刺激性食物,如咖啡、可乐等;戒烟限酒。

4. 用药护理

(1) 硝酸酯类:①心绞痛发作时给予患者舌下含服硝酸甘油,用药后观察胸痛变化情况,如服药后 3~5 分钟仍不缓解可重复使用,每隔 5 分钟 1 次,连续 3 次仍未缓解者,应考虑 ACS 的可能,要及时报告医生;②静脉使用硝酸酯类药物时,应控制滴速,并告知患者及家属不可擅自调节滴速,以防低血压发生。部分患者用药后出现头昏、头胀痛、头部跳动感、面部潮红、心悸等不适,应告知患者是由于药物所产生的血管扩张作用导致,以解除顾虑。

(2) β 受体阻滞剂:①本药与硝酸酯类药物有协同作用,因而剂量应偏小,尤其要注意开始剂量,以免引起直立性低血压等不良反应;②有心功能不全、支气管哮喘、心动过缓及高度房室传导阻滞者不宜使用。

(3) 钙通道阻滞剂:①密切观察不良反应,如面色潮红、头晕、恶心、呕吐、便秘、血压下降;②地尔硫䓬和维拉帕米与 β 受体阻滞剂合用时有过度抑制心脏的危险。停药时宜逐渐减量,以免诱发冠脉痉挛。

5. 对症护理 胸痛:休息或含硝酸甘油后即可缓解;疼痛时可延长硝酸酯类的应用时间,直至疼痛缓解;给予中流量的吸氧。

6. 心理护理 了解患者心理,以丰富的知识、娴熟的技术操作取得患者的信任,稳定其情绪,避免不良刺激。亦可让患者听轻音乐,减轻焦虑,减少心肌氧耗量。

【健康教育】

1. 生活指导 ①合理膳食:摄入低热量、低脂、低盐、高维生素、高纤维素饮食;②适当运动:以有氧运动为主,运动量以不引发心绞痛为宜,必要时在监测下进行运动;③戒烟限酒。

2. 避免诱因 保持良好的心态,改变急躁易怒性格。避免过劳、情绪激动、饱餐、寒冷刺激等。

3. 病情监测 教会患者或家属心绞痛发作时的缓解方法。症状仍不缓解,或心绞痛发作较以往频繁、程度加重、时间延长时,应立即去医院就诊,警惕 ACS 的发生。告知患者定期复查血脂、心电图等。

4. 用药指导 嘱患者出院后按医嘱服药,不可擅自停药或增减药量,并注意监测药物不良反应。随身携带硝酸甘油,并放在棕色瓶内避光、密封保存。药瓶开启后每 6 个月更换一次,以确保疗效。

【结语】

稳定型心绞痛是一种由于冠状动脉供血不足,导致心肌急剧的、暂时的缺血与缺氧所引起的,以发作性胸痛或胸部不适为主要表现的临床综合征。临床特点是:疼痛部位位于胸骨体上段或中段后方;疼痛性质为压迫性不适或紧缩、发闷、烧灼感;常因体力劳动或情绪激动诱发;休息或舌下含服硝酸甘油后可迅速缓解。治疗原则主要是改善冠状动脉的血供和减轻心肌的耗氧。治疗应达到两个目标,即缓解急性发作和预防再发作。急性发作时应立即休息,常选用硝酸甘油片舌下含服,可迅速显效。缓解期通过调整生活方式、药物治疗,降低不稳定型心绞痛和心肌梗死的发生率。护理应侧重教会患者建立良好的生活方式、避免诱因、学会自我监测及自救和合理用药。

三、急性冠脉综合征

急性冠脉综合征(ACS)是一组由急性心肌缺血引起的临床综合征,主要包括不稳定型心绞痛(unstable angina,UA)、非 ST 段抬高型心肌梗死(non-ST-segment elevation myocardial infarction,NSTEMI)以及 ST 段抬高型心肌梗死(ST-segment elevation myocardial infarction,STEMI)。动脉粥样硬化不稳定斑块破裂或糜烂导致冠状动脉内血栓形成,被认为是大多数 ACS 发病的主要病理基础。

(一)不稳定型心绞痛和非 ST 段抬高型心肌梗死

UA 和 NSTEMI 是由于动脉粥样斑块破裂或糜烂,伴有不同程度的表面血栓形成、血管痉挛及远端血管栓塞所导致的一组临床症状。UA/NSTEMI 的病因和临床表现相似但程度不同,主要表现在缺血严重程度及是否导致心肌损害的不同。UA 指介于稳定型心绞痛和急性心肌梗死之间的临床状态,根据临床表现可以分为静息型心绞痛、初发型心绞痛、恶化型心绞痛。它是 ACS 中的常见类型。随着对不稳定粥样斑块的深入认识,这类患者存在病情不稳定性,有进展至心肌梗死的高度危险,必须高度重视。

【发病机制】

UA 和 NSTEMI 病理特征主要为冠状动脉内不稳定的粥样斑块继发病理改变,如斑块内出血、斑块纤维帽出现裂隙、表面有血小板聚集,和/或冠状动脉痉挛、微血管栓塞,导致急性或亚急性心肌供氧的减少和缺血加重。虽然也可因劳力负荷增加诱发,但劳力负荷终止后胸痛症状并不缓解。其中,NSTEMI 常因心肌严重的持续性缺血导致心肌坏死,病理上出现灶性或心内膜下心肌坏死。

【临床表现】

1. 症状 UA 和 NSTEMI 胸部不适的部位及性质与典型的稳定型心绞痛相似,但通常程度更重,持续时间更长,胸痛可在休息时发生。出现以下临床表现有助于 UA 和 NSTEMI 的诊断:

(1)出现静息或夜间发生心绞痛,常持续 20 分钟以上。

(2)心绞痛发生频率、严重程度和持续时间增加。

(3)发作时可有恶心、呕吐、出汗、心悸或呼吸困难等表现;常规休息或舌下含服硝酸甘油只能暂时甚至不能完全缓解症状。

2. 体征 无特异性,胸痛发作时患者可出现脸色苍白、皮肤湿冷;体检可发现一过性的第三心音或第四心音;少见低血压、休克等表现。

【辅助检查】

1. 心电图 不仅可以帮助诊断,而且根据其异常的严重程度和范围可以提供预后信息。大多数患者胸痛发作时有一过性 ST 段偏移和/或 T 波倒置。除变异型心绞痛患者发作时有一过性 ST 段抬高外,UA 患者发作时主要表现为 ST 段压低,其心电图变化可随着心绞痛的缓解而完全或部分消失。若心电图改变持续 12 小时以上,则提示发生 NSTEMI 的可能。若患者具有稳定型心绞痛的典型病史或冠心病诊断明确（既往有心肌梗死，冠状动脉造影提示狭窄或非侵入性试验阳性），即使没有心电图改变，也可以根据临床表现做出 UA 的诊断。

2. 血清心肌标志物检查　是鉴别 UA 和 NSTEMI 的主要标准。UA 时，心肌标志物一般无异常增高，心肌肌钙蛋白 T 和心肌肌钙蛋白 I（cTnT 及 cTnI）升高表明心肌损害，若 cTnT 及 cTnI 的峰值超过正常对照值的 99 百分位，可考虑 NSTEMI 的诊断。

3. 冠状动脉造影和其他侵入性检查　在长期稳定型心绞痛基础上出现的 UA 患者常有多支冠状动脉病变，而新发作的静息心绞痛患者可能只有单支冠状动脉病变。冠脉内超声显像可以准确提供斑块大小、性质、分布、是否有斑块破溃及血栓形成等更准确的粥样硬化斑块信息。

【诊断要点】

根据病史、典型的心绞痛症状、典型的缺血性心电图改变（新发或一过性 ST 段压低≥0.1mV，或 T 波倒置≥0.2mV）以及心肌标志物（cTnT、cTnI 或 CK-MB）测定，可以做出 UA/NSTEMI 的诊断。

【治疗要点】

UA/NSTEMI 是具有潜在危险的疾病，其治疗的主要目的是即刻缓解缺血和预防严重不良后果。

1. 一般处理　患者应入住冠心病监护病房（coronary care unit，CCU），立即卧床休息，给予氧疗、持续心电监护。保持环境安静，可以应用小剂量的镇静剂和抗焦虑药物，使患者得到充分休息和减轻心脏负担。

2. 药物治疗

（1）硝酸酯类药物：心绞痛发作时，可舌下含化硝酸甘油 0.3~0.6mg，服药后 3~5 分钟不缓解者，可重复用药。连用 3 次，若仍无效，可遵医嘱静脉应用硝酸甘油或硝酸异山梨酯。静脉应用硝酸甘油以 5~10μg/min 开始，持续滴注，每 5~10 分钟增加 5~10μg，直至症状缓解或出现明显副作用（头痛或低血压）。目前建议静脉应用硝酸甘油，在症状消失 12~24 小时后改用口服制剂。常用口服药物包括硝酸异山梨酯和 5- 单硝酸异山梨酯。

（2）β 受体阻滞剂：主要作用于心肌的 β1 受体而降低心肌耗氧量，减少心肌缺血反复发作，减少心肌梗死的发生，对改善近、远期预后均有重要作用。应尽早用于所有无禁忌证的 UA 和 NSTEMI 患者。常用药物有美托洛尔和比索洛尔等。

（3）钙通道阻滞剂：可有效减轻心绞痛症状。钙通道阻滞剂与 β 受体阻滞剂联合应用或两者与硝酸酯类药物联合应用，可有效减轻胸痛，减少近期死亡的危险。

（4）抗栓（凝）治疗：应用阿司匹林、氯吡格雷和低分子肝素防止血栓形成。

3. 冠状动脉血运重建术　包括经皮冠状动脉介入治疗和主动脉 - 冠状动脉旁路移植手术。

（二）ST 段抬高型心肌梗死

STEMI 是指急性心肌缺血性坏死，大多数是在冠状动脉病变的基础上，发生冠状动脉血供急剧减少或中断，使相应的心肌严重而持久地急性缺血所致的心肌坏死。其临床表现为持久的胸骨后剧烈疼痛、血清心肌酶增高、特征性的心电图改变。可发生心律失常、休克或心力衰竭。

本病既往在欧美常见。在美国，每 7 人中有 1 人死于冠心病，每年 366 800 人死于冠心病。在我国本病虽不如欧美多见，但是近年来发病率有增高趋势。2002~2016 年，我国心肌梗死患者病死率总体呈上升趋势。2002~2015 年，城市 AMI 病死率从 16.46/10 万人升至

56.38/10 万人,农村从 12.00/10 万人上升至 70.09/10 万人。

【病因和发病机制】

STEMI 属于急性冠脉综合征的严重类型。其基本病因是冠状动脉粥样硬化(极少数为冠状动脉痉挛栓塞、炎症、先天性畸形、外伤、冠状动脉口阻塞),造成一支或多支血管腔狭窄和心肌血供不足,而侧支循环尚未充分建立。在此基础上,一旦血供进一步急剧减少或中断 20~30 分钟,使心肌严重而持久地急性缺血,即可发生急性心肌梗死。

绝大多数的急性心肌梗死是由于内皮损伤、高血压、高脂血症及炎症细胞浸润等因素导致不稳定的粥样斑块破裂,继而出血,管腔内血栓形成使管腔堵塞。少数为粥样斑块内或斑块下出血,或血管持续痉挛,使冠状动脉完全闭塞。冠状动脉闭塞后 20~30 分钟,相应的心肌即有少数坏死,1~2 小时绝大部分心肌即呈凝固性坏死。

促使斑块破裂出血及血栓形成的因素有:

1. 需氧增加的因素 重体力劳动、情绪过分激动、血压突然升高、用力排便,使左心室负荷明显加重,需氧量明显增加。

2. 血黏度增加的因素 饱餐特别是进食高脂食物后,血脂增高,血黏度增加。

3. 供氧减少的因素 脱水、出血、外科手术、严重心律失常、休克致心排血量骤降,冠脉灌流量锐减。

4. 交感神经因素 早晨 6 时至 12 时交感神经活性增加,机体应激反应性增强,心肌收缩力增强、心率增快、血压升高。

【临床表现】

与梗死面积的大小、部位、侧支循环建立情况密切相关。

1. 先兆 50%~81.2% 的患者在发病前数日有乏力,胸部不适,活动时心悸、气急、烦躁、心绞痛等前驱症状,其中以新发生心绞痛(初发型心绞痛)或原有的心绞痛加重(恶化型心绞痛)最为突出。心绞痛发作较以往频繁、疼痛较剧、持续时间较长、硝酸甘油疗效差、诱发因素不明显。同时,心电图示短暂 ST 段明显抬高(变异型心绞痛)或压低,T 波倒置或增高("假性正常化"),即 UA 的表现,如及时住院处理,可使部分患者避免发生心肌梗死。

2. 症状

(1) 疼痛:是最先出现的症状,常发生于清晨,疼痛部位和性质与心绞痛相同,但多无明显诱因,且常发生于安静时,程度较重,持续时间较长,可达数小时或数天,休息和含服硝酸甘油多不能缓解。常伴出汗、恐惧、烦躁不安或濒死感。少数患者可无疼痛,一开始即表现为休克或急性心力衰竭。部分患者疼痛部位位于上腹部,易被误诊为急腹症。部分患者疼痛放射至下颌、颈部、背部上方,被误认为骨关节痛。

(2) 全身症状:疼痛发生后 24~48 小时出现发热、白细胞增高、红细胞沉降率增快和心动过速等,由坏死组织被吸收所引起,程度与梗死范围常呈正相关,体温一般 38℃ 左右,很少超过 39℃,持续约一周。

(3) 胃肠道症状:疼痛剧烈时常伴有频繁的恶心、呕吐和上腹胀痛,与迷走神经受坏死心肌的刺激和心排血量降低导致组织灌注不足等有关。部分患者有肠胀气。重症者可发生呃逆。

(4) 心律失常:75%~95% 的患者在起病 1~2 天内出现心律失常,尤以 24 小时内最多见,可伴乏力、头晕、昏厥等症状。在各种心律失常中,以室性心律失常最多见,尤其是室性期前收缩。如室性期前收缩频发(每分钟 5 次以上)或成对出现,或呈短阵室性心动过速,多源性或落在前一次心搏的易损期时(R on T),常是室颤的先兆,室颤为急性心肌梗死早期,特别是入院前的主要死因。房室传导阻滞和束支传导阻滞也较多见。前壁心肌梗死如发生房室传导阻滞提示梗死范围广、病情重。

（5）低血压和休克：疼痛阶段常见血压下降，不一定是休克。如疼痛缓解而收缩压仍低于 80mmHg，伴烦躁不安、面色苍白、皮肤湿冷、脉细而快、大汗淋漓、尿量减少（<20ml/h）、神志迟钝、甚至昏厥者则提示心源性休克。休克多在起病后数小时至 1 周内发生，主要是心肌广泛（40% 以上）坏死，心排血量急剧下降所致。

（6）心力衰竭：主要是急性左心衰竭。急性心肌梗死患者存活后的 5 年生存率为 10%，发生心力衰竭概率≥70%，可在起病最初几天内发生，或在疼痛、休克好转期出现，为梗死后心脏收缩力显著减弱或不协调所致。严重者可发生肺水肿，随后可继发右心衰竭。右心室心肌梗死者可一开始即出现右心衰竭表现，伴血压下降。

3. 体征

（1）心脏体征：心率多增快，少数也可减慢；心脏浊音界可正常也可轻至中度增大；心尖区第一心音减弱；可出现奔马律；10%~20% 的患者在起病第 2~3 天出现心包摩擦音，为反应性纤维素性心包炎所致；二尖瓣乳头肌功能失调或断裂者，心尖区可出现粗糙的收缩期杂音或伴收缩中晚期喀喇音；可有各种心律失常。

（2）血压：除极早期血压可增高外，几乎所有患者都有血压降低。起病前有高血压患者，血压可降至正常，且可能不再恢复到起病前的水平。

4. 并发症

（1）乳头肌功能失调或断裂：发生率可高达 50%。二尖瓣乳头肌因缺血、坏死，造成不同程度的二尖瓣脱垂伴关闭不全，心尖区出现收缩中晚期喀喇音和吹风样收缩期杂音，可引起心力衰竭。轻症可以恢复。心力衰竭明显者可迅速发生肺水肿而在数日内死亡。

（2）心脏破裂：少见，常在起病后 1 周内出现，多为心室游离壁破裂，导致心包积血，最后因急性心脏压塞而猝死。偶为心室间隔破裂导致心力衰竭和休克而在数日内死亡。心脏破裂如为亚急性，患者能存活数月。

（3）栓塞：见于起病后 1~2 周，发生率 1%~6%，左室附壁血栓脱落可导致脑、肾、脾或四肢等动脉栓塞。下肢静脉血栓部分脱落，则导致肺动脉栓塞。

（4）心室壁瘤：或称室壁瘤，主要见于左心室，发生率 5%~20%。体格检查可见左侧心界扩大。心电图示 ST 段持续抬高。超声心动图可见局部心缘突出，搏动减弱或有反常搏动。室壁瘤可导致心功能不全、栓塞和室性心律失常。

（5）心肌梗死后综合征：发生率约 10%，于心肌梗死后数周至数月内出现，表现为反复发生心包炎、胸膜炎或肺炎，可能为机体对坏死物质的过敏反应。

【辅助检查】

1. 心电图 呈进行性改变，有助于 STEMI 的诊断、定位、定范围、评估病情演变和预后。

（1）特征性改变：①ST 段抬高呈弓背向上型，在面向坏死区周围心肌损伤区的导联上出现；②宽而深的 Q 波（病理性 Q 波），在面向透壁心肌坏死区的导联上出现；③T 波倒置，在面向损伤区周围心肌缺血区的导联上出现。在背向 MI 区的导联则出现相反的改变，即 R 波增高、ST 段压低和 T 波直立并增高。

（2）动态性改变：①起病数小时内，可尚无异常或出现异常高大两支不对称的 T 波，为超急性期的改变。②数小时后，ST 段明显抬高，弓背向上，与直立的 T 波连接形成单相曲线。1~2 天内出现病理性 Q 波，同时 R 波减低，为急性期改变。70%~80% 的患者永久存在 Q 波。③早期如不进行干预，ST 段抬高持续数日至两周左右，逐渐回到基线水平，T 波则演变为平坦或倒置，为亚急性期改变。④数周至数月后，T 波呈 V 形倒置，两支对称，波谷尖锐，为慢性期改变（陈旧期）。部分 T 波倒置可永久存在。

笔记栏

（3）定位和定范围：可根据出现特征性改变的导联数来判断心肌梗死范围。V_1~V_3 提示前间壁病变，V_3~V_5 提示局限前壁病变，V_1~V_5 为广泛前壁病变，V_5~V_7 为侧壁病变，V_7、V_8 为正后壁病变，I 与 aVL 为高侧壁病变，II、III、aVF 为下壁病变。

2. 实验室检查

（1）血液检查：起病 24~48 小时后白细胞可增至 $(10~20)×10^9/L$，中性粒细胞增多，嗜酸性粒细胞减少或消失；红细胞沉降率增快，C 反应蛋白（CRP）增高，均可持续 1~3 周。

（2）血清心肌坏死标志物：其增高水平与心肌坏死范围及预后明显相关。①肌红蛋白：起病后 2 小时内增高，12 小时达高峰，24~48 小时恢复正常；②肌钙蛋白 I（cTnI）或 T（cTnT）：为心肌结构蛋白，该蛋白含量的增高是诊断心肌梗死的敏感指标。起病 3~4 小时后增高，cTnI 于 11~24 小时达高峰，7~10 天恢复正常；cTnT 于 24~48 小时达高峰，10~14 天降至正常；③肌酸激酶同工酶（CK-MB）：起病后 4 小时内增高，16~24 小时达高峰，3~4 天恢复正常。其增高的程度能较准确地反映梗死的范围，其高峰出现时间是否提前有助于判断溶栓治疗是否成功。

临床应综合评价心肌坏死标志物的变化，如肌红蛋白在心肌梗死后出现最早，也十分敏感，但特异性不够高；cTnI 和 cTnT 虽稍迟出现，但特异性高，缺点是持续时间可长达 10~14 天，对判断在此期间是否有新的梗死不利。CK-MB 对早期（<4 小时）心肌梗死的诊断有较重要的价值。

3. 超声心动图检查　二维和 M 型超声心动图有助于了解心室壁的运动和左心室功能，可帮助诊断室壁瘤和乳头肌功能失调等。

4. 放射性核素检查　利用坏死心肌细胞中的钙离子能结合放射性锝焦磷酸盐的特点，静脉注射 ^{99m}Tc 焦磷酸盐，然后进行"热点"扫描或照相可显示心肌梗死的部位和范围。目前多用单光子计算机体层扫描（SPECT）或正电子发射体层显像（PET）来判断心肌是否存活。

【诊断要点】

根据典型的临床表现、心电图的动态演变及血清心肌坏死标志物，诊断本病并不困难。对老年患者，突然发生严重心律失常、休克、心力衰竭而原因未明，或突然发生较重而持续较久的胸闷或胸痛者，都应考虑本病的可能。对 NSTEMI 的血清心肌标志物的诊断价值更大。

【治疗要点】

对于 STEMI 患者，强调及早发现，尽快住院，并加强院前的就地处理。尽量缩短患者就诊、检查、处置及转运的时间。治疗原则是尽快恢复心肌的血液灌注（到达医院 30 分钟内开始溶栓或 90 分钟内开始 PCI 治疗），以挽救濒死的心肌，防止梗死范围扩大，缩小心肌缺血范围，保护和维持心脏功能，及时处理严重心律失常、心力衰竭和各种并发症，防止猝死，使患者不但能度过急性期，且康复后还能保持尽可能多的有功能的心肌。

1. 一般治疗

（1）休息：急性期卧床休息，减少探视，保持环境安静，同时防止不良刺激。

（2）监测：在 CCU 进行生命体征、心电图监测，必要时行血流动力学监测。

（3）吸氧：有血氧饱和度降低或呼吸困难症状者最初几日内，间断或持续给予氧疗。

（4）建立静脉通道，保证给药途径畅通。

2. 解除疼痛　选用下列药物尽快解除疼痛。

（1）吗啡或哌替啶：吗啡 2~4mg 静脉注射或哌替啶 50~100mg 肌内注射，必要时 1~2 小时后再注射一次。注意低血压和呼吸功能抑制的副作用。对无法使用吗啡或使用吗啡后镇痛效果不佳的患者可考虑用速效救心丸等中药。

（2）硝酸酯类药物：硝酸甘油 0.3mg 舌下含服或硝酸异山梨酯 5~10mg 静脉滴注，要注意心率增快和血压降低,合并心动过缓时禁用。

3. 再灌注心肌治疗 心肌再灌注疗法可有效解除疼痛。起病 3~6 小时最多在 12 小时内,使闭塞的冠状动脉再通,心肌得到再灌注,濒临坏死的心肌可能得以存活或使坏死范围缩小,改善预后,是一种非常积极有效的治疗措施。我国 STEMI 患者再灌注治疗率约为55.2%,远低于美国(94.0%)和英国(77.0%)。

(1) 经皮冠状动脉介入治疗(percutaneous coronary intervention,PCI)

1) 直接 PCI:具备施行介入治疗条件的医院在患者抵达急诊室明确诊断之后,对需施行直接 PCI 的患者给予常规治疗和做手术前准备的同时,将患者送到导管室。直接安装支架安全有效,可减少住院期间的心肌缺血和急性闭塞,提高患者生存率。

2) 补救性 PCI:即溶栓治疗后有明显胸痛,抬高的 ST 段无明显降低者,应尽快行冠脉造影,有相关动脉未再通者宜立即行补救性 PCI。

3) 溶栓治疗再通者的 PCI:溶栓成功后有指征者实施急诊血管造影,必要时进行梗死相关动脉血运重建治疗,可缓解重度残余狭窄导致的心肌缺血,降低再梗死的发生。

有关 PCI 的适应证、禁忌证、操作步骤及护理详见本章第十一节"循环系统疾病常用诊疗技术的护理"。

(2) 溶栓疗法:无条件实施 PCI 治疗或因患者就诊延误、错过再灌注时机的患者,如无禁忌应在当地医院立即(接诊后 30 分钟内)行溶栓治疗,在溶栓开始后 60~90 分钟评估溶栓效果。若溶栓成功,则在其后 2~24 小时尽快转诊到有条件的医院行早期 PCI;若溶栓失败,则应立即行补救 PCI。

1) 适应证:①两个或两个以上相邻导联 ST 段抬高(肢导联≥0.1mV,胸导联≥0.2mV),或病史提示急性心肌梗死伴左束支传导阻滞,起病时间 <12 小时,年龄 <75 岁;②ST 段显著抬高的心肌梗死患者,年龄 >75 岁,经慎重权衡利弊后仍可考虑;③STEMI 发病时间已达12~24 小时,但如仍有进行性缺血性胸痛,广泛 ST 段抬高者也可考虑。

2) 禁忌证:①既往发生过出血性脑卒中,6 个月内发生过缺血性脑卒中或脑血管事件;②颅内肿瘤;③近期(2~4 周内)有活动性内脏出血、创伤史、>10 分钟的心肺复苏;④可疑主动脉夹层;⑤入院时有严重而未控制的高血压(>180/110mmHg)或慢性严重高血压病史;⑥目前正在使用治疗剂量的抗凝药或已知有出血倾向;⑦近期(<3 周)有外科大手术,或近期(<2 周)曾有在不能压迫部位的大血管行穿刺术。

3) 溶栓药物的应用:以纤溶酶激活剂激活血栓中纤维蛋白溶酶原,使其转变为纤维蛋白溶酶而溶解冠状动脉内的血栓。国内常用:①尿激酶 30 分钟内静脉滴注 150~200 万 U。②链激酶 150 万 U 静脉滴注,在 60 分钟内滴完。使用链激酶时,应注意寒战、发热等过敏反应。③重组组织型纤溶酶原激活剂(rt-PA)可选择性激活血栓部位的纤溶酶原,100mg 在 90分钟内静脉滴注:先静脉注入 15mg,继而 30 分钟内静滴 50mg,其后 60 分钟内再静滴 35mg。用 rt-PA 前先用肝素 5 000IU 静脉注射,用药后继续以肝素 700~1 000IU 持续静滴 48 小时,之后改为皮下注射 7 500IU,每 12 小时一次,连用 3~5 天(也可用低分子肝素)。

4) 溶栓再通的判断标准:根据冠状动脉造影可观察血管再通情况,或根据:①抬高的 ST段在 2 小时内回降 >50%;②胸痛 2 小时内基本消失;③2 小时内出现再灌注心律失常;④血清 CK-MB 酶峰提前出现(14 小时内)等间接判断溶栓是否成功。

4. 心律失常的处理 及时消除心律失常,以免演变为严重的心律失常甚至猝死。

(1) 室颤或持续多形性室速:应尽快分别采用非同步直流电除颤、同步直流电复律。单形性室性心动过速药物治疗不满意时应尽早用同步直流电复律。

(2) 室性期前收缩或室速:立即用利多卡因 50~100mg 静脉注射,每 5~10 分钟重复 1 次,至室性期前收缩消失或总量达 300mg,然后以 1~3mg/min 的速度静脉滴注维持。反复发作者可用胺碘酮。

(3) 缓慢性心律失常:可用阿托品 0.5~1mg 肌内或静脉注射。

(4) 房室传导阻滞:Ⅱ度或Ⅲ度 AVB 伴血流动力学障碍者,应考虑临时起搏治疗。

(5) 室上性心动过速:宜选用维拉帕米或美托洛尔或胺碘酮治疗。药物疗效不佳时用同步直流电复律。

5. 控制休克 判断休克的原因,根据休克是单纯心源性,还是伴外周血管舒缩障碍或血容量不足等因素存在,进而分别处理。应在血流动力学监测下,补充血容量、应用升压药、血管扩张剂和纠正酸中毒等抗休克处理。为了降低心源性休克的病死率,有条件的医院应考虑用主动脉内气囊反搏术辅助循环,然后做选择性冠状动脉造影,随即施行介入治疗和主动脉冠状动脉旁路移植手术,可挽救一些患者的生命。

6. 治疗心力衰竭 主要是治疗急性左心衰竭,以应用吗啡(或哌替啶)和利尿剂为主,亦可选用血管扩张剂减轻左心室的后负荷,或用多巴酚丁胺 10μg/(kg·min)静脉滴注等治疗。洋地黄类药物因可能引起室性心律失常应慎用。有右心室梗死的患者应慎用利尿剂。其他治疗参考本章第二节"心力衰竭"。

7. 其他治疗 下列疗法可能有助于挽救濒死心肌,防止梗死范围扩大,促进愈合。

(1) β 受体阻滞剂和血管紧张素转换酶抑制剂(ACEI):在无禁忌证的前提下,起病早期尽早应用 β 受体阻滞剂,尤其是前壁心肌梗死伴有交感神经功能亢进者,可防止梗死范围的扩大,改善急、慢性期的预后,但应注意其对心脏收缩功能的抑制。ACEI 有助于改善恢复期的心肌重构,降低心力衰竭的发生率,从而降低病死率。

(2) 极化液疗法:氯化钾 1.5g、普通胰岛素 10U 加入 10% 葡萄糖液 500ml 中,静脉滴注,1~2 次/d,7~14 日为 1 个疗程。极化液可促进心肌摄取和代谢葡萄糖,使钾离子进入细胞内,恢复细胞膜的极化状态,以利于心脏的正常收缩、减少心律失常。

(3) 抗凝、抗栓疗法:目前抗凝多用在溶栓疗法前后,对防止梗死面积扩大及再梗死有积极疗效。先用肝素或低分子肝素,同时口服阿司匹林或氯吡格雷。对于行 PCI 的患者,术中均应进行抗凝治疗,常用药物有普通肝素、依诺肝素等。

(4) 中药疗法:在西医规范用药基础上联合应用芪参益气滴丸、通心络胶囊、复方丹参滴丸等中成药,对抑制患者心室重构、促进血管新生、改善心肌功能有益,对改善患者左室射血分数、降低患者不良心血管事件的发生率有较好效果。

【常用护理诊断/问题】

1. 疼痛:胸痛 与心肌缺血坏死有关。

2. 活动无耐力 与心排血量下降有关。

3. 有便秘的危险 与活动少、不习惯床上排便有关。

4. 潜在的并发症:心律失常、心力衰竭、心源性休克。

【护理措施】

1. 病情观察

(1) 尽早入住 CCU,给予心电监护,持续监测患者心电图变化,及时发现心率、心律及血压的变化。除颤仪应处于备用状态,同时准备好起搏器、气管插管等抢救物品及抢救药物。

(2) 定时抽血监测心肌坏死标志物的变化情况。

2. 休息与活动 急性期绝对卧床休息 12 小时,协助患者进食、洗漱及大小便,如无并发症,12~24 小时内鼓励患者床上行肢体活动,24 小时后允许坐床边椅。在此期间,协助患者洗漱、进餐,鼓励其自理部分日常活动,如梳头、自行进餐,以增加自我价值感。再逐步过渡到床边活动,患者若无低血压,第 3 天可在病房内行走,4~5 天逐步增加活动,5~7 天可在病室外走廊散步、辅助如厕、医疗体操、洗澡、试着上下一层楼梯等,直至每天 3 次步行,每次 100~150 米。活动时的监测:任何活动以不引起任何不适为前提。出现心悸、头晕、恶心等不适应减缓运动进程或停止运动。

3. 饮食护理 起病后 4~12 小时内给予流质饮食,然后给予低脂、低热量、适量蛋白质、丰富维生素、富含纤维素的清淡易消化饮食,提倡少食多餐,忌暴饮暴食。避免刺激性食物,如咖啡、浓茶等,并戒烟酒。

4. 用药护理 指导患者按医嘱用药,观察药物疗效及不良反应。

(1) 溶栓治疗的护理:①治疗前应询问患者有无脑血管病病史、活动性出血和出血倾向、严重而未控制的高血压、近期大手术或外伤史等溶栓禁忌证。查血常规、出凝血时间和血型,并配血备用。②根据医嘱准确迅速地配制并输注溶栓药物。③用药后应监测溶栓是否成功的间接指标,如胸痛改善、ST 段回降、再灌注性心律失常及心肌酶的变化情况。④观察有无寒战、发热、皮疹等过敏反应,及皮肤黏膜、内脏有无出血,或低血压(收缩压 <90mmHg)等不良反应,一旦出现,应汇报医生紧急处理。

(2) 抗凝药物治疗的护理:密切观察患者有无出血倾向。若肝素使用过量,出现大出血,应停止用药并输注鱼精蛋白。

5. 对症护理

(1) 胸痛:①应用吗啡止痛时注意观察有无呼吸抑制;②静脉滴注或微泵注射硝酸甘油时,严格控制速度,并注意观察血压、心率变化;③间断或持续给氧,氧流量 2~4L/min,可以改善心肌缺氧,减轻或缓解疼痛。

(2) 预防便秘:指导患者采取通便措施:①调整饮食,增加富含纤维素食物如蔬菜、红薯、香蕉等的摄入,无糖尿病的患者可食用蜂蜜(20ml/d)等,促进排便;②加强腹部按摩以促进肠蠕动;③允许患者使用床边坐便器,排便时提供隐蔽环境;④可常规或必要时使用缓泻剂,以防排便用力后病情加重。一旦出现排便困难,应立即给予开塞露或低压灌肠。

6. 心理护理 向患者简要讲解疾病过程及治疗配合要点,通过暗示、说服等方法,让患者学会放松,转移注意力,使其自觉控制焦虑、恐惧等不良情绪。疼痛发作期应设专人陪护,及时给予心理支持,如告知患者在 CCU,有经验丰富的医护人员和先进的治疗方法、监护设备,让患者安心配合治疗护理。抢救危重患者时应注意保护周围患者,并将监护仪的报警声尽量调低,以免增加患者心理负担。

7. 中医护理 本病属中医"胸痹"范畴。患者胸痛剧烈时,可遵医嘱服用速效救心丸、麝香保心丸、冠心苏合丸等。心脉痹阻者饮食忌寒凉或油腻食物;痰浊者不宜食过甜食物,以免助痰生湿,可进食行气活血的桃仁粥、木耳汤等;气阴两虚者饮食宜选富有营养的益气养阴之品,如参芪粥、山药粥等;心肾阳虚者饮食宜进温补之品。

8. 康复护理 二级预防是心肌梗死患者康复管理主要目标,预防再次发生心血管事件尤为重要。药食合用的中医优势可减少长期服药的副作用,利于机体康复。葛根、决明子、山楂等中药是具有降血脂作用的药食同源中药。八段锦、太极等可作为心脏康复运动。

【健康教育】

除参见"稳定型心绞痛"患者的内容外,还应注意以下方面:

1. 知识宣教 指导患者积极做到二级预防,预防再次梗死和其他心血管事件。指导患者进低饱和脂肪酸和低胆固醇饮食。劝导患者戒烟、戒酒。

2. 运动指导 与患者一起制订个体化的运动处方,指导患者出院后的运动康复训练。指导患者适度参与个人卫生活动、家务劳动等。经过 2~4 个月的体力活动锻炼后,酌情恢复部分轻工作,有些患者可恢复全天工作。但对重体力劳动、驾驶员、高空作业或工作量过大的工种应予以更换。

3. 用药指导　指导患者坚持按医嘱服药。告知药物的用法、作用、不良反应。定期随访,提高患者用药依从性。

4. 技能指导　心肌梗死是心源性猝死的高危因素,故应教会患者或家属测量脉搏,教会家属心肺复苏的技术。随身携带疾病诊疗卡,以便意外时及时得到救治。

【结语】

ACS 是一组由急性心肌缺血引起的临床综合征。UA/NSTEMI 是由于动脉粥样斑块破裂或糜烂,伴有不同程度的表面血栓形成、血管痉挛及远端血管栓塞所导致的一组临床症状。UA/NSTEMI 胸部不适的部位及性质与典型的稳定型心绞痛相似,但通常程度更重,持续时间更长,胸痛可在休息时发生。血清心肌标志物是鉴别 UA/NSTEMI 的主要标准。治疗主要目的是即刻缓解缺血和预防严重不良后果。包括入住 CCU、心电监护、药物治疗(硝酸酯类、β 受体阻滞剂、钙通道阻滞剂等治疗),必要时考虑冠状动脉血运重建术。

STEMI 属 ACS 的严重类型。其临床表现为持久的胸骨后剧烈疼痛,可发生心律失常、休克或心力衰竭。心肌肌钙蛋白含量的增高是反映心肌梗死的敏感指标,是目前特异性最高的标志物。CK-MB 增高的程度能较准确地反映梗死的范围,其高峰出现时间是否提前有助于判断溶栓治疗是否成功。心电图有特征性改变。治疗应尽早进行 PCI 或溶栓治疗,及时发现和处理各种并发症,防止猝死。住院期间加强疼痛护理、症状护理、溶栓药物治疗的护理、冠状动脉介入治疗的术前术后护理、排便护理、活动指导及心理护理。

第六节　原发性高血压

高血压(hypertension)是以体循环动脉血压升高为主要临床表现的心血管综合征,可分为原发性高血压(primary hypertension)和继发性高血压(secondary hypertension)。原发性高血压,又称高血压病,是多种心、脑血管疾病的重要病因和危险因素,影响重要脏器(如心、脑、肾)的结构与功能,最终导致这些器官的功能衰竭,是心血管疾病死亡的主要原因之一。

高血压的患病率和发病率在不同国家、地区或种族之间有差别,工业化国家较发展中国家高,美国黑人约为白人的 2 倍。我国高血压患病率和流行存在地区、城乡和民族差别,华北和东北属于高发区;沿海高于内地;城市高于农村;高原少数民族地区患病率较高。高血压患病率、发病率及血压水平随年龄增长而升高。我国年龄≥60 岁老年人高血压患病率为53.2%,患病率总体呈升高趋势。2018 年大样本调查显示:我国 18 岁以上成人高血压患病率为 21.6%,男性高于女性,其中男性 26.1%,女性 17.0%;高血压的知晓率、治疗率和控制率分别为 33.8%、25.0% 和 9.7%。

人群中血压呈连续性正态分布,正常血压和高血压的划分无明确的界线。目前,我国采用的高血压的定义为:未使用降压药的情况下诊室收缩压≥140mmHg 和 / 或舒张压≥90mmHg。根据血压升高水平,进一步分为 1~3 级(表 3-6)。

2017 年,美国心脏病学会等 11 个学会提出了新的高血压诊断标准(≥130/80mmHg)和治疗目标值(<130/80mmHg),这对高血压的早期防治具有积极的意义。

【病因与发病机制】

1. 病因　高血压的病因目前认为是多因素,尤其是遗传与环境因素相互作用的结果。但是遗传因素与环境因素具体通过何种途径升高血压,还不十分清楚。高血压是多因素、多

表 3-6　高血压的分类和定义

类别	收缩压（mmHg）	舒张压（mmHg）
正常血压	<120	<80
正常高值	120~139	80~89
高血压	≥140	≥90
1级（轻度）	140~159	90~99
2级（中度）	160~179	100~109
3级（重度）	≥180	≥110
单纯收缩期高血压	≥140	<90

注：当收缩压与舒张压分别属于不同分级时，以较高的级别作为标准。以上标准适用于任何年龄的成年男性和女性。

环节、多阶段和个体差异性较大的疾病。

（1）遗传因素：一般认为遗传因素占40%。高血压具有明显的家族聚集性。父母均为高血压，子女发病概率达到46%，约60%的高血压患者有家族史。高血压的遗传可能存在主要基因显性遗传和多基因关联遗传两种方式。在遗传表型上，血压升高的发生率、血压升高程度、并发症发生以及其他有关因素（如肥胖）均有遗传性。近年来，在全世界进行的二十多个高血压全基因定位扫描研究中，共有三十多个可能有关的染色体区段。

（2）环境因素：主要包括饮食、精神应激等，约占60%。

1）饮食：不同地区人群血压水平、高血压患病率与钠盐平均摄入量呈显著相关。摄盐过多导致血压升高主要见于对盐敏感的人群。钾摄入量与血压升高呈负相关；摄入高蛋白质可升压；饮食中饱和脂肪酸或饱和脂肪酸与不饱和脂肪酸比值高也可升压；饮酒量与血压呈水平线性相关（尤其是收缩压），每天摄入乙醇 >50g 可明显增高高血压的发病率。

2）精神应激：长期反复的过度紧张与精神刺激可引起高血压。因此，城市脑力劳动者、从事精神紧张度高的职业者、长期在噪声环境中生活或工作者发生高血压的较多。

3）吸烟：吸烟可使交感神经末梢释放去甲肾上腺素增加而使血压升高，同时可以通过氧化应激损害一氧化氮（NO）介导的血管舒张引起血压升高。

（3）其他因素：超重或肥胖是血压升高的重要危险因素。体重指数（BMI）是衡量肥胖程度的指标，血压与 BMI 呈显著正相关，高血压患者约 1/3 有不同程度肥胖，腹型肥胖者更容易发生高血压。此外，服用避孕药可引起轻度高血压，但可逆转。睡眠呼吸暂停低通气综合征（sleep apnea hypopnea syndrome，SAHS）患者 50% 有高血压，血压增高程度与 SAHS 病程有关。

2. 发病机制　血压主要取决于心排血量和体循环的外周血管阻力。心排血量又受心脏舒缩功能、心率、血容量和回心血量的影响，外周血管阻力主要取决于血管管腔大小和血液黏稠度，血管管腔大小又受神经、体液和血管本身各种复杂因素的影响。

（1）神经机制：各种发病因素（如过度紧张、精神刺激等）使大脑皮质下神经中枢功能发生变化，各种神经递质浓度与活性异常，包括去甲肾上腺素、肾上腺素、多巴胺、神经肽Y、5-羟色胺、抗利尿激素、脑啡肽、脑钠肽和中枢肾素 - 血管紧张素系统，最终导致交感神经系统活动亢进，血浆儿茶酚胺浓度升高，阻力小动脉收缩增强而导致血压升高。

（2）肾脏机制：各种原因引起肾性水钠潴留，机体为避免心排血量增高使组织过度灌注，全身阻力小动脉收缩增强，导致外周血管阻力增高，也可能通过排钠激素分泌释放增加，在排泄水钠的同时使外周血管阻力增高。

（3）激素机制：肾素—血管紧张素—醛固酮系统（SAAS）激活。由于小动脉痉挛，引起肾脏缺血，肾素分泌增加，将肝脏产生的血管紧张素原水解为血管紧张素Ⅰ，再经血管紧张素转换酶（ACE）的作用，形成血管紧张素Ⅱ，后者有强烈的收缩小动脉平滑肌的作用，引起外周血管阻力进一步增加。另外血管紧张素Ⅱ可刺激肾上腺皮质球状带，使醛固酮分泌增加，导致水钠潴留，血容量增加，最终使血压进一步升高。

（4）血管机制：血管重构即大动脉和小动脉的结构与功能变化在高血压的发病中发挥了重要作用。血管内皮细胞通过生成、激活和释放各种血管活性物质，调节心血管的功能。年龄增长以及各种心血管危险因素，导致血管内皮细胞的功能异常，使动脉弹性减退；阻力小动脉结构和功能改变，影响外周压力反射点的位置或反射波强度，也对脉压增大起重要作用。

（5）胰岛素抵抗：是指必须以高于正常的血胰岛素释放水平来维持正常的糖耐量，表示机体组织对胰岛素处理葡萄糖的能力减退。约50%原发性高血压患者存在胰岛素抵抗，在肥胖、高血压、血甘油三酯升高及糖耐量减退同时并存的四联症患者最为明显。

【临床表现】

1. 症状和体征　大多数起病缓慢、渐进，一般缺乏特殊的临床表现。早期常无症状，仅在测量血压或发生心、脑、肾等器官并发症时才被发现。一般表现有头晕、头痛、颈项僵硬、疲劳、耳鸣、心悸等，呈轻度持续性，多数休息后缓解，在紧张或劳累后加重，但并不一定与血压水平成正比；也可出现视力模糊、鼻出血等严重症状。典型的高血压头痛常在血压下降后即可消失。如果突然发生严重头晕与眩晕，要注意可能是脑血管病或者降压过度、直立性低血压。高血压患者还可以出现受累器官的症状，如胸闷、气短、心绞痛、多尿等。

高血压时体征较少。周围血管搏动、血管杂音、心脏杂音等是重点检查项目。心脏听诊可闻及主动脉瓣区第二心音亢进、主动脉瓣区杂音或收缩早期喀喇音，病程较长者可出现心脏扩大，可闻及第四心音。

2. 高血压急症和亚急症　高血压急症（hypertensive emergencies）是指原发性或继发性高血压患者，在某些诱因作用下，血压突然和明显升高（一般超过180/120mmHg），同时伴有进行性心、脑、肾等重要靶器官功能不全的表现。高血压急症包括高血压脑病、颅内出血（脑出血和蛛网膜下腔出血）、脑梗死、急性左心衰竭、急性冠脉综合征、主动脉夹层动脉瘤、子痫、急性肾小球肾炎、胶原血管病所致肾危象、嗜铬细胞瘤危象及围手术期严重高血压等。少数患者病情急骤发展，舒张压持续高于130mmHg。表现为头痛、视力模糊、眼底出血、渗出和视盘水肿；特点为肾脏损害突出，持续蛋白尿、血尿与管型尿，称为恶性高血压。高血压亚急症是指血压显著升高但不伴靶器官损害。患者可以有血压明显升高引起的症状，如头痛、胸闷、鼻出血和烦躁不安等。高血压急症和亚急症区别的唯一标准是有无新近发生的急性进行性靶器官损害。

3. 老年高血压　老年高血压的特点：①收缩压增高，舒张压下降，脉压增大；②血压波动大，容易出现直立性低血压和餐后低血压；③血压昼夜节律异常，白大衣高血压和假性高血压较常见；④容易合并多种疾病，并发症较多，易发生直立性低血压。

4. 并发症

（1）脑血管病：包括脑出血、脑血栓形成、腔隙性脑梗死、短暂性脑缺血发作等。

（2）心力衰竭：早期左心室后负荷增加，可致心室肥厚、扩大，后期心功能失代偿，最终导致心力衰竭。

（3）慢性肾衰竭：长期持久高血压致进行性肾小球硬化，并加速肾动脉粥样硬化的发生，肾功能减退，晚期出现肾衰竭。

（4）主动脉夹层：严重高血压促使主动脉夹层形成，血液渗入主动脉壁中膜形成夹层血肿，并沿着主动脉壁延伸剥离，常可致死。

【辅助检查】

1. 基本项目　包括全血细胞计数、血红蛋白和血细胞比容；血生化（血钾、空腹血糖、血清总胆固醇、甘油三酯、高密度脂蛋白胆固醇、低密度脂蛋白胆固醇和尿酸、肌酐）；尿液分析（蛋白、糖和尿沉渣镜检）；心电图。

2. 推荐项目　24 小时动态血压监测、超声心动图、颈动脉超声、餐后 2 小时血糖、血同型半胱氨酸、尿白蛋白定量、眼底、胸部 X 线检查、脉搏波传导速度（PWV）以及踝臂血压指数（是指脚踝血压与上臂血压的比值，ABI）等。

动态血压监测（ABPM）是由仪器自动定时测量血压。其正常参考范围为：24 小时平均血压 <130/80mmHg，白天血压均值 <135/85mmHg，夜间血压均值 <120/70mmHg。临床意义：评估血压升高程度、短时变异、昼夜节律以及治疗效果等，同时也有助于诊断白大衣高血压、隐蔽性高血压和单纯夜间高血压等。

家庭自测血压（HBPM）是指由被测量者自我测量，也可以由家庭成员协助完成。用于一般高血压患者的血压监测，有助于增强患者的健康意识，改善患者的治疗依从性。

3. 选择项目　对怀疑为继发性高血压患者，根据需要可以分别选择以下检查项目：血浆肾素活性、肾上腺素和去甲肾上腺素，血和尿醛固酮、皮质醇、儿茶酚胺，动脉造影，肾和肾上腺超声，CT 或 MRI，睡眠呼吸监测等。对于有并发症的高血压患者，还应进行相应的心功能、肾功能和认知功能等检查。

【诊断要点】

1. 高血压诊断　主要根据测量的血压值。采用经核准的水银柱或电子血压计，测量安静休息状态下坐位时上臂肱动脉部位血压。根据 WHO 减少汞污染的倡议，于 2020 年全面废除汞柱式血压计的使用，电子血压计将是未来主要的血压测量工具。诊断依据是非药物状态下非同日测量三次血压，其血压值收缩压均≥140mmHg 和 / 或舒张压均≥90mmHg 可诊断高血压，应排除其他疾病导致的继发性高血压。需要注意的是，判断是否血压升高不能仅凭几次血压测量值来确定，还要通过一段时间的随访，观察血压变化和总体水平。患者既往有高血压史，正在使用降压药物，血压虽在正常范围，仍应诊断为高血压。

ABPM 的高血压诊断标准为：平均 SBP/DBP 24h≥130mmHg/80mmHg；白天≥135mmHg/85mmHg；夜间≥120mmHg/70mmHg。

HBPM 的高血压诊断标准为：血压≥135mmHg/85mmHg，与诊室血压的≥140mmHg/90mmHg 相对应。

白大衣高血压：反复出现的诊室血压升高，而诊室外的动态血压监测或家庭自测血压正常。

2. 高血压危险度分层　高血压的预后不仅与血压升高水平有关，而且与其他心血管危险因素及靶器官损害程度有关。为了便于指导治疗和判断预后，目前主张对高血压患者做心血管危险分层，将高血压患者分为低危、中危、高危和很高危。分层标准根据血压水平、其他心血管危险因素、糖尿病、靶器官损害以及并发症情况，具体见表 3-7。

（1）用于分层的心血管危险因素：①血压水平（1、2、3 级）；②男性 >55 岁，女性 >65 岁；③血脂异常：血胆固醇（TC）>5.2mmol/L（200mg/dl）或 LDL-C>3.4mmol/L（130mg/dl）或 HDL-C<1.0mmol/L（40mg/dl）；④吸烟或被动吸烟；⑤糖耐量受损（2 小时血糖 7.8~11.0mmol/L）和 / 或空腹血糖异常（6.1~6.9mmol/L）；⑥早发心血管疾病家族史（一级亲属发病年龄 <50 岁）；⑦腹型肥胖（腹围：男性≥90cm，女性≥85cm）或体重指数≥28kg/m^2。

表 3-7 血压升高患者心血管危险水平分层

其他危险因素和病史	血压(mmHg)		
	1 级	2 级	3 级
无其他危险因素	低危	中危	高危
1~2 个危险因素	中危	中危	很高危
3 个以上危险因素或靶器官损害	高危	高危	很高危
糖尿病或有并发症	很高危	很高危	很高危

(2) 用于分层的靶器官损害:①左心室肥厚(心电图或超声心动图);②颈动脉超声证实有动脉斑块或内膜中层厚度≥0.9mm;颈 - 股动脉脉搏波速度≥12m/s;踝 / 臂血压指数<0.9。③估算的肾小球滤过功能降低[eGFR30~59ml(min·1.73m^2)]或血肌酐轻度升高(男性 115~133μmol/L,女性 107~124μmol/L);微量白蛋白尿 30~300mg/24h 或白蛋白 / 肌酐比≥30mg/g(3.5mmol/L)。

(3) 用于分层的伴发临床疾病:①脑血管疾病(脑出血、缺血性脑卒中、短暂性脑缺血发作;②心脏疾病(心绞痛、心肌梗死史、冠状动脉血运重建、慢性心力衰竭、心房颤动);③肾脏疾病[糖尿病肾病,eGFR<30ml(min·1.73m^2),血肌酐:男性 >133μmo/L,女性 >124μmol/L、临床蛋白尿 >300mg/24h];④外周血管疾病;⑤视网膜病变(出血或渗出、视盘水肿);⑥糖尿病:新诊断糖尿病(空腹血糖≥7.0mmol/L 或餐后血糖≥11.1mmol/L)或已治疗但未控制(糖化血红蛋白≥6.5%)。

【治疗要点】

高血压治疗的根本目的是降低高血压的心脑肾与血管并发症的发生和死亡总风险。因此,在治疗高血压的同时,应干预所有其他可逆性心血管危险因素、靶器官损害以及各种并存的临床情况。目前尚无根治方法,采用非药物治疗和药物治疗相结合的综合治疗方法,达到降压目的。

血压控制目标值原则上是将血压降至患者能耐受的最高水平,目前一般主张血压控制目标值至少 <140/90mmHg,合并糖尿病或慢性肾脏病的高血压患者,血压控制目标值 <130/80mmHg,老年(年龄≥65 岁)收缩期高血压患者,血压应降至 150/90mmHg 以下,如果能够耐受可降至 140mmHg 以下。应尽早将血压降低到上述目标血压水平,但并非越快越好。大多数高血压患者,应根据病情在数周至数月内将血压逐渐降至目标水平。

1. 非药物治疗(生活方式干预) 适用于所有高血压患者,包括使用降压药物治疗的患者。非药物治疗措施:①控制体重:将体重指数(BMI)控制在 <24kg/m^2;体重降低对改善胰岛素抵抗、糖尿病、血脂异常和左心室肥厚均有益;②减少钠盐摄入,增加钾盐摄入;③减少脂肪摄入,减少食用油摄入,少吃或不吃肥肉和动物内脏;④戒烟限酒;⑤增加运动,有利于减轻体重和改善胰岛素抵抗,提高心血管调节适应能力,稳定血压水平;⑥保持心情舒畅。

2. 降压药物治疗

(1) 降压药物适应证:①高血压 2 级或以上患者;②高血压合并糖尿病,或已经有心、脑、肾等靶器官损害和并发症的患者;③凡血压持续升高,生活方式干预后血压仍未获得有效控制的患者;④高危和很高危患者必须使用降压药物强化治疗。

(2) 降压药的种类:目前常用降压药物可归纳为五大类,即利尿剂、β 受体阻滞剂、钙通道阻滞剂(CCB)、血管紧张素转换酶抑制剂(ACEI)和血管紧张素 II 受体阻滞剂(ARB),具体见表 3-8。

表 3-8 常用降压药名称、剂量及用法

药物分类	药物名称	剂量(mg)	用法(每日)
利尿剂	噻嗪类氢氯噻嗪	12.5	1~2 次
	氯噻酮	25~50	1 次
	袢利尿剂呋塞米	20~40	1~2 次
	醛固酮受体拮抗剂螺内酯	20~40	1~2 次
	保钾利尿剂氨苯蝶啶	50	1~2 次
β 受体阻滞剂	普萘洛尔	10~20	2~3 次
	美托洛尔	25~50	2 次
	阿替洛尔	50~100	1 次
	比索洛尔	5~10	1 次
	卡维洛尔	12.5~25	1~2 次
	倍他洛尔	10~20	1 次
钙通道阻滞剂	二氢吡啶类硝苯地平	5~10	3 次
	硝苯地平控释剂	30~60	1 次
	氨氯地平	5~10	1 次
	非二氢吡啶类维拉帕米缓释剂	240	1 次
	地尔硫䓬缓释剂	90~180	1 次
血管紧张素转换酶抑制剂	卡托普利	12.5~50	2~3 次
	依那普利	10~22	2 次
	贝那普利	12.5~25	1~2 次
	培哚普利	4~8	1 次
血管紧张素 II 受体阻滞剂	缬沙坦	80~160	1 次
	氯沙坦	50~100	1 次
	厄贝沙坦	150~300	1 次
	替米沙坦	40~80	1 次

(3) 降压药物应用基本原则:①小剂量:初始治疗时通常应采用较小的有效剂量,根据需要逐渐增加剂量。②优先选择长效制剂:尽可能使用每天给药 1 次而可维持 24 小时降压作用的长效药物,从而有效控制夜间血压与晨峰血压,更有效预防心脑血管并发症。③联合用药:可增加降压效果又不增加不良反应。在低剂量单一药物治疗效果不满意时,可以采用两种或两种以上降压药物联合治疗。④个体化:根据患者具体情况、药物有效性和耐受性,兼顾患者的经济条件及个人意愿,选择合适的降压药物。

(4) 降压药的作用特点

1) 利尿剂:主要通过排钠,降低细胞外容量,减轻外周血管阻力而发挥降压作用。利尿剂起效较平稳、缓慢,持续时间相对较长;能增强其他降压药的疗效;噻嗪类使用最多。适用于轻、中度高血压,对盐敏感性高血压、合并肥胖或糖尿病、更年期女性和老年高血压有较强的降压效果。

2) β 受体阻滞剂:主要通过抑制中枢和周围 RAAS,抑制心肌收缩力,减慢心率,发挥降压作用。降压效果迅速、强力,适用于各种不同程度高血压,尤其是心率较快的中、青年患者或合并心绞痛者,对老年人高血压疗效较差。

3) 钙通道阻滞剂(CCB):主要通过阻断血管平滑肌细胞上的钙离子通道,发挥扩张血管、降低血压的作用。降压迅速,降压疗效和降压幅度相对较强,剂量与疗效呈正相关,疗效的个体差异性较小,与其他类降压药物联用能明显增强降压作用。钙通道阻滞剂对老年患者有较好的降压效果,可用于合并糖尿病、冠心病或外周血管病患者,长期使用还具有抗动脉粥样硬化作用。

4) 血管紧张素转换酶抑制剂(ACEI):作用机制是通过抑制血管紧张素转换酶,阻断肾素血管紧张素Ⅱ的生成,抑制激肽酶的降解而发挥降压作用。降压起效缓慢,逐渐增强,3~4周时达最大作用,限制钠盐或联用利尿剂可使起效迅速、作用增强。对肥胖、糖尿病和靶器官(如心脏、肾脏)受损的高血压患者有较好的疗效,特别适用于心力衰竭、心肌梗死后、糖耐量减退或糖尿病肾病的高血压患者。

5) 血管紧张素Ⅱ受体阻滞剂(ARB):作用机制是阻断血管紧张素ⅡⅠ型受体发挥降压作用。降压作用起效缓慢、持久而平稳,一般在6~8周时达最大作用。低盐饮食或联用利尿剂能明显增强疗效,多数ARB的疗效与剂量呈正相关。不良反应少,持续治疗的依从性高。

(5) 降压治疗方案:目前认为,2级高血压患者在开始治疗时就可以两种降压药物联合治疗,采用不同降压机制的药物。常用联合用药方案:二氢吡啶类钙通道阻滞剂和ACEI,二氢吡啶类钙通道阻滞剂和ARB,ACEI和小剂量噻嗪类利尿剂,二氢吡啶类钙通道阻滞剂和小剂量噻嗪类利尿,二氢吡啶类钙通道阻滞剂和小剂量β受体阻断药。

3. 高血压急症的治疗 及时正确处理高血压急症十分重要,可在短时间内缓解病情,预防靶器官损害,降低病死率。高血压急症需要迅速降低血压,采用静脉途径给药;高血压亚急症需要在24~48小时内降低血压,可使用快速起效的口服降压药。

(1) 治疗原则:及时降低血压,选择适宜的降压药,静脉滴注给药,同时监测血压。初始阶段(一般数分钟至1小时内)血压控制的目标为平均动脉压的降低幅度不超过治疗前水平的25%;在随后的2~6小时内将血压降至安全水平,一般为160/100mmHg。如果临床情况稳定,在随后的24~48小时血压逐步降至正常水平。同时针对不同的靶器官损害给予相应处理。

(2) 常用降压药:①硝普钠:为首选药,能同时扩张动脉和静脉,降低心脏前、后负荷;②硝酸甘油:扩张静脉和选择性扩张冠状动脉与大动脉;③尼卡地平:二氢吡啶类降压药,降压同时可改善脑血流量;④拉贝洛尔:是兼有α受体阻滞作用的β受体阻滞剂。

【常用护理诊断/问题】

1. 疼痛:头痛 与血压升高有关。

2. 有受伤的危险 与头晕、视力模糊、意识障碍或发生直立性低血压有关。

3. 知识缺乏:缺乏疾病预防、保健、用药知识。

4. 潜在并发症:高血压急症。

【护理措施】

1. 病情观察 ①血压监测:定期监测血压并记录。人体血压受季节、昼夜、情绪等因素影响波动较大。冬季血压较夏季高;夜间血压较低,清晨血压较高。②并发症监测:一旦发现血压急剧升高、剧烈头痛、呕吐、烦躁不安、视力模糊、意识障碍、肢体运动障碍等高血压急症症状,应立即通知医生并协助处理。

2. 起居护理 保持环境安静、舒适、温暖,减少各种刺激,限制探视;避免室内光线暗、有障碍物、地面光滑、无扶手等危险因素,嘱患者改变体位宜缓慢,用物放在患者伸手可及的位置;护理操作要轻柔、集中进行,尽量少干扰患者。初期可适当休息,根据病情选择合适的运动;血压波动明显、有并发症的患者应卧床休息,采取舒适体位,减少搬动,保证充足睡眠时间。

3. 饮食护理 饮食以水果、蔬菜、低脂奶制品、富含食用纤维的全谷物、植物来源的蛋白质为主,减少饱和脂肪和胆固醇摄入。

(1) 减少钠盐摄入:膳食中的多数钠盐来自烹调用盐和各种腌制品,所以应减少烹调用盐和少吃腌制品,食盐量以 <6g/d 为宜。

(2) 补充钙和钾盐:多吃含钾和钙丰富的食物,每日应吃新鲜蔬菜(如油菜、芹菜等)400~500g,喝牛奶 500ml 等。

(3) 减少脂肪摄入:膳食中脂肪应控制在总热量的 25% 以下,限制动物脂肪、内脏、鱼子、软体动物和甲壳类食物。

(4) 增加粗纤维食物的摄入:如多吃芹菜、韭菜、水果,以预防便秘。

(5) 戒烟限酒:戒烟可降低心血管病和肺部疾病风险。应根据患者吸烟的具体情况,指导患者戒烟,必要时可药物干预。不提倡高血压患者饮酒,若饮酒,则应少量。每日饮用酒精量应 <25g/d(男性)、<15g/d(女性);白酒、葡萄酒(或米酒)、啤酒饮用量应分别 <50ml/d、100ml/d 和 300ml/d。

4. 药物护理 应指导患者正确服用降压药物。

(1) 说明长期药物治疗的重要性,告知患者血压降至正常水平后应继续服药,尤其是无症状患者。

(2) 介绍常用降压药物的名称、剂量、用法、适应证及不良反应,患者必须遵医嘱服药。

(3) 不能擅自增减药量,更不能突然停药,应按医嘱减量或增量药物,以维持血压稳定。常用药物的不良反应及禁忌证,见表 3-9。

表 3-9 常用降压药的不良反应及禁忌证

药物分类	不良反应及禁忌证
利尿剂氢氯噻嗪	可致低钾血症,影响血脂、血糖、血尿酸代谢,痛风患者禁用;保钾利尿剂导致高血钾,不宜与 ACEI、ARB 合用,肾功能不全者禁用
β 受体阻滞剂	心动过缓、乏力、四肢发冷,影响生活质量,突然停药导致撤药综合征,增加胰岛素抵抗,抑制心肌收缩力、房室传导、窦性心律,增加气道阻力;急性心衰、支气管哮喘、房室传导阻滞和外周血管病患者禁用
钙通道阻滞剂	反射性增强交感神经活性,心率增快,面部潮红,头痛,下肢水肿心力衰竭、窦房结功能能低下或心脏传导阻滞者不宜用
血管紧张素转换酶抑制剂	刺激性干咳,血管性水肿;高钾血症和双侧肾动脉狭窄者禁用。血肌酐超过 265μmol/L(3mg/dl)患者谨慎使用

5. 对症护理

(1) 头痛:①卧床休息,保证睡眠时间,减少探视;②避免头痛诱发因素,包括劳累、情绪激动、不规律服药、环境嘈杂等;③遵医嘱用药,保持心态平和,放慢生活节奏;④指导患者使用放松技术,如心理训练、音乐治疗、缓慢呼吸等。

(2) 直立性低血压:①告诉患者直立性低血压的表现:乏力、头晕、心悸、出汗、恶心、呕吐等;②指导预防方法:避免长时间站立,改变姿势要缓慢,避免洗澡水过热或蒸汽浴,不宜大量饮酒;③指导缓解方法:直立性低血压发生时应立即平卧并抬高下肢,以促进血液回流。

(3) 高血压急症:①患者绝对卧床休息,抬高床头,避免一切不良刺激,协助生活护理;②保持呼吸道通畅,吸氧,安定患者情绪;③必要时遵医嘱给予镇静剂;④迅速建立静脉通路,尽早使用降压药物,用药过程中注意监测血压变化,密切观察药物不良反应。

6. **心理护理** 长期情绪激动或精神创伤、劳累可导致血压升高,严重者可诱发高血压急症。告知患者保持乐观而稳定的情绪对高血压的治疗尤为重要。根据患者的性格特点,指导患者自我调节的方法,如音乐疗法、缓慢呼吸等。对性格急躁、易激动的患者,让其经常听舒缓轻柔的音乐,充分调动家庭、社会支持系统,给予理解、疏导与支持,缓解心理、精神压力,有利于保持健康心态。

7. **中医护理** 本病属中医"眩晕""头痛"范畴。指导患者自我调控情志的方法,勿急勿躁,心情舒畅,肝气条达,以除风阳妄动之源。肝阳上亢型饮食以清淡、低盐素食为佳,宜多食平肝降火,清利头目之品,如菊花、芹菜、萝卜等,忌食肥甘厚味及动风之品;肝肾阴虚者宜调养,多食填精补髓,滋阴潜阳之品,如黑豆、芝麻、龟肉等,忌食海腥、羊肉、辛辣之物;痰浊中阻者宜清淡化痰之品,多食降火祛痰、健脾运湿之品,如芹菜、白菜、菊花等,忌食油腻和肥甘厚味、生冷、烟酒等物。眩晕发作时可按揉风池、风府、太阳、百会等穴;或耳穴压豆,可取内耳、额、枕、神门、肝、脾等穴。

【健康教育】

1. **知识宣教** 向患者宣传本病相关知识,使其了解高血压的危险因素及血压升高诱因,并能注意避免。指导患者尽量将 BMI 控制在 24kg/m² 以下,以改善糖尿病、高脂血症和左心室肥厚。戒烟限酒。尤其是肥胖患者,应减少每日总热量的摄入,并适当运动,养成良好的饮食习惯。减重速度因人而异。

2. **运动指导** 根据年龄、血压水平和身体情况选择合适的运动方式,合理安排运动量。运动项目可选择步行、慢跑、太极拳等。运动强度因人而异,常用的运动强度指标是运动时最大心率达到[170– 年龄(次/min)],一般每周 4~7 天,每天累计 30~60 分钟中等强度运动,如步行、慢跑、骑自行车等。运动时注意劳逸结合,中、重度高血压患者应避免高强度的运动。

3. **用药指导** 强调长期药物治疗的重要性,告知患者有关药物的名称、剂量、用法、作用和不良反应。遵医嘱正确服用降压药物,不可随意增量或减量,按时按量服用,使血压控制在较理想水平。

4. **病情监测** 指导教会患者及家属正确的家庭血压监测方法并记录,每次就诊时携带记录,作为医生调整药量或选择用药的依据。

5. **定期复查** 根据患者危险度分层情况及血压水平决定复诊时间。属低危或中危者,可每 1~3 个月随诊 1 次;属高危者每 1 个月随诊 1 次。

【结语】

原发性高血压是以体循环动脉压升高为主要临床表现的心血管综合征,是最常见的慢性疾病,是多种心、脑血管疾病的重要病因和危险因素,其发病与遗传、饮食、精神应激、肥胖等有关。主要表现为头晕、头痛、心悸等症状。如出现并发症则具有相应的临床表现,如果不及时降压治疗,可导致心、脑、肾等重要器官功能损害等不良后果。降压治疗的最终目的是减少高血压患者心脑血管病的发生率和病死率。护理重点是用药指导、健康指导、避免血压升高的诱因,给予低盐低脂低胆固醇,高钾高钙高维生素饮食。

第七节 心 肌 炎

心肌炎(myocarditis)是指各种原因引起的心肌炎症性损伤所导致的心脏功能受损,包括心肌收缩、舒张功能减弱和心律失常。若患者病情急骤发作且伴有严重血液动力学障碍,称为暴发性心肌炎。最常见病因为病毒感染,细菌、真菌、立克次体、螺旋体、原虫、蠕虫等感染也可引起心肌炎,但较少见。非感染性心肌炎的病因包括药物、毒物、放射、结缔组织病、血管炎、巨细胞心肌炎、结节病等。起病急缓不一,少数可呈暴发性,导致急性泵衰竭或猝死,病程多呈自限性,但也可进展为扩张性心肌病。本病重点介绍病毒性心肌炎。

病毒性心肌炎(viral myocarditis)是指嗜心肌性病毒感染引起的,以心肌非特异性间质性炎症为主要病变的心肌炎。包括心肌局灶性炎症(无症状)和心肌弥漫性炎症所致的重症心肌炎。

本病可见于各个年龄阶段,以儿童和40岁以下的成人居多,男性多于女性,是儿童和健康青年猝死的主要原因。

【病因与发病机制】

1. 病因　很多病毒感染都可能引起心肌炎,柯萨奇B组病毒、细小病毒B-19,人疱疹病毒6型、孤儿病毒、脊髓灰质炎病毒等较为常见,尤其是柯萨奇B组病毒约占30%~50%。此外,流感、风疹、单纯疱疹、肝炎病毒、HIV等也能引起心肌炎。

2. 发病机制　病毒性心肌炎的发病机制包括:①病毒的直接作用:包括急性病毒感染及持续病毒感染对心肌的损害;②免疫损伤:主要是T细胞以及多种细胞因子和一氧化氮等介导的心肌损害和微血管损伤。这些变化均可损害心脏的结构和功能。临床上分为急性期、亚急性期和慢性期。急性期一般持续3~5天,主要以病毒侵袭和复制对心肌造成损害为主;亚急性期以免疫反应为主要病理生理改变;少数患者进入慢性期,表现为慢性持续性及突发加重的炎症活动,心肌收缩力减弱、心肌纤维化和心脏扩大。

【临床表现】

病毒性心肌炎患者临床表现取决于病变的广泛程度和严重性,轻者可无明显症状,重者甚至可出现心源性休克及猝死。

1. 症状

(1)病毒感染:多数患者在发病前1~3周有病毒感染的前驱症状,如发热、全身倦怠感、肌肉酸痛,或恶心、呕吐、腹泻等消化道症状。

(2)心脏受累:继病毒感染症状后出现胸闷、心悸、心前区隐痛、呼吸困难、水肿等表现,严重者出现阿-斯综合征,甚至猝死。临床诊断的病毒性心肌炎绝大部分是以心律失常为主诉或首见症状。

2. 体征　常有心律失常,以房性与室性期前收缩及房室传导阻滞最为多见。心率增快可与体温不相称,心尖部第一心音可减低,可闻及第三心音或杂音。心衰患者可有肺部湿啰音、颈静脉怒张、肝大、下肢水肿等体征。重症可出现血压下降、四肢湿冷等心源性休克体征。

【辅助检查】

1. 血液检查　急性期红细胞沉降率加快,C反应蛋白增加,心肌肌酸激酶(CK-MB)、血清肌钙蛋白(T或I)增高。

2. 病毒血清学检查　对病因有提示作用,但不能作为诊断依据。确诊有赖于检出心内膜、心肌或心包组织内病毒、病毒抗原、病毒基因片段或病毒蛋白。

3. X线检查　可见心影扩大,有心包积液时可呈烧瓶样改变。

4. 心电图检查　常见ST-T段改变和各种心律失常,特别是室性心律失常和房室传导阻滞等。严重心肌损害时可出现病理性Q波。

5. 超声心动图检查　可示正常,或有左心室舒张功能减退,节段性或弥漫性室壁运动减弱,室壁厚度增加,左心室增大或附壁血栓等。

6. 核素检查　大部分患者可见左室射血分数减低。

【诊断要点】

主要依据前驱病毒感染史、心脏受累症状、心律失常或心电图改变、心肌损伤表现等综合分析,并排除其他疾患后可做出判断。确诊有赖于心肌内膜活检。

【治疗要点】

病毒性心肌炎无特异性治疗,最核心的治疗是处理心律失常和心衰。

1. 一般治疗　急性期应卧床休息,如过劳或睡眠不足等,可使病情急剧恶化甚至死亡。进食易消化、富含维生素和蛋白质的食物。

2. 对症治疗　心力衰竭时使用利尿剂、血管扩张剂、血管紧张素转换酶抑制剂等。频发室性期前收缩或有快速性心律失常者,可选用抗心律失常药物;完全性房室传导阻滞者或窦房结功能损害而出现晕厥或明显低血压时,可考虑使用临时性心脏起搏器。

3. 抗病毒和免疫调节治疗　干扰素治疗可清除左心室功能障碍者的肠道病毒和腺病毒染色体;疱疹病毒感染可使用阿昔洛韦、更昔洛韦等抗病毒药物。暴发性心肌炎应早期联合使用大剂量糖皮质激素和足量免疫球蛋白进行免疫调节治疗。

4. 营养心肌　应用三磷酸腺苷、辅酶 A 等药物,以改善心肌的营养和代谢。

【常用护理诊断 / 问题】

1. 活动无耐力　与心肌受损、并发心律失常或心力衰竭有关。

2. 焦虑　与担心疾病预后、学习和前途有关。

3. 知识缺乏:缺乏配合治疗等方面的知识。

4. 潜在并发症:心律失常、心力衰竭。

【护理措施】

1. 病情观察

(1) 观察有无心力衰竭表现:密切观察生命体征、尿量、意识、皮肤黏膜情况,注意有无呼吸困难、咳嗽、颈静脉怒张、水肿、奔马律、肺部湿啰音等表现。

(2) 观察有无心律失常表现:对重症病毒性心肌炎患者,急性期应严密心电监护直至病情平稳。注意心率、心律、心电图变化,如发现心率突然变慢、频发室性期前收缩、心动过速、心动过缓、完全性房室传导阻滞或扑动、颤动等,应立即报告医生,及时建立静脉通道,遵医嘱准确用药,并迅速准备好抢救仪器及药物,配合急救处理。

2. 起居护理

(1) 病室环境:保持环境安静,限制探视,减少不必要的干扰,保证患者充分的休息和睡眠时间。保持病室空气新鲜,注意通风,温湿度适宜。

(2) 休息与活动:急性期卧床休息可减轻心脏负担,减少心肌耗氧,有利于心功能恢复,防止病情加重或转为慢性病程。无并发症者急性期应卧床休息 1 个月;重症患者应卧床休息 3 个月以上,直至症状消失,血清心肌酶、抗体滴定度、红细胞沉降率等血液学指标恢复正常后方可逐渐增加活动量。病情稳定后,患者进行活动时应严密监测心率、心律、血压变化,若活动后出现胸闷、心悸、呼吸困难、心律失常等,应停止活动,以此作为限制最大活动量的指征。

3. 饮食护理　发热、炎症会消耗能量,应合理调整饮食结构,进食高蛋白、高维生素的清淡易消化饮食,如瘦肉、牛奶、蔬菜、水果等,同时注意避免刺激性的饮食,如过酸、过辣、咖啡、浓茶等。少食多餐,避免过饱,禁烟酒。严重心肌炎伴水肿者应限制钠盐的摄入,伴有心衰的患者给予低盐、低脂饮食。

4. 用药护理　遵医嘱合理用药,注意观察药物的不良反应,不能随意减量或停药,有情况及时通知医生并处理。免疫球蛋白应用时先慢后快,观察有无过敏症状。

5. 对症护理

（1）头晕、乏力、晕厥：房室传导阻滞的患者应严格卧床休息，严密观察病情，发生病情变化及时处理，防止意外发生。一旦发生阿 - 斯综合征，立即行心肺复苏，积极配合医生进行药物应用或紧急人工起搏。

（2）烦躁不安：应给予必要的解释及安慰，必要时适当使用镇静剂。

（3）心源性休克：应积极做好输液准备，及时有效扩充血容量，改善微循环。

（4）心悸：严格卧床休息，提供安静、舒适的环境，限制探视，减少不必要的干扰和不良刺激对患者情绪的影响。

6. 心理护理　病毒性心肌炎患者中，青壮年占一定比例，患病常影响患者日常生活、学习或工作，从而易产生焦虑、烦躁等情绪。应与患者多交流，说明本病的演变过程及预后，鼓励患者说出内心感受，帮助建立适当的应对方式。

7. 中医护理　本病属中医"温毒""心悸"等范畴。患者平时可少量服用人参等补气药，以增强抗病能力。心悸、胸闷、乏力者可予以赤小豆、莲子、桂圆肉、小米煮粥服食；咽痛者可用橄榄、萝卜煮水代茶饮用。心悸发作时行耳穴埋豆，常用穴位有内分泌、心、神门、三焦、肾等穴。病情平稳后可进行传统运动疗法，体弱者练养功、放松功等静功，亦可配合保健功。后期可练太极拳、八段锦等，避免体力活动过度，以免增加心脏负担。

【健康教育】

1. 防病指导　指导患者注意防寒保暖，预防呼吸道、消化道的病毒感染，流感流行期少到公共场所。

2. 饮食指导　指导患者进食高蛋白、高维生素、易消化食物，特别是补充富含维生素 C 的食物，如新鲜蔬菜、水果等，以促进心肌代谢与修复，增强机体抵抗力。戒烟酒，避免二手烟，忌刺激性食物。

3. 康复指导　指导患者合理安排休息与活动，适当锻炼身体，增强机体抵抗力。急性病毒性心肌炎患者出院后需继续休息，避免劳累，3~6 个月后无并发症者可考虑恢复学习或轻体力工作，6 个月至 1 年内避免剧烈运动或重体力劳动、妊娠等。

4. 用药指导　遵医嘱用药，说明药物的名称、剂量、用法，教会患者及家属观察药物疗效及不良反应。

5. 定期随访　教会患者及家属测脉率、节律，发现异常或有胸闷、心悸等不适及时就诊。

【结语】

病毒性心肌炎是由嗜心肌性病毒感染引起的，以心肌非特异性间质性炎症为主要病变的心肌炎，以柯萨奇病毒 B 组感染最为多见。临床表现取决于病变的广泛程度和严重性，约半数患者在发病前 1~3 周有病毒感染的前驱症状，而后出现心脏受累表现。治疗主要为休息，辅以营养心肌、抗病毒治疗。护理时需要密切观察病情变化，注意有无心力衰竭及心律失常的发生，合理安排休息与活动，加强对症护理，保证营养，以增强抵抗力。

第八节　心　肌　病

心肌病（cardiomyopathy）是一组异质性心肌疾病，由不同病因（遗传性病因较多见）引起的心肌病变导致心肌的机械和 / 或心电功能障碍，常表现为心室肥厚或扩张。目前心肌病的分类具体如下：

1. 遗传性心肌病 如肥厚型心肌病、右心室发育不良心肌病、左心室致密化不全、糖原贮积症、先天性传导阻滞、线粒体疾病、离子通道病。

2. 混合性心肌病 如扩张型心肌病、限制型心肌病。

3. 获得性心肌病 如感染性心肌病、心动过速心肌病、心脏气球样变、围生期心肌病。其中扩张型心肌病、肥厚型心肌病、限制型心肌病是三种常见的心脏病,以扩张型心肌病最常见。3 种常见的心肌病比较见表 3-10。

表 3-10 3 种常见心肌病比较表

	扩张型心肌病	限制型心肌病	肥厚型心肌病
左心室射血分数	症状明显时 <30%	25%~50%	>60%
左心室舒张末期内径	≥60mm	<60mm	缩小
心室壁厚度	变薄	正常或增厚	明显增厚
左心房	增大	增大,甚至巨大	增大
瓣膜反流	先二尖瓣后三尖瓣	有,一般不严重	二尖瓣反流
常见首发症状	耐力下降	耐力下降、水肿	耐力下降、可有胸痛
心衰症状	左心衰竭先于右心衰竭	右心衰竭显著	晚期出现左心衰竭
常见心律失常	室速、传导阻滞、房颤	传导阻滞、房颤	室速、房颤

一、扩张型心肌病

扩张型心肌病(dilated cardiomyopathy,DCM)是一种异质性心肌病,以心室扩大和心肌收缩功能降低为特征,发病时除外高血压、心脏瓣膜病、先天性心脏病或缺血性心脏病等。本病在我国发病率为(13~84)/10 万,男性多于女性(2.5∶1),起病缓慢,任何年龄段均可发病,20~50 岁多见。约半数病因不详,本病常伴有心律失常、心力衰竭等,病死率较高,确诊后 5 年生存约 50%。

【病因与发病机制】

病因迄今未明,除特发性、家族遗传因素外(大约 7%~20% DCM 病例与家族遗传有关),近年来认为持续病毒感染是其重要原因。病毒对心肌组织的直接损伤引发慢性炎症和免疫反应,继而造成心肌损伤,导致和诱发扩张型心肌病。此外,酒精中毒(嗜酒是我国常见病因)、抗癌药物、心肌能量代谢紊乱和神经激素受体异常等多因素亦可引起本病。

【临床表现】

起病隐匿,早期患者可有心脏轻度扩大而无明显症状。主要表现为活动时呼吸困难和活动耐力下降。随着病情加重可出现夜间阵发性呼吸困难和端坐呼吸等左心衰竭的症状和体征,逐渐出现食欲下降、腹胀、下肢水肿、肝大等右心衰竭表现。合并心律失常时可表现为心悸、头昏、黑蒙甚至猝死。主要心脏体征有心界扩大,心音减弱,常可闻及第三或第四心音,心率快时呈奔马律。

【辅助检查】

1. 胸部 X 线检查 心影明显增大,心胸比 >50%,可见肺淤血征。

2. 心电图检查 常见 ST 段压低,严重者可见病理性 Q 波,QRS 波增宽常提示预后不良。可见各类期前收缩、非持续性室速、心房颤动、传导阻滞等多种心律失常同时存在。

3. 超声心动图检查 是诊断及评估本病的最常用的重要检查手段。表现为各心腔均扩大,其中左心室扩大出现早而显著,室壁运动普遍减弱,提示心肌收缩力下降。彩色血流多普勒显示二、三尖瓣反流。

4. CT 和磁共振冠脉 CT 检查　血管成像有助于与冠心病相鉴别;有心肌局限性增厚的患者,磁共振检查有助于诊断。

5. 其他检查　心脏放射性核素检查、心内膜心肌活检均有助于诊断。

【诊断要点】

本病缺乏特异性诊断指标。超声心动图检查见心腔扩大与心脏搏动减弱,有心力衰竭和心律失常表现时应考虑本病的可能,但应除外各种病因明确的器质性心脏病及各种继发性心肌病,才能确立诊断。

【治疗要点】

治疗原则是阻止基础病因引起的心肌损害,控制心力衰竭和各种心律失常,预防栓塞及猝死。

1. 病因治疗　积极寻找病因,予以相应的治疗,如控制感染等。

2. 一般治疗　限制体力活动,卧床休息,低盐饮食等。

3. 药物治疗　药物可应用 ACEI 或 ARB、β 受体阻滞剂、盐皮质激素受体拮抗剂、洋地黄和利尿剂。但洋地黄易引起中毒,应慎用。

4. 免疫吸附治疗　免疫吸附和免疫球蛋白(ⅠA/IgG)补充治疗的模式逐渐成熟,清除心肌内抗体治疗扩张型心肌病取得良好效果。

5. 阻止抗体致病作用的治疗　国内外多中心随机临床试验证实,针对抗 β1AR 抗体和抗 L-CaC 抗体阳性的扩张型心肌病早期患者应用 β 受体阻滞剂和地尔硫草治疗可以改善症状、降低病死率。

6. 免疫调节治疗　中药芪苈强心胶囊治疗新近诊断的扩张型心肌病患者,具有免疫调节和改善心功能的作用。

7. 其他　对长期严重心力衰竭、内科治疗无效的患者,可考虑进行心脏移植。

二、肥厚型心肌病

肥厚型心肌病(hypertrophic cardiomyopathy,HCM)是以心室非对称性肥厚为解剖特点的心肌病,是一种遗传性心肌病。根据左心室流出道有无梗阻可分为梗阻性和非梗阻性肥厚型心肌病。本病为青少年和运动员猝死的主要原因之一。国外报道人群患病率为 200/10 万,我国患病率为 180/10 万。

【病因与发病机制】

病因未明,本病常有明显家族史,约占 1/3,目前被认为是常染色体显性遗传疾病,肌节收缩蛋白基因(如心脏肌球蛋白重链、心脏肌钙蛋白 T 基因等)突变是主要的致病因素。有研究认为儿茶酚胺代谢异常、细胞内钙调节机制异常、高血压、高强度运动等均可作为本病发病的促进因子。

【临床表现】

部分患者可无自觉症状,因猝死或体检时被发现。最常见的症状是劳力性呼吸困难和乏力,其中有劳力性呼吸困难可达 90% 以上。除此之外,患者有心悸、胸痛、头晕、晕厥甚至猝死。最常见的持续性心律失常是房颤。体格检查可见心脏轻度增大,可闻及第四心音。梗阻性肥厚型心肌病患者可在胸骨左缘第 3、4 肋间听到较粗糙的喷射性收缩期杂音,心尖部也常可闻及吹风样收缩期杂音。

【辅助检查】

1. 胸部 X 线检查　心影增大多不明显,如有心力衰竭则心影明显增大。

2. 心电图检查　因心肌肥厚的类型不同而有不同的表现。最常见的表现是左心室肥大。可有 ST-T 改变、深而不宽的病理性 Q 波。此外，室内传导阻滞和期前收缩亦常见。

3. 超声心动图检查　是最主要的诊断手段。检查特征是心室不对称肥厚而无心腔增大。舒张期室间隔厚度与左心室后壁厚度之比≥1.3,室间隔运动低下。

4. 心导管检查和心血管造影　心导管检查示左心室舒张末期压力上升,有梗阻者在左心室腔与流出道间有收缩期压力差;心室造影显示左心室腔变形,呈香蕉状、犬舌状或纺锤状(心尖部肥厚时);冠状动脉造影多无异常。

5. 心内膜心肌活检　心肌细胞呈现畸形肥大、排列紊乱、间质纤维化等改变,有助于诊断。

6. 免疫标记物　抗心肌抗体(AHA)是机体产生的针对自身心肌蛋白抗体的总称。AHA 检测阳性反应患者存在自身免疫损伤。

7. 基因诊断　基因突变是大部分肥厚型心肌病患者的最根本原因。推荐所有临床诊断为肥厚型心肌病的患者进行定制的多基因深度靶向测序基因筛查。

【诊断要点】

根据病史、体格检查,结合超声心动图、心电图、心室造影可做出诊断。猝死、心脏增大等阳性家族史更有助于诊断。

【治疗要点】

本病的治疗原则为改善症状,减少合并症和预防猝死。

1. 一般治疗　限制活动量,避免过度劳累,以免出现梗阻症状或原有的梗阻症状加重。无症状患者可参加低强度娱乐活动和运动;肥厚型心肌病患者不适合参加较为剧烈的竞技类运动。

2. 药物治疗　是治疗本病的基础。目前主张应用 β 受体阻滞剂及钙通道阻滞剂治疗,常用药物有普萘洛尔、美托洛尔、维拉帕米等。避免使用增强心肌收缩力和减少心脏容量负荷的药物,如洋地黄、硝酸类制剂等。

3. 左室辅助装置(LVAD)　终末期心肌病心衰需心脏移植患者,在等待心脏移植期间,可行连续轴流式左室辅助装置治疗。

4. 其他治疗　对药物治疗效果不佳的重症梗阻性患者可考虑采用介入或手术治疗,植入 DDD 型起搏器、消融或切除肥厚的室间隔心肌。

三、心肌病患者的护理

【常用护理诊断/问题】

1. 疼痛:胸痛　与肥厚心肌耗氧量增加和供血供氧下降有关。

2. 活动无耐力　与心脏功能下降有关。

3. 有受伤的危险　与梗阻性肥厚型心肌病所致头晕及晕厥有关。

4. 潜在并发症:心律失常、栓塞、心力衰竭、猝死。

【护理措施】

1. 病情观察

(1) 观察血压、心率、心律及心电图变化;准确记录出入量。

(2) 密切观察有无心力衰竭、心律失常、胸痛、晕厥、栓塞的征象。发现异常,及时与医生联系。

2. 起居护理　保持环境安静,减少探视,避免不良刺激。扩张型心肌病患者应避免劳累,宜长期卧床休息;肥厚型心肌病患者避免剧烈运动、情绪激动、突然用力或提取重物等;

合并严重心力衰竭、心律失常及阵发性晕厥的患者应卧床休息;对长期卧床及水肿患者应注意皮肤清洁干燥,定时翻身,防止压疮的发生。采取促进排痰、保持呼吸道通畅的措施,防止呼吸道感染,以免加重病情。

3. 饮食护理　给予低脂、低盐、高蛋白、高维生素的易消化饮食,避免刺激性食物;少食多餐;应多食白菜、海带等富含纤维素的食物,少食易产气食物,如葱、薯类等。

4. 用药护理　遵医嘱用药,观察疗效及副作用。扩张型心肌病患者,对洋地黄耐受性较差,使用时应密切观察,警惕发生中毒;严格控制输液量与速度,以免发生急性肺水肿。

5. 对症护理

(1) 胸痛:嘱患者立即停止活动,卧床休息。应安慰患者,解除紧张情绪。遵医嘱使用药物,持续吸氧。避免剧烈运动、屏气、持重、情绪激动、饱餐、寒冷等诱发因素,戒烟酒。

(2) 心悸、呼吸困难:嘱患者停止活动,卧床休息,以减少心肌耗氧量,休息时采用半卧位,尽量避免左侧卧位。必要时予以吸氧,根据缺氧程度、心功能状态调节氧流量。

(3) 栓塞:合并栓塞的患者,必须长期抗凝治疗,在此期间应密切观察凝血功能的改变,注意有无皮肤及黏膜出血、黑便、血尿等。发现异常应及时通知医生。

(4) 晕厥:立即让患者平躺于空气流通处,将头部放低;松开衣领、腰带;注意肢体保暖;吸氧;做好急救准备。

6. 心理护理　关心体贴患者,帮助其解除顾虑,消除悲观情绪,增强治疗信心,积极配合治疗。

7. 中医护理　本病属中医"心悸""胸痹""喘证""水肿"等范畴。病情相对稳定期可配合使用食疗,心悸、烦热、动则气急者可炖食西洋参、百合、银耳、冰糖;心衰水肿、畏寒肢冷者可经常服食当归、茯苓、羊肉、生姜、大枣等。心悸发作时可行耳穴埋豆,取心、神门、脑、肝、胆穴。

【健康教育】

1. 知识宣教　告知患者防寒保暖,预防感冒的重要性和意义。无明显症状的早期患者,可从事轻体力工作,但要避免劳累。

2. 饮食指导　指导患者进食高蛋白、高维生素、易消化食物,心衰时予以低盐饮食;戒烟戒酒。

3. 用药指导　指导患者坚持服用抗心力衰竭、抗心律失常的药物及 β 受体阻滞剂、钙通道阻滞剂等,以提高存活年限。说明药物的名称、剂量、用法,教会患者及家属观察药物的疗效及不良反应。

4. 定期随访　嘱患者定期门诊随访,症状加重时立即就诊,防止病情进展、恶化。

【结语】

心肌病是指伴有心肌功能障碍的心肌疾病,包括扩张型心肌病,肥厚型心肌病等类型。本病病因未明,一般认为与病毒感染、自身免疫反应、遗传、药物中毒和代谢异常等有关。扩张型心肌病可有心室收缩功能不全、心力衰竭和心律失常等表现。治疗原则为控制心力衰竭和各种心律失常,预防栓塞及猝死。肥厚型心肌病可有胸痛、劳力性呼吸困难、头晕、晕厥甚至猝死,胸骨下段左缘有收缩期杂音等。改善症状,减少合并症和预防猝死。护理时注意对症处理、休息,避免劳累,预防感染,防止晕厥和猝死。

第九节　感染性心内膜炎

感染性心内膜炎(infective endocarditis,IE)为心脏内膜表面的微生物感染,伴赘生物形成。赘生物为大小不等、形状不一的血小板和纤维素团块,内含大量微生物和少量炎症细胞。瓣膜为最常受累部位,也可发生在间隔缺损部位、腱索或心壁内膜。根据病程分为急性和亚急性感染性心内膜炎,其特征见表3-11;根据累及瓣膜的性质分为自体瓣膜、人工瓣膜和静脉药瘾者的心内膜炎。

表3-11　急性、亚急性感染性心内膜炎的特征

	急性感染性心内膜炎	亚急性感染性心内膜炎
中毒症状	明显	轻
病程进展	迅速,数天至数周	数周至数月
感染迁移	多见	少见
主要病原体	金黄色葡萄球菌	草绿色链球菌,其次为肠球菌

一、自体瓣膜心内膜炎

【病因与发病机制】

1. 病因　自体瓣膜心内膜炎(native valve endocarditis)的病原微生物主要为链球菌(65%)和葡萄球菌(25%)。急性者主要由金黄色葡萄球菌引起,少数由肺炎球菌、淋球菌、A族链球菌和流感嗜血杆菌等所致。亚急性者,草绿色链球菌最常见,其次为D族链球菌(牛链球菌和肠球菌)、表皮葡萄球菌,其他细菌较少见。真菌、立克次体和衣原体为自体瓣膜心内膜炎的少见致病微生物。

2. 发病机制

(1)急性:发病机制尚不清楚,主要累及正常心瓣膜。病原菌来自皮肤、肌肉、骨骼或肺等部位的活动性感染灶,循环中细菌量大,细菌毒力强,具有高度侵袭性和黏附于内膜的能力。主动脉瓣常受累。

(2)亚急性:至少占据2/3的病例,发病与以下因素有关。

1)血流动力学因素:亚急性者多发生于器质性心脏病,首先为心脏瓣膜病,尤其是二尖瓣和主动脉瓣病变;其次为先天性心血管病,如室间隔缺损、动脉导管未闭、法洛四联症和主动脉缩窄。赘生物常位于血流从高压腔经病变瓣口或先天缺损至低压腔产生高速射流和湍流的下游,如二尖瓣的瓣叶心房面、主动脉瓣的瓣叶心室面和室间隔缺损的右心室侧,可能与处于湍流下方部位的内膜灌注压力下降,利于微生物沉积和生长有关。另外,高速射流冲击心脏或大血管内膜处可致局部损伤,并易于感染,如二尖瓣反流面对的左心房壁、主动脉反流面对的二尖瓣前叶有关腱索和乳头肌,未闭动脉导管射流面对的肺动脉壁。本病在压差小的部位,如房间隔缺损和大室间隔缺损或血流缓慢时,如房颤和心力衰竭时少见,瓣膜狭窄较关闭不全少见。

2)非细菌性血栓性心内膜炎:研究证实,IE常源于非细菌性血栓性心内膜炎(non-bacterial thrombotic endocarditis),当内皮受损时,血小板可聚集形成血小板微血栓和纤维蛋白沉着,成为结节样无菌性赘生物,是细菌定居瓣膜表面的重要因素。无菌性赘生物最常见于

湍流区、瘢痕处(如感染性心内膜炎后)和心外因素所致的内膜受损区,偶见于正常瓣膜。

3)短暂性菌血症:各种感染或细菌寄居的皮肤黏膜的创伤(如手术、器械操作等)常导致暂时性菌血症:口腔组织创伤常致草绿色链球菌菌血症;消化道和泌尿生殖道创伤与感染常引起肠球菌和革兰阴性杆菌菌血症;葡萄球菌菌血症见于皮肤和远离心脏部位的感染。循环中的细菌如定居在无菌性赘生物上,感染性心内膜炎即可发生。

4)细菌感染无菌性赘生物:取决于发生菌血症的频度、循环中细菌的数量和细菌黏附于无菌性赘生物的能力。草绿色链球菌从口腔进入血流的机会频繁,黏附性强,因而成为亚急性感染性心内膜炎的最常见致病菌;而大肠埃希杆菌的黏附性差,虽然其菌血症常见,但极少致心内膜炎。

细菌定居后迅速繁殖,促使血小板进一步聚集和纤维蛋白沉积,感染性赘生物增大。厚的纤维蛋白层覆盖在赘生物外,阻止吞噬细胞进入,为其内细菌生存繁殖提供良好的庇护。

【临床表现】

从短暂性菌血症的发生至症状出现之间的时间间隔长短不一,多在2周以内,但不少患者无明确的细菌进入途径可寻。

1. 症状和体征

(1)发热:是最常见的症状。亚急性者起病隐匿,可出现全身不适、乏力、食欲缺乏和体重减轻等非特异性症状。一般午后和晚上发热,常伴有头痛、背痛和肌肉关节痛。急性者呈暴发性败血症过程,有高热寒战。突发心力衰竭者较为常见。

(2)心脏杂音:80%~85%患者可闻及心脏杂音,由基础心脏病和/或心内膜炎导致瓣膜损害所致。

(3)周围体征:多为非特异性,可能是微血管炎或微栓塞所致,近年已不多见。包括:①瘀点:可出现于任何部位,以锁骨以上皮肤、口腔黏膜和睑结膜多见;②指(趾)甲下线状出血;③Roth斑:为视网膜的卵圆形出血斑,中心呈白色,多见于亚急性感染;④Osler结节:为指和趾垫出现的豌豆大的红或紫色痛性结节,常见于亚急性者;⑤Janeway损害:为手掌及足底直径1~4mm的无痛性出血红斑,主要见于急性患者。

(4)动脉栓塞:赘生物引起动脉栓塞占20%~40%,可发生于机体的任何部位,脑、心脏、脾、肺、肾、肠系膜和四肢为常见的动脉栓塞部位。约1/3患者以栓塞为首发症状。

(5)感染的非特异性症状:如脾大、贫血等,部分患者可见杵状指(趾)。

2. 并发症

(1)心脏并发症:心力衰竭为最常见并发症,由瓣膜关闭不全所致,主动脉瓣受损者最常发生(75%),其次为二尖瓣(50%)。也可并发心肌脓肿、急性心肌梗死、化脓性心包炎、心肌炎等。

(2)细菌性动脉瘤:多见于亚急性者。受累动脉依次为近端主动脉、脑、内脏和四肢。

(3)迁移性脓肿:常见于急性患者,多发生于肝、脾、骨髓和神经系统。

(4)神经系统并发症:约有1/3的患者有神经系统受累的表现,如脑栓塞(约占1/2,大脑中动脉及其分支最常受累)、脑细菌性动脉瘤(多无症状)、脑出血、中毒性脑病、脑脓肿、化脓性脑膜炎等。

(5)肾脏并发症:大多数患者有肾损害,包括肾动脉栓塞和肾梗死(多见于急性患者)、肾小球肾炎(常见于亚急性患者)、肾脓肿(不多见)等。

【辅助检查】

1. 血培养 是最重要的诊断方法。近期未接受过抗生素治疗的患者血培养阳性率可高达95%以上,2周内使用过抗生素或采血、培养技术不当,常降低血培养的阳性率。

2. 超声心动图检查 对感染性心内膜炎的诊断及随访均有重大意义,是本病最基本的检查方法。如发现赘生物、瓣周并发症等支持心内膜炎的证据,可帮助明确感染性心内膜炎诊断。

3. 尿液检查 常有镜下血尿和轻度蛋白尿。肉眼血尿提示肾梗死。红细胞管型和大量蛋白尿提示弥漫性肾小球肾炎。

4. 血常规检查 亚急性者贫血常见,白细胞计数正常或轻度升高,分类计数出现核左移;红细胞沉降率升高。

5. 免疫学检查 患者可有高丙种球蛋白血症,80% 的患者出现循环免疫复合物,病程超过 6 周的亚急性患者类风湿因子阳性(50%)。上述异常在感染治愈后消失。

6. 其他 X 线检查可了解有无肺部炎症及心衰情况。CT 扫描有助于脑梗死、脓肿和出血的诊断。心电图偶可见急性心肌梗死或房室、室内传导阻滞。

【诊断要点】

血培养和超声心动图对 IE 的诊断有重要价值。IE 确诊标准:符合杜克(Duke)诊断标准的 2 项主要标准,或 1 项主要标准 +3 项次要标准,或 5 项次要标准。主要标准:①两次血培养阳性,且病原菌完全一致,为典型的感染性心内膜炎致病菌;②超声心动图发现赘生物、脓肿或新的瓣膜关闭不全。次要标准:①基础心脏病或静脉滥用药物史;②发热,体温≥38℃;③血管征象(栓塞、细菌性动脉瘤、颅内出血、结膜瘀点及 Janeway 损害);④免疫性征象(肾小球肾炎、Osler 结节、Roth 斑及类风湿因子阳性);⑤血培养阳性,但不符合主要标准;或超声心动图发现符合感染性心内膜炎,但不符合主要标准。

【治疗要点】

1. 抗微生物药物治疗 为最重要的治疗措施。

(1) 用药原则:早期、足量、大剂量、足疗程(疗程至少 4~6 周)、联合、有效、静脉用药。

(2) 用药选择:本病大多数致病菌对青霉素敏感,可作为首选药物,可用 1 000 万 ~2 000 万 U/d,分 3~4 次静脉滴注。青霉素过敏时可选择头孢曲松或万古霉素。联合用药可增强杀菌能力,如青霉素联合氨苄西林、阿米卡星、万古霉素等,真菌感染者选用静脉滴注两性霉素 B。

2. 外科治疗 有严重心脏并发症或抗生素治疗无效的患者应及时行手术治疗。如果二尖瓣赘生物 >10mm 或抗生素治疗下赘生物体积增大或赘生物位于二尖瓣闭合的边缘时应考虑尽早手术治疗。复发的肺动脉栓塞后三尖瓣赘生物 >20mm 时,必须手术治疗。

二、人工瓣膜和静脉药瘾者心内膜炎

(一) 人工瓣膜心内膜炎(prosthetic valve endocarditis)

发生于人工瓣膜置换术后 60 天以内者为早期人工瓣膜心内膜炎,60 天以后发生者为晚期人工瓣膜心内膜炎。早期者常为急性暴发性起病,致病菌约 1/2 为葡萄球菌(表皮葡萄球菌多见),其次为革兰氏阴性杆菌和真菌。晚期者以亚急性表现常见,链球菌为最常见致病菌(主要为草绿色链球菌),其次为葡萄球菌、革兰氏阴性杆菌和真菌。除赘生物形成外,常致人工瓣膜部分破裂、瓣周漏、瓣环周围组织和心肌脓肿。最常累及主动脉瓣。术后发热、出现新的心脏杂音、脾大或周围栓塞征、血培养同一种细菌阳性结果至少 2 次,可诊断本病。预后不良。

本病难以治愈。应在自体瓣膜心内膜炎用药基础上,将疗程延长为 6~8 周。任一用药方案均应加庆大霉素。有瓣膜再置换术的适应证者,应早期手术。明确适应证为:①因瓣膜关闭不全致中、重度心力衰竭;②真菌感染;③充分抗生素治疗后持续有菌血症;④急性瓣膜阻塞;⑤X 线透视发现人工瓣膜不稳定;⑥新发生的心脏传导阻滞。

（二）静脉药瘾者心内膜炎（endocarditis in intravenous drug abusers）

多见于青年男性。致病菌最常来源于皮肤，药物污染所致者少见。主要致病菌为金黄色葡萄球菌，其次为链球菌、革兰氏阴性杆菌和真菌。大多累及正常心瓣膜，三尖瓣受累占50%以上，其次为主动脉瓣和二尖瓣。急性发病者多见，常伴有迁移性感染灶。X 线可见肺部多处小片状浸润阴影，为三尖瓣或肺动脉瓣赘生物所致的脓毒性肺栓塞。亚急性表现多见于曾有感染性心内膜炎病史者。左侧心瓣膜（尤其主动脉瓣）受累，革兰氏阴性杆菌或真菌感染者预后不良。

对甲氧西林敏感的金黄色葡萄球菌所致右心感染，用萘夫西林或苯唑西林、妥布霉素进行治疗。其余用药选择与方案同自体瓣膜心内膜炎的治疗。

三、感染性心内膜炎患者的护理

【常用护理诊断/问题】

1. 体温过高　与微生物感染引起的心内膜炎有关。

2. 营养失调：低于机体需要量　与食欲下降、长期发热导致机体消耗过多有关。

3. 潜在并发症：栓塞、心力衰竭。

【护理措施】

1. 病情观察

（1）体温：动态监测体温变化情况，每 4~6 小时测量体温 1 次，以判断病情进展及治疗效果。

（2）皮肤：观察患者皮肤情况，检查有无指、趾甲下线状出血、手掌和足底无痛性出血红斑、Osler 结节等皮肤黏膜病损及消退情况。

（3）心脏杂音：观察心脏杂音的部位、强度、性质有无变化，如有新杂音出现、杂音性质改变，往往与赘生物导致瓣叶破损、穿孔或腱索断裂有关。

（4）栓塞：注意观察有无脑、肾、冠状动脉、肠系膜动脉及肢体动脉栓塞征象，重点观察瞳孔、神志、肢体活动及皮肤温度等。当患者突然出现胸痛、气急、发绀和咯血等表现，要考虑肺栓塞的可能；出现腰痛、血尿等考虑肾栓塞的可能；当患者出现神志和精神改变、失语、吞咽困难、瞳孔大小不对称，甚至抽搐或昏迷征象时，警惕脑栓塞的可能；若肢体突发剧烈疼痛，局部皮肤温度下降，动脉搏动减弱或消失，要考虑外周动脉栓塞的可能。出现可疑征象，应及时报告医生并协助处理。

2. 起居护理

（1）病室环境：保持室内环境清洁舒适，定时开窗通风，保持空气新鲜，注意防寒保暖。

（2）休息与活动：注意休息，尤其合并高热、心力衰竭、严重心律失常及严重贫血患者需要卧床休息，采取舒适体位，限制活动，以减少心肌耗氧量，减轻心脏负担，减少栓塞机会。亚急性者可适当活动，避免剧烈运动和情绪激动等。心脏超声见巨大赘生物的患者，应绝对卧床休息，防止赘生物脱落。

（3）注意口腔卫生：嘱患者饭前饭后漱口，重症患者每日行口腔护理 2 次，防止因高热和大量抗生素的应用而造成口腔感染。

3. 饮食护理　给予高热量、高蛋白质、高维生素、低胆固醇、易消化的半流质或软食，鼓励患者多饮水，多食新鲜蔬菜和水果，经常更换膳食种类，做到色香味俱全，以促进食欲，补充营养。有心力衰竭征象者按心力衰竭患者饮食进行指导。

4. 用药护理　①遵医嘱严格按时、按量给药，抗生素药物现配现用，并注意观察用药效果。②青霉素与氨基糖苷类抗生素有协同作用，但不能混合静脉注射，以防相互作用导致药效降低。长期大量应用杀菌抗生素易致二重感染,注意观察有无腹泻等肠道菌群失调的症状,复查肝肾功能。③本病静脉用药为主,且用药时间长,注意保护静脉,适宜使用静脉留置针,避免多次穿刺,减少患者痛苦。④注意观察药物的不良反应和毒性反应,大剂量静脉滴注青霉素钾盐时,警惕高钾血症的发生,定期复查血钾浓度。同时应避免静脉推注,以防脑脊液内浓度过高而发生神经毒性反应,如肌阵挛、反射亢进、惊厥和昏迷等。

5. 对症护理

(1) 高热:①卧床休息;②补充水、电解质,记录出入量;③给予物理降温,如温水擦浴、冰袋等,及时记录降温后体温变化;④及时擦干汗液,保持衣被柔软干燥,出汗较多的患者,在衣服与皮肤之间衬以柔软的毛巾,便于及时更换,增加舒适感;⑤加强口腔护理。

(2) 栓塞:①严密观察病情,及时发现动脉栓塞的早期表现,并做好紧急处理的必要准备;②患者平卧,栓塞部位稍放低,以增加供血;③局部保暖,但忌热敷,因热敷不仅对缺血肢体不利,而且易发生烫伤。

6. 心理护理 本病病程长,病情易反复,患者常存在焦虑心理。倾听患者的主诉,并给予理解。耐心告知本病的基本知识,向家属做好解释工作,争取他们的配合,共同为患者提供有效的心理支持。

7. 正确采集血标本 告诉患者及家属采血目的、采血量及必要时需暂停抗生素的原因,以取得患者的理解和配合。对于未经治疗的亚急性患者应在第1天每隔1小时采血1次,共3次。如次日未见细菌生长,重复采血3次后,开始抗生素治疗。已用过抗生素者,停药2~7天后采血。急性患者应在入院后立即安排采血,在3小时内每隔1小时采血1次,共取3次血标本后,按医嘱开始治疗。本病的菌血症为持续性,无需在体温升高时采血。每次采血量10~20ml,同时做需氧和厌氧培养。

8. 中医护理 本病属中医"心悸""怔忡""温病""胸痹"等范畴。心气亏虚是本病发病的内因和始发因素,肝郁血虚、心肾不交、心阳不振、心胆气虚、脾胃失和是其常见病因。患者宜多食清热、养阴生津之品。高热患者可用银花甘草液或冰硼散液,每日漱口3次。出汗多时,可用鲜芦根煎水代茶饮。气阴两虚患者给予艾灸疗法,以增强体质。可用隔姜灸、无瘢痕灸或温和灸,以皮肤发热红润为度。

【健康教育】

1. 知识宣教 指导患者保持口腔及皮肤清洁,少去公共场所。勿挤压痤疮、疖、痈等感染病灶,以减少病原体入侵机会。嘱患者平时注意防寒保暖,避免感冒,适度活动,合理安排作息时间。

2. 用药指导 告知患者需坚持大剂量长疗程抗生素治疗的原因及意义。告知有心内膜炎病史的患者,在做手术或侵入性诊治前预防性使用抗生素的目的。

3. 定期随访 教会患者自我监测体温变化,定期门诊随访,若出现栓塞表现,及时就医。

【结语】

感染性心内膜炎是心脏内膜表面的微生物感染,伴赘生物形成。分急性和亚急性。瓣膜为最常受累部位。可有发热、心脏杂音、动脉栓塞等表现。血培养是本病最重要的诊断方法,超声心动图检查可发现赘生物。治疗重点是抗感染。护理要点为密切观察病情,正确采集血培养标本,对有高热和栓塞等患者及时进行对症护理,注意患者的起居和饮食护理,实施有效的心理护理措施缓解患者焦虑情绪。

笔记栏

第十节 心 包 炎

心包炎(pericarditis)是指心包脏层和壁层的急、慢性炎症,常继发于某些全身性疾病,或由邻近组织病变蔓延而来。可单独存在,也可与心肌或心内膜炎症并存。临床上可分为急性和慢性两类。前者常伴有心包渗液,后者常引起心包缩窄。

一、急性心包炎

急性心包炎(acute pericarditis)为心包脏层和壁层的急性炎症,以胸痛、心包摩擦音、心电图改变及心包渗出后心包积液为特征。可单独存在,也可以是某种疾病的一部分表现,或为某种疾病的并发症,因此常被原发病掩盖。

【病因与发病机制】

1. 病因 最常见病因为病毒感染。其他包括细菌、自身免疫反应、肿瘤、内分泌或代谢性疾病、急性心肌梗死性心包炎、主动脉夹层、胸壁外伤及心脏手术后等。

2. 发病机制 正常心包腔内约有 50ml 的浆液,起润滑作用。急性炎症反应时,心包壁、脏层间出现由纤维蛋白、白细胞及少量内皮细胞组成的渗出物,尚无明显液体积聚,为纤维蛋白性心包炎;如渗出液增多,则转变为渗出性心包炎,主要为浆液纤维蛋白性渗液。液体量 100~3 000ml 不等,可呈血性或脓性。如渗出液迅速增多,使心包腔内压力急骤上升,导致心室舒张期充盈受限,周围静脉压升高,最终使心排血量降低,血压下降,出现急性心脏压塞的表现。

【临床表现】

1. 纤维蛋白性心包炎

(1) 症状:胸骨后、心前区疼痛为急性心包炎的特征,常见于纤维蛋白渗出期。疼痛性质为尖锐剧痛或沉闷痛,于深呼吸、咳嗽、体位变动或吞咽时加重,可放射至左肩、左臂、左肩胛区及颈部、上腹部。急性非特异性心包炎及感染性心包炎疼痛较明显,结核性或肿瘤性心包炎可不明显。

(2) 体征:心包摩擦音是纤维蛋白性心包炎典型而最具诊断价值的体征。多位于心前区,胸骨左缘第 3、4 肋间最明显,呈抓刮样粗糙音,与心音无相关。坐位身体前倾、深吸气或将听诊器胸件加压更易听到。可持续数小时或数天、数周。

2. 渗出性心包炎

(1) 症状:呼吸困难是最突出的症状。严重时患者端坐呼吸,伴有身体前倾、呼吸浅速、面色苍白等。也可因压迫气管、喉返神经、食管而产生干咳、声音嘶哑及吞咽困难。还可有发冷、发热、乏力、烦躁、上腹闷胀等全身症状。

(2) 体征:心尖搏动减弱或消失,心浊音界向两侧扩大,心音遥远。大量积液时可在左肩胛骨下出现浊音及左肺受压迫所引起的支气管呼吸音,称心包积液征(Ewart 征)。大量积液可使收缩压下降,脉压减小,导致静脉回流受阻,出现颈静脉怒张、肝大、腹水及水肿等。

3. 心脏压塞 临床特征为 Beck 三联征:低血压、心音低弱、颈静脉怒张。急性心脏压塞表现为心动过速、血压下降、脉压变小和静脉压明显上升,如心排血量显著下降可引起急性循环衰竭、休克。亚急性或慢性心脏压塞表现为体循环静脉淤血、颈静脉怒张、静脉压升高、奇脉等。

【辅助检查】

1. 实验室检查 取决于原发病,感染性者常有外周血白细胞计数增加、红细胞沉降率增快等炎症反应。

2. X 线检查 对渗出性心包炎有一定的诊断价值。当心包内积液量超过 300ml 时,可见心影向两侧增大,而肺部无明显充血现象,是心包积液的有力证据。

3. 心电图 常规导联(除 aVR 外)ST 段普遍抬高呈弓背向下型,一至数日后,ST 段回到基线,出现 T 波低平、倒置,持续数周至数月后逐渐恢复正常。渗出性心包炎时可有 QRS 波群低电压及电交替,无病理性 Q 波。

4. 超声心动图 是简单、可靠的无创性诊断心包积液的方法。M 型或二维超声心动图均可见液性暗区。

5. 心包穿刺 主要指征是心脏压塞和未能明确病因的渗出性心包炎。抽取心包穿刺液进行常规涂片、细菌培养和寻找肿瘤细胞等。

6. 心包镜及心包活检 有助于明确病因。

【诊断要点】

具备以下四项中的两项症状即可确诊:①与心包炎性质一致的胸痛(锐痛,前倾坐位时可减轻);②心包摩擦音;③心电图上新出现除 aVR 导联以外的广泛 ST 段抬高或 PR 段压低;④新发或恶化的心包积液。

【治疗要点】

1. 病因治疗 结核性心包炎应用抗结核治疗;细菌性心包炎应用抗生素;风湿性心包炎应用肾上腺皮质激素和水杨酸制剂;非特异性心包炎一般对症治疗,重者可用肾上腺皮质激素。

2. 对症治疗 胸痛者应用镇痛剂,必要时给予吗啡类药物;呼吸困难者半卧位、吸氧;目前认为急性心包炎治疗的一线药物为阿司匹林或非甾体类消炎药(NSAIDS)联合胃保护药物,秋水仙素可作为辅助用药,以改善症状并减少复发。

3. 解除心脏压塞 积液量多时应及时做心包穿刺抽液。化脓性心包炎可行心包穿刺排脓,必要时行心包切开引流。反复发作的急性创伤性心包炎可行心包切除术。

二、缩窄性心包炎

缩窄性心包炎(constrictive pericarditis)是指心脏被致密增厚的纤维化或钙化心包所包围,致使心室舒张期充盈受限,从而产生一系列循环障碍的疾病。多为慢性。

【病因与发病机制】

我国最常见的病因为结核性,其次为化脓性心包炎、急性非特异性心包炎或创伤性心包炎演变而来。少数与心包肿瘤及放射性心包炎等有关。急性心包炎后,随着渗出液逐渐吸收可有纤维组织增生、心包粘连增厚、钙化,最终形成坚厚的瘢痕,使心包失去伸缩性,心室舒张期扩张受阻,充盈减少,心搏量下降而产生血液循环障碍。

【临床表现】

1. 症状 患者常有急性心包炎等病史。常见症状为劳力性呼吸困难。可伴有不同程度的疲乏、食欲缺乏、上腹胀满或疼痛等。

2. 体征 心尖搏动减弱或消失,心浊音界正常或稍大,心音低远,心率增快,部分患者可闻及心包叩击音,可触及奇脉。可见 Kussmaul 征。此外,有颈静脉怒张、肝肿大、腹水、胸腔积液、下肢水肿等。

【辅助检查】

超声心动图可见心包增厚、室壁活动减弱、室间隔矛盾运动等;X 线检查心影偏小、正常或轻度增大,可见心包钙化影;心电图有 QRS 波群低电压、T 波低平或倒置;CT 及 MRI 主要用于评估心包膜受累的程度和范围;心导管检查主要用于其他非侵入性检查手段不能确诊时。

【诊断要点】

典型缩窄性心包炎根据临床表现及辅助检查可明确诊断。

【治疗要点】

早期施行心包剥离术以避免发展到心源性恶病质、严重肝功能不全、心肌萎缩等。通常在心包感染被控制即可手术,结核患者术后继续用药 1 年。

三、心包炎患者的护理

【常用护理诊断 / 问题】

1. 气体交换受损　与肺淤血、肺或支气管受压有关。

2. 疼痛:胸痛　与心包炎症有关。

3. 体液过多　与渗出性、缩窄性心包炎有关。

4. 体温过高　与心包炎症有关。

5. 潜在并发症:心包填塞。

【护理措施】

1. 病情观察　观察患者呼吸困难程度、血气分析结果、有无呼吸浅快、发绀等。密切监测疼痛部位、性质及其变化情况及心包摩擦音。观察是否有颈静脉充盈、肝肿大及水肿。观察有无心脏压塞症状,如出现胸闷、气急、疼痛加重或心动过速、血压下降、脉压变小等,及时与医生联系。

2. 起居护理

(1) 病室环境:保持病室安静,限制探视。注意病室温度和湿度,避免患者受凉,防止呼吸道感染。

(2) 休息与活动:患者应卧床休息,限制活动及久坐。出现心脏压塞者往往采取强迫前倾坐位,给患者提供可依靠的床头桌,并加床挡以防患者坠床。患者衣着应宽松,以免影响胸廓运动。勿用力咳嗽、深呼吸或突然改变体位,以免引起疼痛加重。对于单发性心包炎,一般在病愈后可进行日常活动,运动员在病愈三个月后可参加锻炼;心肌受累的患者应限制活动六个月。

3. 饮食护理　给予高热量、高蛋白、高维生素、易消化的半流质或软食,限制钠盐摄入,少食易产气食物,如薯类、洋葱及大豆等,多食芹菜、菠菜等富含纤维素的食物,以防肠内产气过多引起腹胀、便秘使膈肌上抬。

4. 用药护理　使用解热镇痛剂期间注意观察有无出血及胃肠道反应,应用抗结核、糖皮质激素、抗菌、抗肿瘤等药物治疗时,应注意观察药物的疗效及不良反应,定期复查肝功能。

5. 对症护理

(1) 疼痛

1) 向患者解释疼痛的原因及应对方式,以缓解患者不必要的紧张情绪。

2) 轻、中度疼痛者,选择音乐疗法或观看自己喜欢的电视节目,以分散注意力。也可采用局部按摩,松弛肌肉,改善血液循环。

3）疼痛明显者,可遵医嘱给予止痛剂,若疼痛加重,可用吗啡类药物止痛,以减轻疼痛对呼吸功能的影响。

（2）发热:采取物理降温措施,定时测量体温并记录,遵医嘱使用抗生素及抗病毒等药物。

6. 心理护理　患者呼吸困难或疼痛时,应给予解释和安慰,消除不良心理因素。

7. 心包穿刺术的配合与护理　配合医生行心包穿刺或切开引流术,以缓解压迫症状或向心包腔内注射药物达到治疗的目的。

（1）术前护理:备齐物品,向患者说明手术的意义和必要性,解除顾虑,必要时应用少量镇静剂;咳嗽的患者,必要时给予可待因镇咳治疗;提供屏风或隐蔽的空间以维护患者隐私;操作前开放静脉通道,准备抢救药品如阿托品等以备急需;进行心电监护,术前需行超声检查,以确定积液量与穿刺部位,并对最佳穿刺点做好标记。

（2）术中配合:嘱患者勿剧烈咳嗽或深呼吸,穿刺过程中有任何不适应立即告知医护人员。严格无菌操作,抽液过程中随时夹闭胶管,防止空气进入心包腔。抽液要缓慢,每次抽液量不超过1 000ml,以防急性右心室扩张。一般第一次抽液量不宜超过200ml,若抽出鲜血,立即停止抽吸。密切观察有无心脏压塞症状,记录抽液量、性质,按要求留取标本并及时送检。密切观察患者的反应,如面色、呼吸、血压、脉搏、心电图等变化,如有异常,应及时协助医生处理。

（3）术后护理:术毕拔出穿刺针后,穿刺部位覆盖无菌纱布,用胶布固定;穿刺后2小时内继续心电、血压监测,嘱患者休息,并密切观察生命体征变化。心包引流者需做好引流管的护理,待心包引流液 <25ml/d 时拔除导管。

8. 中医护理　本病属中医"胸痹""痰饮"等范畴。患者胸痛发作时可予沉香、肉桂、三七粉,或冠心苏合丸1粒配合止痛。可用灸法止痛,也可配合热熨疗法或耳穴贴压法。

【健康教育】

1. 知识宣教　指导患者注意休息,加强营养,增强机体抵抗力,注意防寒保暖,防止呼吸道感染。对缩窄性心包炎患者讲明行心包切除术的重要性,尽早接受手术治疗,术后仍应坚持休息半年左右。

2. 饮食指导　指导患者进食高热量、高蛋白、高维生素的易消化饮食,限制钠盐摄入。

3. 用药指导　告诉患者坚持足够疗程药物治疗(如抗结核治疗)的重要性,不可擅自停药,指导患者正确服药,注意观察药物不良反应。

4. 定期随访　病情有变化,及时就诊,检查肝肾功能。

【结语】

心包炎是心包脏层和壁层的急、慢性炎症。常见病因为细菌、病毒、自身免疫等。急性心包炎早期是纤维蛋白性心包炎,可有胸痛、呼吸困难,以病因治疗为主。晚期是渗出性心包炎,主要表现是心脏压塞,治疗以心包穿刺抽液为主。缩窄性心包炎常有劳力性呼吸困难、颈静脉怒张、肝肿大、腹水、水肿等症状。治疗以心包切除术为主。护理时注意做好病情观察,进行对症处理、保证营养与休息,增强抵抗力。

第十一节　循环系统疾病常用诊疗技术的护理

一、心脏起搏治疗术

心脏起搏是通过心脏起搏器(pacemaker)发放一定形式的电脉冲,刺激心脏,使之激动和收缩,即模拟正常心脏的冲动形成和传导,以治疗由于某些心律失常所致的心脏功能障碍。自第一例心脏起搏术完成至今已 60 余年,起搏器的功能也发生了巨大的变化和进展,从最初的治疗技术,逐步发展至心律失常的诊断技术。因此心脏起搏器又被称为"心律失常诊断与治疗的植入性装置"或"心脏病诊断与治疗的植入装置"。

【起搏器的分类】

1. 根据起搏器应用方式 起搏器可分为临时心脏起搏器(采用体外携带式起搏器)和植入式心脏起搏器(起搏器一般埋植在患者胸部的皮下组织内)。

2. 根据起搏器电极导线植入的部位 起搏器可分为以下 4 种:①单腔起搏器:常见的有 VVI 型起搏器(起搏电极导线放置在右室心尖部)和 AAI 型起搏器(起搏电极导线放置在心房);②双腔起搏器:植入的两支电极导线分别放置在心房(右心耳)和右室心尖部,进行房室顺序起搏;③三腔起搏器:包括"双心房 + 右心室起搏"和"双心室 + 右心房起搏",主要用于治疗顽固性心力衰竭、扩张型心肌病及肥厚型心肌病等。④四腔起搏器:双心房 + 双心室起搏,主要用于治疗心力衰竭伴阵发性心房颤动。

【适应证】

1. 植入式心脏起搏器

(1) 伴有临床症状的任何水平的完全或高度房室传导阻滞。

(2) 伴有症状的束支 - 分支水平阻滞,间歇性二度Ⅱ型房室传导阻滞。

(3) 病态窦房结综合征或房室传导阻滞,有明显临床症状或虽无症状,但逸搏心律 <40 次 /min 或心脏停搏时间 >3 秒。

(4) 有窦房结功能障碍或房室传导阻滞的患者,必须采用具有减慢心率作用的药物治疗时。

(5) 颈动脉窦过敏综合征及神经介导性晕厥:反复发作的由颈动脉窦刺激或压迫导致的心室停搏 >3 秒所致的晕厥。

(6) 药物治疗效果不满意的顽固性心力衰竭。

近年来,随着起搏新技术的不断研发,起搏器治疗的适应证不断扩展,如预防和治疗心房颤动,预防和治疗长 QT 间期综合征的恶性室性心律失常,辅助治疗梗阻性肥厚型心肌病等。

2. 临时心脏起搏器 适用于阿 - 斯综合征发作、心脏介入或手术治疗引起的一过性完全性房室传导阻滞(AVB)等,并可辅助性应用于诊断性心脏电生理检查、预防性应用于某些特殊治疗与检查过程中可能出现明显心动过缓的患者,或作为起搏器依赖者更换新起搏器时的过渡。

【禁忌证】

1. 植入式心脏起搏器 全身感染、急性心肌梗死时禁止使用植入式心脏起搏器。

2. 临时心脏起搏器 通常在紧急情况下使用临时心脏起搏治疗,如果没有极其严重的感染症状,一般无绝对禁忌证。

【操作方法】

1. 临时心脏起搏器 采用电极导线经外周静脉(常用股静脉或锁骨下静脉)送至右心室,电极接触到心内膜,起搏器置于体外。放置时间不能太久,一般不能超过 1 个月,以免发生感染。

2. 植入式心脏起搏器 适用于所有需长期起搏的患者。单腔起搏:将电极导线从头静脉、锁骨下静脉或颈内静脉跨越三尖瓣送入右心室内嵌入肌小梁中,脉冲发生器多埋藏在胸壁胸大肌前皮下组织中。双腔起搏:一般将心房起搏电极导线顶端置于右心房,心室起搏电极置于右心室。三腔起搏时如行双房起搏则左房电极放置在冠状窦内,如行心脏再同步治疗(双心室)时,左室电极经冠状窦放置在左室侧壁冠状静脉处。

【术前准备】

1. 心理护理 根据患者的年龄、文化程度、心理素质等,向患者及家属介绍手术的必要性和安全性,手术过程、方法和注意事项,以解除顾虑和精神紧张。必要时手术前应用镇静剂,保证充足的睡眠。

2. 协助检查 指导患者完成必要的实验室及其他检查,如血常规、尿常规、血型、出凝血时间、胸部 X 线、心电图、动态心电图等。

3. 抗凝与止血 术前应用抗凝剂者需停用至凝血酶原时间恢复在正常范围内。如不能停用药物者,术前应准备止血药,以备术中使用。

4. 排尿训练 训练患者平卧位床上排尿,以免术后由于卧床而出现排尿困难。

5. 皮肤准备 通常经股静脉临时起搏,备皮范围是会阴部及双侧腹股沟;植入式起搏备皮范围是左上胸部,包括颈部和腋下,备皮后注意局部皮肤清洁。

6. 皮试 做抗生素皮试。

7. 建立静脉通道 术前建立静脉通道,术前 30 分钟至 2 小时预防性应用抗生素 1 次。

【术中配合】

1. 建立术中护理记录,生命体征数据记录,起搏设定频率,起搏阈值,感知灵敏度数值记录等,发现异常立即通知医生。

2. 关注患者的感受,了解患者术中疼痛情况及其他不适主诉,并做好安慰解释工作,帮助患者顺利配合手术。

3. 由于各项操作和药物均有可能发生并发症和不良反应,因此配合紧急抢救时应规范操作,加强监测。

【术后护理】

1. 休息与活动 术后将患者平移至床上,安置植入式起搏器者需保持平卧位或略向左侧卧位 8~12 小时,避免右侧卧位。如患者平卧极度不适,可抬高床头 30°~60°。术侧肢体不宜过度活动,勿用力咳嗽,以防电极脱位,如出现咳嗽,尽早应用镇咳药。安置临时起搏器的患者需绝对卧床,术侧肢体避免屈曲或活动过度。卧床期间做好生活护理。术后第 1 次活动应动作缓慢,防止跌倒。

2. 监测 术后描记 12 导联心电图,进行心电监护,监测脉搏、心率、心律、心电变化及患者自觉症状,及时发现有无电极导线移位或起搏器起搏、感知障碍。观察有无腹壁肌肉抽动、心脏穿孔等表现,及时报告医生并协助处理。出院前常规行胸部 X 线检查和起搏器功能测试。

3. 伤口护理与观察 安置植入式起搏器者伤口局部以沙袋加压 6 小时,且每间隔 2 小时解除压迫 5 分钟。保持切口处皮肤清洁干燥,换药时严格无菌操作,术后 24 小时换药 1 次,伤口无异常可 2~3 天换药 1 次。观察起搏器囊袋有无肿胀,观察伤口有无渗血、红、肿等,观察患者有无局部疼痛、皮肤变暗发紫、波动感等,及时发现出血、感染等并发症。如切口愈合良好,一般术后 3 天后可下地活动,第 7 天拆线。安置临时起搏器者穿刺部位保持清洁,每天消毒穿刺部位及皮肤固定位置,必要时涂抹抗菌药膏,并用无菌纱布覆盖,弹力绷带固定。

4. 注意电池情况 由于临时起搏器终端暴露在外,应予以保护,严防漏电;每天查看电池耗电情况,并旁置电池备用。

【注意事项】

1. 指导患者妥善保管好"心脏起搏器身份识别卡(上面详细记录搏器型号、电极型号、植入地点、安装日期、术者姓名、担保期限等重要信息)",外出时随身携带,便于出现意外时为诊治提供信息。

2. 告知患者应避免强磁场和高电压的场所,如磁共振(MRI)、激光、变电站等,但家庭生活用电一般不影响起搏器工作。嘱患者一旦接触某种环境或电器后出现胸闷、头晕等不适症状,应立即离开现场或不再使用该电器。目前,临床上已部分开始采用"MRI兼容起搏器",其创新之处在于:①使用传感器取代簧片开关,可在磁场下有效调控开关;②改变内部电源供电系统,防止电磁干扰;③减少了电极导线因射频场导致的升温。目前认为移动电话对起搏器的干扰作用很小,但推荐平时将移动电话放置在距离起搏器至少15cm的口袋内,拨打或接听电话时采用对侧。

3. 告知患者起搏器的设置频率(一般情况下均设置为70次/min)及平均使用年限,指导患者每天自测脉搏2次并记录,出现脉率比设置频率低10%或再次出现安装起搏器前的症状应及时就医。不要抚弄起搏器植入部位。自行检查该部位,如有红、肿、热、痛等炎症反应或出血现象,立即就医。

4. 避免剧烈运动,装有起搏器的一侧上肢应避免做用力过度或幅度过大的动作(如打网球、举重物等),以免影响起搏器功能或使电极脱落。

5. 植入起搏器后,一般要求植入后第1、3、6个月各随访1次,以后每3个月至半年随访1次。接近起搏器使用年限时,应缩短随访间隔时间,改为每月至少1次,在电池耗尽之前及时更换起搏器。

二、心脏电复律术

心脏电复律是在短时间内向心脏通以一定强度的电流,使心肌瞬间同时除极,消除异位性快速心律失常,使之转复为窦性心律的方法。最早用于消除心室颤动,故亦称为心脏电除颤。有直流电同步电复律和直流电非同步电复律两种方法。直流电同步电复律适用于除心室颤动与扑动以外的快速型心律失常。复律器一般设有同步装置,使放电时电流正好与R波同步,即电流刺激落在心室肌的绝对不应期,从而避免在心室的易损期放电诱发室速或室颤。直流电非同步电复律临床上用于心室颤动与扑动,此时已无心动周期,也无QRS波,患者神志多已丧失,应立即实施电复律。复律开始时间越早,成功率越高。

【适应证】

1. 心室颤动和扑动者。

2. 心房颤动和扑动伴血流动力学障碍者。

3. 药物及其他方法治疗无效或有严重血流动力学障碍的阵发性室上性心动过速、室性心动过速、预激综合征伴快速心律失常者。

【禁忌证】

1. 病史多年,心脏(尤其是左心房)明显增大及心房内有新鲜血栓形成或近3个月有栓塞史。

2. 伴高度或完全性房室传导阻滞的心房颤动或扑动。

3. 伴病态窦房结综合征的异位性快速心律失常。

4. 有洋地黄中毒、低钾血症时,暂不宜电复律。

【操作方法】

1. 患者平卧于绝缘的硬板床上,松开衣领,有义齿者取下,开放静脉通路,给予氧气吸入。复律前做全导联心电图。

2. 清洁电击处的皮肤,连接好心电导联线,贴放心电监测电极片时注意避开除颤部位。

3. 连接电源,打开除颤器开关,选择一个 R 波高耸的导联进行示波观察。选择"同步"按钮。

4. 遵医嘱用地西泮 0.3~0.5mg/kg 缓慢静脉注射,至患者睫毛反射开始消失的深度。麻醉过程中严密观察患者的呼吸。

5. 充分暴露患者前胸,将两电极板上均匀涂满导电糊或包以生理盐水浸湿的纱布,分别置于胸骨右缘第 2~3 肋间和心尖部,两电极板之间距离不应小于 10cm,与皮肤紧密接触,并有一定压力。按充电钮充电到所需功率,嘱其他人避免接触患者及病床,两电极板同时放电,此时患者身体和四肢会抽动一下,通过心电示波器观察患者的心律是否转为窦性。

6. 根据情况决定是否需要再次电复律。

【复律前准备】

1. 患者准备　介绍电复律的目的和必要性、大致过程、可能出现的不适和并发症,取得其合作;遵医嘱停用洋地黄类药物 1~2 天,纠正低钾血症和酸中毒,有房颤者复律前进行抗凝治疗;复律前 1 周服用胺碘酮 0.2g,每日 3 次。预防转复后复发;术前禁食 4~6 小时,排空膀胱;建立静脉通路。

2. 物品准备　除颤器、生理盐水、导电糊、纱布垫、地西泮、心电和血压监护仪及心肺复苏所需的抢救设备和药品。

【复律后护理】

1. 患者卧床休息 24 小时,清醒后 2 小时内避免进食,以免恶心、呕吐。

2. 持续心电监护 24 小时,注意心律、心率变化。

3. 密切观察病情变化,如神志、瞳孔、呼吸、血压、皮肤及肢体活动情况,及时发现患者有无栓塞征象,有无因电击而致的各种心律失常及局部皮肤灼伤、肺水肿等并发症,并协助医生给予处理。

4. 遵医嘱继续服用胺碘酮或其他抗心律失常药物以维持窦性心律。

三、心导管检查术

心导管检查是通过心导管插管术(cardiac catheterization)进行心脏各腔室、瓣膜与血管的构造及功能的检查,包括左、右心导管检查与选择性左、右心造影等,是一种非常有价值的诊断方法。其目的是明确诊断心脏和大血管病变的部位与性质、病变是否引起了血流动力学改变及其程度,为采用介入性治疗或外科手术提供依据。

【适应证】

1. 需做血流动力学检测者,从静脉置入漂浮导管至右心及肺静脉。

2. 先天性心脏病,特别是有心内分流的先心病诊断。

3. 心内电生理检查。

4. 室壁瘤需了解瘤体大小与位置以决定手术指征。

5. 静脉及肺动脉造影。

6. 选择性冠状动脉造影。

7. 心肌活检。

【禁忌证】

1. 严重心律失常及严重高血压未控制者。

2. 严重肝肾损害者。

3. 有出血倾向者,现有出血性疾病或正在进行抗凝治疗者。

4. 感染性疾病,如肺部感染、感染性心内膜炎、败血症等。

5. 电解质紊乱、洋地黄中毒。

6. 外周静脉血栓性静脉炎者。

【操作方法】

一般采用 Seldinger 经皮穿刺法,局麻后自股静脉、上肢贵要静脉或锁骨下静脉(右心导管术)或股动脉(左心导管术)插入导管到达相应部位。连续测量并记录压力,必要时采血行血气分析。插入造影导管至相应部位,注入造影剂,进行造影。

【术前准备】

1. 向患者及家属介绍手术的方法和意义、必要性和安全性,以解除顾虑和精神紧张,必要时手术前夜遵医嘱给予口服镇静剂,保证充足的睡眠。

2. 指导患者完成必要的实验室检查(血尿常规、血型、出凝血时间、血电解质、肝肾功能)、胸部 X 线、超声心动图等。

3. 术前不需禁食,但术前一餐饮食以六成饱为宜,可进食米饭、面条等,不宜喝牛奶、吃海鲜和油腻食物,以免术后卧床出现腹胀或腹泻。

4. 穿刺股动脉者术前应训练床上排尿。

5. 根据需要行双侧腹股沟及会阴部或上肢、锁骨下静脉穿刺术区备皮及清洁皮肤。

6. 穿刺股动脉者检查两侧足背动脉搏动情况并标记,以便于术中、术后对照观察。

7. 指导患者衣着舒适,术前排空膀胱。

【术中配合】

1. 观察生命体征、心律、心率变化,记录压力数据,出现异常及时通知医生并配合处理。

2. 因患者采取局麻,术中神志始终清醒,因此,尽量多陪伴在患者身边,多与患者交谈,分散其注意力,以缓解对陌生环境和仪器设备的紧张焦虑感等。同时告知患者出现任何不适应及时告诉医护人员。

3. 保持静脉输液通畅,准确及时给药。

4. 准确递送所需各种器械,及时完成术中记录。

5. 备齐各种抢救药品、物品和器械,以供急需。

【术后护理】

1. 监测患者的一般状态及生命体征。观察术后并发症,如心律失常、空气栓塞、出血、感染、热原反应、心脏压塞、心脏壁穿孔等。

2. 卧床休息,协助患者做好生活护理。

3. 静脉穿刺者应肢体制动 4~6 小时;动脉穿刺者应在穿刺点近心侧 1~2cm 处压迫止血 15~20 分钟后进行加压包扎,在确认无须局部压迫止血后,以 1kg 沙袋加压伤口 6~8 小时,肢体制动 24 小时。观察动、静脉穿刺点有无出血与血肿,如有异常立即通知医生。检查足背动脉搏动情况,比较两侧肢端的颜色、温度、感觉与运动功能情况。

4. 皮肤插管处伤口每日换药一次,保持局部清洁干燥。

四、心导管射频消融术

导管射频消融(radio frequency catheter ablation,RFCA)是通过心导管将射频电流引入心脏内,以消蚀特定部位的心肌细胞,消除病灶,治疗快速型心律失常的方法。射频电流是一种正弦波形,其频率为 300~750kHz 的交流电流。目前,快速型心律失常已由传统的首选抗心律失常药物治疗及预防转变为 RFCA。

【适应证】

1. 预激综合征合并阵发性心房颤动和快速心室率。

2. 房室折返及房室结折返性心动过速,无器质性心脏病证据的室性期前收缩和室性心动过速呈反复发作性,或合并心动过速心肌病,或者血流动力学不稳定者。

3. 不适当窦速合并心动过速心肌病。

4. 发作频繁、症状重、药物治疗不能满意控制的合并器质性心脏病的室速。

5. 发作频繁、心室率不易控制的心房扑动。

6. 发作频繁、症状明显的心房颤动。

【禁忌证】

同心导管检查术。

【操作方法】

首先必须明确心律失常的诊断并确定消融靶点。选用射频消融导管引入射频电流。消融左侧房室旁路时,消融导管经股动脉逆行或股静脉经房间隔置入;消融右侧房室旁路或改良房室结时,消融导管经股静脉置入。确定电极到位后,能量 5~55W 放电 10~60 秒。重复电生理检查,确认异常传导途径或异位兴奋灶消失。

【术前准备】

同心导管检查术外,应注意:①术前停用抗心律失常药物 5 个半衰期以上;②常规 12 导联心电图检查,必要时进行食管调搏、Holter 等检查;③房颤消融者术前服用华法林维持 INR(国际标准化比率)在 2.0~3.0 之间,行食管超声检查确认心房内无血栓方可手术。术前 3 天停用华法林,改用低分子肝素皮下注射。

【术中配合】

1. 严密监护患者血压、呼吸、心率、心律等变化,密切观察有无心脏压塞、心脏穿孔、房室传导阻滞或其他严重心律失常等并发症,并积极协助医生进行处理。

2. 手术过程中及时给药,在进行股动脉穿刺时,为保护血管,预防血栓形成,遵医嘱静脉推注肝素(每次 20~50U/kg),以后每小时追加半量。在进行电生理检查诱发心动过速时,如若无法诱发,则静脉滴注生理盐水 500ml、异丙肾上腺素 1mg,将心率调整到理想范围,再进行电生理检查。

3. 做好患者的解释工作,如药物、发放射频电能引起的不适症状,或由于术中靶点选择困难导致手术时间长等,以缓解患者紧张与不适,帮助患者顺利配合手术。

【术后护理】

同心导管检查术外,应注意:

1. 描记 12 导联心电图。

2. 观察术后并发症,如房室传导阻滞、窦性停搏、血栓与栓塞、气胸、心脏压塞等。

3. 房颤消融者因抗凝治疗,需适当延长卧床时间,防止出血。继续用低分子肝素 4 天后改用华法林抗凝,以防止血栓形成。必要时遵医嘱使用胺碘酮、美托洛尔等药物。

4. 术后返回病房,按全麻术后护理,卧床休息时双下肢制动伸直 6~8 小时,禁食、禁水 6~8 小时,平卧 12~24 小时。

5. 术后 6~8 小时撤除沙袋压迫;术后 10 小时撤除纱布捆绑,观察穿刺部位出血及血肿情况;术后第一天早上伤口常规换药一次,消毒后更换无菌敷料覆盖。

五、心瓣膜病介入性治疗

(一) 经皮穿刺球囊二尖瓣成形术

经皮穿刺球囊二尖瓣成形术(percutaneous balloon mitral valvuloplasty,PBMV)是经皮穿刺将球囊导管从股静脉送入右心房,通过房间隔穿刺送入左心房并到达二尖瓣口,稀释造影剂向球囊内快速加压充盈,膨胀的球囊将粘连狭窄的二尖瓣交界部分离,是缓解单纯二尖瓣狭窄的首选方法,可获得与外科二尖瓣闭式分离术相似的效果。

【适应证】

1. 中度至重度二尖瓣狭窄,瓣叶较柔软,无明显钙化,心功能Ⅱ~Ⅲ级者。

2. 外科分离术后再狭窄。

【禁忌证】

1. 二尖瓣狭窄伴有中度至重度的二尖瓣反流及主动脉瓣病变。

2. 左心房血栓或近期(半年内)有体循环栓塞史。

3. 严重的瓣下结构病变,二尖瓣有明显钙化为相对禁忌证。

4. 风湿活动。

【操作方法】

将球囊导管经皮穿刺后,从股静脉送入右心房,通过房间隔穿刺送入左心房再至狭窄的二尖瓣口,稀释造影剂向球囊内快速加压充盈,膨胀的球囊使粘连的瓣叶分离以扩大狭窄的二尖瓣口。

【术前准备】

同心导管检查术。还应注意术前进行经食管超声探查有无左心房血栓,有血栓者或慢性心房颤动的患者应在术前充分应用华法林抗凝;做碘过敏实验;双侧腹股沟区备皮;左侧肢体留置针。

【术中配合】

同心导管检查术,另应注意:①扩张前测量右房压力,扩张前后测量并记录左房压力。②防止发生造影剂过敏反应,术中常规应用地塞米松10mg静脉推注,如发现过敏反应立即通知医生,对症处理并给予抗过敏药物。③当球囊扩张狭窄的二尖瓣时,患者可能会出现黑矇、血压下降、心率减慢等情况,应通知术者,立即抽空球囊,恢复血流,对症处理。

【术后护理】

同心导管检查术外,应注意:①术后第2天复查超声心动图评价扩张效果;②伴心房颤动者继续服用地高辛控制心室率及华法林等抗凝剂;③观察术后并发症,如二尖瓣反流、心脏压塞、体循环动脉血栓与栓塞等。

(二)经皮穿刺球囊肺动脉瓣成形术

经皮穿刺球囊肺动脉瓣成形术(percutaneous balloon pulomonary valvuloplasty,PBPV)是利用球囊扩张的机械力量使粘连的肺动脉瓣叶交界处分离,以缓解瓣口狭窄程度,是治疗单纯肺动脉狭窄的首选治疗方法,其优点为创伤小且相对安全。

【适应证】

1. 单纯肺动脉瓣狭窄伴有狭窄后扩张者。

2. 狭窄程度以跨瓣压差≥50mmHg为介入指征,目前趋向将指征降为≥40mmHg。

3. 肺动脉瓣狭窄,手术治疗后出现再狭窄者。

4. 复杂的先天性心脏病手术前的缓解治疗,或不能接受手术者的姑息治疗,如肺动脉瓣狭窄合并房间隔缺损等。

【禁忌证】

1. 肺动脉瓣下狭窄即右室流出道漏斗部狭窄者。

2. 肺动脉瓣上狭窄瓣膜发育不良,无肺动脉狭窄后扩张者。

3. 伴重度三尖瓣关闭不全需外科处理者。

【操作方法】

经皮穿刺股静脉,将球囊导管置于狭窄的肺动脉瓣口,向球囊中注入稀释的造影剂,利用球囊扩张的机械力量使粘连的肺动脉瓣叶交界处分离,以缓解瓣口的狭窄程度。

【术前准备】

同心导管检查术。还应注意:①术前进行超声心动图检查,测肺动脉瓣收缩压力阶差,初步确定肺动脉瓣的狭窄类型及严重程度,以便选取合适的球囊扩张方法;②对于需要全麻的患者,按全麻护理常规向家属交代禁食、禁饮的注意事项,遵医嘱适当补液,完成术前给药。

【术中配合】

同心导管检查术,另应注意:①严密监测并准确记录扩张前后的右心室压、肺动脉至右心室压力阶差;②密切观察全麻患者的呼吸、意识、心率、心律、血压、血氧饱和度等变化情况,发现异常及时通知医生。

【术后护理】

同心导管检查术外,应注意:①观察术后并发症,如心脏压塞、心律失常、出血、右心室流出道损伤、右心室流出道穿孔等。②术后 24 小时内复查超声心动图,评价扩张效果。③全麻患者按全麻术后护理常规进行护理。

(三)经导管主动脉瓣置换术

经导管主动脉瓣置换术(transcatheter aortic valve replacement,TAVR)是一种微创瓣膜置换手术,通过介入导管技术,将人工心脏瓣膜输送至主动脉瓣位置,从而完成人工瓣膜植入,恢复瓣膜功能,具有创伤小、恢复快等优点。主要适用于老年重度主动脉瓣钙化性狭窄或关闭不全、合并多种疾病不适合开胸者、纠正狭窄后预期寿命 1 年以上者、外科手术后人工生物瓣膜衰败等,是近年来介入心脏病学研究和治疗的新领域和新突破,但是由于其临床应用时间尚短,目前并不是治疗主动脉瓣狭窄的首选方法。TAVR 术后并发症包括房室传导阻滞(AVB)、左束支传导阻滞(LBBB)、脑卒中、局部血管并发症、冠状动脉阻塞及心肌梗死等。

六、主动脉内球囊反搏术

主动脉内球囊反搏术(intra-aortic balloon pump,IABP)是一种由球囊导管和驱动控制系统两部分组成的机械辅助循环方法。将一端有球囊的导管经股动脉逆行插入胸降主动脉左锁骨下动脉开口的远端,利用心电图或动脉内压力波形信号触发,与心动周期同步控制球囊的充气和排空,达到辅助循环的作用。其工作原理为:球囊在心脏舒张期充气时,升主动脉舒张压升高,冠状动脉血流量增加,使心肌供血量增加;在下一个心动周期,心脏排血前,气囊放气形成的负压作用使左心室排血阻力(后负荷)降低,左心室排血更充分,进而降低左心室收缩末期容量(前负荷)。IABP 目前已成为公认的抢救心力衰竭的重要方法之一,是医院内的急诊科、手术室、监护病房内的必备装置。

【适应证】

1. 急性心肌梗死(AMI)并发心源性休克。

2. 急性心肌梗死伴急性并发症,如急性二尖瓣反流、乳头肌功能不全、室间隔穿孔、严重左心功能不全等。

3. 难治性不稳定型心绞痛。

4. 难以控制的心律失常。

5. 顽固性左心衰竭伴心源性休克。

6. 高危的外科手术或冠状动脉造影或冠状动脉成形术的支持。

7. 冠状动脉旁路手术和术后支持治疗。

8. 心脏外科术后低心排综合征经常规药物治疗效果不佳者。

9. 心脏移植的支持治疗。

【禁忌证】

1. 严重的主动脉瓣关闭不全。

2. 主动脉夹层动脉瘤或胸主动脉瘤。

3. 脑出血急性期及不可逆的脑损害。

4. 严重的主动脉或外周血管病变或有严重钙化。

5. 严重的凝血功能异常。

6. 对于过度肥胖或腹股沟有瘢痕的患者,禁止在未使用导管鞘的情况下置入 IABP 导管。

【操作方法】

将 IABP 球囊导管自股动脉送入,至降主动脉起始下方 1~2cm 处,确定位置后缝合固定 IABP 球囊导管,经三通接头将导管体外端连接反搏仪,调整各参数后开始反搏。

【术前准备】

1. 根据病情向患者及家属交代 IABP 的必要性和重要性,介绍手术大致过程及可能出现的并发症,做好解释工作,使其安心接受 IABP 治疗。同时向患者和家属介绍治疗目的、配合方法,以取得合作。

2. 观察双侧足背动脉、股动脉搏动情况并做标记;听诊股动脉区有无血管杂音。

3. 完善血常规及血型、尿常规、出凝血时间等相关检查,必要时备血。

4. 清洁穿刺部位周围皮肤并备皮。

5. 术前常规遵医嘱给予抗血小板聚集、镇静、镇痛等药物,观察用药后反应,做好记录。

6. 备齐术中用物、抢救物品、器械和药品。

7. 给予留置导尿、建立静脉通路,以备术中急用。

【术中配合】

1. 遵医嘱自患者的外周静脉处给予肝素。

2. 密切监测生命体征、心率、心律,重视患者主诉,及时沟通发现患者有无胸痛、胸闷、呼吸困难等症状,及时发现缺血、心律失常及栓塞表现,一旦发生紧急情况,通知医生停止操作,积极配合进行抢救。

3. 固定导管及三通外连接管,术侧下肢保持伸直,弯曲度不超过 30°,忌坐位,以防导管脱位、打折或扭曲,保持气囊管道通畅。

【术后护理】

1. 保持室内安静,限制探视。患者绝对卧床制动,插管侧大腿弯曲小于 30°,床头抬高也应小于 30°,以防止体内球囊导管打折或移位。

2. 随时观察导管连接处有无血液反流,每小时使用肝素盐水冲洗测压管道,以免血栓形成,注意严格无菌操作;每小时检查局部出血和血肿情况;每小时观察患者足背动脉搏动情况,观察皮肤的温度和患者自我感觉情况,如出现下肢肿胀,定时定位测量腿围;每日消毒导管穿刺部位周围皮肤。严格执行无菌操作,遵医嘱预防性使用抗生素以控制感染的发生率。如遇气囊破裂而发生气栓塞时,立即停止反搏,更换气囊导管。

3. 持续监测并记录患者生命体征、意识状态、尿量、心排出量、心脏指数、心电图变化(主要是反搏波形变化情况)、搏动压力情况等,观察循环辅助的效果,如出现异常及时通知医生。仔细观察反搏有效的征兆,如患者神志清醒、尿量增加、中心静脉压和左心房压在正常范围内、升压药物剂量大幅度减少甚至完全撤除,反搏时可见主动脉收缩波降低而舒张波明显上升是反搏辅助有效的最有力根据。

4. 加强基础护理,保持床铺清洁,定时协助患者翻身、拍背,减少坠积性肺炎及压力性损伤的发生。对意识不清的患者做好安全护理。

5. 血流动力学稳定后,根据病情逐渐减少主动脉球囊反搏比率,最后停止反搏,进行观察。每次变换频率间隔应在1小时左右,停止反搏后带管观察的时间不可超过30分钟,以免发生 IABP 球囊导管血栓形成。

6. 观察并处理下肢缺血、主动脉破裂等情况,及时撤除 IABP 球囊导管。

7. 严格执行无菌操作,遵医嘱预防性使用抗生素以控制感染的发生率。如遇气囊破裂时,立即停止反搏,更换气囊导管。

8. 及时了解患者心理状况,积极有效沟通,保持患者情绪稳定,增强战胜疾病的信心。

9. 发生机器报警时,如屏幕上无提示,可按 RESET 键或开始键重新反搏;如有提示,则根据提示解除警报。

七、冠状动脉介入性诊断及治疗术

(一)冠状动脉造影术

冠状动脉造影术(coronary arterial angiography,CAG)是将冠状动脉造影导管经不同部位动脉送至左、右冠状动脉开口部进行造影的方法,可以提供冠状动脉病变的部位、性质、范围、侧支循环状况等的准确资料,有助于选择最佳治疗方案,是诊断冠心病最可靠的方法,是临床诊断冠心病的"金标准"。评定冠状动脉狭窄标准一般采用 TIMT(thrombolysis in myocardial infarction)分级,见表3-12。

表3-12　TIMI 分级

TIMI 分级	判断标准
0级	无血流灌注,阻塞血管远端无血流
I级	造影剂部分通过,冠状动脉狭窄远端不能完全充盈
II级	冠状动脉狭窄远端可完全充盈,但显影慢,造影剂消除也慢
III级	冠状动脉远端造影剂完全而且迅速充盈和消除,同正常冠状动脉血流

【适应证】

1. 选择性冠状动脉造影的适应证

(1)对冠状动脉疾病的确诊和左心室功能损害的确诊。

(2)各种血管重建术前了解冠脉病变情况和左心室功能情况。

(3)评价血管重建术的疗效。

2. 急诊冠状动脉造影的适应证

(1)不稳定型心绞痛,如新发生的心绞痛、梗死后心绞痛,变异型心绞痛;急性心肌梗死患者等。

(2)急性心肌梗死需立即行介入术或旁路移植术。

(3)难以解释的心力衰竭或室性心律失常。

(4)各种血管重建后疑有冠状动脉内亚急性血栓形成。

(5)急性心肌梗死伴有心源性休克等并发症。

(6)剧烈胸痛与急性心肌梗死鉴别。

【禁忌证】

冠状动脉造影的应用非常广泛,一般无绝对禁忌证。在临床上出现下列情况时可采取相对禁忌:

1. 无法控制的心功能不全。

2. 肝、肾功能严重障碍。

3. 发热性疾病或重度感染性疾病。

4. 对造影剂过敏。

5. 急性心肌炎。

6. 各种出血性疾病。

7. 低钾血症无法纠正时。

【操作方法】

将心导管经股动脉、肱动脉或桡动脉送到主动脉根部,分别插入左、右冠状动脉口,注入造影剂使冠状动脉及其主要分支显影。

【术前准备】

1. 由于冠状动脉造影会在一定程度上给患者带来不适,因此在术前要向患者详细介绍主要操作步骤、发生不适的原因以及克服不适的方法,指导患者做必要的练习,以保证其在术中密切配合。

2. 手术穿刺部位局部备皮(双侧)。

3. 备好手术用物、抢救药品、抢救车、吸痰器、除颤仪、心电监护仪等。

4. 指导患者术前适当进食、水,但不宜过饱。

5. 术前 1 天晚上尽量保证充足睡眠。

【术中配合】

1. 准备造影所需用物,接患者入室,完成核对和解释工作,安慰患者,协助其摆好体位,暴露术区,做好皮肤消毒准备,建立静脉通路,必要时吸氧。

2. 严格执行无菌操作,及时准确执行术中医嘱,并做好记录。

3. 严密观察病情,发现病情变化及时报告医生,积极配合抢救。

4. 术中随时记录造影过程,根据术者要求正确回放,对造影资料进行编号、刻录、存档,并妥善保存。

【术后护理】

1. 术后观察穿刺部位、血压和心电情况,无异常可返回病房。

2. 返回病房后仍密切观察患者意识、神志、血压、心率、心律等指标;仔细观察伤口敷料有无渗血、渗液;观察动脉搏动情况,发现异常及时通知医生。

3. 嘱患者多饮水以促进造影剂排出。

4. 近来有研究表明,介入后冠心病患者多为气虚血瘀证。因此服用益气活血中药可有效改善内皮损伤、增强抗血小板聚集、减轻炎症反应等,进而提高患者生存质量。

【注意事项】

1. 冠状动脉造影是冠心病诊断中的一项有创性检查,最严重的并发症是死亡,通过积极预防、正确识别和紧急处理可以有效减少心肌梗死、心律失常、栓塞等各类并发症的发生。

2. 目前经桡动脉进行冠状动脉造影日益增多,与经股动脉造影相比,经桡动脉造影的并发症更少,患者痛苦更小,医疗费用也更低,但仍有可能存在手部肿胀、动静脉瘘、无脉症、上肢神经损伤等并发症,故准确而规范的操作尤为重要。

(二) 经皮冠状动脉介入治疗

经皮冠状动脉介入治疗(percutaneous coronary intervention,PCI)是用心导管技术疏通狭窄甚至闭塞的冠状动脉管腔,从而改善心肌血流灌注的一组治疗技术。包括经皮冠状动脉腔内成形术(percutaneous transluminal coronary angioplasty,PTCA)、冠状动脉内支架植入术(intracoronary stent implantation)、冠状动脉内旋切术、旋磨术和激光成形术等。其中,PTCA和支架植入术是目前冠心病治疗的重要手段。PCI自1977年首次运用于临床,开启了冠心病的介入治疗时代,随着该技术不断发展,目前已经与药物治疗、外科手术一样,成为冠心病治疗的重要手段之一。

【适应证】

1. 稳定型心绞痛 左主干病变直径狭窄 >50%;前降支近段狭窄≥70%,伴左心室功能减低的2支或3支病变;心肌核素等检测方法证实缺血面积大于左心室面积的10%;任何血管狭窄≥70% 伴心绞痛,且优化药物治疗无效;有呼吸困难或慢性心力衰竭,且缺血面积大于左心室10%,或存活心肌的血供由狭窄≥70% 的血管供应者。

2. 不稳定型心绞痛、非ST段抬高型心肌梗死者。

3. 急性ST段抬高型心肌梗死

(1) 直接PCI:①发病12小时以内急性ST段抬高型心肌梗死;②发病12小时以内不能药物溶栓的急性ST段抬高型心肌梗死;③合并心源性休克、急性严重心力衰竭,无论是否时间延迟;④发病时间超过12小时,临床和/或心电图仍存在缺血。

(2) 补救性PCI:溶栓治疗后仍有明显胸痛,抬高的ST段无明显降低,冠状动脉造影显示TIMI0~Ⅱ级血流者。

(3) 溶栓治疗再通者的PCI:溶栓治疗成功的患者,如无缺血复发表现,7~10天后根据冠状动脉造影结果,对适宜的残留狭窄病变行PCI治疗。

4. 介入治疗后心绞痛复发,血管再狭窄的患者。

5. 冠状动脉旁路移植术后复发心绞痛的患者。

【禁忌证】

以下禁忌证是相对的,若因冠脉血管原因而危及患者生命急需行PCI时,则无须考虑禁忌证,但应充分做好术前准备。

1. 冠状动脉轻度狭窄(<50%)或仅有痉挛者。

2. 无心肌缺血或心肌梗死症状和证据者。

3. 近期有严重出血史,凝血功能障碍,不能耐受抗血小板和抗凝双重治疗者。

4. 造影剂过敏、严重心肺功能不全不能耐受手术、晚期肿瘤、消耗性恶病质、严重肝肾衰竭者。

【操作方法】

1. PTCA是经皮穿刺周围动脉(常用桡动脉或股动脉)将带球囊的导管送入冠状动脉到达狭窄节段,扩张球囊使狭窄管腔扩大,是冠状动脉介入诊疗最基本的手段。

2. 冠状动脉内支架植入术是将不锈钢或合金材料制成的支架植入病变的冠状动脉内,支撑其管壁,以保持管腔内血流畅通。冠状动脉内支架植入术是在PTCA基础上发展而来,目的是防止和减少PTCA后急性冠状动脉闭塞和后期再狭窄,以保证血流通畅。

【术前准备】

同心导管检查术外,应注意:

1. 术前指导进行呼吸、闭气、咳嗽训练,以便于术中顺利配合手术。

2. 术前口服抗血小板聚集药物。

3. 对于已经服用华法林的患者,术前应停用 3 天,并使 INR<1.5。

4. 拟行桡动脉穿刺者术前应行 Allen 试验(同时按压桡、尺动脉,嘱患者连续伸屈五指至掌面苍白时松开尺侧,如 10 秒内掌面颜色恢复正常,提示尺动脉功能好,可行桡动脉介入治疗),留置静脉套管针应选择非术侧上肢。

5. 对于择期手术的患者,术前 1 日禁食油腻或刺激性食物;术前 4~6 小时禁食、禁水;术前 1 小时在病房内给予 0.9% 生理盐水静脉滴注。

6. 为了减少造影剂的肾毒性作用,有肾损害者应适当补液和利尿,做好紧急血透的准备。

【术中配合】

同心导管检查术外,应注意:

1. 告知患者如术中出现心悸、胸闷等不适,立即通知医生。球囊扩张时,患者可有胸闷、心绞痛发作的症状,应做好安慰解释工作,并给予相应处置。

2. 重点监测导管定位时、造影时、球囊扩张时及有可能出现再灌注心律失常时心电及血压的变化,发现异常,及时报告医生并采取有效措施。

3. 术中要保持输液、输注造影剂、氧气等各种管道通畅。遵医嘱根据患者体重给予肝素化,手术超过 1 小时应提醒医生追加肝素 1 000~2 000U。造影剂超过 300ml 时,需提醒医生。

【术后护理】

同心导管检查术外,应注意如下几点:

1. 立即做 12 导联心电图,与术前对比,有症状时再复查。

2. 经股动脉穿刺进行冠状动脉造影术后,可立即拔除鞘管,压迫穿刺点 30 分钟,若无活动性出血,可进行制动并加压包扎,穿刺侧肢体制动 24 小时后拆除弹力绷带自由活动。接受 PCI 治疗的患者,需监测活化部分凝血激酶时间(APTT),APTT 降低到正常值的 1.5~2.0 倍范围内,可拔除鞘管,局部压迫穿刺点 30 分钟无活动性出血,再进行制动并加压包扎,并需用 1kg 沙袋压迫穿刺点 6~8 小时,制动 24 小时后可正常活动。经桡动脉穿刺者术后可立即拔除鞘管,对穿刺点局部压迫 4~6 小时后,可去除加压弹力绷带。

3. 心电、血压监护 24 小时。严密观察有无心律失常、心肌缺血、心肌梗死等急性期并发症。对血压不稳定者应每 15~30 分钟测量血压,直至血压稳定后改为每 1 小时测量 1 次。

4. 术后鼓励患者多饮水,以加速造影剂的排泄。指导患者合理饮食,少食多餐,避免过饱。保持大便通畅。

5. 术后常规给予低分子肝素皮下注射,注意观察有无出血倾向,如伤口渗血、牙龈出血、鼻出血、血尿、血便、呕血等。

6. 植入支架的患者遵医嘱应用抗生素预防感染。

7. 并发症的观察与护理

(1)血管穿刺并发症:①出血和皮下血肿:经股动脉穿刺者术侧下肢保持伸直位,咳嗽及用力排便时压紧穿刺点,观察术区有无出血、渗血或血肿,必要时予以重新包扎并适当延长肢体制动时间。经桡动脉穿刺者注意观察术区加压包扎是否有效,松紧度是否得当,监测桡动脉搏动情况,对于局部血肿及淤血者,出血停止后可用 50% 硫酸镁湿热敷或理疗,以促进血肿和淤血的消散和吸收。②假性动脉瘤和动-静脉瘘:多在鞘管拔除后 1~3 天内形成,前者表现为穿刺局部出现搏动性肿块和收缩期杂音,后者表现为局部连续性杂音,一旦确诊应立即局部加压包扎,如不能愈合可行外科修补术。③血栓形成:由于血管内膜损伤、夹层形成、局部压迫时间过长等原因,穿刺血管可形成动脉血栓或栓塞;而对于经股静脉行 PCI 的患者,由于卧床制动,加大下肢深静脉血栓形成的风险,甚至可能引发肺栓塞。为避免上述血栓形成,应严密监测穿刺肢体远端的动脉搏动情况,及时通知医生,对于确定为动脉血栓形成的患者,立即溶栓和抗凝治疗,必要时外科手术。④前臂骨筋膜室综合征:是由于前臂出血造成的前臂骨筋膜间室压力增加,压迫桡动脉,从而导致前臂肌肉、正中神经发生缺血性、坏死性的临床综合征,虽较少发生,但较为严重,应密切观察肢端血运,感觉和运动情况,必要时采取筋膜间室切开减压术。

(2) 心脏并发症:①急性冠状动脉闭塞:多表现为血压下降、心率减慢或增快、心室颤动、心室停搏而死亡。应立即通知医生,尽快恢复冠脉血流。②心脏压塞:多与冠状动脉穿孔有关,虽然概率很小,但对患者生命存在致命威胁。护士应密切监测病情,一旦出现血压下降、心音遥远等心脏压塞征兆立即通知医生配合抢救。③心律失常:是PCI术后死亡的重要原因。故术后要注意观察患者有无频发室颤、室速等心律失常现象,一旦发生及时报告医生并配合处理。④低血压:多为拔除鞘管时伤口局部加压后引发血管迷走反射所致。表现为血压下降伴心率减慢、恶心、呕吐、出冷汗,严重时心跳停止。备齐阿托品、多巴胺等抢救药品,连接心电、血压监护仪,除颤仪床旁备用,密切观察心率、心律、呼吸、血压变化,及早发现病情变化。一旦发生应立即报告医生,并积极配合处理。⑤无复流现象:是指冠脉行球囊扩张或支架置入后狭窄解除,且无血管痉挛、夹层、血栓形成等机械性阻塞因素存在,但即刻造影却显示冠脉血流急剧减少的现象。患者可以无任何症状,也可表现为胸闷、胸痛、心律失常、心肌梗死、心源性休克甚至死亡,应遵医嘱给予硝酸甘油、肝素、钙通道阻滞剂等药物治疗。⑥冠脉气体栓塞:是指PCI过程中不慎将空气注入冠脉内而引起远端血管的血流阻断。术中应及时更换造影剂,以免将空气吸入注射器中;若发生冠脉气体栓塞,应嘱患者连续做咳嗽动作加速气体和造影剂的排空,同时备好急救药品。

(3) 全身并发症:①造影剂反应:极少数患者注入造影剂后出现皮疹或寒战,使用地塞米松后可缓解。肾损害及严重过敏反应罕见。术后可经静脉或口服补液,在术后4~6小时内(拔管前)使尿量达到1 000~2 000ml,可起到清除造影剂、保护肾功能和补充容量的双重作用。发生过敏性休克的患者,应立即皮下注射肾上腺素1mg,同时快速补充有效循环血量。②尿潴留:大部分是由经股动脉穿刺后患者不习惯床上排尿而引起。应在术前对患者进行床上排尿的训练,同时做好心理护理,解除床上排尿的紧张感,诱导排尿,在上述措施无效的情况下可以行导尿术。③造影剂肾病:是指排除其他肾脏损害因素后,在使用造影剂后2~3天内发生的急性肾功能损害。目前,对已经发生的造影剂肾病缺乏有效对策,其关键在于预防,临床上常采用静脉补液水化治疗的方法预防造影剂肾病的发生,此外,通过避免使用肾毒性药物、提醒术者造影剂用量、血液净化治疗等手段也可以有效预防造影剂肾病。④血管迷走反射:血管迷走反射主要发生于血管穿刺时和术后拔除鞘管时,患者表现为胸闷、头晕、恶心、面色苍白、出汗等不适,严重者可表现为晕厥、休克等。应让患者处于平卧位,头偏向一侧,遵医嘱静脉注射阿托品1mg,同时给予输液扩容。对于严重心动过缓的患者,可植入临时起搏器,以尽快恢复冠脉的灌注压。

8. 中医护理 在"心脾相关,痰瘀渐积"理论的影响下,有学者通过观察PCI术后远期疗效的改善情况,认为调脾护心法可以有效减少心肌缺血事件,从而改善心功能。

9. 健康教育 指导患者有效控制冠心病的各种危险因素,遵医嘱继续服用降压、降糖、调脂及抗凝药等,以巩固PCI的疗效,预防再狭窄发生。PTCA术后半年内约30%的患者发生再狭窄,药物洗脱支架植入后半年内再狭窄率低于10%,其中局部血栓形成和栓塞是重要原因。因此强调患者应终身服用阿司匹林,植入支架者还需联合应用氯吡格雷等。植入支架数目越多,越要重视坚持抗凝治疗。定期门诊随访,定期监测出凝血时间等。

八、先天性心血管病介入性治疗

有些先天性心血管病(简称先心病)适合心导管介入治疗,包括心房间隔缺损(atrial septal defect,ASD)封闭术、心室间隔缺损(ventricular septal defect,VSD)封闭术、动脉导管未闭(patentductus arteriosus,PDA)封堵术等,与外科手术同等效果,并具有创伤小、安全性高的优点。

【适应证】

1. ASD 封闭术适应证

(1) 继发孔型 ASD 直径≥5mm 伴右心容量负荷增加,≤36mm 的左向右分流 ASD。

(2) 缺损边缘至冠状静脉窦,上、下腔静脉及肺静脉的距离≥5mm,至房室瓣≥7mm。

(3) 房间隔直径 > 所选用封堵伞左房侧的直径。

(4) 未合并其他必须进行外科手术的心脏畸形。

2. VSD 封闭术适应证

(1) 有血流动力学异常的单纯型 VSD,直径 >3mm,<14mm。

(2) VSD 上缘距主动脉右冠瓣≥2mm,无主动脉右冠瓣脱入 VSD 及主动脉瓣反流。

(3) 超声在大血管短轴五腔心切面 9~12 点位置。

(4) 肌部 VSD>3mm。

(5) 外科手术后残余分流。

3. PDA 封堵术适应证 目前 PDA 封堵术因其创伤小、疗效好、恢复快,适用于绝大多数 PDA 患者,已逐渐成为治疗 PDA 的首选方案,尤其是 60 岁以上的老年 PDA 患者,因其病程较长,存在不同程度的心功能不全和肺动脉压力升高,加之衰老导致的导管壁弹性差、易纤维化或钙化等原因,手术治疗风险较大,因此老年 PDA 患者首选介入治疗。

【禁忌证】

1. 原发孔型 ASD、静脉窦型 ASD。

2. 巨大 VSD、VSD 缺损解剖位置不良,封堵器放置后可能影响主动脉瓣或房室瓣的功能。

3. 感染性心内膜炎、严重肺动脉高压导致右向左分流、左心房或左心耳内血栓、封堵器安置处有血栓等。

4. 出血性疾病、未治愈的消化性溃疡、未治愈的感染性疾病。

5. 合并心肺功能不全、肝肾衰竭者。

6. 合并需外科手术的其他心血管畸形。

【操作方法】

成人或较大儿童可在局麻下进行,婴幼儿和不能配合的儿童需采用全身麻醉。

1. ASD 封堵术 常规穿刺股静脉,行右心导管检查,选择球囊导管测量 ASD 大小,在 X 线和超声的引导下通过输送鞘管送入封堵器至左心房,打开左心房侧伞,回撤至房间隔左房侧,固定输送杆,打开右房侧伞,封堵器呈 "工" 字形固定在缺损处。

2. VSD 封堵术 经股动、静脉穿刺,建立股静脉—右心房—右心室—VSD—主动脉—股动脉轨道,经输送系统将封堵器送达输送长鞘末端,将左盘释放,回撤输送长鞘,使左盘和室间隔相贴,确定位置良好后,封堵器腰部嵌入缺损处,撤长鞘,释放右盘。

3. PDA 封堵术 常规穿刺股动、静脉处,行心导管检查,选择适宜的封堵器,从传送鞘管中送入封堵器至动脉导管内,显示封堵器位置良好后释放封堵器。

【术前准备】

1. 术前向患者和家属做好核对和解释工作,消除其紧张焦虑情绪,签手术知情同意书。

2. 查看各项检查结果,如血常规、血型、肝肾功能、体温、凝血指标、电解质、超声心动图、胸部 X 线片等。

3. 皮肤清洁备皮、建立静脉通路、准备药品,对于术前紧张者,可遵医嘱使用镇静剂。

4. 全麻患者术前禁食 6 小时,禁饮 4 小时。

【术中配合】

同心导管检查,还应注意以下几点:

1. 协助患者取舒适的平卧位,妥善固定各种管道。全麻患者取去枕仰卧位,用小枕垫高肩部,尽量头后仰以打开气道,监测生命体征,备好吸痰用物。

2. 封堵器前测量血气分析,封堵器前后测量并记录好压力图形。

3. 严格无菌操作,控制手术室人员进入并减少走动。

【术后护理】

同心导管检查,还应注意以下几点:

1. 术后肢体制动 12 小时,绷带加压包扎止血,注意观察足背动脉搏动情况、皮肤颜色、温度及血管穿刺部位有无渗血和血肿。

2. 观察术后并发症,如心律失常、封堵器移位、溶血、血栓与栓塞等。

3. 术后第 2 天行胸部 X 线检查、超声心动图检查观察封堵器的位置和残余分流情况。

4. 抗凝、抗栓治疗 ASD 和较大 VSD 患者术后遵医嘱应用肝素或低分子肝素 3~5 天抗凝治疗,口服阿司匹林 3~5mg/(kg·d)6 个月的抗栓治疗。

5. 嘱患者三个月内不要剧烈运动,防止封堵器脱落。术后 1 个月、3 个月、6 个月、1 年或根据医嘱进行复查。

(刘 宇 陈偶英 程 梅 沈翠珍 王 磊)

复习思考题

案例一:患者,李先生,55 岁,活动后心悸、气促 5 年,伴双下肢水肿 2 年,加重 3 天入院。患者 5 年前曾无明显诱因出现上楼时心悸、气促,休息后可缓解。在当地医院诊断为"扩张型心肌病",治疗后症状缓解出院。其后多因劳累反复发作。近 2 年来轻微活动即可出现心悸、气促,并伴有下肢水肿。3 天前因加班工作再次出现这些症状,不能平卧,遂入院治疗。

身体评估:T 36.5℃,P 108 次/min,R 28 次/min,BP 116/82mmHg。半卧位,口唇发绀,呼吸急促,双下肺可闻及细湿啰音。心浊音界左下扩大,心率 108 次/min,律齐。

辅助检查:胸部 X 线检查示心脏左下扩大,肺淤血征。心脏彩超:左室 72mm,左房 51mm,二尖瓣关闭不全。左室射血分数 32.3%。

问题:

1. 结合所学知识,你认为该患者最可能的医疗诊断是什么?

2. 针对该患者病情,有哪些治疗要点?

3. 请列出该患者 3 个主要的护理诊断。

4. 针对该患者的病情,应采取哪些护理措施?

案例二:患者,女性,81 岁。因胸闷头晕 2 天入院。患者 2 天前突发胸闷头晕,伴言语不清,无黑矇晕厥,无视物模糊、胸闷、气短、四肢无力,无恶心、呕吐,无四肢抽搐。在家未行特殊治疗,急来本院就诊。患者自发病以来,精神、食欲及睡眠均欠佳,二便均正常。查血常规、肝肾功能、电解质、心肌酶、肌钙蛋白等未见明显异常。既往有"高血压病""冠心病""糖尿病"病史,否认其他疾病史,否认药物、食物过敏史。

体格检查:T 36.5℃,P 32 次/min,R 20 次/min。神志清醒,口唇无发绀,双侧瞳孔等大等圆,对光反射灵敏,颈静脉怒张,双肺呼吸音粗,未闻及干湿啰音,腹软,无压痛及包块,双下肢无水肿。

心电图报告:各导联 P-P 间期和 R-R 间期各有其固定节律,两者间毫无关系;P 波频率 86 次 /min,QRS 波频率 38 次 /min;QRS 波宽大畸形,时间 >0.12 秒。

入院诊断:心律失常,三度房室传导阻滞。

问题:

1. 该患者发生三度房室传导阻滞的机制是什么?

2. 此时该患者的心房冲动来源于哪里?

3. 该患者的治疗要点应包括哪些?

4. 如何对该患者进行心理护理?

案例三:患者张女士,65 岁,退休职工。因呼吸困难、下肢水肿、声音嘶哑 1 周就诊。患者 3 年前开始出现呼吸困难,劳累后加重,在当地医院治疗后缓解。患者自述十几年前曾反复低热、膝关节疼痛。1 周前感冒后出现呼吸困难,不能平卧,下肢水肿,伴有声音嘶哑。发病以来无恶心、呕吐,饮食尚可,二便正常。

身体评估:T 37.5℃,P 84 次 /min,R 20 次 /min,BP 126/80mmHg。一般情况可,营养中等。心尖可闻及舒张中晚期隆隆样杂音。腹平软,肝脾肋下未触及,肠鸣音正常,双下肢凹陷性水肿。

辅助检查:X 线显示梨形心;心脏 M 型超声可见城垛样改变。

入院诊断:风心病,慢性心力衰竭。

问题:

1. 请解释患者声音嘶哑的原因。

2. 请阐述患者风心病导致慢性心力衰竭时累及各部分心腔的顺序。

3. 患者心功能为几级? 如何指导其休息与活动?

4. 请列出三个主要的护理诊断 / 问题,并进行重要性排序和说明排序的理由。

5. 请提出针对首优护理诊断的护理措施。

案例四:患者郭先生,57 岁,机关干部。主诉反复头痛、头晕 1 个月。连续 3 天测血压在 160~170/90~100mmHg。有烟酒嗜好 20 余年,腹型肥胖。平素无其他不适,喜欢看书、上网,很少运动,父母均有高血压。

身体评估:T 36.2℃,P 90 次 /min,R 20 次 /min,BP 170/100mmHg。神志清楚,焦虑不安。双肺呼吸音清晰,心界不大,心律齐,未闻及杂音。其余检查未见异常。

入院诊断:原发性高血压。

问题:

1. 从提供的病史资料,请分析患者发生原发性高血压的原因及其机制。

2. 为更好地护理患者,你还应进行哪些心理、社会方面的评估?

3. 该患者的治疗原则如何?

4. 患者目前有哪些主要的护理诊断或问题? 应采取哪些针对性的护理措施?

5. 你作为责任护士应如何对患者进行健康宣教?

案例五:患者,女,50 岁,教师。近 2 周来患者出现不规则发热伴有明显乏力,遂来院就诊。3 个月前曾行人造瓣膜置换术,以往有轻度高血压。无吸烟、无饮酒。

体格检查:T 38.6℃,P 100 次 /min,R 24 次 /min,BP 130/70mmHg。贫血貌,心律齐,第二心音减弱,胸骨左缘第 3 肋间有舒张期吹风样杂音。

辅助检查:血液细菌培养发现链球菌。

笔记栏

扫一扫，
测一测

诊断：人工瓣膜心内膜炎。

问题：

1. 该患者属于早期还是晚期人工瓣膜心内膜炎？请给出诊断依据。
2. 该患者在什么情况下可以进行瓣膜再置换术？
3. 该患者的治疗要点包括哪些？
4. 请列出主要的护理诊断/问题。

第四章

消化系统疾病患者的护理

学习目标

1. 识记　消化系统常见疾病的概念、病因及治疗要点。
2. 理解　消化系统常见疾病的发病机制、临床表现及辅助检查。
3. 应用　运用护理程序的方法,对消化系统常见疾病患者进行护理评估,提出常用护理诊断,拟定护理措施和健康指导,并体现对患者的关心与尊重。
4. 分析　常用护理诊断的相关因素、护理措施及健康指导的依据。
5. 评价与创新　根据护理评估资料,对拟定的护理诊断进行排序,基于循证理念制定针对性的护理措施;针对不同的护理评估资料,制定个性化的护理计划。

第一节　概　　述

消化系统疾病是临床常见病,主要包括食管、胃、肠、肝、胆、胰等脏器的器质性和功能性病变。在我国,胃癌和肝癌的病死率在恶性肿瘤病死率排名中分别位于第二和第三位,大肠癌、胰腺癌患病率近年也有明显上升趋势。消化性溃疡、慢性乙型肝炎及肝炎后肝硬化在我国属于常见病。随着社会发展,我国消化系统疾病谱也在发生变化。以往并未引起重视的胃食管反流病和功能性胃肠病,近年来已引起国内消化病学界的高度重视。炎症性肠病、酒精性肝病及酒精性肝硬化在西方国家相当常见,在我国亦逐渐增多。近年调查表明代谢相关脂肪性肝病也已成为我国常见慢性肝病之一。消化系统疾病是临床护理的重要内容之一,其临床表现繁多复杂,病变可局限于消化系统或累及其他系统,其他系统或全身性疾病也可引起消化系统疾病或症状,加之内镜治疗等方法的推陈出新,护士必须不断强化、更新消化生理、病理、药理、内镜和介入等知识,才能更好地服务于患者。

一、消化系统的结构与功能

消化系统由消化道和消化腺两部分组成(图 4-1),主要功能是完成食物的摄取、消化、吸收以及未消化残渣的排泄。

【消化道】

1. 食管　食管分为颈、胸、腹(亦称上、中、下)三段,除腐蚀性食管炎外,其他疾病引起的食管溃疡,多发生在食管的中、下段。食管有 3 个生理狭窄,狭窄部位是异物滞留和食管癌的好发部位。食管壁由内向外分别为黏膜层、黏膜下层、肌层及外膜。食管的外膜除腹腔段为浆膜外,其余是由一层疏松结缔组织所构成的纤维膜覆盖,因此,食管的病变易扩散而延及纵隔。食管下段静脉数目多而直径小，胸部食管的下部和腹部食管的静脉向下流入胃冠状静脉，当有门静脉高压时，可引起食管下段静脉曲张，破裂时造成大出血。

食管的主要功能是通过蠕动把食团输送到胃里。食管下端括约肌起着防止胃内容物反流入食管的生理作用。当某些原因使抵抗反流的功能下降或消失时，胃内容物就可反流到食管，引起胃食管反流病。吞咽时，食管下端括约肌松弛使食物入胃，若其松弛功能失调，可引起食管失弛缓症。

2. 胃　胃是消化道中最膨大的部分，具有储存和初步消化食物的功能。胃分为五个区域：贲门、胃底、胃体、胃窦、幽门（图 4-2）。胃角切迹是胃窦体部交界处的解剖标志，其组织学分界随着年龄增大可高达贲门处，此处抗酸能力差，是胃溃疡好发部位。

（1）胃组织结构：胃壁由内向外依次是黏膜层和黏膜下层、肌层、浆膜层。胃黏膜上皮向内凹陷，形成胃腺。胃腺主要有：①泌酸腺：分布于胃底和胃体，由主细胞和壁细胞构成。②贲门腺：在贲门部，以黏液细胞为主。③幽门腺：在胃窦和幽门区，以黏液细胞和内分泌细胞为主。壁细胞分泌盐酸和内因子；黏液细胞分泌黏液；主细胞分泌胃蛋白酶原。常见的内分泌细胞有：①G 细胞，分泌促胃液素和促肾上腺皮质激素（ACTH）样物质；②δ细胞，分泌生长抑素，对促胃液素和胃酸的分泌起调节作用；③肠嗜铬样细胞，合成和释放组胺。

（2）胃黏膜屏障：胃黏膜经常与各种病原微生物、刺激性或损伤性的物质接触，但胃黏膜却能保持完整无损，这与胃黏膜屏障的防御功能有关，包括黏液 - 碳酸氢盐屏障（mucus bicarbonate barrier）、黏膜上皮细胞的紧密连接及自我更新和修复能力、胃黏膜丰富的血流、前列腺素 E、表皮生长因子等。

（3）胃酸的分泌与作用：胃液呈酸性，pH 为 0.9~1.5。正常成年人胃液分泌量为 1.5~2.5L/d。胃液中的盐酸也称胃酸。盐酸分泌的主要过程：①组胺、乙酰胆碱和促胃液素刺激壁细胞上的各自受体；②壁细胞内，在 cAMP 或钙离子介导下生成 H^+；③位于壁细胞分泌小管和囊泡内的 H^+-K^+-ATP 酶，又称质子泵，将 H^+ 从壁细胞逆浓度梯度泵入胃腔。

胃酸的作用：胃酸能激活胃蛋白酶原，为酶活动提供最适 pH 环境；杀灭进入胃内的细菌；流入小肠的胃酸可促进胰液、胆汁及肠液的分泌，有助于小肠吸收；使食物中的蛋白质变性，易于被消化；反馈性抑制胃泌素分泌。胃酸分泌过少或医源性致胃酸过少，常可产生腹

图 4-1　消化系统的概观图

图 4-2　胃的形态、分部

胀、腹泻等消化不良的症状;胃酸分泌过多,胃黏膜的防御功能减弱或受损时,胃酸中的 H^+ 可反向弥散损伤胃黏膜,诱发胃的炎症或溃疡。

3. 小肠 小肠是食物被消化和吸收的主要场所,由十二指肠、空肠和回肠组成。十二指肠是小肠的起始部,与空肠连接处被十二指肠悬韧带固定,十二指肠悬韧带是上下消化道的分界线。胆总管和胰管汇合或分别开口于十二指肠乳头,胆汁和胰液由此处流入十二指肠,与肠液混合,共同参与食物的消化。小肠内消化是整个消化过程中最重要的阶段。小肠先天性和后天性酶缺乏、肠黏膜炎性和肿瘤性病变、肠段切除过多而致短肠综合征等,均可造成消化和吸收障碍。

4. 大肠 大肠由盲肠(包括阑尾)、结肠和直肠组成,其主要功能是吸收水、电解质和由结肠内微生物产生的维生素,完成对食物残渣的加工,形成、贮存和排泄粪便。大肠还有一定的分泌功能,可保护黏膜和润滑粪便,使粪便易于下行。

【消化腺】

1. 唾液腺 唾液腺分大、小唾液腺两类。小唾液腺有舌腺、唇腺、颊腺和腭腺等;大唾液腺指腮腺、下颌下腺、舌下腺。唾液含水、黏液、唾液淀粉酶、溶菌酶、干扰素等,起润滑口腔、分解淀粉以及抵抗细菌、病毒的作用。

2. 肝脏 肝脏是最大的消化腺,具有巨大的储备和迅速的再生能力。肝小叶是肝的结构和功能的基本单位,肝细胞是构成肝小叶的主要成分。肝内的一切生物化学反应,都需要肝细胞内各种酶系统参加,因此,在严重肝病、有门静脉高压或门腔静脉分流时,应注意药物选择,掌握剂量,避免增加肝脏负担及药物的不良反应。

(1) 肝脏的血液供应:肝脏的生理功能与其血液循环特点密切相关。入肝的血液来自门静脉和肝动脉,出肝的血液由肝静脉汇入下腔静脉而回到心脏。肝动脉血占25%,含氧丰富,供肝脏耗氧。门静脉血占75%,收集来自腹腔内脏的血液,内含丰富的营养物质,不仅是肝脏自身的代谢能源,还供肝脏合成新的物质,满足全身组织的需要。同时,门静脉血中的有害物质及微生物抗原性物质也将在肝内被解毒或清除。门静脉主干及较大的分支均无瓣膜结构,在门静脉高压时,血液可逆流,通过门腔静脉之间的交通支进入体循环,血液中的有害物质随体循环进入大脑,可引起肝性脑病。

(2) 肝脏的生理功能:①物质代谢:肝脏参与糖、蛋白质、脂质、维生素的合成与代谢。体内多种激素如雌激素、胰岛素等,也在肝脏代谢。②防御和解毒作用:肝巨噬细胞有强大的吞噬能力;各种有害物质如药物、毒物等在肝脏完成生物转化,便于从胆汁和尿中排泄。③生成胆汁。④造血功能:在胚胎时期,肝脏有造血功能。

(3) 胆汁的分泌和排出:肝细胞分泌的胆汁排入胆小管,然后进入小叶间胆管→左、右肝管→肝总管→胆囊管→胆总管→十二指肠乳头。正常情况下,胆汁不会从胆小管溢出至窦周隙(肝血窦内皮细胞与肝细胞之间的间隙),当肝细胞发生变性、坏死或胆道堵塞内压增大时,胆小管的正常结构被破坏,胆汁则渗入窦周隙入血窦,出现黄疸。在非消化期,胆汁主要储存在胆囊内,进食后,食物和消化液可刺激胆囊收缩将胆汁排入十二指肠。胆汁对脂类物质的消化和吸收及调节胆固醇代谢有重要作用。

3. 胰腺 胰腺是仅次于肝脏的第二大消化腺,分为外分泌腺和内分泌腺两部分。胰腺的内分泌功能主要与糖代谢调节有关,将在内分泌章节中讨论。

胰液是最重要的消化液,内含多种消化酶和 HCO_3^- 等物质。HCO_3^- 可中和进入十二指肠的胃酸,避免强酸侵蚀肠黏膜,同时也提供小肠内各种消化酶活动的最适环境(pH7~8)。消化酶包括胰淀粉酶、胰脂肪酶、胰蛋白酶和糜蛋白酶等,水解糖、脂肪、蛋白质三类营养物质。胰液分泌缺乏可影响脂肪和蛋白质的消化和吸收,导致脂肪泻。胰液排出受阻或分泌剧增,可因胰管内压力升高导致胰腺小管和胰腺腺泡破裂,酶原渗入胰腺间质而被组织液激活,发生急性胰腺炎。

食物是刺激胰液分泌的自然因素,进食时胰液分泌受神经和体液双重调控,但主要是体液调节,体液因素是促胰液素和缩胆囊素。研究显示,盐酸是小肠内促胰液素释放的最强刺激因子,因此,急性胰腺炎患者需暂禁食或胃肠减压抽出胃液,以减少盐酸刺激小肠内促胰液素释放。

【消化系统的神经调节与内分泌功能】

1. 神经调节 胃肠功能受自主神经系统-肠神经系统(enteric nervous system,ENS)共同调节。

(1)自主神经系统:包括副交感神经和交感神经。副交感神经的大部分节后纤维释放的递质是乙酰胆碱,通过激活 M 受体,可使消化道收缩、腺体分泌增加,而消化道括约肌松弛。少数副交感神经节后纤维释放某些肽类物质,如血管活性肠肽、P 物质、脑啡肽和生长抑素等,因而有肽能神经之称,在胃的容受性舒张、机械刺激引起的小肠充血等过程中起调节作用。交感神经节后纤维末梢释放去甲肾上腺素,可引起消化道运动减弱,腺体分泌抑制和血流量减少,而消化道括约肌收缩。下丘脑是自主神经系统的皮层下中枢,中枢神经系统直接或间接调节着胃肠功能,使精神因素与消化功能之间密切联系,因此消化系统的身心疾病颇为常见。

(2)肠神经系统:从食管中段到肛门的绝大部分消化道壁内,含有两层内在的神经丛。它们是由大量神经元和神经纤维组成的复杂神经网络,在调节胃肠运动、分泌、血流量以及水、电解质的转运中发挥重要作用。

2. 内分泌功能 消化道是体内最大最复杂的内分泌器官。在胃肠道的黏膜内存在有数十种内分泌细胞,它们分泌的激素统称为胃肠激素,可调节胃肠道自身的活动,如分泌、运动、吸收等。一些被认为是胃肠激素的肽类物质在消化道和中枢神经系统内双重分布,统称为脑-肠肽(brain-gut peptide)。目前已知的这些肽类物质有 20 多种,如促胃液素、缩胆囊素、胃动素、生长抑素、神经降压素等。脑-肠肽概念揭示了神经系统与消化道之间存在密切的内在联系。

二、消化系统疾病患者的护理评估

在全面收集患者主客观资料的基础上,消化系统疾病患者应重点评估以下内容。

【病史】

1. 现病史

(1)起病情况:消化系统疾病既有急性或暴发起病,又可慢性迁延,注意询问起病时间、缓急和发病过程、病因、诱因,如消化性溃疡有无饮食不规律、劳累、特殊用药等;肝硬化有无肝炎病毒感染、长期酗酒史等;急性胰腺炎有无暴饮暴食或胆道疾患等。

(2)主要症状及伴随症状:消化系统疾病的常见症状有吞咽困难、恶心、呕吐、嗳气、反酸、胃灼热感、食欲缺乏、腹胀、腹痛、腹泻、便秘、里急后重、黄疸、呕血、黑便或便血等。患者住院期间,护理人员应加强对各种主要症状及伴随症状的动态评估,以了解病情变化,为治疗和护理提供依据。如消化性溃疡患者应重点评估腹痛的部位、性质、程度、持续时间及加重或缓解的因素,有无反酸、嗳气、食欲缺乏等伴随症状,有无出血、穿孔、幽门梗阻等并发症发生。

(3)诊治经过:询问患者自发病以来的就医过程,包括初始诊断、做过何种检查及检查结果、服过何种药物,其剂量、用法、疗效以及用药的依从性等。

（4）一般状况：评估患者发病以来的精神状态、饮食方式及食欲、营养状况、体重、睡眠、大小便等变化。

2. 既往史及家族史　评估患者从出生到本次发病前的健康状况。其内容包括：既往健康状况、所患疾病情况、预防接种史、手术史、药物史、输血史、过敏史等。此外，还应评估患者父母、兄弟姊妹及子女健康状况。与现病史有关的既往史应重点询问，如肝硬化患者重点询问其慢性肝炎病史，以助于给患者提供正确的护理。

3. 个人史及婚育史　评估患者患病前的社会经历、生活习惯、饮食习惯、烟酒嗜好等。询问其居住条件、周围环境、文化程度、经济状况等，从事何种职业，其工作条件、劳动环境、有无疫水接触和疫源地逗留经历。对吸烟者应了解烟的种类、每天吸烟数量、吸烟年限等。对饮酒者应了解饮酒的品种，每次饮酒量及饮酒年限，有无酒精依赖等。评估患者的婚姻情况、家庭成员健康状况及家庭关系等。询问已婚妇女的妊娠及生育次数等。

【心理 - 社会评估】

护士运用交谈、观察等方法，向消化系统疾病患者全面了解其心理、社会情况，主要内容如下：

1. 对疾病的认识　患者患病后能否适应角色的转变。评估患者对疾病的性质、过程、预后及防治知识的了解程度。如消化性溃疡患者对疾病病因和预防措施的了解程度。

2. 患者的心理状况　疾病常给患者的生活带来诸多的影响，注意观察患者的性格、精神状态及对患病的担忧情况，评估有无焦虑、抑郁等负性情绪及其程度。

3. 社会支持系统　了解患者家庭主要成员的文化背景，对患者所患疾病认识程度，关怀和支持程度；医疗费用来源或支付方式；出院后继续就医的条件，如居住地的初级卫生保健或社区保健设施等资源。

【身体评估】

护士运用视诊、触诊、叩诊、听诊、嗅诊的方法或借助于体温表、血压计、听诊器等进行体格检查，对消化系统疾病患者进行针对性的评估，主要内容如下：

1. 一般状态　包括患者的生命体征、精神、意识、营养状况、体位是否自如。消化系统疾病容易引起吸收障碍，注意评估患者体重、皮下脂肪厚度、皮肤色泽和弹性、毛发光泽度等反应营养状况的征象。

2. 皮肤和黏膜　失血或营养不良患者有无面色苍白、萎黄或贫血貌。肝胆疾病有无皮肤色素沉着、黄疸、紫癜、蜘蛛痣、肝掌、水肿、皮肤瘙痒。频繁呕吐或腹泻有无皮肤干燥、弹性减退、眼球凹陷等失水征象。严重腹泻者肛周皮肤有无发红或糜烂等。

3. 腹部体检　按照视、听、叩、触的顺序依次体检。检查腹部外形、肠鸣音是否正常，有无腹肌紧张、压痛、反跳痛；肝脾是否肿大，肝区、脾区有无压痛及叩击痛，有无腹部肿块及移动性浊音等。

【辅助检查】

1. 实验室检查　血常规、粪便常规及尿常规是最基本的检查，可协助病因诊断。肝功能检查常用于肝胆疾病的诊断。病毒感染的实验室检测，如乙型肝炎病毒（hepatitis B virus, HBV）常用的血清免疫标志物可以了解患者是否感染了 HBV 及复制状态，HBV-DNA 定量检测反映病毒复制水平。幽门螺杆菌检测对于胃癌前疾病及病变、消化性溃疡、胃肠黏膜相关淋巴瘤等疾病的诊疗具有重要作用。肿瘤标志物的检查，如甲胎蛋白（AFP）、癌胚抗原（CEA）及糖类抗原 19-9（CA19-9）对消化系统恶性肿瘤有一定参考价值。自身抗体检查如抗线粒体抗体等用于消化系统自身免疫性疾病的诊断。红细胞沉降率可反映炎症性肠病、肠结核、结核性腹膜炎的病情活动性。急性胰腺炎诊断需测定血清淀粉酶、尿淀粉酶等。腹水常规加生化、细胞学及细菌培养对鉴别肝硬化合并原发性细菌性腹膜炎、结核性腹膜炎和腹腔恶性肿瘤很有价值。

2. 内镜检查　内镜检查是消化系统的重要诊疗技术,最常用的是胃镜和结肠镜。胃镜是食管、胃、十二指肠疾病的最常用和最准确的检查方法,结肠镜则用于观察从肛门到回盲瓣的所有结肠或直肠的病变。内镜检查能直视黏膜病变、取活检以及进行内镜治疗。当前,内镜设备不断改进,如染色内镜、超声内镜、胶囊内镜等,有效提高了胃肠疾病的早期诊断和治疗水平。内镜直视下的治疗也在广泛开展,如内镜下止血、微波、电凝、圈扎术、内镜下行黏膜切除或剥离术、经内镜逆行胰胆管造影术(endoscopic retrograde cholangiopancreatography,ERCP)等,具有微创和精准等优势,减少了患者并发症的发生和转诊外科手术的需求。

3. 影像学检查

(1) 超声检查:B超是消化系统实质脏器、胆道及腹腔内病变初筛首选检查项目。B超可显示腹腔脏器的肿瘤、囊肿、脓肿、结石等病变,并可显示腹腔内肿块、腹水及腹水量。此外,B超还能引导各种经皮穿刺,进行诊断和治疗。彩色多普勒超声可观察肝静脉、门静脉、下腔静脉,有助于门静脉高压的诊断与鉴别诊断。

(2) X线检查:有腹部X线检查、胃肠钡剂造影、小肠钡灌造影、钡剂灌肠造影等,有助于了解整个胃肠道动力状态,对肿瘤、溃疡、憩室的诊断也有一定帮助。

(3) CT和MRI:该类检查因其敏感度和分辨力高,可反映轻微的密度改变,对病灶的定位和定性效果较佳,故在消化系疾病的诊断上越来越重要。

(4) 正电子发射体层显像(PET)和放射性核素检查:PET可与CT、MRI互补提高消化系统肿瘤诊断的准确性。^{99m}Tc-PMT肝肿瘤阳性显像可协助原发性肝癌的诊断。静脉注射^{99m}Tc标记红细胞对不明原因消化道出血的诊断有特殊价值。放射核素检查还可用于研究胃肠运动,如胃排空、肠转运时间等。

4. 其他检查　脏器功能试验如胃液分泌功能检查、小肠吸收功能检查、胰腺外分泌功能检查、肝脏储备功能检查等分别用于有关疾病的辅助诊断。胃肠动力学检查对胃肠道动力障碍性疾病的诊断有相当价值,包括食管、胃、胆道、直肠等处的压力测定、食管24小时pH监测、胃排空时间及胃肠经过时间测定等。活体组织检查和脱落细胞检查有助于消化系统病变的病理诊断。如肝穿刺活组织检查,对慢性肝病等诊断有重要价值。胃黏膜活组织快速尿素酶法可检查幽门螺杆菌感染情况。

三、消化系统疾病患者常见症状与体征的护理

消化系统疾病症状和体征很多,有吞咽困难、嗳气、反酸、胃灼热感、食欲缺乏或畏食、便秘、恶心与呕吐、腹痛、腹泻、腹胀、呕血与便血、黄疸等,各种症状的临床意义可参阅《健康评估》有关章节。以下主要介绍恶心与呕吐、腹痛、腹泻。

【恶心与呕吐】

1. 概述　恶心(nausea)是延髓的呕吐中枢受到刺激引起的上腹部不适感,常为呕吐的先兆,也可单独出现,常伴有头晕、流涎、脉缓、血压降低等迷走神经兴奋症状。呕吐(vomiting)是指胃内容物或一部分小肠内容物通过食管逆流出口腔的一种复杂的反射动作。呕吐是消化系统疾病常见症状,呕吐可将有害物质从胃排出而对人体起保护作用,但持久而剧烈的呕吐可引起水、电解质紊乱和酸碱失衡、营养不良等。消化系统疾病引起呕吐的原因常见于胃肠道、肝胆、胰腺病变,如胃黏膜受刺激、腹腔脏器急性炎症、肠梗阻、幽门梗阻等。化疗相关性恶心呕吐(chemotherapy-induced nausea and vomiting,CINV)指由于化疗药物的使用所产生

的恶心及呕吐,是肿瘤患者化疗过程中最常见的不良反应。CINV可致患者生理痛苦、心理压抑及社会功能限制,甚至部分患者因之而延期或放弃接受进一步治疗。

2. 护理评估

(1) 病史:①评估诱因及病因、伴随症状:询问患者有无受凉、不洁或生冷饮食、有无暴饮暴食、酗酒或精神因素等,是否感受不卫生的环境或气味。有无肝、胆、胰及肾脏疾患,有无头面部疾患如青光眼等,有无洋地黄或抗肿瘤药物使用等。育龄女性患者注意有无早孕状况。评估有无烦躁、头痛、眩晕、发热、腹痛、腹胀、腹泻、黑便等伴随症状。②评估发作状态:注意呕吐前有无恶心,呕吐时间、方式、次数,与进食的关系。如颅内高压所致的呕吐呈喷射状,多无恶心先兆;反射性呕吐常有较明显的恶心先兆。慢性胃炎、妊娠及尿毒症患者常在晨间发生呕吐;幽门梗阻患者呕吐常发生于餐后。前庭功能紊乱患者闭目平卧后恶心呕吐可缓解。急性闭角性青光眼有突然发作的恶心呕吐,伴剧烈眼胀头痛、视力锐减、结膜充血等。CINV与化疗药物致吐作用的强弱、化疗周期等有关。③评估呕吐物的量、性状和特点:注意呕吐物气味、食物消化程度及是否混有血液、胆汁、粪便等。如幽门梗阻时呕吐频繁、量多,呕吐物因在胃内潴留发酵而有酸馊味,呕吐后腹部症状减轻。消化性溃疡、胃癌呕吐物多含血液、咖啡样残渣,急性胰腺炎呕吐物内含胆汁,急性胃肠炎呕吐物内含未消化的食物,小肠下端梗阻呕吐物有粪臭味。

(2) 心理-社会状况:评估患者的心理状况、对疾病的了解程度及家庭支持情况。注意是否因恶心、呕吐引起患者厌食或惧食,以及烦躁、焦虑不安等情绪变化。

(3) 身体评估:①神志:患者神志是否清楚,有无神志恍惚、谵妄或昏迷。②面容与表情:患者有无表情痛苦、面色苍白、呼吸急促、出冷汗、唾液增多等。③生命体征:观察呼吸频率、节律和深度,如代谢性碱中毒时可出现呼吸浅慢。体温有无升高或低体温,脉搏有无增快、减慢或不齐;是否低血压。④脱水表现:注意有无口渴、乏力、尿少、唇舌干燥、声音嘶哑、皮肤干皱、眼球凹陷、体重下降等。

(4) 辅助检查:留取呕吐物,进行常规及潜血检查,以初步寻找病因。呕吐量大且频繁时进行血清电解质、动脉血气分析检查,有助于了解电解质和酸碱平衡情况。进一步明确病因的相关检查,如血液学检查、超声、内镜等。昏迷患者怀疑有呕吐物误吸应做胸部影像学检查。

3. 常用护理诊断/问题

(1) 有体液不足的危险　与大量呕吐致体液丢失有关。

(2) 活动无耐力　与频繁呕吐致营养不良或失水、电解质丢失有关。

(3) 焦虑　与恶心、呕吐不能进食有关。

4. 目标

(1) 患者恶心、呕吐症状减轻或消失,维持机体水电解质酸碱平衡。

(2) 患者活动耐力逐渐提高至恢复正常。

(3) 患者焦虑感减轻或消失。

5. 护理措施

(1) 病情观察:评估呕吐前的饮食、用药情况、不适症状以及呕吐的时间、方式,观察呕吐物的性质、量、颜色、气味以便判断其发病原因。做好护理记录并根据需要留取呕吐物送验。记录24小时出入量。呕吐量大且频繁时,注意观察患者神志、生命体征及脱水征,监测有无低钾血症和代谢性碱中毒发生。

(2) 起居护理:保持室内环境整洁、舒适、空气新鲜流通,减少环境中不良气味的刺激。严重呕吐应卧床休息,呕吐时帮助患者侧卧或坐起,头偏向一侧。急性胰腺炎患者可行胃肠减压,抽出胃内容物,以减轻呕吐症状。保持床单位清洁干燥,及时清理被污染的衣物等。做好口腔护理,呕吐停止后应及时给患者温开水或生理盐水漱口,避免异味残留。清洁口腔时避免刺激咽部,以免诱发恶心、呕吐。

(3)饮食护理:呕吐频繁、严重或伴呕血者应暂禁食。能进食的患者应保证每日摄入足够的热量和水分,少量多餐,宜进食清淡、易消化的流质或半流质饮食。保持食物和用餐环境无异味,促进患者食欲等。不能进食者遵医嘱补充水分、电解质和营养剂。

(4)用药护理:遵医嘱使用止吐药,观察药物疗效和不良反应。甲氧氯普胺(胃复安)是胃肠疾病所致呕吐的常用止吐药,既有止吐作用,又能促进胃的排空,适用于各种原因导致的呕吐,大剂量注射或长期应用可引起锥体外系反应。莫沙比利是新一代胃肠动力药,常用于功能性消化不良所致恶心呕吐,不良反应有腹泻、腹痛、口干、皮疹及倦怠、头晕等。化疗、放疗引起的呕吐可用强力止吐药,如昂丹司琼等,不良反应有头痛、便秘和腹胀等。

(5)心理护理:呕吐可引起患者烦躁、焦虑不安等不良情绪,医护人员应做好解释、安慰,使其保持情绪稳定;指导患者应用放松技术,如深呼吸、交谈、听音乐等方法转移患者注意力,减少呕吐的发生。

(6)安全护理:频繁及大量呕吐的患者坐起时动作宜缓慢,以免发生直立性低血压而摔倒受伤。窒息是呕吐最严重的并发症,因此防止呕吐物误吸,保持呼吸道通畅至关重要。特别是对老年、神志不清、昏迷患者及大量呕血者,必须备好急救物品。患者呕吐时护士应陪伴在旁,密切观察患者的面色、有无呛咳及呼吸道通畅情况。少量呕吐物呛入气管,轻拍患者背部可促使其咳出。量多时,应迅速用吸引器吸出。发生窒息者,立即抢救。

6.评价

(1)患者恶心、呕吐症状消失,未发生体液失衡或营养不良。

(2)患者活动耐力恢复正常,无活动后不适。

(3)患者情绪稳定,能积极配合治疗。

【腹痛】

1.概述 消化系统功能性或器质性病变均可引起腹痛(abdominal pain),病因复杂。腹痛可分为急性与慢性两类。急性腹痛多由腹腔脏器的急性炎症,扭转或破裂,空腔脏器梗阻或扩张,腹腔内血管阻塞而引起;慢性腹痛的原因常为腹腔脏器的炎症,腹腔脏器包膜的张力增加,消化性溃疡,胃肠神经功能紊乱,肿瘤压迫或浸润等。此外,某些全身性疾病、泌尿生殖系统疾病、腹外脏器疾病,如急性心肌梗死、下叶肺炎、宫外孕破裂、卵巢囊肿蒂扭转等也可引起腹痛。

2.护理评估

(1)病史:①评估腹痛发病原因及诱因:起病急骤,全身状况迅速恶化者,常见于腹腔内出血、空腔脏器及肠道梗阻或穿孔、胰腺炎、肠炎、肠系膜动脉栓塞、宫外孕破裂、卵巢囊肿蒂扭转。腹腔脏器破裂者常有摔伤或腹部外伤史;心绞痛、心肌梗死的腹痛多在劳累或激动时发生;原有房颤者的急性腹痛,可能是肠系膜动脉栓塞。病程长久,反复发作的腹痛,多为消化性溃疡、炎症或空腔器官结石。开始腹痛较轻,但进行性加重者,常为炎症性病变。②评估腹痛发作状态:腹痛的部位、性质、程度和持续时间。腹痛的部位常为病变的所在,但应注意有无转移性腹痛、牵涉痛或原有病变范围扩大或发生并发症。腹痛可表现为隐痛、钝痛、灼痛、胀痛、刀割样痛、钻痛或绞痛等,可为持续性或阵发性疼痛。腹腔实质脏器病变腹痛多呈持续性,空腔脏器病变多呈阵发性绞痛。持续性疼痛阵发性加剧可能是既有炎症又有梗阻或炎症刺激引起痉挛。急性腹膜炎可表现为全腹疼痛并伴有压痛、反跳痛、腹肌紧张。评估腹痛与进食、活动、体位等关系,如急性胰腺炎进食腹痛加剧,取弯腰屈膝侧卧位时腹痛减轻。③评估伴随症状:如有无发热、恶心、呕吐、腹泻、呕血、便血、血尿、休克等。发热、腹痛同时发生者常见急性感染;急性胃肠炎腹痛常伴明显呕吐、腹泻;阵发性腹部绞痛伴剧烈呕吐、腹胀、不排便、不排气为胃肠道梗阻的症状。肝、脾破裂,宫外孕,消化道穿孔等可出现休克。

(2)心理-社会状况:评估患者的心理状况、对疾病的了解程度及家庭支持情况。患者有无疲乏、情绪紧张、焦虑、烦躁不安,甚至恐惧、惊慌、濒死感等心理反应。

(3)身体评估:①神志:患者神志是否清晰,有无烦躁不安、神志恍惚、谵妄或昏迷。②体位、面容与表情:患者有无强迫体位,有无表情痛苦、面色苍白、出冷汗等。③生命体征:生命体征是否稳定。患者有无呼吸急促、体温升高、脉搏细速、低血压或休克。④有关疾病的相应体征:黄疸提示与胰腺、肝胆疾病有关;胆道疾病可牵涉右肩背疼痛;急性胰腺炎常有腰背部带状痛。⑤腹部体检:见本章消化系统疾病患者的护理评估。

(4)辅助检查:根据不同病种进行明确病因的相关检查,如内镜、影像学检查、血液学检查、胃肠功能检查等。

3. 常用护理诊断/问题

(1)疼痛:腹痛　与腹腔脏器炎症、溃疡、出血、梗阻或穿孔有关。

(2)焦虑　与腹痛剧烈、反复或持续不易缓解有关。

4. 目标

(1)患者腹痛逐渐减轻或消失。

(2)焦虑等负性情绪好转或消失。

5. 护理措施

(1)病情观察:动态观察患者腹痛状况,以及相关疾病的其他表现。警惕急腹症或休克的发生,若患者疼痛突然加剧,或呕血、黑便,或寒战、高热,或全腹压痛、反跳痛、腹肌紧张等,均应立即通知医生,进行抢救。

(2)起居护理:环境安静、舒适、空气新鲜,保持适宜的温度和湿度。急性或慢性腹痛严重者应卧床休息,保持有利于疼痛减轻的体位。烦躁不安者应采取防护措施,防止坠床意外发生。慢性腹痛病情轻者应合理安排休息和活动量。

(3)饮食护理:急性腹痛病因未明者,或伴呕吐、呕血、便血者应暂禁食。能进食的患者要保证每日摄入足够的热量,少量多餐,宜进食清淡、易消化的流质、半流质或软食。避免辛辣刺激性食物,戒除烟酒嗜好。

(4)缓解疼痛:非药物缓解疼痛的方法是缓解慢性疼痛的主要手段,能减轻患者的紧张、焦虑,提高其疼痛阈值。具体方法有行为疗法(深呼吸、冥想、音乐疗法、生物反馈等)、局部热敷疗法、穴位按压止痛等。

(5)用药护理:遵医嘱根据病情、疼痛性质和程度选择性给予镇痛药。癌性疼痛应遵循按需给药的原则,有效控制患者的疼痛。急性剧烈腹痛诊断不明者,不可随意使用镇痛药,以免掩盖症状,延误病情。慢性腹痛诊断不明者也不可局部热敷及灌肠,以免造成炎症扩散或引起并发症。

(6)心理护理:疼痛可引起情绪紧张、焦虑、烦躁不安,甚至恐惧、惊慌、濒死感等心理反应,护士应做好心理疏导,以利于增强患者对疼痛的耐受力。

6. 评价

(1)患者腹痛症状缓解或消失。

(2)患者情绪稳定。

【腹泻】

1. 概述

腹泻(diarrhea)指排便次数明显超过平日习惯的频率,粪质稀薄,水分增加,每日排便量超过 200g,或含未消化食物或脓血、黏液。腹泻常伴有腹痛、排便急迫感、肛门不适等症状。腹泻分急性和慢性两类,急性腹泻在短时间内使机体丢失大量水分及电解质,可引起水、电解质紊乱和酸碱失衡。长期慢性腹泻可导致营养不良。急性腹泻以肠道感染常见,慢性腹泻病因复杂,除肠道感染性疾病外,胃部疾病、肠道非感染性疾病、肠肿瘤、胰腺疾病、肝胆疾病等均可引起。

2. 护理评估

(1) 病史:①评估腹泻发病原因及诱因:询问患者有无进食不洁、生冷或有毒食物,有无化学毒物和传染病接触史,有无使用可导致腹泻的药物等。是否患有与腹泻有关的消化系统或全身性疾病。②评估腹泻起病情况、持续的时间、规律:急性腹泻起病急骤,病程短,不足 2 个月;慢性腹泻起病缓慢,病程较长,持续时间可超过 2 个月。细菌性痢疾、肠炎等腹泻前多有不洁饮食经历或传染病患者接触史;溃疡性结肠炎急性发作前多有疲劳、暴饮暴食等。溃疡性肠结核、慢性结肠炎及结肠癌可腹泻与便秘交替出现。③评估大便的次数、性状、颜色、量及气味,了解腹泻特点:急性腹泻患者排便次数明显增多,每日 10 次以上,甚至数十次,粪便量多而稀薄;慢性腹泻患者每日排便数次,或腹泻与便秘交替。渗出性腹泻由于黏膜炎症、溃疡、浸润性病变致血浆、黏液脓血渗出,粪便含有脓血、黏液;分泌性腹泻患者多为水样便,量大,无黏液及脓血,与进食无关;渗透性腹泻与吸收不良性腹泻粪便含有未消化食物、泡沫,可有恶臭,不含黏液、脓血,禁食后可缓解。④评估伴随症状:询问腹泻是否伴有发热、呕吐、腹痛、里急后重感和其他症状,如明显消瘦、乏力、食欲缺乏、肛门疼痛、睡眠障碍等。直肠和乙状结肠病变者可有下腹或左下腹持续性疼痛,多有里急后重;小肠病变常伴脐周痛,呈间歇性阵发性绞痛,无里急后重。

(2) 心理 - 社会状况:评估患者的心理状况、对疾病的了解程度及家庭支持情况。患者有无焦虑、抑郁等心理反应。

(3) 身体评估:①神志:患者神志是否清晰,有无烦躁不安、神志恍惚、谵妄或昏迷。②面容与表情:患者有无表情痛苦、面色苍白等。③生命体征:观察呼吸频率、节律和深度,代谢性碱中毒时可出现呼吸浅慢。体温有无升高或低体温,脉搏有无增快、减慢或不齐;是否低血压。④脱水表现:口渴、乏力、尿少、唇舌干燥、声音嘶哑、皮肤干皱、眼球凹陷、体重下降等。⑤严重腹泻者评估肛周皮肤有无发红或糜烂等。长期慢性腹泻者还要注意评估营养不良的体征,如消瘦、皮肤干燥或脱屑、下肢水肿等。

(4) 辅助检查:留取粪标本进行常规及隐血检查,以明确病因。腹泻频繁且病程久者进行血清电解质、动脉血气分析,有助于了解电解质和酸碱平衡情况。明确病因的相关检查,如肠镜、血液学检查等。

3. 常用护理诊断 / 问题

(1) 腹泻　与肠道疾病及全身疾病有关。

(2) 有体液不足的危险　与腹泻致体液丢失有关。

(3) 营养失调:低于机体需要量　与长期腹泻、吸收障碍有关。

4. 目标

(1) 患者腹泻症状减轻或消失。

(2) 维持患者水电解质酸碱平衡。

(3) 促进患者恢复正常饮食,维持体重等指标在正常范围。

5. 护理措施

(1) 病情观察:密切观察腹泻情况,并详细记录大便的色、量、性质,正确收集粪便标本并及时送检。急性腹泻量过大时或长期慢性腹泻者,注意观察患者神志、生命体征、有无脱水及营养不良表现,监测有无低钾血症和代谢性碱中毒。

(2) 起居护理:保持室内环境整洁、舒适、空气流通,减少环境的不良气味刺激。急性起病、全身症状明显的患者应卧床休息。注意腹部保暖,可用热水袋热敷腹部,以减弱肠道运动,减少排便次数。保持床铺清洁干燥,及时清理污染的衣物和被褥。做好肛周护理,保持肛门清洁、干燥。排便次数较多,肛门刺激较明显者,给予便后温水坐浴或肛门热敷,凡士林油涂抹肛门。有肛周红疹或糜烂者,遵医嘱局部用抗生素软膏。具有传染性者,应严格执行消化道隔离。

(3) 饮食护理:急性腹泻者可暂禁食,静脉补充水、电解质及营养剂。能进食的患者要保证其每日足够的热量,少量多餐,宜进食营养丰富、低脂肪、少渣或无渣的流质、半流质或软食,适当补充水分和盐分,避免生冷、粗纤维和刺激性食物。

(4) 用药护理:遵医嘱应用抗感染药物、止泻药等。观察药物疗效和不良反应。对老年患者、心功能不全者应注意防止输液过快引起循环负荷过重。

(5) 心理护理:久泻不止可引起患者烦躁不安、焦虑、抑郁等情绪,医护人员应做好解释、安慰,帮助患者调整心态,以积极的态度应对疾病。

6. 评价

(1) 患者腹泻症状减轻或消失。

(2) 患者体液状态正常。

(3) 患者恢复正常饮食,体重在正常范围。

第二节 胃食管反流病

胃食管反流病(gastroesophageal reflux disease,GERD)是指胃十二指肠内容物反流入食管,引起胃灼热等症状,以及引起咽喉、气管等食管邻近的组织损伤,出现食管外症状。根据食管黏膜有无糜烂、溃疡,GERD 可分为糜烂性食管炎即反流性食管炎(reflux esophagitis,RE)和非糜烂性反流病(nonerosive reflux disease,NERD)。GERD 是一种常见病,发病率随年龄增加而增加,男女发病无明显差异。欧美国家 GERD 的发病率相对较高,我国的发病率亦呈增加趋势,以 NERD 多见。

【病因与发病机制】

GERD 是多种因素造成的消化道动力障碍性疾病,是抗反流防御机制减弱和反流物对食管黏膜攻击作用的结果。中老年人、肥胖者、吸烟、饮酒以及精神压力大者是本病发病的高危人群。直接损伤因素是胃酸、胃蛋白酶及胆汁(非结合胆盐和胰酶)等反流物。

1. 抗反流屏障结构与功能异常 作为食管的最后一部分,胃食管交界处所具有的抗反流屏障结构在维持食管生理功能中起重要作用。抗反流屏障结构包括下食管括约肌(lower esophageal sphincter,LES)、膈肌脚、膈食管韧带、His 角(食管与胃底间的锐角),在生理状态下形成一高压带,具有抗胃 - 食管反流的功能,若 LES 压力降低或 LES 周围组织作用减弱则可出现 GERD。目前认为 LES 是最重要的抗胃食管反流机制,LES 压力降低是引起胃食管反流的主要原因。在生理情况下,当有吞咽动作时 LES 反射性松弛,压力下降,通过正常的食管蠕动推动食物进入胃内,然后又恢复到正常水平,并出现一个反应性的压力增高以防止食物反流;当胃内压和腹内压升高时,LES会发生反应性主动收缩使其压力超过增高的胃内压,起到抗反流作用。如因某种因素使这种正常的功能发生紊乱时即可引起胃内容物反流入食管。此外,一过性LES松弛延长也是近年来研究发现引起GERD的一个重要机制。导致食管抗反流屏障结构与功能异常的因素有:贲门失迟缓症手术后、食管裂孔疝、腹内压增高(如妊娠、肥胖、腹水、呕吐、负重劳动等)及长期胃内压增高(如胃扩张、胃排空延迟等)、某些激素(如缩胆囊素、胰高血糖素、血管活性肠肽等)、食物(如高脂肪、巧克力等)、药物(如钙通道阻滞剂、地西泮)等。当食管的清除能力和黏膜屏障不足以抵抗反流物的损伤时,则可致病。

2. 食管清除作用降低　正常情况下,食管廓清能力是依靠食管的推动性蠕动、唾液的中和作用、食丸的重力和食管黏膜下分泌的碳酸氢盐等多种因素发挥其对反流物的清除作用,以缩短反流物和食管黏膜的接触时间。当食管蠕动振幅减弱、或消失、或出现病理性蠕动时,食管通过蠕动清除反流物的能力则下降,同时也延长了反流的有害物质在食管内的停留时间,增加了对黏膜的损伤。食管清除作用降低常见于导致食管蠕动和唾液分泌异常的疾病或病理生理过程,如干燥综合征等。此外,食管裂孔疝时,部分胃经膈食管裂孔进入胸腔,除改变LES结构,也可降低食管对反流物的清除,引起GERD。

3. 食管黏膜屏障功能降低　食管上皮表面黏液、不移动水层和表面HCO_3^-、复层鳞状上皮、黏膜下丰富的血液供应共同构成了抗黏膜损伤的屏障。长期吸烟、饮酒等刺激性食物或药物,削弱食管黏膜抵抗反流物损害的能力。

【临床表现】

GERD的临床表现多样,轻重不一。

1. 食管症状

(1) 典型症状:胃灼热和反流是GERD最常见的症状。反流是指在无恶心和不用力的情况下,胃内容物涌入口腔或咽部的感觉。含酸味或仅为酸水时称反酸。胃灼热是指胸骨后或剑突下烧灼感,常由胸骨下段向上延伸。胃灼热和反流常在餐后1h出现,卧位、弯腰或腹内压增高时可加重,也有部分患者在夜间入睡时出现胃灼热和反流症状。

(2) 非典型症状:常见胸痛、吞咽困难等。由GERD引起的胸痛是非心源性胸痛的常见病因之一。胸痛由反流物刺激食管引起,严重者表现为剧烈刺痛,可放射至后背、胸部、肩部、颈部、耳后,有时酷似心绞痛,伴有或不伴有胃灼热和反流。其次,部分患者发生吞咽困难或胸骨后异物感,可能是由于食管痉挛或功能紊乱所致,呈间歇性,进食固体或液体食物均可出现。少数患者吞咽困难是因食管狭窄所致,呈持续性或进行性加重。有严重食管炎或并发食管溃疡者,可伴吞咽疼痛。

2. 食管外症状　由反流物刺激或损伤食管以外的组织或器官引起。研究发现,GERD可能通过微吸入或食管-肺反射引起肺部病变,是肺部疾病的发病因素之一。许多呼吸道的症状和疾病,如慢性咳嗽、支气管哮喘、阻塞性睡眠呼吸暂停综合征、反复发作的吸入性肺炎,甚至肺间质纤维化等都与GERD有关。胃酸反流至咽喉部,可引起咽喉部症状,如反复的清嗓动作、慢性咳嗽、咽喉痛、声嘶及吞咽不畅等。一些患者诉咽部不适,有异物感、棉团感或堵塞感,称为癔球症。胃酸频繁反流至口腔,可引起牙蚀症。通常无临床症状,唯一明显的表现是牙组织不可逆的侵蚀。

3. 并发症　Barrett食管是GERD的重要并发症,可发生在反流性食管炎的基础上,也可不伴有反流性食管炎。诊断需要依赖内镜和病理检查。Barrett食管是食管下段的鳞状上皮细胞被胃的柱状上皮所取代的一种病理现象,内镜下的表现为本应正常呈现均匀粉红带灰白的食管黏膜出现胃黏膜的橘红色,分布可为环形、舌形或岛状,多发生于食管胃连接处的齿状线近端。其他并发症有上消化道出血、食管溃疡、食管狭窄等。

【辅助检查】

1. 胃镜检查 胃镜是本病最基本、最准确的诊断方法。具有反流症状的初诊患者均建议行胃镜检查。胃镜检查可排除上消化道恶性肿瘤,诊断 RE、反流性狭窄和 Barrett 食管。胃镜检查还可以对 RE 的严重程度进行分级。

2. 食管反流监测 食管反流监测为 GERD 提供了客观的诊断证据,可采用导管式监测或胶囊式监测。导管式监测时间一般为 24h;无线胶囊 pH 监测时间最长达 96h。单纯食管 pH 监测可检测酸反流,食管阻抗 -pH 监测可同时检测酸反流和非酸反流。具有典型的反流症状但内镜检查正常、症状不典型、药物治疗无效或拟行抗反流手术的患者需行食管反流监测。

3. 食管高分辨率测压 食管高分辨率测压可检测 GERD 患者的食管动力状态,并作为抗反流内镜下治疗和外科手术前的常规评估手段。食管高分辨率测压诊断 GERD 价值有限,但可了解 GERD 常见的发病机制,包括瞬间 LES 松弛、胃食管交界处低压和食管清除功能下降等。

4. 食管 X 线钡餐 该项检查对诊断 RE 敏感性不高,不推荐作为胃食管反流的常规检查,但可用于食管裂孔疝的检查。对于存在胸痛、吞咽困难等不典型反流症状的患者,可判断是否存在胃食管结合部流出道梗阻,也可行食管钡剂造影检查。

【诊断要点】

GERD 的诊断依据以下三点:有反流症状;胃镜下发现反流性食管炎;食管过度酸反流的客观证据。根据患者有典型的胃灼热和反酸症状,可拟诊 GERD,相关反流问卷可作为 GERD 诊断的辅助工具。胃镜检查如发现反流性食管炎并能排除其他原因引起的食管病变,可确立诊断。在疑诊 GERD 时,质子泵抑制剂(proton pump inhibitor,PPI)常被用于临床诊断性治疗 GERD,但该方法并非 GERD 的确诊方法。对疑诊为本病而胃镜检查阴性患者,监测 24h 食管 pH 值,如证实有食管过度酸反流,则 GERD 诊断也成立。

【治疗要点】

GERD 治疗的目的在于控制症状、治愈食管炎、减少复发和并发症。改变生活方式与形成健康的饮食习惯是治疗 GERD 的基础,包括减肥、戒烟、抬高床头等。

1. 药物治疗

(1) 抑酸药:抑制胃酸分泌是目前治疗 GERD 的基本方法。常用抑酸药有 H_2 受体拮抗剂(H_2RA)和质子泵抑制剂(PPI)。PPI 是治疗 GERD 的首选药物。单倍剂量治疗无效可改用双倍剂量,一种抑酸药无效可尝试换用另一种,疗程 4~8 周。食管裂孔疝是单倍剂量 PPI 治疗失败的主要原因之一,使用双倍剂量 PPI 可能有效,尚需证实。钾离子竞争性酸阻滞剂(potassium-competitive acid blockers,P-CABs)是一类具有独特抑酸机制的新型抑酸药。其代表药物为伏诺拉生,系第一个在中国上市的 P-CABs,获批用于治疗 RE。相比 PPI,伏诺拉生具有起效快(首剂全效)、抑酸持久(夜间酸抑制良好)、方便服用(无需餐前服用)等优点。PPI 或 P-CABs 停药后症状复发、重度食管炎患者通常需要长期维持治疗。

(2) 弱碱性抗酸药:适用于轻、中度 GERD,短期使用可有效改善患者反流、胃灼热症状。临床上常用的抗酸药有铝碳酸镁、氢氧化铝、海藻酸盐等。

(3) 促胃肠动力药:如多潘立酮、莫沙比利、依托比利等。适用于轻症患者,尤其是夜间反酸伴有胆汁反流者;或作为与抑酸药合用的辅助治疗,促进反流症状缓解。

(4) 抗反流药物:如氨酪酸 B(GABAB)受体激动剂和代谢性谷氨酸受体 5(mGluR5)拮抗剂,可抑制一过性下食管括约肌松弛,用于难治性 GERD 的治疗。

2. 抗反流手术 目的是阻止胃内容物反流入食管,疗效与 PPI 相当,但术后有一定并发症。对 PPI 治疗有效但需长期大剂量维持治疗的患者,可以根据患者的意愿,进行抗反流手术治疗。胃底折叠术是目前疗效明确的抗反流手术方式,腹腔镜下胃底折叠术优于开腹胃底折叠术。

3. 内镜治疗 GERD 的内镜治疗包括内镜下射频消融术、经口无切口胃底折叠术(transoral incisionless fundoplication,TIF)、抗反流黏膜切除术(anti-reflux mucosectomy,ARMS)。关于内镜下射频消融术的临床研究最多,可改善 GERD 患者症状,且近 20 年的临床应用显示长期疗效较好。

4. 并发症治疗 伴有低级别异型增生的 Barrett 食管患者,应予以密切随访,或进行内镜下切除、消融治疗;合并高级别异型增生的 Barrett 食管和早期食管腺癌患者,可考虑行内镜下切除治疗,但需要对病变浸润深度、淋巴结转移风险等进行综合评估,不符合内镜下治疗指征的可考虑外科手术治疗。食管狭窄主要治疗方法是内镜下食管扩张术,但术后有一定的复发率。合并食管狭窄的患者经扩张后需抑酸维持治疗,以改善吞咽困难的症状和减少再次扩张的需要。极少数严重瘢痕性狭窄需行手术切除。

【常用护理诊断/问题】

1. 疼痛:胸痛 与胃内容物反流刺激食管黏膜有关。

2. 吞咽障碍 与反流引起食管狭窄有关。

3. 焦虑 与病程长、症状持续或反复、生活质量受影响有关。

【护理措施】

1. 病情观察 胃灼热和反流是 GERD 的典型症状,注意观察此类症状发生的特点,是否常在餐后发生或夜间入睡时发生,卧位、弯腰或腹内压增高时有无加重症状,有无胸痛、吞咽困难等伴随症状,及时发现和处理异常情况。

2. 起居护理 告知患者生活要有规律,避免过度劳累和精神紧张。睡眠时采取头高脚低位,将床头抬高 15~20cm,有助于改善食管的排空功能。尽量减少增加腹内压的因素,如剧烈运动或重体力劳动、弯腰、穿紧身衣、腰带系得过紧等。肥胖者积极身体锻炼,控制体重,减少由于腹部脂肪过多引起的腹内压增高。

3. 饮食护理 饮食以高蛋白、低脂肪、无刺激、易消化为原则,少食多餐,忌暴饮暴食。戒烟禁酒。避免进食可诱发反流的食物,如辛辣刺激性食物、高脂肪食物、巧克力、咖啡、浓茶等。这些食物可促进小肠黏膜释放胆囊收缩素,导致胃内容物反流。告知患者避免饭后剧烈运动和睡前 2h 进餐,饭后不宜立即卧床休息。此外,伴有吞咽困难或咽下疼痛者以细软的温凉流质或半流质饮食为宜,避免粗硬或过热食物。

4. 用药护理 抑酸药的给药时间对疗效相当重要,护士应指导患者遵医嘱正确服药,告知服药时间、服药方法,观察治疗效果及药物不良反应。用药护理参见本章第四节"消化性溃疡"。

5. 疼痛护理 观察胸痛的部位、性质、程度、持续时间及伴随症状。中老年患者注意鉴别心源性胸痛。胸痛较重时嘱患者卧床休息,保持环境安静、舒适,减少对患者的不良刺激和心理压力。教会患者放松和转移注意力的技巧,如深呼吸、听音乐等,消除焦虑、紧张感,以利于减轻胸痛。遵医嘱用药止痛。

6. 心理护理 研究已证实焦虑、抑郁与 GERD 发病密切相关,提示精神心理因素不同程度地参与 GERD 的发病过程。护士可使用相关焦虑、抑郁量表进行评估,并针对个体的心理障碍采取合适的心理干预,使之正确认识和对待自身疾病,减轻心理负担,改善生活质量。

7. 中医护理 本病属于中医学"反酸""胃痛""胸痛"等范畴。初期多实证,以肝气犯胃或肝胃郁热为多,中期以阴津受损,痰热阻滞为主,后期以胃阴亏损,脾胃阳气受损或痰瘀互结常见。可根据虚实寒热之不同,施以清热、散寒、和胃、益气、温阳、滋阴之法进行饮食调护,或采取中医护理技术改善患者症状,可参见本章第三节"慢性胃炎"的相关内容。

【健康教育】

1. 知识宣教　尽管 GERD 呈良性过程,但易复发,且反流症状本身可能严重影响患者的生活质量。除了药物治疗,生活方式的改变也非常重要。护士应向患者及家属介绍 GERD 的有关知识,指导其了解并避免各种诱发因素,如饮食宜忌、戒烟禁酒、控制体重、合理运动、精神放松,避免应用降低 LES 的药物和引起胃排空延迟的药物等。

2. 用药指导　GERD 药物治疗时间较长,护士应指导患者严格按照医嘱规定的剂量、疗程、用法服药,告知药物的主要不良反应及处理方法。维持治疗的患者应适时与医生沟通,调整药物剂量与维持时间。平时自备弱碱性抗酸药如铝碳酸镁等,出现不适症状时可按需服用。

3. 病情监测　出现胸骨后灼热感、胸痛、吞咽障碍等症状加重时,应及时就医。胃镜检查发现 Barrett 食管者遵医嘱定期随访。

【结语】

GERD 是多因素促成的胃食管动力障碍性疾病,反流和胃灼热是其最主要的症状。LES 压力降低是引起胃食管反流的主要机制,直接损伤因素为胃酸、胃蛋白酶及胆汁(非结合胆盐和胰酶)等反流物。胃镜是最准确的检查方法。治疗药物首选 PPI。去除和避免 LES 功能障碍的因素,帮助患者建立健康的生活方式有助于减少 GERD 发生。

第三节　胃　　炎

胃炎(gastritis)指的是任何病因引起的胃黏膜炎症,常伴有上皮损伤和细胞再生。但有些胃炎以上皮和微血管的异常改变为主,伴很轻或不伴有炎症细胞浸润,称为胃病(gastropathy)。胃炎是最常见的消化道疾病之一。根据其常见的病理生理和临床表现,胃炎可大致分为急性胃炎、慢性胃炎和特殊类型胃炎。特殊类型胃炎临床较为少见,如腐蚀性胃炎、感染性胃炎、嗜酸性粒细胞性胃炎、Ménétrier 病等。本节主要阐述急性胃炎和慢性胃炎。

一、急性胃炎

急性胃炎(acute gastritis)也称糜烂性胃炎、出血性胃炎、急性胃黏膜病变,在胃镜下可见胃黏膜糜烂和出血。组织学上通常表现为胃黏膜急性炎症,胃黏膜固有层中以中性粒细胞为主的炎症细胞浸润。

急性糜烂出血性胃炎(acute erosive-hemorrhagic gastritis)是指由各种病因引起的,以胃黏膜多发性糜烂为特征的急性胃黏膜病变,常伴有胃黏膜出血,可伴有一过性浅溃疡形成。为临床最常见的类型,本节予以重点讨论。

【病因与发病机制】

1. 药物　常见于非甾体抗炎药(non-steroidal anti-inflammatory drugs, NSAIDs),如阿司匹林、对乙酰氨基酚等非特异性环氧合酶(cyclooxygenase, COX)抑制剂。COX 存在两种同工酶,即结构型 COX-1 和诱生型 COX-2。COX-1 有助于上皮细胞修复,在很多组织中微量恒定表达,包括胃黏膜、血小板和肾脏等。COX-2 主要受炎症诱导表达,促进炎症介质的产生。

非特异性 COX 抑制剂旨在抑制 COX-2,从而减轻炎症反应,但同时抑制 COX-1,导致胃黏膜正常再生的前列腺素 E 不足,黏膜修复障碍,出现糜烂和出血,多位于胃窦及球部,也可见于全胃。肠溶型 NSAIDs 虽可减轻对黏膜的局部损伤作用,但因 NSAIDs 致胃黏膜病变的主要机制是通过小肠吸收后,对黏膜 COX-1 抑制,因此,肠溶型 NSAIDs 依然可以导致急性胃炎。其他如某些抗肿瘤化疗药物、口服氯化钾或铁剂、糖皮质激素等均可造成胃黏膜损伤。

2. 应激 严重创伤、大手术、大面积烧伤、颅内病变、败血症及其他严重脏器病变或多器官功能衰竭等均可引起胃黏膜出现糜烂、出血,严重者发生急性溃疡并大量出血。其确切机制尚未完全明确,但一般认为应激状态下胃黏膜微循环不能正常运行而造成黏膜缺血、缺氧,是发病的重要环节,由此可导致胃黏膜黏液和碳酸氢盐分泌不足、局部前列腺素合成不足、上皮再生能力减弱等改变,从而使胃黏膜屏障受损。应激状态也可导致胃酸分泌增加,大量 H^+ 反弥散进入黏膜,损伤血管和黏膜,引起糜烂和出血。

3. 乙醇 具亲酯性和溶脂能力,高浓度乙醇可直接破坏胃黏膜屏障,导致胃黏膜糜烂和出血。

4. 其他 创伤和物理因素,如放置鼻胃管、胃镜下激光或电凝等止血技术、息肉摘除等微创手术,以及大剂量放射性照射可导致胃黏膜损伤,出现糜烂甚至溃疡。十二指肠 - 胃反流可导致十二指肠内容物、胆汁、肠液和胰液反流入胃,其中的胆汁酸和溶血卵磷脂可以损伤胃黏膜上皮细胞,引起糜烂和出血。此外,胃黏膜血液循环障碍,如门静脉高压性胃病,因门静脉高压致胃底静脉曲张,不能及时清除代谢产物,胃黏膜常有渗血及糜烂。

【临床表现】

由于病因不同,急性胃炎的临床表现不尽一致。轻者可无明显症状。常有上腹痛、胀满、恶心、呕吐、食欲减退等消化不良表现。患者原发病症状严重者,上述表现可被原发病所掩盖而忽视。急性糜烂出血性胃炎患者常以突然发生的上消化道出血症状而就诊,出血量大小不一,常呈间歇性发作,可自行停止。

【辅助检查】

1. 粪便检查 大便隐血试验可阳性。

2. 胃镜检查 确诊的必备条件。宜在出血发生后 24~48 小时内进行,由于胃黏膜修复很快,病变(特别是 NSAIDs 或乙醇引起者)可在短期内消失,延迟胃镜检查可能无法确定出血病因。

【诊断要点】

根据病史和症状、体征一般可做出诊断。有服用 NSAIDs 等用药史、应激史或大量饮酒史,如发生呕血或黑便,应考虑急性糜烂出血性胃炎的可能。确诊依据急诊胃镜检查。

【治疗要点】

本病主要针对原发病和病因采取防治措施。停止一切对胃有刺激的饮食和药物。常用抑制胃酸分泌药及胃黏膜保护剂促进胃黏膜修复和止血。已发生上消化道大出血者,按上消化道出血治疗原则采取综合措施进行治疗。详见本章第十三节"上消化道出血"。

【常用护理诊断 / 问题】

1. 潜在并发症:上消化道出血。

2. 知识缺乏:缺乏有关疾病的病因及防治知识。

【护理措施】

1. 病情观察 观察患者疼痛的部位、性质、程度,是否有呕血、黑便;有无诱因及病因。有上消化道出血者更要注意出血量和性状、血压、尿量等的观察。

2. 起居护理 患者应减少活动,注意休息。症状严重者卧床休息。

3. 饮食护理　指导患者合理进食,饮食规律,不暴饮暴食,避免辛辣刺激性食物。一般进少渣、温凉半流质或软食为宜。如有大量出血或频繁呕吐、剧烈腹痛者可暂禁食,少量出血可给牛奶、米汤等以中和胃酸,利于胃黏膜修复。

4. 对症护理

(1) 疼痛:见本章第一节腹痛症状护理和第四节"消化性溃疡"。

(2) 出血:见本章第十三节"上消化道出血"。

5. 用药护理　指导患者正确服用抑制胃酸分泌药、胃黏膜保护剂。用药方法及护理参见第四节"消化性溃疡"。

6. 心理护理　由于严重疾病引起的应激而出血者,患者往往有紧张、恐惧等情绪。护士应及时予以心理疏导,向患者阐述疾病发生的原因、治疗情况以及预期效果;仔细解答患者的疑问,促进患者身心休息,以利于疾病恢复。

7. 中医护理　参见本章第四节"消化性溃疡"。

【健康教育】

1. 知识宣教　介绍有关急性胃炎的病因和诱因,鼓励患者积极治疗原发疾病和创伤,纠正其引起的病理生理紊乱。

2. 用药指导　教育患者尽量避免使用对胃黏膜有损害的药物。

二、慢性胃炎

慢性胃炎(chronic gastritis)是指胃黏膜呈非糜烂的炎性改变。慢性胃炎是一种常见病,其发病率在各种胃病中居首位。男性稍多于女性。任何年龄均可发病,但随年龄增长发病率逐渐增高,特别是中年以上更为常见。

【病因与发病机制】

病因和发病机制尚不完全清楚,可能是多种因素综合作用的结果。

1. 幽门螺杆菌(H.pylori,Hp)感染　Hp 感染是慢性胃炎的最主要病因。Hp 通过释放尿素酶分解尿素产生 NH_3,分泌空泡毒素 A(Vac A)等引起细胞损害,其细胞毒素相关基因(Cag A)蛋白能引起强烈的炎症反应,其菌体胞壁 Lewis X、Lewis Y 抗原还可诱导自身免疫反应。这些因素的长期存在导致胃黏膜的慢性炎症。Hp 感染几乎都会引起胃黏膜活动性炎性反应,长期感染后部分患者可发生胃黏膜萎缩和肠化生;宿主、环境和 Hp 因素的协同作用决定了 Hp 感染后相关性胃炎的类型,因此需要常规检测 Hp。

2. 饮食和环境因素　环境因素,如水土中含过多硝酸盐、微量元素比例失调等均可增加慢性胃炎发生的危险性并影响其转归。流行病学显示,饮食中高盐和缺乏新鲜蔬菜水果与胃黏膜萎缩、肠化生以及胃癌的发生密切相关。另外,幽门螺杆菌感染可增加胃黏膜对环境因素损害的易感性。

3. 自身免疫　自身免疫性胃炎北欧多见,我国仅有少数报道。患者血液中可查到壁细胞抗体(parietal cell antibody,PCA)和内因子抗体(intrinsic factor antibody,IFA);壁细胞抗体攻击壁细胞,使壁细胞总数减少,导致胃酸分泌减少或丧失;内因子抗体与内因子结合,阻碍维生素 B_{12} 吸收而导致恶性贫血。本病常可伴有其他自身免疫病,如桥本甲状腺炎、白癜风等。

4. 其他因素　长期饮浓茶、咖啡、烈酒,进食过热、过冷、粗糙食物;长期服用 NSAIDs 等药物;幽门括约肌功能不全时含胆汁和胰液的十二指肠液反流入胃。理论上这些因素均可各自或与幽门螺杆菌感染协同作用而引起或加重胃黏膜慢性炎症。年龄因素和胃黏膜营养因子缺乏也是慢性胃炎发生的原因之一。老年人容易罹患慢性胃炎。老年人胃黏膜退行性改变可使黏膜营养不良、分泌功能下降和屏障功能减退,如果伴有 Hp 感染,就会使胃黏膜修复再生功能降低,从而导致慢性胃炎的发生。另外,长期消化吸收不良、食物品种单一、营养缺乏均可使胃黏膜修复再生功能降低,炎症慢性化,上皮增殖异常及胃腺萎缩。

【病理】

不同病因所致胃黏膜损伤和修复过程中产生的慢性胃炎组织学变化可表现为炎症、萎缩、化生、异型增生。①炎症:黏膜层以淋巴细胞和浆细胞为主的慢性炎症细胞浸润,Hp 感染引起的慢性炎症常见淋巴滤泡形成。当见有中性粒细胞浸润时显示有活动性炎症,称为慢性活动性胃炎。②萎缩:病变扩展至腺体深部,腺体破坏、数量减少,固有层纤维化。根据是否伴有化生而分为非化生性萎缩和化生性萎缩两种类型。以胃角为中心,波及胃窦及胃体的多灶性萎缩发展为胃癌的风险增加。③化生:长期慢性炎症使胃黏膜表层上皮和腺体为杯状细胞和幽门腺细胞所取得。以杯状细胞为特征的肠腺取代胃固有腺体,称为肠化生;泌酸腺的颈黏液细胞增生,形成幽门腺样腺体,称为假幽门腺化生。化生分布范围越广,发生胃癌的危险性越高。④异型增生:又称不典型增生,是细胞再生过程中出现过度增生和分化缺少,增生的上皮细胞拥挤、有分层现象,核增大失去极性,有丝分裂象增多,腺体结构紊乱。WHO 国际癌症研究协会推荐使用的术语是上皮内瘤变(intraepithelial neoplasia,IN),包括胃低级别上皮内瘤变(low gradeintraepithelial neoplasia,LGIN)和高级别上皮内瘤变(high gradeintraepithelial neoplasia,HGIN)。轻度和中度异型增生属于 LGIN,而重度异型增生属于 HGIN。目前胃黏膜萎缩和肠化生被归类为癌前状态,异型增生则归类为癌前病变,须密切观察。

【分类】

慢性胃炎的分类尚未统一,一般基于其病因、内镜所见、胃黏膜病理变化和胃炎分布范围等相关指标进行分类。按病因可将慢性胃炎分成 Hp 胃炎和非 Hp 胃炎两大类;按胃镜和病理诊断可将慢性胃炎分为萎缩性和非萎缩性两大类;按胃炎病变分布可将慢性胃炎分为胃窦为主胃炎、胃体为主胃炎和全胃炎三大类。

【临床表现】

慢性胃炎无特异性临床表现。有症状者表现为上腹痛或不适、上腹饱胀、嗳气、反酸、食欲缺乏、恶心和呕吐等消化不良症状。体征不明显,有时可有上腹轻压痛。消化不良症状有无和严重程度与慢性胃炎的分类、镜下表现、胃黏膜病理组织学分级均无明显相关性。自身免疫性胃炎初期可长时间缺乏典型的消化道症状,胃体萎缩后首诊症状主要以贫血和维生素 B_{12} 缺乏引起的神经系统症状为主,可伴有明显畏食、疲乏、体重减轻等症状。

【辅助检查】

1. 胃镜及胃黏膜活组织检查　二者结合是诊断慢性胃炎的最可靠方法,可通过活检确定胃炎的类型,并能进行幽门螺杆菌检测。以高清染色内镜为辅助的活检是检测胃黏膜癌前状态或癌前病变的最佳方法,并可进行临床分期。

2. Hp 检测　Hp 感染的检测是诊断和治疗 Hp 胃炎的重要环节,在做出可靠的功能性消化不良诊断前,必须排除 Hp 相关消化不良。检测方法参见本章第四节"消化性溃疡"。

3. 血清学检查　自身免疫性胃炎血清中可测得 PCA 和 IFA,空腹血清维生素 B_{12} 水平异常。

【诊断要点】

慢性胃炎病程迁延,确诊必须依靠胃镜检查及胃黏膜活组织病理学检查。幽门螺杆菌检测有助于病因诊断。怀疑自身免疫性胃炎应检测相关自身抗体、维生素 B_{12} 水平等指标。

【治疗要点】

慢性胃炎的治疗应尽可能针对病因,遵循个体化原则。治疗目的是去除病因、缓解症状和改善胃黏膜炎性反应。

1. Hp 胃炎 Hp 相关胃炎伴消化不良症状的患者,根除 Hp 后可使部分患者的症状获得长期缓解,是优先选择。治疗方案参见本章第四节"消化性溃疡"。

2. 非 Hp 胃炎 根据病因或症状给予相应治疗。自身免疫性胃炎无特定治疗方法,可考虑使用糖皮质激素,伴恶性贫血给予注射维生素 B_{12}。胃黏膜营养因子缺乏宜补充复合维生素等,改善胃肠营养。十二指肠 - 胃反流可用促胃肠动力药和 / 或有结合胆酸作用的胃黏膜保护剂。对于因服用引起胃黏膜损害的药物而出现慢性胃炎症状者,加强抑酸和胃黏膜保护治疗,必要时停用损害胃黏膜的药物。对于有胃黏膜糜烂和 / 或以上腹痛、上腹烧灼感等症状为主者,可根据病情或症状严重程度选用胃黏膜保护药或抑酸药。有消化不良症状且伴明显精神心理因素的慢性胃炎患者可使用抗抑郁药或抗焦虑药。此外,中医、中药也可用于慢性胃炎的治疗。

3. 异型增生的治疗 在根除 Hp 的前提下,适量补充复合维生素和含硒药物及某些中药等。对药物不能逆转的局灶 HGIN(含重度异型增生和原位癌),可胃镜下行黏膜下剥离术,并应视病情定期随访。目前 LGIN 转归的临床研究证据有限,对于 LGIN 的处理需要谨慎,应视病情定期随访。高清染色内镜探查到边界清晰的 LGIN,经病理证实后,建议与患者沟通后行局部微创治疗。

【常用护理诊断 / 问题】

1. 营养失调:低于机体需要量 与畏食、消化吸收不良有关。

2. 疼痛:腹痛 与胃黏膜炎性病变有关。

3. 焦虑 与病情反复、病程迁延有关。

【护理措施】

1. 病情观察 观察患者消化不良表现,若有腹痛,注意腹痛的部位、性质、程度、发作的诱因;观察患者是否存在营养不良表现,有无消瘦、疲倦乏力,皮肤黏膜有无贫血体征;定期测量体重及某些指标,如检测血清转铁蛋白、血浆清蛋白水平等;观察患者进餐情况,了解有无食欲缺乏或惧食,及有无不良饮食习惯;观察患者睡眠情况,有无焦虑、抑郁等负性情绪。

2. 起居护理 指导患者生活要有规律,适当休息,避免劳累。胃痛急性发作时应卧床休息,注意上腹部保暖,必要时可用热水袋热敷胃部,以减轻胃痉挛所致腹痛。

3. 饮食护理 患者注意饮食调养,以保障机体营养平衡。选择适合患者消化能力和符合营养需要的食物,以高热量、高蛋白、多维生素、易消化饮食为原则,饮食宜软、烂、细,以利消化吸收。定时进餐,细嚼慢咽,减轻胃部负担。戒除烟酒,避免暴饮暴食或饥饱无度,避免辛辣、生冷等刺激性食物。胃痛急性发作期少量多餐,以少渣、温热、清淡的流质或半流饮食为宜。胃酸缺乏者食物应完全煮熟后食用,可酌情食用酸性食物如山楂、食醋等,或刺激胃酸分泌的食物,如肉汤、鸡汤等;胃酸高者应避免酸性、过甜或肥腻之品。进食后有饱胀、嗳气、反酸等症状时,可遵医嘱服用促进消化功能的药物,以助消化,增进食欲。中医食疗对改善症状,促进食欲有一定的作用,可辨证选食:易食滞者可选宽中和胃消食之品,如萝卜、山楂、柑橘等;喜温喜按者可适量补充温中健脾之品,如牛奶、鸡蛋、大枣、山药、生姜、饴糖等;舌红少津者宜多食益胃生津之品,如梨、甘蔗或石斛、麦冬煎汤代茶饮。

4. 对症护理 疼痛护理见本章第四节"消化性溃疡"。

5. 用药护理 见本章第四节"消化性溃疡"。

6. 心理护理 精神因素也与慢性胃炎消化不良症状的发生密切相关。对产生焦虑、抑

笔记栏

郁的患者,应评估焦虑或抑郁的程度,帮助患者降低现存的焦虑水平,改善抑郁状态。同时,提供安全和舒适的环境,减少对感官的刺激。指导患者进行放松疗法,如深呼吸、按摩、热水浴等。如果焦虑或抑郁症状明显,可遵医嘱给予抗焦虑或抗抑郁的药物。

7. 中医护理　本病属中医学"胃痛""痞满"范畴。中医护理技术可有效缓解患者部分症状。①推拿:用拇指在患者中脘、内关、足三里和至阳重压揉按,用力由轻至重,再由重到轻,胃脘痛缓解后再按压 5 分钟,适用于胃脘痛诸证;②熨敷:食盐适量炒热,敷熨胃痛部位,用治胃寒作痛;或葱姜捣烂炒热,熨脐腹,以解阴寒凝滞之气而止痛;③刮痧:胃脘痛者可在患者上脘、中脘、下脘部和胸骨柄及脊椎两侧予以刮痧,适用于胃脘痛实证、热证;④耳穴埋籽:取穴神门、胃、交感、十二指肠、肝、脾。每次选用 3~5 个穴用王不留行籽贴压;⑤探吐:食滞胃脘胀满疼痛欲吐者,可用盐汤探吐以涌吐宿食,缓解胃痛。

【健康教育】

1. 知识宣教　介绍本病有关的病因,指导患者避免诱发因素,注意生活规律,劳逸结合,保持精神放松,积极配合治疗。指导患者改变不良的饮食习惯,多吃新鲜食物,不吃霉变食物,尽量少吃或不吃烟熏、腌制食物,戒烟酒、浓茶、咖啡及辛辣刺激性或过于粗糙食物。

2. 用药指导　嘱患者出院后遵医嘱服药,Hp 根除治疗 4 周后到医院复检 Hp,做好服药时间、服药方法和药物主要不良反应的介绍。确有必要服 NSAIDs 的患者,应告知同时加用抑酸和保护胃黏膜药物的重要性,以减少药物不良反应。服用铁剂或糖皮质激素药物者,告知患者不宜空腹服用,以减少药物对胃的刺激。对有骨关节疾病患者,可用选择性 COX-2抑制剂,如塞来昔布、美洛昔康等进行抗炎治疗,以减少对胃黏膜的损害。

3. 生活指导　流行病学发现 Hp 存在口 - 口或粪 - 口传播,自然人群中的 Hp 感染率随年龄增长而上升。Hp 常存在于患者和带菌者的牙垢与唾液中,可经口腔进入胃部。因此,患者应注意口腔卫生、防止病从口入;Hp 阳性患者改变用餐方式,宜选择分餐制或使用公筷,避免家人之间交叉传染。

4. 病情监测　对有胃癌家族史、胃镜表现为肠化生、萎缩及不典型增生的患者要坚持定期复诊随访。

【结语】

胃炎可分为急性胃炎和慢性胃炎。急性胃炎以急性糜烂出血性胃炎常见,可突发呕血和 / 或黑便,药物、应激、酗酒是三个主要因素。慢性胃炎是常见病,Hp 感染是最主要的病因。胃镜结合胃黏膜活组织病理学检查是慢性胃炎确诊依据。根除 Hp 后可使部分患者病情长期缓解。饮食护理与指导是重点,此外,还要生活规律、劳逸结合、精神放松、避免服用不必要的 NSAIDs。

第四节　消化性溃疡

消化性溃疡(peptic ulcer,PU)指胃肠黏膜发生的炎性缺损,通常与胃液的胃酸和消化作用有关,病变穿透黏膜肌层,严重者可达固有肌层或更深层次。胃溃疡(gastric ulcer,GU)和十二指肠溃疡(duodenal ulcer,DU)最常见,还可发生于食管、胃 - 空肠吻合口附近或含有胃黏膜的麦克尔(Meckel)憩室内。PU 是一种全球常见病,发病率近年来虽有下降趋势,但目前仍是常见的消化系统疾病之一,可发生于任何年龄,以 20~50 岁居多,男性多于女性,约(2~5):1。临床上 DU 多于 GU,两者之比约为 3:1,DU 多见于青壮年,GU 多见于中老年人。

思政元素

诺贝尔奖之一——幽门螺杆菌的发现

1979 年,澳大利亚病理学医生 Robin Warren 在慢性胃炎患者的胃窦黏膜组织切片上意外观察到一种弯曲状细菌,并且发现这种细菌邻近的胃黏膜总是有炎症存在,因而意识到这种细菌和慢性胃炎可能有密切关系。然而当时医学界普遍认为压力和生活方式等是导致胃溃疡的主要原因,大家不相信会有细菌生活在酸性很强的胃里面。经历多次失败之后,1982 年 Robin Warren 与医生 Barry Marshall 终于合作培养出幽门螺杆菌,Marshall 不惜亲自服用了幽门螺杆菌并且在不久后罹患胃溃疡,经历了恶心、呕吐、胃痛等症状,并使用抗生素治愈了胃溃疡。该成果发表于《柳叶刀》后,立刻在国际消化病学界引起轰动。2005 年度诺贝尔生理学/医学奖授予这两位科学家以表彰他们发现幽门螺杆菌以及这种细菌在胃炎和胃溃疡等疾病中的作用。

【病因与发病机制】

消化性溃疡是多因素所致的异质性疾病群。损伤与防御修复不足是发病机制的两个方面。幽门螺杆菌(Hp)和非甾体抗炎药(NSAIDs)是引起消化性溃疡最常见的损伤因素,胃酸和/或胃蛋白酶引起黏膜自身消化是导致溃疡形成的主要因素。

1. Hp 感染　Hp(图 4-3)感染是 PU 的重要病因和复发因素之一。Hp 感染导致消化性溃疡的确切机制未明,常用"漏屋顶"假说、胃泌素关联假说和十二指肠胃上皮化生学说来解释。"漏屋顶"假说认为胃黏膜屏障("屋顶")会保护其下方黏膜组织免受胃酸("雨")的损伤,当黏膜受到 Hp 感染时(形成"漏屋顶"),就会使 H^+ 反弥散,形成糜烂或溃疡。胃泌素关联假说认为 Hp 增加胃泌素释放,使胃酸和胃蛋白酶活性增加,在十二指肠溃疡的形成中起重要作用。十二指肠溃疡多位于有胃上皮化生处。十二指肠胃上皮化生是十二指肠对酸负荷的一种代偿反应。Hp 通过定植于十二指肠内的胃化生上皮,引起十二指肠炎症,而且,Hp 减少十二指肠分泌碳酸氢盐,削弱和损伤黏膜,最终导致溃疡形成。

2. 药物因素　长期摄入 NSAIDs、糖皮质激素、抗肿瘤药、氯吡格雷、双磷酸盐、西罗莫司等药物的患者可以发生 PU。NSAIDs 是导致胃黏膜损伤最常见的药物,引起的溃疡以 GU 多见。NSAIDs 通过两个主要机制损害胃黏膜:①破坏胃黏膜屏障。NSAIDs 多系弱酸脂溶性药物,能直接穿过胃黏膜屏障导致 H^+ 反弥散造成黏膜损伤;②抑制前列腺素的合成,削弱黏膜的防御机制。NSAIDs 所致的溃疡形成与药物的种类、剂量、用药持续时间具有相关性,长期摄入 NSAIDs 可诱发溃疡、妨碍溃疡愈合、增加溃疡复发率和出血、穿孔的发生率。高龄、同时服用抗凝药或糖皮质激素等可加重或促发 NSAIDs 所致的溃疡及其并发症发生的危险性。NSAIDs 和 Hp 是引起消化性溃疡发病的两个独立因素,至于两者是否有协同作用则尚无定论。

3. 胃酸和胃蛋白酶　消化性溃疡的最终形成是由于胃酸/胃蛋白酶对黏膜自身消化所致。胃蛋白酶活性受到胃酸的制约(pH>4 时,胃蛋白酶失活),无酸情况下罕有溃疡发生以及抑制胃酸分泌药物能促进溃疡愈合的事实,均表明胃酸在溃疡形成过程中的决定性作用,是溃疡形成的直接原因。因此在探讨消化性溃疡发病机制和治疗措施时,主要考虑胃酸的作用。胃酸的这一损害作用一般只有在正常黏膜防御、修复功能遭受破坏时才能发生。综合研究表明,DU 以高胃酸分泌起主导作用。DU 患者中大部分存在基础酸排量(BAO)、夜间酸分泌、最大酸排量(MAO)、十二指肠酸负荷增高等现象。

4. 其他因素　遗传、吸烟、饮酒、胃十二指肠运动异常、应激和心理因素等与 PU 发病有不同程度的关系。①遗传:部分 PU 患者有明显的家族史,存在遗传易感性。②吸烟:吸烟一直被认为是导致溃疡的一个重要因素。吸烟者 PU 发生率高于不吸烟者。但吸烟影响溃疡形成和愈合的确切机制未明。③饮酒:大量饮酒、空腹饮酒或者长期酗酒者诱发 PU 的概率明显增加。④胃十二指肠运动异常:这类患者可能存在胃排空增快或胃排空延迟,前者可使十二指肠球部酸负荷增大,后者则增加十二指肠液反流入胃,它们作为原发病因可加重 Hp 或 NSAIDs 对黏膜的损害。⑤应激和心理因素:急性应激可引起应激性溃疡已是共识,严重危险因素包括机械通气 >48h、凝血机制障碍、消化道出血史、严重颅脑和脊髓损伤、严重烧伤等。但在慢性溃疡患者,应激和心理因素的致病作用却未定论。临床观察发现,在 PU 疾病已经存在时,长期精神紧张、过劳等是 PU 发病的重要诱因,使溃疡发作或加重;溃疡反复发作、迁延不愈的患者通常有焦虑、抑郁以及消极等不良情绪。心理应激可能通过神经内分泌途径影响胃十二指肠分泌、运动和黏膜血流的调节。研究还表明,心理应激造成的糖皮质激素增加,使 Hp 更易于在胃内定植;在感染 Hp 的基础之上持续而强烈的心理应激状态可导致严重的胃黏膜损伤。

【病理】

显微镜下,溃疡所致的黏膜缺损超过黏膜肌层。胃镜下所见 DU 多发生在球部,前壁常见;GU 多在胃角和胃窦小弯。溃疡一般为单个,若 2 个以上,称为多发性溃疡;形状多呈圆形或卵圆形,直径多小于 10mm,GU 比 DU 稍大。亦可见到直径大于 2cm 的巨大溃疡。溃疡边缘光整、底部由肉芽组织构成,上面覆盖有灰白色或灰黄色纤维渗出物,周围黏膜常有炎症水肿。溃疡浅者累及黏膜肌层,深者甚至达浆膜层,穿破血管时引起出血,穿破浆膜层时引起穿孔。愈合期溃疡,可见瘢痕。DU 球部可因反复发生溃疡,瘢痕收缩使周围黏膜皱襞向其集中而形成假性憩室。

【临床表现】

本病的临床表现不一。部分患者可无症状或症状较轻而被忽视,也有以出血、穿孔等并发症为首发症状者。典型的消化性溃疡有如下临床特点:①慢性过程,病史可达数年或 10 余年;②周期性发作,发作与自发缓解相交替,发作期可为数周或数月,缓解期亦长短不一,短者数周、长者数年;发作常有季节性,多在秋冬或冬春之交发病,可因精神情绪不良或过劳而诱发。③部分患者有与进餐相关的节律性上腹痛,如饥饿痛或餐后痛。

1. 症状

(1) 腹痛:上腹痛为本病的主要症状,多位于中上腹,可偏右或偏左。性质可为灼痛,亦可为钝痛、胀痛、剧痛或饥饿样不适,可能与胃酸刺激溃疡壁的神经末梢有关。疼痛程度一般为轻至中度。GU 与 DU 的腹痛各有特点(表 4-1)。部分患者腹痛不典型,仅表现为无规律性的上腹隐痛不适。也可因并发症而发生疼痛性质及节律的改变。

表 4-1　GU 与 DU 的腹痛比较

	GU	DU
疼痛部位	剑突下正中或偏左	上腹正中或稍偏右
疼痛发作时间	多在餐后 0.5~1 小时 午夜痛少见	餐后 2~4 小时 或(及)午夜痛
疼痛性质	餐后痛 / 饱胀痛	空腹痛 / 饥饿痛
一般规律	进餐—疼痛—缓解	疼痛—进餐—缓解

（2）其他：尚可伴有反酸、嗳气、上腹胀、恶心、呕吐、食欲减退等消化不良症状，也可有失眠、多汗、脉缓等自主神经功能失调表现。

2. 体征　溃疡发作时上腹部可有局限性轻压痛，GU 压痛点常在剑突下，DU 压痛点常偏右，缓解期无明显体征。

3. 特殊类型的消化性溃疡

（1）复合溃疡：指胃和十二指肠同时发生的溃疡。DU 往往先于 GU 出现。幽门梗阻发生率较高。

（2）幽门管溃疡：多数患者表现为餐后迅速发生腹痛，程度较为剧烈而无节律性，对药物治疗反应较差，呕吐较多见，较易发生幽门梗阻、出血和穿孔等并发症。

（3）球后溃疡：指发生在十二指肠球部以下（降段、水平段）的溃疡，多位于十二指肠降段的初始部及乳头附近。具有球部溃疡症状特点，但疼痛更为剧烈且顽固，可向右上腹及背部放射，对药物治疗反应较差，较易并发出血。严重的炎症反应可导致胆总管引流障碍，出现梗阻性黄疸或引发急性胰腺炎。

（4）巨大溃疡：指直径大于 2cm 的溃疡。常见于有 NSAIDs 服用史及老年患者。对药物治疗反应较差、愈合时间较慢，易发生慢性穿透或穿孔。胃的巨大溃疡注意与恶性溃疡鉴别。

（5）老年人溃疡：临床表现多不典型，疼痛多无规律，食欲缺乏、恶心、呕吐、消瘦、贫血等症状突出。胃溃疡多位于胃体上部，溃疡常较大，易误诊为胃癌。由于 NSAIDs 在老年人使用广泛，老年人溃疡有增加的趋势。

（6）无症状性溃疡：患者无腹痛或消化不良表现，而以出血、穿孔等并发症为首发症状。可见于任何年龄，以老年人较多见；NSAIDs 引起的溃疡近半数无症状。

（7）儿童期溃疡：主要发生于学龄儿童，发生率低于成人。DU 较 GU 多。患儿腹痛多在脐周，与进食无关，时常出现呕吐，可能与幽门、十二指肠水肿和痉挛有关。随着年龄的增长，溃疡的表现与成人相近。

（8）难治性溃疡：指正规抗溃疡药物治疗后经胃镜检查确定未愈的溃疡。可能与下列因素有关：①病因未去除，如仍有 Hp 感染，继续服用 NSAIDs 等致溃疡药物等；②穿透性溃疡；③特殊病因，如克罗恩病、促胃泌素瘤、甲状腺功能亢进等；④某些疾病或药物影响抗溃疡药物吸收或效价降低；⑤误诊，如胃或十二指肠恶性肿瘤；⑥不良诱因存在，包括吸烟、酗酒及精神应激等。

4. 并发症

（1）出血：溃疡侵蚀周围血管可引起出血，DU 比 GU 易发生。出血是消化性溃疡最常见的并发症，也是上消化道大出血最常见的病因。出血量与被侵蚀的血管大小有关，轻者粪便隐血试验阳性或黑便，重者呕血，超过 1 000ml 可引起周围循环衰竭，需积极抢救。

（2）穿孔：溃疡病灶向深部发展穿透胃、十二指肠肠壁，可有三种后果：①溃破入腹腔引起弥漫性腹膜炎：呈突发剧烈腹痛，持续而加剧，自上腹开始迅速蔓延至全腹。体征有腹肌紧张、腹壁呈板样僵直，伴明显压痛和反跳痛；肝浊音界消失，肠鸣音减弱或消失。部分患者出现休克。②溃破穿孔而受阻于毗邻脏器如肝、胰腺、脾脏等（穿透性溃疡）：发生较慢，腹痛加重，变得顽固而持续，失去节律性。或出现其他疾病的表现，如穿透至胰腺，腹痛放射至背部，血淀粉酶可升高。③穿入空腔器官形成瘘管：DU 可穿破胆总管，形成胆瘘；GU 可穿破十二指肠或横结肠，形成肠瘘，可通过 X 线钡餐造影或 CT 等检查发现。

（3）幽门梗阻：主要是由 DU 或幽门管溃疡引起。溃疡急性发作时可因炎症水肿和幽门部痉挛而引起暂时性梗阻，可随炎症好转、溃疡愈合而缓解；慢性梗阻则由于瘢痕收缩或与周围组织粘连而阻塞胃流出道，呈持续性梗阻，需手术治疗。临床表现为：餐后上腹饱胀、上腹疼痛加重,伴有恶心、呕吐,大量呕吐后症状可以改善,呕吐物含发酵酸性宿食。严重呕吐可致失水和低氯低钾性碱中毒。可发生营养不良和体重减轻。上腹部空腹振水音、胃蠕动波以及空腹抽出胃液量 >200ml 是幽门梗阻的特征性表现。进一步做胃镜或 X 线钡剂检查可确诊。

(4)癌变:溃疡由良性演变为恶性的概率很低,十二指肠球部溃疡一般不发生癌变,GU 癌变率在 1% 以下。长期慢性 GU 病史、年龄在 45 岁以上、经严格内科治疗 6~8 周症状无好转、进行性消瘦、粪便隐血试验持续阳性者,应怀疑癌变,需进一步检查和定期随访。

【辅助检查】

1. 胃镜和胃黏膜活组织检查　胃镜是消化性溃疡首选的检查方法。其目的在于:确定有无溃疡病变、部位、分期;鉴别良性与恶性溃疡;评价治疗效果;对合并出血者给予止血治疗等。

2. X 线钡餐检查　适用于对胃镜检查有禁忌或不愿接受胃镜检查者。溃疡的直接 X 线征象为龛影,对溃疡诊断有重要价值。

3. CT 检查　CT 检查对于穿透性溃疡或穿孔很有价值,可以发现穿孔周围组织炎症、包块、积液、游离气体。对幽门梗阻也有鉴别诊断的意义。口服造影剂,CT 可能显示出胃壁中断、穿孔周围组织渗出、增厚等。

4. Hp 检测　是 PU 的常规检测项目。检测方法分为非侵入性和侵入性两类。非侵入性方法,即无需进行胃镜检查,有 ^{13}C- 或 ^{14}C- 尿素呼气试验、血清抗体筛查、单克隆粪便抗原试验等。尿素呼气试验为临床所常用,若呼气试验阳性,则提示患者存在 Hp 感染。尿素呼气试验还是根除 Hp 治疗后复查的首选方法。侵入性方法是通过胃镜检查获取胃黏膜组织进行检测,如快速尿素酶检测、胃黏膜组织切片染色镜检、细菌培养等,快速尿素酶试验是侵入性检查的首选方法。除血清学和分子生物学检测外,Hp 检测前必须停用 PPI 至少 2 周,停用抗菌药物、铋剂和某些具有抗菌作用的中药至少 4 周。

5. 胃液分析和血清胃泌素测定　一般仅在疑有促胃液素瘤时做鉴别诊断之用。

6. 粪便隐血试验　用于了解溃疡有无合并出血、筛查良恶性出血。PU 出血粪便隐血试验呈间断性阳性。阳性提示溃疡处于活动期,一般经治疗 1~2 周内可转阴。如 GU 患者粪便隐血试验呈持续阳性,应考虑癌变,需进一步检查。

【诊断要点】

根据慢性病程、周期性发作的节律性上腹疼痛病史,可做出初步诊断。确诊有赖胃镜检查。X 线钡餐检查发现龛影亦有确诊价值。

【治疗要点】

治疗的目标是消除病因、缓解症状、愈合溃疡、防止复发和防治并发症。

1. 一般治疗　在针对消化性溃疡可能的病因治疗的同时,还要注意戒烟、戒酒,注意饮食、休息等一般治疗。

2. 抑制胃酸分泌　抑酸治疗是缓解消化性溃疡症状、愈合溃疡的最主要措施。

(1)PPI:首选药物。可使壁细胞胃酸分泌中的关键酶 H^+-K^+-ATP 酶失活,从而阻滞壁细胞胞浆内 H^+ 转移至胃腔而抑制胃酸分泌,抑酸作用强且持久。PPI 治疗典型的 GU 和 DU 4 周的愈合率分别为 80%~96% 和 90%~100%。常用药物见表 4-2。此外,PPI 还是根除 Hp 治疗方案中最常用的基础药物,可增强抗生素的杀菌作用。

(2)H_2RA:治疗 PU 的主要药物之一,能阻止组胺与 H_2 受体结合,使壁细胞分泌胃酸减少。H_2RA 抑酸效果逊于 PPI,常用药物有雷尼替丁、法莫替丁、尼扎替丁等,治疗 GU 和 DU 的 6 周愈合率分别为 80%~95% 和 90%~95%。

3. 根除 Hp　PU 不论是否活动和有无并发症,均应检测和根除 Hp。由于耐药菌株出现,常用三联方案的 Hp 根除率已远低于 80%,因此我国推荐 1 种 PPI+ 1 种铋剂 +2 种抗菌药物的四联疗法。疗程为 10~14 天。方案中抗生素组合的选择应参考当地人群中监测的 Hp 耐药率和个人抗生素使用史。表 4-2 为具有杀灭和抑制 Hp 的药物。根除治疗结束至少 4 周后进行复检 Hp。NSAIDs 相关溃疡伴 Hp 感染患者行 Hp 根除治疗仍有争议。

表 4-2　具有杀灭和抑制 Hp 的药物

抗菌药物	克拉霉素、阿莫西林、甲硝唑、替硝唑、喹诺酮类、呋喃唑酮、四环素等
PPI	埃索美拉唑、奥美拉唑、兰索拉唑、泮托拉唑、雷贝拉唑、艾普拉唑等
铋剂	枸橼酸铋钾、果胶铋等

4. 保护胃黏膜　这些药物主要是通过促进碱性黏液的分泌、黏膜血流、细胞更新、表皮生长因子的合成等增强胃黏膜屏障作用,可提高 PU 的愈合质量,减少溃疡复发。目前临床上既有铋剂、铝剂、前列腺素类等传统胃黏膜保护药,也有新药,如替普瑞酮、伊索拉定、瑞巴派特、表皮生长因子等。

(1) 铋剂:这类药物在酸性环境下呈胶体状,与溃疡基底面的蛋白质结合成蛋白 - 铋复合物,覆盖于溃疡表面,阻止胃酸、胃蛋白酶对黏膜的侵蚀。由于 PPI 的性价比高和广泛使用,铋剂目前已不作为 PU 的单独治疗药物。不过,铋剂可通过包裹 Hp 菌体,干扰 Hp 代谢,发挥杀菌作用,被推荐为根除 Hp 的四联方案的主要组成之一。

(2) 弱碱性抗酸药:常有铝碳酸镁、磷酸铝、硫糖铝、氢氧化铝凝胶等铝剂。具有中和胃酸、短暂缓解疼痛症状的作用,但很难治愈溃疡,已不作为治疗 PU 的主要或单独药物。

(3) 前列腺素类:代表药物为米索前列醇,具有抑制胃酸分泌、增加胃十二指肠黏膜的黏液及碳酸氢盐分泌和增加黏膜血流等作用,主要用于 NSAIDs 相关溃疡的预防。

5. 手术治疗　PPI 的广泛应用及内镜治疗技术的不断发展,大多数 PU 及其并发症的治疗已不需要外科手术治疗。但在下列情况时,要考虑手术治疗:对于大量出血经内科治疗(药物、胃镜及血管介入)无效;急性穿孔、慢性穿透溃疡;瘢痕性幽门梗阻,内镜治疗无效;胃溃疡癌变;严格内科治疗无效的顽固性溃疡。

【常用护理诊断 / 问题】

1. 疼痛:腹痛　与胃酸刺激溃疡面或穿孔等有关。

2. 营养失调:低于机体需要量　与疼痛致摄入量减少、消化吸收障碍有关。

3. 焦虑　与疼痛症状反复出现、病程迁延不愈有关。

4. 潜在并发症:上消化道出血、穿孔、幽门梗阻、癌变。

【护理措施】

1. 病情观察　观察腹痛的部位、性质、程度、发作规律,与饮食、服药的关系,剧烈腹痛要警惕穿孔及上消化道出血。注意观察大便颜色,及早发现黑便。

2. 起居护理　生活要有规律,避免过度劳累和精神紧张。对溃疡活动期、大便隐血试验阳性者应嘱其卧床休息,以促进溃疡愈合。

3. 饮食护理

(1) 进餐方式:指导患者定时进餐,细嚼慢咽,避免暴饮暴食,以维持正常消化活动的节律。在溃疡活动期,以少量多餐为宜,每天进餐 4~5 次,避免餐间零食和睡前进餐,使胃酸分泌有规律。一旦症状控制,应尽快恢复正常的饮食规律。饮食不宜过饱,以免胃窦部过度扩张而增加促胃液素的分泌。

（2）食物结构：选择营养丰富，易消化的食物。除并发出血或症状较重外，一般无需规定特殊食谱。主食最好以面食或软饭、米粥为主。在两餐间可适当摄取脱脂牛奶，因蛋白质食物具有中和胃酸的作用，但牛奶中的钙含量高，吸收后刺激胃酸分泌，故不宜多饮。脂肪到达十二指肠时虽能刺激小肠分泌抑促胃液素而抑制胃酸分泌，但同时又可引起胃排空减慢，胃窦扩张，致胃酸分泌增加，故脂肪摄取应适量。

（3）食物禁忌：避免食用生、冷、硬、油炸、辛辣食物和粗纤维多的蔬菜及水果，忌食浓茶、咖啡。戒除烟酒嗜好。

（4）中医食疗：脾胃虚寒者饮食宜温、热、软、烂，多食扁豆、莲子、龙眼、大枣、鸡肉、牛肉等补中益气温胃之品；胃阴亏虚者饮食宜偏凉，忌辛辣、煎炸、浓茶、咖啡等刺激之品，可多食润燥生津之品，如番茄、荸荠、甘蔗、百合、莲子、银耳、牛奶、甲鱼等，还可用石斛、麦冬煎汤代茶饮；胃寒疼痛者试饮生姜茶等温中散寒止痛；肝胃不和者，忌食土豆、山芋、南瓜等壅塞气机之品。

4. 用药护理　指导患者正确服药，告知服药时间、服药方法。观察治疗效果及药物不良反应。

（1）PPI：PPI 对所有胃酸相关疾病的治疗都有效，临床应用广泛。该类药物常在早餐前0.5h 服药。一般不良反应较轻微，如头晕、头痛、腹泻、恶心、胃肠道胀气、腹痛、便秘等，多为自限性；严重不良反应罕见。奥美拉唑是最为常用的 PPI，药物相互作用发生率较高。奥美拉唑有延缓地西泮及苯妥英钠代谢和排泄的作用，联合应用时需谨慎。在老年人使用较为普遍的心血管类药物中，氯吡格雷和华法林都不宜与奥美拉唑合用，以免影响药效。此外，奥美拉唑用药初期可引起头晕，应嘱患者用药期间避免开车等须高度集中注意力的工作。

（2）H_2RA：餐中或餐后即刻服用，也可一日剂量睡前服。若需同时服用弱碱性抗酸药，则两药应间隔 1h 以上。药物可随母乳排出，哺乳期应停止用药。雷尼替丁疗效好，价格适中，无抗雄激素作用，不良反应少，法莫替丁疗效更优，极少数患者可出现头痛、头晕、腹泻和便秘等不良反应。

（3）胃黏膜保护药：铋剂或铝剂一般不长期服用，以免过量蓄积而引起神经毒性。弱碱性抗酸药应避免与奶制品同时用，以免形成络合物影响吸收，也不宜与酸性食物及饮料同用，以免降低效价。硫糖铝常有咀嚼片和混悬凝胶两种剂型，服用片剂要嚼碎，混悬凝胶摇匀后服用，应在餐前 1h 及临睡前给药，可充分附着于胃壁，形成一层保护屏障。硫糖铝的主要副作用是便秘，习惯性便秘者应在医生指导下用药。此外，尚应注意硫糖铝与其他药物的相互作用，硫糖铝可以影响 H_2RA、四环素、地高辛、氨茶碱等药物的吸收，降低其生物利用度。铋剂短期治疗血铋浓度（5~14μg/L）低于安全阈限 50μg/L，不良反应少，常见舌苔和粪便变黑，护士需作好解释，避免患者不必要的担忧。

5. 疼痛护理　疼痛较重时嘱患者卧床休息。详细了解疼痛的规律和程度，指导患者缓解疼痛的方法。如 DU 表现为空腹痛或午夜痛，指导患者在疼痛前或疼痛时进食碱性食物，或服用抑制胃酸分泌药和保护胃黏膜药。轻度疼痛可采取局部热敷或压迫止痛的方法。

6. 心理护理　指导患者保持乐观情绪，学习放松技巧，如听音乐等，消除焦虑、紧张感。

7. 并发症护理

（1）出血：当出现大出血时应嘱患者卧床休息，并立即配合医生进行抢救，给予紧急输血、补充血容量、吸氧、止血等处理。参见本章第十三节"上消化道出血"。

（2）穿孔：密切观察病情，及早发现穿孔征象，立即给予禁食、禁水、胃肠减压、静脉输液等处理，争取在穿孔后 6~8 小时内明确诊断，及早手术。

（3）幽门梗阻：如发生幽门梗阻，严重者应立即禁食，给予胃肠减压、静脉输液和补充电解质,以维持水、电解质及酸碱平衡,必要时可每晚睡前用3%盐水作胃灌洗。准确记录出入水量。完全性梗阻需手术治疗时,应立即配合做好术前准备。

8. 中医护理 本病属中医"胃痛"范畴,且与血证、瘀证等有关。中医护理技术参见本章第三节"胃炎"的中医护理内容。

【健康教育】

1. 知识宣教 帮助患者及家属了解本病的主要病因,诱发和加重溃疡病的相关因素,建立合理的饮食习惯和食物结构。

2. 生活指导 指导患者生活规律,劳逸结合,保持乐观情绪,避免精神过度紧张,注意季节转换对溃疡病的影响。另外,Hp阳性的患者还应注意口腔卫生,用餐时使用公筷,避免Hp在家人之间的传染。

3. 用药指导 指导患者按医嘱正确服药,学会观察药效及不良反应。慎用或勿用致溃疡的药物,如阿司匹林、咖啡因、泼尼松、利血平等。

4. 就诊指导 嘱患者按期复诊。平时注意观察上腹痛的节律性及大便颜色,若上腹疼痛节律发生变化或加剧,或出现黑便时,应及时就诊。

【结语】

消化性溃疡可发生于与胃酸接触的任何部位,最常见的是胃溃疡和十二指肠溃疡,幽门螺杆菌和非甾体抗炎药是导致其发病的最常见病因,胃酸在溃疡形成中起主要作用,溃疡发生是黏膜侵袭因素与防御因素失平衡的结果。其主要临床表现为慢性周期性发作的节律性上腹痛。治疗主要包括抑制胃酸分泌、根除幽门螺杆菌和保护胃黏膜治疗。饮食、用药以及疼痛的观察和处理是护理重点。饮食护理注意进食方式、食物结构、饮食禁忌;指导患者正确服药,特别注意服药时间、服药方法等;疼痛护理时详细了解疼痛的规律和程度,指导患者缓解疼痛的方法。

第五节 胃 癌

胃癌(gastric cancer)是源于胃黏膜上皮细胞的恶性肿瘤,绝大多数是胃腺癌(gastric adenocarcinoma),是我国最常见的恶性肿瘤之一,约占胃部恶性肿瘤的95%以上。2018年我国胃癌新发病例45.6万例,死亡病例39.0万例,发病率居我国恶性肿瘤发病率的第4位,病死率居第2位。胃癌发病以男性居多,男女之比约为2∶1。发病年龄以中老年居多,55~70岁为高发年龄段。

【病因与发病机制】

胃癌的确切病因尚未阐明,但已认识到多种因素影响了胃黏膜上皮细胞的增殖与凋亡之间的动态平衡,即癌基因被激活,抑癌基因被抑制。

1. 环境和饮食因素 某些环境因素,如火山岩地带、高泥碳土壤、水土含硝酸盐过多、微量元素比例失调或化学污染等可直接或间接经饮食途径参与胃癌的发生。流行病学研究提示,多吃新鲜水果和蔬菜可降低胃癌的发生。经常食用霉变食品、咸菜、腌制烟熏食品,以及过多摄入食盐,可增加发生胃癌的危险性。

2. 幽门螺杆菌(Hp)感染 胃癌可能是Hp长期感染与其他因素共同作用的结果,其中Hp可能起先导作用。Hp导致的慢性炎症有可能成为一种内源性致突变原;Hp还原亚硝酸盐,形成的N-亚硝基化合物是公认的致癌物;Hp的某些代谢产物促进上皮细胞变异。

3. 遗传因素 10%的胃癌患者有家族史,具有胃癌家族史者,其发病率高于正常人群

2~3倍。一般认为遗传因素使致癌物质对易感者更易致癌。

4. 癌前变化 分为癌前疾病和癌前病变，前者是指与胃癌相关的胃良性疾病，如慢性萎缩性胃炎、胃息肉、胃溃疡、残胃炎等，有发生胃癌的危险性；后者是指较易转变为癌组织的病理学变化，如肠型化生、异型增生。

胃癌的好发部位依次为胃窦(58%)、贲门(20%)、胃体(15%)、全胃或大部分胃(7%)。组织学上，胃癌以腺癌为主，可分为乳头状腺癌、管状腺癌、黏液腺癌和印戒细胞癌等。

【临床表现】

1. 早期胃癌 多无症状，部分患者可有消化不良症状，无明显体征。

2. 进展期胃癌 随着病情的进展可出现由于胃癌引起的症状和体征。

(1) 上腹痛：最早出现。腹痛可急可缓，开始仅为上腹饱胀不适，餐后更甚，继之有隐痛不适，偶呈节律性溃疡样疼痛，但这种疼痛不能被进食或服用制酸剂缓解。在上腹部可扪及肿块，有压痛，肿块多位于上腹偏右相当于胃窦处。

(2) 食欲减退：此症状多伴随上腹痛症状发生，常很明显，表现为食欲缺乏、厌食、体重进行性减轻。胃壁受累时，患者常有早饱感，即虽感饥饿，但稍进食即感饱胀不适，以及软弱无力。

(3) 癌肿扩散：胃癌扩散可表现为：①直接蔓延侵袭邻近器官；②淋巴转移，淋巴结转移是胃癌扩散的重要途径，而且发生较早，胃的淋巴系统与左锁骨上淋巴结相连接，转移到该处时特称 Virchow 淋巴结；③血行转移，最常转移到肝脏，其次是肺、腹膜及肾上腺；④直接种植，癌细胞侵及浆膜层脱落于腹腔，种植于肠壁和盆腔，如种植于卵巢，称为 Krukenberg 瘤。

(4) 其他：贲门癌累及食管下段时可出现吞咽困难，溃疡型胃癌出血时可引起呕血或黑便，胃窦癌可引起幽门梗阻。胃癌转移至肝脏可引起肝区疼痛、黄疸和腹水；转移至肺及胸膜可发生咳嗽、胸痛、呼吸困难等或出现胸腔积液；肿瘤透入胰腺时可出现背部放射性疼痛。某些胃癌患者可以出现副癌综合征(paraneoplastic syndromes)，包括反复发作的表浅性血栓静脉炎(Trousseau 征)及黑棘皮症，皮肤褶皱处有过度色素沉着，尤其是双腋下；皮肌炎、膜性肾病、累及感觉和运动通路的神经肌肉病变等。

3. 并发症 可并发大出血、贲门或幽门梗阻以及胃穿孔等。

【辅助检查】

1. 内镜检查 内镜检查结合黏膜活检，是目前最可靠的诊断手段。对早期胃癌，胃镜检查更是最佳的诊断方法，高清染色内镜在诊断胃黏膜癌前病变和早期胃癌方面均优于普通白光内镜。超声胃镜检查有助于评价胃癌浸润深度、判断胃周淋巴结转移状况，推荐用于胃癌的术前分期。

2. X 线钡餐检查 当患者有胃镜检查禁忌证时，X 线钡餐检查可能发现胃内的溃疡及隆起型病灶，分别呈龛影或充盈缺损，但难以鉴别其良恶性；如有黏膜皱襞破坏、消失或中断，邻近胃黏膜僵直，蠕动消失，则胃癌可能性大。

3. 血常规检查 缺铁性贫血较常见，系长期失血所致。

4. 粪便隐血试验 常呈持续阳性，有辅助诊断意义。

5. 肿瘤血清学检查 血清肿瘤标志物如血清癌胚抗原(CEA)等可能有助于胃癌早期预警和术后再发的预警，但特异性和灵敏度并不理想。

【诊断要点】

胃癌确诊主要依据内镜检查加活检，并需进行胃癌 TNM 分期(T：原发肿瘤，N：区域淋巴结，M：远处转移)，以确定治疗方案和估计预后。早期诊断是根治胃癌的前提，对下列情况应及早和定期内镜检查:①40 岁以上,特别是男性,近期出现消化不良、呕血或黑粪者;②慢性萎缩性胃炎伴胃酸缺乏,有肠化或不典型增生者;③良性溃疡但胃酸缺乏者;④胃溃疡经正规治疗 2 个月无效,X 线钡餐提示溃疡增大者;⑤X 线发现大于 2cm 的胃息肉者;⑥胃切除术后 10 年以上者。

【治疗要点】

1. 手术治疗 外科手术切除加区域淋巴结清扫是目前治疗胃癌的唯一有可能根治的手段。手术效果取决于胃癌的分期、浸润的深度和扩散范围。早期胃癌首选手术,对那些无法通过手术治愈的患者,部分切除仍然是缓解症状最有效的手段。

2. 内镜下治疗 内镜治疗包括内镜下黏膜切除术(endoscopic mucosal resection,EMR)和内镜下黏膜下剥离术(endoscopic submucosal dissection,ESD),胃黏膜 HGIN 和早期胃癌建议首选 ESD 治疗。对于不适合内镜治疗的患者可进行开腹手术或腹腔镜手术,若术后病理证实淋巴结阳性患者应进行术后化疗。

3. 化学治疗 化学治疗是胃癌综合性治疗的重要组成部分,主要作为手术的辅助治疗及晚期、复发患者的姑息治疗。常用化疗药物有氟尿嘧啶及氟尿嘧啶衍生物、丝裂霉素 C、阿霉素、顺铂、阿糖胞苷、依托泊苷、卡培他滨、奥沙利铂、伊立替康等。目前多采用联合化疗,联合化疗方案种类繁多,一般以氟尿嘧啶和丝裂霉素 C 为基本药,可以采取口服或静脉途径给药。

4. 疼痛治疗 治疗的目的是缓解疼痛,预防疼痛发生(即持续地控制疼痛)。治疗疼痛有药物治疗和非药物治疗两大类。

(1) 药物止痛:药物是控制癌痛的主要手段。使用止痛剂应注意以下原则:

1) 按阶梯用药:在给药前,对疼痛进行全面评估,按世界卫生组织(WHO)三阶梯癌痛治疗方案用药。所谓三阶梯疗法,是指根据轻、中、重不同程度的疼痛,单独和 / 或联合应用一阶梯(以阿司匹林为代表的解热镇痛药)、二阶梯(以可待因为代表的弱阿片类药物)、三阶梯(以吗啡为代表的强阿片药物),配合其他必要的辅助药(镇静药、抗抑郁药、抗癫痫药)来处理癌性疼痛。

2) 按时给药:在 24 小时内定时给药,而不是疼痛后才给药,按时给药可使药物在体内维持一定的浓度,有助于预防疼痛的再发。

3) 给药途径:首选无创给药,尽量避免肌内注射。止痛药最好的给药途径是口服,具有使用方便、安全、经济的优点。其他无创给药的途径有透皮贴剂和直肠栓剂等,也可采用患者自控用药(PCA),适用于吞咽困难、严重呕吐或胃肠梗阻以及不愿口服药物的患者。

4) 个体化:使用止痛药的原则是个体化,即针对患者的具体情况区别对待,使患者得到最满意的止痛效果,且尽量使药物的不良反应降至最低。

(2) 非药物止痛:非药物治疗手段有三种模式,即物理模式(包括理疗、热疗、按摩、经皮电刺激、支具固定等);认知模式(包括注意力分散疗法、放松疗法、认知行为训练等);介入模式(包括外周神经阻滞、椎管内置管用药、神经毁损、脊髓电刺激等)。

5. 其他治疗 体外实验提示,生长抑素类似物及 COX-2 抑制剂能抑制胃癌生长,但对人类治疗尚需进一步临床研究。支持、免疫治疗能够增强患者体质,提高免疫力。

【常用护理诊断 / 问题】

1. 疼痛:腹痛 与癌细胞浸润有关。

2. 营养失调:低于机体需要量 与腹痛、厌食、呕吐、癌块造成吞咽困难及吸收障碍有关。

3. 恐惧 与胃癌的确诊、不了解治疗计划、害怕治疗对机体的影响有关。

4. 潜在并发症：化疗药物不良反应。

【护理措施】

1. 病情观察 密切观察疼痛的部位、性质、程度，有无伴随恶心、呕吐、消化道出血，有无进行性加重的吞咽困难及幽门梗阻等表现。如有突发腹部剧痛及腹膜刺激征，应怀疑急性穿孔，须及时通知医生并协助做好相关检查或术前准备。

2. 起居护理 减少不良刺激，保证环境安静、舒适。抗癌治疗期间，患者多卧床休息，避免体力消耗。长期卧床的患者，应鼓励其进行深呼吸和有效咳嗽，定时更换体位，以防止肺炎及肺不张。

3. 饮食护理 胃癌患者往往伴有食欲减退、恶心、呕吐，尤其在化疗期间，护士应鼓励患者进食，给予适合患者口味的高热量、高蛋白易消化饮食，可少量多餐。对有吞咽困难者及不能进食的中晚期患者，及时遵医嘱给予胃肠外营养。本病属中医"癥瘕"范畴。不同证型的患者应辨证选食，如痰食交阻型，可食良姜胡椒猪肚汤、海带香菇猪瘦肉粥等；气血瘀阻型，可食虫草蘑菇水鸭汤、鹅血蘑菇汤等。少食或忌食壅阻气机的食物，如马铃薯、红薯、南瓜等。多食萝卜、橙子以理气消胀。气滞腹痛可食冰糖话梅等。

4. 用药护理 近年来，新一代的化疗药物被用于胃癌患者，提高了胃癌的治疗水平。这些化疗药物除了具有细胞毒性药物的共同副作用（静脉炎、胃肠反应、骨髓抑制、脱发等）外，也具有各自特殊的毒性反应。护士应遵医嘱根据药物的浓度、剂量、给药途径等正确给药，观察化疗药物的不良反应，做好相应的护理。

（1）奥沙利铂：周围神经损害是奥沙利铂最常见的副作用，以急性、短暂的症状较为常见，并可能出现可逆的累积性的感觉神经异常，主要表现为四肢麻木、刺痛感，有时可以出现口腔周围、上消化道及上呼吸道的痉挛及感觉障碍。冷刺激可激发或加重急性感觉障碍及感觉异常。护理：①化疗前向患者详细地告知奥沙利铂的神经毒性，以利于患者观察发现，及时告知医护人员；②奥沙利铂必须用 5% 葡萄糖注射液溶解、稀释，禁止与生理盐水、碱性制剂等一起使用；③从用药之日起至用药周期结束，每日评估患者口周、肢端感觉及其他外周神经反应的程度及持续时间，做好记录，并及时反馈给医生；④患者化疗期间不能接触冷刺激，应使用温水洗脸、漱口及避免进食冷饮等，天气寒冷时在注射肢体远端可置热水袋，温度应低于 50℃，并加棉被，穿贴身松软保暖衣服，戴手套等；⑤遵医嘱配合应用神经营养剂，如维生素 B_1、维生素 B_6 或复合维生素 B 等；⑥滴注奥沙利铂出现外渗禁止冷敷，以免诱发或加重不良反应，可选用 5% 葡萄糖 20ml+ 地塞米松 5mg+2% 普鲁卡因 2ml 局部封闭，疗效较好。

（2）伊立替康：伊立替康联合氟尿嘧啶、伊立替康联合卡培他滨治疗的患者易出现腹泻。腹泻分为急性腹泻和迟发性腹泻，多在化疗第一周期出现。用药前患者应禁食 2 小时，遵医嘱给予预防性药物，如阿托品等。一旦出现稀便即遵医嘱给予洛哌丁胺（易蒙停）抗腹泻治疗。指导患者进食少渣、无刺激性饮食，鼓励多饮水，每日 3 000ml 以上。

（3）氟尿嘧啶：口腔黏膜损害发生率较高，护理可参考白血病的护理。

（4）卡培他滨：手足综合征（hand-foot syndrome, HFS）也叫肢端红斑，目前已被证明是卡培他滨的剂量限制性毒性，有较高的发病率。按照美国国立癌症研究所（NCI）的分级标准分为 3 度。Ⅰ度：轻微的皮肤改变或皮炎（如红斑、脱屑）或感觉异常（如麻木感、针刺感、烧灼感），但不影响日常活动；Ⅱ度：皮肤改变伴疼痛，轻度影响日常活动，皮肤表面完整；Ⅲ度：溃疡性皮炎或皮肤改变伴剧烈疼痛，严重影响日常生活，明显组织破坏（如脱屑、水疱、出血、水肿）。护理：①做好关于化疗药物的健康宣教，促使患者自觉监测 HFS 症状和体征，减少 HFS 发生率和程度。②用药期间避免日光照射，洗浴时水温不可过高。衣服和鞋袜要宽松、透气,以免皮肤受迫;坐或躺在松软的表面上且尽可能的抬高腿部,促进血液回流,以减轻水肿。③遵医嘱给予大剂量维生素 B₆ 口服,进行预防性治疗。已发生 HFS 者,给予大剂量维生素 B₆ 治疗的同时保持皮肤湿润,可控制患者局部症状的加重。

5. 对症护理

(1) 癌性疼痛:①评估疼痛程度:采用数字分级法,对疼痛导致患者的活动能力、情绪、工作和社交能力以及睡眠的干扰做出量化的评估,注意患者心理以及患者家庭、文化背景、宗教等因素对疼痛耐受的影响。②及时止痛:遵医嘱按时给药,注意正确用药。吗啡控释片(美施康定)服用时勿切开或咬碎;患者不能口服药物时,可直肠给药或经皮给药。经皮给药如芬太尼贴剂(多瑞吉)时注意:应在躯干或上臂未受刺激及未受辐射的平整皮肤表面贴用。选择无毛发部位,如有毛发,应在使用前剪除(勿用剃须刀剃除)。粘贴前先用清水清洁皮肤,待干燥后,启封贴膜将其平整、牢固地粘贴于皮肤,用手掌按压 2 分钟以确保贴剂与皮肤完全接触,注意使贴膜边缘无皱褶、无气泡,更换下一贴时应另选部位。③疼痛治疗后的再评估:严重疼痛的患者应在止痛治疗 24 小时内再评估。④消除患者对使用阿片类药物会导致成瘾的顾虑,纠正患者认为口服用药效果不佳的偏见。⑤避免加重疼痛的因素,活动困难患者在变换体位时,应避免推、拉动作,小心搬动,防止用力不当引起患者疼痛。

(2) 吞咽困难:贲门癌患者出现吞咽困难时应评估患者进食梗阻的程度,是否仅在进干燥食物时有梗噎感,还是逐步加重,甚至进半流食、饮水都有困难。指导患者饮食以温热食物为宜,避免进食冷食及辛辣刺激性食物,以免引起食管痉挛,发生恶心呕吐、疼痛等。当患者有梗噎感时,不要强行吞咽,否则会刺激局部癌组织出血、扩散或转移。在梗噎严重时应进流质饮食或半流质饮食,完全梗阻者应静脉输注营养物质,维持机体代谢需要。

(3) 幽门梗阻:可行胃肠减压,同时遵医嘱静脉补充液体和营养物质。

6. 心理护理　癌症患者心理反应常有五个阶段:否认阶段、愤怒阶段、妥协阶段、抑郁阶段、接受阶段,护士应及时了解患者的心理状态,采取针对性的心理疏导,帮助患者面对现实,调整情绪,以积极的态度应对疾病。协助患者取得家庭和社会的支持,对稳定患者的情绪也有不可忽视的作用。

【健康教育】

1. 知识宣教　宣传胃癌发生的相关因素,指导群众注意饮食卫生,避免或减少摄入可能的致癌物质,如熏烤、腌制和霉变食物。提倡多食富含维生素 C 的新鲜蔬菜、瓜果。

2. 就诊指导　重视可疑征象,对下列情况定期复查,并做内镜检查,以便及时发现癌变:如原因不明的上腹部不适、隐痛、食欲缺乏及进行性消瘦,特别是年龄在 40 岁以上者;原因不明的呕血、黑便或大便隐血试验阳性者;原有长期胃病史,近期症状加重者;中年人既往无胃病史,短期出现胃部症状者;多年前因胃良性疾病做胃大部切除手术,近年又出现消化道症状者。胃癌术后遵医嘱定期复查。

3. 用药指导　指导胃癌患者合理使用止痛药,发挥自身积极的应对能力,提高控制疼痛的效果。

4. 心理指导　指导患者及家属放松的技巧,给予患者支持与鼓励,介绍胃癌治疗新进展,提高患者对疾病康复的信心,积极应对疾病。

【结语】

胃癌确切病因未明,目前认为与环境和饮食因素、Hp 感染、遗传因素、癌前变化等有关。早期胃癌可无症状,进展期胃癌主要表现为上腹痛、食欲减退、体重进行性下降等。大部分胃癌在确诊时已处于中晚期,手术是最主要的治疗手段。注意疼痛、吞咽困难等对症护理,应用化疗药物或阿片类止痛药时加强对药物不良反应的观察及护理。加强胃癌的健康教育,对于可疑征象尽早检查并定期复查,以期早发现、早诊断、早治疗。

第六节 肠结核和结核性腹膜炎

一、肠结核

肠结核(intestinal tuberculosis)是结核分枝杆菌引起的肠道慢性特异性感染,常继发于肺结核,其最主要的临床表现为腹痛、腹部肿块和大便习惯改变。近年由于人类免疫缺陷病毒感染率增高、免疫抑制剂的广泛使用等原因,部分人群免疫力低下,导致本病的发病率有所增加。本病一般见于中青年,女性稍多于男性。

【病因与发病机制】

肠结核主要由人型结核分枝杆菌引起,多因患开放性肺结核或喉结核而吞下含菌痰液,或常与开放性肺结核患者共餐而忽视餐具消毒等而被感染。感染途径主要为肠源性、血源性(粟粒性肺结核)和直接蔓延(盆腔结核、肾结核等),肠结核可以发生于肠的任何部位,以回盲部最常见。根据病理特点的不同可分为溃疡型肠结核、增生型肠结核和混合型肠结核。溃疡型肠结核表现为肠壁淋巴组织充血、水肿、炎性渗出,最终干酪样坏死而形成溃疡,在病变修复过程中,大量纤维组织增生和瘢痕形成可导致肠管变形和狭窄;增生型肠结核病变多局限在回盲部,可有大量结核肉芽肿和纤维组织增生,使局部肠壁增厚、僵硬,亦可见瘤样肿块突入肠腔,上述病变均可使肠腔变窄,引起梗阻;混合型肠结核兼有溃疡和增生两种病变。

【临床表现】

本病起病慢,病程长,临床表现多不典型,且常与肠外结核并存。

1. 症状

(1)腹痛:多位于右下腹或脐周,间歇发作,进餐可诱发或加重,排便或肛门排气后缓解。腹痛可能与进餐引起胃肠反射或肠内容物通过炎症、狭窄肠段,引起局部肠痉挛有关。

(2)腹泻与便秘:腹泻是溃疡型肠结核的主要临床表现之一。排便次数因病变严重程度和范围不同而异,一般每日2~4次,重者每日达10余次。粪便呈糊样,一般不含脓血,不伴有里急后重。有时患者会出现腹泻与便秘交替,这与病变引起胃肠功能紊乱有关。增生型肠结核常以便秘为主要表现。

(3)腹部肿块:多位于右下腹,质中、较固定、轻至中度压痛,多见于增生型肠结核;而溃疡型肠结核亦可因病变肠段与周围肠段、肠系膜淋巴结粘连形成腹块。

(4)全身症状:结核毒血症状多见于溃疡型肠结核,有午后低热、不规则热,伴有盗汗、消瘦、乏力、贫血等。可同时有肠外结核特别是活动性肺结核的临床表现。增生型肠结核病程较长,无发热或偶有低热,多不伴有肠外结核,全身情况一般较好。

2. 体征 患者呈慢性病容,消瘦、贫血。增生型肠结核可在右下腹触及腹部肿块,伴有轻度或中度压痛。溃疡型肠结核病变肠段与周围组织粘连或合并肠系膜淋巴结结核时,也可触及腹部肿块。伴有肠梗阻时可有肠鸣音亢进,腹部可见肠型及蠕动波。

3. 并发症 见于晚期患者,以肠梗阻及合并结核性腹膜炎多见,瘘管、腹腔脓肿、肠出血少见。

【辅助检查】

1. 实验室检查 溃疡型肠结核可有轻、中度贫血。活动期红细胞沉降率多明显增快。粪便多为糊样,一般无肉眼黏液和脓血,但显微镜下可见少量脓细胞与红细胞,隐血试验阳

笔记栏

性。结核菌素(PPD)试验呈强阳性或 γ- 干扰素释放试验阳性有助于本病的诊断。

2. X 线检查 X 线小肠钡剂造影对肠结核的诊断具有重要价值。

3. 结肠镜检查 肠结核多见于回盲部,常表现为回盲瓣开口固定开放,其次为空回肠、右半结肠;就溃疡形态而言,多以环形溃疡、假性息肉多见。镜下取活体组织送病理检查具有确诊价值。如活体组织病检能找到干酪性肉芽肿具有确诊意义,活检组织中找到抗酸染色阳性杆菌有助于诊断。

【诊断要点】

如有以下情况应考虑本病:①中青年患者有肠外结核,主要是肺结核;②临床表现有腹泻、腹痛、右下腹压痛,也可有腹块、原因不明的肠梗阻,伴有发热、盗汗等结核毒血症状;③X 线小肠钡剂检查发现小肠有跳跃征、溃疡、肠管变形和肠腔狭窄等征象;④结肠镜检查发现主要位于回盲部的肠黏膜炎症、溃疡(常呈横形、边缘呈鼠咬状)、炎症息肉或肠腔狭窄;⑤结核菌素(PPD)试验强阳性或 γ- 干扰素释放试验阳性。

【治疗要点】

原则上采取内科保守治疗,大多数患者能治愈。

1. 休息与营养 基础性治疗,可增强患者的抵抗力。

2. 化学药物治疗 抗结核药物治疗是关键。强调早期、规律、联用、适量、全程的用药原则。常用药物有异烟肼、利福平、乙胺丁醇、吡嗪酰胺、链霉素,强化期至少四联抗结核,疗程为 1~1.5 年。

3. 对症治疗 在抗结核的同时可辅助适时禁食、补液、解痉等对症治疗。结核中毒症状严重的患者,可在抗结核的同时加用糖皮质激素治疗,症状改善后减量,一般应用 6 周后停药。

4. 手术治疗 适应证包括:①完全性肠梗阻或不完全性肠梗阻内科治疗无效者;②急性肠穿孔,或慢性肠穿孔瘘管形成经内科治疗而未能闭合者;③肠道大量出血经积极抢救不能有效止血者;④诊断困难开腹探查者。

二、结核性腹膜炎

结核性腹膜炎(tuberculous peritonitis)是由结核分枝杆菌引起的慢性弥漫性腹膜感染。多数缓慢发病,以腹痛、腹胀、腹泻、发热、乏力、消瘦为主要症状;腹部压痛、腹壁柔韧感、腹部肿块、腹水是其主要体征。本病可见于任何年龄,以中青年多见,男女之比约为 1:2。

【病因与发病机制】

本病由结核分枝杆菌感染腹膜引起,多继发于肺结核或体内其他部位结核病。感染途径以腹腔内的结核病灶直接蔓延为主,肠系膜淋巴结结核、输卵管结核、肠结核等为常见的原发病灶。少数患者由血行播散引起,常可发现活动性肺结核(原发感染或粟粒性肺结核)、关节、骨、睾丸结核,并可伴结核性多浆膜炎、结核性脑膜炎等。

本病的病理改变可分为渗出、粘连、干酪三型,以前两型多见。干酪型多由前两型演变而来,是本病的重型,并发症常见。

【临床表现】

一般起病缓慢,早期症状较轻;少数起病急骤,以急性腹痛或骤起高热为主要表现;有时起病隐匿,无明显症状,仅因与本病无关的腹部疾病在手术进入腹腔时,才被意外发现。

1. 症状

(1)腹胀与腹痛:结核性腹膜炎起病时常有腹胀,但腹痛不明显,以后可出现持续性隐痛或钝痛,也可始终无腹痛。腹痛多位于脐周、下腹,有时在全腹。当并发不完全性肠梗阻时,有阵发性绞痛。干酪样坏死病灶溃破或肠结核急性穿孔时可表现为急腹症。

（2）腹泻：常见，一般每日不超过 3~4 次，糊状便。腹泻主要由腹膜炎所致的肠功能紊乱引起，偶可由溃疡型肠结核或干酪样坏死病变引起的肠管内瘘所致。有时腹泻与便秘交替出现。

（3）全身症状：结核毒血症常见，主要是发热与盗汗。热型以低热与中等热为最多，也可有弛张热或稽留热。高热伴有明显毒血症者，主要见于渗出型、干酪型，也可见于伴有粟粒型肺结核、干酪样肺炎等严重结核病的患者。后期有营养不良，表现为消瘦、水肿、贫血、舌炎、口角炎等。女性患者可出现经期延长及经量减少，少数患者甚至出现闭经。

2. 体征

（1）腹部压痛与反跳痛：多数患者有腹部压痛，程度较轻微；少数压痛严重，且有反跳痛，常见于干酪型结核性腹膜炎。

（2）腹壁柔韧感：是结核性腹膜炎的典型特征，系腹膜遭受轻度刺激或有慢性炎症而增厚、腹壁肌张力增高、腹壁与腹内脏器粘连而引起的一种表现，触之似揉面团一样，故又称揉面感。

（3）腹部肿块：粘连型或干酪型可在脐周触及腹部肿块，肿块多由增厚的大网膜、肿大的肠系膜淋巴结、粘连成团的肠曲或干酪样坏死脓性物积聚而成，其大小不一，边缘不整，表面不平，有时呈结节感，活动度小。

（4）腹水：以少量至中等量多见，中等量腹水时移动性浊音阳性。

3. 并发症 肠梗阻常见，多发生在粘连型。肠瘘一般多见于干酪型，常伴腹腔脓肿形成。

【辅助检查】

1. 实验室检查 部分患者有轻度至中度贫血。活动性病变时红细胞沉降率增快。结核菌素（PPD）试验呈强阳性或 γ- 干扰素释放试验阳性有助本病诊断。

2. 腹水检查 多作为常规检查，目的是排除癌性腹水。腹水为草黄色渗出液，腹水细菌培养阳性率低。

3. 腹部 B 超检查 B 超可发现少量腹水，并可协助腹腔穿刺准确定位。

4. X 线检查 腹部 X 线检查可见到钙化影，提示钙化的肠系膜淋巴结结核。胃肠 X 线钡餐检查可发现肠粘连、肠结核、肠瘘、肠腔外肿块等征象，对本病诊断有辅助价值。

5. 腹腔镜检查 对诊断有困难者行腹腔镜检查并做活组织检查具有确诊价值，但腹膜有广泛粘连者属禁忌证。

【诊断要点】

有以下情况应考虑本病：①中青年患者，有结核病史，伴有其他器官结核病证据；②长期发热原因不明，伴有腹痛、腹胀、腹水、腹壁柔韧感或腹部包块；③腹水为渗出液性质，以淋巴细胞为主，普通细菌培养阴性；④X 线胃肠钡餐检查发现肠粘连等征象；⑤PPD 试验呈强阳性或 γ- 干扰素释放试验阳性。

典型患者可做出临床诊断，予抗结核治疗（2 周以上）有效可确诊。不典型患者在排除禁忌证时，应行腹腔镜检查并做活检。

【治疗要点】

1. 休息与营养 休息和营养是重要的辅助治疗措施。

2. 化学药物治疗 抗结核药物是关键性治疗。用药原则同肠结核。

3. 对症治疗 腹水过多可适量放腹水以减轻压迫症状。为加快腹水的吸收，减少其后的粘连和缓解发热等中毒症状，也可在应用足量抗结核药物的同时，给予小剂量、短期的糖皮质激素。

4. 手术治疗 手术适应证包括：①并发完全性肠梗阻或有不完全性肠梗阻经内科治疗而未见好转者；②急性肠穿孔，或腹腔脓肿经抗生素治疗未见好转者；③肠瘘经抗结核化疗与加强营养而未能闭合者；④本病诊断有困难，与急腹症不能鉴别时，可考虑剖腹探查。

三、肠结核和结核性腹膜炎患者的护理

【常用护理诊断 / 问题】

1. 疼痛：腹痛 与结核分枝杆菌侵犯肠道、腹膜炎、肠梗阻有关。

2. 营养失调：低于机体需要量 与细菌毒素作用、消化吸收障碍有关。

3. 知识缺乏：缺乏肠结核、结核性腹膜炎的防治知识。

4. 潜在并发症：肠梗阻、穿孔、肠瘘。

5. 腹泻 与溃疡性肠结核、腹膜炎所致肠功能紊乱有关。

6. 便秘 与肠道狭窄、梗阻或胃肠功能紊乱有关。

7. 体温过高 与结核毒血症有关。

【护理措施】

1. 病情观察 定时测量体温、脉搏，观察患者有无发热、盗汗症状；腹部体检时注意有无腹痛、腹胀、腹部肿块及移动性浊音等。对腹痛性质突然发生变化，一般治疗无效或反而加重时，要警惕某些并发症的发生，如突发急性腹痛伴腹胀、肠鸣音亢进，可能为肠梗阻；伴压痛、反跳痛，应考虑腹腔结核病灶破溃或急性穿孔，均应及时告知医生予以处理。观察腹泻的次数、量、性状，注意有无便血发生。

2. 起居护理 保持病室环境安静，空气流通，阳光充足，定期紫外线消毒。抗结核治疗期间，患者多卧床休息，避免劳累，注意腹部保暖。有发热、盗汗者应勤换内衣裤，及时更换床单，避免受凉。

3. 饮食护理 结核病患者一般处于消耗多、吸收差的负氮平衡状态，应保证营养摄入。饮食以高热量、高蛋白、高维生素、易消化流质或半流质食物为主，如鸡蛋、瘦肉、新鲜水果蔬菜等。为避免肠梗阻及肠穿孔等并发症，患者饮食应少渣、忌生冷、粗硬、辛辣刺激性食物，发生肠梗阻及肠穿孔时应禁食。有发热、盗汗者注意补充水分。注意餐具的消毒隔离。进食困难或重度营养不良者，遵医嘱静脉补充营养。患者可多食用赤豆、扁豆、山药、银耳等健脾养阴之品。忌食生冷、辛辣、肥甘、油炸等伤脾碍胃之品。有盗汗者，可用浮小麦煎汤代茶饮。

4. 用药护理 应用抗结核化疗药物的护理详见第二章第八节"肺结核"。

5. 对症护理

（1）疼痛：参见本章第一节概述"腹痛护理措施"。

（2）高热：应根据具体情况选择适宜的降温方式，如温水浴、乙醇擦浴、冰敷、冰盐水灌肠及药物降温等，降温过程中注意体温的监测，出汗较多而进食少者遵医嘱补充热量、水分和电解质。

（3）腹胀：应首先排除肠梗阻，评估患者有无伴随腹痛、肠鸣音是否亢进、有无停止排便排气。若怀疑肠梗阻，应嘱患者禁食、禁水，给予胃肠减压以减轻腹胀；取半卧位，以减轻对膈肌的压迫；严密观察病情，警惕绞窄性肠梗阻的发生；及时通知医生，做好术前准备。

6. 心理护理 本病病程长，抗结核治疗效果缓慢，应鼓励患者倾诉内心顾虑，并详细介绍治疗和疾病预后知识，使患者保持平静心态，积极配合治疗。

7. 中医护理 本病属中医"腹痛""泄泻""积聚"的范畴。睡前以五倍子粉调醋敷脐，

可收敛止汗,缓解盗汗。艾灸脾俞、章门、中脘、天枢、足三里等穴,可健脾止泻。腹痛者可局部敷药以活血止痛,如三棱 12g,莪术 10g,研末,凡士林调贴痛处。

【健康教育】

1. 知识宣教 宣传结核病传播的相关知识。积极锻炼身体,增强机体的抵抗力。指导患者不可吞咽痰液。对肠外结核应早发现、早治疗。

2. 饮食指导 提倡分餐制,注意饮食卫生,不饮用未经消毒的带菌牛奶或乳制品。对患者的用具、粪便要消毒处理。

3. 用药指导 鼓励患者坚持遵医嘱治疗,保证足够的疗程和剂量。告知长期用药过程中可能出现的药物副作用,指导患者保持良好的心态,充分的休息与营养。

4. 定期随访 嘱患者定期门诊复查,以便医生根据病情调整治疗方案或药物剂量。

【结语】

肠结核主要是由结核菌经口感染肠道而发病,病变部位多在回盲部。结核性腹膜炎由结核菌感染腹膜引起。肠结核和结核性腹膜炎均有腹痛、腹泻、结核毒血症、腹部肿块等临床表现。治疗的关键是及早给予合理、足够疗程的抗结核化学药物治疗。休息和营养是治疗的基础,饮食护理注意既保证营养,又不加重肠道负担。对症护理关注疼痛、高热、腹胀的护理。积极进行健康教育,使结核病能被早发现、早诊断、早治疗。

第七节 炎症性肠病

炎症性肠病(inflammatory bowel disease,IBD)是一种特发性肠道炎症性疾病,包括溃疡性结肠炎(ulcerative colitis,UC)和克罗恩病(Crohn's disease,CD),以慢性、反复发作性的腹痛、腹泻为特征。IBD 发病率有明显的地域差异,西方国家常见,欧洲 UC 的发病率高达 24/10万,CD 发病率高达 11.5/10 万,中国炎症性肠病发病率与区域 GDP 呈正相关,主要在人口密集的城市发病,南方高于北方。患者多为青壮年,性别在 UC 中无差异,CD 则女性高于男性。目前该病已成为消化系统常见病和慢性腹泻的主要病因。

【病因与发病机制】

病因与发病机制尚未完全明确,可能是多因素相互作用的结果,包括环境、遗传、感染和免疫因素。

1. 环境因素 全球 IBD 的发病率持续增高,首先出现在经济社会高度发达的北美及欧洲,以往我国少见,但近十多年明显增多,这一疾病谱变化提示环境因素发挥了重要作用。饮食、吸烟、卫生条件、生活方式或暴露于某些不明因素都是可能的环境因素,但具体机制尚未明了。

2. 遗传因素 IBD 发病具有遗传倾向。通常患者一级亲属发病率是普通人群的30~100 倍,而患者的配偶发病率不增加,单卵双生子比双卵双生子易发病。因此,目前认为,IBD 不仅是多基因病,而且也是遗传异质性疾病,患者在一定的环境因素作用下由于遗传易感而发病。

3. 肠道微生态 IBD 患者的肠道微生态与正常人不同,用转基因或敲除基因方法造成免疫缺陷的 IBD 动物模型,在肠道无菌环境下不会发生肠道炎症,但如重新恢复肠道正常菌丛状态,则出现肠道炎症,使用抗生素后,又可减少肠道炎症的发生,说明肠道微生物在 IBD的发生发展中起着重要作用。

4. 免疫因素 研究表明,IBD 患者肠黏膜固有层中有大量淋巴细胞、巨噬细胞和免疫系统的其他细胞浸润,免疫激活主要限于胃肠道,且处于反应持续状态。在免疫反应过程中,肠黏膜局部分泌的调节黏膜微环境的细胞因子失去平衡,促炎症细胞因子增高,抗炎症细胞因子减少,形成扩大的肠道炎症反应和免疫反应。参与免疫炎症过程的因子和介质相当多,但相互作用的确切机制还不完全清楚。

IBD 的发病机制可概括为:环境因素作用于遗传易感者,在肠道微生物参与下引起肠道免疫失衡,损伤肠黏膜屏障,导致肠黏膜持续炎症损伤。

一、溃疡性结肠炎

溃疡性结肠炎(ulcerative colitis,UC)是一种病因不明的直肠和结肠慢性非特异性炎症性疾病。主要表现为腹泻、黏液脓血便、腹痛。病情轻重不等,多呈反复发作的慢性病程。本病可发生在任何年龄,多见于 20~50 岁,男女发病率无明显差别,近年来我国 UC 患病率明显增加,以轻中度患者占多数。

【病理】

UC 病变主要位于直肠和乙状结肠,限于黏膜与黏膜下层,呈连续性弥漫性分布。范围多自肛端直肠开始,逆行向近段发展,甚至累及全结肠及末段回肠。黏膜组织学在活动期和缓解期的表现不同。隐窝基底部浆细胞增多被认为是 UC 最早的光学显微镜下特征,且预测价值高。

结肠炎症在反复发作的慢性过程中,可形成炎性息肉、瘢痕,黏膜肌层及肌层肥厚,使结肠变形缩短、结肠袋消失,甚至肠腔缩窄。少数患者可发生结肠癌变。

【临床表现】

起病多数缓慢,少数急性起病,偶见急性暴发起病。慢性病程,发作期与缓解期交替,少数症状持续并逐渐加重。饮食失调、劳累、精神刺激、感染等多为本病发作或加重的诱因。临床表现与病变范围、病型及病期等有关。

1. 症状

(1) 消化系统表现:①腹泻和黏液脓血便:持续或反复发作的腹泻是本病最主要的症状,见于绝大多数患者。黏液脓血便是本病活动期的重要表现。大便次数及便血的程度反映病情轻重,轻者每日排便 2~4 次,便血轻或无;重者每日可达 10 次以上,脓血显见,甚至大量便血。多数为糊状,严重者可至稀水样。病变限于直肠或累及乙状结肠的患者,除有便频、便血外,偶有便秘,因病变引起直肠排空功能障碍所致。②腹痛:缓解期多无腹痛或仅有腹部不适感;活动期有轻度至中度腹痛,多为左下腹或下腹的阵痛,亦可全腹痛。有疼痛 - 便意 - 便后缓解的规律,常有里急后重。若并发中毒性巨结肠或炎症波及腹膜,则有持续性剧烈腹痛。③其他症状:可有腹胀、食欲缺乏、恶心、呕吐等。

(2) 全身表现:见于中、重型活动期,常有低度至中度发热,高热多提示并发症或见于急性暴发型。重症或病情持续活动可出现乏力、消瘦、贫血、低蛋白血症、水与电解质平衡紊乱等表现。

(3) 肠外表现:如外周关节炎、结节性红斑、巩膜外层炎、口腔复发性溃疡等这些表现在结肠炎控制或结肠切除后可以缓解或恢复;强直性脊柱炎、原发性硬化性胆管炎及少见的淀粉样变性等,可与溃疡性结肠炎共存,但与溃疡性结肠炎本身的病情变化无关。

2. 体征 患者呈慢性病容,精神状态差,重者呈消瘦、贫血貌。轻、中型患者仅有左下腹轻压痛,有时可触及痉挛的降结肠或乙状结肠。重型和暴发型患者常有明显压痛和鼓肠。

3. 并发症

(1) 中毒性巨结肠(toxic megacolon):多发生在暴发型或重症患者。常因低血钾、钡剂灌肠、使用抗胆碱能药物或阿片类制剂而诱发。临床表现为病情急剧恶化,毒血症明显,有脱水与电解质平衡紊乱,出现鼓肠、腹部压痛,肠鸣音消失。血常规白细胞计数显著升高。X线腹部检查可见结肠扩大,结肠袋形消失。易引起急性肠穿孔,预后差。

(2) 直肠结肠癌变:多见于广泛性结肠炎、幼年起病而病程漫长者。

(3) 其他并发症:肠大出血在本病发生率约 3%;肠穿孔多与中毒性巨结肠有关。肠梗阻少见。

【辅助检查】

1. 血液检查　可有不同程度的贫血,白细胞计数在活动期可增高,红细胞沉降率加快和 C 反应蛋白增高是病情活动期的标志,严重者血清清蛋白下降。

2. 粪便检查　常有黏液脓血便,镜检见红细胞和脓细胞,急性发作期可见巨噬细胞。

3. 自身抗体检测　血中外周型抗中性粒细胞胞浆抗体和抗酿酒酵母抗体分别为 UC 和 CD 的相对特异性抗体,同时检测这两种抗体有助于 UC 和 CD 的诊断和鉴别诊断。

4. 结肠镜检查　是本病诊断的最重要检查之一,应做全结肠及回肠末段检查,确定病变范围,并取活组织检查。UC 典型的内镜特征是从邻近肛门的直肠开始并且逐渐向近端直肠及结肠蔓延的连续性、弥漫性、溃疡性病变,病程早期或局部治疗后直肠黏膜病变较轻或大致正常,可有跳跃性阑尾内口周围炎症、回盲瓣炎症和倒灌性回肠炎。色素内镜和放大内镜检查时可见病变肠道黏膜隐窝改变,部分呈珊瑚样改变,部分早期初发 UC 的直肠黏膜可呈绒毛样改变。超声内镜检查可见病变累及直肠及结肠黏膜及黏膜下层,多以黏膜层为主,严重时也可累及黏膜下层甚至管壁全层,管壁各层层次可见。

【诊断要点】

临床表现具有持续或反复发作腹泻和黏液脓血便、腹痛、里急后重,伴有(或不伴)不同程度全身症状者,若结合结肠镜检查有本病特征性改变,可诊断本病。若诊断存疑,应在一定时间(一般是 6 个月)后进行内镜及病理组织学复查。

【治疗要点】

治疗原则:控制急性发作,促进黏膜愈合,维持缓解,减少复发,防治并发症,加强对患者的长期管理。

1. 氨基水杨酸制剂　首选柳氮磺吡啶(简称 SASP),适用于轻、中度患者或重度经糖皮质激素治疗已有缓解者。该药口服后被结肠细菌分解为 5- 氨基水杨酸(5-ASA)与磺胺吡啶,前者是主要有效成分,其滞留在结肠内与肠上皮接触而发挥抗炎作用。对 SASP 不能耐受者可口服 5-ASA 控释剂,如美沙拉嗪、奥沙拉嗪和巴柳氮。病变局限在直肠 - 乙状结肠或直肠者,适用于 5-ASA 的灌肠剂或栓剂。

2. 糖皮质激素　适用于对氨基水杨酸制剂疗效不佳的轻、中度患者,特别是重度患者及急性暴发型患者。一般予口服,重症患者可大剂量静脉滴注,7~10 日后改为口服,病情缓解后逐步减量至停药。减量期间加用氨基水杨酸制剂逐渐接替激素治疗。病变局限在直肠 - 乙状结肠者,也可用激素加生理盐水保留灌肠,以减少全身不良反应。

3. 选择性白细胞吸附疗法　对于轻中度 UC,特别在合并机会性感染时可考虑选用。

4. 沙利度胺治疗　中度 UC 的治疗方案中可用沙利度胺治疗,适用于难治性 UC 治疗。

5. 免疫抑制剂　对激素治疗效果不佳或对激素依赖型,可试加用硫唑嘌呤或巯嘌呤。

6. 手术治疗　内科治疗无效,有严重并发症(并发大出血、肠穿孔、中毒性巨结肠、结肠癌)者,应及时采取手术治疗。

【常用护理诊断 / 问题】

1. 疼痛:腹痛　与肠道炎症、溃疡有关。

2. 营养失调:低于机体需要量　与长期腹泻、吸收障碍有关。

3. 腹泻　与炎症导致肠黏膜吸收障碍及肠管运动功能失常有关。

4. 焦虑　与疾病迁延不愈有关。

5. 潜在并发症:肠出血、中毒性巨结肠。

6. 有体液不足的危险　与肠道炎症致长期频繁腹泻有关。

【护理措施】

1. 病情观察

(1) 观察排便次数、粪便的量、性状,并做记录。腹泻严重者观察生命体征变化、准确记录出入量,注意皮肤黏膜有无脱水表现。

(2) 观察腹痛的部位、性质变化,了解病情变化及进展情况,如腹痛性质突然发生变化,要警惕肠穿孔、大出血等并发症的发生。

2. 起居护理　环境安静、舒适。轻者适量运动,劳逸结合,重者应卧床休息,以减少胃肠蠕动及体力消耗。

3. 饮食护理　急性活动期患者应无渣流质饮食,病情缓解后以高糖、高蛋白、低脂、低渣饮食为原则。适当补充叶酸、维生素和微量元素。禁生冷、粗硬、辛辣刺激性食物,忌纤维素多的蔬菜,慎用牛奶和乳制品。病情严重者应禁食,遵医嘱静脉补充营养、水电解质。观察患者进食情况,定期测量患者体重,监测血红蛋白和清蛋白,了解营养状况的变化。本病属中医"泄泻"范畴。患者病情稳定后,可选食莲子、扁豆、山药、薏苡仁等,以健脾养胃。食欲恢复后,再增加瘦肉、鱼、蛋类、猪肝等补益气血。忌食生冷瓜果、芝麻、香蕉、核桃等滑利之品。腹胀者可用陈皮或佛手片泡茶饮。亦可给山楂炭、鸡内金粉各 1.5g,水调服。

4. 用药护理

(1) 向患者及家属说明药物的作用、用法、不良反应等,指导正确用药。柳氮磺吡啶(SASP)不良反分为两类:一类是剂量相关的不良反应,如恶心、呕吐、食欲减退、头痛、可逆性男性不育等,应嘱患者餐后服药,减轻消化道反应。另一类不良反应为过敏反应、皮疹、粒细胞减少、自身免疫性溶血、再生障碍性贫血等;因此服药期间必须定期复查血常规,一旦出现此类不良反应,应改用其他药物。应用糖皮质激素者,要注意激素不良反应,不可随意停药,防止反跳现象。应用硫唑嘌呤或巯嘌呤时患者可出现骨髓抑制的表现,应注意监测白细胞计数。

(2) 灌肠宜在晚上睡前进行,先嘱患者排净大便,行低压保留灌肠,灌肠毕嘱患者适当抬高臀部,以延长药物在肠道停留时间,便于药物充分吸收。

(3) 使用抗胆碱能药物时应注意观察腹泻、腹部压痛及肠鸣音的变化,如出现鼓肠、肠鸣音消失、腹痛加剧等,要考虑中毒性巨结肠的发生,应及时通知医生处理。

5. 对症护理　对于有腹泻的患者应准确记录大便次数与性质,血便量多时应估计出血量并及时留取化验标本,遵医嘱给予止血药物。

6. 心理护理　本病病程长,病情易反复,患者易产生焦虑或抑郁情绪,丧失治疗的信心。护士应鼓励、宽慰患者,使患者保持平静、乐观心态,积极应对疾病。

7. 中医护理　脐腹冷痛者,可予暖脐膏敷脐或腹部热敷,并做顺时针方向按摩,或艾灸足三里、神阙等穴。寒湿腹泻者,腹部应保暖,用热水袋热敷,或艾灸中脘、天枢、足三里、神阙等穴,10~15 分钟,以散寒止泻。

【健康教育】

1. 知识宣教　向患者及家属介绍本病的相关知识,使其认识到本病一般呈慢性迁延过程,病程长,症状易反复,从而使其主动进行长期自我管理,以提高生活质量。

2. 生活指导 生活规律,劳逸结合,保持心情舒畅,避免受凉。

3. 饮食指导 讲究饮食卫生,避免肠道感染性疾病。

4. 用药指导 告知患者及家属遵医嘱坚持服药的重要性,教会患者识别药物的不良反应,反复病情活动者,应有终身服药的心理准备。

5. 定期随访 嘱患者定期门诊复查,以便医生根据病情调整治疗方案或药物剂量。如出现腹泻、腹痛加剧、便血等异常情况,应及时到医院就诊。

二、克罗恩病

克罗恩病(Crohn's disease,CD)是一种原因不明的胃肠道慢性肉芽肿性炎症性疾病,病变呈节段性或跳跃式分布,可累及消化道任何部位,其中以末端回肠最为常见。临床以腹痛、腹泻、体重下降、腹部包块、瘘管形成、肠梗阻为主要特征,且有发热、营养障碍和肠外表现等。病程多迁延,常有反复,不易根治。本病在欧美发病率较高,且种族差异较明显,黑人发病仅为白人的1/5。我国近年发病率逐渐增多。发病年龄多在15~40岁(CD平均年龄39.5岁),男女患病率近似。

【病理】

克罗恩病是贯穿肠壁各层的增殖性病变,并侵犯肠系膜和局部淋巴结。病变局限于小肠(主要为末端回肠)和结肠者各占30%,二者同时累及各占40%。病理变化分为急性炎症期、溃疡形成期、狭窄期和瘘管形成期(穿孔期)。病变呈节段分布,与正常肠段相互间隔,界限清晰,呈跳跃的特征。急性期以肠壁水肿炎症为主;慢性期肠壁增厚、僵硬,受累肠管外形呈管状,其上端肠管扩张。

【临床表现】

临床表现比较多样,与肠内病变的部位、范围、严重程度、病程长短以及有无并发症有关。

1. 腹痛 阵发性痉挛性腹痛是本病最常见的症状,随着病程进展可表现为持续性钝痛。回肠病变常出现右下腹痛,进食后可加重。餐后腹痛与胃肠反射或肠内容物通过炎症、狭窄的肠段引起局部肠痉挛有关。腹痛也可由部分或完全性肠梗阻引起,并伴有肠梗阻的其他症状。腹腔内脓肿形成时出现持续性腹痛伴压痛。肠穿孔时则全腹出现剧痛、腹肌紧张等表现。

2. 腹泻 较常见且无脓血或黏液。40%~50%的患者可有血便,出血部位主要为回肠和结肠。

3. 腹部肿块 多位于右下腹和脐周。易与腹腔结核和肿瘤等混淆。由肠粘连、肠壁增厚、肠系膜淋巴结肿大、内瘘或局部脓肿形成所引起。

4. 瘘管形成 是克罗恩病的特征性表现之一,分内瘘、外瘘。内瘘指病变肠段与其他肠段、膀胱、输尿管、阴道或尿道等处形成交通;外瘘是指病变肠管与体表皮肤相通。合并肠瘘的患者常有腹腔脓肿,出现发热、腹痛和腹部包块。肛周病变如肛周脓肿和肛瘘是克罗恩病常见的并发症,有些患者甚至是因为反复的肛周脓肿、肛瘘或肛瘘手术后伤口经久不愈而就诊,经检查才发现为该病。

5. 全身表现 较多且明显。发热常见,常间歇出现,与肠道炎症活动及继发感染有关。其他有食欲减退、乏力、消瘦、贫血、低清蛋白血症等营养障碍表现。

6. 肠外表现 以口腔黏膜溃疡、关节炎、皮肤结节性红斑及眼病多见。

7. 并发症 肠梗阻最常见,其次是腹腔内脓肿,偶可并发急性肠穿孔、大量便血。累及直肠或结肠黏膜时可发生癌变。

【辅助检查】

1. 肠镜检查 是明确诊断、排除其他疾病,以及监测治疗效果和了解复发的最重要手段,结肠镜应达末段回肠。CD 典型的内镜特征是消化道节段性病变和纵行溃疡,也可为局限性或者孤立性溃疡性病变,可见狭窄或者穿透性病变,病变早期可表现为阿弗他样溃疡,病变反复发作时残留肠道黏膜可呈铺路石样改变,愈合期病变肠道可有炎性息肉和溃疡瘢痕。超声内镜检查可见病变处消化道管壁全层增厚,以黏膜层及黏膜下层增厚较明显,黏膜下层回声多有减低,管壁各层层次可见。

2. 黏膜活检 内镜取黏膜活组织包括炎症区域与非炎症区域,以确定炎症是否呈阶段性分布。

3. CT 和 CT 小肠造影(CTE)检查 也有助于帮助诊断,排除其他疾病,并明确病变程度、范围,是否有淋巴结肿大和腹腔脓肿等并发症。典型的改变是内外窦道形成,肠壁增厚、肠腔狭窄,形成"木梳征"和周围脂肪液化等。

4. 血液学检查 血常规、血生化检查除可以反映是否存在感染、贫血、营养不良等并发症外,还可以反映治疗药物对机体的影响。C 反应蛋白(CRP)和红细胞沉降率(ESR)是反映病情活动的重要指标;血清抗酿酒酵母抗体(ASCA)也是 CD 较为特异性的指标。

【诊断要点】

有典型临床表现者为疑诊 CD 患者,若符合结肠镜或影像学检查中一项,可拟诊 CD。若有非干酪样肉芽肿、裂隙状溃疡和瘘管及肛门部病变特征性改变之一,可以确诊。当病变单纯累及结肠时,注意与溃疡性结肠炎鉴别(图 4-3)。

图 4-3 溃疡性结肠炎和克罗恩病病变部位比较
A. 溃疡性结肠炎 B. 克罗恩病

【治疗要点】

本病目前尚无根治疗法。治疗目的主要是控制病情,维持缓解,减少复发,防治并发症。

1. 支持疗法 加强营养、纠正代谢紊乱、改善贫血和低白蛋白血症。补充多种维生素、叶酸以及铁、钙等矿物质。必要时可输血、血浆、白蛋白、复方氨基酸,甚至要素饮食或静脉内全营养;对重症患者可予营养支持治疗,首选肠内营养,不足时辅以肠外营养。

2. 对症治疗 解痉、止痛、止泻和控制继发感染等也有助于症状缓解。应用阿托品等抗胆碱能药物,应警惕诱发中毒性巨结肠可能。

3. 药物控制 包括氨基水杨酸制剂、糖皮质激素、免疫抑制剂、抗生素、氨甲蝶呤及生物制剂等。可参考溃疡性结肠炎。

4. 外科手术 当克罗恩病药物治疗无效,出现完全性肠梗阻、急性穿孔、腹腔脓肿、瘘管形成或不能控制的大量出血时均可考虑手术治疗。

【常用护理诊断/问题】

1. 疼痛:腹痛 与肠道炎症、肠管狭窄有关。

2. 营养失调:低于机体需要量 与长期腹泻、吸收障碍有关。

3. 腹泻 与炎症渗出和肠黏膜吸收障碍有关。

4. 焦虑 与疾病迁延不愈有关。

5. 潜在并发症:肠梗阻、肠出血。

【护理措施】

参见本节"溃疡性结肠炎"。

【健康教育】

参见本节"溃疡性结肠炎"。

【结语】

IBD 是一种特发性肠道炎症性疾病,包括 UC 和 CD,以慢性、反复复发为其特征;主要表现为腹痛、腹泻。结肠镜及黏膜活组织检查对本病有重要诊断价值,氨基水杨酸制剂和糖皮质激素是治疗 IBD 最有效的重要药物。护理应注意病情观察,强调饮食护理,避免饮食不当诱发或加重病情,指导患者正确用药,加强药物不良反应的预防。

第八节　脂肪性肝病

脂肪性肝病(fatty liver disease,FLD)是以肝细胞脂肪过度贮积和脂肪变性为特征的临床病理综合征。根据有无长期过量饮酒分为非酒精性脂肪性肝病和酒精性脂肪性肝病。

一、非酒精性脂肪性肝病

非酒精性脂肪性肝病(non-alcoholic fatty liver disease,NAFLD)是指除外酒精和其他明确的肝损害因素所致的,以肝脏脂肪变性为主要特征的临床病理综合征,包括单纯性脂肪性肝病以及由其演变的脂肪性肝炎和肝硬化。本病已成为西方国家和我国最常见的慢性肝病之一。

【病因与发病机制】

NAFLD 最常见的易感因素包括肥胖、2 型糖尿病及高脂血症。该病的发病机制尚不完全清楚,一般认为它是一种遗传—环境—代谢应激相关性疾病。目前广泛接受的理论是"二次打击"学说:第一次打击是指由多种因素导致肝细胞内脂质过量沉积;第二次打击是脂质过量沉积的肝细胞发生氧化应激及脂质过氧化反应,最终导致炎症坏死和纤维化的产生。

NAFLD 的病理改变以大泡性或大泡性为主的肝细胞脂肪变性为特征。根据肝内脂肪变、炎症和纤维化的程度,将 NAFLD 分为单纯性脂肪性肝病、脂肪性肝炎,后者可进展为更严重的脂肪性肝纤维化、肝硬化甚至肝癌。

【临床表现】

起病隐匿,发病缓慢,常无症状。少数患者可有乏力、右上腹轻度不适、肝区隐痛或上腹胀痛等非特异症状。严重脂肪性肝炎可出现食欲减退、恶心、呕吐、黄疸等症状。发展至肝硬化失代偿期的临床表现与其他原因所致肝硬化相似。

【辅助检查】

1. 实验室检查　单纯性脂肪性肝病时,肝功能基本正常,γ-谷氨酰转肽酶水平轻度升高;脂肪性肝炎时,多见血清转氨酶和γ-谷氨酰转肽酶水平升高,通常以 ALT 升高为主。

2. 影像学检查　B 超和 CT 检查是诊断 NAFLD 的常用手段,质子磁共振波谱是无创定量肝脏脂肪的最优方法。

3. 病理学检查　肝穿刺活组织检查是确诊 NAFLD 的主要方法。

【诊断要点】

临床诊断标准为:凡具备下列第 1~5 项和第 6 或第 7 项中任何一项者即可诊断为NAFLD。①有易患因素:肥胖、2 型糖尿病、高脂血症等;②无饮酒史或饮酒折合乙醇量男性每周 <140g,女性每周 <70g;③除外病毒性肝炎、药物性肝病、全胃肠外营养、肝豆状核变性和自身免疫性肝病等可导致脂肪肝的特定疾病;④除原发疾病的临床表现外,可有乏力、肝区隐痛、肝脾大等症状及体征;⑤血清转氨酶或γ-谷氨酰转肽酶升高;⑥符合脂肪性肝病的影像学诊断标准;⑦肝组织学改变符合脂肪性肝病的病理学诊断标准。

【治疗要点】

1. 病因治疗　治疗糖尿病、高脂血症,对多数单纯性脂肪性肝病和脂肪性肝炎有效;对于肥胖的患者,减重 3%~5% 可改善肝脂肪变,减重 7%~10% 能够改善肝脏酶学和组织学的异常。

2. 生活方式干预　饮食控制和运动是大多数 NAFLD 患者的主要治疗措施。控制体重是治疗 NAFLD 患者的首要任务,控制热量的摄入以保证人体正常生命活动所需的基本热量为前提,推荐肥胖成人每日热量摄入需减少(500~1 000kcal)。一般来说,正常从事轻度工作量成年人所需总热量为理想体重 ×(20~25);中度工作量者为理想体重 ×30;重度工作量者为理想体重 ×35。NAFLD 患者应积极锻炼,适当进行中等量的有氧运动,每周 4 次以上,累计锻炼时间至少 150 分钟。

3. 药物治疗　单纯性脂肪性肝病一般无需药物治疗,通过改变生活方式即可控制病情。合并高脂血症的患者可采用降血脂治疗,选择一些对肝细胞损害比较小的降血脂药,如贝特类、他汀类等;维生素 E 具抗氧化作用,可减轻脂质过氧化;肠道益生菌可减少内毒素的产生和能量的过度吸收。

4. 其他治疗　对改变生活方式和药物治疗无反应者,可通过减重手术进行治疗。对脂肪性肝炎伴有严重代谢综合征患者,也可行粪菌移植。

【常用护理诊断/问题】

1. 超重/肥胖　与饮食不当、运动缺乏有关。

2. 焦虑　与病情进展、饮食受限有关。

【护理措施】

1. 病情观察　减肥的过程中应使体重平稳下降,定期测量体重、腰围、血压、肝功能、血脂和血糖,每年做肝、脾和胆囊的超声检查。

2. 饮食护理　在满足基础营养需求的基础上,减少热量的摄入,维持营养平衡,维持正常血脂、血糖水平,降低体重至标准水平。建议低糖低脂的平衡膳食,减少含蔗糖饮料以及饱和脂肪和反式脂肪的摄入,增加膳食纤维含量。建议多吃蔬菜、瓜果、玉米、燕麦、洋葱、大豆及其制品等。药茶是祖国传统医学宝库中的一个重要组成部分,山楂降脂茶和泽泻丹参茶均有降血脂的作用。

3. 运动护理　适当增加运动可改善心血管健康,并且减轻外周脂肪和胰岛素对抗。根据减重目标计算每天体力活动量和时间。对于需要消耗的能量,多考虑采用增加体力活动量和控制饮食相结合的方法,其中 50% 由增加体力活动的能量消耗来解决,其他 50% 由减少饮食总能量和减少脂肪的摄入量来实现。运动不宜在饭后立即进行,应避开凌晨和深夜运动,以免扰乱身体生物钟节奏;合并有糖尿病的患者应饭后 1 小时进行锻炼。

【健康教育】

1. 疾病知识指导　指导患者了解 NAFLD 的病因,建立健康的生活方式,改变各种不良的生活习惯和行为习惯。

2. 饮食指导　指导患者建立合理的饮食结构及习惯,改正不良的饮食习惯,戒除烟酒,避免三餐不规律或者三餐饥饱不均匀,避免过量摄食,吃零食、夜食,以免引发体内脂肪过度蓄积。

3. 运动指导　指导患者制订以自身耐力为基础、循序渐进及持之以恒的个体化运动方案,采用中、低强度的有氧运动,如慢跑、游泳、快速步行等。避免久坐少动,建议根据患者兴趣并以能够坚持为原则选择体育锻炼方式,以增加骨骼肌质量和防治肌少症。例如:每天坚持中等量有氧运动 30 分钟,每周 5 次,或者每天高强度有氧运动 20 分钟,每周 3 次,同时做 8~10 组阻抗训练,每周 2 次。

4. 心理指导　指导患者保持良好的心理状态,注意情绪的调节和稳定;指导患者了解本病治疗的长期性,增强治疗信心,提高治疗的依从性。

【结语】

非酒精性脂肪性肝病最常见的易感因素包括肥胖、2 型糖尿病及高脂血症;起病隐匿,发病缓慢,常无症状,少数患者可有乏力、右上腹轻度不适、肝区隐痛或上腹胀痛等非特异症状;饮食控制和运动是大多数非酒精性脂肪性肝病患者的主要治疗措施;指导患者在满足基础营养需求的基础上,减少热量的摄入,维持营养平衡,适当增加运动可以有效地促进体内脂肪消耗;单纯性脂肪性肝病如积极治疗,可完全恢复,脂肪性肝炎如能及早发现、积极治疗,多数能逆转。

二、酒精性肝病

酒精性肝病(alcoholic liver disease,ALD)是指由于大量饮酒所致的肝脏疾病,主要包括酒精性肝炎、酒精性脂肪肝、酒精性肝纤维化和肝硬化,可发展至肝癌。本病在欧美国家多见,我国部分地区成人的酒精性肝病患病率为 0.50%~8.55%;其中 40~49 岁人群的酒精性肝病患病率最高,达到 10% 以上。

【病因与发病机制】

本病发病机制较为复杂,目前尚不完全清楚。酒精及其代谢产物对肝脏的直接毒性作用、氧化应激反应、肠源性内毒素血症等多种因素均可能参与了 ALD 的发生与发展。增加酒精性肝病发生的危险因素有:①饮酒量及时间:短期内大量饮酒可发生酒精性肝炎;平均每日乙醇摄入 40g,>5 年可发展为慢性酒精性肝病;②遗传易感因素:被认为与酒精性肝病的发生密切相关,但具体的遗传标记尚未确定;③性别:相同的酒摄入量女性比男性更易患酒精性肝病,与女性体内乙醇脱氢酶含量较低有关;④其他肝病:如乙型或丙型肝炎病毒感染可增加酒精性肝病发生的危险性,并可加重酒精性肝损害;⑤肥胖:是酒精性肝病的独立危险因素;⑥营养不良。

酒精性肝病病理学改变主要为大泡性或大泡性为主伴小泡性的混合性肝细胞脂肪变性。依据病变肝组织是否伴有炎症反应和纤维化,可分为酒精性脂肪肝、酒精性肝炎、酒精性肝纤维化和酒精性肝硬化。

【临床表现】

临床表现一般与饮酒的量和嗜酒的时间长短有关。

酒精性肝炎临床表现与组织学损害程度相关。常发生在近期(数小时至数周)大量饮酒后,出现全身不适、食欲缺乏、恶心、呕吐、乏力、肝区疼痛等症状;可有低热、黄疸、肝大并有触痛。

酒精性脂肪肝常无症状或症状轻微,可有乏力、食欲减退、右上腹隐痛或不适,肝脏有不同程度的肿大。

酒精性肝硬化临床表现与其他原因引起的肝硬化相似,可伴有慢性酒精中毒的表现,如精神神经症状等。

【辅助检查】

1. 实验室检查　酒精性脂肪肝可有血清 AST、ALT 轻度升高;酒精性肝炎 AST 升高比 ALT 升高明显,但两者的值很少大于 500IU/L。

2. 影像学检查　B 超和 CT 检查是诊断酒精性肝病的常用手段,B 超可作为首选方法。

3. 病理学检查　肝活组织检查是确定酒精性肝病及分期分级的可靠方法,是判断其严重程度和预后的重要依据,但很难与其他病因引起的肝损害鉴别。

【诊断要点】

饮酒史是诊断酒精性肝病的必备依据,应详细询问患者饮酒的种类、每日摄入量、持续饮酒时间和饮酒方式等。我国现有的酒精性肝病的诊断标准为:长期饮酒史 >5 年,折合酒精量男性≥40g/d,女性≥20g/d;或 2 周内有大量饮酒史,折合酒精量 >80g/d。酒精量换算公式为:酒精量(g)= 饮酒量(ml)× 酒精含量(%)× 0.8。

酒精性肝病的诊断思路为:①是否存在肝病;②肝病是否与饮酒有关;③是否合并其他肝病;④如确定为酒精性肝病,则其临床病理属于哪一阶段;可根据饮酒史、临床表现及有关实验室及其他检查进行分析,必要时进行肝穿刺活检组织学检查。

【治疗要点】

1. 戒酒　戒酒是治疗酒精性肝病患者最重要的措施,戒酒能显著改善各个阶段患者的组织学改变和生存率,并可减轻门静脉压力及减缓向肝硬化发展的进程。

2. 营养支持　长期嗜酒者,酒精取代了食物所提供的热量,故蛋白质和维生素摄入不足而引起营养不良。所以酒精性肝病患者需要良好的营养支持,在戒酒的基础上应给予高热量、高蛋白、低脂饮食,并补充多种维生素。

3. 药物治疗　多烯磷脂酰胆碱可稳定肝窦内皮细胞膜和肝细胞膜,降低脂质过氧化,减轻肝细胞脂肪变性及其伴随的炎症和纤维化;美他多辛可加快乙醇代谢;N- 乙酰半胱氨酸能补充细胞内谷胱甘肽,具有抗氧化作用。酒精戒断症状严重者,除对症处理外,可考虑应用纳洛酮、苯二氮卓类镇静剂,医护人员和家人要给予鼓励和关心,帮助患者戒酒。

4. 肝移植　严重酒精性肝硬化患者可考虑肝移植,但要求患者肝移植前戒酒 3~6 个月,并且其他脏器无严重的酒精性损害。

【常用护理诊断 / 问题】

1. 健康管理无效　与长期大量饮酒有关。

2. 知识缺乏:缺乏戒酒以及饮食营养等知识。

【护理措施】

1. 严格戒酒 积极引导患者戒酒,要坚持逐渐减量的原则,每天饮酒量以减少前一天的 1/3 为宜,在 1~2 周内完全戒断,以免发生酒精戒断综合征。出现严重的酒精戒断综合征时,光凭意志力或家人强行戒酒很容易发生危险,应及时治疗。有重度酒瘾的患者戒酒,应寻求患者家属的支持和帮助。

2. 饮食护理 酒依赖者,多以酒代饭,进食较少,导致营养不良,维生素缺乏。应以低脂肪、清淡、富有营养、易消化为饮食原则,少食多餐,忌生冷、辛辣刺激性食物。注意营养均衡,多食用瘦肉、鱼肉、牛奶及富含维生素的蔬菜和水果等。

3. 营养监测 观察患者进食情况,定期测量患者的体重,了解营养状况的变化。

4. 心理护理 戒酒过程中护士需要确认患者嗜酒及酒精依赖的程度,告知其问题所在及其特点,并提供改变其行为的建议。戒酒过程中,由于血液中乙醇浓度迅速下降,患者可能出现情绪不安、暴躁、易怒、出汗、恶心等反应,护士要适时对患者进行心理护理,鼓励患者在戒酒中保持积极、乐观的心态。

【健康教育】

宣传科学饮酒的知识,认识大量饮酒对身体健康的危害性,协助患者建立戒酒的信心,培养健康的生活习惯,积极戒酒和配合治疗。

【结语】

酒精性肝病的发病机制较为复杂,目前尚不完全清楚,临床表现一般与饮酒的量和嗜酒的时间长短有关;饮酒史是诊断酒精性肝病的必备依据,应详细询问患者饮酒的种类、每日摄入量、持续饮酒时间和饮酒方式等;戒酒是治疗酒精性肝病最重要的措施,在戒酒的基础上需要良好的营养支持;酒精性脂肪肝一般预后良好,戒酒后可部分恢复,酒精性肝炎如能及时治疗和戒酒,大多也可恢复。

第九节 肝 硬 化

肝硬化(hepatic cirrhosis)是各种慢性肝病进展至以肝脏弥漫性纤维化、假小叶形成、肝内外血管增殖为特征的病理阶段,代偿期无明显临床症状,失代偿期以门静脉高压和肝功能严重损伤为特征。患者常因并发腹水、消化道出血、脓毒症、肝性脑病、肝肾综合征和癌变等导致多脏器功能衰竭而死亡。肝硬化分布广泛,不论国籍、种族,都有较高的发病率,本病已成为严重危害人们身体健康的常见病。肝硬化发病率尚无准确统计资料。但据 55 个国家向 WHO 提供的数据,2014 年至今,每年全世界死于肝硬化的人数已增加到 50 万。本病发病年龄以 21~50 岁多见,占 85.2%;高峰年龄 35~50 岁,男女比例为(3.6~8)∶1,其中中年男性肝硬化发病率高于其他人群。

【病因与发病机制】

1. 病因 在我国,目前引起肝硬化的病因以病毒性肝炎为主;在欧美国家,酒精性肝硬化占全部肝硬化的 50%~90%。

(1) 病毒性肝炎:乙型肝炎病毒(HBV)感染为最常见的病因,其次为丙型肝炎病毒(HCV)感染。从病毒性肝炎发展为肝硬化短至数月,长达数十年。甲型肝炎病毒和戊型肝炎病毒感染所致肝炎一般不发展为肝硬化。

(2) 酒精性肝病:长期大量饮酒(摄入乙醇 80g/d 达 10 年以上),乙醇及其中间代谢产物(乙醛)直接引起酒精性肝炎,并发展为肝硬化;因长期酗酒导致营养失调,引起肝细胞代谢障碍,损害肝脏,加重肝纤维化进程。

(3) 非酒精性脂肪性肝病:非酒精性脂肪性肝炎(non-alcoholic steatohepatitis,NASH)是非酒精性脂肪性肝病(non-alcoholic fatty liver disease,NAFLD)的一个阶段。目前普遍认为NAFLD是一可进展至晚期肝脏病变的临床病理学状态。

(4) 药物或化学毒物:长期反复接触化学毒物,如四氯化碳、磷、砷等,或长期服用甲基多巴、双醋酚汀、异烟肼及四环素等,可引起中毒性或药物性肝炎,最终演变为肝硬化。长期服用氨甲蝶呤可引起肝纤维化而发展为肝硬化。

(5) 寄生虫感染:血吸虫感染在我国南方依然存在,成熟虫卵被肝内巨噬细胞吞噬后演变为成纤维细胞,形成纤维结节。由于虫卵在肝内主要沉积在门静脉分支附近,纤维化常使门静脉灌注障碍,所导致的肝硬化常以门静脉高压为突出特征。华支睾吸虫寄生于人肝内与肝外胆管内,所引起的胆道梗阻及炎症(肝吸虫病)可逐渐进展为肝硬化。

(6) 遗传代谢性疾病:由于遗传代谢性疾病,某些酶先天缺陷,致使某些物质不能被正常代谢而沉积于肝脏,造成肝损害并可致肝硬化。如肝豆状核变性(铜沉积)、血色病(铁沉积)、α_1-抗胰蛋白酶缺乏症和半乳糖血症。

(7) 循环障碍:多见于慢性心力衰竭、缩窄性心包炎、肝静脉阻塞综合征等,可致长期肝细胞淤血缺氧坏死和纤维组织增生,逐渐发展为心源性肝硬化。

(8) 免疫紊乱:自身免疫性慢性肝炎最终可进展为肝硬化。

(9) 胆汁淤积:肝外胆管阻塞或肝内胆汁淤积持续存在时,高浓度胆酸和胆红素可使肝细胞变性、坏死,逐渐发展为原发性或继发性胆汁性肝硬化。

(10) 病因不明:部分患者无法用目前认识的病因解释肝硬化的发生,也称隐源性肝硬化。

2. 发病机制 肝硬化发展的基本特征是肝细胞坏死、再生、肝纤维化和肝内血管增殖、系统紊乱。

肝脏具有很强的再生能力。正常肝脏切除70%~80%,仍可维持正常生理功能;人体正常肝叶切除约1年后,残存肝脏可恢复至原肝脏的重量。各种病因导致肝细胞变性、坏死,若病因持续存在,再生的肝细胞难以恢复正常的肝结构,形成无规则的结节。

炎症等致病因素激活肝星形细胞,胶原合成增加、降解减少,总胶原量可增至正常的3~10倍,沉积于Disse间隙,可导致间隙增宽,肝窦内皮细胞下基底膜形成,内皮细胞上窗孔变小,数量减少,甚至消失,形成弥漫性屏障,称为肝窦毛细血管化。肝细胞表面绒毛扁平以及屏障形成,肝窦内物质穿过肝窦壁到肝细胞的转运受阻,可直接干扰肝功能,导致肝细胞合成功能障碍。若肝窦变狭窄、血流受阻、肝内阻力增加,可影响门静脉血流动力学,造成肝细胞缺氧和养料供给障碍,加重肝细胞坏死,使始动因子得以持续起作用。

汇管区和肝包膜的纤维束向肝小叶中央静脉延伸扩展,这些纤维间隔包绕再生结节或将残留肝小叶重新分割,形成假小叶,出现典型的肝硬化组织病理形态。肝纤维化发展的同时,伴有显著的、非正常的血管增殖,使肝内门静脉、肝静脉和肝动脉三个血管系之间失去正常关系,出现交通吻合支等,这是形成门静脉高压的病理基础,也是加重肝细胞的营养障碍、促进肝硬化发展的重要机制。

【临床表现】

肝硬化起病隐匿,病程进展缓慢,可隐伏3~5年或10年以上,少数因短期内大片肝坏死可在数月后发展为肝硬化。临床上分为代偿期和失代偿期肝硬化。

代偿期肝硬化:早期无症状或症状轻微且无特异性,可有腹部不适、乏力、食欲减退、消化不良和腹泻等症状,多呈间歇性,常于疲劳、精神紧张或伴随其他疾病而出现,休息及助消

笔记栏

化的药物可缓解。患者营养状态尚可，肝是否肿大取决于不同类型的肝硬化，脾因门静脉高压常有轻、中度肿大。肝功能检查正常或轻度异常。

失代偿期肝硬化：主要为肝功能减退和门静脉高压症表现，可累及全身多系统。

1. 肝功能减退

（1）消化吸收不良：食欲减退、恶心、厌食、腹胀，餐后加重，荤食后易腹泻，常与门静脉高压时胃肠道淤血水肿、消化吸收障碍和消化道菌群失调等有关。

（2）营养不良：患者一般情况较差，消瘦、乏力，精神不振，甚至因衰弱而卧床不起，皮肤干枯或水肿。

（3）黄疸：皮肤、巩膜黄染，尿色深，与肝细胞进行性或广泛坏死有关；肝功能衰竭时，黄疸持续加重，多属肝细胞性黄疸。

（4）出血和贫血：常有鼻腔、牙龈出血及皮肤黏膜瘀点、瘀斑和消化道出血等，与肝脏合成凝血因子减少、脾功能亢进以及毛细血管脆性增加有关。

（5）内分泌失调：肝脏是多种激素转化、降解的重要器官。激素本身是代谢产物，可参与肝脏疾病的发生、发展过程。

1）性激素代谢：常见雌激素增多，雄激素减少。前者与肝脏对其灭活减少有关，后者与升高的雌激素反馈抑制垂体促性腺激素释放，从而引起睾丸间质细胞分泌雌激素减少有关。男性患者可有性欲减退、睾丸萎缩、毛发脱落及乳房发育等；女性常有月经失调、闭经、不孕等症状。可见蜘蛛痣及肝掌。

2）肾上腺皮质功能：肝硬化时，合成肾上腺皮质激素重要的原料胆固醇酯减少，肾上腺皮质激素合成不足；促皮质素释放因子受抑，肾上腺皮质功能减退，促黑细胞激素增加。患者面部和其他暴露部位的皮肤色素沉着，面色黑黄、晦暗无光，称肝病面容。

3）抗利尿激素：促进腹水形成。

4）甲状腺激素：肝硬化患者血清总 T_3、游离 T_3 降低，游离 T_4 正常或偏高，严重者 T_4 也降低，这些改变与肝病严重程度之间具有相关性。

（6）不规则低热：肝脏对致热因子等活性降低，还可以由继发性感染导致。

（7）低清蛋白血症：患者常有下肢水肿及腹水，详见本章腹水形成机制部分。

2. 门静脉高压（portal hypertension）　肝硬化时，由于肝纤维化和假小叶的形成，压迫肝内小静脉及肝窦，使血管扭曲、闭塞，肝内血液循环障碍，门静脉回流受阻，是门静脉压升高的最主要原因。同时，门静脉血中去甲肾上腺素、5-羟色胺、血管紧张素等活性物质增加，作用于门静脉肝内小分支和小叶后小静脉壁，使其呈持续性收缩状态。门静脉高压常导致食管-胃底静脉曲张出血、腹水、脾大、脾功能亢进、肝肾综合征等，被认为是继发病因之后的推动肝功能减退的重要病理生理环节，是肝硬化的主要死因之一。

（1）腹水（ascites）：是肝功能减退和门静脉高压的共同结果，是肝硬化失代偿期最突出的临床表现。腹水出现时常有腹胀，大量腹水使腹部膨隆如蛙腹，甚至促进疝等形成。大量腹水使横膈抬高并且运动受限，出现呼吸困难和心悸。腹水形成机制如下：①门静脉高压，腹腔内脏血管床静水压增高，组织液回吸收减少而漏入腹腔，是腹水形成的决定性因素。②有效循环血容量不足，肾血流量减少，使肾素-血管紧张素系统激活，肾小球滤过率降低，从而排钠和排尿减少。③低清蛋白血症，清蛋白低于 30g/L 时，血浆胶体渗透压降低，毛细血管内液体漏入腹腔或组织间隙。④肝脏对醛固酮和抗利尿激素灭活作用减弱，导致继发性醛固酮增多和抗利尿激素增多。前者作用于远端肾小管，使钠重吸收增加；后者作用于集合管，使水的吸收增加，水、钠潴留，尿量减少。⑤肝淋巴液超过了循环引流的能力，使肝窦内压升高，肝淋巴液生成增多，自肝包膜表面漏入腹腔，形成腹水。

(2) 门-腔侧支循环开放：持续门静脉高压，机体代偿性脾功能亢进，出现肝内、外分流。肝内分流是纤维隔中的门静脉与肝静脉之间形成的交通支，使门静脉血流绕过肝小叶，通过交通支进入肝静脉；肝外分流主要与肝外门静脉的血管新生有关，也可使平时闭合的门-腔静脉系统间的交通支重新开放，其与腔静脉系统间形成侧支循环，使部分门静脉血流由此进入腔静脉，回流入心脏。

1）食管-胃底静脉曲张（esophageal-gastro varices，EGV）：门静脉系统的胃冠状静脉在食管下段和胃底处，与腔静脉系统的食管静脉、奇静脉吻合扩张，形成食管-胃底静脉曲张。其破裂出血是肝硬化门静脉高压最常见的并发症，因曲张静脉管壁薄弱、缺乏弹性收缩，难以止血，病死率高。

2）腹壁静脉曲张：出生后闭合的脐静脉与脐旁静脉在门静脉压力过高时重新开放，经腹壁静脉分别进入上、下腔静脉，位于脐周的腹壁浅表静脉可因此曲张，其血流方向呈放射状流向脐上及脐下。

3）痔静脉扩张：门静脉系统肠系膜下静脉的直肠上静脉在直肠下段与腔静脉系统髂内静脉的直肠中、下静脉吻合扩张，形成痔静脉曲张。部分患者因痔疮出血而发现肝硬化。

4）腹膜后吻合支曲张：腹膜后门静脉与下腔静脉之间有许多细小分支，称为 Retzius 静脉。门静脉高压时，Retzius 静脉增多和曲张，以缓解门静脉高压。

5）脾肾分流：门静脉的属支脾静脉、胃静脉等可与左肾静脉沟通，形成脾肾分流。

(3) 脾功能亢进及脾大：脾大是肝硬化门静脉高压较早出现的体征。脾静脉回流阻力增加及门静脉压力逆传到脾，使脾脏被动淤血性肿大，脾组织和脾内纤维组织增生；此外，肠道抗原物质经门-体侧支循环进入体循环，被脾脏摄取，抗原刺激脾脏单核巨噬细胞增生，形成脾功能亢进、脾大。脾功能亢进时，患者外周血常规呈白细胞减少、增生性贫血和血小板降低，易并发感染及出血，有脾周围炎时脾脏可有触痛。脾脏大小、活动度、质地与病程病因相关。如大结节性肝硬化患者比小结节性肝硬化患者脾大明显，血吸虫性肝硬化患者比酒精性肝硬化患者脾大更为突出。

3. 并发症

(1) 上消化道出血：为最常见并发症。多表现为突然发生的呕血和/或黑便，常为大量出血，导致出血性休克，可诱发肝性脑病。在出血暂停、血压稳定时内镜检查可以确诊，多为食管-胃底静脉破裂出血所致。应注意的是，部分肝硬化患者上消化道大量出血是由其他原因如门静脉高压性胃病、消化性溃疡等引起。门静脉高压性胃病（portal hypertensive gastropathy，PHG）：是由于门静脉及其属支血管压力过高造成的，根据 1992 年米兰会议的定义：胃镜下可见胃黏膜内和黏膜下血管扩张，呈现"蛇皮样改变""马赛克征"等。PHG 是肝硬化消化道出血的第二大病因，仅次于食管-胃静脉曲张破裂出血，多项研究显示 PHG 也是预测胃静脉曲张首次出血的高危因素。

(2) 感染：由于肝硬化患者免疫功能低下、侧支循环开放等原因，易并发呼吸道、胃肠道、泌尿道等感染。部分有腹水的患者并发自发性细菌性腹膜炎（spontaneous bacterial peritonitis，SBP）。SBP 是指在无邻近组织炎症的情况下发生的腹腔细菌性感染，是因患者单核吞噬细胞的吞噬作用减弱，肠道内细菌得以异常繁殖并经由肠壁进入腹膜腔，以及带菌的淋巴液漏入腹腔引起感染所致，是肝硬化常见的一种严重并发症。病原菌多为来自肠道的革兰氏阴性杆菌，腹水细菌培养有助确诊。主要临床表现是发热、腹痛、腹水短期内迅速增加、腹膜刺激征。部分患者表现为肝功能迅速恶化，发生休克，可诱发肝性脑病，应予注意。

(3) 肝性脑病：是最严重的并发症，最常见的死亡原因。肝性脑病的发病机制至今尚未完全阐明，有多种学说从不同角度做出阐述，包括氨中毒学说、炎症反应损伤、氨基酸失衡学说及假性神经递质学说等。其中以氨中毒学说为核心,炎性介质及多种毒性物质共同作用导致脑功能紊乱。

(4) 电解质和酸碱平衡紊乱:常见的电解质和酸碱平衡紊乱有:①低钠血症:长期低钠饮食、利尿或大量放腹水致钠丢失、抗利尿激素增多使水潴留超过钠潴留而发生稀释性低钠;②低钾、低氯血症:进食不足、呕吐、腹泻、长期用利尿剂或高渗葡萄糖液、继发性醛固酮增多等,可使血钾和血氯降低,低钾、低氯血症可致代谢性碱中毒,诱发肝性脑病;③酸碱平衡紊乱:可发生各种酸碱平衡紊乱,最常见的是呼吸性碱中毒和代谢性碱中毒。

(5) 原发性肝癌:在我国,85% 左右原发性肝癌发生在肝硬化基础上。肝硬化患者均应加强早期预防、早期诊断、早期治疗,这是降低肝癌发生率和病死率的关键。

(6) 肝肾综合征(hepatorenal syndrome, HRS):HRS 是发生在严重肝病基础上的肾衰竭,肾脏本身无器质性损害,又称功能性肾衰竭。主要原因是失代偿期肝硬化合并腹水患者,由于门静脉压力升高,内脏血管扩张导致循环功能障碍,即内脏血管舒张和心输出量减少,引起的肾血流灌注不足。表现为自发性少尿或无尿、氮质血症、稀释性低钠血症、低尿钠。

(7) 肝肺综合征(hepatopulmonary syndrome, HPS):HPS 是肺内血管扩张引起的氧合异常及一系列病理生理变化和临床表现,其病因主要为晚期肝病、门静脉高压或先天性门 - 体静脉分流。典型症状包括劳力性呼吸困难或静息时呼吸困难。25% 的 HPS 患者可出现斜卧呼吸(由仰卧位换成直立位后呼吸困难加重)和直立低氧血症(当患者从仰卧位换成直立位时,PaO_2 降低多于 5% 或超过 4mmHg)。重度 HPS 患者行肝移植术后,死亡风险及病死率可显著降低。

(8) 肝硬化心肌病(cirrhoticcardiomyopathy, CCM):CCM 是指肝硬化引起的一种慢性心脏功能障碍,特点是在无其他已知心脏疾病的情况下,主要表现为心肌收缩功能、舒张功能受损。可能与全身炎症反应、门静脉高压等有关。临床表现较隐匿,早期多无明显症状,晚期可发生心功能衰竭,主要表现为胸闷、憋喘、外周水肿等症状。CCM 进展较缓慢,需定期进行心电图、超声心动图、心脏核磁共振等检查,以早期诊断和预防,特别是超声心动图和心电图检查尤为重要。舒张功能障碍是 CCM 的典型特征,且无论是否行肝移植手术,CCM 都可能会影响肝硬化患者的预后。

(9) 门静脉血栓(portal vein thrombosis, PVT):PVT 是指门静脉主干及其属支和 / 或分支内的血栓。其相关的危险因素不同,有无肝硬化,部位、范围不同,其临床症状与预后差别很大。因此,PVT 的评估主要包括血栓的分期、分级和分型。PVT 分为急性、慢性。急性门静脉血栓(acute portal vein thrombosis, aPVT)指急性腹痛的起病时间在 6 个月内,且低分子肝素单一或联合华法林抗凝治疗效果好。抗凝治疗越早,门静脉再通率越高。第一周开始治疗,再通率为 69%,而在第二周开始治疗,再通率则下降至 25%。轻者 aPVT 可无症状,严重者表现为急性门静脉高压综合征,可引起肠缺血和肠梗阻。

【辅助检查】

1. 血常规检查 代偿期多正常,失代偿期可有贫血,感染时白细胞增高。血小板降低是较早出现的门静脉高压的信号,随着脾大、脾功能亢进的加重,红细胞及白细胞也降低。

2. 尿常规检查 一般正常,并发肝肾综合征时可有尿管型、血尿、蛋白尿,黄疸时尿胆红素阳性,尿胆原增加。

3. 粪常规及隐血试验 门静脉高压性胃病引起慢性出血,粪便隐血试验阳性,消化道出血量大时可见黑便。

4. 肝功能检查 代偿期肝功能大多正常或仅有轻度酶学异常,失代偿期普遍异常。转氨酶轻、中度增高,肝细胞受损时 ALT 增高较显著,肝细胞严重坏死时 AST 升高更明显。失代偿期可见血清总胆固醇特别是胆固醇脂下降;血清清蛋白降低、球蛋白增高,A/G 比例倒置;凝血酶原时间有不同程度延长,且不能被维生素 K 所纠正。

5. 免疫功能检查 自身免疫性肝炎引起肝硬化者可出现抗核抗体、抗平滑肌抗体、抗线粒体抗体等非特异性自身抗体阳性;病毒性肝炎致肝硬化者,乙型、丙型和丁型肝炎病毒标记可呈阳性反应;甲胎蛋白(AFP)明显升高常提示合并原发性肝细胞癌,肝细胞严重坏死时,则 AFP 随转氨酶同步变化。

6. 腹水检查 无感染的肝硬化腹水,通常为漏出液。合并自发性腹膜炎,腹水可呈典型渗出液或介于渗、漏出液之间。腹水细菌培养及药物敏感试验可作为抗生素选择时参考。血性腹水应考虑合并肝癌、门静脉血栓形成及结核性腹膜炎等。

7. 内镜检查

(1) 上消化道内镜检查:可观察静脉曲张及其分布和程度,并据此评估出血风险。食管 - 胃底静脉曲张是诊断门静脉高压的最可靠的指标。

(2) 腹腔镜检查:可直接观察肝脾等腹腔脏器及组织情况,在直视下对病变明显处进行穿刺做活组织检查,以明确肝硬化病因,或鉴别肝硬化、慢性肝炎与原发性肝癌。

8. 影像学检查

(1) X 线检查:食管静脉曲张时行食管吞钡 X 线检查可见虫蚀样或蚯蚓状充盈缺损,纵行黏膜皱襞增宽,胃底静脉曲张时胃肠钡餐可见菊花瓣样充盈缺损。

(2) 腹部超声检查:B 超可提示肝硬化,可初步筛查肝硬化合并肝癌者。B 超常示肝脏表面不光滑、肝叶比例失调、肝实质回声不均匀等,提示肝硬化改变。

(3) CT 和 MRI:CT 对肝硬化的诊断价值与 B 超相似,对肝硬化合并肝癌者的诊断价值高于 B 超,当 B 超疑有癌变时,行 CT 进一步检查,诊断仍有疑问者,可配合 MRI 检查,综合分析。

9. 肝穿刺活组织检查 适用于代偿期肝硬化的早期诊断、肝硬化结节与小肝癌的鉴别。

10. 门静脉压力测定 经颈静脉插管测定肝静脉楔入压与游离压,二者之差为肝静脉压力梯度,反映门静脉压力。正常多小于 5mmHg,大于 10mmHg 则为门静脉高压症。

【诊断要点】

结合病史、临床表现和辅助检查,可做出临床诊断。代偿期肝硬化临床诊断常有困难,对原因不明肝脾大、慢性病毒性肝炎及长期酗酒者应密切随访,注意其肝脾情况及肝功变化,若有肝质地变硬、脾大或肝功异常,B 超示肝实质回声不均等情况,提示早期肝硬化,必要时行肝穿刺活检有助于早期确诊。

失代偿期肝硬化诊断依据如下:①有病毒性肝炎、长期酗酒等致肝硬化病史;②有肝功能减退与门静脉高压症的临床表现;③肝功能检查示血清清蛋白下降、胆红素增高、凝血酶原时间延长等,提示肝功能失代偿;④B 超或 CT 提示肝硬化或内镜检查发现食管 - 胃底静脉曲张。肝活组织检查见假小叶形成是诊断本病的金标准。

【治疗要点】

本病无特效治疗方法,治疗原则:对于代偿期患者,主要是延缓肝功能失代偿、预防肝细胞肝癌;对于失代偿期患者,则以改善肝功能、治疗并发症、延缓或减少肝功能衰退为目标。

1. 去除或减轻病因

(1) 抗 HBV 治疗:复制活跃的 HBV 是肝硬化进展最重要的危险因素之一,对于 HBV 肝硬化失代偿,应给予抗 HBV 治疗。常用药物有阿德福韦、恩替卡韦及拉米夫定等口服核苷类药物,无固定疗程,应长期应用。失代偿期乙肝肝硬化不宜使用干扰素。

（2）抗 HCV 治疗：适用于肝功能代偿的肝硬化。可在严密观察下，采用聚乙二醇干扰素α联合利巴韦林或普通干扰素联合利巴韦林等方案。失代偿期丙肝肝硬化不宜使用干扰素。

（3）针对其他病因进行治疗。

2. 腹水的治疗

（1）限制钠、水的摄入：盐的摄入（4~6g/d），液体摄入量 <1 000ml/d 左右，如有低钠血症，则应限制在 500ml 以内。

（2）利尿：常联合使用保钾及排钾利尿剂，即螺内酯联合呋塞米。利尿效果不满意时，应酌情静脉输注白蛋白。利尿速度不宜过快，以免诱发肝性脑病、肝肾综合征等。

（3）经颈静脉肝内门体分流术（transjugular intrahepatic portal shunt，TIPS）：是一种以血管介入的方法在肝内的门静脉分支与肝静脉分支间建立分流通道。多数 TIPS 术后患者可不需限盐、限水和长期使用利尿剂，可减少对肝移植的需求。

（4）排放腹水加输注白蛋白：一般每次放腹水 1 000ml，输注白蛋白 8g。

3. 并发症的治疗　关于上消化道出血、肝性脑病及原发性肝癌的治疗详见本章"上消化道出血""肝性脑病"及"原发性肝癌"的相应部分。

（1）感染：对肝硬化并发的感染，一旦疑诊，应立即经验性抗感染治疗，应遵循广谱、足量、肝肾毒性小的原则，首选第三代头孢菌素。一旦培养出致病菌，则应根据药敏试验选择窄谱抗生素。

（2）肝肾综合征：TIPS 有助于减少缓进型转为急进型。

（3）肝肺综合征：轻型、早期患者可给予吸氧和高压氧舱，肝移植可逆转肺血管扩张，使氧分压、氧饱和度及肺血管阻力均明显改善。

【常用护理诊断 / 问题】

1. 体液过多　与肝功能减退、门静脉高压引起水钠潴留有关。

2. 营养失调：低于机体需要量　与肝功能减退、门静脉高压引起食欲减退、消化和吸收障碍有关。

3. 焦虑　与担心疾病预后有关。

4. 潜在并发症：上消化道出血、肝性脑病。

【护理措施】

1. 病情观察

（1）腹水：观察腹水和下肢水肿的消长，准确记录出入量，测量腹围、体重，并教会患者正确的测量和记录方法。监测血清电解质和酸碱度的变化，及时发现并纠正水电解质、酸碱平衡紊乱，防止肝性脑病、肝肾综合征的发生。

（2）黄疸征象：注意皮肤黏膜有无黄染，尿色有无异常。

（3）出血倾向：注意皮肤黏膜有无瘀点、紫癜、瘀斑，有无牙龈出血、鼻出血等。

（4）并发症：严密观察：①有无呕血、柏油样便和出血性休克表现；②有无行为改变、扑翼样震颤等肝性脑病表现；③是否伴有发热等感染表现，严密观察热型变化及抗生素的疗效；④是否有进行性肝肿大、持续性肝区疼痛、血性腹水等；⑤大量腹水时是否出现氮质血症、少尿和无尿等；⑥有无低钾血症、低钙血症、低钠血症、代谢性碱中毒等电解质紊乱及酸碱失衡表现，并遵医嘱及时处理。

2. 起居护理

（1）一般护理：代偿期患者若无明显精神、体力减退者可参加轻体力活动，避免过度疲劳。失代偿期患者应以卧床休息为主，适量活动以不引起疲劳、心悸、胸闷等为度。严重体力衰弱者应绝对卧床休息。大量腹水者卧床时取半卧位，减轻呼吸困难和心悸，同时避免腹内压骤增,以免诱发出血或脐疝。

(2)皮肤护理:臀部、阴囊、下肢等受压部位可用棉垫托起,经常给予热敷和按摩,以促进血液循环,预防压疮发生。可抬高下肢,用托带托起水肿的阴囊,以利水肿消退。胆汁淤积性肝硬化者皮肤瘙痒明显,应及时进行止痒处理。水肿者使用热水袋时水温应控制在40~50℃为宜。保持床铺干燥平整,患者穿宽松衣物。严格遵守无菌操作原则,以防感染。

3. 饮食护理　给予高热量、高蛋白质、高维生素、易消化饮食,严禁饮酒,适当摄入脂肪,避免食入粗糙或刺激性食物。对于剧烈恶心、呕吐的患者及进食甚少或不能进食者,可遵医嘱给予静脉补充足够的营养,如高渗葡萄糖液、复方氨基酸、白蛋白或新鲜血液。根据肝硬化饮食原则、病情变化,兼顾患者饮食习惯,及时更改饮食计划。

高热量:肝硬化患者存在负氮平衡,应供应充足热量,减少体内蛋白质的消耗,维持在2 000~2 500kcal/d。以碳水化合物供能为宜,占总量70%左右,以复合碳水化合物为主。

蛋白质:是肝细胞修复和维持血浆清蛋白正常水平的重要物质基础,应保证其摄入量1.5~2.0g/(kg·d)。蛋白质包括植物性蛋白和动物性蛋白,前者主要来源于豆制品,后者可来源于鱼、肉、奶、蛋等。血氨升高时应限制或禁食蛋白质,待病情好转后再逐渐增加摄入量。

维生素:包括脂溶性和水溶性维生素。肝功能下降者均应补充丰富的维生素,如进食西红柿、柑橘等富含维生素 C 的新鲜蔬菜和水果。

限制水钠:根据腹水的不同程度给予低盐或无盐饮食。高钠食物有咸肉、酱菜、酱油、罐头食品、含钠味精等,应尽量限制食用;含钠较少的食物有粮谷类、瓜茄类、水果等。遵医嘱定期监测患者血中钠离子情况,注意有无稀释性低钠血症发生(血中钠离子低于130mmol/L或限钠利尿后体重仍增加)。动态评估者有无不恰当的饮食习惯。

4. 用药护理　禁用一切损害肝脏的药物。

利尿剂:使用利尿剂期间应严密监测有无水、电解质及酸碱平衡失调。每日记录尿量、腹围、出入液量。补充含钾丰富食物,如鲜橙汁、西红柿汁、香蕉、枣、杏、花菜等,必要时补充钾盐。利尿剂有效的观察指标为:①尿量大于 1 500ml/d,若小于 1 000ml/d 视为无效;②体重逐渐减轻,每周不超过 2kg;③腹围日益减小。

5. 对症护理　食管下段和胃底静脉曲张破裂出血的抢救配合:

(1)立即准备抢救用物和药品,如三(四)腔二囊管、止血药物、吸引器、静脉切开包等。

(2)患者取平卧位,头偏向一侧,保持呼吸道通畅,防止窒息。如患者呈休克状态应取休克体位。保持床单整洁。嘱患者暂时禁食,给予氧气吸入。

(3)安慰患者及家属以消除恐惧心理。

(4)立即建立静脉通路,配血、备新鲜血,补充血容量。对用垂体后叶素止血的患者,应注意观察药物不良反应,静脉滴注速度宜缓慢,并维持 24 小时以上。

(5)密切观察血压、脉搏、呼吸、面色、呕吐物及粪便量、颜色和性质,有无肝性脑病先兆出现。做好重危患者记录。

(6)需做三(四)腔二囊管压迫止血者,按三(四)腔二囊管护理。在抽出胃内积血后,用冰生理盐水洗胃或灌注。也可在上腹部放置冰袋,使血管收缩、血流减少。详见本章第十三节“上消化道出血”。

6. 心理护理

(1)向患者及家属介绍疾病有关知识,介绍本病发生发展及诱因,使其对疾病发展结果有充分认识,正确对待现实情况。勿过多考虑病情,遇事豁达开朗,树立战胜疾病信心,保持乐观情绪。

(2)强调肝硬化为慢性病程,疾病反复是诱因造成的,这些诱因是可控制的,致病后是可逆的,关键在于坚持正确的治疗和良好的自我保养方法。帮助患者分析并发症的诱因,增强患者防御能力,减轻焦虑。

7. 中医护理

(1) 中医饮食指导:本病属中医"鼓胀""积聚"等范畴。患者应根据不同的证型选择食物:气滞湿阻型可食理气健脾食物,如柑橘、佛手、萝卜、芍药、扁豆等;湿热蕴结型宜进食偏凉、滑利、渗湿的食物,如菠菜、芹菜、黄花菜、冬瓜、绿豆、茭白、荸荠等清热利湿之品;寒湿困脾的患者可食健脾温阳利湿食物,如鲤鱼、山药、薏苡仁、赤小豆等;肝脾血瘀的患者可食行气活血的食物,如萝卜、橘子、山楂、桃仁等;脾肾阳虚的患者饮食应温热、忌生冷,可食健脾益肾的食物,如羊肉、南瓜、大枣、龙眼、鸡蛋、黄鱼、鳝鱼等;肝肾阴虚的患者可食平肝息风、滋肾养阴的食物,如黑木耳、香菇、核桃、花生等。

(2) 穴位敷贴:若患者发生肋痛,遵医嘱穴位贴敷肝俞穴、章门穴、阳陵泉穴等;腹胀时遵医嘱穴位贴敷神阙穴。

(3) 艾灸:患者发生腹胀时,遵医嘱艾灸足三里穴、中脘穴、天枢穴等;纳呆时遵医嘱艾灸脾俞穴、中脘穴、足三里穴等。

(4) 中医功法:气功、太极拳、八段锦、五禽戏等。

【健康教育】

1. 疾病知识指导　向患者介绍本病的病因、诱因、疾病过程,肝硬化为慢性过程,护士应帮助患者和家属掌握本病的有关知识和自我护理方法,并发症的预防及早期发现,分析和消除不利于个人和家庭应对的各种因素,把治疗计划落实到日常生活中,禁酒,预防感染,注意保暖,预防呼吸道、消化道、泌尿道感染。

2. 生活指导　肝硬化代偿期患者可参加轻体力工作,但应避免过度疲劳,失代偿期患者以卧床休息为主,活动量以不加重疲劳感和其他症状为度。指导患者保证充足睡眠,生活起居有规律。

3. 用药指导　按医生处方用药,加用药物需征得医生同意,以免服药不当而加重肝脏负担和肝功能损害。护士应向患者详细介绍所用药物的名称、剂量、给药时间和方法,教会其观察药物疗效和不良反应。如服用利尿剂者,应记录尿量,如出现软弱无力、心悸等症状时,提示低钠、低钾血症,应及时就医。定期门诊随访。有门静脉高压性胃病的患者,注意避免服用损害胃黏膜屏障,易致出血的药物,如对乙酰氨基酚(扑热息痛)等。

【结语】

肝硬化由一种或多种病因长期反复作用导致肝脏弥漫性损害,起病隐匿,在我国主要病因是病毒性肝炎,酒精中毒次之,临床表现代偿期无特异性,以乏力、食欲缺乏为主要表现。失代偿期主要表现为肝功能减退和门静脉高压,多系统受累。腹水是肝硬化最突出的症状。若肝功能处于代偿阶段就积极治疗原发病,病变可趋静止。肝硬化患者可出现肝性脑病、上消化道出血、肝肾综合征和继发感染等并发症。护理上注意休息,进食高热量、高蛋白质、高维生素、适量脂肪、清淡、易消化软食,应忌酒及避免食入粗糙或刺激性食物,并根据病情变化及时调整食物成分。注意防止各种感染,慎用药物以防加重肝脏损害。

第十节　原发性肝癌

原发性肝癌(primary carcinoma of liver)简称肝癌,是指发生于肝细胞或肝内胆管上皮细胞的恶性肿瘤。临床表现为肝区疼痛、进行性肝大、食欲减退、消瘦、黄疸等,是我国常见恶性肿瘤之一。原发性肝癌是目前我国第 4 位常见恶性肿瘤及第 2 位肿瘤致死病因,严重威胁我国人民的生命和健康。2018 年全球肝癌新发病例约为 84.1 万例,我国肝癌发病人数占全球病例的 46.7%。本病多见于中年男性,男女之比为 5∶1。流行病学调查显示,肝癌的病死率地理差别很大,高发于东南亚、东非和中非,低发区为英、美(阿拉斯加除外)、北欧、加拿大、澳大利亚等。在我国,肝癌病死率高发地区集中在江苏、广西、福建、黑龙江等省区。

【病因与发病机制】

原发性肝癌的病因和发病机制尚未完全明确,根据高发区流行病学调查显示,可能与下列因素有关。

1. 肝硬化　各种原因导致的肝硬化是肝细胞癌发生过程中最重要的环节,85%~95% 的肝细胞癌具有肝硬化背景。慢性乙型肝炎病毒(HBV)相关肝硬化是我国肝细胞癌的首要原因,其次是丙型肝炎病毒(HCV)相关肝硬化。与 HBV 和 HCV 相关肝硬化相比,酒精性肝硬化患者发生肝细胞癌的绝对风险低 2~3 倍。

2. 慢性 HBV 感染　全球范围内 HBV 感染是肝细胞癌的首要原因,尤其是在东亚和非洲国家。我国国家癌症中心研究结果显示,86.0% 为 HBV 单纯感染,6.7% 为 HBV 和 HCV 混合感染。

3. 慢性 HCV 感染　HCV 感染发生肝细胞癌归因于 HCV 所致的肝硬化。在北美,59% 的肝细胞癌归因于 HCV 感染。

4. 酒精性肝病　长期大量饮酒导致酒精性肝病,在此基础上的肝纤维化及肝硬化过程都可能诱发肝癌。此外,HBV 及 HCV 感染者长期饮酒,会加速肝硬化的形成和发展,促使肝癌的发生。

5. 致癌物暴露　长期进食霉变食物(含黄曲霉毒素 B_1)能致肝癌,或进食含亚硝胺食物及饮用藻类毒素污染的水,含有马兜铃酸的植物等都与肝癌的发生有着密切关系。

6. 遗传因素　在不同种族及同一种族不同地理环境的人群之间,肝癌发病率均不同,常有家族聚集现象,也与家族饮食习惯及生活环境有关。

组织学上,肝癌分三型:肝细胞型(占所有肝癌的 85%~90%)、胆管细胞型(占 10% 左右)或混合型(最少见)。大体形态上,肝癌分三型,即块状型、结节型、弥漫型。其中块状型最多见,常出现肝破裂、腹腔出血等并发症;结节型常伴肝硬化,单个癌结节直径小于 3cm 或相邻两个癌结节直径之和小于 3cm 者称为小肝癌;弥漫型最少见,不易与肝硬化区分,患者往往死于肝功能衰竭。

肝癌最早在肝内转移,侵犯门静脉及其分支,癌栓脱落在肝内形成多发转移灶,导致或加重门静脉高压,引起顽固性腹水。可通过多种途径向肝外转移,血行转移最常见部位是肺,其次是胸、肾上腺、肾及骨等;淋巴转移至肝门淋巴结最常见,也可转移至胰、脾、主动脉旁及锁骨上淋巴结;癌细胞也可从肝表面脱落而种植在腹膜、横膈、盆腔、卵巢等处,少见,但可引起血性腹水、胸腔积液。

【临床表现】

原发性肝癌起病隐匿,早期缺乏典型表现。常以肝硬化为发病基础,或以转移灶症状首发。患者就诊时多属中晚期,主要表现如下:

1. 症状

(1) 肝区疼痛:是肝癌最常见的症状,50% 以上患者有肝区疼痛,常局限于右上腹部,呈持续性胀痛或钝痛,系肿瘤生长迅速牵拉肝包膜所致。若病变侵及膈,则疼痛放射至右肩或背部;若肿瘤生长缓慢,则疼痛可不明显;若肝表面癌结节破裂,则引起突发剧烈腹痛,由肝区延至全腹,产生急腹症,甚者可致失血性休克。

(2)消化道症状:常有食欲减退、消化不良、恶心、呕吐。腹水或门静脉癌栓者可引起腹胀、腹泻等症状。

　　(3)全身性症状:呈进行性消瘦、发热、乏力、营养不良,晚期患者可呈恶病质等。

　　(4)转移灶症状:如转移至肺、骨、脑、淋巴结、胸腔等处,可产生相应部位受累症状,胸腔转移以右侧多见,部分患者以转移灶症状首发而就诊。

　　2. 体征

　　(1)肝肿大:肝脏呈进行性增大,腹部触诊时肝脏质地坚硬,表面凹凸不平,呈结节状,边缘不规则,可有不同程度触痛。若肝癌突出于右肋弓或剑突下时,腹部可见局部隆起或饱满,若癌肿位于膈面,则膈肌抬高而肝下缘不下移。

　　(2)伴癌综合征:原发性肝癌患者由于癌肿本身代谢异常或癌组织对机体影响而引起内分泌或代谢异常而出现的一组临床综合征,主要表现为自发性低血糖症、红细胞增多症、高血钙、高血脂、类癌综合征等,称为伴癌综合征。

　　(3)黄疸:一般出现在肝癌晚期,多为阻塞性黄疸,系因癌肿压迫或侵及胆管,或癌肿转移至肝门淋巴结,致胆道梗阻;少数为肝细胞性黄疸,系因癌组织肝内浸润或合并慢性肝炎、肝硬化,致肝细胞损害。

　　(4)肝硬化征象:以肝硬化为发病基础者有肝功能失代偿期临床表现,常有脾大、腹水、上消化道出血、贫血等症状,部分患者伴肝掌及蜘蛛痣。患者腹水增加迅速且难治,一般为漏出液,血性腹水多因肝癌侵及肝包膜或破溃至腹腔引起,少数因癌肿转移至腹膜所致。

　　3. 并发症

　　(1)肝性脑病:常是肝癌终末期最严重的并发症,约 1/3 患者因此死亡。

　　(2)上消化道出血:约占肝癌死亡原因的 15%。肝癌者常伴有肝硬化或门静脉、肝静脉癌栓导致门静脉高压,引起食管-胃底静脉曲张,一旦血管破裂,则发生呕血和黑便;部分晚期患者因胃肠道黏膜糜烂伴凝血功能障碍亦可导致广泛出血。大量出血则进一步损害肝功能,易诱发肝性脑病。

　　(3)癌结节破裂出血:约 10% 肝癌患者因此死亡。肝癌组织坏死、液化可致自发破裂,或因外力而破裂。癌结节破裂若仅限于肝包膜下,可有局部疼痛,若破入腹膜可引起急性腹痛和腹膜刺激征。

　　(4)继发感染:患者在长期消耗及放疗、化疗引起白细胞减少的情况下,导致免疫功能低下,加之长期卧床及营养失调等因素,易继发感染,如肺炎、脓毒血症、肠道感染等。

　　【辅助检查】

　　1. 肝癌标志物检测

　　(1)甲胎蛋白(alpha-fetoprotein,AFP)测定:血清 AFP 是当前诊断肝癌和疗效检测常用且重要的指标。血清 AFP≥400μg/L,排除妊娠、慢性或活动性肝病、生殖腺胚胎源性肿瘤以及消化道肿瘤后,高度提示肝癌。血清 AFP 轻度升高者,应做动态观察,并与肝功能变化对比分析,有助于诊断。

　　(2)其他肝癌标志物:血清甲胎蛋白异质体(lens culinaris agglutinin-reactive fraction of AFP,AFP-L3)、异常凝血酶原(protein induced by vitamin K absence/antagonist-Ⅱ,PIVKA Ⅱ或des-gamma carboxyprothrombin,DCP)和血浆游离微小核糖核酸(microRNA)也可作为肝癌早期诊断标志物,特别适用于血清 AFP 阴性人群。

　　2. 影像学检查

　　(1)超声检查(ultrasonography,US):B 型超声实时检测是目前肝癌筛查的首选方法,可显示直径为 1~2cm 以上的肿瘤,对早期定位诊断有较大价值,有助于引导肝穿刺活检。彩色多普勒超声可了解肝内血流状况以判断病变性质。

（2）X 线计算机断层成像（computed tomography,CT）和磁共振成像（magnetic resonance imaging,MRI）：动态增强 CT 和多模态 MRI 扫描是肝脏超声和血清 AFP 筛查异常者明确诊断的首选影像学检查方法。目前肝脏动态增强 CT 除应用于肝癌的临床诊断及分期外,也应用于肝癌局部治疗的疗效评价。同时,借助 CT 后处理技术可进行三维血管重建、肝脏体积和肿瘤体积测量、肺和骨等其他脏器转移评价,广泛应用于临床。肝脏多模态 MRI 具有无辐射影响、组织分辨率高、可多方位多序列参数成像的优势,且具有形态结合功能综合成像技术能力,成为肝癌临床检出、诊断、分期和疗效评价的优选影像技术。多模态 MRI 检出和诊断直径≤2.0cm 肝癌的能力优于动态增强 CT。

（3）数字减影血管造影（digital subtraction angiography,DSA）：DSA 是一种侵入性创伤性检查。该技术更多用于肝癌局部治疗或急性肝癌破裂出血治疗等。DSA 检查可显示肝肿瘤血管及肝肿瘤染色,还可明确显示肝肿瘤数目、大小及血供情况。DSA 检查能够为血管解剖变异、肝肿瘤与重要血管解剖关系以及门静脉浸润提供客观准确的信息,对于判断手术切除的可能性、彻底性以及制订合理的治疗方案有重要价值。

（4）其他：正电子发射计算机断层成像（positron emission tomography/CT,PET/CT）,通过一次检查能够全面评价有无淋巴结转移及远处器官的转移。核医学影像学检查还包括单光子发射计算机断层成像（single photon emission computed tomography/CT,SPECT/CT）、正电子发射计算机断层磁共振成像（positron emission tomography/MRI,PET/MRI）等。

3. 肝穿刺活体组织检查　具有典型肝癌影像学特征的肝占位性病变,符合肝癌临床诊断标准的患者,通常不需要以诊断为目的的肝病灶穿刺活检。肝穿刺活检需要在超声或 CT 引导下进行,主要风险是出血和肿瘤针道种植转移。临床应根据肝穿刺活检的患者收益、潜在风险以及医师操作经验来进行综合评估。

【诊断要点】

肝癌患者以典型临床症状就诊者,往往处于晚期,故强调早诊早治。建议高危人群每隔 6 个月进行一次肝脏超声和血清甲胎蛋白（AFP）测定以进行肝癌早期筛查。肝癌高危人群主要包括：具有 HBV 和 / 或 HCV 感染、过度饮酒、非酒精性脂肪性肝炎、长期食用被黄曲霉素污染的食物、各种其他原因引起的肝硬化以及有肝癌家族史等人群,尤其是年龄 >40 岁的男性风险更大。

诊断标准如下：肝癌高风险人群发现肝内结节或者肝内无结节但 AFP 阳性,①至少有一种影像学检查显示 >2cm 肝癌特征性占位性病变；②至少两种影像学检查显示≤2cm 肝癌典型表现；③如果无以上两种影像学表现需穿刺活检明确诊断或 2~3 个月后影像学检查随访满足条件①或②。满足上述三项标准中的任何一项,即可诊断为肝癌。

【治疗要点】

早期肝癌尽量采取手术切除,不能切除者应采取综合治疗模式。

1. 手术治疗　是目前根治肝癌的最好方法,凡有手术指征者均应及早切除。手术适应证为：①诊断明确,估计病变局限于一叶或半肝,未侵及肝门和下腔静脉者；②肝功能代偿良好,凝血酶原时间不低于正常的 50%；③无明显黄疸、腹水或远处转移者；④心肺肾功能良好,能耐受手术者；⑤术后复发,但病变局限于肝一侧者；⑥经肝动脉栓塞化疗或肝动脉结扎、插管化疗后,病变明显缩小,估计可手术切除者。肝癌切除术后 5 年肿瘤复发转移率高达 40%~70%,这与术前可能已存在微小播散灶或多中心发生有关,故术后应加强随访与综合治疗以防复发。

2. 局部治疗

(1) 经动脉化疗栓塞术(transarterial chemoembolization,TACE):目前被公认为是肝癌非手术治疗的最常用方法之一,是原发性肝癌非手术疗法中的首选方法,可明显提高患者的三年生存率。TACE是经皮穿刺股动脉,在X线透视下将导管插至肝固有动脉或其分支,注射抗肿瘤药和栓塞剂。常用栓塞剂以碘化油乳剂为主,联合明胶海绵颗粒、空白微球和聚乙烯醇等颗粒型栓塞剂可进一步提高疗效。现临床多采用碘化油混合多种化疗药,注入肝动脉,以持久抗肿瘤,一般每4~6周重复一次,经2~5次治疗后,肝癌病灶明显缩小,再行手术切除。

(2) 局部消融治疗:是借助医学影像技术的引导对肿瘤靶向定位,局部采用物理或化学的方法直接杀灭肿瘤组织的一类治疗手段。主要包括射频消融(radiofrequency ablation,RFA)、微波消融(microwave ablation,MWA)、无水乙醇注射治疗(percutaneous ethanol injection,PEI)、冰冻治疗、高强度超声聚焦消融(high intensity focused ultrasound ablation,HIFU)等。局部消融最常用超声引导,具有方便、实时、高效的特点。

3. 肝移植　肝移植是肝癌根治性治疗手段之一,尤其适用于肝功能失代偿患者,不适合手术切除及局部消融的早期肝癌患者。对肝癌合并肝硬化的患者,肝移植可将整个病肝切除,是治疗肝癌和肝硬化的有效手段。但如肝癌已经有血管侵犯、淋巴结转移及肝外转移,则不宜行肝移植术。

4. 放射治疗　放疗对肝癌效果不佳。常采用放射性^{60}Co和直线加速器局部照射,早期病灶局限、肝功能较好,可耐受40Gy(4 000rad)以上放射剂量的患者,疗效显著。目前趋向用放疗联合化疗,同时结合中药和其他支持疗法,则效果更佳。

5. 化学治疗　常用药物为阿霉素、顺铂(DDP)、丝裂霉素、5-FU等。

6. 生物和免疫治疗　近年来,随着对肝癌克隆起源、肝癌免疫逃避机制、肝癌分化诱导及特异性主动和被动免疫等研究的不断深入,为肝癌治疗开辟了崭新前景。目前单克隆抗体和酪氨酸激酶抑制剂类的各项靶向治疗已应用于临床。此外,基因治疗和肿瘤疫苗技术也在研究中。

7. 中医治疗　中医中药治疗能够改善临床症状,提高免疫力,减轻放化疗不良反应,提高患者的生活质量。中医除了采用传统的辨证论治、服用汤剂之外,我国药监部门已批准了若干种现代中药制剂,如槐耳颗粒可用于手术切除后的辅助治疗。

8. 综合治疗　因个体差异及肿瘤生物学特性不同,治疗应根据患者具体情况,合理选择多种方法联合应用,目前综合治疗已成为中晚期肝癌的主要治疗方法。

【常用护理诊断/问题】

1. 疼痛:肝区痛　与肿瘤生长迅速,牵拉肝包膜,或肝动脉栓塞术后产生栓塞后综合征有关。

2. 营养失调:低于机体需要量　与恶性肿瘤对机体的慢性消耗、化疗所致胃肠道反应有关。

3. 预感性悲哀　与患者知道疾病的预后有关。

4. 潜在并发症:上消化道出血、肝性脑病、癌结节破裂出血。

【护理措施】

1. 病情观察

(1) 观察患者疼痛的部位、性质、程度、持续时间及伴随症状,以及有无发热、黄疸、腹水等。

(2) 观察肿瘤转移表现:突然出现门静脉高压的各种表现时,应考虑肝内血行转移和静脉癌栓阻塞所致;如出现咳嗽、咯血症状,应考虑肺转移;如出现骨骼疼痛,提示骨转移;如出现神经定位体征,提示颅内转移。

(3) 观察有无并发症征象:如意识状态的改变等肝性脑病征象;呕血、便血等上消化道出血征象;突发剧烈腹痛、急性腹膜炎和内出血表现等癌结节破裂征象,应做好相应准备,如降血氨药物、升压药、输血及手术前准备等。

2. 起居护理　给患者创造安静、舒适的休息环境,室内空气保持新鲜。病情较轻者应注意劳逸结合,适量活动以减轻负性情绪,以不引起疲劳、心悸、胸闷等为度。病情进展较快或严重者应绝对卧床休息,以增加肝肾血液回流量,促进肝细胞修复。肝硬化征象明显,出现大量腹水者应取半卧位,增加肺活量,减轻呼吸困难和心悸;并注意避免腹内压骤增的因素,如剧烈咳嗽、打喷嚏、用力排便等,以免诱发出血或脐疝。应注意不可突然改变体位或用力触摸肝区结节部位,以免癌结节破裂出血。

3. 饮食护理　患者食欲下降,应安排良好的进食环境,保持口腔清洁,鼓励其进食。饮食以高蛋白、高维生素、适当热量、易消化食物为宜,可选择肉类、鱼、蛋、乳类等优质蛋白,以及新鲜的蔬菜、水果等。恶心、呕吐患者遵医嘱给予止吐剂后进少量食物,增加餐次,尽可能增加摄入量。腹水严重者应限制水钠摄入量。伴有肝性脑病倾向的患者,应减少蛋白质的摄入量,以防诱发肝性脑病。对晚期肝癌患者,经口进食少,可遵医嘱给予静脉补充营养,维持机体代谢的需要。

4. 用药护理　化疗前应向患者及家属讲解有关药物副反应,让其有充分的心理准备。帮助患者采取适当的措施以避免或减轻不良反应,如出现恶心、呕吐时,可采用少量多餐的进食方式、深呼吸、使用止吐剂等方法来缓解。化疗时应加强巡视,避免局部渗药。

5. 对症护理

(1) 腹水:伴有腹水和黄疸的患者需卧床休息,腹胀不适应者,取适当体位,使腹部放松,活动困难时应给予帮助。腹水患者使用利尿剂应谨防水、电解质、酸碱平衡失调。

(2) 发热:如系继发感染,应按医嘱积极使用有效抗生素,若为肿瘤组织坏死而致癌性发热,则使用抗生素无效,即给予一般发热护理。

(3) 疼痛:晚期肝癌患者大部分有中度至重度的疼痛,严重影响生存质量。护理人员除给予患者一定的心理支持外,还可鼓励患者采用其他非药物止痛方法进行止痛,如听音乐或回想一些以往的美好事物以转移注意力。同时通过询问病史、病情观察和运用评估工具来判断疼痛的部位、性质和程度,并遵医嘱按 WHO 三阶梯疗法原则给予止痛药。

1) 24 小时内按时给药,而不是在患者疼痛已发作或加重时才给药,其目的是使疼痛处于持续被控制状态。

2) 无创性给药,可选择口服、直肠栓剂或透皮贴剂给药等方式。

3) 止痛剂量应个体化。

(4) 肝动脉化疗栓塞术:对行肝动脉化疗栓塞术者,护士应做好术前护理、术中配合及术后护理,以减少患者疼痛及并发症的发生。

1) 术前护理:①向患者及家属解释有关治疗的必要性、方法和疗效,减轻焦虑,取得配合;②做好各项检查,如肝功能、肾功能、出凝血时间、血常规、血型、超声检查;检查股动脉及足背动脉搏动情况;③行碘过敏试验及抗生素过敏试验;④术区备皮,范围同肝动脉血管造影;⑤术前 6 小时禁食、禁水,以防术中呕吐误吸;⑥术前半小时遵医嘱给予镇静剂,并测量生命体征,尤其是血压。

2) 术中配合:①安慰患者,并指导患者深呼吸和肌肉渐进性放松训练的方法;②注射造影剂时,严密观察患者有无心悸、胸闷、恶心、皮疹等过敏情况,监测血压改变,尤其是原有高血压者;③注射化疗药后,观察患者有无恶心、呕吐,一旦出现,立即头偏一侧,口边垫弯盘,同时指导深呼吸,若反应明显,则遵医嘱应用止吐药;④术中观察有无腹痛及腹痛部位、性质和程度,处理同前述疼痛护理。

3)术后护理:肝动脉栓塞术后由于肝动脉血供突然减少,可产生栓塞后综合征,出现腹痛、发热、恶心、呕吐、血清清蛋白降低、肝功能异常等改变。具体措施如下:①穿刺部位压迫止血 15 分钟后,加压包扎、沙袋压迫 6 小时,患肢伸直 24 小时,观察穿刺部位有无血肿及渗血,保持穿刺处敷料干燥无渗出,否则及时更换;②术后 48 小时内腹痛者根据情况遵医嘱注射哌替啶、阿法罗定以止痛;③大多数患者于术后 4~8 小时体温开始升高,持续 1 周左右,发热与栓塞物及坏死组织重吸收有关。高热者及时给予降温措施,避免机体大量消耗,以防肝性脑病;④密切观察患者意识状态等变化情况,发现肝性脑病前驱症状应及时报告医生并协助处理;⑤术后禁食 2~3 天,可减轻恶心呕吐,故进食初期摄取流食,且少食多餐,后期逐渐过渡到半流质饮食、软食;⑥鼓励深呼吸、排痰,给予吸氧,提高血氧分压,促进肝细胞修复;⑦栓塞术 1 周后,注意补充葡萄糖和蛋白质,并保持体液平衡,因肝缺血影响肝糖原储存和合成白蛋白。如血浆白蛋白小于 25g/L 应由静脉输入白蛋白。体液失衡将影响心排血量,从而影响门静脉血流和供氧,需记录出入液量,作为补液参考;⑧防寒保暖,预防肺部并发症。

6. 心理护理 与其他肿瘤患者一样,肝癌患者及其家属往往经历否认、愤怒、协议、忧郁、接受期五个心理反应阶段。护士在不同阶段实施不同的心理护理,有助于提高患者及家庭的应对能力。

(1)肝癌患者一般具有共同的性格特征,即"C 型行为模式",如习惯自我克制、情绪压抑、善于忍耐,多思多虑,内向而不稳定。因此,护士应多与患者交谈,鼓励其说出内心感受,建立良好的护患关系,并对其疑问给予适当客观的解释,注意适当保护患者运用的心理防御机制,如否认、退化等。但当其极度恐惧出现绝望甚至有自杀倾向时,要加强监护,寻找其亲朋等社会支持系统,取得合作,避免意外发生。

(2)对于临终阶段的患者,积极减轻患者身体不适,通过舒缓疗护让其享有安全感、舒适感,维护其尊严。护士一方面耐心解决患者及其家属的各种问题,鼓励家人多陪伴,以稳定情绪,另一方面对家属亦应做好心理支持和指导。

7. 中医护理 本病属中医"肝积""癥瘕""积聚"等范畴。根据患者不同证型辨证选食:肝气郁结者宜进疏肝理气之品,可用佛手片沸水冲泡后代茶饮,有理气消胀之功效;气血瘀滞者宜食高热量、易消化食物,禁食滞气碍胃之品;脾胃气虚有腹泻者可常食薏苡仁粥,以健脾益气,禁食肥甘厚味和凉性果蔬,以免损伤脾胃;热毒瘀肝者饮食宜清淡、柔软,可服清凉饮品,病情允许可多饮水,忌油腻、辛辣、油炸食物,可用玉米须煎汤代茶饮;肝肾阴虚者宜食清凉多津之品。肝区疼痛,可予活血化瘀、软坚散结、解毒止痛的中药,研末外敷肝区和期门穴,达到消散肿块、活血化瘀之目的。根据病情酌情使用活血化瘀、清热解毒等中药、中成药进行外敷治疗、中药泡洗、中药熏洗等。

【健康教育】

1. 知识宣教 向患者及家属介绍肝癌的有关知识,以观察病情变化,识别并发症,及时就诊。

2. 用药指导 指导患者按医嘱服药,了解药物的主要不良反应,忌用对肝脏有损害的药物。

3. 生活指导 建立健康的生活方式,戒烟酒,积极参加"抗癌俱乐部"等社会性组织,保持情绪乐观。注意劳逸结合,避免身心俱疲。

【结语】

原发性肝癌在我国主要病因是乙型病毒性肝炎感染,黄曲霉毒素 B_1 有强烈的致癌作用。临床表现常以肝硬化为发病基础,或以转移灶症状首发,肝区疼痛最突出,AFP 和 B 超可用于原发性肝癌的人群筛查。手术切除是根治本病的最好方法。不能手术者则采用综合治疗模式,其中局部肝动脉化疗栓塞术为首选方案。护理上注意卧床休息,提供高蛋白、高维生素、易消化软食,避免继发感染,对症护理。应从防治病毒性肝炎、预防粮食霉变、改进饮用水质、注意食物清洁、减少接触有害物质等方面着手积极预防本病。

第十一节　肝性脑病

肝性脑病(hepatic encephalopathy,HE)过去又称为肝性昏迷(hepatic coma),是由急、慢性肝功能严重障碍或各种门静脉 - 体循环分流(简称门 - 体分流)异常所致,以代谢紊乱为基础、轻重程度不同的神经精神异常为主要表现的一种临床综合征。若脑病的发生是由于门静脉高压,门静脉与腔静脉侧支循环形成所致,称为门体分流性脑病(porto-system encephalopathy,PSE)。对有严重肝病尚无明显肝性脑病的临床表现及生化异常,而经精细智力测验和 / 或电生理检测发现异常者,称之为轻微型肝性脑病(minimal hepatic encephalopathy,MHE)。多数肝硬化患者在病程的某一时期会发生一定程度的 MHE,其在整个肝硬化病程中发生率为 30%~84%。北美终末期肝病研究联盟(NACSELD)证实,HE 与肝硬化患者死亡具有独立相关性。

【病因与发病机制】

1. 病因　各型肝硬化及门体分流手术是引起肝性脑病的最常见原因,其中肝炎后肝硬化最多见;重症肝炎,如重症病毒性肝炎、中毒性肝炎和药物性肝炎,以及原发性肝癌、妊娠期急性脂肪肝、严重胆道感染等,均可导致肝性脑病。肝性脑病尤其是门体分流性脑病常见诱因有:

(1) 感染:HE 最常见的诱发因素是感染。包括腹腔、肠道、尿路和呼吸道等感染,尤以腹腔感染最为重要。机体感染增加了肝脏吞噬、免疫及解毒功能的负荷,也引起机体代谢率增高与耗氧量增高。

(2) 上消化道出血:出血后血液淤积在胃肠道内,经细菌分解作用后,产生大量的氨,由肠壁扩散至血液循环,引起血氨升高,从而促发肝性脑病。

(3) 大量排钾利尿、放腹水:可引起低钾性碱中毒,促使 NH_3 透过血脑屏障进入脑细胞,产生氨中毒,还可造成大量蛋白质和电解质的丢失,加之血容量减少及肾功能减退,从而诱发肝性脑病。

(4) 高蛋白饮食:患者摄入的蛋白质超过肝脏代谢负荷时,加重已经衰竭的肝脏的负担,同时大量蛋白质分解后生成氨基酸,增加肠道内氨的产生,引起血氨升高,诱发肝性脑病。

(5) 药物:利尿剂可导致电解质平衡失调,从而加速肝性脑病的发生;安眠药、镇静药、麻醉药可直接抑制大脑和呼吸中枢,造成缺氧进而加重肝脏损伤;含氮药物可引起血氨增高;加重肝损害的药物也是诱发肝性脑病的常见原因,如抗结核药等。

(6) 便秘:可使含氮物质与肠菌接触时间延长,有利于氨的产生和吸收。

(7) 其他:腹泻、外科手术、尿毒症、分娩等可增加肝、脑、肾代谢负担或抑制大脑功能,从而促使肝性脑病的发生。

2. 发病机制 肝性脑病发病机制迄今不完全明确,其病理生理基础是肝细胞功能衰竭和门腔静脉之间由自然形成或手术造成的侧支循环,使主要来自肠道的许多毒性代谢产物不能被肝脏完全解毒和清除,经过侧支循环进入体循环,透过血脑屏障至脑部,引起大脑功能紊乱。有关肝性脑病的发病机制有许多学说,其中以氨中毒学说研究最多。

(1) 氨中毒学说:血氨升高是肝性脑病的临床特征之一,在慢性肝性脑病的发病机制中十分重要。

1) 氨的形成和代谢:血氨主要来自肠道。正常人胃肠道每日产氨 4g,氨主要在结肠部位以非离子型(NH_3)弥散入黏膜内而被吸收,其吸收率比离子型(NH_4^+)高得多。游离的 NH_3 有毒性,且能透过血脑屏障;NH_4^+ 呈盐类形式存在,相对无毒,不能透过血脑屏障。游离的 NH_3 与 NH_4^+ 的互相转化受肠腔 pH 值的影响。当结肠中 pH>6 时,NH_3 大量弥散入血;pH<6 时 NH_4^+ 从血液转至肠腔,随粪便排出。此外,肾脏中的谷氨酰胺被谷氨酰胺酶分解而产氨,心肌及骨骼肌活动时也能产氨。机体清除血氨的途径有:①绝大部分来自肠道的有毒氨在肝脏内合成为无毒的尿素,经肾脏排出体外;②体内脑、肝、肾等组织利用和消耗氨合成谷氨酸和谷氨酰胺;③肾小管泌酸的同时以 NH_4^+ 形式排出氨;④血氨过高时少量氨自肺呼出。

2) 血氨增高的原因:血氨增高的原因主要是由于氨生成过多和 / 或代谢清除过少。肾前性与肾性氮质血症时,血中大量尿素弥散至肠腔转变为氨进入血液;肠源性氮质血症时,外源性氨如摄入过多含氮食物或药物,内源性氨如上消化道出血后停留在肠道内的血液分解,均可在肠道内产生氨,自肠腔弥散入血。肝功能衰竭时,肝脏利用氨合成尿素的能力减退,而门体分流存在时,肠道的氨未经肝脏解毒而直接进入体循环,使血氨增高。

3) 氨对中枢神经系统的毒性作用:一般认为氨的毒性作用主要是干扰脑细胞的三羧酸循环,使大脑细胞的能量供应不足,以致不能维持正常功能,同时氨是具有神经毒性的化合物,可直接损害中枢神经系统。氨在脑组织的去毒过程中,需消耗大量的 α- 酮戊二酸、辅酶、三磷酸腺苷、谷氨酸等,并产生大量的谷氨酰胺。α- 酮戊二酸(三羧酸循环中的重要中间产物)过量消耗会使大脑细胞能量供应不足,难以维持正常功能。谷氨酸是大脑的重要兴奋性神经递质,缺少则加重大脑抑制性,而谷氨酰胺是一种有机渗透质,其增多可导致脑细胞水肿。最近研究认为,星形胶质细胞是氨神经毒性的主要靶细胞,形成了"星形细胞学说",大脑"解氨毒"作用主要在星形细胞内由谷氨酰胺合成酶完成,星形细胞肿胀,功能受损进一步影响氨的代谢,并可影响神经元摄取和释放细胞外离子和神经递质的能力,出现 HE 的表现。

(2) 炎症反应损伤:目前认为,高氨血症与炎性介质相互作用促进 HE 的发生发展。炎症可导致血脑屏障破坏,从而使氨等有毒物质及炎性细胞因子进入脑组织,引起脑实质改变和脑功能障碍。同时,高血氨能够诱导中性粒细胞功能障碍,释放活性氧,促进机体产生氧化应激和炎症反应,造成恶性循环。另一方面,炎症过程所产生的细胞因子又反过来加重肝损伤,增加 HE 发生率。

(3) 假性神经递质学说:神经冲动的传导是通过递质完成的。神经递质有兴奋性和抑制性两类。兴奋性神经递质包括儿茶酚胺中的多巴胺和去甲肾上腺素、乙酰胆碱、谷氨酸和门冬氨酸等。正常情况下,食物中的芳香族氨基酸如酪氨酸、苯丙氨酸等经肠菌脱羧酶的作用转变为酪胺和苯乙胺,二者继续在肝内单胺氧化酶作用下被清除。当肝对酪胺和苯乙胺的清除发生障碍,二者则进入脑组织,在脑内 β 羟化酶作用下形成 β 羟酪胺和苯乙醇胺。这二者的化学结构与兴奋性神经递质多巴胺和去甲肾上腺素相似,称为假性神经递质,它们取代了突触中的正常递质,使神经传导发生障碍,出现意识障碍和昏迷。

（4）γ- 氨基丁酸 / 苯二氮䓬（GABA/BZ）复合体学说：GABA 是哺乳动物大脑的主要抑制性神经递质，血浆中的 GABA 由谷氨酸经肠道细菌谷氨酸脱羧酶作用衍生而来，在门体分流和肝衰竭时，一方面肝脏对 GABA 的清除明显降低，另一方面，GABA 可绕过肝进入体循环，导致血中 GABA 浓度增高，相应的脑组织和脑脊液中 GABA 浓度也增高。近年在肝性脑病的动物模型中发现血浆中 GABA 浓度增高，血脑屏障通透性也增高，大脑突触后神经元的 GABA 受体增多。这种受体不仅与 GABA 结合，还与巴比妥类和苯二氮䓬类药物结合，故称为 GABA/BZ 复合体。上述三者的任何一种与受体结合后，均可导致神经传导抑制。

（5）氨基酸代谢失衡学说：肝硬化失代偿患者血浆芳香族氨基酸（AAA，如苯丙氨酸、酪氨酸、色氨酸）增多，支链氨基酸（BCAA，如缬氨酸、亮氨酸、异亮氨酸）减少。前组在肝内分解代谢，肝功能衰竭时分解减少，故血浓度增高。后组主要在骨骼肌而不在肝脏代谢分解，胰岛素有促使这类氨基酸进入肌肉的作用，肝功能衰竭时胰岛素灭活减少，使支链氨基酸大量进入肌肉，血浓度降低。此两组氨基酸通过血脑屏障是由同一载体转运的，因此它们是在竞争排斥中进入大脑。血中支链氨基酸浓度降低，其竞争力量减弱，芳香族氨基酸竞争得到载体入脑的机会增多。进入脑内的芳香族氨基酸增多，可进一步形成假性神经递质，最终导致肝性脑病的发生。

（6）锰中毒学说：有研究发现，部分肝硬化患者血和脑中锰含量比正常人高 2~7 倍。锰具有神经毒性，正常时由肝脏分泌入胆道，然后至肠道排出体外，肝病时锰不能正常排出并进入体循环，在脑部积聚产生毒性。

【临床表现】

肝性脑病临床表现常因原有肝病性质、肝功能损害轻重缓急及诱因不同而很不一致。一般可根据意识障碍程度、神经系统表现和脑电图改变，将肝性脑病由轻至重分为 5 期：

1. 0 期（潜伏期）　也称轻微型肝性脑病，没有能觉察的人格或行为变化，无神经系统病理征，脑电图正常，只在心理测试或智力测试时有轻微异常。

2. 1 期（前驱期）　轻度性格改变和行为失常，如欣快激动或淡漠少言、衣冠不整或随地便溺，应答尚准确，但有时吐词不清且较缓慢。不能完成简单的计算和智力构图（如搭积木等），可有扑翼样震颤，亦称肝震颤，即嘱患者两臂平伸，肘关节固定，手掌向背侧伸展，手指分开时，可见到手向外侧偏斜，掌指关节、腕关节，甚至肘与肩关节不规则的扑击样抖动。此期脑电图多数正常。此期持续数天及数周，因症状不明显易被忽视。

3. 2 期（昏迷前期）　以意识模糊、睡眠障碍、行为失常为主。前一期症状加重，明显的行为和性格变化，嗜睡或冷漠，轻微的定向力异常（时间、空间定向），计算能力下降，运动障碍，言语不清。此期患者有明显神经系统体征，如腱反射亢进、肌张力增高、踝阵挛及 Babinski 征阳性等。此期扑翼样震颤存在，脑电图表现特异性异常。

4. 3 期（昏睡期）　以昏睡和精神错乱为主。明显定向力障碍，各种神经体征持续存在或加重，患者大部分时间呈昏睡状态，但可唤醒。醒时尚能答话，但常有神志不清和幻觉。此期各种神经体征持续存在或加重，肌张力增加，四肢被动运动常有抵抗力，锥体束征呈阳性，此期扑翼样震颤通常无法引出。脑电图有明显异常。

5. 4 期（昏迷期）　神志完全丧失，不能唤醒。浅昏迷时，对疼痛刺激有反应，腱反射亢进，肌张力增加，扑翼样震颤因患者不合作而无法引出。深昏迷时，各种反射均消失，肌张力降低，瞳孔散大，可出现阵发性惊厥、踝阵挛和换气过度。此期脑电图明显异常。

肝性脑病临床分期及各期主要表现见表 4-3。

表4-3 肝性脑病临床分期及各期主要表现

	潜伏期	前驱期	昏迷前期	昏睡期	昏迷期	
主要表现	心理或智力测试异常	轻度性格改变行为失常	意识模糊睡眠障碍	昏睡精神错乱	浅昏迷	深昏迷
扑翼样震颤	无	有	有	无	无	无
腱反射亢进	无	无	有	有	有	无
锥体束征阳性	无	无	有	有	有	无
脑电图改变	无	无	有	有	有	有

以上各期的分界常不清楚,前后期表现可有重叠,肝功能损害严重的肝性脑病患者常有明显黄疸、出血倾向和肝臭,易并发各种感染、肝肾综合征和脑水肿等情况,临床表现更加复杂。

【辅助检查】

1. 血液检查 肝生物化学指标包括胆红素、丙氨酸氨基转移酶(ALT)、天门冬氨酸氨基转移酶(AST),白蛋白、凝血酶原。血液检查还包括肾功能、血常规等。血氨升高对 HE 的诊断有较高的价值。慢性肝性脑病尤其是门体分流性脑病者多有血氨升高,但血氨的升高水平与病情的严重程度不完全一致。血氨正常者亦不能排除 HE。止血带压迫时间过长、采血后较长时间才检测、高温下运送,均可能引起血氨假性升高。应在高温下采静脉血后立即低温送检,30 分钟内完成测定,或离心后 4℃冷藏,2h 完成检测。急性肝性脑病患者的血氨可以正常。

2. 神经心理学测试 是临床筛查及早期诊断 MHE 最简便的方法。神经心理学测试被多国 HE 指南推荐作为 MHE 的筛查或早期诊断的重要方法,每个实验均需结合其他检查。包括:传统纸笔神经心理测试(psychometric hepatic encephalopathy score,PHES)、可重复性成套神经心理状态测验(repeatable battery for the assessment of neuropsychological status,RBANS)、控制抑制实验(inhibitory control test,ICT)等。

3. 脑电图检查 脑电图可以反映大脑皮质功能,不需要患者合作。虽然脑电图早已被临床广泛研究和应用,但只有在严重 HE 患者中才能检测出典型的脑电图改变,故临床上基本不用于 HE 的早期诊断,仅用于儿童 HE 辅助诊断。脑电图的异常主要表现为节律变慢,而该变化并非 HE 的特异性改变,亦可见于低钠血症、尿毒症性脑病等其他代谢性脑病。

4. 影像学检查 行 CT 和 MRI 检查时,急性肝性脑病患者可发现脑水肿,慢性肝性脑病患者则可发现不同程度的脑萎缩。

5. 诱发电位 当刺激各种感官时,其信息被大脑皮质或皮质下层所接受,而产生的电位,称之为诱发电位,它不同于脑电图所记录的大脑自发性电活动,可用于轻微肝性脑病的诊断和研究。

6. 临界视觉闪烁频率 肝性脑病早期,星形胶质细胞轻度肿胀,功能障碍,改变胶质神经元的信号传导,这种病变在视网膜胶质细胞上也存在,表现为临界视觉闪烁频率的改变,可借此观察大脑胶质星形细胞病变情况,用于检测轻微肝性脑病。

【诊断要点】

1~4 期 HE 的主要诊断依据为:①有严重肝病和 / 或广泛门 - 体静脉侧支循环建立和开放;②有肝性脑病的诱因;③有临床可识别的神经精神症状及体征;④血氨增高;⑤排除其他导致神经精神异常的疾病,如代谢性脑病、中毒性脑病、神经系统疾病(如颅脑出血、颅内感染及颅内占位)等情况。

MHE 的诊断依据为：①有严重肝病和／或广泛门体静脉侧支循环形成的基础；②心理智能测验、诱发电位或临界视觉闪烁频率异常。

【治疗要点】

HE 是终末期肝病患者主要死因之一，早期识别、及时治疗是改善 HE 预后的关键。目前尚无特效疗法，多采用综合措施，包括积极治疗原发肝病、去除病因和诱因、减少肠内毒物生成和吸收、促进氨代谢清除等。

1. 识别及消除诱因　去除和避免诱发因素是 HE 治疗的关键环节，必须及时防治感染、上消化道出血；避免快速、大量排钾利尿和放腹水；纠正电解质和酸碱平衡紊乱；保持排便通畅，防止便秘；不用或慎用镇静、催眠、镇痛药及麻醉剂。

2. 减少肠内氮源性毒物的生成和吸收

(1) 调整饮食结构和限制蛋白质饮食，同时尽量保证热能供应和各种维生素补充。

(2) 抑制细菌生长

1) 抗生素：口服抗生素能抑制肠内产尿素酶的细菌，促进乳酸杆菌繁殖，减少氨的形成和吸收。常用抗生素有新霉素、甲硝唑、利福昔明等。

2) 乳果糖或乳糖醇等：口服乳果糖后在小肠内不被分解，在结肠中被细菌分解为乳酸和醋酸，使肠内呈酸性，不利于肠内产尿素酶的细菌繁殖，但有利于乳酸杆菌繁殖，从而减少氨的产生。另外，肠内酸性环境可促进血液中氨渗入肠道排出。对乳糖不耐受的患者可以应用乳糖醇或其他降氨药物，乳糖醇和乳果糖在灌肠时疗效相似。拉克替醇治疗 HE 的疗效与乳果糖相当，同时起效速度快，腹胀发生率低，甜度较低，糖尿病患者可正常应用。

3) 益生菌制剂：口服某些不产尿素酶的有益菌可抑制有害菌的生长，对减少氨的生成有一定作用。

(3) 灌肠或导泻：清除肠内含氮物质或积血，适用于上消化道出血或便秘者。可用生理盐水或弱酸性溶液灌肠，也可用 25% 硫酸镁 30~50ml 导泻。弱酸液灌肠可使肠内的 pH 值保持于 5~6，利于血中 NH_3 转化为 NH_4^+，从血液转至肠腔，随粪便排出。忌用肥皂水灌肠，因其可使肠腔内呈碱性，使 NH_4^+ 转化为 NH_3，经肠黏膜弥散入血至脑组织，加重肝性脑病。应保持大便通畅，每日 2~3 次软便为宜。

3. 促进体内氨的代谢

(1) L- 鸟氨酸 -L- 门冬氨酸(OA)：是一种鸟氨酸和门冬氨酸的混合制剂，能促进肝脏鸟氨酸循环和谷氨酰胺合成，减少氨的水平，可明显降低患者空腹血氨和餐后血氨，改善 HE 的严重程度，缩短住院时间，提高生活质量。

(2) 精氨酸：盐酸精氨酸，因含有盐酸，偏酸性，所以可用于治疗伴代谢性酸中毒的 HE。在应用过程中应注意检测血气分析，警惕过量引起酸中毒。盐酸精氨酸在 HE 治疗中效果有限，临床不常规应用。

(3) 谷氨酰胺：近年来认为，谷氨酸盐只能暂时降低血氨，不能透过血脑屏障且可诱发代谢性碱中毒，另外，脑内过多谷氨酰胺产生高渗效应，参与脑水肿的形成，目前临床上不常规应用。

4. 镇静药物的应用　HE 与 γ- 氨基丁酸神经抑制受体和 N- 甲基 -D- 天冬氨酸 - 谷氨酸兴奋性神经递质的上调有关，导致抑制性和兴奋性信号的失衡。常用的镇静药物有纳洛酮、丙泊酚及苯二氮䓬类镇静药。

5. 中医中药治疗　中医认为 HE 是由于肝肾亏虚、感受湿热疫毒之邪，加之内伤七情，或饮食不节、嗜酒无度等，导致热毒炽盛、热入心包、痰浊内盛、痰迷心窍而发病。可采用醒脑开窍法进行治疗，选用安宫牛黄丸等中成药或汤剂辨证施治，予以开窍醒脑、化痰清热解毒。另外,针对 HE 的氨中毒学说,中医的"通腑开窍"理论亦被广泛应用于 HE 的防治,其中最具代表性的是中药煎剂保留灌肠,如承气汤类、含大黄煎剂、生地黄制剂等。

6. 人工肝 用分子吸附剂再循环系统、血液灌流、血液透析等方法可清除血氨和其他有毒物质,适用于急性肝衰竭患者,为肝移植做准备。

7. 肝移植 是治疗各种终末期肝病的一种有效手段,适用于严重和顽固性肝性脑病有肝移植指征者。

【常用护理诊断 / 问题】

1. 意识障碍 与血氨增高影响大脑细胞正常代谢等有关。

2. 营养失调:低于机体需要量 与食欲下降、消化吸收障碍、控制蛋白质摄入等有关。

3. 活动无耐力 与肝功能减退、营养摄入不足有关。

4. 知识缺乏:缺乏肝性脑病的预防保健知识。

【护理措施】

1. 病情观察 密切注意肝性脑病的早期征象,如有无冷漠或欣快,理解力和近期记忆力减退,行为异常(哭泣、叫喊、当众便溺等),以及扑翼样震颤。注意观察患者思维和认知的改变,可以通过定时唤醒或刺激等方法判断患者意识障碍的程度,及时与医生取得联系。观察水、电解质和酸碱平衡及血氨情况,定期复查肝肾功能、电解质、血氨的变化,有异常及时通知医生进行处理。监测并记录患者的体温、脉搏、呼吸、血压及瞳孔的变化。

2. 起居护理 专人看护,合理安排肝病患者的生活作息时间,病情轻者注意劳逸结合,病情重者以卧床休息为主,以利于肝细胞的再生,减轻肝脏负担。居室应通风良好,温湿度适宜。昏迷患者头偏向一侧,保持呼吸道通畅;意识恢复清醒者要加强巡视,及时发现异常情况。加强"三防三护","三防"指防走失、防伤人、防自残。"三护"指床挡、约束带、乒乓球手套。

3. 饮食护理 传统观点对于 HE 患者采取的是严格的限蛋白质饮食。近年发现 80.3% 的肝硬化患者存在营养不良,且长时间过度限制蛋白质饮食可造成肌肉群减少,更容易出现 HE。正确评估患者的营养状态,早期进行营养干预,可改善患者生存质量,降低并发症的发生率,延长患者生存时间。

(1) 能量摄入及模式:每日理想的能量摄入为 35~40kcal/kg。鼓励患者少食多餐,每日均匀分配小餐,睡前加餐。

(2) 蛋白质:急性期首日应禁食蛋白质,可以给予葡萄糖保证能量供应。病情好转或清醒后,可逐渐增加蛋白质饮食,每日 20g,以后每 3~5 日增加 10g,逐渐增至 1g/(kg·d),短期内不能超过 40~50g/d。以植物蛋白为宜,如豆制品,因其含蛋氨酸、芳香族氨基酸少,富含支链氨基酸和非吸收性纤维,并可促进肠蠕动,被细菌分解后还可降低结肠 pH 值,利于排便,故可加速毒物排出和减少氨吸收,故肝性脑病者首选植物蛋白。慢性肝性脑病患者无禁食蛋白质必要,蛋白质摄入量 1.2~1.5g/(kg·d)为安全值,对血氨和 HE 的恢复没有负面影响。乳制品营养丰富,如病情稳定可适量摄入,肉类应尽量少摄入。大多数肝硬化患者存在营养不良,长时间限制蛋白质饮食会加重营养不良的程度,且负氮平衡会增加骨骼肌的动员而使血氨含量增加,应注意监测患者营养状况,必要时遵医嘱给患者口服或静脉补充支链氨基酸制剂。有低蛋白血症者,遵医嘱使用白蛋白。

(3) 糖类:肝性脑病患者能量供应以糖类为主,应给予蜂蜜、葡萄糖、果汁、面条、稀饭等。昏迷患者以鼻饲 25% 葡萄糖液供给热量,若胃排空不良,可经静脉滴注,以减少体内蛋白分解。

(4) 维生素:食物配制中应含有丰富的维生素,尤其是维生素 C、维生素 B、维生素 E、维生素 K 等,但不宜用维生素 B_6,因其可使多巴在周围神经处转为多巴胺,影响多巴进入脑组织,减少中枢神经的正常传导递质。

(5)脂肪:应尽量少食用,因其可延缓胃排空。

(6)限制水、钠摄入:伴发严重腹水的患者需无盐低钠饮食,同时应密切检测血钠含量,防止低钠血症加重肝性脑病。明显水肿患者水摄入量一般为尿量加 500ml/d。

4. 用药护理

(1)防止摄入大量液体或输液,因过多液体摄入可引起低血钾、稀释性低血钠、脑水肿等,可加重肝性脑病。如大量输注葡萄糖时,应警惕低钾血症、心力衰竭和脑水肿。

(2)患者慎用安眠药和镇静药物,以避免药物掩盖病情和加重对肝脏的损害,当患者狂躁不安或有抽搐时,可遵医嘱用地西泮、氯苯那敏等,但用量宜小,一般只用常用量的 1/3~1/2 量。禁用吗啡、水合氯醛、哌替啶及速效巴比妥类药物。

(3)谷氨酸钠(钾)偏碱性,碱中毒时要慎用,注意根据电解质情况选钠盐或钾盐。肾衰竭时慎用或禁用钾盐,以防血钾升高;水肿、腹水、心力衰竭、脑水肿时慎用或禁用钠盐。

(4)精氨酸呈酸性,适用于碱中毒时,含氯离子,不宜与碱性溶液配伍使用,静滴时不宜过速,因其会引起流涎、面色潮红、呕吐、尿少,肾衰竭时禁用。

(5)新霉素长期应用有耳毒性和肾毒性,故使用新霉素不宜超过 1 个月,用药期间监测听力和肾功能。

(6)乳果糖产气较多,不良反应为饱胀、腹痛、恶心、呕吐及电解质紊乱等,使用时应从小剂量开始。

(7)硫酸镁可刺激肠蠕动,有诱发出血可能,服药后应观察脉搏、血压、尿量和粪便颜色。

5. 对症护理

(1)兴奋、躁动不安:加强安全防护,取下患者的义齿、发夹,加床挡或适当约束,防止坠床。

(2)昏迷:患者注意保持呼吸道通畅和防止感染,取仰卧位,头偏向一侧,以防舌后坠,阻塞呼吸道。做好口腔、眼及二便的护理,对眼睑闭合不全,角膜外露的患者可用凡士林纱布覆盖眼部。

(3)抽搐、脑水肿:患者可戴冰帽降低颅内温度以减少能量消耗,保护脑细胞功能。应用脱水剂时要注意滴速,密切观察尿量。

(4)出血倾向:护理中要注意保护皮肤、黏膜免受损伤,遵医嘱进行止血、输血治疗。

(5)感染:如有感染症状出现,应及时报告医生并遵医嘱及时、准确地给予抗生素。

6. 心理护理

(1)随着病情进展,患者逐渐丧失自理能力,加强临床护理的同时,应多关心安慰患者。同时,与家属建立良好的护患关系,给予情感上的支持。

(2)长期治疗亦给家庭带来沉重的经济负担,使患者和家属出现各种心理问题,应密切注意其心理状态,尤其应观察患者是罹患疾病后的心理问题还是该病意识障碍的表现。

(3)护士针对照顾者讲解和示范各种照顾内容和方法,与其一起制订患者的护理计划,让其做好充分的心理准备。

7. 中医护理　本病属中医"瘟黄""神昏""厥证"等范畴。本病实证昏厥期,可按压涌泉、神阙、水沟等穴位以醒脑神、开清窍。中药保留灌肠对于降低血氨、改善肝性脑病引起的昏迷症状有较好的疗效。

【健康教育】

1. 知识宣教　向患者及家属讲解本病的发生、发展过程及治疗、预后,使其认识到疾病的严重性和自我护理保健的重要性。教会患者家属识别肝性脑病的早期征象,如出现性格行为异常、睡眠障碍等,需及时到医院就诊。

2. 心理指导　鼓励患者和家属树立战胜疾病的信心,保持乐观的情绪,配合医生积极治疗,家属应给予患者以精神支持和生活方面的照顾。

3. 饮食指导　坚持合理的饮食原则,讲解限制蛋白饮食的意义及各营养素摄入量。

4. 用药指导　避免使用镇静催眠药、含氮药物和对肝功能有损害的药物,以免诱发肝性脑病。指导患者按医嘱规定的药物、剂量、用法服药,了解药物的不良反应,并定期随访复诊。

【结语】

肝性脑病患者原有严重肝病病史,其中肝炎后肝硬化最多见,常由低血容量、含氮食物及药物摄入、感染、利尿不当等因素诱发,氨是促发肝性脑病的最主要神经毒素。临床表现包括原有肝病表现和意识障碍。分为五期,意识障碍从轻度性格改变至昏迷程度不等,各期界限不清,脑电图除 0 期和一期外均异常,一、二期可见扑翼样震颤,为本病特有体征。因本病早期症状不明显,护理上应加强病情观察。病程中给予对症护理,合理安排营养素的摄入,加强用药护理。对肝性脑病患者早期诊断、早期治疗是治疗成功的关键。

第十二节　急性胰腺炎

急性胰腺炎(acute pancreatitis,AP)是指多种病因导致胰酶在胰腺内被激活后引起胰腺组织自身消化,从而出现水肿、出血甚至坏死的化学性炎症反应。临床上以急性上腹痛,恶心,呕吐,血、尿淀粉酶增高为主要表现。

急性胰腺炎是消化系统常见的危重疾病,发病率逐年升高,其总体病死率约为5%,严重威胁着人类的生命健康,并带来沉重的社会和经济负担。据临床资料统计,该病患者平均发病年龄是 55 岁,男女比例为1.29∶1。多数轻症胰腺炎患者以胰腺水肿为主,呈自限性,预后良好,临床多见,达 80%~90%;少数重症胰腺炎患者胰腺出血坏死,继发感染、腹膜炎、休克等并发症,病情重而凶险,预后差,临床少见,占 10%~20%。

【病因与发病机制】

1. 病因　急性胰腺炎的病因很多,我国以胆道疾病常见,西方国家以大量饮酒多见。

(1) 胆道疾病:约 50% 以上急性胰腺炎由胆石症、胆道炎症和胆道蛔虫所引起。这是因为约 70%~80% 的人胆总管和胰管共同开口于十二指肠乳头处,并被 Oddi 括约肌包绕,解剖上称为 Vater 壶腹,在胆石嵌顿、胆道感染或蛔虫阻塞等病理情况下,因壶腹部出口阻塞,引起 Oddi 括约肌水肿痉挛,同时伴胆道内压增高,可通过胆胰管共同通道使胆汁反流进入胰管,引起急性胰腺炎。另外,胆石在移行过程中也可损伤胆总管或壶腹部,引起暂时性 Oddi 括约肌松弛,使富含肠激酶的十二指肠液反流入胰管,引起急性胰腺炎。此外,胆道感染时细菌毒素、非结合胆红素等亦可通过胆胰间淋巴管交通支扩散至胰腺,激活胰酶,引起急性胰腺炎。

(2) 酗酒和暴饮暴食:酗酒和暴饮暴食均使胰液分泌旺盛;暴饮暴食时大量食糜涌入十二指肠以及酗酒时乙醇的直接刺激,均可引起十二指肠乳头水肿,Oddi 括约肌痉挛;长期嗜酒者胰管内蛋白沉淀,致蛋白栓形成而堵塞胰管,以上原因致胰液排出不畅,胰管内压增高而引起急性胰腺炎。酗酒引起剧烈呕吐者,又可使十二指肠内压力骤增,导致十二指肠液反流入胰管,激活胰酶而引起急性胰腺炎。

(3) 高甘油三酯血症:高甘油三酯血症性急性胰腺炎(hypertriglyceridemic pancreatitis,

HTGP)日渐增多,且呈年轻化、重症化态势,有超越酒精性 AP 成为第二大病因的趋势,需引起重视。其机制可能与三酰甘油分解的游离脂肪酸对胰腺本身的毒性作用及其引起的胰腺微循环障碍有关。

(4) 手术与创伤:腹腔手术特别是胰、胆或胃手术,腹部钝挫伤等,内镜下逆行胰胆管造影术(endoscopic retrograde cholangiopancreatography,ERCP)术后胰腺炎发生率为 4%~8%,部分 ERCP 术后胰腺炎会发展为重症急性胰腺炎,因此对高危人群需采取积极措施预防。ERCP 术后胰腺炎的高危人群包括女性、年轻人、Oddi 括约肌功能障碍(sphincter of Oddi dysfunction,SOD)、既往有急性胰腺炎发作史等人群。检查时重复注射造影剂或注射压力过高时,可直接或间接损伤胰腺组织及其血液供应而引起胰腺炎。

(5) 内分泌与代谢障碍:甲状旁腺肿瘤、维生素 D 过多等疾病引起的高钙血症,可刺激胰液分泌增加并促进胰蛋白酶原激活,还可通过胰管钙化、胰管内结石导致胰液引流不畅,甚至胰管破裂。

(6) 感染:某些急性传染病如流行性腮腺炎、柯萨奇病毒感染、传染性单核细胞增多症、Echo 病毒和肺炎衣原体感染等,可增加胰液分泌引起急性胰腺炎,但症状多数较轻,随感染痊愈而自行消退,常伴特异性抗体升高。沙门菌或链球菌菌血症时可出现胰腺炎。

(7) 药物:噻嗪类利尿剂、硫唑嘌呤、糖皮质激素、磺胺类等药物可直接损伤胰腺组织,使胰液分泌或黏稠度增加,引起急性胰腺炎,多发生在服药最初 2 个月,与剂量无明确相关性。

(8) 十二指肠乳头邻近部位的病变:邻近十二指肠乳头部的十二指肠憩室炎、球部溃疡并发炎症等情况下,可致胰管出口阻塞,引起急性胰腺炎。

(9) 其他:胃部手术后输入袢综合征、肾或心脏移植术后、血管性疾病,致胰腺血液循环障碍,可引发胰腺炎。

(10) 病因不明:多数急性胰腺炎可找到致病因素,但仍有 5%~25% 的患者病因不明,称为特发性胰腺炎。

2. 发病机制 近年来研究显示,急性胰腺炎的发病机制主要为:由于各种致病因素引起胰管内压力升高,腺泡细胞内钙离子水平显著上升,溶酶体在腺泡内提前激活酶原,使大量活化的胰酶消化胰腺自身组织。①损伤腺泡细胞,产生大量的炎症介质,如氧自由基、血小板活化因子、前列腺素、白介素 -1 等,均可增加血管通透性,导致大量炎性渗出;②胰腺微循环障碍使胰腺出血、坏死。炎症过程中参与的众多因素可以通过正反馈方式,使炎症逐级放大,当超过机体抗炎能力时,炎症向全身扩展,出现多器官炎性损伤及功能障碍。

急性胰腺炎的病理表现可分为急性水肿型和出血坏死型两型。急性水肿型可发展为急性出血坏死型,但部分患者起病初期即为出血坏死型。

【临床表现】

急性胰腺炎根据患者临床表现和病情轻重的不同,可分为轻症急性胰腺炎、中度重症急性胰腺炎和重症急性胰腺炎。急性水肿型胰腺炎多表现为轻症,急性出血坏死型多表现为重症,临床上以急性水肿型较多见。

1. 症状

(1) 腹痛:为本病主要表现和首发症状。多在胆石症发作不久、暴饮暴食或饮酒后 1~2 小时突然发作。腹痛常位于上腹正中,可偏左或偏右,常向腰背部呈带状放射。疼痛性质不一,可为钝痛、绞痛、钻痛或刀割样痛,疼痛剧烈而持续,可有阵发性加剧。进食后疼痛加重,且不易被胃肠解痉剂缓解。部分患者弯腰抱膝或上身前倾体位可减轻疼痛。水肿型患者腹痛 3~5 天可缓解,重症患者疼痛持续时间较长,当发生腹膜炎时,疼痛可波及全腹。极少数年老体弱患者腹痛极轻微或无腹痛。

腹痛发生机制包括:①胰腺炎症刺激和牵拉胰腺包膜上的神经末梢;②炎性渗出液和胰液外渗刺激腹膜和腹膜后组织;③炎症累及肠道引起肠胀气和肠麻痹;④胰管阻塞或伴胆囊炎、胆石症引起疼痛。

(2) 恶心、呕吐与腹胀:起病时常伴恶心、呕吐,多在进食后出现,大多频繁而持久。剧烈呕吐者可吐出食物和胆汁,呕吐后腹痛并不减轻。大部分患者有腹胀,重症者甚至出现麻痹性肠梗阻。

(3) 发热:多为中度发热,一般持续 3~5 天,不超过 38℃。若持续一周以上不退或逐日升高,超过 38.5℃并伴白细胞升高,应考虑有胰腺脓肿或胆道炎症等继发感染。特别在胰腺或腹腔有继发感染时,常出现高热。

(4) 低血压和休克:仅见于重症者。可在起病数小时突然出现,提示胰腺有大片坏死。也可逐渐出现,或在有并发症时发生。这与胰蛋白酶激活各种血管活性物质致周围血管扩张、有效循环血容量不足、并发消化道出血有关。

(5) 水电解质及酸碱平衡紊乱:多有轻重程度不等的脱水,呕吐频繁者可有代谢性碱中毒,重症者常有显著脱水和代谢性酸中毒,并常伴高血糖、低钾血症、低镁血症、低钙血症(<2mmol/L),偶可发生糖尿病酮症酸中毒或高渗昏迷。

2. 体征

(1) 轻症急性胰腺炎:患者一般情况尚好,仅表现为上腹部轻度压痛,无肌紧张与反跳痛,可有不同程度的腹胀,肠鸣音减弱。

(2) 中度重症急性胰腺炎:可呈现轻型或重症急性胰腺炎的体征,伴有一过性器官功能衰竭(48h 内可以恢复)。

(3) 重症急性胰腺炎:患者呈急性病容,痛苦表情,伴呼吸急促、脉搏增快、血压下降,上腹压痛明显。并发急性腹膜炎时有全腹压痛、反跳痛与肌紧张。并发胰源性腹水时可有移动性浊音,腹水呈血性。胰酶或坏死组织液及出血沿腹膜后间隙及肌层渗到腹壁下可导致两侧胁腹部皮肤呈暗灰蓝色(Grey-Turner 征)或脐周皮肤青紫(Cullen 征)。低钙血症引起手足抽搐,常是重症与预后不良的征兆,一则因大量脂肪组织坏死时分解出脂肪酸与血中游离钙离子结合成脂肪酸钙,二则因胰腺炎致胰高血糖素释放,刺激甲状腺分泌降钙素所致。部分患者于病后 1~2 天出现一过性黄疸,系胰头炎症水肿压迫胆总管所致。如有胰腺脓肿或假性囊肿形成,上腹部可扪及肿块。重症急性胰腺炎伴有持续的器官功能衰竭,如后期合并感染则病死率极高。

3. 并发症　主要见于重症胰腺炎,可有局部并发症和全身并发症。

(1) 局部并发症:包括急性胰周液体积聚、急性坏死物积聚、胰腺假性囊肿、包裹性坏死和感染性胰腺坏死,可以为无菌性或感染性。①急性胰周液体积聚:发生在病程早期,表现为胰腺内、胰周或胰腺远隔间隙液体积聚,信号均匀,缺乏完整包膜,可以单发或多发。②急性坏死物积聚:发生在病程早期,表现为液体内容物积聚,包含混合的液体和坏死组织。③胰腺假性囊肿:通常发生在起病 4 周以后,有完整非上皮性包膜包裹的液体积聚,内含胰腺分泌物、肉芽组织、纤维组织等。④包裹性坏死:通常发生在起病 4 周以后,由坏死组织及加强的壁构成,是一种成熟的、包含胰腺和 / 或胰周坏死组织、具有界限分明炎性包膜的囊实性结构。⑤感染性胰腺坏死:通常继发于胰腺假性囊肿和包裹性坏死,内含脓液及坏死组织。

(2) 全身并发症:全身炎症反应综合征(systemic inflammatory response syndrome, SIRS)是急性胰腺炎最常见的全身并发症,多发生于中度重型急性胰腺炎和重型急性胰腺炎。急性胰腺炎时符合以下临床表现 2 项及以上,可以诊断为 SIRS:①心率 >90 次 /min;②体温 <36℃

或 >38℃;③白细胞 $<4×10^9/L$ 或 $>12×10^9/L$;④呼吸频率 >20 次 /min 或 $PaCO_2<32mmHg$。急性胰腺炎相关器官功能衰竭主要为呼吸、循环和肾脏衰竭,是急性胰腺炎最严重的并发症,也是急性胰腺炎致死的主要原因。包括:①急性呼吸窘迫综合征:最常见,突然发作、进行性呼吸窘迫、发绀等,常规氧疗不能缓解;②急性肾衰竭:少尿、蛋白尿和进行性血尿素氮、肌酐增高等;③心律失常和心力衰竭:可并发心包积液、心律失常和心力衰竭,严重心律失常可致猝死。此外,急性胰腺炎全身并发症还包括:①消化道出血:应激性溃疡或黏膜糜烂致上消化道出血,胰腺坏死穿透横结肠致下消化道出血;②胰性脑病:表现为精神症状,如幻觉、妄想、躁狂及定向力障碍等;③败血症和真菌感染:病死率很高,早期以革兰氏阴性杆菌为主,后期为混合菌,败血症与胰腺脓肿同时存在,重者机体免疫力极低,加之抗生素大量使用,极易产生真菌感染;④高血糖:多为暂时性,胰腺损伤严重时可出现糖尿病;⑤皮下等脂肪坏死;⑥弥散性血管内凝血。

【辅助检查】

1. 血常规 血白细胞计数升高,中性粒细胞明显增高及核左移。

2. 淀粉酶测定 急性胰腺炎时,血清和尿淀粉酶常有明显升高,但病情的严重性与淀粉酶升高的程度并不一致(表 4-4)。血清淀粉酶超过正常值 3 倍可确诊本病。尿淀粉酶值受尿量影响。胰源性腹水和胸腔积液中的淀粉酶值亦明显升高。其他急腹症如消化性溃疡、胆石症、肠梗阻等亦可有血清淀粉酶升高,但一般不超过正常值 2 倍。对于发病 12h 后至 3d 内就诊的患者,血清淀粉酶的敏感性更高。

表 4-4　急性胰腺炎发病后血、尿淀粉酶的动态变化

种类	开始上升(小时)	到达高峰(小时)	开始下降(小时)	持续时间(天)	诊断值
血清淀粉酶	6~12	12~24	48~72	3~5	>500U
尿液淀粉酶	12~14			7~14	>256U

3. 血清脂肪酶测定 血清脂肪酶常在病后 4~8h 开始升高,24h 达高峰,8~14d 恢复正常。对于早期或者后期就诊的患者,脂肪酶的敏感性比血淀粉酶的敏感性更好。

4. C 反应蛋白(CRP) CRP 是组织损伤和炎症的非特异性标志物,是反映 SIRS 或感染的重要指标,在胰腺坏死时明显升高。发病 72h 后的血清 CRP≥150mg/L 提示急性胰腺炎病情严重。

5. 生化检查 可有血钙降低(<2mmol/L),低血钙程度与临床严重程度平行,若低于 1.5mmol/L 则预后不良。暂时性血糖升高较常见。持久空腹血糖高于 10mmol/L 反映胰腺坏死。此外可有血清 AST、LDH 增加,血清清蛋白降低和血清甘油三酯升高。

6. 影像学检查

(1) 腹部 X 线平片:可见"哨兵袢"和"结肠切割征",为胰腺炎的间接指征,可发现肠麻痹或麻痹性肠梗阻征象;可排除其他急腹症,如内脏穿孔等;弥漫性模糊影、腰大肌边缘不清,提示腹水。

(2) 腹部 B 超:作为急性胰腺炎常规初筛检查。可见胰腺肿大、胰内及胰周回声异常,可了解胆囊和胆道情况;后期有助于胰腺脓肿或假性囊肿的诊断。

(3) CT 显像:对急性胰腺炎的诊断和鉴别诊断、评估严重程度、鉴别轻症和重症胰腺炎,以及附近器官是否受累具有重要价值。增强 CT 是诊断胰腺坏死的最佳方法。轻症可见胰腺弥漫增大增厚,胰周边缘不规则;重症可见胰周区消失,网膜囊和网膜脂肪变性,密度增加,胸腔、腹腔积液。

【诊断要点】

根据病史、典型临床表现和实验室检查,常可做出诊断。患者有胆道疾病、酗酒、暴饮暴食等病史,突发剧烈而持续的上腹部疼痛(可向背部放射)、休克或血清淀粉酶和/或脂肪酶活性至少高于正常上限值3倍,应考虑急性胰腺炎的可能。一般具备以下3条中的任意2条,诊断即可成立:①急性、持续中上腹痛;②血清淀粉酶或脂肪酶 > 正常值上限3倍;③增强CT或MRI呈急性胰腺炎的典型影像学改变(胰腺水肿或胰周渗出积液)。

分类诊断:①轻症急性胰腺炎:符合急性胰腺炎的诊断标准,不伴有器官功能衰竭及局部或全身并发症;②中度重症急性胰腺炎:伴有一过性的器官衰竭(48h内可以恢复),或伴有局部或全身并发症;③重症急性胰腺炎:伴有持续(>48h)的器官功能衰竭。

【治疗要点】

治疗原则为减轻腹痛、减少胰液分泌、防治并发症。大多数轻症急性胰腺炎患者,经3~5天积极治疗可痊愈,重症急性胰腺炎患者必须采取综合性治疗措施,积极抢救。

1. 抑制或减少胰液分泌

(1) 禁食及胃肠减压:禁食、持续胃肠减压或经鼻行鼻胆管引流,可减少胃酸与食物刺激胰液分泌,减轻腹痛与腹胀。

(2) 抑酸治疗

1) 生长抑素及其类似物的应用:生长抑素具有抑制胰液和胰酶分泌、抑制胰酶合成的作用,其类似物奥曲肽疗效亦较好。重症胰腺炎者应尽早使用。

2) H_2 受体拮抗剂或质子泵抑制剂,可减少胃酸分泌,从而减少对胰腺分泌的刺激。

2. 抑制胰酶活性　仅用于重症胰腺炎早期,国内学者推荐使用。常用药物抑肽酶20万~50万U/d,分两次溶于葡萄糖液静滴,或用加贝酯100~300mg溶于葡萄糖液,以2.5mg/(kg·h)速度静滴,病情好转后逐渐减量。

3. 解痉镇痛　疼痛剧烈者可用肌内注射哌替啶止痛,每次剂量为50~100mg。因吗啡可增加Oddi括约肌压力,阿托品可诱发或加重肠麻痹,故均不宜使用。

4. 抗生素应用　胆道疾病所致胰腺炎或重症胰腺炎者应常规使用抗生素,以防胰腺坏死继发细菌感染。常用药物以喹诺酮类或亚胺培南为佳,因该类药物对肠道移位细菌敏感,且对胰腺有较好渗透作用;同时可以联合应用甲硝唑以抑制厌氧菌。

5. 抗休克治疗　重症胰腺炎患者低血容量休克时可以输全血、血浆、白蛋白或血浆代用品,补充血容量,可在扩容基础上应用血管活性药物。

6. 纠正水电解质平衡失调　由于禁食、呕吐、胃肠减压等易造成水、电解质平衡失调,应积极补充液体及电解质。

7. 营养支持　重症胰腺炎者早期一般采用全胃肠外营养,如无肠梗阻,应尽早过渡到肠内营养,以增强肠内黏膜屏障。

8. 其他治疗

(1) 监护:通过观察患者的症状体征、实验室检查、影像学变化,了解病情发展。

(2) 呼吸功能支持:轻症患者可给予鼻导管、面罩吸氧,使动脉氧饱和度 >95%。当出现急性肺损伤、呼吸窘迫时,应给予正压机械通气。

(3) 连续性血液净化:当患者出现急性肾功能不全时,可采用连续性血液净化清除体内有害的代谢产物或外源性毒物,达到净化血液的目的。

(4) 中医治疗:对急性胰腺炎有良好的疗效,单味中药,如生大黄口服或灌肠、芒硝外敷等可以缓解腹痛、腹胀、全身炎症反应;复方制剂,如清胰汤、大承气汤、柴芍承气汤有抗炎、缓解肠麻痹、保护肠黏膜屏障等作用。

（5）手术治疗：①内镜下 Oddi 括约肌切开术：用于胆源性胰腺炎合并胆道感染或梗阻者，行 Oddi 括约肌切开术或放置鼻胆管引流；②腹腔灌洗：通过腹腔灌洗可清除腹腔内细菌、内毒素、胰酶、炎性因子等，以减少此类物质入血损害全身脏器；③手术治疗：手术指征包括胰腺坏死合并感染、胰腺脓肿、胰腺假性囊肿、胆道梗阻或感染、疑有腹腔脏器穿孔或肠坏死诊断未明需行剖腹探查术者。

【常用护理诊断/问题】

1. 疼痛：腹痛　与胰腺及其周围组织炎症、水肿或出血坏死有关。

2. 体温过高　与胰腺炎症有关。

3. 有体液不足的危险　与呕吐、禁食、胃肠减压或胰腺出血有关。

【护理措施】

1. 病情观察

（1）观察腹痛的程度、部位、性质及解痉药物效果。注意监测患者用药前后疼痛有无减轻、疼痛性质和特点有无改变。若疼痛持续存在伴高热，则应考虑并发急性胰腺脓肿；如疼痛剧烈、腹肌紧张、压痛、反跳痛明显，提示并发腹膜炎，应及时通知医生。

（2）注意观察呕吐物的量及性质，行持续胃肠减压和鼻胆管引流者，观察和记录引流液量、颜色、性状，准确记录 24 小时出入液量，观察患者皮肤黏膜温度、色泽和弹性变化，判断脱水程度及有无休克表现。

（3）定期留取标本，监测血、尿淀粉酶，血糖，血电解质的变化；监测动脉血气分析。

（4）重症胰腺炎者如有条件应收治在 ICU，密切观察其体温、血压、脉搏、呼吸、尿量、中心静脉压及神志情况，注意有无尿量减少、呼吸急促、脉搏细速等多脏器功能衰竭表现。

2. 起居护理　急性期绝对卧床休息，降低机体代谢率，增加脏器血流量，促进组织修复。协助患者弯腰屈膝侧卧位，以减轻疼痛。鼓励患者翻身。因剧痛在床上辗转不安者要防止坠床，周围不要有危险物品。因疼痛多汗者要注意保持皮肤干燥。对重症胰腺炎者应协助其做好日常生活护理。

3. 饮食护理

（1）急性胰腺炎早期应禁食。轻症急性胰腺炎患者在可耐受的情况下可尽早开放饮食，中度重型和重症患者尽早实施肠内营养（肠内营养的途径以鼻空肠管为主）。明显腹胀者需行胃肠减压，以减少胃酸分泌，进而减少胰液分泌，减轻腹痛腹胀。

（2）禁食期间一般不能饮水，口渴者可含漱或湿润口唇，并做好口腔护理。

（3）中度重症和重症患者通常不能经口进食，需放置胃肠道营养管输注要素营养物质，如能量不足，可辅以肠外营养。根据患者脱水程度、年龄和心肺功能，遵医嘱适当调整补液量及速度，及时补充因呕吐、发热、引流和禁食所丢失的液体，纠正酸碱失衡，胃肠减压时入液量需达到 3 000ml/d 以上。

（4）肠内营养：肠内营养的时机视病情的严重程度和胃肠道功能的恢复情况来定，只要患者胃肠动力能够耐受，建议尽早实施肠内营养（入院后 24~72h）。可在胃镜直视下经鼻置入鼻肠营养管于十二指肠降段远端（距门齿约 60cm），体外留约 10cm 固定，进行肠内营养。①一般鼻肠营养管最多留置 42 天；②留置期间每 8 小时用 25~50ml 生理盐水冲洗管道，管饲前后用至少 25ml 生理盐水冲洗管道，以防堵塞；③开始时用营养泵控制肠内营养液滴速，从 25ml/h 开始，逐渐增至稳定数值，以此速度持续滴入，以后再分次滴入，以防止一过性高血糖及低血糖反应发生；④随着病情逐渐好转，待腹痛和呕吐基本消失，血常规和血尿淀粉酶降至正常，可给少量碳水化合物类流质饮食，逐渐恢复正常饮食，但忌油脂，避免刺激性强、产气过多或高蛋白饮食。

4. 用药护理

（1）H_2 受体拮抗剂、质子泵抑制剂、抗胆碱能药物等抑酸剂的不良反应及护理详见本章第四节"消化性溃疡"。若患者有肠麻痹、尿潴留、严重腹胀者不宜使用抗胆碱能药,防止平滑肌松弛而加重上述症状。

（2）若患者疼痛剧烈,可遵医嘱给予哌替啶等解痉镇痛药,但哌替啶反复使用可成瘾。禁用吗啡,因吗啡可引起 Oddi 括约肌痉挛,加重疼痛。

（3）遵医嘱应用生长抑素类药物,调整适当的输液速度和量。14 肽天然生长抑素(施他宁),用法为首剂 250μg 加入 10% 葡萄糖溶液 20ml 中静脉缓注,继而 3~6mg 加入 10% 葡萄糖液 500ml 中持续静脉滴注。本药半衰期极短,仅 2~3 分钟,故应持续静滴,滴注过程中不能中断,若中断超过 5 分钟,应重新注射首剂。8 肽生长抑素拟似物(如奥曲肽)半衰期较长,用法为首剂 100μg 加入 10% 葡萄糖溶液 20ml 缓注,继而 0.6mg 加 10% 葡萄糖液 500ml 持续静脉滴注。生长抑素及其类似物使用时严格控制静脉推注或滴注速度,速度过快易引起恶心、呕吐。

（4）部分抑制胰酶活性的药物会引起过敏反应,使用前应做药物过敏试验,如抑肽酶试敏液 0.1ml 静脉内注射,15 分钟后观察患者有无胸闷、心悸等不适,过敏者则不可使用。

5. 对症护理

（1）腹痛:对重症胰腺炎者,需准备抢救用物,如静脉切开包、血浆、输液用物、氧气、人工呼吸器、气管切开包等。腹腔内渗液严重需做好耻骨上切开引流的手术前准备。对重症胰腺炎有明显手术指征者,需立即做手术者,应做好术前准备。

（2）呼吸困难:对发生呼吸困难、有急性呼吸窘迫综合征的患者,配合医生应用气管切开与机械通气等。

（3）休克:若患者出现神志改变、尿量减少、皮肤黏膜苍白、出冷汗等,应给予抗休克体位(平卧位),注意保暖,吸入氧气,配血、备血及建立静脉通路,快速静脉输液、输血或输血浆以纠正低血容量。如血压仍不上升应按医嘱给予升压药物,必要时监测中心静脉压调节输液滴速。

6. 心理护理　①帮助患者减轻或去除加重疼痛的因素,指导患者采用减轻疼痛的方法,如松弛疗法、皮肤刺激疗法等;②向患者及家属解释禁食的重要意义,并关心和照顾其生活,以减轻其焦虑;③对重症胰腺炎者,护士应简明扼要讲解疾病的发生发展,陪伴患者,给予适当安慰,减轻恐惧。

7. 中医护理　本病属中医"胃痛"范畴。急性期应禁食,待病情逐渐好转后,可给予清淡的流质、半流质,逐渐恢复正常饮食,忌食辛辣之品,戒酒。腹痛者可给予穴位按摩,取穴:中脘、天枢、气海等;亦可遵医嘱予以耳穴贴压(耳穴埋豆),根据病情需要,可选择脾、胃、交感、神门、肝胆、内分泌等穴位;或遵医嘱配合艾灸、药熨疗法以温中止痛。恶心呕吐者可按摩内关、合谷、足三里、天突、中脘等穴。

【健康教育】

1. 知识宣教　向患者及家属介绍本病的主要诱发因素和疾病的过程,教育患者积极治疗胆道疾病,注意防治胆道蛔虫症。

2. 饮食指导　指导患者进食应定时定量、少量多餐,避免暴饮暴食。患者腹痛缓解后,应从少量低脂、低糖饮食开始逐渐恢复到正常饮食,避免刺激性强、产气多、高脂肪、高蛋白食物,防止复发。患者应戒除烟酒。

【结语】

急性胰腺炎主要由胆道疾病和酗酒及暴饮暴食引起。临床上分为轻症、中度重症、重症急性胰腺炎,轻症多见,重症因并发症而病死率升高。腹痛为本病主要表现和首发症状,血清淀粉酶、脂肪酶增高有助于本病诊断,可有高血糖、低血钙,血钙过低提示预后不良。轻症急性胰腺炎治疗原则为抑制胰酶、抑酸、解痉止痛、营养支持。禁食和胃肠减压是首要措施。重症胰腺炎必须采取综合措施,符合手术指征者应及时手术,积极抢救。护理上要加强病情观察,病情初期禁食、胃肠减压,病情稳定后逐渐恢复正常饮食,遵医嘱正确使用止痛药、生长抑素等,注意观察药物作用与副作用。

第十三节　上消化道出血

上消化道出血(upper gastrointestinal bleeding,UGIB)是指屈氏韧带以上的消化道,包括食管、胃、十二指肠、胰、胆等病变引起的出血,以及胃空肠吻合术后的空肠病变引起的出血。上消化道大出血是指在数小时内失血量超过 1 000ml 或占循环血容量 20%,主要表现为呕血和 / 或黑便,因血容量急剧减少,常伴有急性周围循环衰竭。本病是临床常见急症,病情严重者,常因失血性休克而死亡。

近年来,本病诊断及治疗水平有很大提高,临床资料统计显示,80%~85% 急性上消化道大量出血患者短期内可自行停止,仅 15%~20% 患者持续出血或反复出血,最终死于出血并发症,其中急性非静脉曲张性上消化道出血的发病率在我国仍居高不下,严重影响人民的生命健康,而且罹患本病的老年人因各器官储备功能下降,常伴有心脑血管疾病、慢性阻塞性肺疾病等基础病变,即使出血量不大也可引起多器官功能衰竭,病死率仍相当高。

【病因】

上消化道出血原因很多,上消化道疾病和全身性疾病均可引起。临床上常见病因有消化性溃疡、食管下段和胃底静脉曲张破裂、急性糜烂出血性胃炎和胃癌。食管贲门黏膜撕裂(Mallory-Weisstear)引起的出血亦不少见。归纳如下。

1. 上消化道疾病

(1) 食管疾病:食管损伤、食管憩室炎、食管癌、食管贲门黏膜撕裂。

(2) 胃、十二指肠疾病:临床最常见的病因是消化性溃疡,此外急性糜烂出血性胃炎、胃癌、胃血管异常、急性糜烂性十二指肠炎、淋巴瘤、壶腹周围癌,胃手术后病变如吻合口溃疡或残胃癌,重度钩虫病、十二指肠憩室或促胃液素瘤等,内镜诊断或治疗操作导致的损伤,也可能引起出血。

(3) 空肠疾病:强酸强碱或其他化学试剂引起的损伤、胃空肠吻合术后的空肠病变、空肠克罗恩病等。

2. 各种原因所致门静脉高压引起的食管下段和胃底静脉曲张破裂

(1) 各种病因引起的肝硬化。

(2) 门静脉阻塞:门静脉炎、门静脉血栓形成、门静脉受邻近肿块压迫。

3. 上消化道邻近器官或组织的疾病

(1) 胆道出血:胆管结石、胆囊结石、胆道蛔虫病、胆管癌、胆囊癌、胆道术后损伤、肝癌、肝脓肿或肝血管瘤破入胆道等。

(2) 胰腺疾病:侵及十二指肠的胰腺癌、急性胰腺炎并发脓肿破溃。

(3) 主动脉瘤破入食管、胃或十二指肠,肝、脾动脉瘤破入食管、胃或十二指肠。

(4) 纵隔肿瘤或脓肿破入食管。

4. 全身性疾病

(1) 血液病：白血病、血小板减少性紫癜、血友病、DIC 及其他凝血机制障碍等。

(2) 血管性疾病：过敏性紫癜、遗传性出血性毛细血管扩张、弹性假黄瘤、动脉粥样硬化等。

(3) 尿毒症。

(4) 结缔组织病：结节性多动脉炎、系统性红斑狼疮或其他血管炎等。

(5) 急性感染：流行性出血热、钩端螺旋体病等。

(6) 应激相关胃黏膜损伤：是指各种严重疾病引起的应激状态下产生的急性糜烂出血性胃炎乃至溃疡形成，可引起出血，溃疡形成时多发生大出血。

5. 药物

非甾体抗炎药物：如阿司匹林等。抗血小板类药物：如氯吡格雷等。激素类药物：如皮质类固醇等。抗肿瘤及抗生素类药物。

【临床表现】

上消化道出血的临床表现取决于出血量、出血速度、出血部位和性质，并与患者年龄及出血前的全身状况有关，如是否合并心、肝、肾功能障碍，贫血以及疾病严重程度。

1. 呕血与黑便　是上消化道出血的特征性表现。

(1) 上消化道大量出血之后均有黑便，但不一定有呕血。出血部位在幽门以上者，出血量大常有呕血，若出血量少，速度较慢，亦可无呕血。反之，出血部位在幽门以下者，若出血量大，速度快，可因血液反流入胃内，引起呕血。

(2) 呕血与黑便的颜色、性质亦与出血量和速度有关。如呕血为鲜红色或有血块提示出血量大、速度快，血液在胃内停留的时间短，未经胃酸充分混合即呕出；呕血棕褐色呈咖啡渣样提示出血速度慢，系血液在胃内停留时间长，经胃酸作用形成正铁血红素（Fe^{3+}）所致。一次出血后的黑便约经 3 天才可排净。黑便呈柏油样，黏稠而发亮，系血红蛋白的铁与肠内硫化物作用形成硫化亚铁（Fe^{2+}）所致；若出血量大，血液在肠内推进快，粪便可呈暗红甚至鲜红色，需与下消化道出血相鉴别；反之，若空肠、回肠出血，量不大且在肠道停留时间长，亦可表现为黑便，需与上消化道出血相鉴别。

2. 失血性周围循环衰竭　上消化道出血的量及速度决定了急性周围循环衰竭的程度。急性大量出血致有效循环血容量迅速减少，静脉回心血量不足，心排血量迅速降低，心、脑、肾等重要脏器血供不足而功能障碍。临床上可出现头昏、心悸、乏力、晕厥、肢体冷感等一系列组织缺血的表现。患者晕厥常在排便时或便后突然起立时发生，系因消化道内血液刺激肠蠕动增加，患者总有便意，排血便致失血及直立性低血压所致。

休克早期血压因机体代偿作用而正常或呈一过性升高，脉搏无明显增快，头晕乏力明显，此时应特别注意血压波动，及时抢救，若不及时补充血容量，则血压将迅速下降。严重者呈休克状态，表现为精神萎靡、烦躁不安，甚至反应迟钝或神志不清；面色苍白、口唇发绀、呼吸急促、四肢湿冷，皮肤呈灰白色或紫灰花斑，压之褪色经久不恢复，体表静脉塌陷；血压下降（收缩压低于 80mmHg），脉压差变小（低于 25~30mmHg），心率加快，脉搏细数（120 次 /min 以上）等。休克未改善时尿量减少，若补充血容量后仍少尿或无尿，应考虑并发急性肾衰竭。

3. 贫血和血常规变化　上消化道大量出血后均有失血性贫血，但在出血早期，血红蛋白浓度、红细胞计数和血细胞比容可无明显变化，一般须经 3~4 小时后，组织液渗入血管内，使血液稀释，才出现贫血，出血后 24~72 小时血液稀释到最大限度。贫血程度取决于失血量、出血前有无贫血基础、出血后液体平衡状况等因素。急性出血者为正细胞正色素性贫血，出血后骨髓有明显代偿性增生，暂时出现大细胞性贫血，慢性失血则为小细胞低色素性贫血。

出血 24 小时内网织红细胞即可增高,出血停止后逐渐降至正常。

4. 发热　多数患者于大量出血 24 小时内出现发热,一般不超过 38.5℃,持续 3~5 天后降至正常。发热原因尚不清楚,可能是由于出血后体温调节中枢功能障碍和出血后坏死物质吸收所致。临床上分析发热病因时还应注意是否合并肺炎及其他部位感染。

5. 氮质血症　上消化道大量出血后,由于大量血液蛋白质的代谢产物在肠道内被吸收,血中尿素氮浓度暂时增高,称为肠源性氮质血症。一般在出血后数小时内血中尿素氮开始上升,约 24~48 小时达高峰,大多不超出 14.3mmol/L(40mg/dl),3~4 天后降至正常。如血容量基本纠正且尿量正常,但血尿素氮持续增高超过 3~4 天,则提示有上消化道继续出血或再出血。大量出血引起周围循环衰竭,致使肾脏血流量减少,肾小球滤过率下降,导致血尿素氮增高,是氮质血症的肾前性因素。

【辅助检查】

1. 实验室检查　血常规(红细胞、血红蛋白、网织红细胞、白细胞、血小板计数)、肝肾功能、血生化以及大便隐血试验等检验,有助于估计失血量及动态观察有无活动性出血,判断治疗效果及协助病因诊断。

2. 内镜检查　是上消化道出血定位、定性诊断的首选检查方法。在出血后 24~48 小时内进行,称急诊内镜检查,可以直接观察病灶情况,明确出血部位,并根据病变特征判断是否继续出血或有再出血的危险,同时可对出血灶进行内镜下紧急止血治疗。在急诊内镜检查前,需先纠正休克、补充血容量、改善贫血以及使用止血药物,在患者生命体征平稳后进行,并尽可能在出血间歇期进行。重复进行内镜检查,有助检出初始内镜检查遗漏的病变。色素放大内镜、超声内镜等,能提高对肿瘤、癌前期病变等诊断的准确率。

3. X 线钡剂造影检查　对明确病因亦有价值。主要适用于有胃镜检查禁忌证,不宜或不愿进行内镜检查者,或经胃镜检查未能明确病因,需排除十二指肠降段以下的小肠段有无出血病灶者。在出血停止和病情基本稳定数天后进行为宜,因活动性出血早期胃内有积血,且患者处于抢救阶段不能满意配合。

4. 其他　选择性腹腔动脉造影、放射性核素扫描、胶囊内镜及小肠镜检查等,适用于胃镜及 X 线钡剂造影未能确诊而反复出血者。胶囊内镜对排除小肠病变引起的出血有特殊价值。若患者处于持续严重大量出血状态且有手术禁忌,内镜无法安全进行或积血影响镜下视野,此时可行选择性肠系膜上动脉造影帮助确定出血部位,并同时行介入治疗。不能耐受 X 线、内镜或动脉造影检查的患者,可做吞线试验,根据棉线有无沾染血迹及其部位,可以估计活动性出血部位。各种检查均不能明确诊断出病因时,应行剖腹探查,可明确诊断不明原因的消化道出血。

【诊断要点】

1. 上消化道出血诊断的确立　有引起上消化道出血疾病的病史;有呕血、黑便甚至周围循环衰竭的表现;血液检查有红细胞计数、血红蛋白浓度、血细胞比容下降的证据,大便隐血试验呈阳性等,可做出上消化道出血的诊断。需注意以下几点:①排除消化道出血以外的因素,如口、鼻、咽喉等处出血时咽下血液引起呕血和黑便;某些心肺疾患所致咯血等;以及进食动物血、碳粉、铁剂、铋剂等引起的黑便。②初步判断是上消化道出血还是下消化道出血,呕血与黑便多提示上消化道出血,血便多为下消化道出血;难以明确者在病情稳定后行胃镜或其他检查确诊。部分患者出血速度快,可先出现周围循环衰竭而无呕血和黑便,无法排除上消化道大量出血时,应及早行直肠指检,以发现未排出的黑便。

2. 出血病因的诊断　根据病史、症状和体征提供的线索,结合辅助检查结果确诊出血原因及部位。常见病史特点为:①消化性溃疡:有慢性、周期性、节律性上腹痛,冬春或春秋交界季好发,有饮食失调、劳累、精神紧张受伤等诱因,出血前疼痛加剧,出血后疼痛减轻;②急性糜烂出血性胃炎:有服用吲哚美辛、保泰松、肾上腺糖皮质激素等损伤胃黏膜的药物史或酗酒史,有创伤、颅脑手术、休克、严重感染等应激史;③胃癌:近期有无规律性上腹痛,伴厌食、进行性消瘦、贫血,大便隐血试验呈持续阳性,出血后疼痛无缓解;④食管-胃底静脉曲张破裂出血:既往有病毒性肝炎、酗酒等病史,有肝功能减退和门静脉高压表现,肝功能结果异常,血常规红细胞计数、血小板计数、血红蛋白浓度减少,特征为突然呕出大量鲜红色血液,不易止血,易致失血性休克,肝功能进一步受损,并诱发肝性脑病。值得注意的是,约1/3肝硬化患者出血系因门静脉高压性胃病、消化性溃疡、急性糜烂出血性胃炎等病变所致。

【治疗要点】

上消化道大量出血是临床急症,重者危及生命,应采取积极措施进行抢救:迅速补充血容量、抗休克、止血、纠正水电解质紊乱,同时积极进行病因诊断和治疗。

1. 积极补充血容量 立即查血型配血,尽快建立有效的静脉通道补充血容量。在等待配血过程中可先输平衡液或葡萄糖盐水或其他血浆代用品。输液量可根据估计的失血量来确定,要注意避免因输液过快、过多而引起肺水肿。紧急输血指征包括:①收缩压<90mmHg,或较基础收缩压降低幅度>30mmHg;②心率加快(>120次/min);③血红蛋白低于70g/L或血细胞比容低于25%。输血量以血红蛋白浓度达到70g/L为宜。肝硬化患者宜输新鲜血。

2. 止血措施

(1) 食管-胃底静脉曲张破裂大出血:本病往往出血量大、再出血率高、病死率高,止血措施有其特殊性。

1) 药物止血:包括全身用药和局部用药两部分。前者经静脉进入体内,发挥止血作用;后者经口或胃管注入消化道内,对病灶局部进行止血。全身用药主要有:①生长抑素及其拟似物:可明显减少内脏血流量,并减少奇静脉血流量,止血效果好,近年来该类药物已经成为治疗食管-胃底静脉曲张破裂出血最常用的药物;②抗利尿激素及其类似物:通过收缩内脏血管,减少门脉血流量,降低门静脉及其侧支循环的压力,从而控制食管-胃底静脉曲张出血。特列加压素为抗利尿激素类似物,止血效果好,不良反应少,因价格昂贵目前国内尚未推广使用;③蛇毒血凝酶:是一种凝血酶素,具有止血功能,且不形成血栓;④氨甲环酸:通过竞争抑制纤溶酶在纤维蛋白上吸附,从而防止其激活,保护纤维蛋白不被纤溶酶所降解和溶解,最终达到止血效果。

局部用药主要有:①去甲肾上腺素:可强烈收缩出血的小动脉而止血,适用于胃、十二指肠出血;②凝血酶:经接触性止血,促使纤维蛋白原转变为纤维蛋白,加速血液凝固,近年来被广泛应用于局部止血。

2) 三(四)腔二囊管压迫止血:仅适用于食管-胃底静脉破裂出血者。气囊压迫止血效果肯定,但缺点是患者痛苦大,并发症多。因不能长期压迫,停用后早期再出血率高,目前已不推荐气囊压迫作为首选止血措施,限于药物无效时做暂时止血用。

3) 内镜治疗:在经药物治疗和气囊压迫控制出血,病情基本稳定后,进行急诊内镜检查和止血治疗。内镜直视下注射硬化剂或组织黏合剂至曲张的静脉(前者用于食管曲张静脉、后者用于胃底曲张静脉),或用皮圈套扎曲张静脉,不但能达到止血目的,而且可有效防止早期再出血,是目前治疗食管-胃底静脉曲张破裂出血的重要方法。并发症主要有局部溃疡、出血、穿孔、瘢痕狭窄、感染等。

4) 手术治疗:食管-胃底静脉曲张破裂出血经上述内科治疗无效时,应考虑外科手术或经颈静脉肝内门体静脉分流术。急诊外科手术并发症多、病死率高,因此应尽量避免。

5）经颈静脉肝内门体静脉分流术：对大出血和内镜治疗成功率低的患者，在大出血72小时内进行。此方法对急性大出血止血率高，主要有创伤小、疗效确定、恢复快、并发症少等优点。

（2）非曲张静脉上消化道大出血：除食管-胃底静脉曲张破裂出血之外的其他病因引起的上消化道大量出血，习惯上称为非曲张静脉上消化道大出血，其中以消化性溃疡所致出血最为常见。止血措施主要有：

1）药物止血：在 pH<5.0 时，新形成的凝血块在胃液中迅速被消化，在 pH>6.0 时，血浆凝血功能所诱导的止血作用才能有效发挥，故应用抑酸药，提高胃内 pH，有利于血小板聚集。常用的药物有 H_2 受体拮抗剂或质子泵抑制剂，后者疗效优于前者，大出血时选用后者。内镜检查前应用质子泵抑制剂，以减少内镜下止血的需要。

2）内镜治疗：消化性溃疡出血约 80% 不经特殊处理可自行止血，其余患者中的一部分则会持续出血或再出血。内镜治疗适用于有活动性出血或暴露血管的溃疡，常用的内镜止血治疗方法为药物局部注射、热凝止血以及机械止血。药物局部注射常选用 1∶10 000 去甲肾上腺素盐水、高渗钠-肾上腺素溶液等，此方法简便易行；热凝止血的方法包括氩离子凝固术、高频电凝、微波、热探头等，止血的效果可靠，但是需要设备与技术经验支持；机械止血的方法主要是采用各种止血夹，适用于活动性出血的患者，但是对某些部位的病灶难以进行操作。在药物注射治疗基础之上，联合使用一种热凝止血或是机械止血方法，可以提高局部病灶的止血效果。

3）介入治疗：严重消化道大出血在少数特殊情况下，既无法进行内镜治疗，又不能耐受手术，可考虑在选择性肠系膜动脉造影找到出血灶的同时进行血管栓塞治疗，栓塞后降低组织坏死风险。

课堂互动

上消化道出血

请问：食管-胃底静脉曲张破裂出血与非曲张静脉上消化道大出血有何区别（从发病机制、临床表现、治疗要点等多方面分析）？

【常用护理诊断/问题】

1. 体液不足　与上消化道出血有关。
2. 活动无耐力　与失血后周围循环衰竭有关。
3. 营养失调：低于机体需要量　与急性期禁食及贫血有关。
4. 恐惧　与上消化道大量出血致生命或健康受到威胁有关。
5. 潜在并发症：失血性休克。

【护理措施】

1. 病情观察

（1）早期识别出血先兆：如头昏、口渴、恶心；频繁呃逆、恶心欲呕、上腹不适等为呕血先兆；肠鸣音增强、腹胀、有便意等为便血先兆，早期识别上述征象，早期处理。

（2）评估出血量：成人大便隐血试验阳性提示每天出血量 >5ml；出现黑便表明出血量在 50~70ml/d 以上；胃内积血量在 250~300ml，可引起呕血；一次出血量小于 400ml，因轻度减少的血容量可由组织液及脾脏贮血补充，可不引起全身症状；出血量超过 400~500ml，可出现

笔记栏

头昏、心悸、出汗、乏力等全身症状;短期内出血量超过 1 000ml,可出现失血性周围循环衰竭表现,严重者可能引起失血性休克。

(3) 周围循环状况的观察:生命体征监测,对大量出血患者每 5~20 分钟测量血压、脉搏 1 次;观察呕血、黑便的量及颜色;准确记录出入量;并注意出血速度及随之出现的状况,包括患者出现的主观感觉、意识状态及肝性脑病的特征、肢体温度和湿度、皮肤与甲床色泽和颈静脉充盈情况。如烦躁不安、面色苍白、皮肤湿冷、四肢冰凉,提示微循环血流灌注不足,应注意保温,当皮肤逐渐转暖、出汗停止,则提示血流灌注好转。疑有休克时应留置导尿管,测每小时尿量,应保持尿量 >30ml/h。

(4) 判断出血是否停止:临床上出现下列征象,提示继续出血或再出血:①反复呕血,甚至呕出物由咖啡色转为鲜红色,黑便次数增多且粪质稀薄,色泽转为暗红色,伴肠鸣音亢进;②周围循环衰竭现象经充分补液输血后,未见明显改善,或虽暂时好转而又恶化,血压波动,中心静脉压不稳定;③红细胞计数、红细胞比容、血红蛋白浓度不断下降,网织红细胞计数持续增高;④在补液足够、尿量正常的情况下,血尿素氮持续或再次增高;⑤门静脉高压患者原有脾大,出血后常暂时缩小,如未见脾恢复肿大则提示出血未止。黑便不能提示继续出血,因肠道内积血需要经过约 3 日才能排尽。

2. 起居护理　大出血者急性期绝对卧床休息,协助患者取舒适卧位并定时更换体位,呕吐时头偏向一侧,防止窒息或误吸;注意保暖,床栏保护,防止坠床;护理操作应有计划地集中进行,保证患者的休息和睡眠,有利于出血停止。轻症患者可起身稍事活动,指导患者坐起或站起时动作缓慢,病情稳定后逐渐增加活动量。注意有活动性出血时,患者常因有便意而上厕所,在排便时或便后起立时出现晕厥。指导患者尽可能床上大小便,或有专人陪同入厕,当出现头晕、心悸、出汗时立即卧床休息,并告知护士。限制活动期间,协助患者完成个人日常生活活动,例如进食、口腔清洁、皮肤清洁、会阴护理等。长期卧床者特别是老年人和重症患者预防压疮发生,呕吐后及时漱口,排便次数多者注意肛周皮肤护理。

3. 饮食护理

(1) 急性大出血伴恶心、呕吐者应禁食。

(2) 消化性溃疡少量出血无呕吐者,一般不需禁食,可摄入少量清淡流质,以中和胃酸,减少饥饿性胃肠蠕动,促进溃疡愈合,利于止血;出血停止后 24~48 小时改为营养丰富、易消化、无刺激性半流质、软食,逐步过渡至正常饮食。

(3) 食管 - 胃底静脉曲张破裂出血者,活动性出血时需禁食,一般于出血停止 48~72 小时后可先予试验性半量冷流质饮食,渐进高热量、高维生素流质饮食,限制钠和蛋白质摄入,避免粗糙、坚硬、刺激性食物。

(4) 进食时应注意细嚼慢咽、少量多餐,减轻胃肠负担。

4. 用药护理　积极补充血容量,使用各种止血药,用药期间均应注意其用法并观察呕血、便血量及性质的改善情况。

(1) 输血:在配血期间,先输平衡液或葡萄糖盐水。一般先输浓缩红细胞,活动性大出血者输全血。宜输新鲜血,因库存血含氨量高,易诱发肝性脑病。输血量视患者周围循环动力学及贫血改善而定,尿量是有价值的参考指标。应注意因输液、输血过快、过多导致急性肺水肿,原有心脏病或老年患者必要时可根据中心静脉压调节输血量。

(2) 生长抑素及其拟似物:生长抑素用法为首剂 250μg 缓慢静脉注射,继以 250μg/h 持续静脉滴注。由于本品半衰期极短,滴注过程中不能中断,应确保用药的连续性,若中断超过 5 分钟,应重新静脉注射首剂。奥曲肽是由人工合成的 8 肽生长抑素拟似物,半衰期较长,常用首剂 100μg 缓慢静脉注射,继以 25~50μg/h 持续静脉滴注。

(3) 抗利尿激素：用法为 0.2U/min 持续静滴,根据治疗反应可逐渐增加到 0.4U/min。该药在较大剂量时才能发挥止血效果,大剂量时其不良反应发生率增加,如腹痛、呕吐、血压升高、心律失常、心绞痛,重者可发生心肌梗死等,故使用时应静滴或舌下含服硝酸甘油,以减少其不良反应及协同降低门静脉压,注意有冠心病、高血压者忌用;静脉滴注过程中控制好滴速,保证有效浓度;加强巡视,防止外渗,一旦外渗,用 50% 硫酸镁湿敷;因该药有抗利尿作用,突然停用会引起反射性尿液增多,故应观察尿量并向家属做好解释工作。

(4) 氨甲环酸注射液：用法为 0.5g 加 10% 葡萄糖液 250ml 每日一次静滴,有血栓形成倾向者慎用,与青霉素和输血有配伍禁忌。

(5) 蛇毒血凝酶：显效快慢、作用时间长短与给药途径有关,通常静脉给药 5~10 分钟即起作用,持续 24 小时,皮下注射 20~30 分钟发挥作用,持续 48~72 小时,静脉注射与肌内注射或皮下注射联合使用,则起效快而持久。上消化道出血时,立即给予蛇毒血凝酶静脉注射 1KU 并肌内注射 1KU,大出血者每 6 小时重复 1 次,以后每日肌内注射 1KU 直至出血停止。不良反应发生率低,偶有过敏现象,可用抗组胺药物或糖皮质激素对抗。

(6) 凝血酶：可采取口服、局部灌注或内镜下局部喷洒的方法。严禁静脉、皮下、肌内给药,因可致血栓形成。口服凝血酶时指导患者变换体位,观察是否有恶心等副作用。此药不能与酸、碱及重金属等药物配伍,应现用现配,若出现过敏现象应立即停药。

5. 对症护理

(1) 急性周围循环衰竭

1) 患者取平卧位,头偏一侧,保持呼吸道通畅,下肢略抬高 10°~15°。

2) 给予高流量氧气吸入。

3) 立即建立静脉通路,配合医生迅速抽血送检,应用各种止血急救用品及药物等抢救措施,并观察治疗效果及不良反应。

4) 纠正出血性休克的关键在于短期内补充血容量。根据患者血压、脉搏、周围循环情况、血红蛋白量,调整补液速度,如收缩压 <80mmHg,脉搏 >120 次 /min,血红蛋白 <80g/L,尿量 <20ml/h,心肺功能正常者,可每小时输全血或新鲜血 300ml,或补液 1 000ml;当收缩压 >100mmHg,输血、补液的速度可适当减慢,以免引起急性肺水肿或因血压突然升高引起再出血。输入较多库存血时,每输入 600ml 血液,静脉补充葡萄糖酸钙 10ml。输液速度开始宜快,必要时测定中心静脉压,作为调整输液量和速度的依据。

(2) 三(四)腔二囊管压迫止血的护理 详见本章第十四节"消化系统疾病常用诊疗技术的护理"。

6. 心理护理

(1) 观察患者的心理变化,如紧张、恐惧或悲观、沮丧等,特别是慢性病或全身性疾病所致反复出血者,有无对治疗失去信心、不合作。

(2) 解释各项检查、治疗措施,耐心细致地解答患者或家属的提问,消除他们的疑虑。情绪稳定有助于止血,而过度的精神紧张则可加重出血。

(3) 患者呕血或黑便后应及时清除血迹或污物,以减少对患者的不良刺激。

(4) 经常巡视,大出血时陪伴患者,抢救工作应迅速而不忙乱,使其产生安全感、信任感,保持稳定情绪,帮助患者消除紧张恐惧心理,更好地配合治疗及护理。

7. 中医护理 本病属中医"血证"中吐血、便血的范畴。应根据患者不同的证型辨证选食,胃肠积热者中药汤剂宜凉服,中成药可研成细末加入冷盐水中,口服或胃管内注入;肝肾阴虚者可用石斛、麦门冬煎汤代茶饮;脾胃虚寒者饮食以温、软、细、烂、少量多餐为原则,可多食温中健脾之品,如桂圆、生姜、大枣等,食疗方：山药莲肉粥、羊肉萝卜汤。出血停止后应

笔记栏

遵医嘱补充营养。

【健康教育】

1. 知识宣教　上消化道出血的临床过程及预后因引起出血的病因而异,应帮助患者和家属掌握与患者上消化道出血有关疾病的病因、诱因、预防、治疗和护理知识,以减少再度出血的危险。患者及家属应学会早期识别出血征象及相应的应急措施,如出现头晕、心悸等不适,或呕血、黑便时,立即卧床休息,保持安静,减少身体活动;呕吐时取侧卧位以免误吸。

2. 用药指导　指导患者用药方法,讲解药物的作用及不良反应,嘱患者定时定量服药。禁用阿司匹林、保泰松等解热镇痛剂。

3. 起居指导　生活起居要有规律,劳逸结合,保持乐观情绪,注意身心休息,避免长期紧张及过度劳累。

4. 饮食指导　饮食应规律卫生,细嚼慢咽,少量多餐。进营养丰富、易消化饮食,避免食物粗糙,生、冷、硬、刺激性、产气多食物和饮料。应戒烟酒。

【结语】

上消化道大量出血是常见的临床急症,常见病因有消化性溃疡、急性胃黏膜损害、食管-胃底静脉曲张破裂和胃癌。临床表现与出血部位、病变性质、出血量及速度、患者原有全身状态有关,呕血和/或黑便是其特征性表现,常伴有急性周围循环衰竭、贫血、网织红细胞增加,氮质血症等。治疗上强调尽快补充血容量、止血、抗休克。可通过药物、内镜、介入、手术方法止血,食管-胃底曲张静脉破裂出血者还可行三(四)腔二囊管压迫止血。护理上注意立即查血型配血,建立静脉通路补充血容量,绝对卧床,急性期禁食,严密观察病情,正确估计出血量,准确判断出血是否停止,同时做好心理护理及三(四)腔二囊管的护理。

第十四节　消化系统疾病常用诊疗技术的护理

一、三(四)腔二囊管压迫止血术

三(四)腔二囊管压迫止血术是利用柔软的气囊压力,直接压迫于胃底和食管的下段出血的曲张静脉上,以达到止血的目的。适用于食管下段和胃底静脉曲张破裂出血者。该管的两个气囊分别称胃气囊和食管气囊,该管内的三个腔分别通患者的胃腔和两个气囊,四腔管较三腔管多了一条在食管气囊上方开口的管腔,用来抽吸食管内积蓄的分泌物或血液。气囊压迫止血并发症有:吸入性肺炎、窒息、食管炎、食管黏膜坏死、心律失常等,且患者痛苦、早期再出血率高,故不作为首选止血措施。

【适应证】

食管-胃底静脉曲张大量出血,药物不能控制出血时暂时使用。

【禁忌证】

1. 严重的心、肺、肾功能不全者。

2. 各种原因导致的休克、昏迷、癫痫发作等危重状态者。

3. 严重咽喉部疾病、主动脉瘤及严重的颈胸段脊柱畸形者。

4. 食管、胃底、十二指肠的急性炎症(特别是腐蚀性炎症)或疑有穿孔者。

5. 神志不清或精神心理因素不能配合检查者。

【术前准备】

1. 患者解释　向患者做好解释工作,使其了解使用三(四)腔二囊管的目的、意义、操作方法及配合要点。

2. 用物准备　三(四)腔二囊管、50ml 注射器、血管钳、治疗盘、0.5kg 沙袋、液体石蜡、胶布、剪刀等。

3. 气囊检查　检查气囊性能,分别向胃气囊和食管气囊注气,确认无漏气后,抽尽囊内气体,做好标记,用液体石蜡润滑三(四)腔管及气囊外部,备用。

【操作步骤】

1. 核对　核对患者床号、姓名。

2. 体位　协助取坐位或半卧位(休克患者去枕仰卧位,头后仰)。协助患者口服液体石蜡 10ml。检查并清洁鼻腔,颌下铺治疗巾,备胶布。

3. 插管　戴手套。充分润滑三(四)腔二囊管。同鼻饲插胃管法插入三(四)腔二囊管,插入约 15cm 时,嘱患者做吞咽动作,以减少管壁对咽喉部的摩擦和黏膜损伤,保证三(四)腔二囊管顺利进入食管。插管深度约 55~65cm。

4. 牵引　回抽胃液,确定三(四)腔二囊管在胃内后先向胃气囊内注气约 150~200ml(压力约 50~60mmHg),用血管钳夹闭胃气囊开口端。缓慢向外牵拉三腔管至有轻度弹性阻力感,使胃气囊压迫胃底扩张的静脉。在管尾扎一粗纱绳,用 0.5kg 沙袋通过滑车装置牵引三(四)腔管压迫胃底,稍抬高床脚,牵引重物距地面 30cm。牵引方向应顺身体纵轴与鼻唇部呈 45°,牵引完毕后在靠近鼻腔端的管腔上粘贴胶布,作为定位标志。如未能止血,继续向食管囊注气约 100ml,囊内压约 40mmHg,用血管钳夹紧食管气囊开口端,并做好标志。胃管腔接胃肠减压器。

5. 整理　整理用物,床边放置剪刀,以备急救时使用。

6. 记录　记录插管过程及患者情况。

【术后护理】

1. 置管期护理　①初次压迫可持续 6~12 小时,以后每 12~24 小时放气 15~30 分钟后再注气压迫,气囊持续压迫最长不应超过 24 小时,避免压迫时间过长致黏膜发生缺血和坏死,放气解除压迫一段时间后,必要时重复充盈气囊恢复牵引。气囊压迫一般 3~4 日,继续出血者可适当延长。②经胃管用冰水或冰盐水洗胃,清除积血,减少有毒物质在肠道的吸收,防止诱发肝性脑病。③定期抽吸胃内容物,避免胃膨胀引起呕吐,观察和记录胃内容物量、色、性状,评估出血是否停止。如无血性液体抽出,应遵医嘱局部注入止血药;如见新鲜血液说明止血效果不好,应检查牵引松紧或气囊压力,予以调整。④若患者出现恶心、胸骨下不适或频发早搏,应检查胃气囊是否进入食管下端压迫心脏,给予调整;若提拉不慎或患者用力咳嗽,可将胃气囊拉出而阻塞咽喉部,引起呼吸困难或窒息,此时应将气囊口打开,放出气体。⑤定期做好口鼻腔护理,每日三次向鼻腔滴入少量润滑油,以免三腔管黏附鼻黏膜,每日两次口腔护理,嘱痰液不要咽下,以免误入气管致吸入性肺炎。⑥定期做好雾化吸入,可用生理盐水,每日两次,减轻置管所致咽部疼痛及拔管后的声音嘶哑。⑦留置气囊管给患者带来不适,易出现紧张、焦虑、恐惧等心理反应,应与患者多沟通,给予鼓励和安慰,取得配合。

2. 拔管护理　出血停止 24 小时后,食管气囊放气同时放松牵引,将三腔管向胃内送入少许,即游离胃囊,以解除胃底贲门压力,在此情况下继续置管 24 小时,如未再出血,即可拔管。拔管前嘱患者口服液体石蜡 20~30ml,润滑黏膜和气囊管外壁,轻柔缓慢拔管。拔管后 24 小时内仍需严密观察,如发现出血征象,仍可恢复牵引及气囊压迫进行止血。

二、腹腔穿刺术

腹腔穿刺术(abdominocentesis)是运用穿刺技术抽取腹腔液体,以明确腹水的性质、协助确定病因、降低腹腔压力或向腹腔内注射药物,进行局部治疗的方法。

【适应证】

1. 抽取腹腔积液进行各种实验室检查,以寻找病因,协助诊断。

2. 对大量腹水患者,可适当抽放腹水,以缓解胸闷、气促等症状。

3. 腹腔内注射药物,以协助治疗疾病。

【禁忌证】

1. 有肝性脑病先兆者。

2. 有粘连性结核性腹膜炎、包虫病、卵巢囊肿者。

3. 伴有严重电解质紊乱者。

4. 精神异常或不能配合者。

【术前准备】

1. 向患者解释穿刺的目的、意义、过程及操作中可能会产生的不适,解除其紧张心理以利配合。

2. 操作前协助患者排尿,以防穿刺时损伤膀胱。

3. 穿刺前测量腹围、脉搏、血压,注意腹部体征,以观察病情变化。

4. 用物准备 一次性腹腔穿刺包[里面含有腹穿针、无菌注射针、无菌注射器(5ml 和 50ml)、一次性使用灭菌橡胶外科手套、塑料镊子、脱脂纱布、棉球、棉签、创口贴、胶带/胶贴、洞巾、包布、试管架、塑料试管(带塞)]、口罩、2% 利多卡因、消毒用品、一次性使用引流袋、腹带等。

【操作步骤】

1. 协助患者准备体位 可取坐位,或平卧、半卧、稍左侧卧位,屏风遮挡。

2. 选择合适的穿刺点 ①左下腹部脐与髂前上棘连线中外 1/3 交点处,此处不易损伤腹壁动脉;②脐与耻骨联合中点上方 1cm、偏左或偏右 1.5cm 处;③侧卧位时脐水平线与腋前线或腋中线的交点;④对少量或包裹性腹水,需在 B 超定位下穿刺。

3. 协助医生穿刺部位常规消毒,戴无菌手套,铺消毒洞巾,自皮肤至腹膜壁层用 2% 利多卡因逐层做局部浸润麻醉。

4. 术者左手固定穿刺部位皮肤,右手持针经麻醉处垂直刺入腹壁,待感到针尖抵抗感突然消失时,表示针尖已穿过腹膜壁层,即可行抽取和引流腹水,并置腹水于消毒试管中以备检验用。诊断性穿刺一般选用 7 号针头进行穿刺,直接用无菌的 20ml 或 50ml 注射器抽取腹水。大量放液时可用针尾连接橡皮管的 8 号或 9 号针头,在放液过程中,用血管钳固定针头并夹持橡皮管。

5. 放液结束后拔出穿刺针,穿刺部位覆盖无菌纱布按压 5~10 分钟,并用腹带将腹部包扎,如遇穿刺处继续有液体渗出时,可用蝶形胶布或 3M 敷贴封闭。

6. 术中应密切观察患者生命体征变化以及有无头晕、恶心、心悸、气短、面色苍白等,一旦出现应立即停止操作,并对症处理。注意腹腔放液速度不宜过快,以防腹压骤然降低,内脏血管扩张而发生血压下降甚至休克等现象。肝硬化患者一次放腹水一般不超过 3 000ml,过多放液可诱发肝性脑病和电解质紊乱,但在补充输注大量白蛋白的基础上,也可以大量放液。

【术后护理】

1. 术后卧床休息 8~12 小时,尽可能侧卧位,让穿刺部位处于高位,防止腹水外溢。

2. 穿刺点如有液体渗出时,应及时更换敷料,预防伤口感染。

3. 测量腹围,观察腹水消长情况。

4. 观察患者面色、血压、脉搏等变化,如有异常及时处理。

5. 密切观察穿刺部位有无渗液、渗血,有无腹部压痛、反跳痛和腹肌紧张等腹膜炎征象。

三、^{13}C 或 ^{14}C 尿素呼气试验

幽门螺杆菌是急慢性胃炎、消化性溃疡等疾病的重要致病因素,并与胃癌的发生和发展有密切关系。由于幽门螺杆菌能产生活性较强的尿素酶,因此,尿素酶的存在是幽门螺杆菌感染和代谢活跃状态的依据。当胃内存在幽门螺杆菌时,口服示踪碳(C)标记的尿素被其产生的尿素酶分解,示踪碳以 CO_2 形式经肺呼出。C- 尿素呼气试验正是利用这一原理来检测幽门螺杆菌的感染,是一种非侵入性、无痛苦、敏感而可靠的检查方法。根据示踪原子 C 不同,C- 尿素呼气试验可分成 2 种,^{13}C 尿素呼气试验和 ^{14}C 尿素呼气试验,^{13}C 尿素呼气试验分为质谱法以及红外光谱法,^{14}C 尿素呼气试验分为闪烁法和电离法。

【适应证】

1. 幽门螺杆菌根除治疗后疗效评价和复发诊断。

2. 消化性溃疡患者。

3. 慢性萎缩性胃炎、肠化生、上皮内瘤变以及黏膜相关淋巴样组织淋巴瘤患者。

4. 有胃癌家族史者、早期胃癌内镜黏膜下剥离术后患者。

5. 长期使用 NSAIDs(非甾体抗炎药)类药物者、长期接受质子泵抑制剂治疗者。

6. 消化不良初诊者(无报警症状)、慢性非萎缩性胃炎患者。

7. 其他原因不能解释的缺铁性贫血、维生素 B_{12} 缺乏病患者、免疫性血小板减少症患者。

8. 临床怀疑有幽门螺杆菌感染者。

【操作步骤】

1. ^{13}C 尿素呼气试验

(1) 服药前第 1 次气体收集使用集气袋收集气体时,要求患者维持正常的呼吸,患者先屏住呼吸 10 秒以上,呼出前半段气体,弃去不用,将肺部末段气体吹入集气袋,直至气袋充满,立即将集气袋盖紧。集气管收集气体时,患者维持正常呼吸,呼气时吸管插入收集管底部,平稳缓慢呼气吹入收集管,持续吹气 4~5 秒,不可间断,呼气同时缓慢拔出吸管,吸管离开收集管管口,立即拧紧盖子。收集好气体后,做好标记,此时收集的气体为样本气体。

(2) 服用尿素 ^{13}C 试剂:第 1 次气体收集后,立即服用尿素 ^{13}C 试剂。根据尿素 ^{13}C 试剂剂型选择服用方式,若为颗粒或散剂,患者第 1 次气体收集的操作前后,需要清洁口腔,即清水漱口;若为胶囊,无需清洁口腔。尿素 ^{13}C 试剂切不可长时间放在手上或咬碎咀嚼胶囊吞服。告知患者,服药后保持静坐,禁食,禁烟,静候 30 分钟,切不可剧烈活动。

(3) 服药后第 2 次气体收集:服药静候 30 分钟后,同第 1 次气体收集的操作步骤,将气体吹入集气袋或收集管内,做好标记。注意不要从吸气管吸出已经呼入集气管中的气体,如果对样本采集的规范性有质疑,按照上面方法重新进行采集。第 2 次收集的气体,是服用尿素 ^{13}C 试剂后的呼吸样本。

(4) 气体样本的检测:将第 2 次收集的气体交给医护人员,在配套的仪器上进行检测,仪器可自动显示检测结果。没有能够及时检测的样本需要放置于阴凉、干燥、避光的环境下保存,按照要求保存的标本,可以保存 5~7 天。

2. ^{14}C 尿素呼气试验

(1) 服用尿素 ^{14}C 试剂:检测前,患者空腹(至少禁食 6h),饮水服用尿素 ^{14}C 试剂。服用

药物后,保持静坐、禁食,避免剧烈活动,静候 15~25 分钟。

(2)服药后收集气体:液体闪烁法进行检测时,通过吹气管向集气瓶(袋)内平稳缓慢地吹起,吹气时间应给 1~3 分钟,观察集气瓶内液体的颜色的变化。若集气瓶内液体颜色由紫红色变为无色时,应停止吹气,禁止倒吸。卡式法进行检测时,取出集气卡(或呼气卡)及吹气嘴,通过吹气嘴向集气卡内缓慢吹气,避免猛力呼气,保证呼出的气体来自于患者肺部,禁止倒吸气体。固体闪烁法进行检测时,通过吹气管向闪烁采样瓶内缓慢吹气。卡式法以及固体闪烁法检测时,吹气的时间为 3~5 分钟,当集气卡(或呼气卡)的指示颜色大部分的蓝色变成白色,或是颜色由橙红色变为黄色,可以停止吹气。

(3)气体样本的检测:将集气瓶、集气卡(或呼气卡)或是闪烁采样瓶,按照检测仪器的操作规程进行检测。不能及时进行检测的气体样本,应该密封放置于阴凉、干燥、避光的环境下,可以保存 5~7 天。

【护理】

1. 向患者说明检查的目的、方法和注意事项,以充分取得患者的合作,避免造成采集的标本不合格或是药品的误用。

2. 患者应在早上空腹或至少禁食 6 小时以后受试,检测过程中避免进行剧烈运动。

3. 检测前应停用各类抗生素至少 4 周,停止使用质子泵抑制剂、铋制剂等 2 周,停止使用具有抑菌作用的中药 4 周。

4. 每次取胶囊后应随即盖紧盖子,避免造成胶囊潮解粘连。胶囊如有破损,不得使用。

5. 注意切不可张口猛吹气袋,气袋收集气量不足时,应及时按要求重吹。

6. 检查等候期间不应饮水或进食。

四、上消化道内镜检查术

(一)胃镜检查术

上消化道内镜检查包括食管、胃、十二指肠的检查,是应用最广、进展最快的内镜检查,亦称胃镜检查。胃镜可清晰地观察食管、胃、十二指肠炎症、溃疡或肿瘤等的性质、大小、部位及范围,对上消化道黏膜的病变及畸形能做出诊断,并可通过行活体的病理学或细胞学的检查使诊断更有依据。

【适应证】

1. 有明显消化道症状,但不明原因者。

2. 上消化道出血不明原因者。

3. 疑有上消化道肿瘤,但不能确诊者。

4. 需要随访观察的病变,如溃疡病、慢性萎缩性胃炎、胃手术后及药物治疗前后对比观察等。

5. 需做内镜治疗者,如摘取异物、急性上消化道出血的局部止血、摘除息肉、食管静脉曲张的硬化剂注射与结扎、食管狭窄的扩张治疗等。

【禁忌证】

1. 严重心肺疾病,如严重心律失常、心力衰竭、严重呼吸衰竭及支气管哮喘发作等。

2. 各种原因所致休克、昏迷等危重状态者。

3. 急性食管、胃、十二指肠炎症(尤其是腐蚀性炎症)或疑有穿孔者。

4. 神志不清、精神心理因素不能配合检查者。

5. 严重咽喉部疾病、主动脉瘤及严重的颈胸段脊柱畸形者。

笔记栏

【术前准备】

1. 向患者介绍检查的目的、意义、方法、如何配合及可能出现的不适,使患者消除紧张、恐惧的情绪,检查时放松并主动配合。仔细询问病史,进行体格检查及心电图检查,以排除检查禁忌证。检测乙、丙型肝炎病毒标志,阳性者用专用胃镜检查。

2. 检查前禁食 8 小时,有幽门梗阻者,在检查前 2~3 天进食流质,检查前 1 晚应洗胃。曾做过 X 线胃肠钡餐造影者,3 天内不宜做胃镜检查。

3. 如患者过分紧张,可遵医嘱给予地西泮 5~10mg 肌内注射或静脉注射;为减少胃蠕动和胃液分泌,可遵医嘱于术前半小时给予山莨菪碱 10mg 或阿托品 0.5mg 静脉注射。

4. 用物准备 电子胃镜、活检钳、吸引器、喉头麻醉喷雾器、无菌注射器、2% 利多卡因或利多卡因胶浆、地西泮、无菌手套、弯盘、牙垫、润滑剂、酒精棉球、纱布、甲醛固定液标本瓶等,以及急救药品如盐酸肾上腺素、阿托品等。

【操作步骤】

1. 检查前 5~10 分钟给患者用 2% 利多卡因咽喉部喷雾麻醉 2~3 次,或口服利多卡因胶浆 0.2g,以减少呕吐反射及疼痛。

2. 协助患者取左侧卧位,双腿屈曲,头垫低枕,使颈部松弛,松开领口及腰带。取下假牙,患者口边置弯盘,将牙垫放于患者口中,嘱其咬紧牙垫。

3. 胃镜插入法有单人法和双人法。①单人法:术者面对患者,左手持操作部,右手执镜端约 20cm 处,直视下经咬口插入口腔,缓缓沿舌背、咽后壁向下推进至环状软骨水平时,可见食管上口,并将胃镜轻轻插入。②双人法:助手站立于术者右后方,右手持操作部,左手托住镜身。术者右手执镜端约 20cm 处,左手示指、中指夹住镜端,右手顺前方插入,当进镜前端达环状软骨水平时,嘱患者做吞咽动作,即可通过环咽肌进入食管。当胃镜进入胃腔内时,要适量注气,使胃腔张开至视野清晰为止。

4. 检查中配合医生将内镜从患者口腔缓缓插入。插镜过程中,护士应密切观察患者的反应,保持患者头部位置不动,当胃镜插入 15cm 到达咽喉部时,嘱患者做吞咽动作,但不可将唾液咽下以免呛咳,让唾液流入弯盘或用吸管吸出。如患者出现恶心不适,护士应适时做好解释,并嘱其深呼吸,放松肌肉;如恶心较重,可能是麻醉不足,应重新麻醉。检查过程中应随时观察患者面色、脉搏、呼吸等情况,一旦出现异常应立即停止检查并做相应处理。

5. 配合医生插镜过程中可能遇到的问题:①如将镜头送入气管,术者可看到环形气管壁,患者有明显呛咳,应立即将内镜退出,重新插镜;②如镜头在咽喉部打弯,术者可看到镜身,患者会出现明显疼痛不适,应把角度钮放松,慢慢将内镜退出重新进镜;③插镜困难的原因可能是未对准食管入口或食管入口处的环咽肌痉挛,应查明原因,切不可用力,必要时在镇静药物的辅助下再次试插;④当镜面被黏液血迹、食物遮挡时,应注水冲洗。

6. 检查完毕退出内镜时尽量抽气,防止患者腹胀,并手持纱布将镜身外黏附的黏液、血迹擦净。

【术后护理】

1. 术后因患者咽喉部麻醉作用尚未消退,嘱其不要吞咽唾液,以免呛咳。术后 2 小时可先饮少量水,如无呛咳可进饮食。当日饮食以易消化的流质、半流质为宜,行活检的患者应进温凉饮食,以减少对胃黏膜的刺激,引起出血。

2. 检查后少数患者出现咽痛、咽喉部异物感及声音嘶哑等,1~2 天症状会自行消退,嘱患者不要用力咳嗽,以免损伤咽喉部黏膜。若患者出现腹痛、腹胀,嘱患者可进行腹部按摩,促进肠道气体排出。

3. 检查后数日内应密切观察患者有无消化道穿孔、出血、感染等并发症,一旦发现及时协助医生进行对症处理。

4. 彻底清洁、消毒内镜及有关器械,妥善保管,避免交叉感染。

(二) 无痛胃镜检查术

无痛胃镜检查相对于一般胃镜而言,指在做胃镜检查前,先由医生对患者实施麻醉,减轻患者检查的痛苦,缩短检查时间。

【适应证】

1. 有胃镜检查适应证但恐惧常规胃镜检查者。

2. 剧烈呕吐或其他原因难以完成常规胃镜检查者。

3. 伴有其他疾病而急需做胃镜检查者。如伴有高血压、轻度冠心病、陈旧性心肌梗死、有癫痫病史者及小儿患者或精神病等不能合作者。

【禁忌证】

1. 原则上同常规胃镜检查禁忌证。

2. 有药物过敏史,特别是有镇静药物过敏史。

3. 孕妇及哺乳期妇女。

4. 容易引起窒息的疾病,如支气管炎致多痰者、胃潴留者、急性上消化道大出血致胃内潴留较多血液者。

5. 心动过缓者慎用。

6. 严重鼻鼾及过度肥胖者慎用。

【术前准备】

1. 同常规胃镜检查。

2. 详细询问是否有镇静药物过敏史。

3. 用物准备 用物同前,另外准备麻醉机、监护仪、吸氧装置、麻醉药品如异丙酚及输液装置等。

【操作步骤】

1. 按常规胃镜操作摆好体位,松开腰带及衣领,取下活动义齿。取左侧卧位,下肢微屈,在推注异丙酚前咬好牙垫。

2. 同时给予吸氧,监测血压、心率、血氧饱和度。建立有效静脉通道,严格执行无菌操作原则,确保输液通畅。

3. 进镜前检查牙垫是否固定恰当,再次监测血压、心率、血氧饱和度。缓慢而均匀地推注异丙酚,注药速度为 40~60mg/min,一般需要 40~70mg,使患者达到不能应答、睫毛反射消失及全身肌肉松弛等程度。及时清除口腔分泌物,保持呼吸道通畅,即可开始进镜检查。

4. 术中密切观察患者的血压、心率、血氧饱和度、神志情况等,如有异常立即报告医生,以便及时处理。

【术后护理】

1. 同常规胃镜检查。

2. 术后应在医院观察 30 分钟,并监测血压、心率、血氧饱和度及意识情况。患者坐起时需观察有无头晕、四肢无力的症状。防止跌倒等意外发生。

3. 向患者或陪护人员交代清楚术后注意事项,如术后 3 小时内需有人陪护,术后当天尽量不骑车、驾车,不从事高空作业或操作重型机器等危险工作,以防意外。

五、食管 - 胃底静脉曲张内镜下止血术

食管 - 胃底静脉曲张内镜下止血术主要包括内镜食管静脉曲张硬化剂治疗（endoscopic

variceal sclerotherapy，EVS）和内镜食管静脉套扎术（endoscopic variceal ligation，EVL）。前者主要目的是控制急性出血和预防再出血，后者则主要适用于中度和重度静脉曲张的患者，与硬化剂治疗联合应用可提高疗效。

【适应证】

1. 食管和/或胃底静脉曲张破裂出血药物止血无效者。

2. 曾接受分流术、断流术或脾切除术后再出血者。

3. 经三（四）腔二囊管压迫和抗利尿激素或生长抑素暂时止血后数小时。

4. 重度食管静脉曲张所致出血，全身状况不能耐受外科手术者。

5. 拟外科手术治疗，术前行 EVS。

6. 预防食管静脉曲张破裂出血的择期治疗。

【禁忌证】

1. 严重出血，出血性休克未纠正。

2. 心、肺、脑、肾功能严重不全。

3. 全身情况极差，不能配合和耐受治疗者。

【术前准备】

1. 观察患者生命体征和全身情况，失血性休克或肝性脑病者需纠正后才能施行内镜下止血术。

2. 向患者解释止血术的目的、意义、方法、注意事项，解除其顾虑，取得配合。

3. 术前常规禁食 8 小时。

4. 术前常规检查血常规、出凝血时间；准备充足的新鲜血以备用。

5. 建立静脉通道（选用静脉留置针），第一次做硬化剂注射或曲张静脉套扎术者可在术前和术中遵医嘱静滴降门脉压药物（如生长抑素等），以后酌情应用。

6. 术前半小时遵医嘱酌情给予镇静剂及解痉剂，如地西泮、丁溴东莨菪碱。其余同胃镜检查的准备。

【操作步骤】

1. 内镜食管静脉曲张硬化剂治疗　主要作用包括增厚静脉管壁、静脉内血栓形成以及静脉周围黏膜凝固坏死形成纤维化，增强静脉的覆盖层，从而防止静脉曲张破裂出血。

（1）患者体位、内镜插入方法等同胃镜检查。

（2）给患者进行咽喉部的麻醉后，插入内镜达十二指肠球部，在胃镜顺序退出的同时，观察并记录出血病变部位和/或静脉曲张程度、范围。

（3）常用的硬化剂有 0.5%~1.0% 乙氧硬化醇、5% 鱼肝油酸钠、95% 乙醇组织黏合胶。协助操作医生将准备好的硬化剂自活检孔道送入注射针，在食管或胃底静脉外选择穿刺点，先远端后近端，不在同一平面上注射，以防止术后狭窄，然后伸出针尖穿刺静脉，可静脉内外结合注入硬化剂。剂量为静脉外每点 1ml，静脉内每点 3~6ml，总剂量不超过 20~30ml，一般共选择 4~5 个点。注射结束后拔出针头需观察数分钟，有穿刺点出血者立即喷洒肾上腺素或凝血酶或压迫注射点。

（4）注射点的压迫方法有套管压迫法、气囊压迫法和镜身压迫法。注射点压迫的目的包括：①注射前压迫曲张静脉的近侧端，使血管充盈，易于穿刺；②注射后压迫使血流缓慢，有利于硬化剂与血管壁有较长时间的接触，不至于快速消散于血流；③对注射后针孔予以压迫，可以止血。

（5）术中注意监测患者的血压、脉搏，如有异常及时通知医生给予对症处理。

2. 内镜食管静脉套扎术　是在内镜下，用食管静脉曲张套扎器把安装在内镜头端的橡皮圈套扎在被吸入的曲张静脉上,形成息肉,数天后自行脱落。EVL 不影响食管壁肌层,不会导致食管腔狭窄。

（1）患者体位及插镜方法同胃镜检查。

（2）协助操作医生将安装好套扎器的胃镜送入食管或胃内确定套扎的部位。套扎器由以下几部分组成:①外罩,接于内镜末端;②内环,为可滑入外罩的小圆圈,其内有一缺口用于连接操作钢丝;③装线圆锥,与内环连接;④操作钢丝。

（3）直视下使内环全周与套扎部位接触后进行负压吸引,将曲张静脉吸入内环所形成的腔内,此时视野成红色,即拉操作钢丝,O 形橡皮圈则从内环脱落自然固定在病变基底部,将病变套扎,然后退镜即完成 1 次套扎。用多发连续结扎器(有 5 环、6 环)1 次插入可连续结扎多个点。结扎顺序从贲门与食管交界处开始,然后依次向近侧结扎,一般应在距切牙 30cm 范围内多次结扎。每次结扎数目根据静脉曲张数量与严重程度而定。

（4）术中严密监测血压、脉搏,注意患者有无恶心、呕吐,呕吐物是否为血性,以防止大出血。

（5）套扎治疗可反复进行,一般需间隔 2 周,有利于病灶的修复。

【术后护理】

1. 术后禁食 24 小时,以后进流质饮食 2 天。

2. 遵医嘱给予抗生素 2~3 天,并连续服用氢氧化铝凝胶 3 天。

3. 术后严密观察病情,定时监测血压、脉搏,观察有无呕血、便血,有无迟发性出血及溃疡、穿孔、狭窄等并发症,并给予积极处理。

六、结肠镜检查术

（一）结肠镜检查术

结肠镜（colonoscope）检查是通过肛门插入内镜,在 X 线监视下操作,进行肠道的直视检查,主要用于诊断溃疡性结肠炎、肿瘤、出血、息肉等,还可以行息肉摘除、钳取异物等治疗,是诊断和治疗大肠疾病安全有效的方法之一。

【适应证】

1. 原因不明的慢性腹泻,便血及下腹疼痛,疑有结肠、直肠、末端回肠病变者。

2. 钡剂灌肠发现肠道内有可疑病变,需进一步明确诊断者。

3. 炎症性肠病的诊断与随访。

4. 需做止血及结肠息肉摘除等治疗者。

5. 结肠癌术前诊断、术后随访,息肉摘除术后随访。

6. 大肠肿瘤的普查。

【禁忌证】

1. 严重心肺功能不全,休克及身体极度虚弱者。

2. 急性弥漫性腹膜炎、腹腔脏器穿孔、腹腔手术后有广泛粘连及大量腹水者。

3. 肛门、直肠严重狭窄者。

4. 急性重度结肠炎,如急性细菌性痢疾、急性重度溃疡性结肠炎及憩室炎等。

5. 女性月经期及妊娠期。

6. 精神或心理原因不能配合者。

【术前准备】

1. 向患者详细讲解检查的目的、方法、注意事项,解除其顾虑,取得配合。

2. 告知患者检查前 3 天进食少渣半流质饮食,如粥、面食(避免食用瓜果蔬菜、肉类等),

检查当日晨空腹。严重便秘者,建议进行肠道准备前几天在医生指导下行必要的通便治疗。

3. 做好肠道准备 肠镜检查当天,一般术前 4 小时服用泻药,临床常用复方聚乙二醇电解质散(和爽)或硫酸镁。口服和爽方法:将和爽 2 包(每包含 68.56g),全部倒入 2L 容器内。加凉开水(冬季改温开水)配置成 2L 溶液,边加水边搅拌,使药物完全溶解。1L 溶液在 1 小时内喝完,全部 2L 溶液尽可能在 1.5 小时内喝完,适当加快速度有利于提高清肠效果。对存在电解质紊乱的患者,或是孕妇、婴幼儿等特殊患者,复方聚乙二醇电解质散可作为肠道准备的首选用药。口服硫酸镁方法:50% 硫酸镁 100ml 内加凉开水稀释到 200ml 后口服,随后口服 1 500~2 000ml 凉开水(冬季改温开水),尽量 1.5 小时内喝完,可分次服用,可以适量加糖、盐或(和)橙汁。肾功能异常以及炎症性肠病患者,避免使用硫酸镁清洁肠道。可选择中药制剂(如番泻叶)与其他肠道清洁剂联合,清洁肠道,可以减少不良反应。当排泄物为水样时即表明做好肠道清洁。

4. 术前用药 术前遵医嘱给予患者地西泮肌内注射,药物可以使患者对疼痛的反应性降低,在发生肠穿孔等并发症时腹部症状不明显,需予以特别注意。术前 30 分钟 0.5mg 阿托品或 10mg 山莨菪碱肌内注射。

5. 用物准备 肠镜检查仪器、止血钳、无菌手套、弯盘、润滑剂、纱布、棉签、甲醛固定液标本瓶、一次性活检钳、一次性使用垫巾等。

【操作步骤】

1. 协助患者穿上检查裤后取左侧卧位,双腿弯曲、腹部放松,嘱患者尽量在检查中保持身体不要摆动。

2. 术者先做直肠指检,了解有无肿瘤、狭窄、痔疮、肛裂等。助手将镜前端涂上润滑剂(一般用硅油,不可用液体石蜡)后,嘱患者张口呼吸、放松肛门括约肌,以右手示指按住镜头,使镜头滑入肛门,此后按术者口令,遵照循腔进镜配合滑进、少量注气、适当钩拉、去弯取直、防袢、解袢等插镜原则逐渐缓慢插入肠镜。

3. 检查过程中,护士应密切观察患者反应,如患者出现腹胀不适,可嘱其做缓慢深呼吸,对于过分紧张或高度肠痉挛的受检者,酌情使用镇静剂或解痉药物。如出现面色、呼吸、脉搏改变应停止插镜,同时建立静脉通路以备抢救及术中用药。

4. 根据情况可摄像或钳取组织行细胞学等检查。

5. 检查结束退镜时,应尽量抽气以减轻腹胀。

【术后护理】

1. 检查结束后,嘱患者稍事休息,并观察 15~30 分钟再离开。指导患者术后 3 天内进少渣饮食。如行息肉摘除、止血治疗者,应给予抗生素治疗,进半流质饮食并适当休息 3~4 天,避免剧烈运动。

2. 观察患者病情变化,注意有无腹胀、腹痛症状及排便情况。腹胀明显者,可行内镜下排气,观察粪便颜色,必要时行粪便隐血试验检查,腹痛明显或排血便者应留院继续观察。如发现剧烈腹痛、腹胀、面色苍白、心率增快、血压下降、大便次数增多呈黑色,考虑并发肠出血、肠穿孔可能,应及时报告医生、协助处理。

3. 护理人员应做好内镜的消毒工作,妥善保管,避免交叉感染。

(二)无痛肠镜检查术

无痛肠镜检查术是指在麻醉状态下进行结肠镜检查,患者不会感觉到检查过程中的疼痛感,可减轻患者在检查过程中的焦虑及不适,提高患者对肠镜检查的接受度。

【适应证】

1. 有肠镜检查适应证但恐惧常规肠镜检查者。

笔记栏

2. 检查有肠溃疡、肠息肉或是肠道肿瘤,但未确定性质者。

3. 伴有其他疾病而急需做肠镜检查者。如伴有高血压、轻度冠心病、陈旧性心肌梗死、有癫痫病史者及小儿患者或精神病等不能合作者。

【禁忌证】

1. 原则上同常规肠镜检查禁忌证。

2. 有药物过敏史,特别是有镇静药物过敏史。

3. 孕妇及哺乳期妇女。

4. 心动过缓者慎用。

5. 严重鼻鼾及过度肥胖者慎用。

【术前准备】

1. 同常规结肠镜检查。术前禁食 6 小时。

2. 详细询问是否有镇静药物过敏史。

3. 用物准备 用物同前,另外准备麻醉机、监护仪、吸氧装置、麻醉药品如异丙酚及输液装置等。

【操作步骤】

1. 按常规结肠镜操作摆好体位,松开腰带及衣领,取下活动义齿。取左侧卧位,双腿微屈、腹部放松,在推注异丙酚前咬好牙垫。

2. 同时给予吸氧,监测血压、心率、血氧饱和度。建立有效静脉通道,严格执行无菌操作原则,确保输液通畅。

3. 进镜前监测血压、呼吸、心率、血氧饱和度。缓慢而均匀地推注异丙酚,注药速度为 40~60mg/min,一般需要 40~70mg,使患者达到不能应答、睫毛反射消失及全身肌肉松弛等程度。

4. 术中密切观察患者的血压、心率、血氧饱和度、神志情况等,如有异常立即报告医生以便及时处理。

【术后护理】

1. 同常规结肠镜检查。

2. 术后应在医院观察 30 分钟,并监测血压、心率、血氧饱和度及意识情况。患者坐起时需观察有无头晕、四肢无力的症状。防止跌倒等意外发生。

3. 正确指导患者卧床休息,以减轻腹痛、腹胀的不适感,协助患者更换体位,以帮助排出肠腔内积气。

4. 向患者或陪护人员交代清楚术后注意事项,术后 2 小时内仅可饮水或是使用流质饮食,有明显不适的要及时入院诊断;术后 3 小时需有人陪护,术后当天尽量不骑车、驾车,不从事高空作业或操作重型机器等危险工作,以防意外。

七、胶囊内镜检查术

胶囊内镜(capsuleendoscopy)即"智能胶囊消化道内镜系统",又称为"医用无线内镜"。是由胶囊、信号接收系统和工作站组成。受检者口服内置微型照相装置与信号传输装置的智能胶囊,随着消化道蠕动在消化道内运动并且拍摄图像,利用体外的图像记录仪和影像工作站,医生可以了解到受检者整个消化道的情况,对病情做出诊断。具有无痛苦、安全等优点。

【适应证】

1. 原因不明的消化道出血。

2. 其他检查提示小肠影像学异常。

3. 不明原因的腹痛、腹泻,疑似有小肠器质性病变。

4. 不含有肠梗阻即肠狭窄的炎症性肠病。

5. 不明原因的缺铁性贫血。

6. 小肠吸收不良综合征。

【禁忌证】

1. 证实或疑似患有消化道急性、穿孔、狭窄或瘘管者及胃肠道梗阻者。

2. 体内植有心脏起搏器或是其他电子医学仪器者。

3. 包含有未经治疗贲门失迟缓症、胃轻瘫的严重胃动力障碍者。

4. 无法进行手术或者拒绝进行任何手术者。

5. 严重吞咽障碍者。

6. 妊娠期妇女。

【术前准备】

1. 向受检者解释胶囊内镜构造、应用原理、检查步骤、检查目的和配合方法,检查过程安全可靠,消除受检者紧张、焦虑的心理。

2. 嘱受检者检查前 2 天不要做钡餐或钡剂灌肠检查,避免钡剂残留对检查结果产生影响。检查前 8 天禁食水,检查前 1 天进食无渣、易消化饮食。

3. 体毛较多时,需要进行备皮,检查当天需要穿着宽松衣物,方便穿戴背心记录仪。

【操作步骤】

1. 协助受检者穿戴背心记录仪,检查并调整天线单元位置,确定了胶囊工作正常后,50~100ml 水服用胶囊。做过胃镜检查的受检者,遵医嘱吞服胶囊后即刻给予甲氧氯普胺 10mg 肌内注射,有利于胶囊尽快通过幽门并延长在小肠内的时间。

2. 吞服胶囊内镜 2 小时后可饮水 100ml 以内,待胶囊进入小肠 2 小时后,受检者可进食少量简单饮食,如蛋糕等。

3. 检查过程中,受检者可进行正常的活动,避免剧烈运动及屈体、弯腰的活动;避免可以造成图像记录仪天线移动的活动,勿撞击图像记录仪;避免外力干扰。不能接近任何强电磁波区域。若受检者出现腹痛、恶心、呕吐等情况,及时给予处理。

4. 检查过程中,每 15 分钟检查 1 次记录仪上的指示灯是否闪烁或进行实时监视。若指示灯闪烁变慢或停止,立即通知医生,记录发生时间,与此同时记录进食、饮水及出现不正常感觉的时间。

【术后护理】

检查结束后,嘱患者观察胶囊内镜排出的情况。胶囊内镜在胃肠道内 8~72 小时后,随粪便排出体外。若受检者出现难以解释的腹痛、呕吐等胃肠道梗阻症状,或是检查后 72 小时,仍然不能确定胶囊内镜是否仍在体内,及时告知医生,必要时进行 X 线检查确定。

八、肝穿刺活组织检查术

肝穿刺活组织检查术(liver biopsy)即肝活检,由穿刺采取肝组织标本进行组织学检查或制成涂片做细胞学检查,用以明确肝脏疾病的诊断,以及了解肝病演变过程、观察疗效、判断预后。

【适应证】

1. 不明原因的肝大、肝功能异常者。

2. 不明原因的黄疸、门静脉高压者。

3. 协助各型肝炎的诊断、判断疗效及预后。

【禁忌证】

1. 全身衰竭者。

2. 肝外阻塞性黄疸、肝功能严重障碍及大量腹水者。

3. 肝血管瘤、肝周围化脓性感染者。

4. 严重的贫血及有出血倾向者。

5. 精神障碍或烦躁不安等不能配合者。

【术前准备】

1. 遵医嘱测定患者肝功能、出凝血时间、凝血酶原时间,以及血小板计数,如果有异常,遵医嘱肌内注射维生素 K_1 10mg,连续使用 3 天后复查,检查结果正常才可进行穿刺。检验患者血型,必要时进行输血。

2. 术前进行胸部 X 线检查,观察有无肺气肿、胸膜增厚征象。大量腹水且必须进行肝穿刺活检者,在术前进行腹穿放液治疗。

3. 与患者解释穿刺的目的、意义、方法,消除其紧张焦虑的情绪。对患者进行屏气呼吸方法的训练,以利于患者术中配合。情绪紧张者,可在术前 1 小时口服 5mg 地西泮。在穿刺操作前测量患者血压、脉搏。

4. 术前需禁食 8~12 小时。

【操作步骤】

1. 协助患者取仰卧位,身体的右侧靠近床沿,将右手置于枕后,并保持固定的体位。

2. 依据 B 超检查定位确定穿刺点位置,取右侧腋中线 8~9 肋间肝脏叩诊实音位置穿刺。

3. 以穿刺点为中心,环形消毒穿刺部位皮肤,铺无菌孔巾,用 2% 的利多卡因由皮肤至肝脏被膜进行局部麻醉。

4. 准备好穿刺套针,依据穿刺目的不同,选择 12 号或是 16 号穿刺针,活检时选择较粗的穿刺针。取 20ml 注射器与穿刺针相连,抽取 3~5ml 无菌生理盐水充满穿刺针。

5. 先用穿刺锥在穿刺点皮肤刺孔,经穿刺孔将穿刺针沿着肋骨上缘与胸壁呈垂直角度刺入 0.5~1.0cm,随后将注射器内液体推注 0.5~1.0ml,冲出残留在穿刺针内的组织,避免堵塞针头。

6. 将注射器抽吸成负压状态并保持,嘱患者深吸气,然后在深呼吸后屏气,术者将穿刺针迅速刺入肝脏内,穿刺的深度不宜超过 6cm,立即进行抽吸,吸取标本后,立即拔出穿刺针。

7. 穿刺后,穿刺部位应用无菌纱布按压 5~10 分钟,再用胶布进行固定,用多头腹带束紧 12 小时,再用小沙袋压迫 4 小时。

8. 将抽吸出的肝脏组织标本制成玻片进行检查,或注入 95% 乙醇或 10% 甲醛固定液中后送检。

【术后护理】

1. 术后患者需卧床 24 小时。

2. 术后 4 小时内,每 15~30 分钟测量血压、脉搏 1 次。若出现脉搏细速、血压下降、面色苍白、烦躁不安等内出血征象,需立即通知医生,并给予紧急处理。

3. 注意观察穿刺部位情况,观察有无伤口渗血、红肿、疼痛。如果穿刺部位明显疼痛,需仔细检查原因,评估疼痛性质,若是一般性的组织创伤性疼痛,放射至右肩并有短暂上腹痛,为正常现象,遵医嘱给予止痛剂;若是气胸、胸膜休克或胆汁性腹膜炎,需要及时给予处理。

●（高小莲 李玉霞 张春玲 王井霞 崔 森）

复习思考题

案例一：患者王先生，37 岁，快递员。因持续性胸骨后烧灼感、反酸半月来消化科求诊。患者诉近半月来时有胃灼热、反酸，多发生于餐后，每次发作持续数分钟至数小时，卧位、紧张或焦虑时症状加重，站立位可减轻。自服铝碳酸镁，症状可暂时缓解。无恶心、呕吐、吞咽困难或咽下疼痛，无消化道出血。日常工作和生活未受干扰。因自感发作次数增加，且其父亲因食管癌去世，遂来诊治。发病以来饮食尚可，二便正常，体重无明显下降。既往体健，吸烟，日 10 支左右，偶饮酒。

身体评估：T 36.2℃，P 88 次 /min，R 20 次 /min，BP 130/75mmHg。一般情况可，营养中等。胸骨无明显压痛，腹平软，无肌紧张、压痛和反跳痛，全腹未触及包块，肝脾肋下未触及，墨菲征阴性，移动性浊音无，肠鸣音正常，双下肢无水肿。胃镜提示反流性食管炎。

医生处方奥美拉唑 20mg，1 次 /d，口服 4 周。

问题：

1. 你能解释患者胃灼热、反酸的病理生理机制吗？

2. 为更好地护理患者，还需要进行哪些心理和社会方面的评估？

3. 护士应如何进行用药护理？

4. 为避免疾病复发，护士可从哪些方面进行患者教育？

案例二：患者刘先生，30 岁，公司职员。因间断上腹部痛 5 年，加重 1 周就诊。患者 5 年前开始出现间断上腹胀痛，空腹时明显，进食后可自行缓解，有时夜间痛醒，无放射痛，有嗳气和反酸，常因饮食不当或精神压力过大诱发，每年冬春季易发病，未做过系统检查。1 周前因进辛辣饮食再发，腹痛较前重，部位和规律同前。发病以来无恶心、呕吐和呕血，饮食尚可，小便正常，大便黄黑相间，体重无明显变化。既往体健，吸烟，日 10~20 支，偶饮酒。

身体评估：T 36.5℃，P 84 次 /min，R 20 次 /min，BP 120/70mmHg。一般情况可，营养中等。腹平软，上腹中有压痛，无肌紧张和反跳痛，全腹未触及包块，肝脾肋下未触及，墨菲征阴性，移动性浊音无，肠鸣音正常，双下肢无水肿。大便隐血试验阳性。胃镜提示十二指肠溃疡活动期。

入院诊断：十二指肠溃疡活动期。

问题：

1. 你能解释患者空腹时腹部疼痛明显的原因吗？

2. 为更好地护理患者，还需要进行哪些心理和社会方面的评估？

3. 请提出针对首优护理诊断的护理措施及其措施依据。

4. 为减轻腹痛症状，可采取哪些中医护理技术？

案例三：患者王先生，52 岁，建筑工程师。因间断乏力、食欲缺乏 2 年、腹胀 1 周入院。患者 2 年前开始出现间断乏力、食欲缺乏，肝脾轻度肿大，转氨酶轻度升高，经住院治疗可好转。1 周前因劳累又出现乏力、腹胀明显，遂来院诊治。门诊腹部 B 超检查提示中度腹腔积液、脾大。住院治疗。发病以来食欲下降，无恶心、呕吐和呕血，偶有牙龈出血。小便正常，大便黄黑相间，体重无明显变化。既往乙肝病史 20 年，否认其他疾病。无烟酒嗜好。

身体评估：T 36.8℃，P 85 次 /min，R 20 次 /min，BP 115/80mmHg。患者精神萎靡，神志清楚，皮肤巩膜轻度黄染，心肺无异常，腹部稍膨隆，腹壁软，无明显压痛及反跳痛，肝脏肋下未触及，脾肋下两指，质中。腹部移动性浊音阳性，双肾区无叩击痛，肠鸣音正常。双下肢踝关节处轻度凹陷性水肿。

辅助检查：血常规示红细胞 3.5×10^{12}/L，血红蛋白 80g/L，白细胞 3.0×10^{9}/L，血小板

67×10^9/L。大便隐血(++)。血生化示总胆红素 171μmol/L,丙氨酸氨基转移酶(ALT)199U/L,天冬氨酸氨基转移酶(AST)168U/L。X 线钡餐示食管下段虫蚀状充盈缺损。

入院诊断:乙型肝炎后肝硬化(失代偿期)。

问题:

1. 你能解释患者发生肝硬化的机制吗?

2. 患者血常规指标正常吗? 分析主要原因。

3. X 线钡餐说明了患者发生了什么情况,该情况发生对护理有何警示?

4. 请提出针对首优护理诊断的护理措施及其措施依据。

案例四:患者王女士,45 岁,务农。因行为异常两天伴神志不清 3 小时入院。患者 2 天前出现反复哭闹,诉乏力,全身不适,睡眠异常(昼夜颠倒)。3 小时前出现神志不清并逐渐加深,两手握拳,两上肢屈曲,小便失禁,即呼叫救护车送入本院急诊,追问病史:家属为给患者增加营养,给予其摄入较多鸡肉。

身体评估:T 36.9℃,P 103 次 /min,R 18 次 /min,BP 107/65mmHg。两面颊部可见蜘蛛痣,两手有"肝掌"现象,四肢肌张力增高,腱反射亢进,腹部稍隆起,腹壁及脐周可见曲张静脉,腹部可触及质地较硬的肝脏。实验室检查:凝血酶原时间:16.5s;pH:7.552;Na^+:128mmol/L;Cl^-:91mmol/L;K^+:2.9mmol/L;血尿素氮:8.3mmol/L;肌酐:正常;总胆红素:137.5μmol/L;血清清蛋白:31g/L;血清球蛋白:42g/L;血氨:188μmol/L;血糖:9.3μmol/L。

入院诊断:肝硬化;肝性脑病。

问题:

1. 你能解释患者出现肝性脑病的原因吗?

2. 为了更好地护理患者,还应该进行哪些心理社会及既往史的评估?

3. 结合患者的临床表现分析患者处于肝性脑病的哪一期? 为什么?

4. 结合实验室检查指标,分析患者出现哪些方面指标的异常,治疗和护理中应注意什么?

5. 怎样对患者及家属进行健康宣教?

案例五:患者杨女士,49 岁,工人。因持续上腹疼痛不适 20 小时入院。入院 20 小时前,患者因暴饮暴食后出现上腹部持续疼痛不适,以中上腹为主,伴呕吐数次,呕吐物为胃内容物,无咖啡样物,改变体位疼痛无缓解,疼痛向肩背部放射。4 小时前,患者于所在工厂医院就诊,诊断为"急性重症胰腺炎",经抗感染、解痉、抑酸、护胃、补液等对症治疗后,症状无明显缓解,为求进一步治疗,来院就诊。

身体评估:T 36.2℃,P 143 次 /min,R 22 次 /min,BP 81/55mmHg。患者神志清楚,大汗淋漓,口唇轻度发绀。全腹胀,中上腹为主,无反跳痛及肌紧张。实验室检查:血淀粉酶 2 738U/L,钙 1.57mmol/L。血气分析:葡萄糖 14.10mmol/L,H^+7.26,白细胞 19.96×10^9/L,中性粒细胞占 89.5%。

入院诊断:急性重症胰腺炎。

问题:

1. 请你分析"急性重症胰腺炎"的诊断依据。

2. 为了更好地护理患者,怎样密切观察患者的病情? 包括哪些内容?

3. 请列出三个主要的护理诊断 / 问题,并进行重要性排序和说明理由。

4. 请提出针对首优护理诊断的护理措施。

扫一扫,
测一测

第五章

泌尿系统疾病患者的护理

PPT 课件

1. **识记** 泌尿系统常见疾病的概念、病因及治疗要点。
2. **理解** 泌尿系统常见疾病的发病机制、临床表现及辅助检查。
3. **应用** 运用护理程序,对泌尿系统常见疾病患者进行评估,提出常用护理诊断,拟定护理措施和健康指导,并体现对患者的关心与尊重。
4. **分析** 常见护理诊断的相关因素、护理措施及健康指导的依据。
5. **评价与创新** 根据护理评估资料,对拟定的护理诊断进行重要性排序,针对不同护理评估资料,制定个性化护理计划,基于循证理念制定针对性的护理措施。

第一节 概 述

泌尿系统疾病属于临床常见病,特别是慢性肾脏疾病(chronic kidney disease,CKD),已经成为全球范围内的公共卫生健康问题,目前全世界超过 5 亿人患有不同程度的 CKD。近年来,美国、欧洲、日本、澳大利亚等国家及我国的部分地区相继进行了大规模的流行病学调查,均提示成人 CKD 的患病率高达 10% 以上;我国人口众多,成人 CKD 的患病率为 10.8%,据此估算我国现有成年 CKD 患者约 1.2 亿。因此,慢性肾脏疾病已经成为继心血管疾病、糖尿病之后又一个常见的"隐形杀手"。肾脏疾病的高发病率增加了心血管疾病的危险性,产生了巨额的医疗费用,增加了社会的经济负担。因此,我们应该重视肾功能检查,对肾脏问题早发现、早诊断、早治疗。

思政元素——"大医精诚"之举

一、泌尿系统的结构与功能

泌尿系统由肾脏、输尿管、膀胱和尿道等器官组成。其主要功能是生成及排出尿液,借以排出人体代谢过程中产生的废物和毒物,并排除多余的水分和无机盐类,维持机体内环境的稳定。其中肾脏是尿液生成最重要的器官,输尿管、膀胱和尿道是排尿管道。此外,肾脏还具有重要的内分泌功能。

【肾脏】

1. **肾脏的解剖及组织学结构** 肾脏位于脊柱两侧,左右各一个。肾单位是肾脏的结构和功能的基本单位,由肾小体和肾小管组成。肾小体由肾小球和肾小囊组成。肾小球的核心是一团毛细血管球,血管球始于肾小球入球小动脉,进入肾小球后形成 5~8 个初级分支。初级分支再分出数个分支,共形成 20~40 个盘曲的毛细血管袢,毛细血管袢汇合成出球小动脉。肾小囊是肾小球外由两层上皮细胞形成的腔隙,与近曲小管相连。肾小管分为近端小管、细段和远端小管,远端小管最后汇入集合管。

肾小球毛细血管内皮细胞、基底膜和肾小囊脏层上皮细胞构成滤过膜。滤过膜具有机械屏障和电荷屏障两种作用。滤过膜内层是毛细血管内皮细胞,上面有许多小孔,称窗孔,可允许小分子溶质及小分子量蛋白质通过,但血细胞不能通过。中层是肾小球基膜,基底膜对维持正常肾小球结构、固定临近细胞及构成机械屏障和电荷屏障起着重要作用。基底膜主要由带负电荷的阴离子蛋白多糖组成,内皮细胞和脏层上皮细胞表面也含有带负电荷的唾液酸糖蛋白,这种电荷状态有利于带阳性电荷的分子通过肾小球滤过膜,限制带负电荷的分子跨膜移动,这构成了肾小球的电荷屏障。滤过膜的外层由肾小囊脏层上皮细胞组成。脏层上皮细胞有较多足状突起,又称足细胞,足细胞对于维持肾小球滤过屏障的完整性至关重要。足细胞相关蛋白(包括 Nephrin、podocin 等)构成了肾小球滤过屏障的分子筛,是保障肾小球滤过功能的重要分子屏障,这些足细胞相关蛋白发生异常会损害滤过屏障的结构完整和稳定,导致蛋白尿。肾小球滤过膜三层结构的精细构造构成了肾小球的分子屏障和机械屏障。上述两种屏障保证了肾脏正常的滤过功能。除了滤过物质的分子量大小外,滤过物携带电荷状态、分子体积及形状等因素也可影响其滤过程度。当滤过膜的面积及通透性发生变化时,肾小球的滤过将受到影响。

肾小球系膜由系膜细胞和系膜基质组成,系膜细胞具有收缩、吞噬、合成系膜基质和胶原等功能,还可产生血管活性物质、细胞因子等。

肾小管不同的节段由高度分化、形态和功能迥异的各种上皮细胞构成,具有明显的极性。肾小管在其管腔侧和基底膜侧分布着不同的转运蛋白,是水和溶质定向转运的结构和物质基础。

肾小球旁器位于肾小球的血管极,由球旁细胞、致密斑、极周细胞和球外系膜细胞组成。球旁细胞位于入球小动脉的中膜内,可分泌肾素。致密斑位于皮质部髓袢升支,可感受远曲小管内钠浓度的变化并将信息传递至球旁细胞,调节肾素释放,以此来调节肾小球滤过率,此过程称为管—球反馈。正常情况下,尽管全身血压在经常变化,但由于肾小球的自我调节,肾小球的滤过率在一定范围内保持恒定,这对于调节体液平衡,保护肾小球免受压力损害具有重要意义。

2. 肾脏的生理功能 肾脏的主要生理功能是排泄代谢产物及调节水、电解质和酸碱平衡,维持机体内环境的稳定。

(1)肾小球的滤过功能:当血流流经肾小球时,血浆中的水和小分子溶质,包括分子量较小的血浆蛋白可以滤入肾小囊,形成超滤液或称原尿。人体两侧肾脏 24 小时的原尿量约 180L,其晶体渗透压与血浆完全相等。然而,原尿进入肾小管,经过肾小管、集合管的选择性重吸收,大约 99% 的水分被重吸收,只有 1% 的水分成为终尿被排出体外。单位时间内两肾生成的超滤液量称为肾小球滤过率(glomerular filtration rate,GFR),正常成人为 125ml/min 左右。影响肾小球滤过率的主要因素包括肾小球滤过的面积、滤过膜的通透性、有效滤过压及肾血流量。肾小球滤过率是衡量肾功能的重要指标。

(2)肾小管的功能

1)重吸收功能:肾脏的重吸收功能主要由近端肾小管承担。滤过的葡萄糖、氨基酸全部被重吸收,90% 的碳酸氢根(HCO_3^-)、约 70% 的水和 NaCl 被重吸收,一些代谢废物、毒物、药物不被重吸收而随终尿排出体外。

2)分泌和排泄功能:肾小管上皮细胞能将血液中及自身产生的某些物质排泌到尿液中,如 H^+、NH_3、K^+、肌酐等,以调节电解质及酸碱平衡。

3）浓缩和稀释功能：当体内缺水时,机体将排出高渗尿,即尿液被浓缩。当体液过多时,机体将排出低渗尿,即尿液被稀释。当肾脏对尿液的浓缩稀释能力受损时,终尿的渗透压和血浆相似,此为等渗尿。因此,根据尿液的渗透压可了解肾脏的浓缩稀释功能。肾脏对尿液的浓缩与稀释,在调节体液平衡方面起着极为重要的作用。

（3）肾脏的内分泌功能：肾脏不仅是激素作用的靶目标,而且它还合成、调节和分泌激素。肾脏分泌的激素可分为血管活性激素和非血管活性激素。前者作用于肾脏本身,参与肾脏的生理功能,主要调节肾脏的血流动力学和水钠代谢,包括肾素、血管紧张素、前列腺素、激肽释放酶 - 激肽系统、内皮素、利钠肽等;非血管活性激素包括 1α- 羟化酶和促红细胞生成素等。

1）肾素：由球旁细胞产生。当有效循环血量减少、交感神经兴奋、血钠含量降低时,肾素分泌增加。肾素可使肝脏产生的血管紧张素原转换为血管紧张素 I,再经肝、肾转换酶作用生成血管紧张素 II 及 III,二者均可引起小动脉平滑肌收缩,使血压升高,同时刺激醛固酮的合成和分泌,促进肾小管重吸收,增加血容量。

2）前列腺素（PG）：主要由肾髓质间质细胞分泌,包括 PGE_2、PGA_2、PGF_2。前两者可扩张肾血管,增加肾血流量和水钠排出,使血压下降,$PGF_{2\alpha}$ 则使血管收缩。

3）促红细胞生成素（EPO）：EPO 可刺激骨髓红细胞系增殖分化,促进网织红细胞释放入血、加速血红蛋白合成。当慢性肾脏疾病导致肾实质破坏而使 EPO 分泌减少时,可引起肾性贫血。

4）1-α 羟化酶：由肾皮质产生。25- 羟维生素 D_3 经肾脏 1-α 羟化酶催化形成有活性的 $1,25$-$(OH)_2D_3$,后者可增加肠道对钙、磷吸收,促进肾小管对钙、磷重吸收,从而使血钙增高,骨盐沉积。

5）激肽释放酶：激肽释放酶 90% 由远端小管细胞产生,可使激肽原活化为激肽,对抗血管紧张素的作用,刺激 PG 的释放,使小动脉扩张,增加肾血流量。此酶产生、分泌受细胞外容量、体内钠量、醛固酮、肾血流量等因素调节。

（4）肾脏对激素的灭活作用：肾脏可灭活胰岛素、甲状旁腺激素、促胃液素。当肾功能不全时,促胃液素灭活减少,可诱发胃溃疡。

二、泌尿系统疾病患者的护理评估

通过问诊、体格检查及查阅实验室资料等方法,在全面收集患者主客观资料的基础上,进行评估。泌尿系统疾病患者应重点评估以下内容。

【病史】

1. 现病史

（1）起病情况：起病时间、缓急、有无诱因及相关病史。如急性肾小球肾炎询问有无反复发生的扁桃体炎、咽炎、皮肤脓包疮等病史,急性肾损伤应询问有害物质接触史,有无过敏性紫癜、系统性红斑狼疮等病史及长期使用肾损害药物等。评估患者自患病以来病情的发展与演变。

（2）主要症状及伴随症状：如血尿、蛋白尿、水肿、高血压、排尿异常、腰痛、尿毒症等,详细询问症状发生的程度、发作频率、持续时间、加重或缓解因素、并发症等。伴随情况：自患病以来有无其他不适,如贫血、营养不良、骨折等。

（3）诊治经过：询问患者自发病以来的就医过程,包括初始诊断、做过何种检查及检查结果、服过何种药物,其剂量、用法、时间、效果与反应等。长期服药的患者还应评估其用药的依从性、药物不良反应,依从性差者应进一步询问原因。

笔记栏

（4）一般状况：评估患者发病以来的精神状态、饮食、睡眠、活动耐力、体重、大小便等变化。

2. 既往史及家族史 评估患者从出生到本次发病前的健康状况。其内容包括：既往健康状况、所患疾病情况、预防接种史、手术史、中毒史、过敏史等。此外，还应评估患者父母、兄弟姊妹及子女健康状况。重点询问与现病史有关的过去史、遗传史，如是否接触过有害物质，是否出现过肾功能异常等，以助于对患者进行全面正确的评估。

3. 个人史及婚育史 评估生活中与泌尿系统疾病发病关系密切的因素，特别应注意询问职业、工作条件及居住环境等。日常生活方式是否规律、健康，有无过度劳累，是否注意个人卫生。平时饮食习惯，有无特殊的食物喜好或禁忌，有无食物过敏史，每天的饮水习惯及量等。遗传性肾炎、多囊肾还应了解其家族史。肾功能受损者还应了解有无系统性红斑狼疮等疾病以及药物史等。

评估患者的婚姻情况，配偶健康状况及夫妻关系等。对已婚妇女，询问其妊娠及生育次数等。

【心理 - 社会状况】

运用交谈、观察、询问家属等方法，了解泌尿系统疾病患者的心理、社会情况。主要包括以下几方面：

1. 对疾病的认识 患者对疾病的病因、性质、过程、预后、防治及危害性的了解程度。譬如如何防治急性肾损害；急性肾炎患者是否清楚下床活动的指标；慢性肾炎患者对该疾病预后的认识，以及如何预防肾衰竭发生等。

2. 患者的心理状况 患者的性格、精神状态。有无焦虑、抑郁等负性情绪及其程度。评估患者是否能正确地面对疾病，配合治疗等。

3. 社会支持系统 其家庭主要成员的经济状况及文化背景，对患者所患疾病认识程度、关怀和支持程度；医疗费用来源或支付方式；慢性病患者出院后就医的条件，患者的工作单位或社会所能提供的帮助或支持；慢性肾衰竭需要换肾或透析的患者，个人往往难以支付昂贵的医疗费用，要特别注意评估患者的经济状况、社会支持程度、居住地医疗条件设施等。

【身体评估】

运用视诊、触诊、叩诊、听诊、嗅诊的方法或借助体温表、血压计、听诊器等进行体格检查，对泌尿系统疾病患者进行针对性的评估，主要包括以下几方面：

1. 一般状态 评估生命体征、营养状况、体重、精神状态及皮肤颜色有无异常。泌尿系统疾病患者常有水肿、皮肤色素沉着、尿霜、抓痕等，应注意观察上述体征。若出现水肿，应评估水肿出现的时间、部位、程度、消长的影响因素等。

2. 头、颈、颜面检查 评估面部、颈部皮肤颜色，有无面部及眼睑水肿，对睁眼及视力是否有影响。

3. 胸部检查 叩诊有无肺下界上移，有无胸腔积液、心浊音界扩大；听诊有无湿啰音，心音有无异常。

4. 腹部检查 叩诊有无移动性浊音，有无肾区叩击痛、输尿管压痛点。

【辅助检查】

1. 尿液检查

（1）尿液的一般检查：包括尿液的理化性状检查、化学成分检查、显微镜检查。①一般性状：如尿量、颜色、酸碱度及尿比重等。②化学检查：如蛋白质、葡萄糖等。③尿沉渣显微镜检查：有无红细胞、白细胞、管型、细菌等。

（2）尿蛋白定量检查：①24 小时尿蛋白定量检查：24 小时尿蛋白 >150mg 称为蛋白尿，

>3.5g 称为大量蛋白尿;②随机尿白蛋白 / 肌酐比值 <30mg/g 为正常,30~300mg/g 为微量白蛋白尿,>300mg/g 为临床蛋白尿。

(3)尿白蛋白检测:在糖尿病等疾病导致肾脏损伤时,尿白蛋白排泄率升高远早于尿总蛋白排泄率的升高,其检测方法包括 24 小时尿白蛋白定量、随机尿白蛋白 / 肌酐比值两种。

(4)尿标本采集注意事项:①尿常规标本一般采集清晨第一次尿,使用清洁干燥容器,留取中段尿。留取后立即送检,从留取标本到检验完成,夏季不超过 1 小时,冬季不超过 2 小时;若不能立即送检,需加防腐剂后冷藏保存。②女性患者应避开月经期。尿细菌培养标本在无菌操作下留取清晨第一次中段尿,最好在使用抗生素前或停用抗生素 5 天之后留取尿标本,若已经使用抗生素,应在化验单上注明,留尿后立即送检。③尿蛋白定量检查应留取 24 小时尿标本,在首次留尿后加入防腐剂。

2. **肾功能检查**

(1)肾小球滤过率测定:单位时间内(分钟)经肾小球滤过的血浆液体量,称为肾小球滤过率(GFR)。为测定 GFR,临床上设计了各种物质的肾血浆清除率试验检查肾小球滤过功能。常用内生肌酐清除率(Ccr)、^{99m}Tc- 二乙三胺五醋酸、血肌酐(Cr)、血尿素氮(BUN)等检测肾小球滤过功能。

1)内生肌酐清除率(Ccr)测定:Ccr 是反映肾小球滤过功能的敏感指标,可用 Ccr 判断病情,指导治疗。测定前,患者需要连续 3 天低蛋白饮食(<40g/d),禁饮咖啡、浓茶等饮料,避免剧烈运动。于第四天晨 8 时将尿液排尽,开始留取 24 小时尿液,加入 4~5ml 甲苯防腐,次晨 8 时将尿排入容器,同时采血 2~3ml,一起送检。

2)^{99m}Tc- 二乙三胺五醋酸测定:该物质几乎完全经肾小球滤过而清除,其最大清除率即为肾小球滤过率(GFR),灵敏度高。

3)血肌酐(Cr)测定:当肾实质损害,GFR 降低到正常人的约 1/3 时,血肌酐明显上升,故测定血肌酐浓度可作为 GFR 受损的指标,但并非早期诊断指标。

4)血尿素氮(BUN)测定:尿素的生成量与饮食、组织蛋白分解及肝功能状况有关。当急性肾衰竭肾功能轻度受损时,BUN 可无变化,因此,其不能作为肾衰竭的早期诊断指标。但对于慢性肾衰竭,BUN 的增高程度一般与病情严重性一致。因此,也是临床常用的检查方法之一。

(2)肾小管功能测定:包括近端肾小管功能测定及远端肾小管功能测定。检查近端肾小管功能常用 β_2 微球蛋白(β_2-MG)测定,检查远端肾小管功能常用尿浓缩稀释试验及尿渗量测定。

1)β_2 微球蛋白(β_2-MG)测定:体内产生的 β_2-MG 经肾小球滤出到原尿中,几乎所有在近端肾小管被重吸收。当疾病、药物导致肾小管功能受损时,β_2-MG 重吸收减少,从尿中排出,形成肾小管性蛋白尿。因此,测定尿中 β_2-MG,可较敏感地反映近端肾小管的重吸收功能。

2)α_1- 微球蛋白(α_1-MG)测定:α_1-MG 为肝细胞和淋巴细胞产生的一种糖蛋白,游离 α_1-MG 可自由透过肾小球,但原尿中 α_1-MG 被近端肾小管上皮细胞以胞饮方式重吸收并分解,仅微量从尿中排泄,故检测该物质可以反映肾小管的重吸收功能。

3)尿浓缩稀释试验:肾脏浓缩和稀释功能试验常用方法有昼夜尿比重试验(莫氏试验)及 3 小时尿比重试验。莫氏试验时要求患者受检日正常进食,但每餐含水量控制在500~600ml。除三餐外不再摄入任何液体。3 小时尿比重试验时患者可保持正常饮食和活动。两试验均应按要求分段留取 24 小时尿标本送检。当出现多尿、低比重尿、夜尿增多或尿比重固定在 1.010 时,说明肾小管浓缩功能差,可见于慢性肾小球肾炎、慢性肾衰竭、急性肾衰

笔记栏

（2）未发生皮肤损伤或感染。

（3）患者能说出自身疾病的用药方法及预防措施。

5. 护理措施

（1）病情观察：观察患者的生命体征、意识、尿量、皮肤黏膜的变化并做好记录。注意观察患者泌尿系统的症状体征，如水肿程度、进展情况、血压变化、肾性水肿严重的观察有无胸腔积液、腹水、心包积液等，观察有无排尿异常，尿液的量、颜色变化，若尿中有大量泡沫，表明含大量蛋白质。注意患者实验室检查的情况，如血尿素氮、血肌酐、电解质等，发现异常及时通知医生。

（2）起居护理

1）病室及居住环境：应保持室内环境整洁、安静、舒适，定时通风，保持空气清新，但应避免对流以免患者受凉，诱发呼吸道感染。注意调整室内温度、湿度。美化周围环境，利于患者的修养康复。

2）体位与活动：严重水肿、酸碱失衡和电解质紊乱等患者应绝对卧床休息，必要时抬高下肢，增加静脉回流，待水肿消退、病情缓解后方可逐渐增加活动量，但应避免劳累。卧床患者在病情允许情况下应适度活动，防止下肢静脉血栓形成。

（3）饮食护理：向患者及家属宣传饮食控制与健康的关系，取得患者及家属的理解与配合。水肿患者应给予低盐、高热量、高维生素、易消化饮食，蛋白质摄入视病情而定。①低盐饮食：食盐量以每天 2~3g 为宜。②液体管理：液体摄入量视水肿程度和尿量而定。如每天尿量超过 1 000ml，可不严格限制水的摄入；若每天尿量低于 500ml，或有严重水肿者，应限制水的摄入。原则是量出为入，摄入量一般以前一天的尿量加 500ml（机体不显性失水）计算。尿少时尚需限制含钾、磷高的食物摄入。③蛋白质控制：患者对蛋白质的摄入根据其肾功能情况而定。尿素氮正常者，可给予 0.8~1.0g/（kg·d），肾衰竭时根据 GFR 调节蛋白进食量，给予高热量、优质低蛋白饮食，或暂禁蛋白饮食。优质蛋白指富含必需氨基酸的动物蛋白，如牛奶、鸡蛋、肉、鱼等。

（4）用药护理：遵医嘱合理使用利尿、降压、激素、抗生素等药物，向患者讲解用药的方法及注意事项，用药期间注意观察患者的反应、药物的副作用和毒性反应，以便及早发现异常和及时处理。如使用利尿剂时，应观察电解质和酸碱平衡情况，有无低钾血症、低钠血症、低氯性碱中毒等。

（5）对症护理

1）一般水肿者应卧床休息，严重者绝对卧床休息，抬高下肢，增加静脉回流。阴囊水肿者可用吊带托起。症状好转后，可下床活动，但注意避免劳累。

2）加强皮肤护理，衣着宽松，防止压疮。

3）使用利尿药物时应密切观察电解质及酸碱平衡情况，防止发生低钾血症、低钠血症及低氯性碱中毒。呋塞米等强效利尿剂可引起眩晕、耳鸣、听力丧失等，应加强监测。

6. 评价

（1）患者水肿消退或减轻。

（2）未发生皮肤损伤或感染。

【高血压】

1. 概述　肾脏疾病多数可引起高血压，肾性高血压是继发性高血压的常见原因之一。①肾性高血压按解剖特点分为肾血管性和肾实质性。前者主要由肾动脉狭窄或阻塞引起，高血压程度较重，易进展为急进性高血压，较少见。后者主要由肾小球肾炎、慢性肾盂肾炎、慢性肾衰竭等疾病引起，临床较常见。②肾性高血压按发生机制分为容量依赖型和肾素依赖型。前者约占到80%以上,主要与水钠潴留引起的血容量增多有关,限制水钠摄入及使用排钠利尿剂可明显降低血压,常见于急慢性肾炎及大多数肾功能不全。后者(肾素依赖性)约占10%,由肾素-血管紧张素-醛固酮(RAAS)被激活引起,见于肾血管疾病及慢性肾衰竭晚期。应用利尿剂效果差,可使用血管紧张素转换酶抑制剂(ACEI)、血管紧张素Ⅱ受体拮抗剂和钙通道阻滞剂降压。

2. 护理评估 评估高血压的发生时间、程度,定时测量血压,观察靶器官(心、脑、肾、眼)受累的表现,有无服用降压药,降压药的种类、剂量,服降压药时注意观察不良反应。

3. 常用护理诊断/问题

(1) 疼痛:头痛 与血压升高有关。

(2) 有受伤的危险 与头晕、视力模糊、意识改变或发生直立性低血压有关。

(3) 知识缺乏:缺乏疾病预防、保健及用药知识。

4. 目标

(1) 头痛减轻或不发生头痛。

(2) 未发生受伤。

(3) 患者能说出降压药物的用药方法及直立性低血压的预防措施。

5. 护理措施

(1) 病情观察:观察患者的生命体征,特别是血压的变化,定时检测血压并做好记录;一旦发现患者血压骤增,出现头痛、恶心、肢体活动障碍、视力下降、意识改变等,应立即报告医生。观察有无高血压的并发症;观察肾脏疾病与血压改变之间的关系。

(2) 起居护理

1) 病室及居住环境:应保持室内环境安静、整洁、温湿度适宜,定时通风,保持空气清新。减少探视,护理操作尽量集中进行,减少对患者的打扰。

2) 体位与活动:保持舒适体位,头痛时可抬高床头;改变体位时要缓慢,
服降压药后稍休息片刻再活动,防止直立性低血压。避免地面湿滑、室内有障碍物等不安全因素;呼叫器放置床旁,方便患者有紧急情况时使用。

(3) 饮食护理:向患者及家属宣传饮食控制与健康的关系,取得患者及家属的理解与配合。①减少钠盐的摄入:食盐量<6g/d为宜,少食或不食腌制食品。②减少脂肪的摄入、控制体重、均衡膳食,补充钙和钾盐,多食新鲜蔬菜、水果,增加粗纤维食物的摄入。

(4) 用药护理:①强调长期药物治疗的重要性,嘱患者坚持服药,维持血压的稳定。②介绍常用药物的名称、剂量、用法、不良反应,嘱患者不可擅自停药或减量,防止血压波动。③使用利尿药物时应密切观察电解质及酸碱平衡情况,防止低钾血症、低钠血症及低氯性碱中毒。呋塞米等强效利尿剂可引起眩晕、耳鸣、听力下降等,应加强监测。

(5) 对症护理

1) 头痛:卧床休息、保证睡眠时间,避免劳累、情绪激动、环境嘈杂等不良因素刺激,遵医嘱服药、放慢生活节奏,保持平和心态。

2) 直立性低血压:告知患者直立性低血压的表现,如乏力、头晕、心悸、出汗、恶心呕吐等,有上述表现应立即平卧休息。指导患者预防直立性低血压,如避免长期站立;服用降压药后应平静休息一段时间再活动;避免用过热的水洗澡和蒸汽浴;不宜大量饮酒等。若出现低血压,应立即平卧,抬高下肢,促进下肢血液回流。

3) 水肿:肾性水肿多出现在组织疏松部位,如眼睑;身体下垂部位,如脚踝和胫骨前部;长期卧床时则最易出现在骶尾部。一般水肿者应卧床休息,严重者绝对卧床休息,抬高下肢,增加静脉回流。阴囊水肿者可用吊带托起。症状好转后,可下床活动,但注意避免劳累。加

强皮肤护理,衣着宽松,防止压疮。

6. 评价

(1) 头痛减轻或不发生头痛。

(2) 未发生受伤。

(3) 患者可说出自身的用药及预防知识。

【排尿异常】

1. 尿量异常 正常人每天尿量为 1 000~2 000ml 左右,平均约 1 500ml。尿量异常包括多尿、少尿、无尿及夜尿增多。①多尿:指每昼夜尿量 >2 500ml。多尿包括暂时性多尿及持续性多尿。暂时性多尿可因大量饮水、饮入含糖分多的饮料,使用利尿剂等出现。持续性多尿又可分为肾源性及非肾源性两类。肾源性多尿常见于慢性肾炎、慢性肾盂肾炎、急性肾衰竭的多尿期;非肾源性多尿见于尿崩症、糖尿病、精神性多饮多尿症等。②少尿或无尿:每昼夜尿量 <400ml 为少尿,若每昼夜尿量 <100ml 称为无尿。按病因可分为:肾前性(如血容量不足或心排血量减少)、肾性(如急、慢性肾衰)、肾后性(如尿路梗阻等)。③夜尿增多:指夜间尿量超过白天尿量或夜间尿量超过 750ml。持续的夜尿增多,尿比重低而固定,提示肾小管浓缩功能减退。

2. 蛋白尿 尿中蛋白含量超过正常范围时(尿蛋白 >150mg/d)或尿蛋白定性试验阳性称为蛋白尿。若尿蛋白 >3.5g/d 称为大量蛋白尿。蛋白尿是肾脏疾病(尤其是肾小球疾病)最常见的临床表现之一。按照发生机制,蛋白尿分为 6 类:

(1) 功能性蛋白尿:肾脏功能正常,多为暂时性蛋白尿。当发热、心力衰竭、脱水、青少年剧烈运动后、直立位时出现,卧位时消失,程度较轻,一般 <1g/d。

(2) 肾小球性蛋白尿:最常见,各种因素导致肾小球毛细血管壁损伤,电荷屏障作用减弱或滤过膜完整性被破坏,使血浆中大量蛋白滤过并超出肾小管的重吸收能力而出现于尿中。如病变较轻,则仅有血清清蛋白滤过,称为选择性蛋白尿;当病变较重,较大分子量蛋白质无选择性地滤出,称为非选择性蛋白尿。

(3) 肾小管性蛋白尿:当肾小管受损,近端肾小管重吸收能力下降,导致小分子蛋白质从尿中排出,包括 β_2 微球蛋白、溶菌酶等。

(4) 混合性蛋白尿:肾小球和肾小管同时受损时出现的蛋白尿,具有上述两种蛋白尿的特征。

(5) 溢出性蛋白尿:见于多发性骨髓瘤患者(尿中有本周蛋白)、严重挤压伤的肌红蛋白尿、骨髓瘤、单核细胞白血病时的溶菌酶尿等。血液循环中较低分子量的蛋白质异常增多,经肾小球滤出,超过肾小管重吸收能力而出现于尿中。

(6) 组织性蛋白尿:由肾组织被破坏或肾小管分泌蛋白质增多所致的蛋白尿,多为低分子量蛋白。此类蛋白尿可与肾小球性及肾小管性蛋白尿同时出现。

3. 血尿 尿液中含有一定量的红细胞称为血尿。新鲜尿沉渣镜检每高倍视野红细胞超过 3 个(RBC>3 个 /HP),或 1 小时红细胞计数超过 10 万,称镜下血尿。1L 尿中含 1ml 血液,尿外观呈血样或洗肉水样,称肉眼血尿。肾小球疾病特别是肾小球肾炎,其血尿常为无痛性、全程性、持续性或间发性血尿。血尿可是单纯性血尿,也可伴蛋白尿、管型尿。发生血尿的原因可见于泌尿系统疾病,如炎症、结石、肿瘤、外伤、结核等;全身性疾病,如血液病、高血压、肾动脉硬化症、风湿病等;此外,还可发生功能性血尿,如肾下垂、剧烈运动后。

4. 白细胞尿(脓尿)、菌尿 新鲜离心尿液每个高倍镜视野白细胞超过 5 个或 1 小时新鲜尿液白细胞数超过 40 万或 12 小时尿中超过 100 万者称为白细胞尿或脓尿。取中段尿标本涂片镜检,每个高倍镜视野均可见细菌,或尿培养菌落计数超过 10^5/ml 时,称为菌尿,可诊断为泌尿系感染。

5. 管型尿　尿中管型是由蛋白质、细胞或其碎片在肾小管中凝结而成。包括透明管型、细胞管型、颗粒管型、蜡样管型等。其形成与尿蛋白的性质和浓度、尿液酸碱度以及尿量关系密切。正常人尿中偶见透明管型。若 12 小时尿沉渣计数管型超过 5 000 个,或镜检出现异常类型管型称为管型尿。白细胞管型是诊断肾盂肾炎或间质性肾炎的重要依据,红细胞管型见于急性肾小球肾炎,上皮细胞管型见于急性肾小管坏死,蜡样管型见于慢性肾衰竭。

【尿路刺激征】

1. 概述　尿频、尿急、尿痛,常伴有排尿不尽感及下腹胀痛,合称尿路刺激征(urinary irritation symptoms),由泌尿道感染引起。尿频是指单位时间排尿次数增多而尿量较少;尿急是指一有尿意便迫不及待需要排尿;尿痛指排尿时感觉耻骨上区、会阴部或尿道内疼痛或有烧灼感。

2. 护理评估

(1) 病史:评估排尿的次数、尿量,排尿时有无尿急、尿痛及严重程度;有无发热、腰痛等伴随症状。询问引起此症状的原因,如有无留置导尿管、尿路梗阻、盆腔炎症及不洁性生活史等。询问治疗及用药过程。

(2) 心理 - 社会状况:评估患者有无焦虑、紧张不安、害羞等心理表现。

(3) 身体评估:评估患者有无体温增高,有无肾区压痛、叩击痛,输尿管压痛点压痛,评估患者的精神、营养状况。

(4) 辅助检查:了解尿液检查结果,是否有血尿、脓尿(白细胞尿)、24 小时尿量和尿比重有无异常;通过影像学检查了解有无尿道梗阻或畸形。

3. 常用护理诊断 / 问题

(1) 排尿障碍:尿频、尿急、尿痛　尿路感染引起的膀胱激惹状态有关。

(2) 知识缺乏:缺乏保持外阴及尿道卫生的相关知识。

4. 目标

(1) 患者尿路刺激征减轻或消失。

(2) 患者知晓保持外阴及尿道卫生的相关知识。

5. 护理措施

(1) 休息:急性期卧床休息,保持舒适体位,转移患者注意力,减轻焦虑情绪。

(2) 多饮水:每天饮水量超过 2 500ml(限制水摄入的患者除外),通过多饮水增加排尿次数及尿量,起到冲洗尿道的作用。

(3) 缓解不适:通过指导患者轻柔按摩或热敷膀胱区,减轻其不适感。

(4) 健康教育:告知患者保持外阴清洁,注意性生活卫生,避免引起尿路感染,有排尿异常症状及时就诊。指导患者合理使用抗生素,增强用药依从性。

6. 评价

(1) 患者尿路刺激征消失。

(2) 患者知晓保持外阴及尿道卫生的相关知识。

第二节　肾小球疾病概述

肾小球疾病是一组以血尿、蛋白尿、水肿、高血压等为主要临床表现的肾脏疾病,常累及双侧肾脏。此类疾病虽有相似的临床表现,但病因、发病机制、病理改变、病程及预后并不完全相同。根据病因可将该类疾病分为原发性、继发性和遗传性三大类。原发性肾小球疾病病因不明；继发性肾小球疾病是指全身性疾病引起的肾脏损害，如狼疮性肾炎、糖尿病肾病、高血压肾病等；遗传性肾小球疾病是指遗传变异基因所致的肾小球疾病，如 Alport 综合征等。上述三类疾病中以原发性肾小球疾病最多见，是导致慢性肾衰竭的主要原因。本节主要介绍原发性肾小球疾病。

【病因与发病机制】

原发性肾小球疾病病因不明。一般认为，免疫机制及免疫引发的炎症反应是肾小球疾病的主要发病机制。免疫反应是肾小球疾病的始动机制，在此基础上炎症介质（如补体、细胞因子、活性氧等）参与，最终导致肾小球损伤并产生临床表现。在疾病发展过程中，可有非免疫因素参与，如健存肾单位中肾小球受到高压力、高灌注、高过滤的影响而发生硬化，高脂血症的"肾毒性"可加重肾小球损伤，大量蛋白尿对肾脏的损害等。

引起肾小球疾病的免疫反应包括体液免疫和细胞免疫。

1. 体液免疫　体液免疫在肾小球疾病中的作用已经得到公认。根据免疫复合物形成的途径分为循环免疫复合物沉积、肾小球原位免疫复合物形成及自身抗体。

（1）循环免疫复合物沉积：内源性或外源性抗原刺激机体产生抗体。抗原与抗体在血液循环中结合形成免疫复合物，随血液流经肾脏时，在肾小球系膜区和/或内皮细胞下沉积，激活炎症介质后导致炎症反应，引起肾小球损伤。此种机制在肾小球免疫损伤中最为常见。典型的肾小球疾病有急性肾小球肾炎、系膜毛细血管性肾小球肾炎等。

（2）肾小球原位免疫复合物形成：在肾小球内固有的（肾小球基膜抗原）或植入的抗原，与循环中的抗体在肾小球内直接结合形成免疫复合物，激发炎症反应引起肾小球损伤。

上述两种免疫复合物若被单核巨噬细胞、中性粒细胞或肾小球系膜细胞所吞噬，则病变多可恢复；若两种复合物继续形成和沉积，则病变将持续进展。

（3）自身抗体：自身抗体如抗中性粒细胞胞浆抗体（ANCA）可以通过与中性粒细胞、血管内皮细胞以及补体活化的相互作用引起肾小球的免疫炎症反应，导致典型的寡免疫复合物沉积性肾小球肾炎。

2. 细胞免疫　细胞免疫在肾小球肾炎发病机制中已经受到关注，如急进性肾小球肾炎早期肾小球内常可发现较多的单核巨噬细胞浸润；但细胞免疫是否直接导致肾小球肾炎发生还有待进一步证实。

3. 炎症反应　始发的免疫反应须经炎症介导系统引发炎症反应，才能导致肾小球损害及出现临床症状。炎症介导系统包括炎症细胞和炎症介质两大类。炎症细胞主要有单核巨噬细胞、中性粒细胞、上皮细胞、内皮细胞、系膜细胞、血小板等，其可产生多种炎症介质，如补体、血管活性肽、白细胞介素、凝血及纤溶因子等。炎症介质又可趋化激活炎症细胞，两者共同参与、相互作用最终导致肾小球损害。

4. 非免疫因素　在免疫介导性炎症慢性进展过程中，存在着非免疫机制参与，主要包括肾小球毛细血管内高压力、蛋白尿、高脂血症等，大量蛋白尿是肾小球病变进展的独立致病因素，高脂血症也是加重肾小球损伤的重要因素之一。这些因素有时成为病变持续恶化的重要原因。

【原发性肾小球疾病的分类】

1. 原发性肾小球疾病的临床分型

（1）急性肾小球肾炎。

（2）急进性肾小球肾炎。

（3）慢性肾小球肾炎。

（4）无症状性血尿和/或蛋白尿（隐匿性肾小球肾炎）。无症状性血尿和/或蛋白尿可长期迁延，预后较好，也可时轻时重；大多数患者的肾功能可长期维持稳定，少数患者自动痊愈。有部分患者尿蛋白增多，出现高血压和肾功能损害。

（5）肾病综合征。

2. 原发性肾小球疾病的病理分型

（1）轻微病变性肾小球肾炎。

（2）局灶性节段性病变。

（3）弥漫性肾小球肾炎。

1）膜性肾病。

2）增生性肾炎：包括①系膜增生性肾小球肾炎；②毛细血管内增生性肾小球肾炎；③系膜毛细血管性肾小球肾炎；④新月体和坏死性肾小球肾炎。

3）硬化性肾小球肾炎。

（4）未分类的肾小球肾炎：肾小球疾病的临床分型与病理分型之间有一定的联系，但并非肯定的对应关系。同一病理类型可有多种不同的临床表现，而同种临床表现又可见于不同的病理类型。因此，肾活组织检查是确定肾小球疾病病理类型和病变程度的必要手段，而正确的病理诊断又必须与临床紧密结合。

第三节 肾小球肾炎

一、急性肾小球肾炎

急性肾小球肾炎（acute glomerulonephritis，AGN）简称急性肾炎，是以急性肾炎综合征为主要临床表现的一组肾小球疾病。临床特点为起病急，患者常出现血尿、蛋白尿、水肿、高血压，可伴有少尿和一过性氮质血症。本病好发于儿童，男性多于女性。常见于链球菌感染后，也可见于其他细菌、病毒及寄生虫感染。本节主要介绍链球菌感染后急性肾小球肾炎。

【病因与发病机制】

本病常发生于 β- 溶血性链球菌 "致肾炎菌株" 感染后，如上呼吸道感染（急性扁桃体炎、咽峡炎）、皮肤感染（脓疱疮）等。其发生机制是链球菌胞壁上的 M 蛋白、胞浆及分泌蛋白的某些成分刺激机体产生抗体，形成循环免疫复合物沉积于肾小球或原位免疫复合物种植于肾小球，继而致补体激活、中性粒细胞及单核细胞浸润，导致双侧肾脏弥漫性炎症。本病病理类型为毛细血管内增生性肾炎。肉眼可见肾脏体积变大，光镜下可见弥漫性肾小球内皮细胞及系膜细胞增生。急性期可伴有中性粒细胞和单核细胞浸润，病变严重时毛细血管祥管腔狭窄或闭塞。肾小管病变多不明显，但肾间质可有水肿及炎性细胞浸润。

【临床表现】

1. 症状和体征 常于前驱感染后 1~3 周发病，平均 10 天。呼吸道感染者较皮肤感染者稍短。本病起病急、病情轻重不一，轻者可仅有镜下血尿及血清补体异常；重者可发生急性肾损伤；典型病例呈急性肾炎综合征的表现。预后大多良好，常在数月内临床自愈。

（1）急性肾炎综合征的表现

1）尿液异常：①尿量减少，多数患者起病初期尿量减少到 400~700ml/d，少数可发展为无尿。少尿可导致一过性氮质血症。大约 1~2 周后肾功能逐渐恢复，尿量增加。②血尿，常为首发症状，几乎见于所有的患者，呈无痛性、全程性血尿。可分为肉眼血尿及镜下血尿，有肉眼血尿者约占 40%。可以是单纯血尿,或可伴有蛋白尿、管型尿。③蛋白尿,大多数患者尿蛋白定性(+),定量检查 0.5~3.5g/d,少数患者出现大量蛋白尿,蛋白量大于 3.5g/d,以清蛋白为主。当肾小球滤过膜有较严重的结构损伤时,也可出现更大分子的血浆蛋白。

2) 水肿:常为首发症状,见于 80% 以上患者。晨起眼睑水肿,或伴下肢轻度水肿,呈凹陷性;严重者可波及全身,并形成胸腔积液、腹水。主要是肾小球滤过率下降导致水钠潴留所致。大部分在 2~4 周自行利尿消肿,水肿持续者,预后不佳。肾炎性水肿组织间隙蛋白含量高,水肿多从眼睑、颜面部开始。

3) 高血压:见于 80% 的患者,可为一过性轻、中度高血压。肾小球疾病所致的高血压多数为容量依赖型,少数为肾素依赖型,但两型高血压常混合存在。多数情况下可随利尿而恢复正常。少数患者出现重度高血压,甚至导致高血压脑病。

4) 肾功能异常:部分患者在疾病早期出现一过性氮质血症,严重患者可出现急性肾损伤。主要因肾小球滤过率下降、少尿而引起,随着尿量增加可逐渐恢复正常。

(2) 非特异性表现:患者可出现倦怠乏力、厌食、恶心、呕吐、嗜睡、头晕、视力模糊、腰痛等。

2. 并发症　少数患者在急性期可出现并发症。

(1) 心力衰竭:老年患者多见。多在急性期因水钠潴留及高血压所致。

(2) 高血压脑病:病程早期出现,以儿童多见。

(3) 急性肾衰竭:很少见,是急性肾炎死亡的主要原因,但多数可逆。

【实验室检查】

1. 尿液检查　几乎所有患者有镜下血尿;尿蛋白定性为 +~++,少数为 +++~++++;尿沉渣涂片可见红细胞管型、颗粒管型、白细胞增多等。

2. 血液检查　红细胞、血红蛋白可有轻度下降(血液被稀释所致),红细胞沉降率明显增快。

3. 抗链球菌溶血素"O"抗体(ASO)检查　ASO 滴度明显增高表明近期有链球菌感染,增高程度与链球菌感染的严重程度相关,但早期应用青霉素后滴度可不高。

4. 血清补体检查　发病初期血清总补体及补体 C3 水平均明显下降,8 周内逐渐恢复正常。

5. 肾功能检查　肾小球滤过率可轻度降低,血肌酐、血尿素氮可短暂升高。

6. 肾活组织病理检查　可明确病理类型。

【诊断要点】

①发病前 1~3 周有链球菌感染史;②有血尿、蛋白尿、水肿、高血压等肾炎综合征的典型表现;③血清 C3 下降;④病情于发病 8 周内逐渐减轻到完全恢复。根据上述 4 点可做出急性肾小球肾炎的临床诊断。若血肌酐持续升高或 2 个月病情尚未见好转应及时肾穿刺活检,以明确诊断。肾活检的指征为:①少尿 1 周以上或进行性尿量减少伴肾功能恶化者;②病程超过 2 个月而无好转趋势者;③急性肾炎综合征伴肾病综合征者。

【治疗要点】

治疗以卧床休息及对症处理为主,发生急性肾衰竭时应给予透析。

1. 一般治疗　急性期须卧床休息,待肉眼血尿消失、水肿消退、血压恢复正常后,可下床活动。急性期应予低盐饮食(<3g/d),肾功能正常者,不必限制蛋白质摄入,氮质血症期应给予优质低蛋白饮食。

2. 控制感染　灶本病急性肾炎发作时感染灶多数已经得到控制,如无现症感染证据,不需要使用抗生素。对反复发作的扁桃体炎,待病情稳定后行扁桃体摘除术,手术前、后 2

周使用青霉素。一般不主张长期预防性使用抗生素。

3. 对症治疗 对于限制水钠摄入后水肿仍较明显的,可使用利尿剂。在休息、限制水钠摄入及使用利尿剂后血压仍不能控制者,可给予降压治疗。

4. 透析治疗 发生急性肾衰竭且有透析指征的,应给予短期透析治疗,帮助患者度过危险期。本病有自愈倾向,一般不需要长期透析。

5. 中医中药治疗 急性肾小球肾炎发展期往往采用祛风利水、清热解毒、凉血止血等治则;常用方剂如越婢加术汤等。

【常用护理诊断/问题】

1. 体液过多 与肾小球滤过率下降导致水钠潴留有关。

2. 活动无耐力 与疾病导致的血尿、蛋白尿、水肿及高血压有关。

3. 有皮肤完整性受损的危险 与皮肤水肿、营养不良有关。

【护理措施】

1. 病情观察

(1) 水肿情况:水肿的部位、程度、消长的变化。每天测量体重1次,记录24小时出入量。

(2) 尿液情况:观察尿量、尿液颜色,及时发现有无血尿、蛋白尿、少尿、无尿。如尿液中含有大量泡沫,提示蛋白尿。尿量急剧减少时提示发生了急性肾衰竭,应及时通知医生。

(3) 生命体征:尤其观察血压的变化,每天监测血压,观察有无高血压脑病及急性左心衰竭先兆,认真做好记录。注意观察体温变化,监测有无感染的情况发生。

(4) 肾功能:密切关注内生肌酐清除率、血肌酐、血尿素氮等指标的变化。急性肾衰竭时,血肌酐、血尿素氮进行性升高,内生肌酐清除率快速下降。

2. 起居护理

(1) 休息与活动:急性期患者必须绝对卧床休息至少4周,待肉眼血尿消失、水肿消退、血压恢复正常后,可逐渐增加活动量,但在1~2年内应避免重体力劳动及过度劳累。

(2) 室内环境:保持室内空气清新、流通和适宜的温度、湿度。

(3) 日常生活护理:保持口腔、皮肤卫生,防止皮肤黏膜损伤,注意保暖及防止上呼吸道感染。儿童患者应指导、协助其处理好大小便,做好皮肤清洁卫生及日常生活护理。

3. 饮食护理 给予高热量、正常量优质蛋白、高维生素易消化饮食,氮质血症时给予低蛋白饮食,尿量明显减少者限制钠水的摄入,每天钠摄入不超过3g。当病情严重,出现肾衰竭时,给予高热量优质低蛋白饮食,摄水量严格遵守"量出为入"的原则,当尿量增加、肾功能逐渐恢复后给予正常饮食。

4. 用药护理 遵医嘱给药。使用青霉素时应先做药物过敏试验;使用头孢类抗生素者应观察有无过敏、皮疹等;使用利尿剂时应观察有无低钾血症、低钠血症、低氯性碱中毒等电解质紊乱;使用降压药物应注意控制输液滴速,密切监测血压变化。避免使用损害肾功能的药物。

5. 对症护理

(1) 水肿:急性期卧床休息,但应经常变换卧位,防止压疮;抬高下肢,必要时托起阴囊;给患者擦洗时避免过度用力,防止擦伤;衣着宽松,注意个人卫生,防止感染;低盐饮食。

(2) 高血压:参见第三章第六节"原发性高血压"。

6. 心理护理 因长期卧床及知识缺乏,患者常出现焦虑情绪,护理过程中,应耐心倾听患者的倾诉,告知其经过充分休息及合理治疗可痊愈。增强患者对治疗的信心,提高治疗的依从性。若为儿童患者,应根据儿童的心理特点,选择一些有兴趣的活动,如听故事、看动画片等。多采用赞赏、鼓励的语言,诱导患儿配合治疗。

7. 中医护理 本病属中医"水肿"范畴。治疗以疏风宣肺、健脾利水、解毒化湿为主。

该病食疗方有多种,如玉米须茅根饮:玉米须、白茅根各 50g,共煎汤,加适量白糖分次服用,适用于阳水;赤小豆鲤鱼汤:赤小豆 60g,鲤鱼 1 条(去肠脏),生姜 10g,共炖汤,不放盐,吃鱼饮汤,适用于阴水;黄芪瘦肉汤:黄芪 60g,猪瘦肉适量,共煎汤,不放盐,吃肉饮汤,适用于阴水;白茅根(鲜者佳)60g,金银花 30g,开水冲泡,当茶服。

【健康教育】

1. 活动指导　嘱患者充分休息,但应适度活动,避免肢体血栓形成。待身体痊愈后积极锻炼,增强体质,减少呼吸道感染的发生,但 1~2 年内应避免剧烈活动及过度劳累。

2. 饮食指导　指导患者选用高热量、低盐、高维生素、高膳食纤维及优质蛋白饮食。

3. 预防感染　给患者讲解呼吸道及皮肤感染对本病的影响,嘱患者尽量减少到公共场所去,避免呼吸道感染。儿童应特别注意皮肤卫生,防止皮肤感染,指导患者衣着宽松,防止擦伤皮肤。

【结语】

急性肾小球肾炎常继发于链球菌感染后,临床表现轻重不一。常以血尿、蛋白尿、水肿、高血压为特征,大多预后良好,常在数月内自愈。急性期应卧床休息,低盐饮食,限制钠水摄入,同时应预防上呼吸道感染及皮肤感染。

二、急进性肾小球肾炎

急进性肾小球肾炎(rapidly progressive glomerulonephritis,RPGN)是以急性肾炎综合征、肾功能急剧恶化、早期出现急性肾衰竭为特征的临床综合征,简称急进性肾炎。肾病理检查显示肾小球囊腔内大量新月体形成,故又称新月体性肾小球肾炎。RPGN 是肾小球肾炎中最严重的类型,病情发展迅速,多在数周至半年内发展为尿毒症,病死率高。

【病因与发病机制】

本病根据病因可分为三类:原发性急进性肾小球肾炎、继发性急进性肾小球肾炎(如狼疮性肾炎)、由其他病理类型转化而来的新月体性肾小球肾炎。本文着重讨论原发性急进性肾小球肾炎。

根据免疫病理特点,原发性 RPGN 可分为 3 型:①Ⅰ型称抗肾小球基膜型,由于抗肾小球基膜抗体与肾小球基膜抗原结合激活补体而致病;②Ⅱ型又称免疫复合物型,因肾小球内循环免疫复合物的沉积或原位免疫复合物形成,激活补体而致病;③Ⅲ型为非免疫复合物型,与肾微血管炎有关(原发性小血管炎肾损害)。患者血清中抗中性粒细胞胞浆抗体(ANCA)常呈阳性。

本病可致双侧肾脏增大,光镜下超过 50% 的肾小球有新月体形成(占囊腔 50% 以上)。病变早期主要是细胞性新月体,晚期可逐渐发展为纤维性新月体,最后发生肾小球硬化。

【临床表现】

本病多见于男性。Ⅰ型好发于中、青年,Ⅱ型及Ⅲ型常见于中老年,我国以Ⅱ型多见。患者多有上呼吸道感染的前驱病史,起病急,病情进展迅速。

1. 症状和体征　临床表现类似急性肾炎综合征,以血尿、蛋白尿、水肿、高血压、少尿、无尿及进行性肾功能恶化为临床特征,最终发展为肾衰竭、尿毒症。多数患者在 6 个月内死亡或依赖透析生存。Ⅱ型患者多伴肾病综合征,Ⅲ型患者常有不明原因的发热、乏力、关节痛、体重下降等系统性血管炎的表现。

2. 并发症

(1)感染:因糖皮质激素及免疫抑制剂治疗、透析、血浆置换等治疗及大量蛋白尿等所致机体抵抗力低下引起感染。

(2) 贫血:患者肾衰竭后常伴有中度贫血。

【实验室检查】

1. 尿液检查 常为肉眼血尿,镜下可见大量红细胞、白细胞及红细胞管型,尿蛋白定性呈 +~++++ 不等。

2. 肾功能检查 内生肌酐清除率降低,血肌酐、尿素氮可进行性升高。

3. 免疫学检查 Ⅰ型可见抗肾小球基膜抗体阳性;Ⅱ型患者的血液循环免疫复合物及冷球蛋白可呈阳性,并可伴血清补体C3降低;Ⅲ型可见抗中性粒细胞胞浆抗体(ANCA)阳性。

4. B超检查 多数患者双侧肾脏增大。

5. 肾活组织检查 有利于确诊,可估计病变的程度及阶段,有助于治疗有效性判断,估计预后。

【诊断要点】

①急性肾炎综合征的表现;②迅速发生的进行性肾功能下降;③肾活检显示为新月体型肾炎;④排除继发原因。

凡急性肾炎综合征伴肾功能急性恶化,无论是否已达到少尿性急性肾衰竭,应怀疑本病并及时进行肾活检。若肾活检显示50%以上肾小球有新月体形成,根据临床表现和实验室检查可确诊。

【治疗要点】

应在早期作出病因诊断和免疫病理分型的基础上尽早进行强化治疗。

1. 强化疗法

(1) 强化血浆置换疗法:该疗法主要适用于Ⅰ型急进性肾炎,宜早期应用。方法为:应用血浆置换机将患者的血浆和血细胞分离,弃去血浆,将等量正常人的血浆或血浆清蛋白和患者血细胞重新输入体内。每次置换2~4L,每日或隔日1次,直到血清抗基膜抗体或免疫复合物转阴、病情好转,一般需置换7次左右。适用于Ⅰ型和Ⅲ型。此外对于肺出血的患者,首选血浆置换。该疗法须同时联合糖皮质激素及细胞毒性药物口服治疗。

(2) 冲击疗法:该疗法主要适用于Ⅱ、Ⅲ型急进性肾炎,对Ⅰ型疗效较差。首选甲泼尼龙 0.5~1.0g 溶于 5% 葡萄糖溶液中静脉滴注,每日或隔日1次,3次为1个疗程。必要时间隔 3~5 天可进行下一疗程,一般不超过 3 个疗程。该疗法需辅以泼尼松及环磷酰胺常规治疗,口服泼尼松 1mg/(kg·d),8~12 周,逐渐减量,当减至最小有效量时,维持半年。环磷酰胺 2~3mg/(kg·d),累积量达到 6~8g 时停药。

2. 替代治疗 凡急性肾衰竭已达透析指征者,应及时透析。对强化治疗无效的晚期患者或肾衰竭至终末期的患者,予以透析治疗长期维持。肾移植应在病情静止后半年进行,特别是Ⅰ型患者需血中抗 GBM 抗体转阴后半年。

3. 对症治疗 积极治疗高血压、感染、水钠潴留及电解质酸碱平衡紊乱等。

【常用护理诊断/问题】

1. 潜在并发症:急性肾衰竭。

2. 有感染的危险 与激素、细胞毒性药物应用、透析治疗、血浆置换、大量蛋白尿所致机体抵抗力降低有关。

3. 体液过多 与肾小球滤过率下降、大剂量激素治疗导致水钠潴留有关。

【护理措施】

1. 病情观察

(1) 水肿情况:观察水肿的开始部位、严重程度、消长情况。定时测量体重,记录 24 小时出入量。

(2) 尿液情况:重点观察尿量、尿液颜色,及时发现血尿、蛋白尿、少尿、无尿。

(3) 生命体征:密切观察血压的变化,每天测量血压 1~2 次,观察有无高血压脑病及急性左心衰竭,认真做好记录。同时观察体温、脉搏、呼吸有无改变。

(4) 肾功能:密切关注内生肌酐清除率、血肌酐、血尿素氮等指标的变化。急性肾衰竭时,血肌酐、尿素氮进行性升高,内生肌酐清除率快速下降。

(5) 电解质及酸碱平衡情况:少尿可导致高血钾、酸中毒,引起心肌损害,继而可导致心律失常和呼吸改变,应关注检验结果,及时发现征象,遵医嘱对症处理。

(6) 全身状况:观察如有无贫血及贫血的程度,有无恶心、呕吐、胸闷、气促、呼吸困难等情况。

2. 起居护理

(1) 休息与活动:嘱患者卧床休息,避免劳累。急性期绝对卧床休息,时间较急性肾炎更长,但应在床上适度活动肢体,注意翻身叩背,指导患者有效咳嗽,防止下肢静脉血栓形成,防止肺部感染。进行血液及腹膜透析治疗的患者,按本章第六节透析患者的护理方法实施护理。

(2) 室内环境:保持室内空气清新、流通和适宜的温度、湿度。

(3) 预防感染:保持口腔、皮肤卫生,防止皮肤黏膜损伤,注意保暖及防止上呼吸道感染。

3. 饮食护理 给予高热量、正常量优质蛋白、高维生素易消化饮食,急性肾衰竭时给予低蛋白饮食,同时限制水、钠的摄入。

4. 用药护理 遵医嘱给药,密切观察疗效和不良反应。应用肾上腺糖皮质激素治疗应密切观察有无感染、药物性糖尿、医源性库欣综合征(如满月脸、水牛背、多毛、痤疮、向心性肥胖等)、血压增高、消化道溃疡或出血、骨质疏松、股骨头坏死、伤口愈合不良等多项不良反应。使用细胞毒性药物时应观察有无骨髓抑制、中毒性肝损伤、性腺抑制(尤其男性)、出血性膀胱炎、胃肠道反应、脱发等不良反应。此外,大量使用糖皮质激素及细胞毒性药物后可使机体免疫力受到抑制,继发感染的机会增加,因此应注意观察有无呼吸道、皮肤、泌尿道感染的征象,必要时实行保护性隔离。使用利尿剂时应观察有无低钾血症、低钠血症、低氯性碱中毒等电解质紊乱。

5. 对症护理

(1) 水肿:急性期卧床休息,但应经常变换卧位,防止压疮;抬高下肢,必要时托起阴囊;给患者擦洗时避免过度用力,防止擦伤;衣着宽松,注意个人卫生,防止感染;低盐饮食。

(2) 急性肾衰竭:参见第六节"肾衰竭"。

6. 心理护理 因病情进展快、预后差,患者常出现焦虑、恐惧心理。护理过程中,应充分了解患者的心理状态,耐心倾听患者的倾诉,及时给予安慰与精神支持。与患者家属充分沟通,增加他们对本疾病的认知,使其能充分帮助及关爱患者,增强患者战胜疾病的信心。

7. 中医护理 本病属中医"水肿"范畴。中医食疗方法、护理参见急性肾小球肾炎。

【健康教育】

1. 活动指导 嘱患者充分休息,避免劳累,急性期绝对卧床休息,病情缓解后适度活动。

2. 用药指导 向患者及家属讲明本病的特点及治疗目的,强调遵医嘱规律用药的重要性,嘱其不可自行增减药量或停药,以免引起"反跳"现象。告知服用糖皮质激素及细胞毒性药物可能发生的不良反应及服药注意事项,增强治疗的依从性。

3. 预防感染 注意防止感冒,尽量避免到人群聚集的场所,减少呼吸道感染的发生。

保持皮肤卫生,指导患者衣着宽松,防止擦伤皮肤及引起感染。

4. 定期随访　向患者解释自我监测病情的意义及方法,告知其随访时间及规律,防止疾病复发及恶化。

【结语】

急进性肾小球肾炎又称新月体性肾小球肾炎,以少尿、血尿、蛋白尿、水肿、高血压为临床特征。病情进展迅速,肾功能急剧恶化,多在数周至半年内发展为尿毒症。本病预后差,常需要透析治疗或激素、细胞毒性药物冲击治疗,应加强针对性护理。注意预防呼吸道及皮肤感染。

三、慢性肾小球肾炎

慢性肾小球肾炎(chronic glomerulonephritis,CGN)简称慢性肾炎,是以蛋白尿、血尿、高血压、水肿为基本临床表现的一组肾小球疾病。本病起病隐匿、方式多样、病情迁延,患者逐渐出现不同程度的肾功能减退,终至慢性肾衰竭。

【病因与发病机制】

慢性肾炎仅少部分是由急性肾炎发展而来,绝大多数由不同病理类型的原发性肾小球病变迁延、发展所致。慢性肾炎的病因、发病机制和病理类型不尽相同,但导致病情慢性化的机制主要是免疫炎性病变的持续进展,而非免疫非炎症因素也起着重要作用。

慢性肾炎可有多种病理类型,常见的有系膜增生性肾小球肾炎(包括 IgA 和非 IgA 系膜增生性肾小球肾炎)、系膜毛细血管性肾小球肾炎、膜性肾病及局灶性节段性肾小球硬化等。上述所有类型后期可出现程度不等的肾小球硬化、肾小管萎缩、肾间质纤维化,导致肾体积缩小、肾皮质变薄,转化为硬化性肾小球肾炎。

【临床表现】

本病多发于青壮年男性。多数起病缓慢、隐匿,临床表现个体差异较大。

1. 症状和体征　慢性肾炎的基本临床表现为蛋白尿、血尿、高血压、水肿。早期患者可有疲倦、乏力、食欲下降、腰部酸痛表现,水肿可有可无,多为眼睑和 / 或下肢轻、中度凹陷性水肿。部分患者可无明显临床症状,出现较长时间的无症状性尿异常,主要表现为蛋白尿、镜下或肉眼血尿;血压可正常或轻度升高。经历数年、数十年的慢性损害,逐渐发展为肾衰竭,并出现贫血、高血压等相应的临床表现。肾衰竭时,多数患者有中度以上高血压(尤其是舒张压),可出现眼底渗出、出血、视盘水肿等表现,夜尿逐渐增多。如血压控制不好,肾功能恶化较快,预后差。

该病慢性进展过程中,部分患者因感染、劳累、妊娠、预防接种、用肾毒性药物而致病情恶化,肾功能急剧下降。病理类型与疾病的进展速度密切相关,如系膜毛细血管性肾小球肾炎进展较快,膜性肾病进展较慢。多数慢性肾炎患者肾功能呈慢性渐进性损害,肾脏病理类型是决定肾功能进展快慢的重要因素(如系膜毛细血管性肾小球肾炎进展较快,膜性肾病进展较慢),但也与治疗是否合理等相关。

2. 并发症

(1) 感染:慢性肾衰竭可导致机体抵抗力逐渐降低,引发机体感染,特别是呼吸道及泌尿道的感染。

(2) 心脏损害:由于高血压、贫血等多因素作用,可引起心肌损害,导致心律失常甚至心力衰竭。

【辅助检查】

1. 尿液检查　早期为轻度尿异常,尿蛋白定性为 +~+++;定量 1~3g/24h;尿沉渣镜检红细胞增多,可见管型。

2. 血常规检查　早期红细胞、血红蛋白可正常或有轻度下降,晚期可有明显下降。

3. 肾功能检查　多数患者肾功能长期稳定,晚期内生肌酐清除率明显下降,血肌酐、血尿素氮升高,尿浓缩功能减退。

4. B 超检查　早期肾脏大小正常,晚期可对称性缩小、皮质变薄。

5. 肾活组织病理检查　病理检查可明确病理类型,对确定治疗方案及判断预后有重要参考价值。

【诊断要点】

有尿液检查异常(血尿、蛋白尿),伴或不伴水肿、高血压,病史达三个月以上,无论有无肾功能损害均可作出慢性肾炎的临床诊断,但应除外继发性肾小球肾炎及遗传性肾小球肾炎。

【治疗要点】

慢性肾炎的治疗原则是防止或延缓肾功能进行性恶化、缓解临床症状、防治严重并发症。

1. 控制高血压　高血压是导致肾小球硬化及慢性肾衰竭的重要因素,因此积极控制高血压十分重要。应根据蛋白尿程度把血压控制在理想水平,即蛋白尿≥1g/d 者,血压应控制在 125/75mmHg 以下;尿蛋白 <1g/d 者,血压可控制在 130/80mmHg 以下。宜选择对肾脏有保护作用的降压药物,如血管紧张素转换酶抑制剂(ACEI)或血管紧张素Ⅱ受体拮抗剂(ARB),常用药物有卡托普利 25mg,每日 3 次或贝那普利 10~20mg,每日 1 次;氯沙坦 50~100mg,每日 1 次。

上述两类药物除具有降压作用外,还可改善肾小球内高压力、高灌注和高滤过状态,具有减少尿蛋白、延缓肾功能恶化、保护肾脏的作用。通常要达到减少蛋白尿的目的,应用剂量需高于常规的降压剂量。肾功能损害的患者应用 ACEI 或 ARB 要防止高血钾,血肌酐 >264μmol/L 时务必在严密观察下谨慎使用。有水钠潴留容量依赖性高血压的患者可选用噻嗪类利尿剂,如氢氯噻嗪 12.5mg,每日 2 次。其他降压药物有钙通道阻滞剂,如氨氯地平 5~10mg,每日 1 次;β 受体阻滞剂,如美托洛尔,25~50mg,每日 1 次。高血压难以控制时可选用不同类型的降压药联合应用。

2. 调整饮食　慢性肾炎患者出现氮质血症时应限制食物中蛋白质及磷的摄入量,应给予优质低蛋白饮食,蛋白摄入量 0.6~1.0g/(kg·d)或加低磷饮食,以减轻高灌注、高滤过、高压力引起的肾小球硬化,延缓肾功能减退。在进食低蛋白饮食时,应适当增加碳水化合物的摄入以满足机体生理代谢所需要的热量,在低蛋白饮食 2 周后注意补充必需氨基酸或 α- 酮酸,防止负氮平衡。

3. 应用抗血小板聚集药　大剂量双嘧达莫(300~400mg/d)、小剂量阿司匹林(40~300mg/d)有抗血小板集聚作用,对系膜毛细血管性肾小球肾炎有一定降尿蛋白的作用。

4. 应用糖皮质激素和细胞毒性药物　一般不主张常规使用,但患者肾功能正常或仅轻度受损,病理类型较轻(如轻度系膜增生性肾小球肾炎、早期膜性肾病等),尿蛋白较多者,若无禁忌可考虑使用,无效者再逐步停用。

5. 中医中药　雷公藤多苷片联合西药治疗慢性肾小球肾炎在改善症状、减少 24 小时尿蛋白定量、改善血肌酐、血尿素氮等方面较单纯西药治疗具有一定优势,但也可能增加一些轻度不良反应,需要严格控制服用剂量及疗程,服药期间做好监测。

6. 避免加重肾损害的因素　感染、劳累、妊娠及应用肾毒性药物,均可能损伤肾脏,导致肾功能恶化,应予以避免。

【常用护理诊断/问题】

1. 体液过多 与肾小球滤过率下降导致水钠潴留、长期蛋白尿引起低蛋白血症有关。

2. 有营养失调的危险：低于机体需要量 与长期蛋白尿和/或低蛋白饮食有关。

3. 潜在并发症：慢性肾衰竭。

【护理措施】

1. 病情观察

(1) 尿液情况：注意观察尿液中有无大量泡沫，其可反映尿液中蛋白质的多少，是否有肉眼血尿及程度，是否有夜尿增多、尿比重降低等表现。

(2) 肾功能：密切关注内生肌酐清除率、血肌酐、血尿素氮等检验结果。注意排除外源性肌酐及药物对结果的影响。慢性肾炎晚期，血肌酐、血尿素氮进行性升高，内生肌酐清除率明显下降，夜尿增多。

(3) 全身状况：监测营养状态，观察指甲、口唇、皮肤黏膜颜色，每周测一次体重，定期测定血红蛋白及血清清蛋白浓度；观察高血压、水肿程度、贫血及严重程度、有无恶心、呕吐、胸闷、气促、呼吸困难、心律失常等情况；观察有无感染的发生。

2. 起居护理

(1) 休息与活动：病情较轻时，可维持日常活动，但避免劳累。当血压增高、尿液明显异常时，可嘱患者卧床休息，但要注意防止下肢血栓及压疮。

(2) 病室环境：保持室内空气清新、适宜的温度(18~20℃)、湿度(50%~60%)。

(3) 预防感染：保持口腔、皮肤卫生，勤剪指甲防止皮肤黏膜损伤，避免用过热的水洗澡，沐浴后涂润肤霜防止皮肤干燥，注意保暖，防止皮肤、泌尿道及上呼吸道感染。

3. 饮食护理 慢性肾炎氮质血症期应给予优质低蛋白、低磷、低盐、高热量、高维生素饮食。盐摄入量 <3g/d；蛋白质摄入量一般在 0.6~0.8g/(kg.d)，可满足基本生理需求，动物蛋白及植物蛋白的比例各占 50%；当 GFR<5ml/min，蛋白质总量 <20g/d，增加动物蛋白质的比例(如鸡蛋、牛奶、瘦肉等)，同时需静脉补充 α- 酮酸或必需氨基酸。摄入热量不低于 126KJ/(kg·d)，以减少体内蛋白质的分解。

4. 用药护理 遵医嘱给药，密切观察疗效及不良反应。应用血管紧张素转换酶抑制剂(如卡托普利)时观察有无咳嗽、低血压、头痛等不良反应；使用降压药还应注意直立性低血压的发生；使用利尿剂时应观察有无低钾血症、低钠血症、低氯性碱中毒等电解质紊乱。

5. 对症护理

(1) 水肿：急性期卧床休息，但应经常变换卧位，防止压疮；抬高下肢，必要时托起阴囊；给患者擦洗时避免过度用力，防止擦伤；衣着宽松，注意个人卫生，防止感染；低盐饮食。

(2) 高血压：定时测量血压，观察靶器官(心、脑、肾、眼)受累的表现，疲倦、乏力明显时卧床休息，服用降压药时注意观察不良反应。

6. 心理护理 因病情逐渐进展、预后差，患者常感到焦虑、恐惧。护理过程中，应充分了解患者的心理状态，耐心倾听患者的倾诉，及时给予安慰与精神支持。与患者家属充分沟通，增加他们对本病的认知，使其能充分帮助及关爱患者，增强患者战胜疾病的信心。

7. 中医护理 本病属中医"水肿——阴水"范畴。患者中药汤剂宜温服，恶心呕吐者，宜少量多次进服。服药前滴少量生姜汁于舌上，对防止呕吐有效。配合艾灸脾俞、肾俞、三阴交、命门、阳陵泉、委中等穴，以温肾行水。脾阳虚衰者可服鲤鱼汤、玉米须汤，忌生冷、烈酒，少食牛奶、红薯等产气食物。肾阳虚衰者饮食富营养，可予乳类、蛋类、黑芝麻等补肾利水，酌情加用龟甲胶、鹿角胶等血肉有情之品，以填补精血。

【健康教育】

1. 休息与活动 嘱患者充分休息,避免劳累,延缓肾功能减退。向患者及家属解释低蛋白、低磷、低盐、高热量饮食的重要性及意义,增强治疗的依从性。指导患者合理选择食物。

2. 用药指导 告知患者及家属使用降压药物的意义及注意事项,防止直立性低血压的发生。使其明白病情预后与肾脏的保护及治疗息息相关。

3. 预防感染 注意防止感冒,尽量避免到人群聚集的地方去,减少呼吸道感染的发生。保持皮肤清洁卫生,指导患者衣着宽松,防止擦伤皮肤及引起感染。合理增加营养,增强机体抗感染能力。

4. 定期随访 向患者解释自我监测病情的意义及方法,告知其随访时间及规律,防止疾病复发及恶化。

【结语】

慢性肾小球肾炎是以蛋白尿、血尿、水肿、高血压为临床特征的一组肾小球疾病。起病隐匿,个体差异大,部分患者长期维持肾功能良好,部分患者逐渐出现不同程度的肾功能减退,最终发展为肾衰竭。控制血压对延缓肾衰竭十分重要。应避免感染、劳累、妊娠及应用肾毒性药物。当出现氮质血症时应给予优质低蛋白、低磷、低盐、高热量、高维生素饮食。

第四节 肾病综合征

肾病综合征(nephritic syndrome,NS)是由各种肾脏疾病所致,以大量蛋白尿(尿蛋白 >3.5g/d)、低蛋白血症(血浆清蛋白 <30g/L)、水肿、高脂血症,即呈现"三高一低"特征的一组综合征。根据病因可分为原发性和继发性两大类,本节仅讨论原发性肾病综合征。

【病因与发病机制】

肾病综合征病因及分类(见表 5-1)。

表 5-1 肾病综合征的分类和常见病因

分类及病因	儿童	青少年	中老年
原发性	微小病变型肾病	系膜增生性肾小球肾炎	膜性肾病
		系膜毛细血管性肾小球肾炎	
		局灶性节段性肾小球硬化	
继发性	过敏性紫癜肾炎	狼疮性肾炎	糖尿病肾病
	乙肝病毒相关性肾炎	过敏性紫癜肾炎	肾淀粉样变性
	狼疮性肾炎	乙肝病毒相关性肾炎	骨髓瘤性肾病
			淋巴瘤 / 实体瘤性肾病

原发性肾病综合征发病机制主要是免疫介导炎症所致的肾损害。具体为:①大量蛋白尿:是由于肾小球滤过膜的分子屏障及电荷屏障受损,肾小球滤过膜的通透性增高,原尿中的蛋白(主要是血浆清蛋白)含量增多,当蛋白增加超过肾小管的重吸收能力时,导致大量蛋白溢入尿中,形成蛋白尿。凡是增加肾小球内压力及导致高灌注、高滤过的因素(如高血压、高蛋白饮食或大量输注血浆蛋白)均可加重尿蛋白的排出。②低蛋白血症:是由于大量蛋白从尿中丢失,肝脏相对合成不足,此外,胃肠黏膜水肿导致食欲减退、摄入不足、吸收不良。除血浆白蛋白减少外,血浆的某些免疫球蛋白(如 IgG)和补体成分、抗凝及纤溶因子、金属

结合蛋白及内分泌激素结合蛋白也可减少,尤其是肾小球病理改变严重,大量蛋白尿和非选择性蛋白尿时更为显著。③水肿:是因低蛋白血症导致血浆胶体渗透压明显下降而出现,使水分从血管腔内进入组织间隙,是造成肾病综合征水肿的主要原因。严重时甚至出现腹水、胸腔积液;部分患者有效循环血容量不足,激活肾素—血管紧张素—醛固酮系统,促进水钠潴留。④高脂血症:主要为高胆固醇或(和)高甘油三酯血症,并可伴有低密度脂蛋白、极低密度脂蛋白及脂蛋白 a 的升高,高密度脂蛋白正常或降低。高脂血症发生的主要原因是肝脏脂蛋白合成的增加和外周组织利用及分解减少。

导致原发性肾病综合征的肾小球疾病的主要病理类型有微小病变型肾病、系膜增生性肾小球肾炎、系膜毛细血管性肾小球肾炎、膜性肾病、局灶性节段性肾小球硬化。

【临床表现】

1. 症状和体征 原发性肾病综合征不同病理类型的临床特征如下:

(1) 微小病变型肾病:见于儿童,约占 80%~90%。男性多于女性。但 60 岁后发病率又有增高。表现为典型的肾病综合征(三高一低),约 15% 的患者伴有镜下血尿,一般无持续性高血压及肾功能减退。部分病例可自行缓解,但本病复发率高达 60%。90% 的病例对激素治疗敏感。若大量蛋白尿长期得不到控制,可转变为局灶性节段性肾小球硬化。

(2) 系膜增生性肾小球肾炎:本类型我国发病率很高,占原发性 NS 的 30%;好发于青少年,男性多于女性;约半数患者在上呼吸道感染后急性起病,部分患者起病隐匿。根据免疫病理检查将本组疾病分为 IgA 肾病和非 IgA 肾病。后者约 50% 患者表现为 NS,多数伴有血尿;而 IgA 肾病几乎均有血尿,15% 患者出现 NS。随着增生性病变由轻至重,肾功能不全及高血压发生率逐渐增加。

(3) 系膜毛细血管性肾小球肾炎:好发于青壮年,男性多于女性。30% 患者在前驱感染后表现为急性肾炎综合征;约 50%~60% 患者表现为 NS;几乎所有患者伴有血尿;其中少数为发作性肉眼血尿。50%~70% 病例的血清 C3 持续降低;肾功能损害、高血压及贫血出现较早;本病疗效差、进展快,发病后 10 年约 50% 的病例进展至慢性肾衰竭。

(4) 膜性肾病:常见于中老年,男性多于女性;起病隐匿。约 80% 患者表现为 NS;一般无肉眼血尿,30% 伴有镜下血尿;早期可无肾功能损害。因患者血液常伴高凝状态易导致血栓、栓塞性并发症,肾静脉血栓发生率可高达 40%~50%。因此,膜性肾病患者如有突发性腰痛或肋腹痛,伴血尿、蛋白尿加重,肾功能损害,应注意肾静脉血栓形成。如有突发性胸痛,呼吸困难,应注意肺栓塞。膜性肾病约占我国原发性肾病综合征的 20%,有 20%~35% 患者的临床表现可自发缓解,60%~70% 的早期膜性肾病患者经糖皮质激素和细胞毒性药物治疗后可达临床缓解。本病多进展缓慢,10 年肾脏存活率为 80%~90%,较西方国家预后好。

(5) 局灶性节段性肾小球硬化:好发于青少年男性,占原发性 NS 的 5%~10%。起病多隐匿,部分病例可由微小病变型转变而来。主要临床表现为肾病综合征,约 70% 伴有血尿;半数以上有高血压,约 30% 有肾功能减退。有 30%~50% 的患者用激素治疗有效,但显效较慢。经治疗不缓解者 6~10 年后超过半数患者进入终末肾衰竭期。

2. 并发症

(1) 感染:是常见的并发症。其发生与低蛋白血症、免疫功能紊乱及糖皮质激素治疗有关。感染常起病隐匿、症状不典型,主要发生的部位是呼吸道、泌尿道、皮肤、腹腔。感染是导致肾病综合征复发及疗效不佳的主要原因。

(2) 血栓形成、栓塞:最常见为肾静脉血栓。由于水肿、有效循环血容量减少,血液浓缩,加之高脂血症,使血液黏稠度增大;低蛋白血症刺激肝脏代偿性合成蛋白质增多,引起机体凝血、抗凝及纤溶系统失衡,利尿剂的应用进一步加重了高凝状态,易形成血栓或栓塞。该并发症是影响肾病综合征治疗效果和预后的重要因素。

(3)急性肾损伤:由于有效循环血容量减少,肾血流量减少,导致肾前性氮质血症。多数病例经扩充血容量、利尿治疗可恢复,少数病例可出现急性肾损伤。感染、大量蛋白尿、血尿酸水平升高是原发性肾病综合征患者并发急性肾损伤的独立危险因素。病理类型以微小病变型肾病居多。肾衰竭的发生机制是肾间质水肿压迫肾小管和蛋白管型堵塞肾小管引起。

(4)其他:长期低蛋白血症可导致营养不良、小儿生长发育迟缓,机体免疫力低下,微量元素缺乏,内分泌紊乱及钙、磷代谢障碍。长期脂代谢紊乱可导致动脉硬化、冠心病等。高脂血症增加血液黏稠度,不仅促进血栓、栓塞并发症的发生,还将增加心血管系统并发症,并可促进肾小球硬化和肾小管 - 间质病变的发生,促进肾脏病变的慢性进展。

【辅助检查】

1. 尿液检查　尿蛋白定性检查为 +++~++++,定量检查尿蛋白超过 3.5g/24h。尿中可有红细胞、颗粒管型等。

2. 血液检查　血浆清蛋白 <30g/L,血中胆固醇、甘油三酯、低密度脂蛋白、极低密度脂蛋白和脂蛋白 a 均可增高,血 IgG 可减低。

3. 肾功能检查　内生肌酐清除率可正常或降低,血肌酐、血尿素氮可正常或升高。

4. 肾活组织病理检查　肾穿刺活检可明确肾小球病变的病理类型,指导治疗及判断预后。

5. 影像学检查　B 超显示双肾正常或缩小。

【诊断要点】

诊断包括三个方面:①根据尿蛋白 >3.5g/d、血浆清蛋白 <30g/L、水肿、高脂血症(其中前 2 项为必备),可诊断 NS;②根据病因明确原发性、继发性 NS;根据肾活检结果明确病理类型;③判断有无并发症。

【治疗要点】

抑制免疫与炎症反应是肾病综合征的主要治疗手段。

1. 一般治疗　水肿严重者需卧床休息,待水肿消退,一般情况好转后,可逐步增加活动量。给予高热量、低盐(<3g/d)、低脂、高维生素及富含可溶性纤维的饮食。肾功能正常者,给予正常量优质蛋白,肾功能减退者给予优质低蛋白饮食。尽管患者丢失大量尿蛋白,但由于高蛋白饮食增加肾小球高滤过,加重蛋白尿并促进肾脏病变进展,故不主张患者摄入高蛋白饮食。为减轻高脂血症,应少进富含饱和脂肪酸(动物油脂)的饮食,而多吃富含多聚不饱和脂肪酸(如植物油、鱼油)及富含可溶性纤维(如燕麦、米糠及豆类)的饮食。

2. 对症治疗

(1)利尿消肿:原则为不宜过快、不宜过猛,以免造成有效循环血容量不足,加重血液黏度,诱发血栓、栓塞等并发症。常用的利尿剂包括:①噻嗪类利尿剂:常用氢氯噻嗪,25mg,每日 3 次。②保钾利尿剂:常用氨苯蝶啶,50mg,每日 3 次。与噻嗪类利尿剂合用。③袢利尿剂:呋塞米(速尿),20~120mg/d,口服或静脉滴入。④渗透性利尿剂:常用低分子右旋糖酐或 706 代血浆。可加用袢利尿药增强利尿效果。⑤提高血浆胶体渗透压:用血浆或血浆白蛋白提高血浆胶体渗透压,同时加用袢利尿剂达到利尿效果。

(2)减少尿蛋白:持续大量蛋白尿可导致肾小球的高滤过,加重肾损伤,促进肾小球硬化。因此应积极控制蛋白尿,保护肾功能。血管紧张素转换酶抑制剂(ACEI)及血管紧张素 Ⅱ受体拮抗剂(ARB)类药物在控制血压的同时有减少尿蛋白的作用,但所用剂量大于常规降压时的剂量。

笔记栏

（3）降脂治疗：高脂血症增加了心脑血管病的患病风险，多数患者需用降脂药物。常用药物为洛伐他汀、非诺贝特等。

3. 抑制免疫与炎症反应

（1）肾上腺糖皮质激素（简称激素）：激素通过抑制炎症、免疫反应，抑制醛固酮和 ADH 分泌，影响肾小球基膜通透性等综合作用而发挥利尿、消除尿蛋白的疗效。使用原则为：起始足量、慢减量、长期维持。常用药物为泼尼松 1mg/（kg·d），顿服，口服 8~12 周。足量治疗后每 2~3 周减少原用量的 10%，当减至 20mg/d 时，病情易反复，应更加缓慢减量。最后以 10mg/d 的最小有效剂量维持半年左右，此时可隔日顿服以减轻不良反应。当泼尼松效果不佳或严重水肿、肝功能损害时，可考虑使用甲泼尼龙，口服或静脉注射。

（2）细胞毒性药物：可用于"激素依赖型"和"激素抵抗型"肾病综合征，常用环磷酰胺、盐酸氮芥等药物协同激素治疗，一般不单独使用。环磷酰胺用量 2mg/（kg·d），分 1~2 次口服；或 200mg，隔日静脉注射。总量达到 6~8g 后停药。

（3）钙调神经蛋白抑制剂：环孢素属于钙调神经蛋白抑制剂，可选择性抑制 T 辅助细胞及 T 细胞毒效应细胞，作为二线药用于治疗激素及细胞毒性药物无效的难治性肾病综合征。常用剂量为 3~5mg/（kg·d），分 2 次口服，服药 2~3 个月后缓慢减量，总疗程至少一年。此药昂贵、副作用大，停药后病情易复发。同类药物还有他克莫司，也属于钙调神经蛋白抑制剂，但肾毒性小于环孢素。

（4）吗替麦考酚酯：选择性抑制 T、B 淋巴细胞增殖及抗体形成达到治疗目的。常用剂量为 1.5~2g/d，分 2 次口服，用 3~6 个月，酌情减量后维持半年。该药已广泛应用于肾移植后排异反应，副作用相对较小。

4. 并发症治疗

（1）感染：无感染时不需要使用抗生素预防感染。一旦发生感染应立即选择敏感、高效、无肾毒性的抗生素，尽快去除感染灶，严重感染难控制时考虑减少或停用激素。

（2）血栓及栓塞：当血浆出现高凝状态时应预防性使用抗凝剂，如肝素钠、华法林等，同时配合使用双嘧达莫或阿司匹林抑制血小板聚集。当出现血栓或栓塞时，应尽早应用尿激酶或链激酶溶栓。抗凝及溶栓时应避免药物过量而导致出血。

（3）急性肾衰竭：当 NS 出现急性肾衰竭时可首先选用较大剂量袢利尿剂，无效时进行透析，同时碱化尿液、积极治疗原发病。

【常用护理诊断/问题】

1. 体液过多 与低蛋白血症致血浆胶体渗透压下降等有关。

2. 营养失调：低于机体需要量 与大量蛋白尿、摄入减少及吸收障碍有关。

3. 有感染的危险 与机体抵抗力下降、应用激素和/或免疫抑制剂有关。

4. 有皮肤黏膜完整性受损的危险 与水肿、营养不良有关。

【护理措施】

1. 病情观察

（1）水肿消长情况：记录 24 小时出入液量；每天测量体重；定期评估水肿程度；观察有无胸闷、气促、腹胀、呼吸困难等浆膜腔积液及心衰的征象。

（2）营养状态：关注血浆清蛋白、血红蛋白的检测值，评估饮食结构是否合理、热量是否充足及营养状态等。

（3）皮肤黏膜完整性：观察皮肤黏膜有无红肿、破损、压疮、感染发生。

（4）感染征象：监测体温，观察有无咳嗽、咳痰、肺部湿啰音、尿路刺激征、皮肤红肿等感染征象。

（5）肾功能：观察有无肉眼血尿。同时密切关注检验结果，如有无镜下血尿、蛋白尿、肾小球滤过率、血肌酐、血尿素氮等。

（6）其他：观察有无烦躁、乏力、心律失常、高钾血症、低钾血症的情况，及早识别心力衰竭、呼吸困难及重度高血压的征象。

2. 起居护理

（1）休息与活动：平时保证充分休息，避免劳累，病情严重时卧床休息，待水肿消退，病情好转后，可逐步增加活动量。

（2）病室环境：保持室内空气清新、流通；保持舒适的温度（18~22℃）、湿度（50%~60%）。

（3）预防感染：定时进行空气及室内物品消毒。保持口腔卫生，防止皮肤黏膜损伤，注意保暖及呼吸道隔离，减少探视，防止交叉感染。

3. 饮食护理　保证足够热量饮食，热量不少于 126~147kJ/(kg·d) 一般给予正常量 0.8~1.0g/(kg·d) 的优质蛋白，如鱼、虾、乳类、瘦肉等。肾功能不全时，应根据肌酐清除率调整蛋白质的摄入量。同时给予低盐（<3g/d）饮食，禁食腌制食品。给予含不饱和脂肪酸（植物油）、高维生素及富含可溶性纤维素（燕麦、豆类、米糠）的饮食。

4. 用药护理　遵医嘱给药。①应用糖皮质激素治疗时，密切观察有无感染、药物性糖尿、医源性库欣综合征、血压增高、消化道溃疡或出血、骨质疏松、股骨头坏死等不良反应。②使用细胞毒性药物时应观察有无骨髓抑制、中毒性肝损伤、性腺抑制（尤其男性）、出血性膀胱炎、胃肠道反应、脱发等不良反应。③环孢素除了肝肾毒性外，还可导致高血压、高尿酸血症、多毛及牙龈增生等。④长期服用噻嗪类利尿剂应防止低钾血症、低钠血症。常用保钾利尿剂如氨苯蝶啶，需防高血钾。使用祥利尿剂，如呋塞米（速尿），应注意防止低钠及低钾血症、低氯性碱中毒。⑤渗透性利尿剂如低分子右旋糖酐或 706 代血浆，少尿时应慎用，因易与肾小管分泌的蛋白和肾小球滤过的清蛋白一起形成管型，阻塞肾小管；高渗作用致肾小管上皮细胞变性、坏死，致急性肾衰竭。

5. 对症护理　水肿时皮肤弹性降低、脆性增大、抵抗力下降，加之严重水肿时需卧床休息，容易导致皮肤破损、感染，易出现压疮等并发症。因此水肿患者卧床休息时，应经常变换卧位，防止压疮；抬高下肢，必要时用绷带托起阴囊；给患者擦洗时避免过度用力，防止擦伤；衣着宽松，勤换内衣，注意个人卫生，防止感染。

6. 心理护理　本病病程长、易复发，患者及家属常出现焦虑、悲观情绪。护理过程中，应耐心倾听患者及家属的倾诉，告知其经过规律治疗可稳定病情，维持正常活动。长期使用糖皮质激素患者可出现满月脸、水牛背、多毛、痤疮、向心性肥胖等，自我形象紊乱可伤害患者自尊心，应向其解释此现象是暂时的，随着病情好转、药物减量会逐渐好转，从而使其对治疗及疾病预后充满信心。注意评估患者的经济状况及社会支持程度，有针对性地予以疏导。

7. 中医护理　本病属中医"水肿"范畴。体虚易感者，可常服用人参大枣粥、黑芝麻粥以及动物肾脏、紫河车、蛋类、乳制品、核桃、赤小豆、乌龟、鲫鱼等以补肾利尿。宜食西瓜、冬瓜、葫芦、赤豆等具有利尿作用的食物，避免辛辣肥厚之物，尤忌海腥、鱼虾、鹅肉等。

【健康教育】

1. 知识指导　指导患者对病情进行自我监测，嘱其定时测量体重，记录每日尿量，观察尿液颜色、新鲜尿液有无泡沫等。

2. 生活指导　向患者解释饮食配合对治疗疾病的重要性，指导患者坚持服用高热量、低盐、低脂、高维生素、高膳食纤维及优质蛋白饮食，指导患者选择合适食物。嘱患者充分休息，必要时卧床休息，但应适度活动，避免肢体形成血栓、压疮等并发症。指导患者衣着宽松，防止擦伤；注意个人卫生，尽量减少出入公共场所，避免呼吸道感染。

3. 用药指导　介绍药物的使用方法、注意事项、不良反应,特别是使用激素时,嘱其不可自行停药、减量或增量。

【结语】

原发性肾病综合征是由肾小球病变引起的一类临床综合征。主要表现为"三高一低",即大量蛋白尿、低蛋白血症、高度水肿及高脂血症。以激素治疗为主。预后与病理类型、激素治疗效果及有无并发症有关。饮食原则为适量优质蛋白、高热量、低盐、低脂、高维生素及富含膳食纤维。主要的护理措施包括水肿的护理、饮食护理、并发症的防治、药物不良反应的防治。

第五节　尿 路 感 染

尿路感染(urinary tract infection,UTI)简称尿感,是由各种病原微生物在尿路中生长、繁殖所引起的尿路急、慢性炎症,多见于育龄女性、老年人、免疫功能低下及尿路畸形者,妊娠期妇女发生率更高。根据感染发生部位,可分为上尿路感染(主要是肾盂肾炎)和下尿路感染(主要是膀胱炎)。根据尿路结构和功能异常,分为复杂性和非复杂性尿路感染。复杂性尿路感染指伴有尿路不畅、结石、畸形、膀胱-输尿管反流、慢性肾实质疾病基础上等结构或功能异常引起的尿路感染。非复杂性尿路感染是指不伴有上述情况的单纯性尿路感染。

本病女性发病率明显高于男性,比例约8∶1。未婚女性约1%~3%,已婚女性约5%,与性生活、月经、妊娠、应用杀精子避孕药等因素有关。发病率随年龄增长而增加,多见于女性和老年人,健康老年人为4%~19%,糖尿病患者为0.7%~27%,孕妇为2%~10%,60岁以上女性尿感发生率高达10%~12%,多为无症状性细菌尿,50岁以后男性因前列腺肥大尿感发生率增高,约为7%。

【病因与发病机制】

1. 病因　主要由细菌感染引起,以革兰氏阴性杆菌感染为主,其中大肠杆菌最为常见,约占85%。其次为粪链球菌、葡萄球菌、克雷伯菌、变形杆菌、柠檬酸杆菌属等。其中大肠杆菌、粪链球菌、葡萄球菌最常见于无症状性细菌尿、非复杂性尿路感染或首次发生的尿路感染。铜绿假单胞菌多见于尿路器械检查或长期留置导尿的患者,变形杆菌、克雷伯菌在尿路结石患者中多见。真菌感染多见于糖尿病及免疫功能低下者。

2. 发病机制

(1)感染途径:以上行感染为主,即病原菌经由尿道上行至膀胱、输尿管、肾脏所致的感染,约90%。正常情况人体前尿道和尿道口周围所定居的少量细菌不会致病,但某些因素,如性生活、尿路梗阻、医源性操作等,可导致上行感染的发生。少数患者是通过血行感染、直接感染或淋巴感染所致。

(2)机体防御能力:正常情况下,病原菌进入膀胱,但不会引起尿路感染的发生,与机体的防御能力有关。机体防御能力包括:①排尿的冲刷作用;②尿道与膀胱黏膜的抗菌力;③尿液中高浓度尿素、高渗透压和低pH值等;④前列腺分泌物中的抗菌成分;⑤感染后白细胞的趋化与清除细菌的作用;⑥输尿管膀胱连接处的活瓣防止尿液、细菌进入输尿管。

(3)易感因素

1)尿路梗阻:如结石、狭窄、肿瘤、前列腺增生等均可阻碍尿液自由流出,导致排尿不畅,细菌在局部停留、大量繁殖引起感染。尿路梗阻合并感染时可快速破坏肾组织结构,引起肾功能异常,因此应及时解除梗阻。

2) 膀胱输尿管反流及尿路结构异常：当输尿管壁内段及膀胱开口处的黏膜发生功能或结构异常时，可促使尿液从膀胱通过输尿管，逆流到达肾盂，导致细菌在局部定植引发感染。泌尿系统结构异常引起尿路感染（如肾发育不良、肾盂及输尿管畸形、移植肾、多囊肾等）。

3) 性别：女性由于尿道短而宽，易于扩张，尿道外口位于阴道口的前方，阴蒂后方，距离肛门较近，容易发生尿路感染。月经期、绝经期、性生活后较易引发尿路感染。妊娠期由于孕期输尿管蠕动功能减弱、暂时性膀胱输尿管活瓣关闭不全及妊娠后期子宫增大的缘故，使得尿液引流不畅而引发感染，在妊娠妇女中约占 2%~10%。中老年男性尿路感染发生主要与前列腺增生、包茎、包皮过长有关。

4) 机体免疫力减弱：如长期使用免疫抑制剂、糖尿病、长期卧床、艾滋病、产褥期、长期精神压力大、熬夜、更年期、饮食不当等因素导致机体免疫力减弱。

5) 神经源性膀胱：如脊髓损伤、糖尿病、多发性硬化等疾病，可出现支配膀胱的神经功能发生障碍，导致长时间的尿液潴留和 / 或应用导尿管引流尿液而引发感染。

6) 医源性因素：导尿或留置导尿管、膀胱镜或尿道镜检查、逆行性尿路造影等损伤尿路黏膜，将细菌带入尿路，易引发尿路感染，最常见的部位为下段输尿管，妇科手术是医源性损伤最常见的原因。欧洲泌尿外科学会（European Association of Urology，EAU）发布的 2020 年泌尿系统感染指南指出医源性损伤是输尿管损伤最常见的原因，约占 80%。

【临床表现】

1. 膀胱炎　占尿路感染的 60% 以上。以尿频、尿急、尿痛等膀胱刺激征为主要表现，伴有耻骨上不适，多无全身感染症状。常有白细胞尿，30% 可见血尿，偶有肉眼血尿。

2. 肾盂肾炎　属于上尿路感染，根据病程及症状，分为急性肾盂肾炎和慢性肾盂肾炎。

(1) 急性肾盂肾炎：各年龄段均可发生，育龄女性最为多见。起病较急，临床表现与感染程度相关。①全身症状和体征：寒战、高热（体温多在 38℃以上，且多为弛张热）、头痛、全身酸痛、无力、恶心、呕吐、食欲减退。轻者较少出现。②泌尿系统表现：尿频、尿急、尿痛等膀胱刺激征，腰痛（多为酸痛或钝痛）或肾区不适，上输尿管或肋腰点压痛或叩击痛。

(2) 慢性肾盂肾炎：可有急性肾盂肾炎、膀胱炎病史，或急性肾盂肾炎未彻底治愈而反复发作。临床表现与急性肾盂肾炎相似，慢性期全身表现较轻，甚至无全身表现。起病常隐匿，仅有低热、头晕、疲乏无力等。膀胱刺激症状及尿液改变也较急性期轻。可出现水肿和高血压。病情持续可发展为慢性肾衰竭。

3. 无症状性细菌尿　指尿培养可有真性菌尿但无尿路感染症状。多见于老年人，如不治疗，部分患者可发生急性肾盂肾炎。

4. 并发症　若及时治疗，较少发生并发症，若细菌毒力强、合并尿路梗阻或机体抵抗力低下者，可发生并发症。如肾乳头坏死（表现为高热、剧烈腰痛和血尿，肾绞痛）、肾周脓肿（原有肾盂肾炎症状加重外，单侧腰痛，向健侧弯腰时疼痛加剧）、慢性肾衰竭。

【辅助检查】

1. 血液检查　急性期白细胞增高，中性粒细胞增高明显，核左移。红细胞沉降率可增快。

2. 尿常规检查　尿中白细胞数显著升高，可有镜下血尿，极少数有肉眼血尿，尿蛋白多为阴性或微量。离心后尿沉渣镜检白细胞 >5 个 /HP 称为脓尿，是诊断尿路感染的敏感指标。

3. 尿细菌学检查

(1) 尿涂片细菌检查：清洁中段尿沉渣涂片，若每个高倍视野下可见 1 个或更多细菌，提示尿路感染。

(2) 尿细菌培养：中段尿细菌定量培养，菌落计数 $\geq 10^5$/ml，且能排除假阳性，称为真性菌

笔记栏

尿,可确诊尿路感染;菌落计数为 $10^4\sim10^5$/ml,为可疑阳性,需复查;如菌落计数 <10^4/ml,为污染。耻骨上膀胱穿刺尿细菌定性培养有细菌生长,即为真性菌尿。其中膀胱穿刺尿培养结果最可靠。

4. 影像学检查 如 B 超、腹部 X 线检查或静脉肾盂造影(IVP)等,可协助慢性、反复发作或经久不愈者确定有无结石、梗阻、畸形等。但急性期不宜做 IVP。

5. 其他 如肾功能、亚硝酸盐还原试验等。

【诊断要点】

1. 典型尿路感染依据膀胱刺激征、尿液改变、尿液细菌学检查(新鲜清洁中段尿细菌定量培养菌落计数≥10^5/ml)可确诊。

2. 不典型者主要依据尿细菌学检查确诊,要求两次细菌培养均为同一菌种的真性菌尿。

3. 尿路感染定位诊断可根据临床表现、实验室检查等协助定位诊断。

4. 慢性肾盂肾炎的诊断除反复发作尿路感染病史外,还需结合影像学及肾功能检查。

(1) 肾外形凹凸不平,且双肾大小不等。

(2) 静脉肾盂造影:可见肾盂肾盏变形、缩窄,分割成几段。

(3) 持续性肾小管功能损害。

具备上述第(1)(2)条的任何一项再加第(3)条可确诊。

【治疗要点】

治疗要点:抗感染、对症治疗。

用药原则:①选用敏感抗生素。无病原学结果前,一般首选对革兰氏阴性杆菌有效的抗生素,尤其是首发尿感。治疗 3 天症状无改善,应按药敏结果调整用药。②抗生素应在尿内和肾内的浓度高。③选用肾毒性小,副作用少的抗生素。④单一药物治疗失败、严重感染、混合感染、耐药菌株出现时应联合用药。⑤治疗时间根据尿路感染类型确定。

1. 急性膀胱炎 可采用单剂量或短疗程的抗菌药物治疗。

(1) 单剂量疗法:磺胺甲基异噁唑 2.0g、甲氧苄啶 0.4g、碳酸氢钠 1.0g,1 次顿服(简称 STS 单剂);氧氟沙星 0.4g,1 次顿服;阿莫西林 3.0g,1 次顿服。但单剂量疗法易复发。

(2) 短程疗法:3 日疗法,如氟喹酮类(氧氟沙星 0.2g,2 次 /d),磺胺类(磺胺甲基异噁唑 1.0g,2 次 /d)。

(3) 对于老年患者、糖尿病患者、机体免疫力低下者、妊娠期妇女不宜使用单剂量及短程疗法,应采用较长疗程。

停服抗生素 7 天后,需进行尿细菌定量培养。如结果阴性表示急性细菌性膀胱炎已治愈。如仍有真性细菌尿应继续给予 2 周抗生素治疗。

2. 急性肾盂肾炎

(1) 抗生素:轻者可选用喹诺酮类、半合成青霉素类、头孢菌素类等口服,疗程 10~14 天,若尿菌仍为阳性,则应根据药敏试验结果选用敏感抗生素治疗 4~6 周。严重者需住院治疗,早期静脉给药,临床症状减轻后可口服给药,必要时可联合用药。

(2) 碱化尿液:碳酸氢钠片 1.0g 口服,3 次 /d。

(3) 严重者在病情允许的情况下做影像学检查以确定有无尿路梗阻。

3. 慢性肾盂肾炎 治疗的关键是积极寻找并去除易感因素。急性发作时治疗同急性肾盂肾炎。

4. 无症状细菌尿

(1) 非妊娠妇女和老年人一般不予治疗。

(2) 妊娠期妇女应予治疗,选用肾毒性较小的抗菌药,如青霉素、头孢类等,不宜使用氯霉素、四环素、喹诺酮类,慎用磺胺甲基异噁唑和氨基糖苷类。

(3) 学龄前儿童也应予以治疗。

(4) 肾移植、尿路梗阻及其他尿路有复杂情况者应予治疗。

(5) 曾出现有症状感染者应予治疗。

5. 再发性尿路感染

(1) 复发:原致病菌再次引起感染,通常在停药后 1 个月内发生。应在积极去除诱因的基础上,选用敏感强效的抗生素治疗。

(2) 重新感染:另一种新致病菌侵入所引起的尿路感染,多在停药 1 个月后发生。积极寻找并去除易感因素,选用强效杀菌剂,在允许范围内用最大剂量治疗 6 周,如不成功再延长疗程或改为静脉给药。如提示尿路防御功能低下,可长期预防性治疗。

【常用护理诊断/问题】

1. 排尿障碍:尿频、尿急、尿痛　与泌尿系统感染有关。

2. 体温过高　与急性肾盂肾炎有关。

3. 焦虑　与膀胱刺激征引起的不适、担心预后有关。

【护理措施】

1. 病情观察　监测生命体征,注意体温变化,观察尿频、尿急、尿痛、尿路刺激征程度及变化,观察尿液性质、颜色、尿量变化,观察腰部疼痛的性质、程度、部位及变化情况。若高热持续不退,腰痛加剧、尿量减少,甚至肉眼血尿,提示病情加重。如果出现单侧或双侧腰痛剧烈,伴有血尿,尿中有坏死组织时,应考虑可能出现肾周脓肿、肾乳头坏死等并发症,需及时通知医生。

2. 起居护理　症状明显时卧床休息,可取屈曲位以减轻腰部不适感,尽量减少站立或坐直。平时无不适时应适当锻炼以增强体质,可练习太极拳、八段锦、五禽戏。养成良好的个人卫生习惯,选择透气性好、吸湿性强的纯棉内裤,每晚睡前用温开水清洗外阴,注意月经期、妊娠期、产褥期及性生活后的会阴清洁。

3. 饮食护理　饮食宜清淡、营养丰富、易消化,注意营养的均衡搭配以增强机体抵抗力。高热及全身症状明显者,给予流质或半流质饮食,若无禁忌证,鼓励患者多饮水,保证每日饮水量在 2 500ml 以上,使尿量增加,起到稀释尿液、冲刷膀胱、促进尿液排泄的作用,减少细菌定植尿道的机会。

4. 用药护理

(1) 遵医嘱给予抗菌药物和口服碳酸氢钠,注意观察药物的疗效及不良反应。嘱患者按时、按量、按疗程服药,勿随意停药。

(2) 使用磺胺类药物期间注意多饮水,并同时服用碳酸氢钠,以增强疗效和减少磺胺结晶形成。对磺胺类过敏者、妊娠期或哺乳期妇女禁用。

5. 对症护理

(1) 发热:密切观察患者的体温变化,及时采取物理降温,如温水擦拭额头、腋窝、腹股沟等部位,做好体温记录和效果评价。

(2) 尿频:保持心情舒畅,缓解紧张情绪,可让患者从事一些感兴趣的活动以转移患者的注意力,减轻尿频症状。

(3) 尿痛:膀胱区热敷或按摩,必要时服用解痉镇痛药物。腰痛或肾区疼痛者指导卧床休息。

6. 心理护理　给予患者充分的理解、尊重、关心与帮助,建立相互信任的护患关系,及时满足患者的正常诉求。因过分紧张可加重尿频,故指导患者做一些感兴趣的事情,如听音乐、阅读喜爱的书籍等,以分散注意力,保持心情舒畅,减轻焦虑,缓解尿路刺激征。

7. 中医护理 本病属中医"淋证"范畴。血淋者,用白茅根煮水代茶饮。甘蔗、莲藕各500g,榨取汁液后分3次饮服,对尿频、尿急、血尿者有效。石淋者用金钱草煎水多饮,少食含钙、磷高的食物,如牛奶等,石淋疼痛时可耳穴压籽止痛,取肾、膀胱、交感等穴。亦可刺激肾俞、膀胱俞、次髎、三阴交等穴。指导石淋患者用改变体位、叩击、运动等方法排出结石。对气淋者应调畅情志,劝慰开导,避免抑郁伤脾、暴怒伤肝,勿劳累,可用佛手、橘皮泡水喝,黄芪粥等补脾益气。膏淋者可选南瓜子煮水服或水芹菜、荠菜花煮水饮。劳淋者宜多选补益脾肾之品,如山药、百合、莲子、龟甲胶、藕、蜂蜜等,或枸杞子、黑芝麻粥等。

【健康教育】

1. 起居指导 保持规律生活,避免劳累,坚持体育锻炼,增强抵抗力。

2. 预防指导 多饮水、勤排尿,尿量 >1 500ml/d,是预防尿路感染最简便有效的方法。

3. 卫生指导 注意个人卫生,尤其是会阴部及肛周皮肤的清洁,应教会患者正确清洁外阴部的方法。尤其是在月经期、妊娠期、产褥期,要防治逆行感染。与性生活有关的反复发作者,应注意性生活后立即排尿、清洁会阴部。穿棉质、宽松内裤,少憋尿,有尿意及时排尿,可有效预防疾病发生。

4. 用药指导 告知患者按时、按量、按疗程服药,切不可随意停药,否则易复发或者转为慢性肾盂肾炎,一旦发生尿频、尿急、尿痛、寒战、发热、腰痛等症状,应及时就医。

【结语】

尿路感染系由各种病原微生物感染所引起的尿路急、慢性炎症,多见于育龄女性、老年人、免疫功能低下者,是最常见的泌尿系统疾病之一。临床多表现为尿频、尿急、尿痛,伴或不伴全身中毒症状。防治尿路感染应做到多喝水、勤排尿、不憋尿;女性因其特殊的尿道结构,更应注意做好个人卫生;同时应注意锻炼身体以增强体质。

第六节 肾 衰 竭

一、急性肾损伤

急性肾损伤(acute kidney injury,AKI),是由于各种原因引起的肾功能在短时间内(数小时至数天)快速减退而出现的临床综合征。可发生于既往无肾脏病者,也可发生在原有慢性肾脏病的基础上。AKI 是常见危重病症,与其他系统疾病转归密切相关,其发病率在综合性医院为 3%~10%,重症监护病房为 30%~60%,危重 AKI 患者病死率高达 30%~80%,存活患者约 50% 遗留永久性肾功能减退,部分需终身透析,防治形势十分严峻。

【病因和发病机制】

急性肾损伤根据发生的病因不同分为肾前性、肾性和肾后性。

1. 病因 肾前性常见病因有血容量减少(体液丢失和出血)和肾内血流动力学改变等;肾性病因有肾实质损伤;肾后性常见病因有急性尿路梗阻。肾小管性肾衰竭是急性肾损伤最常见的原因,其常见病因是肾缺血或肾毒性药物或物质(如抗生素、血红蛋白等)导致肾小管上皮细胞损伤,引起急性肾小管坏死(acute tubular necrosis,ATN)。

2. 发病机制

(1)肾前性:又称肾前性氮质血症,是由于各种原因引起的有效循环血容量减少,肾脏血流灌注不足所致。肾脏血流灌注不足致血压过低时,超过自我调节能力导致肾小球滤过率下降,但短期内并无明显的肾实质损伤。肾灌注量减少在 6 小时内得到纠正,迅速补足有效循环血容量,肾功能可迅速恢复。若低灌注持续,则可发生肾皮质缺血和肾小管上皮细胞明显损伤,继而发展为 ATN。常见原因包括:①急性血容量不足,如各种原因导致的体液丢失和出血;②心排血量减少,如心力衰竭等严重心脏疾病;③周围血管扩张,如过敏性休克、使用降压药物。

(2)肾性:缺氧、缺血和肾毒性物质可引起近端肾小管损伤,肾小管严重受损可导致肾小球滤过液的反渗,通过受损的上皮或小管基底膜漏出,致肾间质水肿和肾实质进一步损伤;肾缺血后对血管收缩刺激和肾自主神经刺激的敏感性增加,导致肾自主调节功能损害、血管舒缩功能紊乱和内皮损伤,也可产生炎症反应。内皮损伤和炎症反应引起血管收缩因子(内皮素、血栓素 A_2 等)产生过多,而血管舒张因子(一氧化氮、前列腺素 PGI_2 和 PGE_2)合成减少。这些改变进一步引起血流动力学异常,主要为肾血流量下降、肾内血流重新分布,肾皮质血流量减少、肾髓质充血等,引起肾小球滤过率下降;肾缺血可通过炎症反应直接使血管内皮细胞受损,也可通过肾小管细胞产生炎症介质(白细胞介素、肿瘤坏死因子 $-\alpha$ 等)使内皮细胞受损,并通过细胞黏附分子 -1(ICAM-1)和 P 选择素(血小板活化标志物)的增加,使白细胞黏附及移行增加,从而导致肾组织的进一步损伤,使肾小球滤过率下降。

(3)肾后性:双侧尿路梗阻或孤立肾患者单侧尿路出现梗阻时可发生。尿路发生梗阻时尿路内反向压力首先传导到肾小囊内压,由于肾小球入球小动脉扩张,早期肾小球滤过率暂时能维持正常,及时解除梗阻,肾功能得以恢复。如果梗阻持续无法解除,肾皮质大量区域出现无灌注或低灌注状态,肾小球滤过率逐渐降低,发展为肾性急性肾损伤。

【临床表现】

ATN 是急性肾损伤最常见的类型。引起 ATN 的原发病、病情轻重及病期等不同,临床表现亦有不同。典型病程可分为起始期、维持期和恢复期。

1. 起始期　有导致 ATN 的诸多病因,如缺血、低血压和肾毒素等,但尚未发生明显的肾实质损伤,此期的急性肾损伤可预防,患者的主要表现是原发病的症状和体征。此期历时短,仅数小时至 1~2 天。

2. 维持期(少尿期)　典型的病程为 7~14 天,也有短至几天,长至 4~6 周者。此期肾小球滤过率持续在低水平,多数患者出现少尿。但也有不出现少尿者,即尿量在 400ml/d 以上,称为非少尿型急性肾损伤,预后较好。但不论尿量是否减少,随着肾功能的减退,临床上均可出现一系列尿毒症表现。

(1)各系统症状

1)消化系统:症状出现最早,常有食欲减退、恶心、呕吐、腹胀、腹泻等。严重者可出现应激性溃疡、消化道出血等。

2)呼吸系统:因肺部感染、过度容量负荷等,患者可出现呼吸困难、咳嗽、憋气、胸痛等症状。

3)循环系统:由于少尿、未控制饮水,导致体液过多,出现高血压、心力衰竭及肺水肿,表现为气促、端坐呼吸、咳嗽咳痰等。另一方面,因毒素潴留、贫血、电解质紊乱及酸中毒引起各种心律失常及心肌病变,出现乏力、疲倦、心悸、胸闷等症状。

4)神经系统:出现意识障碍、性格改变、躁动、谵妄、抽搐、昏迷等尿毒症脑病症状。

5)血液系统:可有出血倾向及轻度贫血等。

6)其他:因免疫力低下、营养不良等常导致感染。在急性肾损伤同时或疾病发展过程中还可出现多脏器功能衰竭,如发生此类情况,病死率可高达 70%。

（2）水、电解质和酸碱平衡紊乱：高钾血症和代谢性酸中毒最为常见。

1）高钾血症：肾脏排泄减少、酸中毒、组织分解过快（见于感染、热量摄入不足等）是导致患者高钾血症的主要原因。严重创伤、烧伤引起的急性肾损伤，有时血钾每日可上升1.0~2.0mmol/L以上。患者表现为恶心、呕吐、四肢麻木、烦躁、胸闷等，还可发生心率减慢、心律失常，甚至室颤、心搏骤停。

2）代谢性酸中毒：主要因为肾脏排酸能力下降，同时急性肾损伤常合并高分解代谢状态，使酸性产物明显增多。患者表现为恶心、呕吐、疲乏、嗜睡和呼吸深长等。

3）低钠血症和低氯血症：主要是由水钠潴留引起的稀释性低钠，与呕吐、腹泻丢失钠盐亦有关，严重低钠血症可导致血浆渗透浓度降低，出现细胞内水肿，甚至急性脑水肿。患者表现为疲乏、头晕、手足麻木、恶心、呕吐、血压下降、神志不清、昏迷等。低氯血症与呕吐和腹泻有关，患者可出现腹胀、呼吸浅表甚至抽搐等。

4）低钙血症和高磷血症：肾脏排磷显著减少，少尿期血磷升高，磷酸根离子自肠道排出与食物中的钙结合成难溶解的磷酸钙随粪便排出，妨碍钙的吸收，导致血钙降低。

3. 恢复期　肾功能恢复或基本恢复正常。肾小球滤过率逐渐恢复正常或接近正常范围，少尿型患者开始出现利尿，可有多尿表现，每天尿量可达3 000~5 000ml或更多（不使用利尿剂的情况下）。通常持续1~3周，继而逐渐恢复。肾小管上皮细胞功能较肾小球滤过率恢复相对延迟，常需数月后才能恢复。少数患者可能遗留永久性肾脏结构和功能缺陷。

【辅助检查】

1. 血液检查　可有不同程度的贫血、血肌酐和尿素氮的进行性上升，血清钾浓度>5.5mmol/L，pH常低于7.35，血钙降低，血磷升高。

2. 尿液检查　尿蛋白（±）~（+）（以小分子蛋白为主），尿沉渣检查可见肾小管上皮细胞、上皮细胞管型、颗粒管型及少许红细胞和白细胞等。尿比重降低且固定，多数<1.015，尿渗透浓度<350mmol/L，尿钠含量增高，多在20~60mmol/L。尿液指标检查须在输液、使用利尿剂、高渗药物前进行，以免影响结果。

3. 影像学检查　尿路超声显像有助于排除尿路梗阻，必要时可做CT检查、肾盂造影、MRI或放射性核素检查等。但明确诊断仍需进行肾血管造影。

4. 肾活组织病理检查　是重要的诊断手段。在排除了肾前性及肾后性原因后，没有明确致病原因的肾性AKI都可做肾活检。

【诊断要点】

根据原发疾病、肾功能急剧进行性减退，再结合临床症状和体征、辅助检查等做出诊断。临床出现下列征象时应警惕急性肾损伤：①突发性少尿或无尿；②原因不明的充血性心力衰竭、急性肺水肿；③电解质紊乱和代谢性酸中毒；④全身水肿或水肿加重。

【治疗要点】

治疗原则为早期诊断、及时干预，对症治疗，最大限度减轻肾损伤，促进肾功能恢复。

1. 纠正可逆病因　急性肾损伤治疗首先要纠正可逆病因，主要去除导致有效血容量下降的因素（如急性失血、大量液体丢失等）及停用影响肾灌注或具有肾毒性的药物（磺胺类、非甾体抗炎药、造影剂等）。

2. 维持体液平衡　应按照"量出为入"的原则补充液体。每日补液量应为显性失液量加上非显性失液量减去内生水量。因非显性失液量和内生水量估计有困难，每日进液量按前一日尿量加500ml计算。具体补液时需考虑患者体温、房间温度和湿度等因素。

3. 饮食和营养疗法　补充营养以维持机体的正常代谢，有助于损伤细胞的修复和再生，提高存活率。必要时鼻饲或静脉补充。

4. 高钾血症的处理 血钾按严重程度可分为轻度(5.5~5.9mmol/L)、中度(6.0~6.4mmol/L)和重度(≥6.5mmol/L),当血钾 >6.5mmol/L,心电图 QRS 波增宽等明显变化时应予以紧急处理:①10% 葡萄糖酸钙 10~20ml 稀释后缓慢静脉注射(5 分钟);②11.2% 乳酸钠或 5% 碳酸氢钠 100~200ml 静滴,纠正酸中毒并促进钾离子向细胞内流动;③50% 葡萄糖液 50~100ml 加胰岛素 6~12U 缓慢静脉注射,可使钾离子向细胞内移动;④口服离子交换树脂 15~30g,每日 3 次。以上措施无效或存在高分解代谢的急性肾损伤,透析是最有效的方法。

5. 纠正代谢性酸中毒 当血浆 HCO_3^-<15mmol/L 时应及时处理,可选用 5% $NaHCO_3$ 100~250ml 静滴,严重者应立即开始透析。

6. 防治感染感染 是急性肾损伤的主要死亡原因之一。一旦发生感染,应尽早使用抗生素。根据细菌培养和药敏试验选用无肾毒性或肾毒性低的药物,并按内生肌酐清除率调整药物剂量。

7. 透析疗法 凡符合透析指征的患者应行透析治疗,重症患者倾向于早期进行。

8. 多尿期的治疗 此期肾功能还未恢复正常,治疗重点仍是维持水、电解质和酸碱平衡,控制氮质血症和防治各种并发症。

【常用护理诊断 / 问题】

1. 营养失调:低于机体需要量 与食欲减退、限制蛋白质、透析等有关。

2. 体液过多 与肾小球滤过率降低、水钠潴留有关。

3. 有感染的危险 与机体免疫功能低下、侵入性操作等有关。

【护理措施】

1. 病情观察

(1) 代谢性酸中毒:密切观察患者有无呼吸深长、恶心呕吐、疲乏、嗜睡等。

(2) 高钾血症:观察有无恶心呕吐、四肢麻木、烦躁、胸闷、心率减慢及心律不齐等。

(3) 水钠失衡:观察有无水肿、体重增加、乏力、疲倦、意识障碍、抽搐等。

(4) 潜在并发症的观察:急性心力衰竭、心室颤动或心搏骤停等。

(5) 其他:监测生命体征、尿液,密切关注电解质、动脉血气及肾功能检测结果,记录 24 小时出入量。

2. 起居护理 病室保持安静,温湿度要适宜。病情严重时绝对卧床休息,下肢水肿时抬高下肢,对躁动、抽搐的患者加床挡,昏迷患者按昏迷常规护理进行。病情好转后可逐渐增加活动量,以不感到劳累为宜。

3. 饮食护理 补充营养,维持机体营养状况和正常代谢,有助于损伤细胞的修复与再生,以高热量、适量优质蛋白质、高维生素的流质或半流质饮食为主。

(1) 高热量:每日所需热量为 147kJ/(kg·d)[35kcal/(kg·d)],主要由碳水化合物和脂肪来供给。

(2) 适量优质蛋白质:摄入量应限制在 0.8g/(kg·d),有高分解代谢或营养不良及接受透析的患者适当增加蛋白质摄入量。必要时静脉补充必需氨基酸。

(3) 其他:血钾 >5.5mmol/L,应采用低钾饮食,即摄入食物中的膳食钾为 2~3g/d,少用或忌用含钾多的食物,如香蕉、菠菜、薯类等,禁止输入库存血;根据病情限制钠盐;如有低钙血症,多饮牛奶或可遵医嘱使用维生素 D 及钙剂等。

4. 用药护理 遵医嘱合理使用对肾无毒性或低毒性的药物。使用 10% 葡萄糖酸钙时稀释后缓慢静脉注射,以免引起心律失常和减轻对血管的刺激,用药期间注意巡视病房,及时发现有无外渗,如有外渗立即更换注射部位,局部进行湿敷或封闭处理。使用 11.2% 乳酸钠或 5% 碳酸氢钠时注意观察有无碱中毒和低钾血症的发生。

5. 对症护理

(1) 皮肤口腔护理:①皮肤护理:注意皮肤清洁(清洁时不能过分用力),保持衣被柔软、清洁、平整、干燥,经常更换体位,防止压疮发生,年老体弱者可协助翻身或使用软垫。肌内注射时应严格消毒后深部注射,拔针后用无菌棉球按压注射部位,以防药物外渗。②口腔护理:有恶心、呕吐患者可遵医嘱用止吐剂,做好口腔清洁护理,预防感染,增进食欲。

(2) 预防感染:①观察感染征象:注意体温变化,观察有无肺部感染及尿路感染表现,必要时做血液、尿液、痰液的检查;②预防感染:有条件时住单人间,病室要定期消毒;各项检查治疗和护理严格无菌操作,注意观察各部位留置导管有无感染;加强日常清洁护理,尽量避免到公共场所;透析患者乙型肝炎发生率高于正常人群,应接种乙肝疫苗,尽量减少输注血液制品。

6. 心理护理 急性肾损伤病情发展快,病情较重,患者常有焦虑、恐惧心理。护理人员应加强与患者的沟通,关心、帮助和安慰患者,介绍本病的治疗新进展,告知患者治疗效果,以配合治疗,帮助患者树立战胜疾病的信心。

7. 中医护理 本病属中医"水肿"范畴。阳水兼表证者,汤药轻煎热服,药后可盖被安卧,以助药力;便秘者多食新鲜蔬菜、水果及含粗纤维的食物,以润肠通便;阴水者饮食宜温热,多食补中益气温阳之品,以温阳利水,多作温热疗法。水肿可用王不留行籽贴压肾俞、输尿管、膀胱等穴,穴位敷贴复溜、水分、关元、三阴交、足三里等穴,可利水消肿。芒硝外敷局部水肿部位可清热利水消肿。

【健康教育】

1. 知识宣教 指导患者及家属了解急性肾损伤的诱发因素,尽量避免使用具有肾毒性的药物,老年人、肾血流灌注不良者尽量避免使用大剂量造影剂的检查,工作和生活中避免接触重金属、毒物等。

2. 生活指导 指导患者合理安排休息和活动,适当锻炼,劳逸结合,逐渐增加活动量,以免加重肾脏负担。注意清洁卫生,注意保暖,避免感冒。指导患者制订合理的饮食计划,加强营养。

3. 定期随访 向患者及家属介绍监测肾功能和电解质变化的重要性,嘱患者定期随访,教会测量和记录尿量的方法,告知病情有变化及时就诊。

二、慢性肾衰竭

慢性肾衰竭(chronic renal failure,CRF)是由于各种慢性肾脏病(chronic kidney disease,CKD)持续进展至后期的共同结局。它是以代谢产物潴留,水、电解质及酸碱平衡失调和全身各系统症状为表现的一种临床综合征。分为慢性肾脏病和慢性肾衰竭。我国慢性肾衰竭患病率约为10.8%,男女发病率分别占55%和45%,高发年龄为40~50岁。近20年来因慢性肾衰竭死亡人数不断增多,糖尿病肾病导致的慢性肾衰竭也明显增加,慢性肾脏病的防治已成为重要的公共卫生问题之一。

1. 慢性肾脏病 各种原因引起的肾脏结构或功能异常≥3个月,包括出现肾脏损伤标志(白蛋白尿、尿沉渣异常、肾小管相关病变、组织学检查异常及影像学检查异常)或有肾移植病史,伴或不伴肾小球滤过率下降;或不明原因的GFR下降(<60ml/min)≥3个月。

目前国际公认的慢性肾脏病分期依据肾脏病预后质量倡议(K/DOQI)制定的指南分为1~5期,见表(5-2)。该方法根据GFR分期,单纯GFR轻度下降(60~89ml/min)而无肾损害表现者,不能认为存在CKD;只有当GFR<60ml/min时,才可按CKD3期对待。

表 5-2　K/DOQI 对慢性肾脏病的分期及建议

分期	特征	GFR [ml/ (min·1.73m²)]	防治目标 - 措施
1	GFR 正常或升高	≥90	CKD 病因诊治,缓解症状;保护肾功能,延缓 CKD 进展
2	GFR 轻度降低	60~89	评估、延缓 CKD 进展,减低心血管病风险
3a	GFR 轻到中度降低	45~59	延缓 CKD 进展
3b	GFR 中到重度降低	30~44	评估治疗并发症
4	GFR 重度降低	15~29	综合治疗;肾脏替代治疗准备
5	终末期肾脏病(ESRD)	<15 或透析	适时肾脏替代治疗

2. 慢性肾衰竭　是指慢性肾脏病引起的 GRF 下降和肾功能损害,出现以代谢产物潴留、水电解质和酸碱平衡紊乱为主要表现的临床综合征。部分 CKD 在疾病进展过程中 GFR 可逐渐下降,进展至 CRF。CRF 则代表 CKD 中 GFR 下降至失代偿期的那一部分群体,主要为 CKD4~5 期。

【病因和发病机制】

1. 病因　各种原发性和继发性肾脏疾病均可导致慢性肾衰竭。我国常见病因有原发性肾小球肾炎、糖尿病肾病、高血压肾病(高血压肾小动脉硬化)等。发达国家常见病因有糖尿病肾病、高血压肾病(高血压肾小动脉硬化)等。此外,引起慢性肾衰竭的病因还有肾小管间质病变(如慢性肾盂肾炎、梗阻性肾病等)、肾血管病变、遗传性肾病(如多囊肾、遗传性肾炎)等。

2. 发病机制

(1) 慢性肾衰竭进展的发生机制

1) 肾单位高滤过和高代谢:慢性肾衰时,残余肾小球出现高灌注和高滤过状态,促进系膜细胞增殖和基质增加,形成微动脉瘤,损伤内皮细胞,增强血小板聚集,炎性细胞浸润等,导致肾小球硬化和残余肾单位进一步丧失。慢性肾衰时残余肾单位肾小管出现高代谢状况,是肾小管萎缩、间质纤维化和肾单位进行性损害的重要原因之一。高代谢引起肾小管氧消耗增加和氧自由基增多,导致肾小管和间质损伤。

2) 细胞因子和生长因子的作用:慢性肾衰竭时肾组织内一些细胞因子和生长因子(如白细胞介素 -1、TGF-β₁、血管紧张素 -Ⅱ、内皮素 -1 等)参与了肾小球和肾小管间质的损伤过程,并对细胞外基质的产生起重要的促进作用。某些降解细胞外基质的蛋白酶(如基质金属蛋白酶)表达下调,金属蛋白酶组织抑制物、纤溶酶原激活抑制物等表达上调,在肾小球硬化和肾间质纤维化过程中也发挥重要作用。

3) 肾组织上皮细胞表型转化的作用:在某些生长因子(如 TGF-β₁)或炎症因子的诱导下,肾小管上皮细胞、肾小球上皮细胞、肾间质成纤维细胞等均可转变为肌成纤维细胞,在肾间质纤维化、局灶节段性或球性肾小球硬化过程中起重要作用。

(2) 尿毒症症状的发生机制:尿毒症症状及体内各器官系统损害的主要原因如下:

1) 肾脏排泄和代谢功能下降:导致水、电解质和酸碱平衡失调,如水、钠潴留,高血压,代谢性酸中毒等。

2) 尿毒症毒素的作用:尿毒症毒素是由于功能肾单位减少,不能充分排泄体内代谢废物或降解某些激素、肽类等而在体内蓄积并引起各种症状和体征的物质。尿毒症毒素中,小分子毒性物质以尿素最多,其他还有胍类、胺类、酚类等均可在体内蓄积引起症状体征;中分子毒性物质的蓄积与远期并发症相关(如尿毒症脑病、内分泌紊乱等),甲状旁腺激素是最常见的中分子物质,可引起肾性骨营养不良、软组织钙化等;大分子毒性物质有核糖核酸酶、β_2微球蛋白、维生素 A 等也具有某些毒性。

3) 肾脏内分泌功能障碍:慢性肾衰时由肾脏分泌的激素,如促红细胞生成素(EPO)、骨化三醇缺乏,引起肾性贫血和肾性骨病。

4) 其他:持续炎症状态、营养素(如必需氨基酸、水溶性维生素等)的缺乏也可引起或加重尿毒症症状。

【临床表现】

慢性肾衰竭的不同阶段,其临床表现也各不相同,早期可无任何症状或有轻度不适,随着病情发展,症状逐渐明显,晚期可出现各系统表现及各种代谢紊乱。

1. 水、电解质和酸碱平衡紊乱 慢性肾衰时,常见酸碱平衡失调和各种电解质紊乱。其中以代谢性酸中毒和水钠失衡为主。

(1) 代谢性酸中毒:部分慢性肾衰竭(GFR>25ml/min)患者由于肾小管分泌氢离子障碍或肾小管重吸收 HCO_3^- 的能力下降致肾小管性酸中毒。当 GFR<25ml/min 时,酸性代谢产物(如磷酸、硫酸等)因排泄障碍而潴留,可发生尿毒症性酸中毒。

(2) 水钠代谢紊乱:主要为水钠潴留,可表现为不同程度的皮下水肿或(和)体腔积液,在临床相当常见;少数患者由于长期低钠饮食、进食差等可出现低血容量和低钠血症。

(3) 钾代谢紊乱:GFR 降至 20~25ml/min 或更低时,肾脏排钾能力下降,出现高钾血症。尤其是钾摄入过多、酸中毒、感染、创伤、消化道出血等情况时更易出现高钾血症。某些药物容易引起高钾血症,如 ACEI 或 ARB、保钾利尿剂等,肾功能不全的患者应用此类药物时应特别注意。钾摄入不足、丢失过多、应用排钾利尿剂等时也可出现低钾血症。

(4) 钙磷代谢紊乱:主要表现为低钙高磷。钙缺乏主要由摄入不足、维生素 D 缺乏、高磷血症、代谢性酸中毒等因素引起。当肾小球滤过率下降,尿排出减少时血磷浓度逐渐增高。肾衰中晚期,肾小球滤过率 <20ml/min 时出现低钙血症和高磷血症。

2. 营养素代谢紊乱 主要包括蛋白质、脂肪、糖类和维生素的代谢紊乱。

(1) 蛋白质代谢紊乱:主要表现为蛋白质代谢产物潴留(氮质血症),也可表现为血浆清蛋白和必需氨基酸水平下降。主要与清蛋白分解和 / 或合成代谢异常、负氮平衡、肾脏排出障碍等有关。

(2) 糖代谢异常:主要表现为糖耐量减低,与胰高血糖素升高、胰岛素受体功能障碍等有关。

(3) 脂肪代谢紊乱:高脂血症常见,多数患者表现为高甘油三酯血症,少数患者表现为高胆固醇血症和其他脂质代谢紊乱。

(4) 维生素代谢紊乱:主要是维生素 A 增高、维生素 B_6 及叶酸缺乏等,与摄入不足、某些酶活性下降有关。

3. 各系统表现

(1) 心血管系统表现:心血管病变是慢性肾衰竭患者的主要并发症和最常见的死亡原因。尤其进入终末期肾病阶段,病死率进一步增高(占尿毒症死因的 45%~60%)。

1) 高血压和左心室肥厚:多数患者有不同程度的高血压,主要与水钠潴留、肾素 - 血管紧张素增高和 / 或某些舒血管因子产生不足有关。高血压可引起左心室肥厚、动脉硬化、心力衰竭并加重肾损伤,个别进展为恶性高血压。

2) 心力衰竭:是尿毒症患者最常见的死亡原因。导致心衰的主要原因有水钠潴留、高血压、尿毒症心肌病变(由代谢产物潴留和贫血引起)等。随着肾功能的不断恶化,心力衰竭患病率明显增加,至尿毒症期可达65%~70%。

3) 心包病变:心包积液常见,主要与尿毒症毒素、低蛋白血症、心力衰竭等有关。轻者可无症状,重者可有心音低钝、遥远,少数患者有心脏压塞。心包炎可分为尿毒症性心包炎和透析相关性心包炎。前者已较少见,后者的临床表现与一般心包炎相似,但心包积液多为血性,可能与毛细血管破裂有关。

4) 血管钙化与动脉粥样硬化:由于高磷血症、钙分布异常和"血管保护性蛋白"(如胎球蛋白A)缺乏而引起血管钙化,在慢性肾衰竭心血管病变中起着重要作用。动脉粥样硬化进展迅速,血液透析患者更甚于未透析患者,其原因与高脂血症、高血压有关。

5) 尿毒症性心肌病:可能与代谢废物的潴留及贫血有关,部分患者伴有冠心病。各种心律失常与心肌损伤、缺氧、电解质紊乱等有关。

(2) 呼吸系统表现:患者可有气短、气促,与体液过多、酸中毒有关,严重酸中毒可致呼吸深长。肺水肿或胸腔积液见于体液过多、心功能不全患者。尿毒症毒素诱发的肺泡毛细血管通透性增加、肺充血可引起尿毒症肺水肿,X线检查时表现为"蝴蝶翼"征。

(3) 消化系统表现:主要表现有食欲缺乏、恶心、呕吐、腹胀、舌和口腔黏膜溃疡,口腔有尿味。尿毒症患者消化道出血也较常见,主要与胃黏膜糜烂或消化性溃疡有关。

(4) 血液系统表现:主要为肾性贫血和出血倾向。

1) 贫血:大多数患者都有轻中度贫血(正细胞正色素性),主要由红细胞生成素不足引起(肾性贫血)。此外,铁摄入不足、急慢性失血、叶酸和蛋白质缺乏等也可引起贫血。

2) 出血倾向:晚期患者有出血倾向。轻者表现为皮下出血、黏膜出血(如鼻黏膜出血等)、瘀斑等,重者可发生消化道出血、颅内出血等。出血倾向与血小板功能降低和凝血因子减少等有关。

(5) 神经肌肉系统表现

1) 中枢神经系统表现:早期症状有疲乏、失眠、注意力不集中等,其后会出现性格改变、抑郁、记忆力下降、判断力降低等,晚期常有淡漠、谵妄、幻觉、昏迷、精神异常等表现。

2) 周围神经病变:很常见。感觉神经障碍显著,最常见的是肢端袜套样分布的感觉丧失。可有肢体麻木、灼热感或疼痛感、深反射迟钝或消失,并可出现肌肉震颤、痉挛、不宁腿综合征等神经肌肉兴奋性增加表现,晚期患者出现肌无力和肌萎缩。

(6) 内分泌功能紊乱:慢性肾衰时出现多种内分泌紊乱。①肾脏内分泌功能紊乱:如促红细胞生成素(EPO)、$1,25-(OH)_2D_3$不足和肾内肾素 - 血管紧张素Ⅱ过多;②糖耐量异常和胰岛素抵抗:与骨骼肌和外周器官糖吸收能力下降、酸中毒、肾脏降解小分子物质能力下降有关;③下丘脑 - 垂体内分泌功能紊乱:催乳素、促黄体素释放激素、促卵泡激素、促肾上腺激素等水平增高;④外周内分泌腺功能紊乱:大多数患者有继发性甲状旁腺功能亢进(血甲状旁腺激素升高),部分患者有轻度甲状腺素水平降低;⑤其他:如性功能减退等也相当常见。

(7) 骨骼病变:慢性肾衰患者存在钙、磷代谢及内分泌功能紊乱,导致骨骼病变(肾性骨营养不良)。常见的肾性骨营养不良有高转化性骨病(纤维囊性骨炎)、低转化性骨病(骨软化症和骨再生不良)和混合性骨病,以高转化性骨病最多见。骨骼病变患者中出现临床症状(骨痛、行走不便和自发性骨折等)者少于10%,X线检查发现异常者约35%,骨活体组织检查(骨活检)异常者约90%,故早期诊断依靠骨活检。

(8) 皮肤表现:皮肤瘙痒是常见症状,有时难以忍受,可能与钙盐在皮肤以及神经末梢沉积和继发性甲状旁腺功能亢进有关。尿毒症患者面部肤色常较深并萎黄,有轻度水肿感,称为"尿毒症面容",与贫血、尿素霜沉积于皮肤有关。

(9) 感染:尿毒症患者易于并发感染,为重要死亡原因。主要与机体免疫功能低下、白细胞功能异常等有关。临床上可表现为呼吸系统、泌尿系统和皮肤等部位感染。透析患者可发生动静脉瘘感染、肝炎病毒感染等。

【辅助检查】

1. 血液检查 红细胞计数及血红蛋白浓度降低,表现为正细胞正色素性贫血。

2. 尿液检查 尿比重和尿渗透压下降。尿沉渣检查可见红细胞、颗粒管型及蜡样管型。

3. 肾功能检查 内生肌酐清除率降低,血尿素氮和血肌酐浓度升高。

4. 血生化检查 血浆清蛋白、血钙降低,血磷升高。

5. 影像学检查 B超或X线检查可见双肾缩小。

【诊断要点】

主要依据病史、临床表现及肾功能检查。首先明确基础肾脏病诊断,再结合肾功能检查、血生化检查及影像学检查明确诊断。

【治疗要点】

治疗原则为早期防治、有效治疗原发疾病,去除导致肾功能恶化的危险因素,接受对症治疗和替代治疗,保护肾功能和延缓慢性肾衰进展。

1. 早期防治对策和措施 坚持病因治疗、避免和消除肾功能急剧恶化的危险因素、阻断或抑制肾单位损害渐进性发展的各种途径、保护健存肾单位。

(1) 及时、有效控制高血压:24小时持续、有效地控制高血压,对保护靶器官具有重要作用。目前认为血压控制目标需在 130/80mmHg 以下。ACEI 和 ARB 既有良好的降压作用,还有减低高滤过、减轻蛋白尿、抗氧化、减轻肾小球基膜损害等作用。

(2) 严格控制血糖:使糖尿病患者空腹血糖控制在 5.0~7.2mmol/L,糖化血红蛋白 <7%,可延缓疾病进展。

(3) 控制蛋白尿:蛋白尿控制在 <0.5g/24h,可改善疾病预后,包括延缓病程进展和提高生存率。

2. 营养治疗 详见饮食护理。

3. 药物治疗

(1) 水电解质和酸碱平衡紊乱的防治

1) 水、钠紊乱的防治:为了防止出现水钠潴留需限制钠摄入量。一般氯化钠摄入量不应超过 6~8g/d。有明显水肿、高血压者,氯化钠摄入量限制在 5~7g/d,个别严重病例可限制在 2.5~5g/d。也可根据需要使用呋塞米 20~200mg/d,分 2~3 次给予。对严重肺水肿者及时给予血液透析。

2) 高钾血症的防治:首先应积极预防高钾血症的发生。GFR<25ml/min 时应适当限制钾摄入。当 GFR<10ml/min 或血清钾水平 >5.5mmol/L 时,则应严格限制钾摄入。限制钾摄入的同时还应注意及时纠正酸中毒,适当应用呋塞米等利尿剂,增加尿钾排出。

高钾血症的处理的措施有:①积极纠正酸中毒,口服或静脉给予碳酸氢钠,根据病情需要 4~6 小时后可重复给予;②使用袢利尿剂,静脉或肌内注射呋塞米 40~80mg,必要时加大剂量静脉注射;③输入葡萄糖 - 胰岛素溶液(葡萄糖 5g 加胰岛素 1IU),使钾离子转移至细胞内;④口服聚磺苯乙烯,一般每次 5~20g,3 次 /d,增加肠道钾的排出,其中最常用的是聚苯乙烯磺酸钙,因为离子交换过程中只释放出钙,不增加钠负荷;⑤血钾超过 6.5mmol/L,应及时给予血液透析治疗。

3) 纠正代谢性酸中毒:主要为口服碳酸氢钠。轻者口服 1.5~3.0g/d,中、重度者口服 3~15g/d,必要时静脉输入。有明显心衰的患者静脉输入碳酸氢钠时速度宜慢,可根据情况同时口服或注射呋塞米 20~200mg/d,以防水钠潴留。

（2）高血压的治疗：对高血压进行及时、合理的治疗，不仅是为了控制高血压症状，也是为了保护心、肾、脑等靶器官。可以选用 ACEI、ARB 和钙通道阻滞剂（CCB）、β 受体阻滞剂、袢利尿剂等，以 ACEI、ARB 和 CCB 应用较为广泛。透析前血压控制在 <130/80mmHg，维持透析患者血压不超过 140/90mmHg，用药过程中监测血钾和肾功能。

（3）贫血的治疗：排除其他原因造成的贫血，Hb<100g/L 可给予重组人促红细胞生成素（rHuEPO）治疗。一般开始用量为每周 80~120U/kg，分 2~3 次皮下或静脉注射，皮下注射更为理想（疗效好、节约用量）。透析前患者小剂量疗法，疗效佳，副作用小。个别透析患者 rHuEPO 剂量可能需增加，但不应盲目单纯加大剂量，应分析影响疗效的原因后再调整剂量和治疗方案。影响 rHuEPO 疗效的主要原因是缺铁，应注意补充铁剂，部分透析患者口服铁剂吸收差，应静脉途径补充氢氧化铁蔗糖复合物（蔗糖铁）。

（4）防治感染：抗感染治疗时，抗生素的选择和应用原则与一般感染相同。疗效相近的情况下，应选用肾毒性最小的药物，并按肾小球滤过率来调整药物剂量。

（5）钙磷代谢紊乱和肾性骨营养不良的治疗：当 GFR<30ml/min 时，除限制磷摄入外，可餐中应用磷结合剂口服，如碳酸钙 0.5~2g/ 次，每日 3 次，既补充钙，又能减少磷的吸收。司维拉姆、碳酸镧为新型不含钙的磷结合剂，可有效降低血磷水平而不增加血钙水平。明显高磷血症者（2.26mmol/L）或血清钙浓度升高者，应暂停应用钙剂。明显低钙血症者可口服 1,25-$(OH)_2D_3$（骨化三醇），0.25μg/d，连服 2~4 周；如血钙和症状无改善，可将用量增加至 0.5μg/d；对血钙不低者，则宜隔日口服 0.25μg。

（6）其他

1）糖尿病肾病患者随着 GFR 不断下降，必须调整胰岛素用量，一般应逐渐减少。

2）皮肤瘙痒患者外用乳化油剂，口服抗组胺药，控制磷的摄入及强化透析，对部分患者有效。

3）高尿酸血症患者如有痛风予以别嘌醇 0.1g，每日口服 1~2 次。

4. 肾脏替代治疗常用血液净化治疗和肾移植。

（1）血液净化治疗：主要采用透析疗法。目前常用的是血液透析和腹膜透析，两者疗效相近，各有优缺点，在临床应用上可互为补充。当慢性肾衰患者 GFR 小于 10ml/min 并有明显尿毒症临床表现，经治疗不能缓解时，进行透析治疗（糖尿病肾病患者可提前到 GFR 10~15ml/min 时进行）。但透析疗法仅可部分代替肾脏的排泄功能，不能代替肾脏的分泌和代谢功能。

（2）肾移植：患者通常先做透析治疗，待病情稳定并符合条件后可考虑肾移植。成功的肾移植会恢复正常的肾功能，包括内分泌和代谢功能。亲属肾移植的效果更好，肾移植后需长期用免疫抑制剂（糖皮质激素、环孢素、硫唑嘌呤等），以防排斥反应。

【常用护理诊断 / 问题】

1. 体液过多　与肾小球滤过率降低、水钠潴留有关。

2. 营养失调：低于机体需要量　与食欲减退、长期限制蛋白质摄入、尿毒症所致的消化吸收功能障碍等有关。

3. 有皮肤完整性受损的危险　与皮肤水肿、瘙痒、凝血机制异常、机体抵抗力下降有关。

4. 活动无耐力　与心血管并发症、贫血、水电解质和酸碱平衡紊乱有关。

5. 有感染的危险　与机体免疫功能低下、白细胞功能异常、透析等有关。

【护理措施】

1. 病情观察

（1）生命体征：尤其观察体温及血压的变化，每天定时检测并记录，观察有无高血压及继发感染,以避免病情加重,甚至死亡。

(2) 神经精神状态:有无注意力不集中、性格改变、记忆力下降等中枢神经系统异常表现;有无肢体麻木、灼热感或疼痛感、深反射迟钝或消失、不安腿综合征等周围神经病变表现;有无颅内压增高和脑水肿的表现及"透析性痴呆"等。

(3) 水肿情况:观察水肿部位、性质、程度,准确记录24小时出入水量,每日测体重;有无短期内血压迅速增加、意识改变及心率加快等体液过多表现。

(4) 各系统表现:观察有无尿毒症肺炎、高血压脑病、心力衰竭、严重贫血等表现,如出现及时处理。

(5) 肾功能:定期观察血尿素氮、血肌酐、肾小球滤过率等,以判断病情。

(6) 感染:观察有无寒战、疲乏无力、咳嗽、咳脓痰、尿路刺激征及白细胞计数升高等感染征象。

2. 起居护理 病室要安静、整洁,空气要新鲜,温湿度要适宜,根据病情安排休息和活动。

(1) 症状不明显、病情稳定患者在家属或医护人员的陪伴下可以适当活动,应避免劳累和受凉,以不出现乏力、心慌等症状为宜。

(2) 症状明显、病情加重患者,应卧床休息,提供安静舒适的环境,协助患者做好各项生活护理。

(3) 贫血严重患者应卧床休息,改变体位或活动时动作宜缓慢,以免发生头晕。出血倾向者注意安全,避免皮肤黏膜损伤致出血。

(4) 长期卧床患者指导或帮助其进行床上主动运动或指导家属为患者做被动运动,以预防血栓形成和肌肉萎缩。

3. 饮食护理 对CKD3~5期患者进行全面的食欲、营养不良史、饮食摄入、体重和体重指数、生化结果等营养评估。CKD4~5期或移植后患者至少每3个月评估一次体重/体重指数和身体成分,CKD1~3期患者至少每6个月一次。合理科学的饮食可维持氮平衡,增强抵抗力,减缓病情发展,提高生活质量,改善预后。

(1) 蛋白质:慢性肾衰患者一般的蛋白质摄入量是0.6~0.8g/(kg·d),以满足基本生理需要,维持氮平衡。当GFR<50ml/min时限制蛋白质的摄入,但其中50%以上必须是优质蛋白(鸡蛋、鱼、瘦肉、牛奶等),尽可能少食植物蛋白(花生、黄豆及其制品等),以增加必需氨基酸的摄入比例。糖尿病肾病患者则从出现显性蛋白尿起就应该限制蛋白质摄入,推荐蛋白质量为0.6~0.8g/(kg·d)。蛋白质的摄入量可根据GFR来调整。GFR>20ml/min时可给予0.7g/(kg·d),GFR10~20ml/min时0.6g/(kg·d),GFR5~10ml/min时0.4g/(kg·d),GFR<5ml/min时0.3g/(kg·d)。患者蛋白质摄入量在0.4~0.6g/(kg·d)时,有条件可补充必需氨基酸或(和)α-KA(α-酮酸),有助于尿素氮的再利用和改善蛋白营养状况,对纠正钙磷代谢紊乱和减轻继发性甲状旁腺功能亢进有一定疗效。

(2) 摄入足够热量:主要由足够的碳水化合物和脂肪来供给,以减少蛋白质的分解和体内蛋白质的消耗。一般为125.6~146.5kJ/(kg·d)[30~35kcal/(kg·d)]。

(3) 其他:①注意补充维生素:多食富含维生素C和B族的食物;②低磷饮食:磷摄入量每日不超过500mg,严重的高磷血症患者,应同时给予磷结合剂;③钠的摄入:除有水肿、高血压和少尿者要限制食盐外,一般不宜严格限制;④钾的摄入:尿量>1 000ml,一般无需限制饮食中的钾;⑤饮水:有尿少、水肿、心力衰竭者,应严格控制进水量。尿量>1 000ml、无水肿者,不宜限制水的摄入量。

(4) 改善食欲:适当增加活动量,烹饪时注意色、香、味,尽量提供患者愿意进食的食物,提供整洁舒适的进餐环境,消化道症状明显的患者加强口腔护理,以促进食欲。

4. 用药护理 ①rHuEPO:注意观察患者有无头痛、高血压及癫痫发作等副作用,定期检查血常规;②降压药:遵医嘱给药,注意观察不良反应(具体参照原发性高血压用药护理);③抗生素:遵医嘱合理使用对肾无毒性或毒性低的药物,观察药物疗效和副作用。

5. 对症护理

(1) 皮肤瘙痒:注意全身清洁卫生,避免皮肤干燥,可涂润肤保湿剂。避免使用刺激性沐浴液和洗手液,指导患者勤剪指甲。必要时遵医嘱给予抗组胺药和止痒剂(如炉甘石洗剂等)。

(2) 水肿:使用清洁、柔软、宽松、干燥的棉质衣被和床褥,定时更换体位,严重水肿时可用气垫床,骨突出处用软垫支撑,易发生压疮部位经常按摩,护理动作要轻柔,避免人为损伤,下肢明显水肿者卧床时抬高下肢,男性患者有阴囊水肿,可用托带托起。

(3) 预防感染:参照急性肾损伤。

6. 心理护理 慢性肾衰竭往往是肾脏疾病发展至晚期的表现。长期的住院治疗和透析,不能正常工作和生活,患者感到绝望、恐惧。护理人员应经常与患者沟通交流,认真倾听患者的倾诉,真诚地关心、帮助和安慰患者,避免一切不良刺激,指导患者自我心理调整的方法,保持健康心态,配合治疗,帮助患者树立战胜疾病的信心。

7. 中医护理 本病属中医"水肿""肾劳""虚劳""癃闭"等范畴。患者饮食以清淡少盐,少食多餐为原则,可选食补肾利水之品,如动物肾脏、紫河车、蛋类、乳类、黑芝麻、核桃仁、赤小豆、薏苡仁等,也可常服葱白粥、鲤鱼汤、乌鱼汤或老母鸡汤。腰酸痛者可用附子、干姜、川续断、大葱等份捣为泥状局部外敷,或在脾俞、肾俞穴位处拔火罐。肾虚水泛、脾阳不振者可艾灸脾俞、肾俞、三阴交、命门、阳陵泉等穴温补肾阳,可行拔火罐、药熨、热敷、远红外线照射等疗法。泛恶欲呕者,指压内关、合谷,或行耳穴压籽,选脾、肾、胃等穴。

【健康教育】

1. 疾病预防指导 指导患者及家属了解慢性肾衰竭的基本知识,严格遵医嘱用药。保持室内空气新鲜,经常开窗通风,注意保暖,避免与感染性疾病患者接触,尽量减少到公共场所。消除或避免加重肾功能恶化的危险因素,如:感染、劳累、血压或血糖过高、服用肾毒性药物等,延缓病情进展,提高生活质量。

2. 饮食指导 强调合理、科学的饮食对疾病治疗的重要性,指导患者按饮食原则制订热量、蛋白质等的摄入量,根据病情选择适合的食物品种,予以适当增减。

3. 定期随访 定期复查肾功能等,观察体温变化,及时发现感染征象、及时处理。病情有变化及时就诊。

【结语】

肾衰竭是指各种原因或肾脏疾病引起的肾脏功能部分或全部丧失的病理状态。根据其发作缓急分为急性肾损伤和慢性肾衰竭两种。

急性肾损伤是肾功能在短期内突然下降而出现的临床综合征,是由肾实质损伤所致,其中最常见的是急性肾小管坏死。可发生在临床各科室,重症监护病房发生率高于其他住院病房。其临床表现主要为高血钾、代谢性酸中毒及各系统症状,治疗要点是纠正高钾血症和代谢性酸中毒,符合透析指征者应进行透析治疗。饮食护理、预防感染等为护理重点。

慢性肾衰竭是长期肾脏疾病致肾功能逐渐下降而出现的一组临床综合征。其病因主要包括原发性肾小球肾炎、糖尿病肾病、高血压肾病等。主要表现为水、电解质紊乱、酸碱平衡失调和全身各系统症状。治疗要点包括治疗原发病、合理饮食、控制肾衰进展的危险因素。护理上要重视饮食护理、心理护理及健康教育。慢性肾衰竭的防治已成为世界各国所面临的重要公共卫生问题,近年来慢性肾衰竭发病率有明显上升趋势。因此,对慢性肾衰竭危险因素的早期检查、及早干预,对减少和延缓慢性肾衰竭发生、发展至关重要。

第七节 血液净化技术的护理

血液净化是指将患者体内的血液引至体外,借助净化装置(血液透析器、血液滤过器、血液灌流器和血浆滤过器等),除去血液中某些致病物质,净化血液,达到治疗疾病的目的。种类包括:血液透析、血液滤过、血浆置换、血液灌流、免疫吸附、腹膜透析等。本节主要介绍血液透析和腹膜透析。

一、血液透析

血液透析(Hemodialysis,HD)简称血透,是采用人工半透膜让血液与透析液在透析器内接触,利用弥散、对流原理清除血液中的代谢废物,维持电解质和酸碱平衡,清除过多的水分。血透是血液净化方法中最常用的一种,是现代肾脏疾病替代治疗的重要手段之一。

【透析原理】

血液透析时,将患者的血液与透析液同时引进透析器,两者在透析膜的两侧呈反方向流动,借助透析膜两侧所形成的渗透梯度、溶质梯度以及水压梯度,通过溶质交换将血液中的尿素氮、肌酐、K^+、H^+、磷酸盐等代谢产物和体内潴留过多的水分清除体外;同时通过透析液补充体内所需的物质(如碳酸氢根、醋酸根等)。溶质转运主要靠弥散,即溶质依半透膜两侧溶液浓度梯度差,从高浓度向低浓度移动。另一种方式是对流,即依据半透膜两侧压力梯度,水分和小于膜截留分子量的溶质从压力高的一侧向压力低的一侧移动。

【透析装置与用物】

透析装置及用物包括透析器、透析机、透析液、透析管道及穿刺针、透析用药、清洗消毒系统等。

1. 透析器 又称为"人工肾",主要由支撑结构和透析膜构成。透析器包括三类,即平板型、蟠管型和空心纤维型。其中空心纤维型是目前临床上使用最多、效果最好的一种。决定透析器性能最重要的部件是透析膜,它是一种人工半透膜,允许小分子溶质和水分子通过,而大分子物质不能通过。

2. 透析机

(1)透析液配制供应系统:包括透析液稀释(用反渗水稀释,并调节适当的温度、血泵调节血流量、肝素泵调节肝素用量等)与供应。

(2)透析监测系统:包括监测浓度、温度、血管通路内的压力、透析膜有无破损及血流量等。①温度:35~40℃,常规为37℃;②透析液压力:-450~+100mmHg,负压过大超过500mmHg可导致透析器破膜;③透析液流量维持在(500±50)ml/min。

3. 透析液 将透析用水和透析浓缩液(或透析浓缩干粉)按一定的比例混合而成。

(1)透析用水:目前主要采用反渗水,即将普通自来水经过滤、软化、活性碳吸附及反渗透处理形成。

(2)浓缩透析液成分和含量:钠135~145mmol/L,钾0~4mmol/L,钙1.25~1.75mmol/L,镁0.5~0.75mmol/L,氯100~115mmol/L,碳酸氢盐或醋酸盐32~38mmol/L,葡萄糖0~5.5mmol/L等。

4. 透析管道和穿刺针 血透穿刺针的粗细约为普通输液、输血穿刺针的两倍,内瘘使用最初阶段,使用17~18G穿刺针。

5. 透析用药 包括透析用药(如生理盐水、肝素、5%碳酸氢钠)、急救用药、高渗葡萄糖注射液、10% 葡萄糖酸钙、地塞米松等。

6. 清洗消毒系统　①清洗;②消毒;③酸洗。

【血管通路】

血管通路是指将血液从体内引出,经过血液净化治疗后返回体内的通道。建立和维持可靠的血管通路并对其实施良好的护理是血液净化的先决条件,也是患者赖以生存的"生命线"。进展性 CKD 以及 GFR 为 15~20ml/(min·1.73m^2)时需要使用血管通路,对血管通路的选择主要根据肾衰竭的类型和透析指征选择。

1. 临时性血管通路　临时性血管通路适用情况包括:①急性肾损伤;②慢性肾衰病情急剧恶化或在内瘘成熟前需做紧急透析;③急性中毒;④血浆置换术;⑤多脏器功能衰竭行连续性肾脏替代治疗等。

(1) 直接穿刺法:一般选用足背动脉、桡动脉或股动脉直接穿刺作为动脉端,选用肘正中静脉、头静脉、股静脉或足背静脉为静脉端,从而建立血管通路。此法操作相对简便,能迅速建立血管通路,血液重复循环率低,对心血管系统影响较小。但因每次透析均需穿刺易损伤血管,影响日后内瘘的制备;且局部易发生出血或血肿等。通常只临时用于极度血容量超负荷、严重心衰、肺水肿等致命性并发症而不宜进行中心静脉置管的患者。

(2) 经皮中心静脉穿刺置管:是目前应用最多的临时性血管通路。插管部位主要有颈内静脉、股静脉或锁骨下静脉,其中首选颈内静脉,其次是股静脉。

(3) 动静脉外瘘:平均使用寿命不长,易产生血栓、出血、感染(静脉炎、蜂窝织炎、败血症)等并发症,近年来已被内瘘、中心静脉置管所取代。

2. 永久性血管通路　适用于维持性血液透析,主要包括动静脉内瘘及置入永久性透析管道两大类。

(1) 动静脉内瘘:指在皮下将动静脉吻合,于术后使静脉血管动脉化所建立的血管通道,是目前最理想的永久血管通路。可以反复穿刺进行长期血液透析,一般需要在开始血透前至少 1~3 个月行瘘成形术,以便于瘘管成熟。动静脉内瘘根据吻合方式的不同又分为自体动静脉内瘘和血管移植动静脉内瘘。

1) 自体动静脉内瘘(autogenous artetiovenous fistula,AVF):目前是国内维持血液透析首选的一种血管通路。将表浅相邻的动静脉直接吻合,常用的血管有桡动脉与头静脉、肘静脉与肱动脉等。具有感染率低、血栓形成发生率低、血流量稳定、使用时间长等优点。主要适用于慢性肾衰竭等需要长期透析者。对于严重心绞痛或心力衰竭,不能耐受内瘘所增加的心脏负荷以及估计生存不超过 1 年的患者,不应行动静脉内瘘手术。

自体动静脉内瘘的术前护理:术前保持生命体征平稳,造瘘侧肢体保持清洁,修剪指甲,毛发过多时剃去,更换内衣,确保手术部位皮肤无破损、感染,勿在造瘘侧肢体上进行输液和抽血。

自体动静脉内瘘的术后护理:①内瘘术后 48~72 小时应抬高患肢,以减少肿胀。禁止术后在内瘘处测量血压、静脉穿刺、冷热敷、拆线前沐浴等,睡觉时不能压迫术侧肢体,不穿过紧的衣服,不佩戴过紧的饰物,不提重物,局部伤口敷料不能包扎过紧。②术后第三天开始进行内瘘锻炼,手捏橡皮健身球每天 3 次,每次 10~15 分钟。锻炼初始动作应轻,力度由小到大慢慢增加。内瘘成熟所需时间为 4~8 周,内瘘使用过早,不仅粗大的穿刺针不宜刺入,不能满足透析所需的血流量,而且透析机血泵的抽吸可使吻合口狭窄,导致内瘘失败。③观察末梢循环情况,如手指颜色和温度,经常询问患者有无感觉和运动异常;观察伤口渗血渗液情况,如渗血渗液较多,立即更换敷料,及时通知医生处理;观察瘘管的功能,监测 AVF 通畅情况。术后 24 小时内用听诊器在切口近口端听诊,每 2 小时一次,并用手指触摸静脉端,听到杂音或扪及震颤表示 AVF 通畅,并详细记录杂音的强度、传导方向、距离、静脉扩张情况,做好生命体征监测。

自体动静脉内瘘的穿刺护理:①穿刺前评估瘘管情况,严格遵守无菌操作原则,预防感染。正确选择穿刺点,推荐从远心端到近心端进行绳梯式或扣眼式穿刺,避免吻合口附近穿刺。动脉穿刺点应离开内瘘吻合口 5cm 以上,静脉穿刺点要尽量离开动脉穿刺点 8~10cm 以上,最好勿与动脉穿刺在同一血管上,以减少血管通路再循环,提高透析效果。通常采用绳梯式穿刺法,即穿刺点不固定,且新穿刺点距离上次进针点至少 1cm 以上,自上而下或自下而上,使血管臂受压均衡,阻止内瘘局部阻塞。②透析结束后,在拔针前,要做好穿刺点皮肤消毒,用无菌纱布持续压迫止血。压迫的力量要适当,以不出血而且感到波动或震颤为原则,压迫的部位在距穿刺针尖 0.5~1.0cm 处,压迫时间为 20~30 分钟,要避免压力过大或压迫时间过长引起内瘘阻塞。

2)移植物动静脉内瘘(arteriovenous graft,AVG):适用于高龄、动脉硬化、肥胖、反复穿刺静脉狭窄、糖尿病血管病变、患者自体血管不能行自体内瘘或多次内瘘栓塞者。主要包括自体血管移植、同种异体或异种血管移植及人造血管移植等。目前临床多使用聚四氟乙烯人造血管(PTFE)内瘘,具有生物相容性好、长期通畅率高、血流量大、口径和长度可任选、易穿刺等优点,因此是目前应用最广泛的人工血管。但其突出缺点是术后患肢水肿明显且持续时间长,穿刺后止血较困难,血栓形成率高,使用寿命短于自体动静脉内瘘,价格昂贵等,限制了 PTFE 血管内瘘广泛应用,仅在自体血管不能再利用时被采用。

(2)置入永久性透析管道:由硅胶或聚氨基甲酸酯等制成,质地较临时性导管更加柔软、光滑并带涤纶套(Cuff)的双腔导管。通常留置于颈内静脉或锁骨下静脉,将 Cuff 置于皮下,使其不易脱出,而且防止了皮下隧道感染,留置时间大大延长。该类导管的平均使用寿命为 17 个月,超过 3 年者极少,因此,又称之为半永久性血管通路。因其价格昂贵目前在我国尚未得到推广应用。

3. 无针透析通路 该通路把移植血管内瘘与动静脉外瘘的特点结合起来,不用穿刺皮肤,又叫纽扣形无针移植物血管通路(NNAVG)。其缺点是感染和血栓的发生率高,长时间使用可引起严重出血且费用昂贵,未能普及。

【适应证】

1. 血尿素氮≥28mmol/L;慢性肾衰竭:血肌酐≥707.2μmol/L,或急性肾损伤:血肌酐≥884μmol/L。

2. 血钾≥6.5mmol/L。

3. HCO_3^-<6.8mmol/L。

4. 尿毒症综合征。

5. 容量负荷过重所致的脑水肿、肺水肿及高血压。

6. 可逆性的慢性肾衰竭、肾移植前准备、肾移植后急性排斥导致急性肾衰竭,或慢性排斥,移植肾失去功能时。

7. 其他 如部分药物中毒或毒物、高钙血症、代谢性碱中毒、溶血时游离血红蛋白 >80mg/L。其中高钾血症、肺水肿、尿毒症脑病、尿毒症性心包炎为紧急透析的指征。

【禁忌证】

血液透析无绝对禁忌证,相对禁忌证有:

1. 晚期恶性肿瘤。

2. 非容量依赖型高血压。

3. 低血压和休克。

4. 精神病患者和拒绝接受透析治疗者。

5. 严重出血倾向，尤其是颅内出血及其所致的颅内压增高。

6. 心力衰竭、心律失常或严重心肌病变而不能耐受血液透析。

【透析时肝素的应用】

血液透析过程需要使用抗凝剂肝素，以延长体内外凝血时间，使用的方法包括以下几种：

1. 常规肝素化　又称全身肝素化，用于无出血倾向和无心包炎的患者，透析前 10 分钟将 15~20mg 的首次剂量从瘘管静脉端注入。透析过程采用肝素泵 10mg/h 泵入，并监测活化凝血时间（ACT）或部分凝血活酶时间（APTT）以调整肝素用量，透析结束前 60 分钟停用。

2. 小剂量肝素化　轻中度出血或有心包炎病史的患者，首次肝素剂量 0.1~0.2mg/kg，透析过程中用肝素泵以每小时 0.2mg/kg 注入，直至透析结束，同时监测 APTT，以调整肝素用量。

3. 局部肝素化　适用于活动性出血、新近外科手术和心包炎的患者，在动脉端用肝素泵注入肝素，同时于静脉端注入鱼精蛋白，比例为 1∶1，同时监测 APTT，以调整肝素用量。

4. 无肝素化　适用于对肝素有明显禁忌证者，如肝素过敏、有明显出血倾向的患者。透析前用无肝素的生理盐水冲洗透析器，透析时每 30~60 分钟用 100~200ml 生理盐水冲洗管路和透析器。

5. 低分子量肝素　半衰期较长，抗凝效果好，对凝血酶活性影响小，能减少出血的不良反应，有取代普通肝素的趋势。

6. 局部枸橼酸抗凝疗法　枸橼酸可与血中的钙离子结合，形成不易降离的枸橼酸钙，阻止凝血酶原的活化而发挥抗凝作用。可采用无钙透析液同时配合外周静脉输入钙盐和动脉端输入枸橼酸，或者选用普通含钙透析液的同时从动脉端输入枸橼酸。

【透析护理】

1. 起居护理

（1）病室要求：由于患者的抵抗力较差，空气中存在的细菌和病毒极易导致患者发生交叉感染，因此护理过程中应加强透析室和病房消毒隔离。保持室内空气清新、通风良好、光线柔和，以提供舒适的透析环境。调节合适的温湿度，一般室温以 22~24℃ 为宜，湿度保持在 60%，由于透析时间较长，可根据患者的需求，播放轻音乐或电视。

（2）舒适体位：根据患者病情需要可将床头抬高至所需角度，给予靠背垫，使患者保持舒适的体位。将内瘘侧肢体抬高水平 >30°，避免受到压迫，促进静脉回流。

（3）局部处理：透析结束当天保持内瘘干燥，避免搬提重物，次日可用毛巾热敷，以利于软化、营养内瘘血管。

2. 病情观察

（1）测量生命体征、体重和留取血标本做生化检查，用于前后效果比较、病情监控和有助于针对性指导。

（2）透析过程的病情监测：①密切观察病情变化，经常询问患者的感受与需要，若出现打哈欠、冷汗，并伴有肌肉痉挛症状时可减慢超滤速度，协助患者活动肢体并给予按摩，必要时可给高钠透析。②加强巡视，观察穿刺处是否有渗血、疼痛、手指麻木等异常，透析管路是否通畅，抗凝剂和其他药物的用量是否异常，设定参数是否准确，透析器是否有凝血症状，做到勤问、勤查、勤看，早发现早处理，提高透析质量，降低透析过程中的病死率。③若症状加重、面色苍白、眼花、血压降至 90/60mmHg 甚至更低时，立即暂停脱水，降低血流量，给予 50% 葡萄糖注射液静脉推注或快速静脉滴注生理盐水，指导患者深呼吸，肢体放松。④溶血是透析中比较少见的并发症,主要是由于透析中温度过高或者透析液配制失误所导致,一旦发生应立即阻断血流。

3. 饮食护理 遵循低盐、低钾、优质高蛋白、清淡易消化、避免油腻辛辣的进食原则。限制水钠的摄入:根据患者每日的尿量、透析频率、透析时间、水肿及血压等情况确定饮水量,两次透析期间体重增加应控制在干体重的 5% 以内,最多不超过 7%,以免引起心衰。高热量以及优质高蛋白饮食:蛋白质摄入量为 1.2~1.5g/(kg·d);其中 50% 以上为优质蛋白,可选用鸡蛋、牛奶、瘦肉、鱼等,不宜食用豆类及豆制品等非必需氨基酸的食物。热量摄入为 125.6~146.5kJ/(kg·d),鼓励进食以多糖类为主(如纤维多糖类)以降低甘油三酯及血糖;脂肪提供的热量不超过 30%,其中饱和脂肪酸不超过 10%,不饱和脂肪酸与饱和脂肪酸之比为 2∶1,胆固醇摄入量为 0.78~1.04mmol/d。注意补充叶酸和维生素 C 等水溶性维生素。

4. 对症护理

(1) 低血压:是最常见的并发症,其发生率为 20%~40%。指透析过程中如患者的平均动脉压比透析前下降≥10mmHg 或收缩压下降≥20mmHg,可引起头晕、头痛、呕心、呕吐等症状。相关因素可能有:超滤量过多,单位时间内脱水过多导致循环血容量不足;患者终末期肾功能不全,引起心功能不全,心力衰竭;透析前使用降压药;在透析过程中后期进食,血液重新分布;透析液中钠浓度过低,可使血浆胶体渗透压下降;透析液温度过高等。预防与处理的方法:①对首次进行血液透析的患者应对其做好安慰解释工作,解除患者的恐惧心理;②在透析过程中,控制脱水速度,防止单位时间内脱水过多;③合理使用降压药,正确评估患者干体重,限制水、钠的摄入量,对容易发生低血压者,采用调钠透析;④透析过程中应尽量避免在中后期进食;⑤出现低血压时应减慢血流速度,停止超滤,非糖尿病患者迅速静推50% 的葡萄糖,同时监测血压变化,必要时可使用升压药。

(2) 肌肉痉挛:肌肉痉挛发生率约为 20%。原因:透析过程中超滤量过多过快,透析液温度过低,钠浓度过低等。护理:发生肌肉痉挛时应减慢超滤速度,或停止超滤,静脉推注葡萄糖酸钙,可快速静滴高渗糖、0.9% 氯化钠溶液,可适当提高透析液温度。

(3) 出血

1) 出血原因:透析过程中体外管路漏血、穿刺部位渗血、血泵破裂、透析器漏血、针头滑脱等。

2) 护理:如患者有开放性伤口、术后有出血倾向,予以无肝素透析或小剂量肝素;出血较多时,应立即输血。内瘘穿刺时,勿固定穿刺点,采取绳梯式或纽扣式穿刺,以防穿刺点渗血;加强巡视,仔细观察患者,观察体外循环管路是否连接稳妥,妥善固定穿刺点及管道,防止针头滑脱。

(4) 失衡综合征:主要与弥散溶质快速清除有关,患者经血透后尿素氮、肌酐等小分子很快被清除,血浆渗透压降低,可造成脑水肿、颅内压上升、意识障碍等中枢神经系统损伤,少数出现眼压升高、腹痛等症状。不规律性透析疗法,使透析不充分,或更换透析器后,有的透析者开始透析时难以适应体液量、代谢产物清除的变化,加之使用透析器面积过大,血流量过快或时间过长,则易失衡,表现为恶心、呕吐或头痛等。预防与处理方法:根据患者病情,正确评估,合理拟定治疗方案,对严重高氮质血症、不规律透析的患者,适当减少透析时间,避免高血流量透析,透析中输入白蛋白或 50% 葡萄糖或 20% 甘露醇,可收到良好的效果。对病情轻的患者经处理后可继续透析,严重者应停止透析,并给予对症处理。

(5) 致热原反应:因内毒素进入体内所引发,常于透析后 1 小时出现寒战、发热等表现。预防与处理的方法:严格无菌操作,专人实施交叉监测方式,严格进行空气、机器、用品等的消毒,确保所有物品无菌,做好患者皮肤、口腔、泌尿道等护理,定期采样送检,保证消毒质量,充分确保患者安全;一旦发生立即停止透析,遵医嘱给予异丙嗪25mg肌内注射,地塞米松2~5mg静脉注射,并注意保暖。慢性肾衰竭维持性血液透析患者伴发泌尿系感染较多,其中病原菌主要为革兰氏阴性菌,感染发生的危险因素包括年龄、合并糖尿病肾病、贫血、慢性肾小球肾炎及合并高血压肾病等,临床上应针对危险因素进行预防性治疗。

5. 心理护理 由于患者受疾病本身、透析并发症以及家庭社会的影响,容易产生各种心理问题。应与患者建立良好的护患关系,倾听患者内心想法,主动答疑解惑,针对患者的不同心理状态做好解释工作;创造舒适放松的环境;通过鼓励、安慰等措施改善患者的不良情绪。

二、腹膜透析

腹膜透析(Peritoneal dialysis,PD)是利用腹膜作为透析膜,利用重力作用将配制好的腹膜透析液经导管灌入患者的腹膜腔,使其在腹膜两侧形成溶质的浓度差,溶质从高浓度一侧向低浓度一侧弥散,而水分则从低渗一侧向高渗一侧渗透,以此达到清除体内代谢产物、毒性物质及纠正水、电解质酸碱平衡紊乱目的的一种血液净化技术。主要原理是利用弥散、超滤(液体在静水压力梯度或渗透压梯度下通过半透膜的运动)和吸收的作用。因其治疗费用较低、操作简便、不必全身肝素化、不需要特殊设备,患者可在家自行透析,适合大多数尿毒症患者,成为治疗急慢性肾衰竭的有效措施。

【透析方法】

腹膜透析的方法包括:紧急腹膜透析、持续性不卧床腹膜透析(CAPD)、间歇性腹膜透析(IPD)、持续循环腹膜透析(CCPD)、夜间间断性腹膜透析(NIPD)、白天自动化腹膜透析(DAPD)以及潮式腹膜透析(TPD)等。根据患者的病情和生活规律来选择合适的腹膜透析方法。

【透析设备】

1. 腹膜透析管 目前国内主要使用的腹膜透析导管包括标准Tenckhoff导管(直形双cuff Tenckhoff导管)、卷曲管、鹅颈直管及鹅颈卷曲管。其中,以标准Tenckhoff导管发生腹膜透析管相关性感染率最低,且直形双cuff Tenckhoff导管最为经济,置管技术易掌握,是目前临床的首选管路。国际上有另外2种应用较多的腹膜透析管,即Missouric管和Moncrief-Poprovich管。

2. 腹膜透析液 腹膜透析液主要由电解质、缓冲碱及渗透剂组成。电解质中的钠浓度(130~145mmol/L)略低于人体血浆钠浓度,以便更好地纠正钠潴留;透析液中大多无钾离子,或钾浓度低于2mmol/L,以利于钾的弥散清除;钙浓度比正常人血浆钙浓度稍高,可提高血钙水平,维持钙平衡。纠正酸中毒主要依赖透析液中的缓冲碱吸收和代谢,如乳酸盐。渗透剂主要有葡萄糖、氨基酸、甘油、多聚糖及多肽。

【适应证】

同血液透析,对于以下情况更加适用:年龄大于65岁;原有心血管疾病或心血管系统功能不稳定的患者;糖尿病患者;儿童;反复血管造瘘失败者;有明显出血倾向,不适合肝素化者。

【禁忌证】

1. 绝对禁忌证 腹膜有缺陷者,包括各种腹膜病变导致腹膜清除率降低。

2. 相对禁忌证 腹部手术3天内,腹腔置有外科引流管;腹腔有局限性炎性病灶;肠梗阻、腹部疝未修补和椎间盘疾病;晚期妊娠及腹内巨大肿瘤;严重肺功能不全;长期蛋白质及热量摄入不足;高分解代谢;硬化性腹膜炎;不合作者或精神病患者;横膈有裂孔;过度肥胖等。

【并发症】

透析膜破裂、凝血、透析液高温、硬水综合征、发热、首次使用综合征、失衡综合征、肌肉痉挛、低血压、心搏骤停、急性溶血、出血。

【透析的护理】

1. 起居护理

（1）提供良好的腹透环境：选择采光好、空气流通的房间。每天用紫外线进行空气消毒30分钟，操作前用75%酒精棉球擦拭操作台面，地面每日湿式清洁2次，操作时避开通风口，暂时关上电风扇和门窗，尽量减少人员进出。

（2）手的消毒：每次操作前采用七步洗手法洗手。最好选用有抗菌成分的洗手液，每次2~3分钟，采用流动水下彻底冲洗，使用一次性纸巾或者干净的小毛巾擦干。

（3）养成良好个人卫生习惯，最好每日淋浴一次，水流自上而下。

（4）不穿紧身衣服，以免导管屈曲或压迫导致破裂。佩戴腰带时，腰带每天更换并及时清洗。

2. 病情观察　密切观察患者有无各类并发症的发生、导管是否固定妥当、有无弯曲受压等，一般可顺着导管走向，于距离出口6cm处用胶布固定，避免反向弯折，以减少因反复牵拉造成出口扩张。

3. 饮食护理

（1）维持性腹透患者：蛋白质摄入量应≥1.2g/(kg·d)；摄入热量≥147kJ/(kg·d)，其中50%以上为优质蛋白质，尽量少摄入植物蛋白。增加富含膳食纤维的食物摄入，多食含维生素丰富的谷类、干果、新鲜水果和蔬菜。指导患者掌握既可促进食欲又不破坏营养成分，且色香味美，利于健康的食物烹调方法。

（2）控制水盐的摄入：为防止容量超负荷，可使用有容量刻度的杯子喝水，每天监测体重的变化，每日盐摄入2~3g，摄入的水分 = 前1天的尿量 + 前1天腹透超滤量 +500ml。

（3）低磷高钙高铁饮食：进食低磷高钙高铁饮食，同时增加含锌丰富的食物。

4. 腹透导管出口的护理　透析管植入第7周后开始长期护理。于每天洗澡后进行，每日一次。护理时注意观察出口处有无感染的发生，以减少隧道炎、腹膜炎的发生。出口处周围1cm以内用生理盐水棉签由内到外环形清洗，出口处周围1cm以外用碘伏消毒，由内到外，直径4~5cm。注意碘伏不可流入出口处，自然风干1分钟。周围痂皮不可强行清除，可以用生理盐水软化后轻轻去除。淋浴时出口处使用洗澡袋进行保护，水流应自上而下，胸腹部不要直接进行冲洗。置管术后6个月，愈合良好的伤口可不使用敷料，但仍需每日清洁消毒和观察出口处情况。

5. 腹膜透析操作注意事项　包括①严格无菌操作；②正确连接各管道；③透析液输入前应干加热到37℃；④准确记录每次透析的时间、液量，定期将腹透液送检，监测生命体征。

6. 对症护理

（1）隧道及导管口感染：表现为皮肤发红、肿胀或出现肉芽流脓或有分泌物、疼痛或触痛。处理方法：每天用生理盐水清洗1~2次；用生理盐水或过氧化氢软化痂块，不可用力去除；必要时使用有效的抗生素。

（2）导管引流不畅或堵塞：表现为透析液灌入或流出困难、透析出的液体中可见纤维条索或者白色团块物。处理方法：①检查腹透管通畅与否：确定腹透管路系统引流通畅，检查Tenckhoff导管、短管、出液管和引流袋；②采取不同体位引流：可采用直立体位，下床步行，由上至下腹部按摩等方法；③如有便秘者，可服用胃肠动力药，如莫沙比利；或泻药，如乳果糖；

或使用开塞露;④向透析管内注入肝素、尿激酶、生理盐水或透析液等,以溶解堵塞的纤维块;⑤排空膀胱;⑥在X线下调整透析管的位置或重新置管。

(3)腹膜炎:是腹透最常见的并发症,也是导致腹透失败的常见原因之一。可表现为透出液引流不畅、腹膜透析液混浊(类似米汤或者淘米水样)、放液或入液时疼痛(尤其是入液初期或者放液结束时)、腹痛伴有发热。处理方法:①用2 000ml透析液连续腹腔冲洗3~5次;②暂时改为IPD;③腹膜透析液体内加入抗生素及肝素,或者全身使用抗生素;④2~4周后感染仍然无法控制,应考虑拔除透析管。

(4)腹痛:可因透析液温度或酸碱度不合适、渗透压过高、透析液流入或流出过快、腹膜炎等。护理上应确保相关操作准确无误。

(5)其他并发症:脱水、低血压、腹腔出血、肠粘连或腹膜后硬化等。

7. 心理护理 与患者建立良好的护患关系,充分讲解腹膜透析的原理和效果,消除紧张焦虑情绪,重塑信心。

【结语】

血液净化是一种肾脏替代治疗,随着技术日益成熟,治疗理念和目标也在发生变化。由于患者存在个体差异,原发病因不同,机体耐受程度不同,从而使得不同患者对不同的透析时间、透析温度以及电导度耐受不同。护理人员要全面了解患者的资料,如性别、年龄、以往病史、体重以及各种检查结果,患者原发病、发病原因、发病过程以及透析原因、现有并发症、其他脏器情况、心肺情况等,选择合理的设置参数,积极开展个体化透析方案。最大限度减少透析存在风险,以提高患者生活质量,延长患者寿命,促进患者回归社会。

(张勇勤 王 涛)

复习思考题

案例一:患者,女,18岁,高中生。因乏力、眼睑水肿3天,肉眼血尿1天而就诊。患者诉2周前出现发热、咽痛,社区医院诊断为"急性扁桃体炎",给予青霉素治疗后病情好转。3天前晨起患者无明显原因头晕、乏力,眼睑水肿,未予重视,今晨起床发现双侧足踝部凹陷性水肿、尿呈深茶色而来院就诊。发病以来患者食欲正常,睡眠尚可,大便正常,近3天来尿量减少,每天大约800~1 000ml,尿颜色逐渐加深。生活起居规律,学习压力较大。既往身体健康,否认肾脏疾病史。

身体评估:T 37℃,P 86次/min,R 20次/min,BP 150/90mmHg。神志清楚,活动自如,无发绀。眼睑水肿,心、肺检查(-)。腹部柔软,肝、脾未触及,双肾区无叩击痛。双侧足踝部中度凹陷性水肿。神经系统检查未见异常。

尿液检查:肉眼血尿,有大量泡沫,显微镜下可见红细胞管型、颗粒管型。

入院诊断:急性肾小球肾炎。

问题:

1. 患者发生急性肾小球肾炎的病因是什么?

2. 如果给予呋塞米利尿,应该注意观察哪些检验指标?

3. 水肿消退后患者急于上学,你应该给予哪些健康指导?

4. 请按照优先次序列出三个主要的护理诊断/问题。

5. 请针对首优护理诊断制订相应的护理措施。

案例二:患者刘先生,男,35岁,公司职员,大专文化。因尿中泡沫增多3个月、颜面水肿1周而就诊。3月前发现尿中有泡沫,未予重视,后逐渐加重。近一周来颜面及双下肢水肿,伴乏力来医院就诊。发病以来无尿频、尿急、尿痛,无发热、关节疼痛;无肉眼血尿;以往无肾脏疾病史、高血压病史及肝硬化病史。发病以来食欲差,睡眠尚可,大小便正常。已婚,夫妻关系和睦,经济状况较好。

身体评估:T 36.5℃,P 72 次/min,R 18 次/min,BP 110/75mmHg。神志清晰,皮肤黏膜无出血、无黄染、无发绀,但颜面水肿明显。心、肺(−),肝脾肋下未触及,肠鸣音正常,下肢明显水肿。

辅助检查:尿常规:尿蛋白(++++),尿红细胞(±);血液检查:清蛋白 20g/L,胆固醇 11.2mmol/L,甘油三酯 8.6mmol/L。

入院诊断:肾病综合征。

问题:

1. 患者目前有哪些主要的护理诊断/问题?

2. 为更好地护理患者,还需要进行哪些方面评估?

3. 为减轻其水肿症状,应采取哪些护理措施?

4. 若使用糖皮质激素治疗,可能出现的不良反应有哪些?

5. 肾病综合征最常见的并发症是什么?为什么?

案例三: 患者李先生,65 岁,有高血压病史 6 年,服药不规律,2 年前反复出现颜面及双下肢水肿,自认为与高血压有关,未予以治疗。近 3 个月,出现食欲下降、恶心、偶有呕吐,感腰膝酸软,间有头晕、视物模糊,轻微碰伤皮肤即出现瘀斑,夜尿明显增多,未予治疗。1 周前,因农活增加,劳累后出现发热、咳嗽、咳痰、气促、心慌、胸闷,颜面部水肿加重,夜间不能平卧入睡,尿少,伴有头痛、腹胀、恶心于当地卫生院就诊,治疗未见好转,今日门诊收住入院。

身体评估:T 37.5℃,P 103 次/min,R 23 次/min,BP 174/108mmHg。神志清楚,眼睑稍苍白,鼻黏膜出血,双肺呼吸音粗,可闻及湿性啰音,叩诊心界左下增大,心律齐。腹平软,移动性浊音(−)。双下肢凹陷性水肿。

辅助检查:血常规:红细胞 $2.9×10^{12}$/L,白细胞 $10.6×10^9$/L,血红蛋白 81g/L,血小板 $95×10^9$/L。尿常规:尿蛋白(+)。血生化:总蛋白 55.1g/L,血清钾 5.75mmol/L,钙 1.97mmol/L,磷 1.92mmol/L。肾功能检查:血尿素氮 49.5mmol/L,血肌酐 694.5μmol/L。血清肌酐清除率 18ml/min。血气分析:pH7.25。B 超:双肾体积缩小。胸部 X 线检查:左心室增大。

问题:

1. 请给出该患者最可能的医疗诊断并说明诊断依据。

2. 请根据该患者情况提出治疗要点。

3. 请提出该患者的主要护理诊断及相应护理措施。

4. 为促进患者康复,请对其进行健康指导。

扫一扫,
测一测

第六章

血液系统疾病患者的护理

PPT 课件

第一节　概　　述

　　血液系统疾病简称血液病,是指原发于或主要累及血液和造血系统的疾病。血液病的种类较多,包括各类红细胞疾病、白细胞疾病、出血性疾病和其他(如脾功能亢进、血栓性疾病)。其共同特点多表现为骨髓、脾、淋巴结等器官的病理性损害,外周血细胞和血浆成分的病理性改变,免疫功能障碍,出、凝血机制紊乱。近年来,由于遗传因素、细菌病毒感染、免疫反应、电离辐射、药物等理化因素的影响,使血液系统疾病的发病率呈上升趋势。《2017 年全球营养报告》指出,我国女性贫血人数居全球第二。了解血液系统的结构、功能及常见疾病,有利于在临床工作中对患者做出全面、准确的护理评估和实施有效的护理措施。

一、血液系统的结构与功能

【造血器官】

　　1. 人体不同时期的造血器官　在不同生理阶段,机体的造血器官不同。在胎儿出生前,造血大致分为三个阶段:①卵黄囊造血期:胚胎第 3 周~第 9 周,是由卵黄囊壁上的血岛负责造血,这是最初的造血中心。②肝、脾造血期:肝脏造血起自于胚胎第 6 周,至第 4~5 个月达高峰,以红、粒细胞造血为主,不生成淋巴细胞。此阶段脾、肾、胸腺和淋巴结等也共同参与造血。脾脏自第 5 个月有淋巴细胞形成,至出生时成为生成淋巴细胞的器官。③骨髓造血期:开始于胚胎第 4 个月,第 5 个月以后逐渐成为造血中心,此期肝脾造血功能逐渐减退,而骨髓造血功能迅速增强,直至出生后,骨髓成为最主要的造血器官,负责生成各种血细胞。在某些病理情况下(如慢性溶血、骨髓纤维化、造血系统恶性病变等),胚胎时期主要负责造血的肝脾可恢复部分造血功能,称为髓外造血。儿童髓外造血更为明显。

骨髓分为红骨髓和黄骨髓。5~7岁以前全身骨髓腔内充满着红骨髓,造血十分活跃,之后骨髓由四肢远端起呈向心性退缩,仅扁骨、不规则骨和长骨干骺端仍为红骨髓,而四肢长骨中的红骨髓逐渐被脂肪组织所替代,成为黄骨髓。黄骨髓内仅有少量幼稚的血细胞,平时无造血功能,但在生理需要时(如大失血或溶血),黄骨髓可转变为红骨髓参与造血。

2. 血细胞的生成 现已公认造血干细胞(hemopoietic stem cell,HSC)是各种血液细胞与免疫细胞的起始细胞。它主要存在于骨髓、脐带血或动员的外周血中。造血干细胞具有自我更新与多向分化两大特征。自我更新就是指 HSC 有很强的复制再生能力,从而保证其自身数量的恒定性。多向分化的能力是指在一定条件和某些因素的调节下,HSC 能增殖、分化发育成各类血细胞的祖细胞,因此造血干细胞又被称为多能干细胞。

血细胞的生成除了要有正常造血干细胞这一前提条件外,还需有正常的造血微环境及正、负造血调控因子的存在。造血微环境由骨髓基质细胞、细胞因子及细胞外基质组成,为 HSC 提供营养和黏附的场所,维持体内造血功能的恒定。

造血干细胞在最早期分化为髓系祖细胞和淋巴系祖细胞。髓系祖细胞进一步发育分化为粒/单核细胞系、红细胞系和巨核细胞系祖细胞。淋巴系祖细胞在骨髓内分化为前体T淋巴细胞、B淋巴细胞,进而分别在胸腺和骨髓内(即中枢淋巴器官)发育为成熟T淋巴细胞、B淋巴细胞。此外,周围淋巴器官(如淋巴结、扁桃体、脾及消化道、呼吸道黏膜下的淋巴组织)成为了淋巴细胞定居和繁殖的又一重要场所。血细胞的发育是一个连续、动态、有规律的过程,大致分为三个阶段:原始阶段、幼稚阶段(包括早、中、晚三期)和成熟阶段。若造血原始细胞在分化过程中出现恶性增殖、凋亡受阻的现象,就导致了白血病的发生。反之,临床采用造血干细胞移植则可起到治疗多种血液系统恶性疾病(如白血病、多发性骨髓瘤、骨髓异常增生综合征、淋巴瘤、重型再生障碍性贫血等)的作用,使之重建造血和免疫。

【血液】

血液是由血浆及血细胞组成,其中55%为血浆,45%为血细胞。血细胞是血液的重要组成部分,包括红细胞、白细胞及血小板。红细胞成熟时,外形呈双凹圆盘形,中央较薄,周缘较厚,细胞内无细胞核和细胞器,细胞质中充满血红蛋白,其功能是结合与输送 O_2 和 CO_2。白细胞种类多,形态和功能各异,主要功能是以不同的方式参与人体的防御反应。具体包括:①中性粒细胞主要具有吞噬异物尤其细菌的作用,是机体抵御细菌的第一道防线;②嗜酸性粒细胞主要具有抗过敏、抗寄生虫作用;③嗜碱性粒细胞主要与变态反应有关;④单核细胞是巨噬细胞的前身,负责吞噬、消灭细胞内微生物,清除衰老组织,杀灭肿瘤细胞;⑤淋巴细胞在免疫应答中起核心作用,又称免疫细胞,T淋巴细胞参与细胞免疫,并具有调节免疫的功能,约占淋巴细胞总数的75%,B淋巴细胞,受抗原刺激后增殖分化为浆细胞,产生抗体,参与体液免疫。血小板具有止血功能,参与生理性止血和血液凝固,具有黏附、释放、聚集、收缩与吸附的生理特性。

红细胞进入血液循环后的寿命平均为120天,成熟粒细胞在外周血流中半衰期约6~7小时,血小板在循环血中寿命为8~11天。由于血细胞寿命不同,输血治疗时,应根据治疗目的,选择合适的血液。例如血小板减少患者输血时,应该选择新鲜血液。

血浆的主要成分是水,约占血浆的90%。溶质约占10%,包括血浆蛋白、酶类、激素、无机盐、营养素及代谢终产物等。其主要功能为运载血细胞,运输营养物质和代谢废物。此外,血浆中的蛋白质和无机盐有助于维持血浆胶体和晶体渗透压,参与维持酸碱平衡;血浆蛋白分解产生的氨基酸,可用于合成组织蛋白质或氧化供能;血浆中还含有多种凝血因子,参与机体凝血。

【血液系统疾病的分类】

血液病常表现为血细胞数量和质量的改变及出凝血机制的障碍,故将血液病大致分为下列几类：

1. 红细胞疾病　各类贫血和红细胞增多症等。

2. 粒细胞疾病　粒细胞缺乏症、中性粒细胞分叶功能不全及类白血病反应等。

3. 单核细胞和巨噬细胞疾病　炎症性组织细胞增多症、恶性组织细胞病等。

4. 淋巴细胞和浆细胞疾病　各类淋巴瘤,急、慢性淋巴细胞白血病,多发性骨髓瘤等。

5. 造血干细胞疾病　再生障碍性贫血(简称再障)、阵发性睡眠性血红蛋白尿、骨髓增生异常综合征、骨髓增殖性疾病以及急性非淋巴细胞白血病等。

6. 脾功能亢进。

7. 出血性及血栓性疾病　血管性紫癜、血小板减少性紫癜、凝血功能障碍性疾病、弥散性血管内凝血(DIC)以及血栓性疾病等。

二、血液系统疾病患者的护理评估

【病史】

1. 现病史　询问病情发生发展及治疗经过,有助于掌握病情的轻重缓急,并对其预后做出初步判断。询问时应包括如下内容:①起病情况:起病时间、起病特点、起病缓急、诱因等;②主要症状:如发热、出血、关节疼痛等;③发病过程:患者自患病以来,至今病情的发展与演变,了解实验室检查结果,特别是外周血常规和骨髓检查;④伴随情况:即自患病以来有无其他不适,如头晕、乏力、淋巴结肿大、脾大等;⑤诊疗经过:了解既往检查、治疗用药及效果等,包括药物的种类、剂量、用法、疗程、遵医嘱用药等;⑥目前状况:一般情况如精神状态、营养状况、饮食、睡眠,大、小便等。

2. 既往史及家族史　主要了解患者有无与血液病相关的疾病史及可能影响患者康复和治疗效果的相关疾病史,如肝脏疾病、系统性红斑狼疮、慢性肾脏疾病与消化道疾病等。了解患者的工作环境、工作性质及居住条件,判断可能致病的诱发因素。了解其饮食习惯,寻找特殊的食物致病诱因。女性患者的月经史和妊娠分娩史对于贫血原因的诊断也有帮助。了解患者亲属中有无类似疾病或相关疾病史,如白血病、血友病等具有明显的家族遗传倾向。

【心理 - 社会评估】

1. 心理状况　多数血液病具有治疗周期长、病情易反复、需多次住院、治疗效果欠佳等特点,加上化疗等药物带来的不良反应,易致患者及其家属产生焦虑、恐惧、忧郁、悲观等负性情绪。因此应了解患者的性格特征、对疾病治疗与康复的态度及其行为倾向,是否存在角色适应不良和应对无效等情况。

2. 社会支持系统　了解患者的家庭成员组成、经济状况,家庭成员对患者所患疾病的认识程度以及对患者的关心和支持程度。了解患者的工作单位或现有条件所能提供的帮助和支持,有无医疗保障等。

【身体评估】

1. 一般状态

(1) 生命体征和意识状态:评估患者有无体温、脉搏、呼吸、血压异常及意识障碍。如再障、白血病、淋巴瘤患者常因继发感染或疾病原因产生内源性致热原而出现高热或反复发热。中度以上贫血时常出现脉搏和呼吸增快,大量失血后可引起血压下降、脉搏加快。颅内出血或肿瘤浸润中枢神经时,则可出现不同程度的意识障碍。

(2) 营养状态:测量患者身高、体重和皮下脂肪厚度。严重贫血、造血系统恶性疾病的患者可出现消瘦,甚至恶病质的体征。

(3) 面容与表情:注意观察患者的面容与表情。贫血患者可有贫血貌,高热患者可出现急性面容,长期应用糖皮质激素者可有满月脸,用雄激素治疗的女性患者可出现男性化特征。

(4) 体位:评估患者是自主体位还是被动或强迫体位。重度以上的贫血患者因并发贫血性心脏病常取半坐卧位;慢性粒细胞白血病患者因脾大取半坐卧位、屈膝仰卧位或左侧卧位,可减轻腹胀感。

2. 皮肤与黏膜　观察皮肤、黏膜颜色有无苍白或黄染,有无出血表现。贫血患者多表现为睑结膜和口唇苍白,溶血性贫血患者可见皮肤、巩膜黄染,出血性疾病患者其皮肤、黏膜可见瘀点、瘀斑或血疱形成。对长期卧床、营养不良患者要仔细检查有无压疮。贫血患者应检查踝部和胫前有无水肿。某些恶性血液病(如白血病)还有可能发生因肿瘤细胞浸润皮肤而形成的皮肤丘疹、红斑或结节。

3. 浅表淋巴结　淋巴结肿大是许多疾病的报警信号,特别是无痛性淋巴结肿大更应警惕,常为某些恶性血液病的重要体征。检查淋巴结时应注意其部位、数目、大小、硬度、压痛、活动度等。

4. 头面部检查　双侧瞳孔是否等大、等圆,对光反射是否灵敏。口腔和鼻腔黏膜有无出血、溃疡。牙龈有无增生肿胀。咽喉部和扁桃体有无充血、红肿或化脓等。

5. 胸部　触诊胸壁有无压痛,白血病患者常有胸骨中下段压痛。听诊双肺若有啰音,则多为肺部感染的征象。听诊有无心率、心律改变和心脏杂音,当极重度贫血并发贫血性心脏病时,可出现上述体征的异常。

6. 腹部　重点触诊腹部有无包块、肝脏和脾脏有无肿大。淋巴瘤远处扩散侵犯胃肠道时腹部可触及肿块,白血病患者常可触及不同程度的肝、脾大,慢性淋巴细胞白血病患者可触及巨脾。

7. 骨、关节和神经系统　评估患者有无全身骨骼和关节疼痛,关节活动度有无异常,有无神经系统的阳性体征。

【辅助检查】

1. 外周血常规检查　外周血细胞质和量的改变常可反映骨髓造血的病理变化,因此外周血常规检查是血液病诊断和病情观察不可或缺的手段。必要时进行血培养。

(1) 红细胞计数和血红蛋白测定:主要用于评估患者有无贫血及其严重程度。正常成人红细胞计数,男性为$(4\sim5.5)\times10^{12}$/L,女性为$(3.5\sim5.0)\times10^{12}$/L;血红蛋白,男性为120~160g/L,女性为110~150g/L。

(2) 白细胞计数及分类:主要用于判断有无感染及其原因,也有助于某些血液病的诊断。正常成人白细胞计数为$(4\sim10)\times10^{9}$/L;白细胞计数$>10\times10^{9}$/L称白细胞增多,常见于急性感染、白血病等;白细胞计数$<4\times10^{9}$/L称白细胞减少,其中以中性粒细胞减少为主;当中性粒细胞绝对值$<1.5\times10^{9}$/L时称粒细胞减少症,$<0.5\times10^{9}$/L时称粒细胞缺乏症,常见于病毒感染、再障、粒细胞减少症等。正常白细胞分类中不应出现或偶尔可见少许幼稚细胞,若出现大量幼稚细胞,则应高度怀疑白血病或类白血病,需做进一步检查以明确诊断。

(3) 网织红细胞计数:正常成人网织红细胞在外周血中占0.5%~1.5%,绝对值为$(77\pm23)\times10^{9}$/L。网织红细胞增多,表示骨髓红细胞增生旺盛,可见于急性失血性贫血、溶血性贫血、贫血经有效治疗后;网织红细胞减少,表示骨髓造血功能低下,常见于再障。

(4) 血小板计数:是出血性疾病最常见的筛查项目之一。正常值为$(100\sim300)\times10^{9}$/L,血小板$<100\times10^{9}$/L时称血小板减少,当血小板$<50\times10^{9}$/L时患者可有出血症状,常见于特发性血小板减少性紫癜、再障、急性白血病等;血小板$>400\times10^{9}$/L称为血小板增多,可见于骨髓增生性疾病、慢性粒细胞白血病早期等。

2. 骨髓细胞学检查 主要用于了解骨髓造血细胞生成的质与量的变化,对血液病的诊断和鉴别诊断起决定性作用。

(1) 骨髓涂片:常用于了解骨髓的增生程度,骨髓中各种系列细胞及其各发育阶段细胞的比例。

(2) 血细胞化学染色:通过对细胞各种生化成分、代谢产物的测定,了解血细胞的类型,对某些血液病的诊断和疗效评价具有重要作用。

3. 止血、凝血功能检查

(1) 束臂试验:又称毛细血管脆性试验或毛细血管抵抗力试验。其方法是:用血压计袖带缚于上臂,充气,使压力维持在收缩压与舒张压之间,以对毛细血管壁施加压力。持续8分钟后放松袖带,5分钟后记录前臂屈侧直径为5cm圆周内的新出血点数目。新出血点数目 >10 个为阳性,提示毛细血管脆性增加,见于血小板减少症、血小板功能缺陷、遗传性毛细血管扩张症、过敏性紫癜等。

(2) 出血时间(bleeding time,BT)测定:出血时间是指在一定条件下,将皮肤毛细血管刺破后血液自然流出到自然停止的时间。出血时间主要受血小板的数量与功能、毛细血管的通透性与脆性的影响。正常值 Duke 法测定为 1~3 分钟,BT>4 分钟为延长,见于遗传性毛细血管扩张症、血小板减少性紫癜、血小板无力症及服用阿司匹林后。

(3) 凝血时间(clotting time,CT)测定:凝血时间是指静脉血离体后发生凝固的时间,是内源性凝血系统的筛选试验之一。正常值试管法为 4~12 分钟,CT>12 分钟为延长,见于各型血友病、抗凝药物治疗等。

4. 免疫学检查 血液免疫学检查,如抗人球蛋白试验、红细胞血型测定、免疫电泳检查单株免疫球蛋白存在的情况和酶标法测定各种细胞因子;放射性核素测定红细胞寿命等。

5. 影像学检查 如超声显像、电子计算机体层显像(CT)、磁共振显像(MRI)、正电子发射计算机体层显像 CT(PETCT)和放射性核素进行脾、淋巴系统及骨骼显像扫描等,对不同的血液病都有其相应的诊断价值。

三、血液系统疾病患者常见症状与体征的护理

【贫血】

详见本章第二节"贫血"。

【出血或出血倾向】

1. 概述 出血倾向是指皮肤及黏膜自发性出血,或微小血管遭受创伤后出血不止者。引起机体出血的主要原因为血小板数量或质量异常、血管壁功能异常及凝血功能异常。

血液病出血的临床特点:①全身性,即可累及全身各部位;②出血程度和引起出血的创伤程度不成比例,甚至可无创伤史。患者可表现为皮肤或黏膜自发性出血,轻微外伤致软组织或关节的大血肿或创口出血不止,消化道、泌尿道等内脏出血,严重者颅内出血,常危及生命。一般情况下,血小板或血管壁异常所致的出血以皮肤、黏膜的瘀点和瘀斑为多,而凝血因子缺乏所致的出血部位常见于关节腔和软组织。

2. 护理评估

(1) 病史:评估患者出血发生的缓急程度,发病时间,出血部位,出血范围(或次数、量);有无明确的病因或诱因,如有无使用影响机体止、凝血功能的药物(如非甾体抗炎药、抗凝药或溶栓药等);有无伴随症状;既往就诊和处理经过,症状有无缓解;家族成员中有无出血性疾病患者等。

笔记栏

（2）心理 - 社会状况：反复出血，尤其是大出血患者，可出现恐惧心理；慢性反复出血患者可产生焦虑、抑郁情绪。

（3）身体评估：重点检查出血相关的体征，如有无皮肤黏膜出血；有无鼻出血、牙龈出血和口腔血疱；伤口有无渗血；关节有无肿胀变形、疼痛和活动受限；密切观察患者的生命体征、瞳孔、意识状态等，判断有无因大出血发生休克或颅内出血。

（4）辅助检查：详见第三节"出血性疾病"。

3. 常用护理诊断 / 问题

（1）有受伤的危险：出血　与血小板减少、血管壁异常、凝血因子缺乏有关。

（2）恐惧　与出血量大或反复出血有关。

4. 护理目标

（1）患者能明确出血原因，避免各种出血的诱因。

（2）患者不发生出血或出血能及时被发现并得到有效处理。

（3）患者恐惧程度减轻或消失。

5. 护理措施

（1）病情观察：严密观察有无皮肤黏膜出血和内脏出血的表现，及时发现出血先兆。对于出血量较大的患者，除询问患者有无头晕、心慌等自觉症状外，还应监测其生命体征，特别注意有无血压下降、脉率增快的表现，同时观察患者的精神状态。了解相关的辅助检查结果，如血红蛋白、血小板计数，出、凝血时间等，有助于全面、正确地判断病情。

（2）起居护理：保持环境的舒适、安静，以保证患者充足的睡眠和休息。患者的活动场所内避免有任何障碍物。根据病情进行相应的活动指导。若血小板 $<50\times10^9/L$，应嘱其减少活动量，增加卧床休息时间；若血小板 $<20\times10^9/L$ 者，应绝对卧床休息。

（3）饮食护理：为保证能量供应，给予高热量、高蛋白、高维生素、少渣软食或半流质饮食，禁食过硬、粗糙的食物。

（4）对症护理

1）皮肤出血：定期检查皮肤出血部位和范围大小，四肢皮肤或深层组织出血可抬高患肢，深部组织血肿也可应用局部压迫法。剪短指甲，避免搔抓皮肤。定期擦洗或沐浴，以保持皮肤清洁。使用注射药物时，在注射后用消毒棉球充分压迫局部直至止血。

2）鼻出血：出血量少，可用干棉球或 1：1 000 肾上腺素棉球填塞压迫止血，并局部冷敷，冰袋放在前额部，促进血管收缩，达到止血目的。若出血不止，应行油纱条后鼻孔填塞术压迫止血，术后定时用无菌液体石蜡滴入，保持鼻黏膜湿润。术后三天可轻轻取出油纱条，如仍出血，需更换油纱条再填塞。嘱患者不要用手挖鼻痂，以防出血因素未纠正造成再出血；可用液体石蜡滴鼻，防止黏膜干裂出血。

3）口腔、牙龈出血：牙龈渗血时，可用肾上腺素棉球或吸水性明胶海绵片贴敷齿龈，或局部涂抹凝血酶粉剂、三七粉等。牙龈出血时口腔内易存有陈旧血块，引起口臭，影响患者的食欲和心情，可用棉签蘸水擦洗去除，1% 过氧化氢液体效果更佳，可嘱患者进餐前后用该液体漱口。不要用牙刷、牙签清理牙齿，可用棉签蘸漱口液擦洗牙齿。保持口腔卫生，定时用氯己定或苏打漱口液漱口，用液体石蜡涂抹口唇，以防干裂。

4）关节腔出血：应减少活动，避免关节负重或受伤。出血时，须立即限制活动，观察血肿范围，局部冰敷，绷带压迫止血，抬高患肢并置于功能位。

5）眼底出血：若患者主诉视力下降或视野缺损，常提示眼底出血。此时应让患者卧床休息，减少活动，嘱其不要揉擦眼睛，以免加重出血。

6）颅内出血：血小板计数低、止凝血功能较差的患者易并发颅内出血，护士应密切观察生命体征、意识状态和瞳孔的变化,告知患者避免易致颅内压升高的因素,如用力排便、剧烈咳嗽和情绪激动等。若患者突发剧烈头痛、视物模糊、频繁呕吐、呼吸急促,体检发现双侧瞳孔不等大、对光反射迟钝、意识模糊等,应立即通知医生,配合抢救。①立即去枕平卧、头偏向一侧;②严密观察病情变化,予心电监护;③及时吸出呕吐物和口鼻分泌物,保持呼吸道通畅;④给予高流量吸氧,以改善脑细胞缺氧状态;⑤快速建立两条静脉通道,按医嘱给予降颅压药、止血药或输浓缩血小板悬液;⑥头部可放置冰袋或冰帽,以降低脑细胞耗氧,延缓脑细胞死亡;⑦备好气管切开包、脑室穿刺引流包等抢救用物。

(5)用药护理:遵医嘱使用止血药,护士应熟悉常用止血药的作用原理、剂型、剂量、用药注意事项及不良反应。若有输血治疗,输血前应认真核对,输血中和输血后经常巡视病房,观察有无输血反应发生;正确掌握各种成分血的输注方法,如血小板取回后应尽快输入(80~100滴/min),新鲜冰冻血浆融化后应在6小时内输完,速度不宜过快。

(6)心理护理:护士应给予患者耐心的解释和悉心的安慰,还可以恰当地运用一些非语言性的沟通技巧(如眼神交流、面部表情、身体语言等),尽量使患者保持情绪平静,并取得家属的理解和支持。患者出血时,应及时处理被血液污染的衣被、床单位等,避免各种不良刺激对其情绪的影响。

6. 评价

(1)患者出血程度减轻并能说出出血的原因及避免引起出血的诱因。

(2)患者自述恐惧程度减轻或消失。

【继发感染】

1. 概述　血液病患者继发感染的常见病因有再障、白血病、淋巴瘤、恶性组织细胞病及粒细胞缺乏症等。主要机制是正常粒细胞数量减少或功能缺陷、免疫抑制剂的使用及疾病所致营养不良等,导致机体免疫功能下降、继发各种感染所致。患者多因受凉、接触感染性疾病、食用不洁食物、皮肤黏膜破损、长期留置导管等诱发感染。

感染好发于口腔黏膜、呼吸道、泌尿道、消化道和肛周皮肤等处,严重者可发生脓毒症,是血液系统疾病最常见的死亡原因之一。感染的症状因部位不同而不同,呼吸道感染主要表现为咳嗽、咳痰、胸痛、气急等;口腔黏膜感染表现为口角糜烂、口腔溃疡、咽部红肿疼痛等;泌尿道感染时常有典型的尿路刺激征,即尿频、尿急、尿痛;消化道感染以腹痛、腹泻为特征;肛周脓肿形成时可见肛周红肿、糜烂、疼痛、出血等表现。

感染最常见的症状是发热。发热的常见原因:①感染性发热,多为高热,因感染细菌、病毒、真菌所致,多发生于长期应用抗生素、免疫抑制剂和细胞毒性药物后;②非感染性发热,多系肿瘤性发热,与肿瘤细胞坏死和肿瘤组织本身释放内源性致热原等有关,一般为持续性低到中度发热,除发热外无其他明显感染症状,抗菌治疗无效,但对解热镇痛药反应较好。

2. 护理评估

(1)病史:评估患者有无发热及程度;感染的部位及特点;有无乏力、头痛等伴随症状;有无明确的感染诱因;了解其诊疗经过及效果,如抗生素、解热镇痛药的使用情况。

(2)心理-社会状况:患者常因反复感染及治疗效果不佳,而产生抑郁、焦虑等负性情绪。

(3)身体评估:评估生命体征,重点观察体温变化;判断有无意识改变;检查有无口腔溃疡、扁桃体肿大;肺部听诊有无啰音;有无肾区叩击痛、输尿管压痛等阳性体征;检查肛周皮肤的完整性。

(4)辅助检查:了解血常规、尿常规、大便常规、胸部X线检查有无异常。血液及感染部位分泌物或排泄物的细菌培养、药敏试验,可进一步明确病原菌,指导选择合适的抗菌药物。

笔记栏

3. 常用护理诊断 / 问题

(1) 体温过高　与感染、肿瘤细胞增殖、浸润和坏死有关。

(2) 有感染的危险　与粒细胞减少或功能缺陷、免疫功能下降等有关。

4. 护理目标

(1) 患者体温下降至正常。

(2) 患者不发生感染或感染被及时发现,并能得到有效控制。

5. 护理措施

(1) 病情观察:观察患者体温高低、有无发热及热型变化,发热前有无寒战;评估咽部、扁桃体、呼吸道、皮肤、泌尿道、肛门周围有无感染征象;对长期使用抗生素的患者应注意观察口腔黏膜有无溃疡和白斑,以早期发现有无真菌感染;及时了解相关实验室检查的结果。

(2) 起居护理:病室应阳光充足、空气新鲜、定时通风,但避免对流风,以免患者受凉。房间保持整洁、安静和舒适。保持适当温度、湿度,室内空气定期消毒。保证充足的睡眠与休息,可减少机体的消耗,缓解症状;适当活动可调节身心状况,提高患者的活动耐力和抗病能力。急性期应减少活动或卧床休息。

(3) 饮食护理:为患者提供高热量、高蛋白质、高维生素易消化饮食。少量多餐可有效增加营养物质的摄入。

(4) 对症护理

1) 发热护理:①指导患者多卧床休息,以减少机体能量的消耗;②鼓励多饮水(>2 000ml/d),可补充淡盐水、果汁等液体,必要时根据医嘱予静脉补液,防止高热引起的脱水和电解质紊乱;③采取合适的降温措施,高热患者可予物理降温,伴出血者禁用酒精擦浴,因其易致血管扩张而加重皮下出血;④若物理降温无效,遵医嘱使用药物降温,掌握用药的注意事项,体弱患者或老年人用药后注意观察体温变化和汗出情况,防止因大汗而虚脱;⑤降温过程中,定期监测体温,评估降温效果。

2) 皮肤护理:①保持皮肤清洁和卫生,勤洗澡、勤更衣,尤其是高热大量出汗者,应及时擦洗身体和更换汗湿的衣被;②勤剪指甲,避免抓伤皮肤,但指甲不能剪得过短,也不要随意拔除倒刺,以免发生甲沟炎;③进行各种损伤性穿刺和留置导管护理时,应严格遵循无菌原则;④女性患者注意保持会阴部清洁,以免发生局部皮肤和泌尿道感染;⑤年老体弱、久病卧床者,予定时翻身,预防压疮的发生。

3) 口腔护理:①注意口腔卫生,告知患者睡前、晨起和进餐前后用指定的漱口液漱口;②有口腔溃疡时,应增加漱口次数,并在溃疡处涂冰硼散、锡类散或西瓜霜喷雾剂等;③并发真菌感染时,可使用 2.5% 制霉菌素或两性霉素 B 联合碳酸氢钠交替漱口;④口腔溃疡疼痛影响进食和睡眠者,可用 0.5%~1% 普鲁卡因液或 0.5%~1% 丁卡因液,涂于溃疡面上,起到局部止痛作用。

4) 呼吸道护理:①保持病室环境清洁卫生,定期空气消毒及用消毒液擦拭床旁桌椅、地面等;②限制探视,防止交叉感染;③白细胞过低($<0.5 \times 10^9/L$)者,应进行保护性隔离,有条件者安排在无菌层流室;④护理操作必须严格按无菌原则进行,防止医院性感染的发生。

5) 肛周皮肤护理:保持排便通畅,便后清洁肛周皮肤,督促患者于睡前和便后用 1∶5 000 高锰酸钾溶液坐浴,每次 15~20 分钟。若发生肛周脓肿,应及时报告医生进行处理。

(5) 用药护理:按医嘱给予抗感染治疗,正确配制抗生素,观察药物效果及不良反应。

6. 评价

(1) 患者体温下降至正常。

(2) 患者未发生感染或感染被控制。

第二节 贫 血

一、概述

贫血(anemia)是指单位容积外周血液中血红蛋白浓度(Hb)、红细胞计数(RBC)和血细胞比容(HCT)低于相同年龄、性别和地区正常值低限的一种常见的临床症状。由于红细胞容量测定较复杂,临床上常以血红蛋白(Hb)浓度来代替。我国血液病学家认为在我国海平面地区,成年男性 Hb<120g/L,成年女性(非妊娠)Hb<110g/L,孕妇 Hb<100g/L 就为贫血。

【分类】

贫血有多种分类方法,各有其优缺点。通常是根据引起贫血的原因及红细胞形态进行分类。

1. 按病因和发病机制分类 可将贫血分为红细胞生成减少性贫血、红细胞破坏过多性贫血和失血性贫血三大类。

(1)红细胞生成减少性贫血:包括造血干细胞异常、造血微环境和造血物质缺乏或利用障碍所致贫血。

1)造血干细胞异常所致贫血:如再障、骨髓异常增生综合征、先天性红细胞生成异常性贫血、白血病等。

2)造血微环境异常所致贫血:造血微环境包括骨髓基质、基质细胞和细胞因子。①骨髓基质和基质细胞受损所致贫血,如骨髓纤维化、感染或非感染性的骨髓炎;②造血调节因子水平异常所致贫血,如肾功能不全引起的促红细胞生成素(EPO)不足。

3)造血物质缺乏或利用障碍:如缺铁性贫血、巨幼细胞贫血。

(2)红细胞破坏过多性贫血:由红细胞内在缺陷或外来因素等各种原因引起的溶血。红细胞内在缺陷包括细胞膜、红细胞能量代谢有关酶和血红蛋白分子异常,导致红细胞寿命缩短,如遗传性球形红细胞增多症、地中海贫血等;外来因素:如葡萄糖-6-磷酸脱氢酶缺乏患者摄入蚕豆或蚕豆制品可诱发溶血性贫血。

(3)失血性贫血:根据失血速度分为急性和慢性。急性失血性贫血常见于内脏、大血管破裂,功能失调性子宫出血等;慢性失血性贫血常见于月经过多、钩虫病、痔疮出血等,多合并缺铁性贫血。

2. 按血红蛋白的浓度分类 可将贫血分为轻度、中度、重度和极重度四个等级,见表 6-1。

表 6-1 贫血的严重度划分标准

贫血程度	血红蛋白浓度	临床表现
轻度	>90g/L	症状轻微
中度	60~90g/L	活动后气促、心悸
重度	30~59g/L	休息时仍气促、心悸
极重度	<30g/L	常并发贫血性心脏病

3. 按红细胞形态特点分类 可将贫血分为大细胞性贫血、正常细胞性贫血和小细胞低色素性贫血,见表 6-2。

表6-2　贫血的红细胞形态划分标准

类型	常见疾病
大细胞性贫血	巨幼细胞贫血、骨髓增生异常综合征
正常细胞性贫血	再障、急性失血性贫血、溶血性贫血
小细胞低色素性贫血	缺铁性贫血、铁粒幼细胞贫血、珠蛋白生成障碍性贫血

4. 按骨髓红系增生情况分类　可将贫血分为骨髓增生低下性贫血,常见于再障;骨髓增生性贫血,见于除再障以外的贫血。

【临床表现】

贫血临床表现的病理生理基础是由于血红蛋白含量减少,血液携氧能力下降,导致全身各组织、器官缺氧与功能障碍。其严重程度与贫血的病因、血液携氧能力的下降程度、血容量下降的程度、发生贫血的速度和个体的代偿和耐受能力等有关。

1. 一般表现　疲乏无力是贫血最早出现也是最常见的症状,常易被患者忽视。皮肤黏膜苍白是贫血最突出的体征,也是患者就诊的主要原因。苍白程度与皮肤颜色、厚度、皮下毛细血管的舒缩状态、皮下水肿等因素有关。临床常以检查指(趾)甲、口唇黏膜和睑结膜等处结果较为可靠。

2. 神经系统表现　头晕、头痛、耳鸣、失眠、多梦、记忆力减退、注意力不集中等,为贫血最常见的症状,是由于脑组织缺血缺氧、无氧代谢增强、能量合成减少等所致。

3. 呼吸系统表现　轻度贫血无明显表现,仅活动后出现呼吸加快加深。贫血越重,活动量越大,症状越明显。重度贫血时,即使平静状态下也可能有气短甚至端坐呼吸。

4. 循环系统表现　主要表现为心悸、气促,活动后明显加重。长期严重贫血者,心脏负荷增加及心肌组织缺血缺氧,可导致心脏功能与结构发生改变,发生贫血性心脏病,表现为心绞痛、心律失常甚至全心衰竭。

5. 消化系统表现　由于胃肠道缺血缺氧可致消化液分泌减少和胃肠功能紊乱,出现食欲下降、恶心、胃肠胀气、腹泻、便秘、舌炎、口角炎等表现。

6. 泌尿生殖系统表现　严重贫血者可出现低比重尿、轻度蛋白尿和夜尿增多。长期贫血可影响睾酮的分泌,而减弱男性特征;对于女性,因影响女性激素分泌而导致月经不调,如闭经、月经过少,偶有月经过多等。

此外,不同原因所致贫血的临床表现尚有各自的特点。

【辅助检查】

1. 血常规检查　血红蛋白和红细胞计数是确定患者有无贫血及其严重程度的基本检查项目;平均红细胞体积(MCV)、红细胞平均血红蛋白浓度(MCHC)有助于贫血的形态学分类及其病因诊断;网织红细胞计数有助于贫血的鉴别诊断及疗效的观察;外周血涂片检查有助于贫血的病因诊断。

2. 骨髓检查　是贫血病因诊断的必要检查方法,包括骨髓细胞涂片分类和骨髓活检。

3. 病因相关检查　根据患者的具体情况选择病因相关的检查项目。

【诊断要点】

综合分析患者病史、体格检查和实验室检查结果,可明确贫血的诊断。其中查明贫血的病因是诊断的重点和难点,也是有效治疗及预后估计的前提和基础。

【治疗要点】

1. 病因治疗　积极寻找和去除病因是治疗贫血的首要原则。如慢性失血所致的缺铁性贫血,只有去除原发病,才能达到纠正贫血并彻底治愈的目的;缺铁性贫血需要补充铁剂治疗;巨幼红细胞性贫血需补充叶酸或维生素 B_{12} 治疗等。

2. 对症和支持治疗　严重贫血应输血以迅速改善贫血症状,故输血是对症治疗的重要措施。如重度贫血患者、老年或合并心肺功能不全者应输红细胞;急性大量失血的患者应及时输全血或红细胞及血浆;对贫血合并感染者应酌情抗感染治疗等。

思政元素

用热血点亮生命

"无偿献血志愿者"樊晓东:1987 年参军入伍,来到了山东莱芜 67 军高炮旅服兵役。在新兵连训练时,驻地医院因血库告急,向当地部队求助。部队在动员献血过程中,他想到母亲手术时需要血液的情景,主动报名参加志愿献血,自此走上了志愿献血的漫漫长路。33 年来,他先后 72 次参加无偿献血,总献血量近 3 万 ml,相当于一个成年人正常血量的六倍。他用自己的爱心和热血,挽救、延续了一个个垂危的生命,展现了大爱无疆,无私奉献的优秀品质。他的行为有力地推动了国家无偿献血事业的发展,他的事迹得到社会的广泛认可,先后获得国家三部委联合颁发的"全国无偿献血奉献奖银奖",三次"全国无偿献血奉献奖金奖"。

【常用护理诊断 / 问题】

1. 活动无耐力　与贫血导致机体组织缺氧有关。

2. 营养失调:低于机体需要量　与各种原因导致造血物质摄入不足、消耗增加或丢失过多有关。

3. 有感染的危险　与各种贫血所致抵抗力下降有关。

4. 知识缺乏:缺乏各种贫血疾病相关知识。

【护理措施】

1. 病情观察　监测贫血的一般症状、神经精神症状以及皮肤黏膜情况;了解相关的辅助检查结果,以判断病情变化。

2. 起居护理　根据贫血程度、发生速度及既往身体状况,帮助患者制订活动计划,随病情变化增减活动量。教会患者在活动中自测脉搏,若脉搏 ≥100 次 /min,应停止活动。

3. 饮食护理　纠正不良饮食习惯,指导患者均衡膳食,养成定时、定量、细嚼慢咽的饮食习惯。根据贫血的病因给予相应营养素丰富的食物,如缺铁性贫血应进食高蛋白、高维生素、含铁丰富的食物,如动物肝、瘦肉、动物血、紫菜、海带、香菇、木耳、豆类等,其中动物食品中的铁较易吸收;巨幼细胞贫血中维生素 B_{12} 缺乏者多吃动物肝、肾、瘦肉,叶酸缺乏多吃绿色蔬菜、水果、谷类等。

4. 用药护理　遵医嘱正确用药,并注意药物的疗效及不良反应。

5. 心理护理　告知患者病情预后情况,帮助患者及家属建立信心,主动参与疾病的治疗和康复。

二、缺铁性贫血

缺铁性贫血(iron deficiency anemia,IDA)是由于体内用来合成血红蛋白的贮存铁缺乏,血红蛋白合成不足,红细胞生成障碍引起的一种小细胞低色素性贫血。

当机体对铁的需求与供给失衡,导致体内贮存铁耗尽,继之红细胞内铁缺乏,最终引起

IDA,是贫血中最常见的一种。其发病率在发展中国家、经济不发达地区、婴幼儿、育龄妇女明显增高。据 WHO 调查,缺铁性贫血是目前世界上最流行的营养性问题,我国缺铁性贫血发生率为 15%~20%,为此 2004 年 10 月卫生部(现国家卫生健康委员会)启动和推广铁强化酱油计划。2018 上海某地区人群调查显示:缺铁性贫血婴幼儿患病率 14.6%,其中 6~12 个月占 74%;孕妇贫血患病率 37.3%。

【铁代谢】

1. 铁的分布　铁在体内大致可分为功能状态铁(包括血红蛋白铁、肌红蛋白铁、转铁蛋白铁以及乳铁蛋白、酶和辅因子结合的铁)和贮存铁(铁蛋白和含铁血黄素)两大部分,其中血清铁蛋白测定可准确反映体内贮存铁情况。正常成人含铁总量:男性为 50mg/kg,女性为 35mg/kg,其中储存铁男性为 1 000mg,女性为 300~400mg。

2. 铁的来源　生理情况下,人体每天造血需铁量约为 20~25mg,主要来自衰老红细胞破坏后释放的铁;食物也是铁的主要来源;非生理情况下,铁可来源于药物和输血。

3. 铁的吸收　正常人维持体内铁平衡需每天从食物中摄铁 1~1.5mg,孕妇、哺乳期妇女需铁量增多,需 2~4mg。动物铁吸收率(可达 20%)较植物铁吸收率(1%~7%)高。铁的吸收包括两个步骤:①胃酸将食物中的铁游离,由维生素 C 等还原物质将三价铁(Fe^{3+})还原成二价铁(Fe^{2+})被肠黏膜吸收;②十二指肠及空肠上段为铁的主要吸收部位,亚铁离子被小肠吸收后,大部分铁通过肠黏膜进入血流,小部分与肠黏膜上皮细胞内去铁蛋白结合形成铁蛋白。铁的吸收受体内贮存铁控制,贮存铁多,铁吸收减少;反之增多。

4. 铁的转运　经肠黏膜进入血液的亚铁被氧化为三价铁,三价铁与血浆转铁蛋白结合后生成血清铁,血清铁将铁输送至全身各组织中,主要是骨髓。正常血清铁为 14.3~26.9μmol/L(80~150μg/dl)。

5. 铁的排泄　正常情况下,铁的排泄和吸收保持平衡状态。人体每天排铁不超过 1mg,主要通过肠黏膜脱落细胞随粪便排出,少量通过尿液、汗液丢失,育龄妇女还通过月经、妊娠和哺乳而丢失铁。

【病因与发病机制】

1. 病因

(1) 铁摄入减少:铁需要量增加但摄入不足是妇女儿童缺铁性贫血的主要原因。如妊娠、哺乳、婴幼儿、青少年等,妊娠期妇女,每日需铁量高达 3~7mg;哺乳期妇女每日需铁量额外增加 0.5~1mg。青少年偏食也易引起缺铁。

(2) 铁丢失过多:慢性失血是成人缺铁性贫血最常见和最重要的病因。反复多次或持续少量失血,如胃肠道出血、消化道溃疡、痔疮、恶性肿瘤、溃疡性结肠炎、肠息肉、钩虫病、月经过多、慢性血管内溶血等。

(3) 铁吸收不良:多见于胃酸缺乏、胃大部分切除术后、胃肠道疾病、长期腹泻等,使肠道铁吸收减少。

2. 发病机制

(1) 对铁代谢的影响:当体内贮存铁下降至不足以补偿功能状态铁时,则可出现铁代谢指标的异常,如血清铁、血清铁蛋白、转铁蛋白饱和度及总铁结合力等发生改变。

(2) 对造血系统的影响:当体内铁缺乏时,血红蛋白生成减少,红细胞胞浆少、体积小,导致小细胞低色素性贫血。

(3) 对组织细胞代谢的影响:缺铁可引起黏膜组织病变和外胚叶组织营养障碍,从而引起缺铁性贫血的一些特殊表现;另外,还可引起含铁酶和铁依赖酶活性降低,进而影响患者的精神、行为、体力、免疫功能及患儿的智力发育、神经系统功能。

【临床表现】

1. 症状和体征

(1)原发病表现:本病起病缓慢,常有原发病表现,如消化性溃疡、痔疮导致血便,肠道寄生虫感染导致的腹痛或大便性状改变,功能失调性子宫出血,血管内溶血的血红蛋白尿等相应疾病的临床表现。

(2)一般贫血表现:早期多无症状,贫血明显时可具有一般贫血的症状体征,如面色苍白、乏力、心悸、气短、头晕、耳鸣、食欲下降,严重者可发生贫血性心脏病。

(3)组织缺铁表现:组织细胞中含铁酶和铁依赖酶的活性降低,影响精神、行为、体力、免疫功能等,如易激动、烦躁、注意力不集中,易感染,儿童生长发育迟缓,智力低下。

(4)皮肤黏膜及其附属器:黏膜组织病变和外胚叶营养障碍,可引起舌炎、口角炎、吞咽困难,皮肤干燥、毛发干枯、脱落,指(趾)甲缺乏光泽、脆薄易裂,变平,指甲条纹隆起,严重呈"反甲"也称"匙状甲"。

(5)其他症状:少数患者有异食癖,如喜食泥土、生米、石子等。

2. 并发症 长期严重贫血者,由于心脏负荷增加及心肌组织缺血缺氧,导致心脏功能与结构发生改变,可并发贫血性心脏病。

【辅助检查】

1. 血常规 呈小细胞低色素性贫血。血红蛋白降低,血涂片中可见红细胞体积小,中央淡染区扩大,白细胞、血小板计数正常或减低。

2. 骨髓细胞学检查 骨髓增生活跃,特别是晚幼红细胞增生活跃。骨髓铁染色表现为细胞内铁消失,外铁减少,尤其细胞外明显,是诊断缺铁性贫血的可靠指标。但有明确缺铁病史和其他实验室指标支持时,骨髓检查并非缺铁性贫血诊断所必需。

3. 铁代谢的生化检查 血清铁(ST)<8.95μmol/L,血清总铁结合力(TIBC)升高,>64.44μmol/L,转铁蛋白饱和度(TS)<15%,血清铁蛋白(SF)低于12μg/L。血清铁蛋白的准确度和敏感度最高,是反映贮存铁的敏感指标,可用于早期诊断,但伴有感染和肿瘤时血清铁蛋白可不低。

【诊断要点】

根据病史、症状体征、红细胞形态学检查为小细胞低色素性贫血,血清铁及铁蛋白降低,骨髓铁染色显示骨髓小粒可染铁消失,铁粒幼细胞极少,细胞外铁缺乏,可做出临床诊断。缺铁原因应进一步查明。

【治疗要点】

1. 病因治疗 是根治缺铁性贫血的关键。如婴幼儿、青少年和妊娠妇女营养不足引起的缺铁性贫血,应改善饮食。

2. 补充铁剂

(1)口服铁剂:是纠正缺铁性贫血的首选方法。一般从小剂量开始,逐渐增量,餐后服用,以减少对胃肠道的刺激。常用口服铁剂有硫酸亚铁、琥珀酸亚铁、富马酸亚铁、多糖铁复合物(力蜚能)等。网织红细胞上升为铁剂治疗有效的指标(表6-3)。

表6-3 口服铁剂治疗后有效指标

口服铁剂后	监测项目	程度
1周	网织红细胞	开始升高
2周	血红蛋白	开始升高
2个月	血红蛋白	恢复正常

（2）注射铁剂：患者若胃肠道不能耐受口服铁剂，或消化道吸收障碍，或有胃肠道疾病，或病情要求迅速纠正贫血等情况时可使用注射铁剂。常用右旋糖酐铁，首次给药需用 0.5ml 作为试验剂量，1h 后无过敏反应可给足够量治疗。注射用铁的总需量（mg）=（需达到的血红蛋白浓度 – 患者的血红蛋白浓度）× 0.33× 患者体重（kg）。

【常用护理诊断/问题】

1. 活动无耐力　与贫血引起全身组织缺氧有关。

2. 营养失调：低于机体需要量　与铁摄入不足或吸收不良有关。

3. 口腔黏膜受损　与贫血引起口腔炎、舌炎有关。

4. 知识缺乏：缺乏缺铁性贫血的相关防治知识。

5. 有感染的危险　与严重贫血引起营养缺乏和衰弱有关。

【护理措施】

1. 病情观察　观察皮肤黏膜苍白及活动无力的程度，有无头晕、头痛、耳鸣、记忆力减退、食欲下降等；监测心率、呼吸频率；了解相关的辅助检查结果，以判断病情变化。

2. 起居护理　根据贫血程度、发生速度及既往身体状况，帮助患者制订活动计划，随病情变化，增减活动量。教会患者在活动中自测脉搏，若脉搏≥100 次/min，应停止活动。重度贫血的患者应卧床休息，以减轻心脏负荷。

3. 饮食护理　纠正不良饮食习惯，指导患者均衡膳食，养成定时、定量、细嚼慢咽的饮食习惯。改变偏食挑食、进食速度过快、囫囵吞枣等不良饮食习惯。给予高蛋白、高维生素及含铁丰富的食物。常见含铁丰富的食物，如动物肝、瘦肉、动物血、紫菜、海带、香菇、木耳、豆类等，提倡使用动物铁，因动物性食物中的铁较易吸收。食用含维生素 C 丰富的食物，有助于铁的吸收。合理饮食搭配，饮食要注意荤（含铁）素（含维生素 C）搭配。

4. 用药护理

（1）口服铁剂

1）解释：向患者解释口服铁剂可能会出现的不良反应，如胃肠道刺激症状、黑便等。告诉患者黑便是铁与肠内硫化氢作用生成黑色的硫化铁所致，以免患者出现不必要的紧张。

2）服药注意事项：指导患者小剂量餐后服用铁剂，以减轻胃肠道的刺激症状。与鱼类、肉类、维生素 C 同服，可促进铁的吸收。避免与浓茶、咖啡、牛奶等同服，因茶中含有鞣酸，易与铁形成不易吸收的物质随粪便排出，牛奶含磷较高，影响铁的吸收；避免同时服用 H_2 受体拮抗剂等，这类药物可抑制铁的吸收。口服液体铁时，须用吸管，避免染黑牙齿。

3）服药时间：铁剂治疗至血红蛋白恢复正常后，患者仍须继续服用铁剂 4~6 个月，待铁蛋白恢复正常后停药，以补足贮存铁。同时要观察患者症状有无改善，监测血常规、血清铁蛋白等，以防止药物总量过大引起铁中毒。

（2）注射铁剂

1）防止过敏反应：过敏反应表现为面部潮红、头痛、肌肉关节疼痛、荨麻疹等，严重者可出现过敏性休克。首次注射剂量要少，注射后 10 分钟至 6 小时内注意观察不良反应，同时备好肾上腺素等急救药品。若患者无不良反应，次日按常规剂量进行注射。

2）防止注射局部肿痛或形成硬结：选择柔软、丰厚的肌肉，用 8~9 号针头深部注射，并经常更换注射部位。注射时速度宜慢，拔针后按压针眼片刻，但不可按摩。必要时可在注射局部干热敷，以促进铁的吸收。

3）避免药液引起皮肤染色：注意不在皮肤暴露部位注射，抽取药液后更换针头，避免原来针头上的药液使组织染色；采用 Z 型注射法或留空气注射法。

5. 对症护理　口腔炎或舌炎影响食欲者，避免进食过热、过辣食物，进食前后给予口腔护理。

6. 中医护理 本病属中医"虚劳""眩晕""心悸"等疾病的"血虚证"范畴。对于食欲下降患者,可通过健脾、开胃、化湿等中医方法辨证调理,患者饮食以清淡、易消化为宜,可常食花生、大枣、赤小豆、糯米粥、猪肝、胡萝卜、黑木耳等。

【健康教育】

1. 知识宣教 在易患人群中开展预防缺铁性贫血的卫生知识教育;向患者介绍缺铁性贫血的基本知识,说明贫血的病因及积极根治贫血的重要意义。及时治疗慢性出血、肠道慢性炎症等原发病是防治缺铁性贫血的有效措施。

2. 饮食指导 对婴幼儿强调改进喂养方法,合理、及时正确添加辅食;生长发育期的青少年要注意补充含铁丰富的食物,避免挑食或偏食;妊娠期、哺乳期妇女除多食用含铁丰富的食物外,必要时可每日口服少量的硫酸亚铁。

3. 生活指导 预防肠道钩虫感染,加强个人卫生;注意保暖。

【结语】

缺铁性贫血是最常见的一种贫血,主要是由贮存铁缺乏导致血红蛋白合成减少的小细胞低色素性贫血。慢性失血是成人缺铁性贫血最常见和最重要的病因。病因治疗是根治缺铁性贫血的关键。补充铁剂主要通过饮食、口服铁剂、注射铁剂进行。需重视饮食护理和用药护理。

三、巨幼细胞贫血

巨幼细胞贫血(megaloblastic anemia,MA)是指由于叶酸、维生素 B_{12} 缺乏或某些影响核苷酸代谢的药物作用,导致细胞核脱氧核糖核酸合成障碍所引起的一类贫血,其特点是大细胞性贫血。在我国因叶酸缺乏所致巨幼细胞贫血多见,山西、陕西等西北地区较多,患病率可达 5.3%。在欧美国家,以维生素 B_{12} 缺乏及体内产生内因子抗体所致的恶性贫血多见。

【病因与发病机制】

1. 病因

(1) 叶酸缺乏的病因

1) 摄入量不足:叶酸由蝶啶、对氨基苯甲酸及 L- 谷氨酸组成,亦称蝶酰谷氨酸,属维生素 B 族,需要量为 200μg/d。人体不能合成叶酸,主要依靠外源性摄入,食物供给不足是叶酸缺乏的最主要原因。主要是与食物加工不当有关,如烹调时间过长或温度过高可破坏大量叶酸;其次是偏食,如食物中缺少富含叶酸的新鲜蔬菜、肉蛋类食物。

2) 吸收利用障碍:叶酸主要在十二指肠及空肠上段吸收,所以小肠尤其是空肠的炎症会导致叶酸吸收不良。长期腹泻、酗酒以及服用某些药物,如氨甲蝶呤、异烟肼、苯妥英钠等会导致叶酸吸收或利用障碍。

3) 需求量增加:婴幼儿、青少年、妊娠和哺乳期妇女,甲状腺功能亢进症、慢性感染、肿瘤等消耗性疾病的患者,叶酸的需要量均增加,如不能及时补足会导致叶酸缺乏。

4) 排出增加:尿液和粪便是叶酸的主要排泄途径,血液透析、酗酒可增加叶酸的排出。

(2) 维生素 B_{12} 缺乏的病因

1) 吸收障碍:为维生素 B_{12} 缺乏最常见的原因。可见于:①内因子缺乏,包括先天性和后天性(如恶性贫血、胃大部切除术后、慢性萎缩性胃炎等)两种;②胃酸和胃蛋白酶缺乏;③胰蛋白酶缺乏;④肠道疾病,如回肠疾病、寄生虫感染、外科手术后的盲袢综合征;⑤药物影响,如对氨基水杨酸、新毒素、二甲双胍、秋水仙碱和苯乙双胍等。

2) 摄入减少:完全素食者、偏食者常因摄入减少导致维生素 B_{12} 缺乏。由于维生素 B_{12}

每天的需要量极少且储备较多,故由此所造成的缺乏需较长时间后才会出现。

3) 利用障碍:先天性钴胺素传递蛋白(TCⅡ)缺乏引起维生素 B_{12} 输送障碍;麻醉药氧化亚氮可将钴胺氧化而抑制甲硫氨酸合成酶。

2. 发病机制　叶酸和维生素 B_{12} 是合成 DNA 过程中的重要辅酶。当叶酸和维生素 B_{12} 缺乏到一定程度时,细胞核中 DNA 合成速度减慢,但胞浆内的 RNA 继续成熟,使 RNA/DNA 的比例失调,造成细胞体积变大而核发育较幼稚,出现"老浆幼核"的巨幼细胞,类似情况也发生于粒系和巨核细胞系。

【临床表现】

1. 血液系统表现　常有乏力、疲倦、心悸、气促、头晕、耳鸣等一般慢性贫血症状。20% 左右(多为重症者)可伴有白细胞和血小板减少,出现反复感染和出血。少数患者可有出血、黄疸、肝脾肿大。

2. 消化系统表现　早期食欲下降、腹胀、腹泻或便秘,部分患者有口角炎、舌炎,舌乳头萎缩而令舌面光滑呈"镜面样舌"或舌色鲜红呈"牛肉样舌",可伴舌痛。

3. 神经系统表现　可出现对称性远端肢体麻木,深感觉障碍如振动感和运动感消失;共济失调或步态不稳;锥体束征阳性、肌张力增加、腱反射亢进。部分患者味觉、嗅觉降低、视力下降、黑矇征;重者可有大、小便失禁;叶酸缺乏者有易怒、妄想等精神症状;维生素 B_{12} 缺乏者有抑郁、失眠、记忆力下降、幻觉、妄想甚至精神错乱、人格变态等。

4. 并发症　心力衰竭、感染。

【辅助检查】

1. 血常规检查　呈大细胞性贫血。RBC 与 Hb 减少不成比例,RBC 减少较 Hb 更明显, MCV 和 MCH 升高,MCHC 正常;重者白细胞与血小板减少。血涂片中可见红细胞大小不等、中央淡染区消失,有大椭圆形红细胞、点彩红细胞等;中性粒细胞核分叶过多(核右移)。

2. 骨髓细胞学检查　骨髓增生活跃,以红系增生显著,各阶段巨幼红细胞均可见,胞核发育迟于胞浆,细胞体积大,称"老浆幼核"。粒细胞、巨核细胞也可见巨型变。骨髓铁染色增多。

3. 胃液分析　恶性贫血患者因胃黏膜萎缩,壁细胞分泌胃酸及内因子(促进维生素 B_{12} 吸收)减少,所以恶性贫血时往往合并有胃酸降低,主要见于慢性胃体萎缩性胃炎。

4. 血清叶酸和维生素 B_{12} 测定　是诊断叶酸和维生素 B_{12} 缺乏的重要指标。血清维生素 B_{12} 浓度 <74pmol/L(100ng/ml),血清叶酸的浓度 <6.8nmol/L(3ng/ml),红细胞叶酸 <227nmol/L (100ng/ml),均具有诊断意义。

【诊断要点】

根据患者营养史或特殊用药史、贫血表现、消化道及神经系统症状、体征,结合特征性血常规和骨髓细胞学检查等可做出诊断。若血清叶酸、维生素 B_{12} 浓度降低,则有助于进一步明确是单纯性叶酸缺乏或维生素 B_{12} 缺乏。

【治疗要点】

本病的治疗原则为治疗原发病和补充缺乏的营养物质。

1. 去除病因　是巨幼细胞贫血得以有效治疗或根治的关键,应针对引起叶酸和维生素 B_{12} 缺乏的不同病因进行治疗。

2. 补充性药物治疗

(1) 叶酸缺乏:每次口服叶酸 5~10mg,每日 3 次,直至贫血表现完全消失。胃肠吸收不良者,可肌内注射四氢叶酸钙。伴神经系统症状者,常合并有维生素 B_{12} 缺乏,故需同时加用维生素 B_{12}。

（2）维生素 B_{12} 缺乏：肌内注射维生素 B_{12}500μg，每周 2 次，至血常规恢复正常；若有神经系统症状，则每周 2 次，每次 100μg，治疗维持半年至一年，以增加储备。恶性贫血患者需终身维持治疗，每月 1 次，每次 100μg。

【常用护理诊断／问题】

1. 活动无耐力　与贫血引起组织缺氧有关。

2. 营养失调：低于机体需要量　与叶酸、维生素 B_{12} 摄入不足，吸收不良以及需要量增加有关。

3. 口腔黏膜受损　与贫血引起舌炎、口腔溃疡有关。

4. 感知觉紊乱　与维生素 B_{12} 缺乏引起神经系统损害有关。

5. 焦虑　与担心疾病预后有关。

【护理措施】

1. 病情观察　监测贫血的一般症状、神经精神症状以及皮肤黏膜情况。

2. 起居护理　有舌炎、口腔炎者进餐前后可用生理盐水或洗必泰、复方硼砂含漱液（多贝尔液）漱口。重症贫血合并神经系统症状者须卧床休息。对功能障碍的肢体注意保暖，使用热水袋等保暖时，应避免烫伤；对肢体进行适度按摩和被动运动，但避免损伤；出现共济失调者行走要有人陪伴，避免摔伤。

3. 饮食护理　改变不良的饮食习惯，补充富含叶酸和维生素 B_{12} 丰富的食物。叶酸缺乏者多吃绿色蔬菜、瓜果。维生素 B_{12} 缺乏者多吃动物肝、肾、瘦肉，纠正偏食。正确烹调食物，烹调时不宜温度过高或时间过长，且烹调后不宜久置。有舌炎、口腔炎者宜进食温凉饮食。

4. 用药护理　遵医嘱正确用药，并注意药物的疗效及不良反应。恶性贫血者需终身肌内注射维生素 B_{12}。补充叶酸、维生素 B_{12} 时，需注意补充含钾（治疗过程中大量红细胞生成，使钾离子移至细胞内，可能出现低钾血症）、含铁高的食物。

5. 心理护理　告知患者本病预后良好，帮助患者及家属建立信心，从而主动参与到疾病的治疗和康复中来。

6. 中医护理　本病属中医"虚劳""眩晕""心悸"等疾病的"血虚证"范畴，可采用健脾益气、养血安神、补血生津等中医方法辨证调理。患者可经常食用"三红汤"（红枣 7 枚，红豆 50g，花生红衣适量共同熬汤），以利气血生化，改善血虚症状。

【健康教育】

1. 知识宣教　对患者及家属讲述本病知识，告诉患者贫血纠正后应坚持合理饮食和药物治疗一段时间。恶性贫血者需要终身用维生素 B_{12} 维持治疗。

2. 饮食指导　对高危人群进行饮食卫生宣教，如婴幼儿应及时添加辅食，青少年、孕妇、哺乳期妇女应保证食物荤素搭配，纠正偏食习惯，合理膳食。

3. 生活指导　教会患者自我监测病情，要多注意休息，防止心脏负担过重而诱发心衰，注意清洁，预防损伤和感染。

【结语】

巨幼细胞贫血是指叶酸和／或维生素 B_{12} 缺乏所引起的一类贫血，其特点是大细胞性贫血。人体不能合成叶酸、维生素 B_{12}，主要依靠外源性摄入。所以当其需要量增加或摄入减少时可引起 MA。病因治疗是 MA 得以有效治疗或根治的关键，护理时侧重于患者的饮食护理等。

四、再生障碍性贫血

再生障碍性贫血（aplastic anemia，AA）简称再障，是一种由不同病因和机制引起的骨髓造血功能衰竭症。主要表现为骨髓造血功能低下、全血细胞减少和贫血、出血、感染综合征，免疫抑制剂治疗有效。

AA的分类方法较多。根据病因不同可分为遗传性再障(先天性)和获得性再障(后天性)。获得性再障还可按是否有明确诱因分为原发性再障和继发性再障，我国半数以上是原发性AA。根据患者的病情、血常规、骨髓细胞学检查及预后，可分为重型(SAA)和非重型(NSAA)；我国AA的年发病率为7.4/100万，在欧美为(4.7~13.7)/100万，日本为(14.7~24.0)/100万；可发生于各年龄段，老年人发病率较高，男女发病无明显差别。

【病因与发病机制】

1. 病因 约有半数以上病例找不到明确病因，但大量临床观察与调查结果发现，再障的发生与下列因素有关。

(1) 药物及化学因素：为AA最常见的致病因素，且近年来由化学物质所致的AA有增多的趋势。药物引起AA最多见为氯霉素，此外还有抗癌药(氮芥、环磷酰胺等)、抗生素(磺胺类、链霉素等)、解热止痛药(保泰松、吲哚美辛等)、抗惊厥药(苯妥英钠等)、抗甲状腺药(甲巯咪唑、卡比马唑等)等。化学物质主要有苯及其衍生物，如油漆、杀虫剂、皮革、染发水、某些居室装修用物等。

(2) 病毒感染：如肝炎病毒、微小病毒B_{19}等。

(3) 物理因素：主要是长期接触各种电离辐射，如X线、γ射线等。

(4) 其他：长期未经治疗的严重贫血、慢性肾衰竭、系统性红斑狼疮等疾病均可演变成再障。

2. 发病机制 尚未完全阐明，目前的研究多认为与以下三个方面有关：

(1) 造血干祖细胞内在缺陷("种子"学说)：包括造血干细胞质和量的异常。各种致病因素直接造成骨髓造血干细胞破坏，使骨髓内各系造血细胞明显减少，从而导致外周血中全血细胞减少。

(2) 造血微环境异常("土壤"学说)：造血微环境受损会直接影响造血细胞的生长与发育。而AA患者骨髓活检除发现造血细胞减少外，还有骨髓"脂肪化"、静脉窦壁水肿、出血、毛细血管坏死；部分AA患者骨髓基质细胞体外培养生长情况差，分泌的各类造血调控因子明显不同于正常人。骨髓基质细胞受损的AA造血干细胞移植不易成功。

(3) 免疫异常(免疫学说)：是本病的主要发病机制。异常免疫反应会损伤造血干细胞，导致骨髓造血组织损伤。AA患者外周血及骨髓淋巴细胞比例增高，T淋巴细胞亚群失衡，T淋巴细胞分泌的造血负调控因子(IFN-γ、TNF)明显增多，髓系细胞凋亡亢进。细胞毒性T细胞分泌穿孔素直接杀伤造血干细胞，使髓系造血功能衰竭。多数患者应用免疫抑制剂治疗有效。

【临床表现】

AA的临床表现与全血细胞减少有关，主要为进行性贫血、出血、反复感染，但多无肝、脾、淋巴结肿大。SAA和NSAA的鉴别见表6-4。

1. 重型再障(SAA)起病急、病情重、进展快、预后差。

(1) 贫血：多呈进行性加重，苍白、乏力、头昏、心悸、气短等症状明显，易并发心力衰竭。

(2) 感染：以呼吸道感染最常见，感染菌种以革兰氏阴性杆菌、金黄色葡萄球菌和真菌为主，常合并脓毒症。多数患者有发热，体温在39℃以上。感染可加重出血而导致死亡。

(3) 出血：均有不同程度的皮肤、黏膜及内脏出血。皮肤表现为出血点或大片瘀斑，口腔黏膜有血疱，可出现鼻出血、牙龈出血、眼结膜出血等。内脏出血时可见呕血、咯血、便血、血尿、阴道出血、眼底出血和颅内出血等。若出现视物不清、头痛、恶心呕吐，常是颅内出血先

表 6-4 重型再障与非重型再障的鉴别

项目	重型再障（SAA）	非重型再障（NSAA）
起病	急、重	缓
出血、感染	严重	轻
贫血	重	轻
中性粒细胞	$<0.5 \times 10^9/L$	$>0.5 \times 10^9/L$
血小板	$<20 \times 10^9/L$	$>20 \times 10^9/L$
网织红细胞绝对值	$<15 \times 10^9/L$	$>15 \times 10^9/L$
骨髓细胞学检查	增生极度减低	增生减低或局部增生
病程、预后	病程短、预后差	病程长、预后较好

兆表现，可危及患者生命。

2. 非重型再障（NSAA）起病缓，进展慢，预后较好。贫血、出血的程度较轻，感染也较易控制，久治无效的患者可发生颅内出血。少数非重型再障患者可发展成重型。

【辅助检查】

1. 血常规 全血细胞减少，呈正常细胞正常色素性贫血，但三系细胞的减少程度不一定平衡。网织红细胞绝对值低于正常，粒细胞计数减少，淋巴细胞比例相对增高，血小板减少，出血时间延长。血小板 $<20 \times 10^9/L$ 有助于重型再障的诊断。

2. 骨髓细胞学检查 是诊断再障的主要依据。

（1）重型再障（SAA）：骨髓增生低下或极度低下，粒、红系及巨核细胞明显减少且形态大致正常，淋巴细胞及非造血细胞（如浆细胞、组织细胞和组织嗜碱细胞）比例明显增多。

（2）非重型再障（NSAA）：多部位骨髓增生降低，可见较多脂肪滴，粒、红系及巨核细胞减少，淋巴细胞及网状细胞、浆细胞比例增高，多数骨髓小粒空虚。骨髓活检显示造血组织均匀减少。

【诊断要点】

根据患者有进行性贫血、出血和感染，无肝、脾、淋巴结肿大，血常规、骨髓细胞学检查三系血细胞减少，骨髓增生低下，颗粒极少，脂肪滴增多，巨核细胞明显减少，可做出初步的临床诊断与分型。

【治疗要点】

本病的治疗包括对症治疗和针对发病机制的治疗。

1. 对症治疗 包括纠正贫血、控制出血、控制感染和护肝治疗。

（1）纠正贫血：通常认为血红蛋白低于 60g/L 且患者对贫血耐受较差时，可考虑输血，一般输浓缩红细胞。但应严格掌握输血指征，防止输血过多，因多次输血会影响其日后造血干细胞移植的效果；若拟行干细胞移植，应尽量避免术前输血，以提高植入成功率。

（2）控制出血：用促凝血药（止血药），选用酚磺乙胺（止血敏）等；合并血浆纤溶酶活性增高者可用抗纤溶药，如氨基己酸（泌尿生殖系统出血患者禁用）；女性子宫出血可肌内注射丙酸睾酮；血小板减少引起的严重出血可输浓缩血小板；当任意供者的血小板输注无效时，改输 HLA（人类白细胞抗原）配型相配的血小板。

（3）控制感染：对于感染性高热的患者，应取可疑感染部位的分泌物或尿、粪便、血液等做细菌培养和药敏试验，并用广谱抗生素治疗，待细菌培养和药敏试验有结果后再换用敏感窄谱的抗生素。

(4) 护肝治疗:AA 常合并肝功能损害,应酌情选用护肝药物。

2. 针对发病机制的治疗

(1) 免疫抑制治疗:①抗淋巴/胸腺细胞球蛋白(ALG/ATG):主要用于 SAA 的治疗,可抑制患者 T 淋巴细胞或非特异性自身免疫反应。一般马 ALG10~15mg/(kg·d)或兔 ATG3~5mg/(kg·d),连用 5 天;用药前需做过敏试验;用药过程中用糖皮质激素防治过敏反应,静脉滴注 ATG 不宜过快;可与环孢素(CsA)组成强化免疫抑制方案。②环孢素(CsA):是治疗 AA 的一线药物,适用于各型 AA。常用剂量为 3~5mg/(kg·d)左右,疗程一般长于 1 年。应参照患者造血功能和 T 细胞免疫恢复情况、药物不良反应等调整用药剂量和疗程进行个体化治疗。③其他:有学者使用 CD3 单克隆抗体、吗替麦考酚酯(MMF)、环磷酰胺、甲泼尼龙等治疗 SAA。

(2) 促进造血治疗:①雄激素:适用于全部 AA。常用四种:司坦唑醇(康力龙)2mg,每日 3 次;十一酸睾酮(安雄)40~80mg,每日 3 次;丙酸睾酮 100mg/d 肌内注射;达那唑 0.2g,每日 3 次。疗程及剂量应视疗效及不良反应调整。②造血生长因子:适用于全部 AA,特别是 SAA。常用药物有粒 - 单系集落刺激因子(GM-CSF)、粒系集落刺激因子(G-CSF)、重组人促红细胞生成素(EPO)等。

(3) 造血干细胞移植:是治疗重型再障最有效的治疗措施之一,可使 50%~80% 患者长期存活,异体造血干细胞移植时需配型。包括骨髓移植、外周血干细胞移植、胎肝细胞输注、脐血输注等。最佳移植对象为年龄不超过 40 岁,未接受输血,未发生感染及其他并发症者。

【常用护理诊断/问题】

1. 有感染的危险 与粒细胞减少有关。

2. 活动无耐力 与贫血、感染、发热、长期卧床有关。

3. 组织完整性受损:出血 与血小板减少有关。

4. 焦虑/恐惧 与病情恶化、预后不良有关。

5. 身体意向紊乱 与雄激素的不良反应有关。

6. 知识缺乏:缺乏有关再障治疗及预防感染和出血的知识。

7. 潜在并发症:颅内出血。

【护理措施】

1. 病情观察 定期观察血常规,了解红细胞、白细胞、血小板数量有无上升;注意全身皮肤、黏膜有无出血,有无内脏出血或颅内出血;有无体温升高等感染征象。观察患者皮肤瘀点、瘀斑的增减情况,有无破损或感染征象,并注意患者生命体征、神志、意识、瞳孔的变化,如患者出现头痛、呕吐、视力模糊、意识障碍等颅内出血征兆,应立即报告医生。

2. 起居护理 保证充足的睡眠与休息。保持病室干净整洁,空气清新,定期消毒。重型再障患者以休息为主,病情危重时绝对卧床休息,非重型再障患者若贫血较轻可适当活动,但应注意避免碰撞、跌倒等。

3. 饮食护理 指导患者进食高热量、高蛋白质、高维生素、软烂、无刺激且易消化的食物。由于机体免疫功能异常低下,极易发生感染,因此,烹调时炊具、餐具要消毒,注意饮食卫生。勿食生冷食物。保持进食前后口腔卫生。避免进食含鱼刺、坚硬的食物,防止牙龈及口腔黏膜损伤。

4. 用药护理加强对药物不良反应的观察。

(1) 免疫抑制剂:①ATG/ALG:属于生物制剂,常有类过敏反应(发热、皮疹、关节和肌肉酸痛)、血清病反应(皮疹、发热、关节痛、淋巴结肿大)、感染或出血加重等不良反应。用药前需做过敏试验,如无不良反应,则缓慢从大静脉内滴注,每日全量维持在12~16小时内滴完,其间加强巡视、密切观察;用药过程中加用糖皮质激素能起到预防过敏反应和血清病的作用。②环孢素:主要不良反应有肾毒性、肝毒性及神经毒性。用药期间须定期检测肝肾功能,有条件者监测血药浓度,根据病情适时减量或停药。

(2) 雄激素:①女性患者长期应用雄激素可致男性化,其表现为多毛、痤疮、声音低哑、停经、阴蒂增大、乳房缩小等。应对患者做好解释工作,告知患者在病情缓解后,随着药量减少,不良反应会逐渐消失。②丙酸睾丸酮为油剂,不易吸收,注射处可出现疼痛、硬结,故需深部缓慢分层肌内注射,并经常更换注射部位;观察局部有无硬结,如有发现应及时理疗。③口服十一酸睾酮,宜饭后服用,不可咀嚼;口服司坦唑醇、达那唑等易引起肝脏损害,治疗过程中应注意有无黄疸,并定期查肝功能。④监测疗效,定期监测血红蛋白、白细胞计数、网织红细胞计数。

5. 对症护理

(1) 贫血:详见本章第二节"贫血"的护理。

(2) 出血:除参考出血一般护理外,如发生颅内出血,应将患者取平卧位,头部置冰袋或者冰枕,给予吸氧,遵医嘱静脉快速滴入脱水剂及血小板悬液或止血药物。同时严密观察患者生命体征及意识变化。

6. 心理护理　多与患者交谈,与患者及家属建立信任关系,向患者介绍疾病概况及治疗目的,说明药物作用与不良反应,鼓励患者坚持完成疗程;了解患者的思想动态,向患者说明雄激素是治疗再障的较好药物,并且病情缓解后逐渐减量,不良反应会消失;针对不同的心理状况做好耐心的解释工作,鼓励患者正确面对疾病,消除不良情绪,积极配合治疗;鼓励家属关心体贴患者,积极参与患者的治疗与护理,消除悲哀情绪,提高治疗信心。

7. 中医护理　慢性再障属中医"虚劳""眩晕""心悸"等疾病的"血虚证"范畴。临床辨证常可分为肾阳虚、肾阴虚和肾阴阳俱虚三型。肾阳虚证宜温肾助阳,填精益髓,饮食可给予羊肉粥等;肾阴虚证宜滋阴补肾,养阴清热,饮食可给予首乌粥、枸杞黑豆大枣炖猪骨等;肾阴阳两虚证,饮食宜用补肾气、强筋骨之品,忌辛辣、生冷寒凉之品,如补益海参汤。

【健康教育】

1. 知识宣教　向患者和家属介绍本病的病因,如因职业关系接触造血毒物,如X线、放射性物质、农药、苯等,应做好防护工作,严格遵守操作规程,尽可能避免和减少与再障发病相关的各种药物和理化物质。

2. 生活指导　学会自我照顾,注意避免受凉,少到公共场所,防止交叉感染。学会调节情绪,保持心情舒畅。教会患者避免外伤以及防治出血的简单方法。

3. 用药指导　向患者及家属说明坚持用药的重要性,坚持按医嘱用药。指导患者不能随意用药,避免服用对造血系统有害的药物,如氯霉素、磺胺药、保泰松、阿司匹林、安乃近等,需要时应在医生指导下使用。

4. 定期随访　定期体检和门诊复查血常规以便了解病情变化。

【结语】

再障是造血干细胞异常所致的贫血,以三系血细胞明显减少为特点,主要表现为贫血、出血、感染。治疗以对症治疗为主,包括纠正贫血、控制出血、控制感染、护肝治疗等,同时应用结合病因的药物疗法。护理时需做好病情观察、预防感染及用药护理等。

五、溶血性贫血

溶血性贫血(hemolytic anemia,HA)是指红细胞破坏速度超过骨髓造血代偿能力时所引起的一组贫血。若溶血时骨髓造血功能代偿而不出现贫血时,则称为溶血性疾病。溶血性贫血的主要临床表现是贫血、黄疸、脾大、网织红细胞增高及骨髓幼红细胞增生。

【病因与发病机制】

1. **临床分类及病因**　溶血性贫血的分类有多种,按发病和病情可分急性溶血和慢性溶血;按红细胞被破坏的原因可分为遗传性和获得性两大类;按溶血发生的部位可分为血管外溶血和血管内溶血;按病因可分为红细胞自身异常和红细胞外部异常所致的 HA。

正常红细胞的平均寿命为 120 天。红细胞特殊的双凹圆盘形态及结构特点使其具有可塑变形性、悬浮稳定性与渗透脆性,这种特性依赖于红细胞膜、酶和血红蛋白的正常,三者之一异常均可使红细胞膜完整性遭受破坏而溶血。此外,红细胞受到抗体、补体、物理和机械因素及化学毒物等侵袭,也可遭受破坏而溶血。引起溶血性贫血的主要病因见表 6-5。

表 6-5　溶血性贫血的分类及主要病因

1. 红细胞内结构异常或缺陷所致的溶血性贫血
（1）红细胞膜异常性溶血性贫血
遗传性红细胞膜结构与功能缺陷:遗传性球形红细胞增多症、遗传性椭圆形红细胞增多症、遗传性棘形红细胞增多症、遗传性口形红细胞增多症
获得性细胞膜糖化肌醇磷脂（GPI）锚连膜蛋白异常:阵发性睡眠性血红蛋白尿
（2）遗传性红细胞内酶缺乏性溶血:戊糖磷酸途径酶缺陷——葡萄糖 -6- 磷酸脱氢酶缺乏、无氧糖酵解途径酶缺陷——丙酮酸激酶缺乏
（3）珠蛋白和血红素异常性溶血
遗传性血红蛋白病（珠蛋白生成障碍性贫血）:珠蛋白肽链量的异常——地中海贫血、珠蛋白肽链质的异常——异常血红蛋白病
血红素异常:先天性红细胞卟啉代谢异常——红细胞生成性卟啉病、铅中毒
2. 红细胞外环境异常所致的溶血性贫血
（1）免疫因素
同种免疫性溶血性贫血:新生儿溶血性贫血、血型不合输血后溶血
自身免疫性溶血性贫血:温抗体或冷抗体型、系统性红斑狼疮
药物性免疫性溶血性贫血(奎尼丁、青霉素、甲基多巴等)等
（2）血管因素:微血管病、瓣膜病、血管壁受到反复挤压等
（3）化学因素:苯、磺胺、亚硝酸盐等
（4）生物因素:蛇毒、毒蕈中毒、细菌、病毒等
（5）物理因素:大面积烧伤等

2. **发病机制**　溶血性贫血的本质是红细胞寿命缩短,易于破坏,其发生机制主要包括以下三方面。

（1）红细胞膜异常:①红细胞膜支架异常,导致红细胞形态异常,如球形红细胞增多症。异常的红细胞容易在单核巨噬细胞系统内被破坏;②红细胞膜的离子通透性异常,如丙酮酸激酶缺乏症时红细胞 K^+ 外流和 Na^+ 内流增加,使红细胞稳定性遭到破坏;③红细胞膜化学成分异常,如无 β 脂蛋白血症,胆固醇含量增加而卵磷脂含量较低,导致红细胞呈棘状;④红细胞膜吸附有凝集抗体、不完全抗体或补体,导致红细胞易被单核巨噬细胞系统破坏,如自身免疫性溶血性贫血。

（2）血红蛋白异常:血红蛋白分子结构的异常可导致分子间易发生聚集或形成结晶,导致红细胞硬度增加,无法通过直径比红细胞小的微循环而被单核巨噬细胞系统吞噬。不稳定血红蛋白病和磷酸戊糖旁路途径的酶缺陷使血红蛋白受氧化而形成海因小体,含有这种小体的红细胞极易被脾索阻滞而清除。

（3）机械性因素：如病理性瓣膜（钙化性主动脉瓣狭窄）、人工机械瓣膜对红细胞的机械性损伤。弥散性血管内凝血时微血管内形成网状的纤维蛋白条索,循环红细胞贴附到纤维蛋白条索后在血流的持续冲击下或强行通过条索之间的网孔发生机械性损伤而导致溶血,或直接破裂,临床称为微血管病性溶血性贫血。

【临床表现】

1. 症状和体征　溶血性贫血临床表现与起病急缓、溶血程度及溶血场所有关,分为急性和慢性两种。具体表现见表 6-6。

表 6-6　急性溶血与慢性溶血的临床表现与鉴别

项目	急性溶血	慢性溶血
病程	起病急	起病缓慢
溶血场所	多见于血管内溶血	多见于血管外溶血
溶血程度	严重	轻
临床表现	全身表现重,出现腰背及四肢酸痛、头痛、恶心、呕吐、寒战高热,明显贫血、血红蛋白尿和黄疸;严重者出现周围循环衰竭、急性肾衰竭	症状轻,可有不同程度贫血、黄疸、脾大;可并发胆石症和肝功能损害

2. 并发症　由于高胆红素血症,可并发肾衰竭、休克、溶血危象等。

【辅助检查】

1. 确定是否为溶血性贫血

（1）红细胞破坏增多的检查项目：红细胞数和血红蛋白有不同程度下降、血清游离胆红素升高、尿胆原升高、粪胆素升高、血清结合珠蛋白升高、血红蛋白尿、含铁血黄素尿、红细胞寿命缩短。

（2）红系代偿性增生的检查项目：网织红细胞增多、外周血中出现幼红细胞、骨髓幼红细胞高度增生。

2. 溶血性贫血的特殊检查　进一步判断溶血性贫血的类型。

（1）红细胞脆性试验：脆性增加,见于遗传性球形细胞增多症;降低,见于珠蛋白生成障碍,如地中海贫血。

（2）抗人球蛋白试验（Coombs 试验）：阳性,见于自身免疫性溶血性贫血;阴性,见于遗传性球形细胞增多症。

（3）酸溶血试验（Ham 试验）：阳性,见于阵发性睡眠性血红蛋白尿。

【诊断要点】

溶血性贫血的诊断依赖实验室检查,有下列任一情况,可考虑为溶血性贫血：①兼有红细胞过度破坏及幼红细胞代偿性增生者;②骨髓幼红细胞极度增生,但仍有持续性贫血者;③有血红蛋白尿、含铁血黄素尿或其他血管内溶血征象者。

【治疗要点】

1. 病因治疗　慢性溶血的急性发作或加重常有明确诱因,去除诱因是控制或减轻此类活动性溶血的有效手段,如抗感染等。对 G-6-PD 缺乏症者,避免服用氧化性药物（如伯氨喹、磺胺类、镇静药）,禁食蚕豆及其制品。若为化学毒物或药物引起的溶血,要避免再次接触或服用该类物质。避免血型不合输血。

2. 药物治疗　常应用的药物是糖皮质激素和免疫抑制剂,主要用于免疫因素相关的溶血性贫血,如自身免疫性溶血性贫血等;也可应用于阵发性睡眠性血红蛋白尿发作时的治疗。对其他类型溶血基本无效。对慢性溶血性贫血可中西医结合治疗,减少激素用量,减轻激素副作用。

3. 脾切除 适用于异常红细胞主要在脾内破坏者。对遗传性球形红细胞增多症的效果较好,贫血可能永久改善;需较大剂量肾上腺皮质激素维持的自身免疫性溶血性贫血,以及某些类型的血红蛋白病也是脾切除适应证。手术前最好先进行红细胞半寿命测定以证实红细胞是否主要在脾内破坏。

4. 输血疗法 输血可暂时纠正贫血及改善患者的缺氧症状,是起效最快的缓解症状的治疗方法。但对某些免疫机制介导的溶血性贫血,如自身免疫性溶血性贫血等,有时可加重溶血反应,因此应严格掌握适应证,否则加重溶血。

【常用护理诊断/问题】

1. 活动无耐力 与贫血引起组织缺氧有关。

2. 疼痛:腰背疼痛 与溶血引起的肝、脾大有关。

3. 知识缺乏:缺乏疾病的有关防护知识。

4. 潜在并发症:休克、急性肾损伤。

【护理措施】

1. 病情观察 注意患者皮肤黏膜、黄疸、尿色的变化。观察糖皮质激素及免疫抑制剂使用后的不良反应,定期测量血压,观察有无便血情况,有无感染征象。询问患者主观感受,发现异常情况及时报告医生。

2. 起居护理 轻度贫血、慢性溶血性贫血可适当活动,急性贫血则卧床休息。

3. 对症护理 输血:对确需输血患者,认真检查姓名、床号、血型等,同时观察输血时有无不良反应,如畏寒、发热、恶心、腹痛,一旦出现立即停止输血,同时报告医生,配合抢救。

4. 用药护理 自身免疫性溶血性贫血激素治疗为主,应用激素期间一定要注意血压、血糖变化,及时补钙,不做剧烈运动,预防骨质疏松。

5. 心理护理 向患者介绍本病的基本知识,特别是对拟行脾切除术患者,应耐心解释,消除其紧张心理,积极主动配合治疗。

6. 中医护理 本病属中医"黄疸""虚劳"范畴。湿热蕴结型应注意休息、少食辛辣助热之品;气血两虚与正虚瘀结型应注意调养饮食,调畅情志,勿过劳,预防感冒;肾虚寒凝型应注意避寒保暖。

【健康教育】

1. 知识宣教 根据患者具体情况,讲解疾病的有关知识,教会患者及家属观察皮肤黏膜有无黄染或苍白,有无尿量减少或浓茶尿、尿潴留等。

2. 饮食指导 进食高蛋白质、高维生素食物,向 G-6-PD 缺乏症患者及家属介绍蚕豆病常识,嘱患者不吃蚕豆、蚕豆制品及氧化性药物。阵发性睡眠性血红蛋白尿患者应忌食酸性食物和药物,如维生素 C、阿司匹林和苯巴比妥等。

3. 生活指导 进行适当体育锻炼,保证充分睡眠与休息,溶血发作期间减少活动或卧床休息,注意保暖,避免受凉,勤排尿等。

4. 预防指导 有遗传性溶血性贫血或发病倾向者在婚前、婚后应进行遗传学相关的婚育咨询,以避免或减少死胎及溶血性疾病患儿的出生。对蚕豆病高发区,需开展健康指导,做好预防工作。加强输血管理,避免异型输血后溶血。

【结语】

溶血性贫血是指红细胞寿命缩短或破坏速度超过骨髓造血代偿能力时所引起的一组贫

血。其主要特点是贫血、黄疸、脾大、网织红细胞增高及骨髓幼红细胞增生。常采取病因治疗，使用糖皮质激素、免疫抑制剂等。护理上注意患者的病情监测，对于需要输血的患者，必须认真做好输血前中后的查对措施。

第三节　出血性疾病

一、概述

出血性疾病（hemorrhagic disease）因先天性或遗传性及获得性因素导致血管、血小板、凝血、抗凝及纤维蛋白溶解等止血机制的缺陷或异常而引起的以自发性或轻度损伤后过度出血为特征的疾病，称为出血性疾病。引起这类疾病的主要因素有血管因素、血小板因素和凝血、抗凝及纤维蛋白溶解异常、复合性止血机制异常等因素，其中一种或一种以上发生障碍均可引起本病。该组疾病病因复杂。近年来，随着分子生物学、免疫学和生物化学的进展，医学界对其有了更深的认识。该类疾病具有以下特点：①多部位或非寻常部位出血，呈广泛性或局部性；②病情反复，持续时间较长；③无法解释的手术或创伤时严重出血；④止血药物疗效差，血液制品效果较好；⑤部分患者具有家族史。

【正常止血、凝血和抗凝血机制】

1. 止血机制　正常人体局部小血管受损后引起出血，几分钟内可自然停止的现象，称为生理性止血（hemostasis）。生理性止血是机体重要的保护机制，其过程分为血管收缩、血小板黏附及血栓形成、血液凝固三个环节（图 6-1）。

图 6-1　生理性止血过程示意图

2. 凝血机制　血液凝固（blood coagulation）是无活性的凝血因子（酶原）被有序地、逐级放大地激活，转变为有蛋白降解活性的凝血因子的过程，即所谓"瀑布学说"的一系列酶促反应。凝血的最终产物是血浆中的纤维蛋白原转变为纤维蛋白，这是一系列具有明显放大效应的酶促反应过程。目前已知参与人体凝血过程的凝血因子（F）有 14 种，其命名、生成部位、主要生物学特征及正常血浆浓度等见表 6-7。除 FⅢ外，其余 11 种均存在于新鲜血浆中；除 FⅣ（钙离子）外均为蛋白质，且多数在肝脏合成，部分凝血因子的合成需要维生素 K 的参与。各种原因导致凝血因子的缺乏是引起出血性疾病的重要原因，如血友病、严重肝病等。

机体的生理性凝血过程大体上分为凝血活酶的形成、凝血酶原的激活和纤维蛋白的生成三个阶段（图 6-2）。

表 6-7 血浆凝血因子的名称及特性

凝血因子	同义名	合成部位	与维生素K的关系	血浆中浓度（mg/L）	被硫酸钡吸附	血清中	存储稳定性	半衰期（h）
I	纤维蛋白原	肝、巨核细胞	-	2 000~4 000	-	无	稳定	72~120
II	凝血酶原	肝	+	100~150	+	无	稳定	60~70
III	组织因子,组织凝血活酶	组织、内皮细胞、单核细胞	-	0				
IV	钙离子			90~110			稳定	稳定
V	易变因子(前加速素)	肝	-	5~10	-	无	不稳定	12
VII	稳定因子(前转变素)	肝	+	0.5	+	有	不稳定	3~6
VIII	抗血友病球蛋白(AHG)	肝、脾、巨核细胞	-	0.1~0.2	-	无	不稳定（冷冻稳定）	8~12
IX	血浆凝血活酶成分(PTC),christmas因子	肝	+	4~5	+	有	稳定	18~24
X	Stuart-Prower 因子	肝	+	8~10	+	有	尚稳定	30~40
XI	血浆凝血活酶前质(PTA)	肝	-	5	+	有	稳定	52
XII	接触因子,Hageman因子	肝	-	30	-	有	稳定	60
XIII	纤维蛋白稳定因子	肝、巨核细胞	-	10~22	-	无	稳定	240
PK	激肽释放酶原(前激肽释放酶)	肝		50		有	稳定	35
HMWK	高分子量激肽原	肝		70		有	稳定	150

图 6-2 凝血过程示意图

3. 抗凝与纤维蛋白溶解机制 正常情况下,循环血液内凝血系统和抗凝血系统维持动态平衡,以保持血液在血管内呈流动状态。除凝血系统外,人体还存在完善的抗凝及纤溶系统。体内凝血与抗凝、纤维蛋白形成与纤溶维持着动态平衡，以保持血流的通畅。

（1）抗凝系统：血管内皮的抗凝作用、纤维蛋白吸附、血液稀释以及单核吞噬细胞系统的吞噬作用，可清除或减少激活的凝血因子和生理性抗凝物质，其均为机体抗凝系统的重要组成部分。其中，生理性抗凝物质有抗凝血酶 -Ⅲ（antithrombin，AT-Ⅲ）、蛋白 C 系统、组织因子途径抑制物（tissue factor pathway inhibitor，TFPI）、肝素等。

（2）纤维蛋白溶解系统（简称纤溶系统）：对维持血液流动状态起重要作用，纤溶酶原是一种单链糖蛋白，主要在脾、嗜酸性粒细胞及肾等部位生成，血管内皮细胞也有纤溶酶原表达，可被存在于组织、血浆及尿液中的致活因子激活后转化为纤溶酶，作用于纤维蛋白（原），使其降解为小分子多肽及一系列碎片，称之为纤维蛋白（原）降解产物（FDP）。正常人体组织和体液中含有纤溶抑制物可防止纤溶过度而出血。临床常使用链激酶、尿激酶、重组组织纤溶酶原激活物等激活纤溶酶原形成纤溶酶，溶解脏器内血栓，如急性心肌梗死的溶栓疗法。

【出血性疾病的分类】

1. 血管壁异常

（1）遗传性：如遗传性出血性毛细血管扩张症、家族性单纯性紫癜等。

（2）获得性：①感染：如败血症；②过敏：如过敏性紫癜；③化学物质及药物：如药物性紫癜；④营养不良：如维生素 C 及维生素 PP 缺乏症；⑤代谢及内分泌障碍：如糖尿病、库欣病；⑥其他：如结缔组织病、动脉硬化、机械性紫癜、体位性紫癜等。

2. 血小板异常

（1）血小板数量异常：①血小板生成减少，如再生障碍性贫血、白血病、放疗及化疗后等；②血小板破坏过多，如特发性血小板减少性紫癜；③血小板消耗过多，如弥散性血管内凝血、血栓性血小板减少性紫癜；④血小板分布异常，如脾功能亢进；⑤血小板增多，如原发性血小板增多症。

（2）血小板质量异常：①遗传性，如血小板无力症；②获得性，如抗血小板药物作用、重症感染、尿毒症、肝病、异常球蛋白血症等，在临床上极为常见。

3. 凝血功能异常

（1）凝血异常

1）遗传性：血友病、遗传性凝血酶原缺乏症、遗传性纤维蛋白原缺乏症等。

2）获得性：肝病性凝血障碍、尿毒症性凝血异常、维生素 K 缺乏症等。

（2）抗凝及纤维蛋白溶解异常：主要为获得性疾病，如肝素使用过量，蛇、水蛭咬伤，溶栓药物过量，香豆素类药物过量及敌鼠钠中毒，免疫相关性抗凝物增多等。

【辅助检查】

实验室检查是出血性疾病诊断与鉴别诊断的重要手段与依据。

1. 筛选试验　目的是做出初步判断，用于血小板数量或功能异常引起的出血、凝血因子缺乏或功能障碍引起的出血。

（1）血管异常：束臂试验、出血时间（BT）等。

（2）血小板异常：血小板计数、血块回缩试验、束臂试验、BT 等。

（3）凝血异常：凝血时间（CT）、活化部分凝血活酶时间（activated partial thromboplastin time，APTT）、血浆凝血酶原时间（prothrombin time，PT）、凝血酶时间（thrombin time，TT）等。

2. 确诊试验

（1）血管异常：包括毛细血管镜及凝血酶调节蛋白测定等。

（2）血小板异常：包括血小板形态、血小板黏附试验、血小板聚集试验，血小板第Ⅲ因子（PF_3）有效性测定，血小板相关抗体测定等。

（3）凝血功能异常：包括凝血活酶时间纠正试验及凝血酶原时间纠正试验，有条件时直接测定凝血因子的含量及活性，以检出缺乏的凝血因子。

（4）抗凝异常：包括抗凝血酶-Ⅲ（antithrombin，AT-Ⅲ）抗原及活性或凝血酶-抗凝血酶复合物测定和蛋白 C 测定等。

（5）纤溶异常：包括鱼精蛋白副凝试验，血、尿 FDP 测定，纤溶酶原测定等。

（6）其他：对一些特殊的、少见的出血性疾病和遗传性疾病，还须进一步进行特殊检查，如蛋白质结构分析、基因分析、氨基酸测序等才能确诊。近年来的基础研究及其临床应用表明，基因检测将成为遗传性出血性疾病的重要诊断手段，其中血友病基因携带者的检查已用于产前诊断和遗传咨询。

【诊断要点】

1. 病史及出血特征　询问出血发生的年龄，出血的部位、诱因、持续时间、频率，出血量，有无出生时脐带出血及迟发性出血，有无同一部位反复出血等。还应注意询问患者的家族史和基础疾病史，以及饮食习惯、职业等情况。

2. 临床表现　一般认为，皮肤、黏膜出血点、紫癜等多为血管、血小板异常所致，而深部血肿、关节出血等则提示可能与凝血障碍等有关。常见出血性疾病的鉴别要点详见表 6-8。

表 6-8　常见出血性疾病的临床鉴别

	血管性疾病	血小板疾病	凝血障碍性疾病
性别	女性多见	女性多见	80%~90% 见于男性
阳性家族史	较少见	罕见	多见
出生后脐带出血	罕见	罕见	常见
皮肤紫癜	常见	多见	罕见
皮肤大块瘀斑	罕见	多见	可见
血肿	罕见	可见	常见
关节腔出血	罕见	罕见	多见
内脏出血	偶见	常见	常见
眼底出血	罕见	常见	少见
月经过多	少见	多见	少见
手术或外伤后渗血不止	少见	可见	多见

（1）皮肤黏膜出血：是血小板和血管性出血疾病最常见、最易发现的症状和体征。皮肤表现为出血点、紫癜和瘀斑，口腔黏膜有血疱，可有鼻出血、牙龈出血等。

（2）深部器官出血：可表现为①血肿，为深部皮下、肌肉及其他软组织出血的表现，多见于凝血机制障碍，轻度外伤后出血或自发性血肿为血友病的特征；②关节腔积血，多见于负重的关节，尤其是膝关节；③浆膜腔出血；④眼底出血，见于重度血小板减少。

3. 体格检查

（1）出血体征：出血范围、部位，有无血肿等深部出血、伤口渗血，分布是否对称等。

（2）相关疾病体征：贫血，肝、脾、淋巴结肿大，黄疸，蜘蛛痣，腹水，水肿等。关节畸形、皮肤异常扩张的毛细血管团等。

（3）一般体征：如心率、呼吸、血压、末梢循环状况等。

【治疗要点】

1. 病因防治　主要针对获得性出血性疾病患者而进行。

（1）有效防治原发病：如各种严重肝病、慢性肾病和尿毒症、结缔组织病和重症感染等。

（2）避免使用和接触可加重出血的物质及药物：对血管性血友病、血小板质量异常等患者，应尽量避免使用扩张血管及抑制血小板聚集的药物，如阿司匹林、吲哚美辛（消炎痛）、噻氯匹定等。血友病患者应慎用华法林、肝素等抗凝药。过敏性紫癜患者应避免再次接触致敏物质。

2. 止血措施

（1）补充凝血因子或血小板：因凝血因子缺乏而引起的遗传性出血性疾病患者可补充相应的凝血因子，如纤维蛋白原、凝血酶原复合物、冷沉淀物、凝血因子Ⅷ等。此外，可根据病情需要输注血小板悬液等。目前临床上为了提高输血效果和节约血源，多不提倡输全血，这主要是由于全血中血小板含量有限，且某些凝血因子会因库存而降解，影响治疗效果。

（2）止血药物

1）促进血管收缩、增加毛细血管致密度或改善血管通透性的药物：如维生素 C、垂体后叶素、卡巴克络（安络血）、曲克芦丁（芦丁）及糖皮质激素等药物，常用于过敏性紫癜等血管性疾病。

2）维生素 K：促进依赖维生素 K 的凝血因子的合成，常用于重症肝病所致出血的患者。

3）其他：包括抑制纤溶亢进的药物，如氨基己酸、氨甲苯酸等；促进止血因子释放的药物，如去氨加压素；促进血小板生成的药物，如血小板生成素；局部止血药物主要有凝血酶、血凝酶（立止血）及明胶海绵等。

（3）局部处理：肌肉、关节腔明显出血可用弹性绷带压迫止血，必要时行关节固定，以限制活动。

3. 其他治疗

（1）基因疗法：适用于某些先天性出血性疾病，如血友病等。

（2）抗凝及抗血小板药物：对某些消耗性出血性疾病，如 DIC、血栓性血小板减少性紫癜（TTP）等，以肝素等抗凝治疗终止异常凝血过程，减少凝血因子、血小板的消耗，可发挥一定的止血作用。

（3）血浆置换：重症特发性血小板减少性紫癜（ITP）、TTP 等，通过血浆置换去除抗体或相关致病因素。

（4）手术治疗：包括脾切除、血肿清除、关节成型及置换术等。

（5）中医中药：现代医学研究表明，很多中药有止血作用，如蒲黄炭、血余炭、藕节炭、棕榈炭、大黄、断血流片等，有减低血管通透性、收缩血管、增强血小板功能的作用；荆芥炭脂溶性提取液、赤石脂、血余炭粗晶液、党参注射液等可增强止血功能。大出血时，可以补气摄血，用人参煎水频服可止血。

（6）免疫治疗：对某些免疫因素相关的出血性疾病，如 ITP、有高滴度抗体的重型血友病 A 和血友病 B 等，可应用抗 CD20 单抗等免疫治疗。

二、特发性血小板减少性紫癜

特发性血小板减少性紫癜（idiopathic thrombocytopenia purpura，ITP）是一种复杂的多种机制共同参与的获得性自身免疫性疾病，又称原发免疫性血小板减少症，是最常见的一种血小板减少性疾病。该病的发生是由于外周血的血小板免疫性破坏过多和血小板生成受抑制，造成外周血中血小板数目减少。临床上以自发性的皮肤、黏膜及内脏出血为主要表现；以血小板计数减少，生存时间缩短和血液中出现血小板抗体，骨髓巨核细胞成熟障碍等为特征。血小板过度破坏与自身免疫反应有关，大多数患者血清可检测出血小板膜糖蛋白特异性自身抗体。ITP 年发病率约为 (5~10)/10 万,男女发病率相近,育龄期女性发病率高于同年龄段男性,60 岁以上人群的发病率为 60 岁以下人群的 2 倍。

【病因及发病机制】

病因迄今未明,发病机制如下。

1. 血小板过度破坏 将 ITP 患者血浆输给健康受试者可造成后者一过性血小板减少。50%~70% 的 ITP 患者血浆和血小板表面可检测到血小板膜糖蛋白特异性自身抗体,自身抗体致敏的血小板被单核巨噬细胞系统过度破坏。另外,ITP 患者的细胞毒 T 细胞可直接破坏血小板。

2. 血小板生成不足 自身抗体损伤巨核细胞或抑制巨核细胞释放血小板,造成 ITP 患者血小板生成不足,CD8+ 细胞毒 T 细胞可通过抑制巨核细胞凋亡,使血小板生成障碍。

【临床表现】

1. 起病方式 成人 ITP 起病隐匿或缓慢,多在常规检查时偶然发现。

2. 出血倾向 多数较轻而局限,主要表现为反复出现四肢皮肤散在的瘀点、瘀斑,鼻出血、牙龈出血亦常见,女性月经过多较常见,甚至是唯一症状。部分患者可因感染等致病情骤然加重,出现广泛、严重的内脏出血,也可因高热、情绪激动、高血压等诱发颅内出血。

3. 其他 长期月经过多可出现与出血严重程度相一致的贫血。反复发作者常有轻度脾大。乏力是 ITP 的临床症状之一,部分患者表现得更为明显。ITP 不仅是一种出血性疾病,也是一种血栓前疾病。

【辅助检查】

1. 血常规检查 血小板计数减少,反复出血或短期内失血过多者,红细胞和血红蛋白可出现不同程度的下降。白细胞计数多正常。

2. 骨髓细胞学检查 巨核细胞数量正常或增加。巨核细胞体积变小,幼稚巨核细胞增加。有血小板形成的巨核细胞显著减少(<30%),巨核细胞呈现成熟障碍。

3. 其他 出血时间延长,血块收缩不良,束臂试验阳性,而凝血机制和纤溶机制检查正常;90% 以上患者血小板寿命明显缩短;可有正常细胞或小细胞低色素性贫血,程度与失血量成正比。若贫血程度与失血量不成正比,应考虑自身免疫性溶血(Evans 综合征)的可能。

【诊断要点】

主要根据以下几点即可诊断:①广泛出血累及皮肤、黏膜及内脏;②至少 2 次化验血小板计数减少;③脾无肿大;④骨髓巨核细胞增多或正常,有成熟障碍;⑤排除其他继发性血小板减少性紫癜。

【治疗要点】

ITP 的治疗应个体化。本病治疗的目的是控制出血症状,减少血小板破坏,但不强调将血小板计数提高至正常水平,以避免过度治疗而引起严重不良反应。

1. 一般治疗 血小板明显减少($<20 \times 10^9$/L)、出血倾向严重的患者应卧床休息,避免外伤,避免应用降低血小板数量、抑止血小板功能及任何引起或加重出血的药物,如阿司匹林等。止血药的应用及局部止血措施见本节"概述"部分。感染时应使用抗生素。

2. 药物治疗 糖皮质激素是首次诊断 ITP 患者的首选药物,近期有效率约为 80%。作用机制:①抑制自身抗体生成,减轻抗原抗体反应;②抑制单核巨噬细胞系统的功能,减少血小板的破坏;③降低毛细血管脆性;④刺激骨髓造血及血小板向外周血的释放。剂量与用法:常用泼尼松 1mg/(kg·d),分次或顿服,待血小板升至正常或接近正常后逐步减量(每周减5mg),最后以 5~10mg/d 维持治疗,持续 3~6 个月,最多不超过 1 年。病情严重者用等效量的地塞米松或甲泼尼龙静脉滴注,好转后改口服。

3. 脾切除 有效率为 70%~90%,长期完全缓解率可达 40%~50%,无效者对糖皮质激素的需要量亦可减少。术后并发症主要有栓塞、出血和感染等,一般不作为首选治疗。其适应证为:①正规糖皮质激素治疗无效,病程迁延 6 个月以上;②糖皮质激素依赖、停药或减药后复发、维持量需 30mg/d 以上;③有糖皮质激素使用禁忌证。

4. 免疫抑制剂 适应证:①糖皮质激素或脾切除疗效不佳者;②不宜用糖皮质激素或脾切除者;③与糖皮质激素合用以提高疗效,减少糖皮质激素的用量。常用药物有长春新碱、环磷酰胺、硫唑嘌呤、环孢素等。其中最常用的是长春新碱,此药除具有免疫抑制作用外,还可能有促进血小板生成和释放的作用。具体用法:每周 1 次,每次 1mg,静脉注射,4~6 周为 1 个疗程。

5. 难治性 ITP 是指上述治疗方法无效的患者,常用治疗措施有:大剂量甲泼尼龙、达那唑、大剂量丙种球蛋白、大剂量环磷酰胺,近年来也有人应用 α- 干扰素治疗难治性 ITP。

6. 急重症处理 急重症主要包括:①血小板计数 $<20 \times 10^9$/L 者;②出血严重而广泛者;③疑有或已发生颅内出血者;④近期将实施手术或分娩者。处理方法如下:

(1) 血小板输注:紧急补充血小板,以暂时控制或预防严重出血。成人用量为 10~20 单位/次,可根据病情重复使用。有条件的地方尽量使用单采血小板。

(2) 大剂量甲泼尼龙:可有效抑制单核吞噬细胞系统的吞噬效应,减少血小板的破坏。甲泼尼龙 1g/d,静脉注射,3~5 次为 1 个疗程。

(3) 静脉输注丙种球蛋白:作用机制与单核巨噬细胞 Fc 受体封闭、抗体中和及免疫调节有关,是目前 ITP 紧急救治最有效的方法之一。剂量为 400mg/(kg·d),5 天为 1 个疗程。也可先静脉注射丙种球蛋白 1 000mg/kg,后即输注血小板,次日再用相同剂量 1 次。为减少不良反应(如头痛、局部静脉炎等),除注意保护血管外,一般同时应用糖皮质激素。

(4) 血浆置换:可有效清除血浆中的抗血小板抗体。方法:每天置换 3 000ml,连续 3~5 天。

【常用护理诊断/问题】

1. 有受伤的危险:出血 与血小板减少有关。

2. 有感染的危险 与糖皮质激素及免疫抑制剂治疗有关。

3. 恐惧 与血小板过低,随时有出血的危险有关。

4. 潜在并发症:颅内出血。

【护理措施】

1. 病情观察 注意观察患者出血的发生、发展或消退情况,特别是出血部位、范围和出血量。注意患者自觉症状(有无头晕、心悸、视力模糊等)、情绪反应,监测生命体征、观察神志,以了解有无颅内出血、肾出血、失血性休克等出血征象。一旦发现血小板计数 $<10 \times 10^9$/L、严重而广泛出血、疑有或已发生颅内出血者,要及时通知医生,并配合救治。

2. 起居护理 保持病室安静、清洁、舒适、适宜的温湿度及空气新鲜。注意开窗通风,每次 15~30 分钟。紫外线照射消毒床及床头柜表面,地面用 0.5% 的 84 消毒液擦洗。限制探视人员,急性发作期患者应卧床休息,加强防护,避免剧烈活动及创伤,以免引起出血。血小板计数在 $(40~50) \times 10^9$/L 的患者,应减少活动量,避免外伤。血小板在 20×10^9/L 以下者,有自发出血倾向,应绝对卧床休息。

3. 饮食护理 给予高热量、高蛋白质、高维生素的半流质或软食。多食蔬菜、水果,预防便秘。禁食生硬、辛辣刺激性食物。消化道出血急性期应禁食,出血停止后,给予流质饮食,饮食温度不可过热,以后逐渐进半流质、软食。

4. 用药护理 长期服用糖皮质激素的患者可有类库欣综合征表现,并有加重感染、胃酸分泌增加、诱发和加重溃疡等不良反应。用药期间注意预防感冒及各种感染,不可擅自减量或停药。饮食应清淡、易消化的少渣软食或半流质,同时遵医嘱可给予胃黏膜保护剂。免疫抑制剂可引起骨髓造血功能抑制、末梢神经病变、出血性膀胱炎等。用药期间应定期检查血常规、尿常规等。慎用或禁用可能引起出血或加剧出血的药物(如非甾体抗炎药等)。输注丙种球蛋白时应密切观察有无皮疹、皮肤瘙痒、寒战、胸闷甚至休克等反应,滴速不宜过快。

5. 对症护理

(1) 注射护理:进行穿刺时,局部要严格消毒,避开有瘀点、瘀斑处,动作轻柔,尽量做到一次性穿刺成功。拔针后注意用消毒棉球充分压迫止血,时间须 5~10 分钟以上。

(2) 出血的预防与护理:保持床单清洁、干燥、平整,保持皮肤清洁,勤剪指甲,避免抓伤皮肤。尽量穿棉质宽松衣物,发热时禁用酒精擦浴,以免引起皮肤出血或加重。保持鼻腔湿润,不能挖鼻腔。指导患者用软毛牙刷刷牙,忌用牙签,以防牙龈出血。当血小板 $<20 \times 10^9$/L 时有颅内出血危险,注意观察有无头痛、恶心、呕吐等症状。患者便秘、剧烈咳嗽会诱发颅内出血,故便秘时要用泻药或开塞露,剧咳者可用镇咳药治疗。

6. 心理护理　本病病情较重,病程较长,患者易产生紧张、恐惧、焦虑、悲观等情绪。护士要向患者及家属详细解释本病的相关知识,介绍所服药物的作用、不良反应及注意事项,以减轻患者的负性情绪。

7. 中医护理　本病属于中医"血证""紫癜"范畴。对于血小板减少的急性期,中医辨证以血热妄行等实证居多,以清热泻火、凉血止血为原则。在此基础上联合益气养阴、健脾补肾。患者平时可用大枣、赤小豆、花生、桂圆、莲子、血糯煮粥常食,以健脾补血。长期出血者,可用阿胶制成膏方食用。平时可服用四物汤或八珍汤以补益气血。鼻出血者可用山栀末少许塞两侧鼻孔以止血。

【健康教育】

1. 知识宣教　向患者及家属介绍本病的相关知识,使患者主动配合治疗与护理。告知患者注意休息,避免碰撞,避免剧烈活动,保持充足的睡眠、情绪稳定和大便通畅。预防各种感染,不与感染者接触。定期监测血常规,注意观察有无皮肤、消化道、口腔、鼻腔出血现象,如有不适随时就诊。

2. 用药指导　应告知服用糖皮质激素的患者严格按医嘱按时、按剂量、按疗程服药,不要擅自停药或减量,以免加重病情。为减轻药物的不良反应,应饭后服药,必要时可加用胃黏膜保护剂或制酸剂。避免服用抑制血小板功能的药物,如阿司匹林、吲哚美辛(消炎痛)等。定期复查血常规,以了解血小板数目的变化,指导疗效的判断和治疗方案的调整。

3. 饮食指导　避免进食粗硬、带刺、辛辣刺激、不宜消化的食物,以免损伤食管黏膜引起出血。

【结语】

原发免疫性血小板减少症(ITP)是一种复杂的多种机制共同参与的获得性自身免疫性疾病。因血小板破坏增多致外周血中血小板数目减少,其临床特征包括广泛皮肤、黏膜及内脏出血、血小板减少、骨髓巨核细胞发育成熟障碍等。治疗首选药物是糖皮质激素。护理时应特别注意观察患者有无出血征象,避免诱发出血的因素。同时注意防止感染,遵医嘱用药,给予心理支持。

三、过敏性紫癜

过敏性紫癜(allergicpurpura)是一种常见的血管变态反应性出血性疾病。由于机体对某些致敏物质产生变态反应,导致毛细血管脆性及通透性增加,血液外渗,产生皮肤、黏膜及某些器官出血。主要表现为非血小板减少性皮肤瘀点或紫癜,可伴有腹痛、便血、关节痛、血尿、血管神经性水肿和荨麻疹等过敏表现。本病多见于青少年,男性略多于女性,约(1.4~2)∶1,以春秋季发病居多。近年来过敏性紫癜的患病率有上升趋势。

本病多呈自限性,约 30% 的患者有复发倾向。一般 6 周内可自愈,预后大多良好,少数迁延数年。若并发肾炎可进展为肾衰竭;有脑部病变并发脑出血者,预后不良。

【病因与发病机制】

1. 病因

(1) 感染:细菌感染中以 β 溶血性链球菌最常见,其次为金黄色葡萄球菌、结核分枝杆菌和肺炎球菌等;病毒中以流感、麻疹、风疹、水痘等病毒为常见;肠道寄生虫以蛔虫感染最多见,其次为钩虫感染等。

(2) 食物:以动物性食物为主,主要是机体对某些动物性食物中的异性蛋白质过敏所致,包括鱼、虾、蟹、牛奶、蛋、鸡、乳类等。

(3) 药物:常用抗生素如青霉素、链霉素、红霉素及头孢菌素;解热镇痛药如水杨酸类、保泰松、吲哚美辛及奎宁类;其他药物如磺胺类、异烟肼、洋地黄、奎尼丁、阿托品、噻嗪类利尿剂等。

(4) 其他:寒冷、外伤、昆虫叮咬、花粉、尘埃、菌苗或疫苗接种等。本病的发病有家族及种族倾向,亚洲发病率较高。

2. 发病机制　目前认为是免疫因素介导的一种全身血管炎症。

(1) 速发型变态反应:小分子致敏原作为半抗原进入机体与蛋白质结合成抗原,刺激人体产生抗体 IgE,吸附于血管及肥大细胞。当致敏原再次进入机体时,与肥大细胞上的抗体结合,产生免疫反应,激发肥大细胞释放一系列炎症介质,如组胺和慢反应物质(SRS-A),作用于血管平滑肌,引起小动脉及毛细血管扩张,通透性增加。

(2) 抗原 - 抗体复合物形成:蛋白质及其他大分子致敏原刺激人体产生 IgG 抗体(为主要抗体),与相应抗原在血流中结合,形成抗原 - 抗体复合物,沉积在血管壁和肾小球基膜上并激活补体,导致中性粒细胞游走、趋化及一系列炎症介质的释放,引起血管炎症及组织损伤。抗原 - 抗体复合物也可刺激肥大细胞和嗜碱性粒细胞,促其释放血管活性物质,使血管通透性增加,引起局部水肿和出血。

【临床表现】

多急性起病。多数患者发病前 1~3 周有全身不适、低热、乏力及上呼吸道感染等前驱症状,随之出现典型临床表现,常见症状为皮肤紫癜。依据临床表现可分为下列五种类型。

1. 单纯型(紫癜型)　为最常见的类型。主要表现为皮肤紫癜,于前驱症状 2~3 天后分批、反复出现,多局限于四肢,以下肢和臀部多见,一般呈对称分布。紫癜大小不等,初呈深红色,按之不褪色,经 7~14 天逐渐消退。严重者紫癜可融合,发生中心出血性坏死。

2. 腹型(Henoch 型)　为最具潜在危险和最易误诊的临床类型,约见于 1/3 的患者。消化道黏膜及腹膜脏层毛细血管受累而产生一系列消化道症状及体征,如恶心、呕吐、呕血、腹泻及黏液便、血便等。其中腹痛最为常见,常为阵发性绞痛,多位于脐周、下腹或全腹,发作时可因腹肌紧张及明显压痛、肠鸣音亢进而误诊为外科急腹症。在幼儿可因肠壁水肿、蠕动增强等而致肠套叠。腹部症状、体征多与皮肤紫癜同时出现,偶可发生于紫癜之前。

3. 关节型(Schönlein 型)　除皮肤紫癜外,关节部位血管受累出现关节肿胀、疼痛、压痛及功能障碍等表现。多发生于膝、踝、肘、腕等大关节,呈游走性、反复性发作,不遗留关节畸形,易误诊为风湿性关节炎。

4. 肾型 病情最为严重且预后相对较差的类型,为肾小球毛细血管祥受累所致。多见于成年人,发生率高达 12%~40%。多于紫癜出现后 1~8 周内发生,多在 3~4 周内恢复,少数病例因反复发作而演变为慢性肾炎或肾病综合征。表现为在皮肤紫癜的基础上出现血尿、蛋白尿及管型尿,偶见水肿、高血压及肾衰竭等表现。

5. 混合型 皮肤紫癜合并上述两种以上的临床表现。

6. 其他 少数患者还可因病变累及眼部、脑及脑膜血管而出现视神经萎缩、虹膜炎、视网膜出血及水肿,还可出现中枢神经系统相关症状、体征。

【辅助检查】

本病缺乏特异性实验室检查。

1. 毛细血管脆性试验 半数以上患者出现束臂试验阳性,毛细血管镜可见毛细血管扩张、扭曲及渗出性炎症反应。

2. 尿常规检查 肾型或混合型可有血尿、蛋白尿、管型尿。

3. 血小板计数、功能及凝血相关检查 除出血时间(BT)可能延长外,其他均为正常。

4. 肾功能检查 肾型及合并肾型的混合型,可有程度不等的肾功能受损,如血尿素氮升高、内生肌酐清除率下降等。

5. 其他 消化道出血者粪便隐血试验呈阳性。肾穿刺活组织检查有助于肾病型的临床诊断、病情和预后的判断及指导治疗。

【诊断要点】

根据患者发病前 1~3 周有低热、咽痛、全身乏力或上呼吸道感染史;四肢皮肤紫癜,或有腹痛、关节肿痛及血尿;血小板计数正常、束臂试验阳性,出、凝血时间正常;排除其他原因所致的血管炎及紫癜即可做出诊断。

【治疗要点】

1. 病因治疗 消除致病因素,如防治感染,清除局部病灶(如扁桃体炎等),驱除肠道寄生虫,避免摄入可能致敏的药物和食物等。

2. 药物治疗

(1) 一般药物:抗组胺类药物如盐酸异丙嗪(非那根)、阿司咪唑(息斯敏)、马来酸氯苯那敏(扑尔敏)等;辅助性应用大剂量维生素 C,5~10g/d,静脉注射,连续应用 5~7 天;曲克芦丁及钙剂静脉注射,以降低毛细血管的通透性。

(2) 糖皮质激素:具有较强的抗过敏、抑制免疫反应和降低毛细血管通透性的作用,对腹型和关节型疗效较好,对紫癜型及肾型疗效不明显。常用泼尼松 30mg/d,顿服或分次口服。重症者可用氢化可的松 100~200mg/d,或地塞米松 5~15mg/d,静脉滴注,症状减轻后改口服。疗程一般不超过 30 天,肾型者可酌情延长。

(3) 免疫抑制剂:上述治疗效果不佳或近期反复发作者,尤其是合并肾脏损害者,可酌情使用。可用环磷酰胺、硫唑嘌呤等。免疫抑制剂可与肾上腺皮质激素合用。

3. 对症治疗 腹型患者可口服或皮下注射解痉剂,如阿托品或山莨菪碱(654-2)以缓解腹痛;发生上消化道出血者可采取禁食、制酸与止血,必要时输血;关节痛可酌情用止痛药;呕吐严重者可用止吐药。

【常用护理诊断/问题】

1. 有受伤的危险:出血 与血管壁的通透性及血管脆性增加有关。

2. 疼痛:腹痛、关节痛 与局部过敏性血管炎性病变有关。

3. 知识缺乏:缺乏有关病因预防的知识。

【护理措施】

1. 病情观察　①紫癜型:观察皮肤紫癜的部位和范围,注意紫癜的消退情况。②腹型:观察腹痛的部位、性质、严重程度及其持续时间,有无恶心、呕吐、腹泻、便血,有无腹肌紧张、压痛和反跳痛,有无局部包块及肠鸣音变化。如局部发现包块,特别是幼儿,应警惕肠套叠;若肠鸣音活跃或亢进,多提示肠道渗出增加或有出血,应注意监测血压及脉搏的变化。③肾型:观察有无水肿和体重变化,注意尿液颜色和尿量。④关节型:观察关节红、肿、热、痛情况及关节活动度。

2. 起居护理　注意休息,避免劳累,特别是对于发作期患者应卧床休息,避免情绪波动及精神刺激。防止昆虫叮咬,去除可能的过敏原。注意保暖,防止感冒。

3. 饮食护理　起病初期应暂时禁食动物性蛋白饮食。发作期可根据病情选择清淡、少刺激、易消化的普食、软食或半流食。有消化道症状及出血者,禁食或酌情进少量流质饮食,待腹痛消失,病情稳定后可食用少量有渣食物,逐渐加量。合并肾脏损害、高血压者应予低盐饮食。

4. 用药护理　注意观察药物疗效及不良反应,使用激素者须按医嘱规律用药,补充足量钙盐和维生素 D,以预防骨折。使用环磷酰胺的患者应定期复查血常规,鼓励患者多饮水。

5. 对症护理

(1) 关节疼痛:对关节型患者注意观察疼痛及肿胀情况,同时保持患肢的功能位置,协助患者采取舒适体位,避免在患肢进行静脉穿刺输液,做好日常生活护理。

(2) 腹痛:注意观察腹痛部位、性质、程度等,腹痛时宜取屈膝平卧位,禁止腹部热敷,以防加重肠道出血。

6. 心理护理　该病起病较急,病情易反复,不易彻底治愈,患者常出现紧张、焦虑、恐惧等情绪,入院后护士应及时同患者沟通,稳定患者情绪,鼓励其树立战胜疾病的信心,建立良好心态。

7. 中医护理　本病属中医"紫癜""紫斑"范畴。临床上按照发病的缓急,可分为急性发作期与慢性期。急性发作期以血热妄行多见,故以清热凉血、活血化瘀为主要治则。慢性期则以气不摄血、阴虚火旺为主,疾病进入缓解期,治疗以健脾益气、养血疏肝或养阴清热、凉血止血,兼以化瘀为主要治则。

【健康教育】

1. 知识宣教　告知患者和家属本病的相关知识。说明本病与接触过敏物质有关,强调日常生活中避免诱发因素的重要性。

2. 生活指导　指导患者注意休息,病情允许可适当运动,以增强机体免疫力,预防呼吸道感染。注意个人卫生,避免摄入不洁食物,预防寄生虫感染等。

3. 自我监测　病情教会患者和家属自我监测病情的方法和内容,一旦出现皮肤大量瘀点或紫癜、腹痛、黑便、血尿、水肿、关节肿痛等,提示病情复发或加重,应及时就医。

📱 **课堂互动**

过敏性紫癜

请问:特发性血小板减少性紫癜与过敏性紫癜的临床表现、辅助检查有什么区别? 为什么?

【结语】

过敏性紫癜是一种常见的血管变态反应引起的出血性疾病。依据受累部位的表现可以分为紫癜型、腹型、关节型、肾型和混合型。本病发病前2~3周可有上呼吸道感染等前驱症状,随之出现典型的临床表现,不同类型过敏性紫癜其临床表现也各不相同。治疗要点为消除致病因素及药物治疗,护理重点是病情观察和健康教育。

四、血友病

血友病(hemophilia)是一组遗传性凝血活酶生成障碍引起的出血性疾病。可分为血友病A(血友病甲)、血友病B(血友病乙)和血友病C(血友病丙),其中以血友病A较为常见。血友病A缺乏凝血因子Ⅷ(FⅧ),血友病B缺乏凝血因子Ⅸ(FⅨ),血友病C缺乏Ⅺ(FⅪ)。血友病通过性染色体隐性遗传,男性发病,女性传递,并有一定遗传方式。部分血友病患者无家族遗传史,可能是由于基因突变,或隔代遗传所致。

我国血友病的发病率为(5~10)/10万,婴儿的发病率约为1/5 000。血友病A、B、C的比较发病率为16∶3∶1,其中血友病A约占85%;血友病B约占12%;血友病C最少见。

【病因与发病机制】

血友病A又称FⅧ缺乏症,是最常见的遗传性出血性疾病。FⅧ由两部分组成:即FⅧ凝血活性部分(FⅧ:C)和Von Willebrand因子(vWF)。两者以复合物形式存在于血浆中。前者被激活后参与FX的内源性激活,后者作为一种黏附分子参与血小板与受损血管内皮的黏附,并有稳定及保护FⅧ:C的作用。当其因遗传或突变而出现缺陷时,人体不能合成足量的FⅧ:C,导致内源性途径凝血障碍及出血倾向的发生。血友病B又称遗传性FⅨ缺乏症。FⅨ,造成内源性途径凝血障碍及出血倾向。遗传性FⅪ缺乏症又称Rosenthal激活后参与内源性FX的激活,遗传或突变使之缺陷时,不能合成足够量的FⅨ综合征。

FⅧ和FⅨ基因均位于X染色体,因此血友病A和血友病B为X连锁隐性遗传性疾病。

【临床表现】

自发或轻微外伤后出血不止、血肿形成及关节出血为血友病的主要表现,其严重程度取决于类型及相关凝血因子缺乏的程度。

1. 出血 血友病A较重,血友病B较轻。出血多为自发性或轻微外伤或小手术(如拔牙)后出血不止。其特征为:与生俱来,伴随终身;常表现为软组织和深部肌肉内血肿;负重关节(膝关节、踝关节等)反复出血甚为突出,最终可致关节病变,可伴有骨质疏松等。

2. 血肿压迫表现 血肿压迫周围神经可致局部疼痛、麻木及肌肉萎缩;血管受压迫可造成相应部位组织的淤血、水肿或缺血性坏死;颈部、咽喉部、口腔底部出血可致呼吸困难甚至窒息;输尿管受压迫可引起排尿困难,腹膜后出血可引起麻痹性肠梗阻。

【辅助检查】

1. 血常规及血小板功能检查 红细胞、白细胞及血小板计数均正常。出血时间、血块回缩试验正常。

2. 筛查试验 凝血时间(CT)和活化部分凝血活酶时间(APTT)延长,简易凝血活酶生成试验(STGT)异常。

3. 确诊试验 FⅧ活性测定辅以FⅧ:抗原测定和FⅨ活性测定辅以FⅨ:抗原测定可以确诊血友病A和血友病B,同时根据结果对血友病进行临床分型。

【诊断要点】

根据家族遗传史、出血特点、血肿压迫症状、体征,结合确诊试验和筛选试验即可诊断。

【治疗要点】

治疗原则是以替代治疗为主的综合治疗。

1. 一般治疗 止血处理见本节概述部分。

2. 替代疗法 目前血友病的治疗仍以替代疗法为主,即补充缺失的凝血因子,以达到止血目的。是防治血友病出血最重要的措施。主要制剂有新鲜冷冻血浆(含所有的凝血因子)、冷沉淀物(FⅧ浓度较血浆高 5~10 倍)、凝血酶原复合物、FⅧ浓缩制剂等。

凝血因子的补充剂量一般可采取下列公式计算:

FⅧ:C 剂量(IU) = 体重 × 所需提高的活性水平(%) ÷ 2。

FⅨ剂量(IU) = 体重 × 所需提高的活性水平(%)。

3. 药物治疗 ①去氨加压素(DDAVP)是一种半合成的抗利尿激素,有促进内皮细胞释放凝血因子的作用,或增强凝血因子的稳定性,使其活性增高,可用于轻症血友病 A 患者。常用剂量为 0.3μg/kg,加入到 30~50ml 生理盐水中于 20~30 分钟内静滴,每 12 小时 1 次。②达那唑(Danazol)300~600mg/d,顿服或分次口服,对轻、中型血友病 A 患者疗效较好。③糖皮质激素,通过改善血管通透性及减少抗 FⅧ:C 抗体的产生而发挥作用。适用于反复接受FⅧ:C 输注治疗而疗效较差的患者。④抗纤溶药物,通过保护已形成的纤维蛋白凝块不被溶解而发挥止血作用,常用的有氨基己酸和氨甲环酸等。

4. 家庭治疗 血友病患者的家庭治疗已在国外广泛应用。除了有抗 FⅧ:C 抗体、病情不稳定、小于 3 岁的患儿外,均可安排家庭治疗。血友病患者及其家属应接受有关疾病知识的系统教育,家庭治疗最初应在专业医生的指导下进行。除传授注射技术外,还包括医学、心理学、物理治疗以及传染病预防知识。

5. 外科治疗 对反复关节出血而致关节强直及畸形的患者,可在补充足量 FⅧ:C 或FⅨ的前提下,行关节成型术或置换术。

【常用护理诊断/问题】

1. 有受伤的危险:出血 与凝血因子缺乏有关。

2. 恐惧 与长时间出血不止,病情危及生命有关。

3. 有废用综合征的危险 与反复多次关节腔出血有关。

【护理措施】

1. 病情观察 观察有无自发性或轻微受伤后出血现象,如皮肤出血、肢体肿胀、关节疼痛、活动受限等症状。观察有无深部组织血肿压迫周围神经、血管的症状和体征,有无关节病变和伴随症状等。定时测凝血时间、部分凝血酶原时间等。

2. 起居护理

(1) 一般护理:不能过度负重或进行剧烈的接触性运动(拳击、足球、篮球),不能穿硬底鞋或赤脚走路。有出血倾向时应限制活动,卧床休息,患肢放于舒适的位置,出血停止后逐渐增加活动量。避免从事易导致受伤的工作。卧床期间协助患者做好生活护理。保持床单位清洁干燥,做好皮肤护理,防止皮肤受损,预防并发症发生。

(2) 运动锻炼:病情稳定后,可在患者耐受的范围内进行循序渐进的锻炼,必要时用活动器械协助锻炼。适宜的运动能有效地预防肌肉无力和关节腔反复出血。但应避免剧烈运动,以降低外伤和出血的危险。

3. 用药护理 尽可能采用口服给药,避免或减少肌内注射,如必须注射时采用细针头,并延长压迫止血时间。按常规输注血制品、凝血因子,并做记录。严格无菌操作,认真核对所输注的血制品。输注冻干血制品时,应严格掌握解冻后立即输入的原则。禁忌使用抑制血小板功能的药物(如阿司匹林、双嘧达莫、吲哚美辛、保泰松、前列腺素 E 等),对胃肠道有

笔记栏

刺激的药物(如解热镇痛药、某些抗生素、消炎药)以及引起血管扩张的药物等。

4. 对症护理 主要是出血护理:①外伤或小手术后引起的出血可局部加压或冷敷止血,也可用肾上腺素等药物止血;②咽喉部出血,应保持呼吸道通畅,头偏向一侧,必要时可用吸引器将血吸出、做气管插管或切开。其余护理参照本章第一节"出血或出血倾向"的护理。

5. 心理护理 对长久反复出血影响生活质量的患者应做好耐心劝慰,关心、安慰、同情患者,与其建立良好的护患关系。鼓励患者表达自己的感受,并表示理解,予以支持,帮助其建立自我护理的信心。与患者家属共同制订护理计划,以便给患者提供连续性护理。

6. 中医护理 本病属中医"血证"范畴。瘀血是血友病病变过程中病理产物,瘀血一旦形成又可作为致病因素,参与到血友病的病理过程中。本病的治疗原则为凉血勿留瘀、治血同治气、止血与化瘀同行。

【健康教育】

1. 知识宣教 告知患者及家属预防本病的重要性。血友病的出血多数与损伤有关,应向患者及家属介绍有关血友病出血的预防知识。介绍遗传咨询、婚前检查、加强产前诊断的重要性及意义,以减少血友病发生。

2. 生活指导 告知患者活动量要适中,避免受伤;有活动性出血的患者,应限制活动范围和活动强度,如行走、慢跑、手持重物等时间不可过长,避免出现负重关节出血或深部组织血肿。有出血倾向时要限制活动。家庭内做好各种安全防范措施,尽量避免使用锐器,如针、剪、刀等。患者如需手术或拔牙,要注射足量的凝血因子,并备足够量的凝血因子。禁服阿司匹林、双嘧达莫等影响血小板功能的药物,以防出血加重。

3. 病情监测 教会患者出血症状与体征的自我监测方法,一旦有出血征象,按常规处理,如效果不佳,立即就诊。

【结语】

血友病是一组遗传性凝血因子缺乏的出血性疾病,主要有A、B两型。以阳性家族史、幼年发病、自发或轻度外伤后出血不止、血肿形成及关节腔出血为临床特点。血友病的出血多数与损伤有关,护理重点是预防损伤,防止出血,同时重视遗传咨询、婚前检查,减少血友病发生率。

五、弥散性血管内凝血

弥散性血管内凝血(disseminated intravascular coagulation,DIC)是在许多疾病基础上,以微血管体系损伤为病理基础,凝血及纤溶系统被激活,导致全身微血管血栓形成,凝血因子大量消耗并继发纤溶亢进,引起全身出血及微循环衰竭的临床综合征。临床主要表现出血、血栓栓塞、休克及脏器功能受损等。

【病因与发病机制】

1. 病因

(1) 严重感染:诱发DIC的主要病因之一,约占DIC的31%~43%。①细菌感染,革兰氏阴性菌感染如脑膜炎球菌、大肠埃希菌、铜绿假单胞菌感染等,革兰氏阳性菌感染如金黄色葡萄球菌感染等;②病毒感染,如流行性出血热、重症肝炎和麻疹等;③立克次体感染,如斑疹伤寒等;④其他感染,如脑型疟疾、钩端螺旋体病等。

(2) 恶性肿瘤:约占DIC的24%~34%,近年来有上升趋势。常见如急性早幼粒白血病、淋巴瘤、前列腺癌、胰腺癌、肝癌、肺癌及其他实体瘤。

(3) 病理产科:约占DIC的4%~12%。见于羊水栓塞、感染性流产、重度妊娠高血压综合征、子宫破裂、胎盘早剥、前置胎盘、死胎滞留等。

（4）手术及创伤：占 DIC 的 1%~15%。富含组织因子（TF）的器官如脑、前列腺、胰腺、子宫及胎盘等，可因手术及创伤等释放 TF，诱发 DIC。大面积烧伤、严重挤压伤、骨折及蛇咬伤也易致 DIC。

（5）医源性疾病：占 DIC 的 4%~8%。其发病率日趋升高，主要与药物、手术、放疗、化疗及不规范的医疗操作有关。

（6）其他：如恶性高血压、肺心病、巨大血管瘤、ARDS、急性胰腺炎、重症肝炎、溶血性贫血、血型不合输血、急进型肾炎、糖尿病酮症酸中毒、系统性红斑狼疮、移植物抗宿主病（GVHD）等。

2. 诱因

（1）休克：既是 DIC 的表现，也是 DIC 的发病诱因。主要原因包括：休克时血流缓慢；多种介质活化血小板，激活凝血过程；组织细胞缺氧坏死，引起 TF 释放；合并代谢性酸中毒等。

（2）酸中毒：酸中毒时血液凝固性升高，血小板聚集性增强，代谢产物可以损伤内皮细胞。

（3）单核巨噬细胞系统功能被抑制。

（4）缺氧：可引起酸中毒以及组织坏死和内皮细胞损伤，TF 释放。

（5）妊娠：妊娠期多种凝血因子水平增高。

3. 发病机制

（1）组织损伤：感染、肿瘤溶解、严重或广泛创伤、大型手术等因素导致组织因子或组织因子类物质释放入血，激活外源性凝血系统。蛇毒等外源性物质亦可激活此途径，或直接激活 F X 及凝血酶原。

（2）血管内皮损伤：感染、炎症、变态反应及缺氧等引起血管内皮损伤，导致 F XII 激活及 TF 的释放，启动外源性或内源性凝血系统。

（3）血小板活化：各种炎症反应、药物、缺氧等可诱发血小板聚集及释放反应，通过多种途径激活凝血。

（4）纤溶系统激活：上述致病因素亦可同时通过直接或间接方式激活纤溶系统，致凝血 - 纤溶平衡进一步失调。

【临床表现】

DIC 的临床表现可因原发病、DIC 类型、分期不同而有较大差异。DIC 分为前 DIC 期、高凝期、消耗性低凝期和继发性纤溶亢进期。

1. 出血 是 DIC 最常见症状之一。发生率为 84%~95%，为自发性、多发性出血，可遍及全身，多见于皮肤、黏膜、伤口及穿刺部位，其次为某些内脏出血，严重者可发生颅内出血。

2. 低血压、休克或微循环衰竭 发生率为 30%~80%，表现为一过性或持续性血压下降，早期即可出现肾、肺、大脑等器官功能不全，表现为肢体湿冷、少尿、呼吸困难、发绀及神志改变等。休克程度与出血量常不成比例。顽固性休克是 DIC 病情严重、预后不良的征兆。

3. 微血管栓塞 微血管栓塞分布广泛，发生率为 40%~70%。浅层栓塞多发生在四肢、胸背皮肤和眼睑、消化道等黏膜的微血管。表现为皮肤发绀，进而发生灶性坏死、斑块状坏死或溃疡形成，但坏死和溃疡在临床上较少见。临床上深部器官微血管栓塞导致的器官衰竭更为常见，多见于肾脏、肺、脑等部位。可表现为肾衰竭、呼吸衰竭、意识障碍，颅内高压和顽固性休克等。

4. 微血管病性溶血 约见于 25% 的患者。可表现为进行性贫血，贫血程度与出血量不成比例，大量溶血时还可出现黄疸、血红蛋白尿等。

【辅助检查】

1. 消耗性凝血障碍检测 血小板计数减少,PT 延长,纤维蛋白原定量减少,抗凝血酶Ⅲ含量及活性降低,FⅧ:C 活性降低等。

2. 继发性纤溶亢进检测 纤溶酶及纤溶酶原激活物的活性增高,FDP 明显增多,鱼精蛋白副凝试验(3P 试验)阳性等。

【诊断要点】

国内诊断标准主要依据临床表现和实验室检查。

1. 临床表现 存在易引起 DIC 的基础疾病。有下列两项以上临床表现:①多发性出血倾向;②原发病难以解释的微循环衰竭或休克;③多发性微血管栓塞的症状、体征;④抗凝治疗有效。

2. 实验室检查指标 同时有下列三项以上异常:①血小板 $<100 \times 10^9/L$,或进行性下降,肝病、白血病患者血小板 $<50 \times 10^9/L$;②血浆纤维蛋白原含量 $<1.5g/L$,或进行性下降,或 $>4g/L$,白血病及其他恶性肿瘤 $<1.8g/L$,肝病 $<1.0g/L$;③3P 试验阳性或血浆 FDP$>20mg/L$,肝病、白血病 FDP$>60mg/L$,或 D-二聚体水平升高或阳性;④PT 缩短或延长 3 秒以上,肝病、白血病延长 5 秒以上,或 APTT 缩短或延长 10 秒以上。

【治疗要点】

1. 病因治疗 去除病因、治疗原发病是终止 DIC 病理过程的最为关键和根本的治疗措施。如控制感染,治疗肿瘤,产科及外伤处理;纠正缺氧、缺血及酸中毒等。

2. 抗凝治疗 是终止 DIC 病理过程、减轻器官损伤,重建凝血-抗凝平衡的重要措施。DIC 的抗凝治疗应在处理基础疾病的前提下与凝血因子补充同步进行。

肝素治疗

1) 剂量与用法:①肝素钠(普通肝素),急性 DIC10 000~30 000U/d,一般 12 500U/d 左右,每 6 小时用量不超过 5 000U,静脉滴注,根据病情可连续使用 3~5 天;②低分子量肝素,与肝素钠相比,较少引起血小板减少,出血并发症较少,半衰期较长,生物利用度较高。常用剂量为 75~150IUAXa(抗活化因子 X 国际单位)/(kg·d),一次或分两次皮下注射,连用 3~5 天。

2) 适应证:①DIC 早期(高凝期);②血小板及凝血因子呈进行性下降;③微血管栓塞表现(如器官功能衰竭)明显的患者;④消耗性低凝期但病因短期内不能去除者,在补充凝血因子情况下使用。

3) 禁忌证:①手术后或损伤创面未经良好止血者;②近期有大咯血的结核病或有大量出血的活动性消化性溃疡;③蛇毒所致 DIC;④DIC 晚期,患者有多种凝血因子缺乏及明显纤溶亢进。

4) 观察指标:普通肝素监测最常用的是 APTT。正常值为(40±5)秒,肝素治疗使其延长为正常值的 1.5~2.0 倍时即为最佳剂量。

5) 中和剂:普通肝素过量可用鱼精蛋白中和,鱼精蛋白 1mg 可中和肝素 100U,低分子肝素常规剂量下无需严格监测。

3. 补充血小板及凝血因子 适用于有明显血小板或凝血因子减少且已进行病因及抗凝治疗,而 DIC 未能得到良好控制者。可采用:①新鲜全血,每次输入 800~1 500ml(20~30ml/kg),每 1ml 新鲜血加入 5~10IU 肝素,全血输注已少用;②新鲜冷冻血浆,每次 10~15ml/kg,需肝素化;③血小板悬液,血小板计数低于 $20 \times 10^9/L$,疑有颅内出血或其他危及生命的出血者需输入血小板悬液,使血小板计数达到 $20 \times 10^9/L$ 以上;④纤维蛋白原,首次剂量 2.0~4.0g,静脉滴注。24 小时内给予 8~12g,可使血浆纤维蛋白原升至 1g/L。由于纤维蛋白原半衰期较长,一般每 3d 用药一次;⑤FⅧ及凝血酶原复合物,偶在严重肝病合并 DIC 时考虑应用。

4. 纤溶抑制药物　一般不使用。仅适用于 DIC 的基础病因及诱发因素已经去除或控制，并有明显纤溶亢进的临床及实验室检查证据或 DIC 晚期，继发性纤溶亢进已成为迟发性出血主要原因的患者。

5. 溶栓疗法　原则上不使用溶栓剂，因为 DIC 主要形成微血管血栓，并多伴有纤溶亢进。

6. 其他　糖皮质激素不做常规治疗应用，但下列情况可予以考虑：①基础疾病需糖皮质激素治疗者；②感染 - 中毒性休克并 DIC 已经有效抗感染治疗者；③并发肾上腺皮质功能不全者。山莨菪碱有助于改善微循环及纠正休克，DIC 早、中期可应用每次 10~20mg，静脉滴注，每日 2~3 次。

【常用护理诊断 / 问题】

1. 有受伤的危险：出血　与 DIC 所致的凝血因子被消耗、继发性纤溶亢进、肝素应用等有关。

2. 潜在并发症：呼吸衰竭、肾衰竭、休克。

【护理措施】

1. 病情观察　持续心电监护，严密观察病情变化，定时测量脉搏、体温、呼吸、血压。特别注意观察有无皮肤黏膜瘀斑，伤口、注射部位渗血，呕血、便血、泌尿道出血、颅内出血、意识障碍等，注意观察尿量、尿色变化，记录 24 小时出入量。定时监测血小板计数、凝血酶原时间、血浆纤维蛋白含量、3P 试验等，并详细记录。

2. 起居护理　绝对卧床休息，勿搬动患者，如有休克按休克常规护理，并注意保暖。对于意识障碍者要采取安全保护措施，如加用护栏、约束带等。保持病室环境安静清洁，定期开窗通风，做好基础护理，预防并发症。

3. 饮食护理　遵医嘱进流质或半流质饮食，病情危重者必要时禁食。

4. 用药护理　按医嘱给予抗凝剂、凝血因子、成分输血或抗纤溶药物治疗。严格掌握药物剂量。用肝素前要先测定凝血时间，用药后 2 小时再次测定凝血时间。如凝血时间短于 12 分钟，提示肝素剂量不足，若超过 30 分钟则提示过量，凝血时间在 20 分钟左右表示剂量合适。肝素使用过量可引起消化道、泌尿道、胸腔或颅内出血，部分患者可发生严重出血。若大出血不止，则须用等量的鱼精蛋白拮抗。注射鱼精蛋白速度不宜过快，以免抑制心肌，引起血压下降、心动过缓和呼吸困难。进行肌内、静脉注射后应压迫针刺部位至少 5 分钟，以防出血或血肿。

5. 对症护理　若患者出现剧烈头痛、头昏、眼花、呕吐等颅内出血症状，应立即将患者头部抬高并给予冷敷，迅速建立静脉通道，按医嘱给予止血、降颅内压的药物和输新鲜血。保持呼吸道通畅，给予氧气吸入，及时清除患者鼻、口腔内异物或分泌物。如昏迷及抽搐患者应由专人护理，必要时采取安全保护措施，防止坠床。

6. 心理护理　DIC 病情变化迅速，病情危重，患者及家属精神、心理压力大，因此对患者进行心理护理，并向家属做好解释和安抚工作，避免他们的不良情绪影响患者。抢救现场应保持安静，操作轻柔、动作敏捷，稳定患者紧张情绪。

7. 中医护理　本病属中医"血证""温病"范畴。主要是由于外感疫毒、跌打损伤及久病正虚所致。由于瘀血阻络，使离经之血妄行。治疗要注意辨清瘀滞部位；辨清是寒证血瘀与热证血瘀；辨清虚实偏胜。热毒血瘀型要以清热解毒配合活血化瘀；气滞血瘀型要以疏肝理气、养血调肝配合活血化瘀；气虚血瘀型要以补气调肝、疏肝扶脾配合活血化瘀；血虚夹瘀型以养血调肝、扶脾益胃配合活血化瘀。

【健康教育】

1. 知识宣教　向患者及家属介绍本病相关知识，做好用药治疗指导，使患者积极配合治疗。特别要解释反复进行实验室检查的重要性和必要性,特殊治疗的目的及不良反应。

2. 生活指导　教育患者注意休息,避免劳累。发病期应绝对卧床休息,待症状好转后适量活动。

3. 饮食指导　告知患者食用可口、易消化、易吸收、富含营养的食物,少量多餐。

4. 心理指导　指导亲属要给予患者足够的关心和爱护,帮助患者树立信心。

【结语】

DIC 是由多种致病因素激活机体的凝血系统,导致机体弥散性微血栓形成,凝血因子大量消耗并继发纤溶亢进,从而引起全身性出血、微循环障碍及致多器官功能衰竭的临床综合征。其病情凶险,病死率高,应早期预防。DIC 一旦发生,应及时控制原发疾病,改善微循环,重新建立凝血 - 抗凝血功能的动态平衡。如不及时治疗,往往危及生命,应提高警惕,严密观察病情变化。

第四节　白　血　病

白血病(leukemia)是一类原因未明的造血干祖细胞的恶性克隆性疾病。因白血病细胞增殖失控、分化成熟障碍、凋亡受阻,而停滞在细胞发育的不同阶段。在骨髓和其他造血组织中白血病细胞大量增生累积,并浸润其他脏器和组织,使正常造血功能受到抑制,临床上以进行性贫血、持续发热或反复感染、出血和组织器官浸润等为主要表现,以外周血中出现形态各异、数目不等的幼稚细胞为特征。

白血病是一种常见的恶性肿瘤。在世界范围,白血病总年发病率为(8~10)/10 万,全世界每年有新增病例 20 万 ~25 万,其中欧美国家高于亚洲国家。我国白血病的发病率略低,约为(3~4)/10 万,以急性白血病多见,男性发病率略高于女性,各年龄阶段均可发病。在恶性肿瘤所致的病死率中,白血病居第 6 位(男性)和第 7 位(女性),但在儿童及 35 岁以下成人中则居第 1 位。

【白血病分类和分型】

临床常用的白血病分类方法如下。

1. 根据白血病细胞成熟程度和白血病自然病程分类

(1) 急性白血病(acute leukemia,AL):起病急,病情发展迅速,病程短,仅为数月。细胞分化停滞在较早阶段,骨髓及外周血中以异常的原始及早期幼稚细胞为主。

(2) 慢性白血病(chronic leukemia,CL):起病缓慢,病情发展亦缓慢,自然病程一般在一年以上。细胞分化停滞在较晚阶段,骨髓及外周血中以较成熟幼稚细胞及成熟细胞为主。

2. 按白血病细胞的形态和细胞化学特征分类　根据主要受累细胞系列将急性白血病分为急性淋巴细胞白血病(acute lymphoblastic leukemia,ALL,简称急淋)与急性髓系白血病(acute myelogenous leukemia,AML)两类。ALL 按原始淋巴细胞的大小及形态分为 L_1(原始和幼淋巴细胞以小细胞为主)、L_2(原始和幼淋巴细胞以大细胞为主)和 L_3(原始和幼淋巴细胞以大细胞为主,细胞大小一致,内有明显空泡)三个亚型;AML 分为 M_0 至 M_7 八个亚型:M_0(急性髓细胞白血病微分化型),M_1(急性粒细胞白血病未分化型),M_2(急性粒细胞白血病部分分化型),M_3(急性早幼粒细胞白血病),M_4(急性粒 - 单核细胞白血病),M_5(急性单核细胞白血病),M_6(急性红白血病),M_7(急性巨核细胞白血病)。

慢性白血病分为慢性淋巴细胞白血病(chronic lymphoblastic leukemia,CLL,简称慢淋)、慢性髓系白血病(chronic myelogenous leukemia,CML)、慢性粒单核细胞白血病(chronic myelomonocytic leukemia,CMML)等多种类型。

3. 按照白细胞计数分类　大多数患者的白细胞计数增多,大于 $10 \times 10^9/L$ 者,称为白细胞增多性白血病;少数患者白细胞数量在正常范围或减少,低于 $1.0 \times 10^9/L$ 者,称为白细胞不增多性白血病。

【病因及发病机制】

白血病的确切病因至今未明,但大量临床观察与调查结果发现,白血病的发生与下列因素有关。

1. 生物因素　主要包括病毒感染和免疫功能异常。病毒感染机体后,作为内源性病毒整合并潜伏在宿主细胞内,一旦在某些理化因素作用下,即被激活表达而诱发白血病,或作为外源性病毒由外界以横向方式传播感染,直接致病。目前已证实成人 T 细胞白血病是由 C 型逆转录病毒人类 T 淋巴细胞病毒 I 型引起。此外,研究证实 EB 病毒、HIV 病毒与淋巴系统的恶性肿瘤相关。部分免疫功能异常者,如某些自身免疫性疾病,因其自身免疫功能异常而致白血病的危险度增加。

2. 物理因素　电离辐射(包括 X 射线、γ 射线等)可致白血病已被证实。如日本广岛及长崎受原子弹袭击后,幸存者发病率比一般人群高 30 倍和 17 倍。其导致白血病与否与人体吸收辐射的剂量相关。常导致 AL 和 CML。

3. 化学因素　多种化学物质或药物可诱发白血病,长期接触苯及其衍生物与白血病发生有关。亚硝胺类物质、氯霉素、保泰松、烷化剂及细胞毒性药物均有可能导致白血病。以 AML 多见。

4. 遗传因素　家族性白血病大约占所有白血病的 7/1 000,白血病患者的近亲发病的概率比一般人高 4 倍。单卵孪生者中如一个患白血病,另一个发生率为 1/5~1/4,比双卵孪生者高 12 倍。有染色体异常的一些遗传性疾病,如先天愚型(21- 三体综合征)、先天性再生障碍性贫血(Fanconi 综合征)等较易发生白血病。

白血病发病机制非常复杂,其发生可能是多步骤的,目前认为至少有两类分子事件共同参与发病,即所谓的"二次打击"学说。其一,各种原因所致的造血细胞内一些基因的决定性突变,激活某种信号通路,导致克隆性异常造血细胞生成,此类细胞获得增殖和 / 或生存优势,多有凋亡受阻;其二,一些遗传学改变可能会涉及某些转录因子,导致造血细胞分化阻滞或分化紊乱。

一、急性白血病

急性白血病是造血干祖细胞恶性克隆性疾病,发病时骨髓中异常的原始细胞及幼稚细胞(白血病细胞)大量增殖并抑制正常造血,可广泛浸润各器官和组织。临床表现为贫血、发热、出血和各器官浸润征象。

急性白血病未经治疗者平均生存期仅 3 个月左右,近年来白血病治疗进展快,疗效明显提高,患者生存期大大延长。决定预后的因素除治疗方法外,还与患者年龄、白血病分型及染色体异常有关。1~9 岁患者预后较好,1 岁以下及 9 岁以上儿童、中青年、成年患者预后较差,60 岁以上老年人更差。

【临床表现】

起病急缓不一。急性起病者可以是突然高热,类似"感冒",也可以是严重的出血。起病缓慢者常为脸色苍白、皮肤紫癜、月经过多或拔牙后出血难止而就医时被发现。

1. 贫血　常为首发症状,呈进行性加重,半数患者就诊时已为重度贫血,尤其是继发于骨髓增生异常综合征者。原因主要是无效红细胞生成、溶血、出血及某些阻碍 DNA 代谢的抗白血病药物的应用等。

2. 发热　为半数患者早期常见症状,可高热也可低热,发热的原因主要是继发感染,少数为肿瘤性发热。继发感染主要表现为持续低热或高热,可伴有畏寒或出汗,感染部位以口腔炎、牙龈炎、咽峡炎最常见,致病菌以革兰氏阴性杆菌最为多见。肺部感染、肛周炎、肛周脓肿亦常见。严重时可致菌血症或败血症。继发感染是导致急性白血病患者死亡最常见的原因之一。肿瘤性发热与白血病细胞的高代谢及其内源性致热原类物质的产生有关,主要表现为持续低至中度发热,常规抗生素治疗无效,化疗药物可有效降低体温。

3. 出血　以出血为早期表现者约占 40%。出血部位可遍及全身,常见有皮肤瘀点、瘀斑、鼻出血、牙龈出血、口腔血肿、月经过多等。颅内出血最为严重,表现为剧烈头痛、呕吐、烦躁不安,两侧瞳孔大小不对称,甚至昏迷、死亡。有资料表明,急性白血病死于出血者占62.2%,其中颅内出血占 87%。急性早幼粒细胞白血病(APL)易合并凝血异常而出现全身广泛性出血。出血主要原因是血小板减少、凝血异常及感染。

4. 器官和组织浸润表现

(1) 骨骼和关节:常有胸骨下端局部压痛,提示骨髓腔内白血病细胞过度增生,对诊断有一定价值。也可出现四肢骨骼、关节疼痛,常以儿童多见。

(2) 肝、脾及淋巴结肿大:白血病细胞浸润多发生在肝、脾及淋巴结,致肝、脾轻度至中度肿大。淋巴结肿大以 ALL 较多见,纵隔淋巴结肿大多见于 T-ALL。

(3) 中枢神经系统白血病(central nervous system leukemia,CNSL):中枢神经系统是白血病最常见的髓外浸润部位。多数化疗药物难以通过血脑屏障,不能有效杀灭隐藏在中枢神经系统的白血病细胞,因而引起 CNSL。轻者表现为头痛、头晕,重者还表现为呕吐、颈强直,甚至抽搐、昏迷。CNSL 可发生在疾病的各个时期,最常发生在缓解期,以 ALL 最常见,儿童尤甚。

(4) 其他部位:皮肤浸润表现为蓝灰色斑丘疹或皮肤粒细胞肉瘤,局部皮肤隆起、变硬,呈紫蓝色皮肤结节,在口腔可有牙龈增生、肿胀,多见于急非淋 M_4、M_5 型;急性粒细胞白血病可伴粒细胞肉瘤(绿色瘤),常累及骨膜,以眼眶部位最常见,可引起眼球突出、复视或失明;睾丸浸润表现多为一侧睾丸无痛性肿大,另一侧虽无肿大,但在活检时往往发现有白血病细胞浸润。睾丸白血病多见于 ALL 化疗缓解后的幼儿和青年,是仅次于 CNSL 的白血病髓外复发的部位。

【辅助检查】

1. 血常规　大多数患者白细胞增多,白细胞计数多在 $(10\sim50)\times10^9/L$,少数患者白细胞不增多。血涂片分类检查中可见数量不等的原始细胞及幼稚细胞。贫血轻重不同,一般属正常细胞性贫血。早期血小板轻度减少或正常,可伴出血时间延长,约 50% 的患者血小板低于 $60\times10^9/L$,晚期血小板往往极度减少。

2. 骨髓细胞学检查　是诊断 AL 的主要依据和必做检查,对治疗和预后判断有重要意义。FAB 分型将原始细胞 ≥ 骨髓有核细胞(ANC)的 30% 定义为 AL 的诊断标准,WHO分型则将这一比例下降至 ≥20%,并提出原始细胞比例 <20%,但伴有 t(15;17)、t(8;21)或inv(16)/t(16;16)者亦应诊断为 AML。多数 AL 骨髓细胞学检查有核细胞显著增生,以原始细胞为主;少数 AL 骨髓细胞学检查增生低下,称为低增生性 AL。AML 骨髓细胞学检查可见(Auer)小体,有独立诊断的意义。

3. 其他　白血病患者尿酸浓度及尿液中尿酸排泄量均增加,特别是在化疗期间,这是由于大量白血病细胞被破坏所致。此外,白血病患者还可进行细胞化学、免疫学、染色体和基因检查,对确定 AL 的诊断、分型、治疗方案和预后有密切关系。

【诊断要点】

根据患者持续性发热或反复感染、进行性贫血、出血、骨骼关节疼痛,肝、脾和淋巴结肿大等临床表现,结合外周血常规及骨髓细胞学检查特点,诊断一般不难。但因白血病细胞类型、染色体改变、免疫表型和融合基因的不同,治疗方案及预后亦有所不同,应尽力获得全面资料,以便评价预后,指导治疗,并应排除其他疾病。

【治疗要点】

临床上常用联合治疗,符合条件者可行造血干细胞移植。为治疗需要及减少患者反复穿刺的痛苦,建议留置深静脉导管。

1. 对症支持治疗　病情较重的患者须卧床休息,最好将患者安置在隔离病室或无菌层流室进行治疗。

(1) 高白细胞血症的紧急处理:高白细胞血症($>100 \times 10^9$/L)不仅会增加患者的早期病死率,而且也会增加髓外白血病的发病率和复发率。当循环血液中白细胞极度增高($>200 \times 10^9$/L)时还可发生白细胞淤滞症(leukostasis),表现为呼吸窘迫、低氧血症、头晕、言语不清、反应迟钝、中枢神经系统出血及阴茎异常勃起等。一旦出现可使用血细胞分离机,单采清除过高的白细胞,同时给以水化和化疗前短期预处理,应预防高尿酸血症、酸中毒、电解质平衡紊乱和凝血异常等并发症。

(2) 防治感染:发热多是由感染引起,感染病灶未明,应查找原因,同时应用广谱抗生素治疗,根据培养结果再更换有效抗生素。严重者可采用粒细胞集落刺激因子或粒 - 单核细胞集落刺激因子,以提高粒细胞数量。患者宜住层流病房或消毒隔离病房。

(3) 控制出血:血小板计数过低易引起出血,应输浓缩血小板悬液,保持血小板 $>20 \times 10^9$/L,发生弥散性血管内凝血时,应按 DIC 处理。

(4) 纠正贫血:严重贫血可输浓缩红细胞或全血,维持 Hb>80g/L。

(5) 防治高尿酸血症肾病:由于大量白血病细胞被破坏(化疗时更严重),血液及尿液中尿酸浓度明显增高,可产生尿酸结石,引起肾小管阻塞而发生高尿酸血症肾病,表现为少尿、无尿,严重者可致肾衰竭。故应鼓励患者多饮水并保持碱性尿,给予别嘌醇口服,以抑制尿酸合成。

(6) 加强营养:白血病为严重消耗性疾病,特别在化疗、放疗时消耗更多,应重视补充营养,给予高蛋白、高热量、高维生素易消化食物,维持水、电解质平衡,必要时可经静脉补充营养,以保证化疗、放疗的顺利进行。

2. 化学药物治疗　化疗是目前白血病治疗最主要的方法,也是造血干细胞移植的基础。

(1) 化疗阶段:急性白血病的化疗分为诱导缓解和缓解后(巩固强化)治疗两个阶段。

1) 诱导缓解:是急性白血病治疗的起始阶段,主要是通过联合化疗,迅速、大量地杀灭白血病细胞,使机体正常造血,患者尽可能在较短的时间内获得完全缓解(complete remission, CR)。完全缓解的标准是:①白血病的症状、体征消失;血常规基本正常;②骨髓细胞学检查中原始 + 幼稚白血病细胞≤5%;③红系、巨核系正常;④外周血分类中无白血病细胞;⑤无髓外白血病。用于诱导缓解的药物应对白血病细胞较敏感,短时间内能杀伤大量白血病细胞,从而达到满意治疗效果,力争 1~2 个疗程即达到完全缓解。第一次缓解越早越彻底,则缓解期越长,生存期亦越长。

2) 缓解后(巩固强化)治疗:是 CR 后患者治疗的延续阶段。主要方法为化疗和造血干细胞移植。由于急性白血病患者达到完全缓解后,体内尚有 10^8~10^9 左右的白血病细胞,且在髓外某些部位仍可有白血病细胞的浸润,是疾病复发的根源。缓解后治疗主要是通过进一步的巩固与强化治疗,彻底消灭残留的白血病细胞,从而达到长期无病生存乃至彻底治愈的目标。

(2) 化疗药物及治疗方案:常用化疗药物及联合化疗方案分别见表6-9和表6-10。

3. CNSL的防治　由于化疗药物难以通过血脑屏障,因此隐藏在中枢神经系统内的白血病细胞常是白血病复发的根源,应加强防治。目前多采用的防治措施包括鞘内注射氨甲蝶呤、阿糖胞苷、糖皮质激素等抗白血病药物,高剂量全身化疗药(如 HD MTX、Ara-C)和颅脊椎照射(因不良反应多,仅作为 CNSL 发生时的挽救治疗)。

4. 造血干细胞移植(HSCT)　作为治疗白血病的方法已应用多年。其方法是先进行全身化疗、放疗,用强力免疫抑制剂将患者体内的白血病细胞最大可能全部杀灭,同时充分抑制患者免疫功能,然后植入正常人的骨髓,使患者恢复正常造血功能。急性白血病进行移植的时间目前主张第一次完全缓解时进行,患者年龄控制在 50 岁以下。骨髓移植后早期主要并发症是严重感染、出血及移植物被排斥,以后是移植物抗宿主病。

近年临床试用自体骨髓移植或自体外周血干细胞移植技术,可使部分患者无病生存时间明显延长。输注胎儿脐血,使患者重建造血功能,此技术目前主要用于治疗儿童白血病。

表 6-9　白血病常用化疗药物

药物分类	药物名称(英文缩写)	药理作用	主要不良反应
生物碱类	长春新碱(VCR)	抑制有丝分裂	末梢神经炎,脱发,消化道反应
	高三尖杉酯碱(H)	同上	骨髓抑制,心脏毒性,消化道反应
	依托泊苷(VP-16)	干扰 DNA、RNA 合成	骨髓抑制,脱发,消化道反应
抗代谢类	巯嘌呤(6-MP)	抗嘌呤代谢,阻碍 DNA 合成	骨髓抑制,消化道反应,肝损害
	氟达拉滨(FLU)	同上	神经毒性,骨髓抑制
	阿糖胞苷(Ara-C)	抗嘧啶代谢,阻碍 DNA 合成	消化道反应,骨髓抑制,肝功能损害
	羟基脲(HU)	抗嘌呤嘧啶代谢,阻碍 DNA 合成	消化道反应,骨髓抑制
	氨甲蝶呤(MTX)	抗叶酸代谢,干扰 DNA 合成	口腔及胃肠道黏膜溃疡,骨髓抑制,肝功能损害
激素类	泼尼松(P)	破坏淋巴细胞	库欣综合征,易感染,高血压,药物性糖尿病,溃疡病
烷化剂	环磷酰胺(CTX)	破坏 DNA	骨髓抑制,脱发,消化道反应,出血性膀胱炎
	白消安(BUS)	同上	皮肤色素沉着,骨髓抑制
蒽环类抗生素	柔红霉素(DNR)	抑制 DNA、RNA 合成	骨髓抑制,心脏损害,消化道反应
	去甲氧柔红霉素(IDA)	同上	同上
	阿霉素(ADM)	同上	同上
酶类	左旋门冬酰胺酶(L-ASP)	影响癌细胞蛋白质合成	肝损害,高尿酸血症,过敏反应
肿瘤细胞诱导分化剂	维 A 酸 / 全反式维 A 酸(ATRA)	使白血病细胞分化为具有正常表型功能的血细胞	皮肤黏膜干燥,消化道反应,头晕,关节痛,肝损害
酪氨酸激酶抑制剂	伊马替尼	阻止酪氨酸残基磷酸化	骨髓抑制,一过性血间接胆红素升高症和皮疹

表 6-10　急性白血病常用化疗方案

白血病分类分阶段		常用化疗方案
ALL	诱导缓解治疗	VP 方案(基础方案):VCR+P DVLP 方案(目前常采用):DNR+VCR+L-ASP+P
	缓解后治疗	(1) 强化巩固:①化疗:间歇重复原诱导方案 + 定期强化方案。强化治疗药物有 HDAra-C、HDMTX、6-MP、L-ASP。②造血干细胞移植 (2) 维持治疗:口服 6-MP+MTX,同时间断给予 VP 方案(普遍采用) 缓解后治疗时间一般持续 2~3 年
AML	诱导缓解治疗(非 APL)	IA 方案:IDA+Ara-C DA 方案:DNR+Ara-C (以上两种方案最常用) HA 方案:H+Ara-C(我国学者率先使用方案) HAD 方案:H+Ara-C+DNR
	APL 诱导缓解治疗	ATRA+ 蒽环类
	缓解后治疗	依据预后程度选择不同治疗方法

【常用护理诊断 / 问题】

1. 有感染的危险　与正常粒细胞减少、免疫功能低下有关。
2. 组织完整性受损:出血　与血小板过低、凝血功能障碍等有关。
3. 活动无耐力　与白血病引起贫血、化疗药物不良反应等有关。
4. 恐惧　与急性白血病治疗效果差、病死率高有关。
5. 潜在并发症:化疗药物的不良反应。

【护理措施】

1. 病情观察　密切观察患者的生命体征,有无口腔、咽喉、肺部感染、贫血加重及颅内出血征兆。询问患者进食情况及有无恶心、呕吐,疲乏无力感有无改善。监测尿量、血常规、血尿酸、骨髓细胞学检查变化,发现异常,及时报告医生并协助处理。

2. 起居护理　保持病室安静,光线柔和,尽量减少探视。病情轻或缓解期患者可适当休息。病情较重者,应绝对卧床休息。根据患者体力,交替安排活动与休息。化疗后可卧床休息 30 分钟再下床活动 10~15 分钟,患者若无不适,每日室内活动 3~4 次,以后逐渐增加活动时间或活动次数。保证每天睡眠 7~9 小时。

3. 饮食护理　给予高热量、高蛋白质、富含维生素、适量纤维素、清淡易消化饮食,以半流质为主,少量多餐。尽可能满足患者的饮食习惯或对食物的要求,以增加食欲。避免进食高糖、高脂、产气过多和辛辣的食物;避免化疗前后 2 小时内进食;避免饭后立即平卧。当出现恶心及呕吐时,应暂缓或停止进食,及时清除呕吐物,保持口腔清洁,停止呕吐后指导患者进行深呼吸或吞咽动作,以减轻恶心症状。必要时,遵医嘱给予止吐药物。保证每天饮水量。

4. 用药护理　遵医嘱给予化疗药物,注意观察化疗药物不良反应。

(1) 静脉炎及组织坏死的预防与护理:多数化疗药物对组织刺激大,多次注射常引起静脉炎及周围组织损伤,表现为局部血管出现条索状红斑,甚至血管闭塞。若注射时药液渗漏,会引起局部组织坏死。化疗时应注意:①选择有弹性且直的大血管,最好采用中心静脉置管或植入式静脉输液港。②输注化疗药物前,先用生理盐水冲管,确定输液顺利无渗漏后,再给予化疗药物。遵医嘱静脉输注化疗药时,药物注入速度要慢,确保针头在血管内,输注完毕后再用生理盐水冲管拔针,拔针后按压数分钟。③联合化疗时,先输注刺激性较小的药物,再输注刺激性大的药物。④一旦药物外渗,立即停止输注,边回抽边退针,在评估和记录外渗部位、面积,外渗药物剂量,皮肤的局部情况后,局部滴入生理盐水以稀释药液,遵医嘱给予利多卡因局部环形封闭治疗,封闭范围要大于渗漏区域,视渗出药物不同给予局部冷敷或热敷。⑤对于发生静脉炎的局部血管,禁止静脉穿刺,使用多磺酸粘多糖乳膏(喜疗妥)等药物外敷,患处勿受压,尽量避免患侧卧位。鼓励患者多做肢体活动,或用红外线理疗仪以促进血液循环。

(2) 骨髓抑制的护理:骨髓抑制是多种化疗药物共有的不良反应。化疗药物不仅彻底杀灭白血病细胞,同时也损害正常细胞。一般建议在停止化疗后 7~14 天(骨髓抑制期)和停止化疗后第 21~28 天(恢复期)查血常规和骨髓细胞学检查,以便观察疗效及骨髓受抑制情况。一旦发生骨髓抑制,需加强贫血、感染和出血的预防、观察和护理,协助医生正确用药。

(3) 消化道反应:某些化疗药物可以引起恶心、呕吐、食欲缺乏等反应,常有较大的个体差异。患者一般第 1 次用药时反应较强烈,以后逐渐减轻,症状多出现在用药后 1~3 小时,持续数小时到 24 小时不等,体弱者症状出现较早且较重,故化疗期间应为患者提供良好的休息与进餐环境,选择合适的进餐时间,必要时可遵医嘱在治疗前 1~2 小时给予止吐药物。

(4) 口腔溃疡的护理:口腔溃疡亦是急性白血病患者常见的不良反应。通过正确的口腔护理减少溃疡面感染的机会,促进溃疡愈合。对已发生口腔溃疡者,加强口腔护理,每日 2 次。

1) 漱口液的选择与含漱方法:一般情况下选用生理盐水、复方硼砂含漱液(多贝尔液)等交替漱口;若疑为厌氧菌感染可选用 1%~3% 过氧化氢溶液;真菌感染可选用 1%~4% 的碳酸氢钠溶液、制霉菌素溶液或 1∶2 000 的氯己定溶液漱口。每次含漱时间为 15~20 分钟,每日至少 3 次,溃疡疼痛严重者可在漱口液内加入 2% 利多卡因止痛。

2) 促进溃疡愈合药物:碘甘油 10ml 加蒙脱石散剂(思密达)3g 与地塞米松 5mg,调配成糊状,或选用溃疡贴膜、外用重组人表皮生长因子衍生物(金因肽)、锡类散等(真菌感染者可选用制霉菌素甘油)。用药方法:三餐后及睡前用漱口液含漱后,将药涂于溃疡处。为保证药物疗效的正常发挥,涂药后 2~3 小时方可进食或饮水。

(5) 心脏毒性的预防与护理:柔红霉素、多柔比星、高三尖杉酯碱类药物可引起心肌损害及心脏传导阻滞,在化疗前后应注意监测心功能(包括心电图、心肌酶、超声心动图等),用药前后应观察患者心率、心律及血压;用药时速度要缓慢,滴速 <40 滴 /min 为宜。一旦出现毒性反应,应报告医生并配合处理。

(6) 肝功能损害的预防与护理:氨甲蝶呤、门冬酰胺酶对肝功能有损害作用,用药期间应观察患者有无黄疸,并定期检测肝功能。

(7) 脱发的心理护理:化疗前向患者说明化疗可能导致脱发,但绝大多数情况下化疗结束后头发会再生,减轻患者的心理负担。指导患者日常生活中可戴假发或帽子,坦然面对。出现脱发后,评估患者对化疗所致脱发的感受和认识,鼓励其表达内心的感受,介绍有类似经验的患者共同分享经验,鼓励患者参与正常的社交活动。

(8) 其他不良反应的护理:长春新碱可引起末梢神经炎、手足麻木感,停药后可逐渐消失;环磷酰胺可引起脱发及出血性膀胱炎导致血尿,有血尿必须停药;门冬酰胺酶可引起过敏反应,用药前应皮试;急性早幼粒细胞白血病应用维 A 酸治疗可引起维 A 酸综合征等。治疗期间要密切观察病情,以及时发现、有效处理。

5. 对症护理 白血病患者易发生感染,当粒细胞绝对值≤0.5×10⁹/L 时,实施保护性隔离,置患者于单人病房或无菌层流室;谢绝亲友探视;严格执行消毒隔离制度和无菌技术操作。一旦有感染,遵医嘱应用有效抗生素,如头孢曲松、头孢他啶等。出血及贫血的护理,详见本章第一节及第二节。

6. 心理护理　护士应耐心倾听患者的诉说,鼓励患者表达内心的悲伤情感,给予同情、理解和安慰;向患者说明长期情绪低落、焦虑及抑郁等可致内环境失调,引起食欲减退、失眠及免疫功能下降,使病情加重,帮助患者进行自我心理调节,如采用娱乐疗法、放松疗法及转移注意力等,使患者保持积极稳定的情绪状态。向患者介绍已缓解的病例或组织病友进行沟通与交流;寻求患者家属、亲友及社会的支持,为患者创造一个安全、安静、舒适和愉悦宽松的环境,有利于疾病的康复。

7. 中医护理　中医学认为本病属"虚劳""血证""积聚"等范畴。由于邪毒内侵,正气虚弱及气滞、血瘀、痰凝所致。护理上应指导患者保持心情愉快,劳逸适度,起居有常。饮食宜清淡有营养,忌食辛辣刺激及肥甘厚腻之品。常食偏凉的新鲜蔬菜和水果,如荠菜、莲子、苦瓜、梨及百合等。热毒炽盛证及痰瘀互结证者,中药煎剂宜凉服;气阴两虚证者,药宜慢火久煎,空腹温服。

【健康教育】

1. 知识宣教　告知患者避免接触对造血系统有损害的理化因素,如电离辐射、染发剂、油漆等含苯物质及保泰松、氯霉素等药物,应定期查血常规及骨髓细胞学检查。

2. 用药指导　向患者说明急性白血病缓解后仍应坚持巩固强化治疗,以延长疾病的缓解期和生存期,使患者主动坚持治疗。

3. 生活指导　帮助患者养成健康、良好的生活方式,保证休息和营养,注意个人卫生,少去人群拥挤的地方。定期门诊复查血常规,发现出血、发热及骨骼疼痛等情况及时去医院检查。

4. 心理指导　向患者及家属说明白血病虽然难治,但目前治疗进展快、效果好,帮助患者树立信心,使其保持良好的情绪状态,促进患者疾病的康复。化疗间歇期,鼓励患者做些力所能及的家务,以增强其自信心。

【结语】

急性白血病是造血干细胞的恶性克隆性疾病,可分为 ALL 和 AML。发病时骨髓中异常的原始细胞和幼稚细胞大量增殖并抑制正常造血,广泛浸润肝、脾、淋巴结等器官组织。临床以贫血、出血、发热及器官、组织浸润表现为特征。病因与发病机制迄今尚不清楚。目前主要采用对症支持治疗、化学药物联合治疗为主。护理主要针对化疗药物的不良反应采取相应措施,同时注意预防感染和出血,并给予心理护理。

二、慢性白血病

慢性白血病可分为慢性髓系白血病(CML,简称慢粒)和慢性淋巴系白血病两大类,我国慢粒多见,本节主要介绍慢粒。CML 是一种发生在多能造血干细胞的恶性骨髓增生性肿瘤(获得性造血干细胞恶性克隆性疾病),主要涉及髓系。外周血粒细胞显著增多并有不成熟性。病程缓慢发展,脾大。CML 自然病程分为慢性期、加速期和急变期。

慢粒约占全部白血病的 15%,全球发病率为(1.6~2)/10 万,我国的发病率约为(0.39~0.99)/10万,西方国家 CML 中位发病年龄为 67 岁,中国 CML 患者较西方更为年轻化,国内中位发病年龄大多在 45~50 岁,男性略多于女性。

【临床表现】

起病缓慢,症状多为非特异性,逐渐加重。

1. 慢性期　起病缓慢,早期常无自觉症状。主要症状为乏力、消瘦、低热、多汗或盗汗等高代谢综合征表现。脾大常为最突出体征,可引起左上腹不适,随病情进展脾脏逐渐肿大,就诊时已达脐或脐以下,甚至可伸入盆腔,质地坚实、平滑、无压痛。多数病例有胸骨中下段压痛。慢性期一般持续数年。

2. 加速期及急变期　加速期主要表现为原因不明的发热,骨、关节痛,贫血、出血加重,脾脏迅速肿大,原来治疗有效的药物变成无效。加速期从几个月至数年。急变期为慢粒的终末期,临床与急性白血病相似,常有严重贫血、出血、感染、发热等症状。急变期多数为急粒变,少数为急淋变。急变期预后极差,多在数月内死亡。

【辅助检查】

1. 血常规检查　慢性期白细胞计数常高于 $20 \times 10^9/L$,部分患者在 $100 \times 10^9/L$ 以上,分类中各阶段中性粒细胞均增多,以中幼和晚幼、杆状核粒细胞为主,原始细胞 <10%;加速期原始细胞 10%~19%;急变期原始细胞≥20%;慢性期嗜酸、嗜碱性粒细胞增多(有助于诊断),加速期嗜碱性粒细胞≥20%;血红蛋白早期可正常,晚期血红蛋白及血小板可明显下降或增高。

2. 骨髓细胞学检查　慢性期骨髓增生明显至极度活跃,以粒细胞为主,其中中幼粒、晚幼粒细胞明显增多,粒红比例明显增高,原始粒细胞 <10%,嗜酸、嗜碱性粒细胞增多。加速期原始细胞≥10%。急变期原始细胞明显增高,可达 20%~50% 或更高,并出现髓外原始细胞浸润,骨髓活检原始细胞聚集。

3. 染色体检查及其他　95% 以上慢粒患者可发现 Ph 染色体阳性,即 9 号染色体长臂上 C-ABL 基因易位至 22 号染色体长臂,少数患者 Ph 染色体呈阴性,此类患者预后较差。血清及尿中尿酸浓度增高,与化疗后大量白细胞破坏有关。中性粒细胞碱性磷酸酶(NAP)活性减低或呈阴性反应。

【诊断要点】

凡有原因不明的持续性白细胞增高,结合典型血常规、骨髓细胞学检查改变、脾大及 Ph 染色体阳性等即可做出诊断。值得注意的是,2%AML、5% 儿童 ALL 及 25% 成人 ALL 的 Ph 染色体阳性,应注意鉴别。

【治疗要点】

1. 一般治疗　慢粒患者确诊时常伴有高尿酸血症,患者可出现痛风或肾损害,可给予别嘌醇 300mg/d,注意补充水分。

2. 慢性期治疗

(1) 药物治疗

1) 甲磺酸伊马替尼(IM):为第一代酪氨酸激酶抑制剂(TKI),是分子靶向治疗药物。该类药物可使 CML 患者 10 年的生存率达到 85%~90%,需要终身服用,TKI 能特异性地阻断 ATP 在 ABL 激酶上的结合位置,使酪氨酸残基不能磷酸化,从而抑制 BCR-ABL 阳性细胞的增殖,推荐为慢粒治疗的首选药物。目前二代 TKI 药物如尼洛替尼、达沙替尼等,也已在临床广泛使用。

2) 羟基脲(Hydroxycarbamide,HU):是细胞周期特异性化疗药。起效快,但持续时间短,用药后 2~3 天白细胞数下降,停药后很快回升。常用剂量为 3g/d,分 2 次口服,待白细胞减至 $20 \times 10^9/L$ 左右时,剂量减半。降至 $10 \times 10^9/L$ 时,改为小剂量(0.5~1g/d)维持治疗。需经常检查血常规,以便调节药物剂量。耐受性好,单独应用 HU 的慢性期患者中位生存期约为 5 年。单独应用 HU 目前限于高龄、具有并发症、TKI 不耐受的患者以及用于高白细胞淤滞时的降白细胞处理。

3) α- 干扰素(IFN-α):是分子靶向药物出现之前的首选药物。目前用于 TKI 耐药或不耐受和不适合 allo-HSCT(异基因造血干细胞移植)的慢性期患者。推荐与小剂量阿糖胞苷联合应用,有效者 10 年生存率可达 70%,起始剂量可为 100 万 ~300 万 U/d 皮下或肌内注射,以后增加至 500 万 U/d,每周 3~7 次,持续数月至数年不等。

4) 其他药物:靛玉红是我国从中药青黛中提取的治疗慢粒的药物,可作为二线药物。

(2) 造血干细胞移植:异基因造血干细胞移植(allo-HSCT)曾经是 CML 普遍认可的根治性标准治疗方法,宜在慢性期待血常规和体征控制后尽早进行。HLA(人类白细胞抗原)相合同胞间移植后,患者 3~5 年无病生存率为 60%~80%。有无供者、患者年龄、移植相关风险等多种因素限制造血干细胞移植的应用。目前以伊马替尼为代表的 TKI 已取代干细胞移植成为 CML 首选的一线治疗方案。

(3) 放射治疗:脾区照射可用于化疗耐药、脾极度肿大患者,若有骨骼、软组织浸润也可采用局部放疗。

(4) 脾切除:适用于症状显著的巨脾或有脾功能亢进者,以提高输注血小板的效果,但术后并发症较多,如感染、栓塞、出血等。

(5) 白细胞单采:适用于白细胞数过高伴有白细胞淤滞综合征患者,可缓解症状,但持续时间短、费用高。

3. 加速期和急变期治疗　一旦进入加速期或急变期,应按急性白血病治疗,但缓解率低。

【常用护理诊断/问题】

1. 疼痛:脾胀痛　与脾大、脾梗死有关。

2. 潜在并发症:尿酸性肾病。

【护理措施】

1. 病情观察　每天测量患者脾脏的大小、质地并做好记录,注意脾区有无压痛,观察有无脾栓塞或脾破裂的表现,如突感脾区疼痛加剧、脾区拒按、发热、多汗以至休克。化疗期间定期检查白细胞计数、血清及尿液中尿酸含量,记录 24 小时出入量,注意观察有无血尿或腰痛发生。一旦发生血尿,立即通知医生并停药,同时检查肾功能。

2. 起居护理　保持室内适宜的温度(18~22℃)、湿度(50%~60%)和空气流通。治疗期间要多休息,直至症状体征消失才可适当活动,不可过度劳累。

3. 饮食护理　进食高蛋白、高维生素食物,如瘦肉、鸡肉、新鲜蔬菜及水果,以保证营养,每日饮水 3 000ml 以上,以防尿酸肾病。

4. 用药护理　伊马替尼常见不良反应为恶心、呕吐、皮疹、腹泻、肌肉痉挛、水肿等,血常规改变较常见,可出现粒细胞缺乏、血小板减少和贫血,应定期检查血常规,不良反应严重者需减量或暂时停药。服用羟基脲时定期复查血常规,以调整剂量。别嘌醇易出现皮肤过敏现象,用药期间应加强巡视,一旦出现不良反应立即停药。α- 干扰素常见的不良反应有畏寒、发热、恶心、头痛、肌肉及骨骼疼痛,肝、肾功能损害,骨髓抑制,故应定期检查肝肾功能及血常规。

5. 对症护理　为缓解脾胀痛,置患者于安静、舒适的环境中,减少活动,尽量卧床休息,并取左侧卧位,以减轻不适。少量多餐以减轻腹胀,尽量避免弯腰和腹部碰撞,以免脾破裂。

6. 心理护理　白血病患者往往会经历震惊与否认、震怒、磋商、抑郁及接受五个时期的心理反应。护理人员应根据患者所处时期,进行针对性护理。鼓励患者表达内心的悲伤情感,并耐心倾听其诉说;告知患者长期不良的情绪可加重病情,对康复不利;鼓励病友之间多交流,帮助患者寻求社会资源,获得更多的社会支持。

7. 中医护理　详见急性白血病。

【健康教育】

1. 知识宣教　向患者及家属讲解疾病知识,使患者了解慢粒的特点,便于积极主动自我护理。指导患者密切观察病情,以免病情进展进入加速期至急变期,告知患者出现原因不明的发热、骨痛、贫血、出血加重及脾脏迅速肿大时应立即到医院就诊。

2. 用药指导　告知慢性期患者严格遵医嘱用药,以减少急变的发生。说明长期应用伊马替尼和 α- 干扰素治疗的重要性及必要性,使患者主动配合治疗,以延长慢性期。

3. 生活指导　告知患者病情稳定后可工作或学习,指导患者适当锻炼,但不可过度劳累,生活要有规律。给患者提供高热量、高蛋白质、高维生素、易消化的饮食。使患者保持情绪稳定,充分调动家庭支持系统,给予患者精神、物质多方面支持。

【结语】

慢性髓系白血病是一种发生在多能造血干细胞的恶性骨髓增生性肿瘤(获得性造血干细胞恶性克隆性疾病),主要涉及髓系。起病缓慢,外周血粒细胞明显增多且不成熟,可有脾大甚至巨脾。常用药物有伊马替尼、干扰素、羟基脲等,待血常规和体征控制后,尽早进行造血干细胞移植。对于慢性白血病,护理主要针对脾胀痛、化疗药的应用及尿酸性肾病采取相应措施,同时注意预防感染和出血,并给予心理支持。

第五节　淋　巴　瘤

淋巴瘤(lymphoma)是起源于淋巴结或淋巴组织的免疫系统恶性肿瘤。其发生多与免疫应答过程中淋巴细胞增殖分化产生的某种免疫细胞恶变有关。可发生于身体的多个部位,以淋巴结、扁桃体、脾、骨髓等部位最常见。临床上以无痛性、进行性淋巴结肿大和局部肿块为特征,可伴有发热、消瘦、盗汗、瘙痒等全身症状,中晚期常有肝脾大及各系统浸润表现,最终出现恶病质。依据组织病理学改变,淋巴瘤可分为霍奇金淋巴瘤(Hodgkin lymphoma,HL)和非霍奇金淋巴瘤(non-Hodgkin lymphoma,NHL)两大类。1832 年 Thomas Hodgkin 报告了一种淋巴结肿大合并脾大的疾病,33 年后 Wilks 以霍奇金病(HD)命名此种疾病。1898 年发现 Reed-Sternberg 细胞(R-S 细胞),明确了 HD 病理组织学特点。1846 年 Virchow 从白血病中区分出一种称为淋巴瘤或淋巴肉瘤(lymphosarcoma)的疾病,1871 年 Billroth 又将此病称为恶性淋巴瘤(malignant lymphoma),现将此种疾病称之为非霍奇金淋巴瘤(NHL)。

淋巴瘤是我国常见的恶性肿瘤,每年发病人数约为 7.54 万,发病率为 4.75/10 万,死亡人数为 4.05 万,病死率为 2.64/10 万,且存在明显的地域、城乡差别。城市高于农村,男性多于女性,发病年龄以 20~40 岁居多,约占 50%;在发病类型上,NHL 占多数;淋巴瘤在我国所有恶性肿瘤病死率中排第 11~13 位。

【病因和发病机制】

病因尚未阐明,可能与下列因素有关。

1. 病毒和细菌感染　常见病毒包括 EB 病毒、反转录病毒,如人类 T 细胞白血病病毒 I、Kaposi 肉瘤病毒等。此外,边缘区淋巴瘤合并 HCV 感染,经干扰素和利巴韦林治疗 HCV RNA 转阴时,淋巴瘤可获得部分或完全缓解。胃黏膜淋巴瘤是一种 B 细胞黏膜相关的淋巴样组织,幽门螺杆菌抗原的存在与其发病有密切关系,抗幽门螺杆菌治疗可改善其病情。

2. 免疫功能低下　与淋巴瘤的发病有关。遗传性或获得性免疫缺陷患者(如干燥综合征)淋巴瘤的发病率高于正常人;器官移植后长期应用免疫抑制剂而发生恶性肿瘤的患者中,1/3 为淋巴瘤。

【病理和分型】

淋巴瘤的典型淋巴结病理学特征为正常滤泡性结构、被膜周围组织、被膜及被膜下窦被大量异常淋巴细胞或组织细胞所破坏。

1. 霍奇金淋巴瘤（HL） 以肿瘤组织中存在 R-S 细胞为特征。R-S 细胞即在炎症细胞背景下散在肿瘤细胞,其来源于被激活的发生中心后期 B 细胞。目前采用 2016 年修订的第四版 WHO 淋巴组织肿瘤分类,分为结节性淋巴细胞为主型 HL 和经典 HL 两大类。结节性淋巴细胞为主型占 HL 的 5%,经典型占 95%。我国经典 HL 中以混合细胞型最为常见,结节硬化型次之,其他各型均较少见。HL 一般从原发部位向邻近淋巴结依次转移,除结节硬化型较为固定,其他各型可以相互转化。HL 的组织学分型与预后有密切关系。

2. 非霍奇金淋巴瘤（NHL） 大部分为 B 细胞性,病变的淋巴结表面呈鱼肉样。NHL 易发生早期远处扩散。镜下正常淋巴结构破坏,增生或浸润的淋巴瘤细胞成分单一、排列紧密,淋巴滤泡和淋巴窦可消失。侵袭性 NHL 常原发累及结外淋巴组织,发展迅速,往往跳跃性播散,越过邻近的淋巴结向远处转移。NHL 根据免疫学还可分为惰性 NHL 和侵袭性 NHL。

2016 年 WHO 修订的淋巴组织肿瘤的分型方案,既考虑了肿瘤形态学特点,也反映了应用多种治疗新技术对淋巴瘤的新认识和确定的新病种,将每一种淋巴瘤类型确定为独立的疾病,方案中包含了各种淋巴瘤和淋巴组织细胞白血病。

【临床表现】

HL 多见于 15~30 岁青壮年和 55 岁以上人群。NHL 可见于各年龄组,随年龄增长而发病增多,男性较女性多见。无痛性、进行性的淋巴结肿大或局部肿块是淋巴瘤共同的临床表现。因病理类型、分期及侵犯部位不同,使临床表现错综复杂。NHL 与 HL 临床表现的比较具体,见表 6-11。

表 6-11 霍奇金淋巴瘤与非霍奇金淋巴瘤的比较

	HL	NHL
发病情况	多见于青年,儿童少见	见于各年龄组,男性多于女性
淋巴结肿大	无痛性颈部或锁骨上淋巴结进行性肿大(60%~80%) 饮酒后引起淋巴结疼痛为特点	无痛性颈部或锁骨上淋巴结进行性肿大(首发症状)但较 HL 为少
全身症状	持续性或周期性发热、盗汗、疲乏、消瘦、局部及全身皮肤瘙痒等	仅见于晚期或病变较弥散者、皮肤瘙痒少见
淋巴结外受累	病变相对局限,通常为原发部位向邻近淋巴结依次转移	发展迅速,易发生远处转移,很少局限,跳跃性传播,越过邻近淋巴结向远处淋巴结转移
实验室检查	常有轻中度贫血,少数中性粒细胞增多、嗜酸性粒细胞升高、全血细胞减少 骨髓涂片找到 R-S 细胞,阳性率仅 3%	白细胞数多正常,伴有淋巴细胞增多 多克隆球蛋白增多,少数出现单克隆 IgG 或 IgM

1. 症状和体征

（1）淋巴结肿大:为首发症状,常为无痛性、进行性颈部或锁骨上淋巴结肿大,其次是腋下、腹股沟等处的淋巴结肿大。肿大的淋巴结可活动,也相互粘连,融合成块,触诊有软骨样的感觉,质硬无压痛,以 HL 为多见。深部肿大的淋巴结可压迫邻近器官,出现相应的压迫症状,如纵隔淋巴结肿大可致咳嗽、胸闷、气促、肺不张及上腔静脉压迫综合征等;腹膜后淋巴结肿大可压迫输尿管,引起肾盂积水等,以 NHL 多见。

（2）发热:热型多不规则,可持续高热,也可间歇低热。30%~40% 的 HL 患者以原因不明的持续发热为首发症状,一般以年龄稍大的男性患者多见。周期性发热(Pel-Ebstein 热)约见于 1/6 的 HL 患者。发热后部分患者有盗汗、疲乏及消瘦等全身症状。而 NHL 患者一般在病变较广泛时或在晚期才会出现发热、消瘦、盗汗等全身症状,仅见于 24% 的 NHL患者。

(3) 皮肤瘙痒:全身瘙痒可为 HL 的唯一全身症状,具有特异性。部分 HL 患者亦可发生局部皮肤瘙痒、带状疱疹,多为年轻女性患者。NHL 患者全身瘙痒很少见,较常见肿块、皮下结节、浸润性斑块等。

(4) 其他:部分 HL 患者在饮酒后出现病变局部(淋巴结)疼痛,称酒精疼痛,为 HL 所特有,具有一定的诊断意义。

2. 并发症 早期多无明显并发症,晚期因病变的进展而出现感染及相应组织器官受累的并发症。NHL 较 HL 更有结外侵犯倾向。肝受累可引起肿大和肝区疼痛,少数可发生黄疸。胃肠道侵犯部位多为小肠、胃,临床上表现为食欲减退、腹痛、腹泻、肿块、肠梗阻和出血。肾损害主要表现为肾肿大、高血压、肾功能不全等。骨骼损害以胸椎及腰椎最常见,表现为局部骨痛、压痛等。胸部以肺门及纵隔受累最多,可见肺实质浸润,胸腔积液。中枢神经病变多在疾病进展期,以累及脑膜及脊髓为主。此外,还可见骨骼、口、鼻咽等处受累。

【辅助检查】

1. 血常规检查 HL 常有轻或中度贫血,且变化较早,部分患者可出现嗜酸性粒细胞增多。NHL 白细胞数多正常,淋巴细胞绝对或相对增多。骨髓被广泛浸润或存在脾功能亢进时,表现为全血细胞减少。

2. 骨髓细胞学检查 多为非特异性。发现 R-S 细胞有助于诊断并且为 HL 骨髓浸润提供依据,活检的阳性率略高于涂片法。NHL 白细胞多正常,淋巴细胞相对或绝对增多,一部分 NHL 患者的骨髓涂片中可找到淋巴瘤细胞,晚期并发急性淋巴细胞白血病时,呈现出白血病样骨髓细胞学检查。

3. 其他 检查淋巴结活检进行病理切片有助于淋巴瘤的确诊和分型。免疫酶标和流式细胞仪测定淋巴瘤细胞的分化抗原可对淋巴瘤进一步分型诊断提供依据。胸部 X 线、腹部超声或胸(腹)部 CT 或 PET-CT 等可明确病变的部位和受累的范围。疾病活动期有红细胞沉降率加快,血清乳酸脱氢酶升高多提示预后不良。骨骼受累时,可见血清碱性磷酸酶活力或血钙增加。中枢神经受累时脑脊液中蛋白质升高。NHL 可并发溶血性贫血,抗人球蛋白试验阳性。

【诊断要点】

出现慢性、进行性、无痛性淋巴结肿大应考虑本病的可能,经淋巴结活检证实即可确诊。诊断建立后还须确定病变范围,进行临床分期,以制订治疗方案及估计预后。目前,临床大多采用 2014 版 Lugano 临床分期方案,可将淋巴瘤分为四期:

Ⅰ期:病变仅限于一个淋巴结区(Ⅰ)或淋巴结以外单一器官(ⅠE)。

Ⅱ期:病变累及横膈同侧两个或两个以上淋巴结区,但均在膈肌同侧(Ⅱ),可伴有同侧淋巴结引流区域的局限性结外器官受累(ⅡE)。

Ⅲ期:侵及膈肌上下淋巴结区域,或侵及膈上淋巴结 + 脾受累(ⅢS)。

Ⅳ期:淋巴结以外的部位广泛侵犯,伴或不伴淋巴结肿大,如累及肺、肝及骨髓等。

累及的部位相应记录符号:E,结外;X,直径 10cm 以上的巨块;M,骨髓;S,脾;H,肝;O,骨骼;D,皮肤;P,胸膜;L,肺。

所有各期又可按患者有全身症状(如发热达 38℃ 以上连续 3 天、盗汗及 6 个月内体重减轻 1/10 或更多)为 B 组,无全身症状为 A 组。

【治疗要点】

目前主要采用以化疗为主、化疗与放疗相结合,联合应用相关生物制剂的综合治疗。

1. 化学治疗　临床多采用联合化疗,HLⅢ~Ⅳ期和NHL低度恶性Ⅲ、Ⅳ期以及NHL中高度恶性患者即使临床分期Ⅰ、Ⅱ期也均以化疗为主,必要时进行局部放疗。常用的联合化疗方案,见表6-12。

表6-12　淋巴瘤常用联合化疗方案

	方案	药物
HL	ABVD(首选)	阿霉素、博来霉素、长春碱、达卡巴嗪 (疗程间休息2周)
	MOPP	氮芥、长春新碱、丙卡巴肼、泼尼松 (如氮芥改为环磷酰胺,即为COPP方案;疗程间休息2周)
NHL	CHOP(基本)	环磷酰胺、阿霉素、长春新碱、泼尼松(1~3周为1个疗程)
	R-CHOPD	利妥昔单抗、环磷酰胺、阿霉素、长春新碱、泼尼松(2周或3周为1个疗程)
	EPOCH	依托泊苷、阿霉素、长春新碱、泼尼松、环磷酰胺(2~3周为1个疗程)
	ESHAP	依托泊苷、甲泼尼龙、顺铂、阿糖胞苷(3周为1个疗程,用于复发淋巴瘤)

2. 放射治疗　由于淋巴瘤病变部位、转移特点和临床分期的不同,所采用的放疗方式和效果亦有所不同。HLⅠA、ⅡA期早期照射常可达根治效果。实施放疗时,除被累及的淋巴结及肿瘤组织外,还包括可能侵及的淋巴结和组织,可采用扩大照射,如病变在膈上采用"斗篷式",照射部位包括两侧从乳突端至锁骨上下、腋下、肺门、纵隔至横膈的淋巴结;如病变在膈下采用倒Y字照射,包括从膈下淋巴结到腹主动脉旁、盆腔及腹股沟淋巴结,同时照射脾区。NHL多采用化疗,必要时进行局部放疗,虽对放疗敏感但易复发。放疗剂量为30~40Gy,1个疗程为3~4周。

3. 生物治疗　CD20阳性的B细胞淋巴瘤可采用利妥昔单抗或奥妥珠单抗治疗,干扰素对蕈样肉芽肿和滤泡性小裂细胞型有抑制作用,抗幽门螺杆菌的药物对胃MALT淋巴瘤有一定效果。

4. 造血干细胞移植　对55岁以下,重要脏器功能正常、缓解期短、难治易复发的侵袭性淋巴瘤、4个CHOP方案能使淋巴结缩小超过3/4者,可考虑全淋巴结放疗("斗篷式"加上倒Y字式扩大照射)及大剂量联合化疗之后,进行异基因或外周造血干细胞移植,为患者延长缓解期或无病存活期。

5. 手术治疗　合并脾功能亢进且有切脾指征者,行脾切除术可为以后化疗创造有利条件。

【主要护理诊断/问题】

1. 体温过高　与淋巴瘤本身或感染有关。

2. 有皮肤完整性受损的危险　与放疗引起局部皮肤烧灼伤有关。

【护理措施】

1. 病情观察　监测体温变化并详细记录。密切观察患者有无常见感染灶相关的症状或体征,如咽痛、咳嗽、咳痰、尿路刺激征、肛周疼痛等。放疗期间,经常评估患者局部皮肤情况,是否出现发红、瘙痒、灼热感以及有无渗液、水疱的形成。定期检查白细胞计数,低于$3×10^9$/L时,应及时报告医生。对化疗患者,勤巡视病房,注意观察穿刺血管的情况以及药物的不良反应。

2. 起居护理　避免受凉、过度疲劳,注意保暖;保持室内空气新鲜、阳光充足;少去人群拥挤的公共场所;嘱患者戒烟酒。应避免各种不良刺激,避免使用热水袋、冰袋,沐浴水温以37~40℃为宜;不使用胶布、乙醇、肥皂等刺激性物品。日常使用的毛巾及内衣应柔软,宽松;护理放射区局部皮肤时,动作应轻柔;保持局部皮肤清洁干燥;外出活动时避免直接日光照射。

3. 饮食护理　给予高热量、高蛋白质、高维生素饮食,以补充体内消耗,增强机体抵抗力。尽量选用易消化的半流质饮食或软食,口腔及咽喉部溃疡疼痛者,进清淡的流质饮食,如牛奶、麦片粥等。饮食注意多样化,避免进食辛辣刺激及生冷食物;恶心、呕吐的患者,遵医嘱服用止吐药,或进行深呼吸和吞咽动作,以减轻恶心症状。有便秘的患者,多食蔬菜、水果等粗纤维食物。鼓励患者多饮水,必要时遵医嘱给予静脉补液,以维持水和电解质平衡,促进毒素排出。

4. 用药护理　严格遵医嘱使用化疗药物。不同化疗药物的不良反应及护理有所不同,见本章第四节中"急性白血病"的护理措施。

5. 对症护理

(1) 发热:保持适宜的室温(20~24℃)和相对湿度(55%~60%)。体温超过39℃,应先给予物理降温,可采用冰敷,必要时遵医嘱给予药物降温。退热期应注意皮肤清洁干燥,及时更换衣物、床单、被单,防止患者受凉,并注意患者降温后有无虚脱的表现。

(2) 放射损伤皮肤的护理:照射区皮肤在辐射的作用下一般都有轻度损伤,对刺激的抵抗性非常差,应避免局部皮肤受到冷热的刺激,尽量不用热水袋、冰袋;沐浴水温控制在37~40℃;外出时避免阳光直接照射;不用有刺激性的化学物品;衣物应选用宽大、质软的纯棉质地,毛巾要柔软,擦洗放射区皮肤应动作轻柔,减少摩擦,保持皮肤的清洁干燥,防止皮肤破损。若局部皮肤有发红、痒感时,及早涂油膏保护皮肤。如局部皮肤出现灼痛等干反应,可给予0.2%薄荷淀粉或氢化可的松软膏外涂;若出现局部皮肤刺痒、渗液、水疱等湿反应,可用2%甲紫、冰片蛋清、氢化可的松软膏外涂,渗出明显时也可用硼酸软膏外敷后加压包扎1~2天,待渗液吸收后暴露局部;如局部皮肤出现溃疡坏死,应进行全身抗感染治疗,局部行外科清创、植皮。随着肿瘤放疗设备及技术的不断完善与提高,局部皮肤损伤的发生率日趋下降,且以轻症反应较多。

(3) 预防感染:接受放疗、化疗后的患者免疫功能处于极度抑制状态,易发生感染,一旦发生感染,难以控制。护理人员应精心护理,预防感染的发生。如患者出现体温增高,提示存在感染,应确定感染部位并给予相应的护理。

1) 预防呼吸道感染:定期进行病室空气、地面和家具消毒,每周2~3次。严格执行各项无菌操作。天气转凉时,注意保暖。减少探视,尽量避免接触上呼吸道感染者。患者粒细胞绝对值≤0.5×10⁹/L时,给予保护性隔离。

2) 预防口腔感染:加强口腔护理,嘱患者在晨起、餐前、餐后及睡前使用生理盐水、氯己定、复方茶多酚含漱液(口灵)或多贝尔液交替漱口。如已出现口腔黏膜溃疡,局部用维生素E或溃疡膜等涂敷,并增加漱口次数。并发真菌感染者,加用2.5%制霉菌素或碳酸氢钠液含漱。

3) 预防肛周感染:保持大便通畅,建立良好的排便习惯;睡前、便后用1:5 000高锰酸钾溶液坐浴,每次15~20分钟。

4) 预防皮肤感染:注意个人卫生,女性患者尤其注意会阴部清洁。正确处理蚊虫叮咬处,避免抓伤皮肤。进行各种穿刺时应严格进行局部皮肤消毒。

6. 心理护理　关心体贴患者,耐心与其交谈。尽快帮助患者从过激的心理反应中脱离出来,保持较好的精神状态;了解患者对本病的认识和心中的顾虑,及时给予适当的说明和解释;鼓励患者多听音乐、看书等,以分散对疾病的注意力。

7. **中医护理**　本病属中医"石疽""阴疽"等范畴。指导患者注意调畅情志,保持情绪稳定,避免忿怒与忧郁。忌辛辣刺激之品,以免助火生痰。中药汤剂一般宜温服,丸剂宜在饭后,温开水送服。轻症者可选择太极拳、练静功及八段锦等项目锻炼,增强抵抗力。

【健康教育】

1. **知识宣教**　向患者及家属详细讲解有关疾病的知识,鼓励患者定期来医院接受放疗和化疗,完成治疗方案。

2. **饮食指导**　指导患者避免进食不易消化的油炸食品和容易产气的食物,忌生冷和油腻食物。

3. **生活指导**　指导患者生活起居应有规律,早期患者可适当活动,有发热、明显浸润症状时应卧床休息,以减少机体消耗;避免受凉、过度疲劳,注意保暖;保持室内空气新鲜、阳光充足;少去人群拥挤的公共场所;嘱患者戒烟酒。

4. **心理指导**　告知患者及家属淋巴瘤的治疗已取得了很大进步,帮助患者及家属树立战胜疾病的信心。向家属说明淋巴瘤的治疗是一个长期的过程,给予患者强大的心理和物质支持,对治疗效果有极大的帮助。

5. **定期随访**　缓解期患者应注意定期随访和自我监测,若有身体不适,如发热、盗汗、腹痛、腹泻、皮肤瘙痒等,或发现肿块,应及早就诊。

【结语】

淋巴瘤起源于淋巴结和淋巴组织,其发生大多与免疫应答过程中淋巴细胞增殖分化产生的某种免疫细胞发生恶变有关,是免疫系统的恶性肿瘤,病因与发病机制迄今尚不清楚。可分为霍奇金淋巴瘤和非霍奇金淋巴瘤两大类。临床以无痛性淋巴结肿大和局部肿块为典型表现,可伴有发热、疼痛等全身症状,中晚期常有肝脾肿大及各系统受浸润表现,最终出现恶病质。目前主要采用以化疗为主、化疗与放疗相结合的综合治疗。护理时注意监测体温变化及化疗药物的不良反应,注意放疗患者局部皮肤相应的护理。此外,注意患者的心理变化,做好心理护理。

第六节　多发性骨髓瘤

多发性骨髓瘤(multiple myeloma, MM)是一种浆细胞的恶性增殖性疾病。骨髓中有大量的异常浆细胞(骨髓瘤细胞)克隆性增殖,引起广泛性溶骨性骨骼破坏、骨质疏松,血清中出现单克隆免疫球蛋白(M蛋白),正常的多克隆免疫球蛋白合成受到抑制,尿中出现本周蛋白,继而引起不同程度的多器官与组织损伤。临床表现常有骨痛、肾功能不全、贫血、感染、高钙血症等。

本病的高发人群为中老年,以50~60岁多见,男女比例为3∶2。在所有的肿瘤中所占比例为1%,在血液系统肿瘤中占10%。近年来,随着人口的老龄化,本病的发病率有增多趋势。

【病因和发病机制】

病因迄今尚不明确,可能与病毒感染(人类疱疹病毒8型)、电离辐射、工业或农业毒物、慢性抗原刺激以及遗传因素等有关。进展性骨髓瘤患者的骨髓中细胞因子白细胞介素6(IL-6)异常增高,提示以IL-6为中心的细胞因子网络失调与本病的发生有关。因此认为IL-6是MM细胞极为重要的生长因子,与骨髓瘤的形成与恶化密切相关。

【临床表现】

多发性骨髓瘤起病缓慢,早期可数月至数年无明显症状。

1. 骨骼损害 主要表现为骨痛、病理性骨折、高钙血症。主要原因为骨髓瘤细胞在骨髓腔内大量增生的同时,由基质细胞衍变而来的成骨细胞过度表达 IL-6,从而激活破骨细胞,使骨质溶解、破坏。骨痛的发生率在 70% 以上,是最常见的早期症状,且随着病情的发展而加重。疼痛的部位多在腰骶部,其次为胸廓和四肢。病理性骨折多发生在活动或扭伤后,出现剧烈疼痛,常见部位为肋骨、锁骨、下胸椎和上腰椎,可同时发生多处骨折。骨髓瘤细胞浸润骨骼时可引起局部肿块,发生率可达 90%,好发于肋骨、锁骨、胸骨以及颅骨,在胸骨、肋骨、锁骨连接处出现的串珠样结节是本病的特征。少数病例仅有单个骨骼损害,称为孤立性骨髓瘤。高钙血症主要表现为疲乏、恶心、呕吐、多尿、头痛、脱水、意识障碍、嗜睡,严重者可出现心律失常、昏迷等。

2. 感染 是本病主要的死亡原因。由于患者体内正常的多克隆免疫球蛋白及中性粒细胞减少,导致免疫力下降,容易继发各种感染。以细菌性肺炎和尿路感染最为常见,严重者可发生败血症。也可见真菌、病毒感染,其中病毒感染以带状疱疹多见。

3. 肾损害 是本病的重要表现之一。表现为不同程度的蛋白尿、管型尿和急、慢性肾衰竭。与骨髓瘤细胞直接浸润、M 蛋白轻链沉积在肾小管和继发性高钙血症、高尿酸血症等有关。其中肾衰竭是本病仅次于感染的第二死亡原因。并发急性肾衰竭的常见诱因为脱水、感染和静脉肾盂造影。

4. 贫血 90% 以上的患者会表现出不同程度的贫血,部分患者以贫血为首发症状,且随着病情的进展而逐渐加重。发生贫血的主要原因为骨髓瘤细胞浸润,抑制正常的造血功能及并发肾衰竭等。

5. 出血倾向 患者出现不同程度的鼻出血、牙龈出血和皮肤紫癜。主要原因包括:①血小板因素:血小板减少,同时 M 蛋白包在血小板表面,影响血小板的功能;②血管壁因素:高免疫球蛋白血症和淀粉样变性损伤血管壁;③凝血因素:M 蛋白与纤维蛋白单体结合,影响纤维蛋白多聚化,M 蛋白也可直接影响凝血因子Ⅷ的活性,导致凝血障碍。

6. 高黏滞综合征 发生率约为 2%~5%,主要表现为头晕、眼花、耳鸣、手指麻木、冠状动脉供血不足、慢性心力衰竭以及不同程度的意识障碍甚至昏迷。主要原因为血清中 M 蛋白增多,尤其是 IgA 容易聚合成多聚体,导致血液黏滞性增高、血流缓慢,从而导致机体组织出现不同程度的淤血和缺氧。以视网膜、中枢神经和循环系统的影响尤为显著。

7. 淀粉样变性和雷诺现象 少数患者可发生,尤其是 IgD 型。表现为舌、腮腺肿大,心脏扩大,腹泻或便秘,皮肤苔藓样变,周围神经病变以及肝肾功能损害等。若 M 蛋白为冷球蛋白,则会引起雷诺现象。

8. 神经损害 由于胸、腰椎破坏压迫脊髓导致截瘫者最常见,其次为神经根受累,脑神经瘫痪者较少。周围神经病变主要表现为双侧对称性远端皮肤感觉异常(如麻木、烧灼样疼痛、感觉过敏、针刺样疼痛、足冷等)、运动障碍(肌肉无力)以及自主神经失调(如口干、便秘)等。若同时有多发性神经病变、器官肿大、内分泌病、单株免疫球蛋白血症和皮肤病变者,称为 POEMS 综合征(骨硬化骨髓瘤)。

9. 其他 ①髓外浆细胞瘤:部分患者仅在软组织(如口腔、呼吸道)中出现孤立病变。②浆细胞白血病:为骨髓瘤细胞浸润外周血导致,浆细胞超过 2.0×10^9/L 即可诊断,多数属 IgA 型,其症状及治疗同其他急性白血病。③肝、脾、淋巴结肿大:系骨髓瘤细胞浸润所致,淋巴结肿大以颈部明显。

【分型】

1. 一般分型 包括孤立型、多发型、弥漫型、髓外型、白血病型 5 个类型。

2. 根据免疫球蛋白分型

（1）IgG型：最常见，占50%~60%，有4种亚型。感染多见，但高钙血症和淀粉样变少见。IgG3亚型容易导致高黏滞综合征。

（2）IgA型：约占25%，高钙血症较明显，容易发生淀粉样变和出血倾向，预后较差。

（3）轻链型：约占20%，80%~100%有本周蛋白。疾病进展快，骨质破坏严重，易发生肾衰竭及淀粉样变性，预后差。

（4）IgD型：较少见，瘤细胞分化较差，容易并发浆细胞性白血病，几乎均发生肾损害，生存期短，预后较差。

（5）IgM型：国内少见，易发生高黏滞血症或雷诺现象。

（6）非分泌型：占1%以下，多见于年轻人；血和尿中均无M蛋白，骨髓中幼稚浆细胞增多，有溶骨改变或弥漫型骨质疏松。

（7）IgE型：较罕见。

【辅助检查】

1. 血常规检查　正常细胞性贫血，可伴有少数幼稚粒、红细胞。晚期有全血细胞减少，血中出现大量骨髓瘤细胞。

2. 骨髓细胞学检查　浆细胞数量异常增生（至少占有核细胞的15%），伴有质的改变。骨髓瘤细胞大小形态不一，聚集出现。骨髓瘤细胞免疫表型为$CD38^+$、$CD56^+$。

3. 血液生化检查

（1）单克隆免疫球蛋白血症的检查：蛋白电泳出现M蛋白；免疫电泳出现重链；血清免疫球蛋白定量测定发现M蛋白增多，正常免疫球蛋白数量减少。

（2）血钙、血磷测定：骨质破坏时出现高钙血症。晚期肾功能减退出现血磷增高。

（3）IL-6和C反应蛋白（CRP）：骨髓瘤患者的血清IL-6和CRP呈正相关。血清IL-6和血清可溶性IL-6抗体反映疾病的严重程度。

（4）其他：红细胞沉降率显著增快。血清$β_2$微球蛋白及血清乳酸脱氢酶活力增高。

4. 影像学检查　主要反映骨骼的病理改变，主要表现为：①早期为骨质疏松，常见于脊柱、肋骨和盆骨；②典型病变为圆形、边缘清楚如凿孔样的多个大小不等的溶骨性损害，以颅骨、骨盆、脊柱、股骨和肱骨多见；③病理性骨折。CT和MRI对本病的诊断也有一定价值。

5. 尿和肾功能检查　90%的患者出现蛋白尿，血肌酐和尿素氮可增高。约半数患者的尿中出现本周蛋白。

6. 细胞遗传学检查　染色体异常为免疫球蛋白重链区基因的重排。

【诊断要点】

1. 主要标准　①骨髓中浆细胞>30%；②活组织检查证实为骨髓瘤；③血清中有M蛋白（IgG>35g/L，IgA>20g/L或本周蛋白>1g/24h）。

2. 次要标准　①骨髓中浆细胞占10%~30%；②血清中有M蛋白，但未达到上述标准；③出现溶骨性改变；④其他正常的免疫球蛋白低于正常值的50%。

诊断MM至少要满足一个主要标准和一个次要标准，或者至少满足次要标准①和②在内的三条次要标准。对于有症状的MM最重要的标准是终末器官的损害，包括贫血、溶骨损害、高钙血症、肾功能不全、高黏滞血症、淀粉样变性、反复感染等。

【治疗要点】

无症状或无进展的MM患者可观察，每3个月复查一次。有症状者应积极治疗。

1. 对症治疗

（1）止痛：二膦酸盐可抑制破骨细胞，常用唑来膦酸钠每月4mg静脉滴注，可减少疼痛或出现骨质修复。放射性核素内照射可控制骨损害、减轻疼痛。

（2）降低血钙：增加补液量，每日补液 2 000~3 000ml，保证每日尿量 >1 500ml，以促进钙的排泄；也可应用二膦酸盐、糖皮质激素或降钙素。

（3）维持肾功能：水化、利尿，减少尿酸的形成及促进尿酸的排泄，必要时口服别嘌醇；有肾衰竭者，尤其是急性肾损伤的患者，应积极透析；慎用非甾体抗炎药，避免使用静脉肾盂造影。

（4）控制感染：有感染者及时应用抗生素，对粒细胞减少的患者可给予粒细胞集落因子（G-CSF），反复感染者可注射免疫球蛋白。

（5）纠正贫血：对伴有肾衰竭者可应用促红细胞生成素（EPO）。

（6）高黏滞血症：可应用血浆置换术。

2. 化学治疗　有症状的 MM 患者初治为诱导化疗，常用药物有：沙利度胺是第一代免疫调节剂，具有抗血管新生的作用；来那度胺是第二代免疫调节剂，具有免疫调节和杀伤肿瘤的双重作用，不良反应少；硼替佐米是第一代蛋白酶体抑制剂，通过降解受调控的促生长细胞周期蛋白来诱导肿瘤细胞的凋亡。抗骨髓瘤化疗的疗效标准为：M 蛋白减少 75% 以上，或尿中本周蛋白排出量减少 90% 以上（24 小时尿本周蛋白排出量 <0.2g），即可认为治疗有效。常用化疗方案见表 6-13。

表6-13　多发性骨髓瘤临床常用化疗方案

MPT 方案：马法兰 + 泼尼松 + 沙利度胺
VAD 方案：长春新碱 + 阿霉素 + 地塞米松
PAD 方案：硼替佐米 + 阿霉素 + 地塞米松
VADT 方案：长春新碱 + 阿霉素 + 地塞米松 + 沙利度胺
DT 方案：地塞米松 + 沙利度胺
DT-PACE 方案：地塞米松 + 沙利度胺 + 顺铂 + 阿霉素 + 环磷酰胺 + 依托泊苷

3. 造血干细胞移植　自体干细胞移植可提高患者的缓解率，延长其总的生存期。移植的最佳时间是化疗诱导缓解后。移植的疗效与常规化疗的敏感性、肿瘤负荷大小和血清 β_2 微球蛋白水平有关，而与年龄、性别无关。

【主要护理诊断 / 问题】

1. 疼痛：骨骼疼痛　与肿瘤细胞浸润骨骼和骨髓及发生病理性骨折有关。

2. 躯体活动障碍　与骨痛、病理性骨折或胸、腰椎被压缩，脊髓受压迫导致瘫痪有关。

3. 营养失调：低于机体需要量　与肿瘤对机体的消耗或化疗等有关。

4. 有感染的危险　与正常多克隆免疫球蛋白及中性粒细胞减少等有关。

【护理措施】

1. 病情观察　及时观察及评估患者骨骼疼痛的程度、性质及患者对疼痛的体验与反应。卧床患者须严密观察其皮肤情况，受压处给予按摩或理疗，防止压疮的发生。化疗期间定期检查白细胞计数，低于 $3.0 \times 10^9/L$ 时，应及时报告医生。

2. 起居护理　指导患者睡硬垫床，保持床铺干燥平整。协助患者采取舒适的卧位，并定时变换体位，适当进行床上活动，避免长期卧床而出现骨骼脱钙。截瘫患者应置肢体于功能位，并定时按摩肢体，以防止下肢肌肉萎缩。协助患者洗漱，进食，大、小便及个人卫生等，每日用温水擦洗全身皮肤，保持皮肤清洁干燥。

3. 饮食护理　给予高热量、高蛋白质、高纤维素、富含维生素、易消化的饮食，增加机体的抵抗力。每日饮水量 2 000~3 000ml，保持大便通畅，预防便秘。

4. 用药护理　见本章第四节中"急性白血病"的护理。

5. 对症护理　适当按摩病变部位,以降低肌肉张力,减少疼痛,但避免用力过度,防止出现病理性骨折;指导患者采用放松技术、音乐疗法等,转移对疼痛的注意力,必要时遵医嘱应用止痛药物。一旦出现病理性骨折应及时配合医生治疗护理。

6. 心理护理　关心体贴患者,耐心与其交谈。尽快帮助患者保持较好的精神状态;及时给予适当的说明和解释,消除患者对疾病的顾虑。

7. 中医护理　本病属中医"骨痹""虚劳""血证"等范畴。治疗上以益气健脾养阴、活血化瘀解毒为主,指导患者注意调畅情志,保持情绪稳定,避免忿怒与忧郁。饮食宜清淡,忌食肥甘厚味以及生冷、辛辣之品,以杜绝生痰之源。中药汤剂一般宜温服,丸剂宜在饭后,温开水送服。

【健康教育】

1. 知识宣教　向患者及家属详细讲解有关疾病的知识,鼓励患者定期来医院接受化疗,完成治疗方案。

2. 用药指导　遵医嘱用药,沙利度胺可导致畸胎,妊娠妇女禁用。硼替佐米可导致周围神经病变、骨髓抑制、胃肠道反应及带状疱疹,应注意观察。避免应用损害肾功能的药物。

3. 生活指导　由于患者极容易发生病理性骨折,因此应注意卧床休息,使用硬板床或硬床垫;指导患者生活起居应有规律,可适当活动,以促进肢体血液循环和血钙在骨骼的沉积,减轻骨骼的脱钙。应避免过度劳累、剧烈运动或快速转体等。

4. 心理指导　关心、安慰、体贴患者,鼓励患者与家属、同事和病友进行沟通交流,获得情感支持和治疗经验。

5. 定期随访　病情缓解后仍需定期复查与治疗。如活动后出现剧烈疼痛,可能是病理性骨折,应立即就医。一旦出现感染的症状,应及时就医。

【结语】

多发性骨髓瘤是浆细胞的恶性增殖性疾病,其发生大多与病毒感染、电离辐射、毒物、慢性抗原刺激、遗传、IL-6 失调等有关,病因与发病机制迄今尚不清楚。起病缓慢,临床以骨骼损害、肾损害、贫血、感染以及不同程度出血倾向为典型表现。目前主要采用化学治疗与对症治疗相结合的综合治疗。护理时注意观察和评估疼痛的程度及化疗药物的不良反应,预防病理性骨折的发生。此外,注意患者的心理变化,做好心理护理。

第七节　血液系统疾病常用诊疗技术的护理

一、造血干细胞移植的护理

造血干细胞移植(hematopoietic stem cell transplantation,HSCT)指对患者进行全身照射、化疗和免疫抑制等预处理后,将正常供体或自体的造血细胞经血管输注给患者,使其重建正常的造血和免疫功能。造血细胞包括造血干细胞和祖细胞。造血干细胞具有增殖、多向分化及自我更新能力,维持终身持续造血。造血干细胞移植的方法可概括为:供体的选择→供体的准备→造血细胞的采集→患者预处理→造血干细胞输注。

【造血干细胞移植的分类】

1. 按造血干细胞来源分类　造血干细胞取自健康供体还是患者本身,HSCT 分为异体HSCT 和自体 HSCT(auto-HSCT)。异体 HSCT 又分为异基因移植(allo-HSCT)和同基因移植。

后者指遗传基因完全相同的同卵孪生间的移植,供受者间不存在移植物被排斥和移植物抗宿主病(graft versus-host disease,GVHD)等免疫学问题。

2. **按造血干细胞采集部位分类** 按照采集部位不同分为骨髓移植(bone marrow transplantation,BMT)、外周血干细胞移植(peripheral blood stem cell transplantation,PBSCT)和脐血移植(cord blood transplantation,CBT)。其中 PBSCT 有采集造血干细胞(HSC)较简便、供体无需住院且痛苦少,受者 HSC 植入率高、造血重建快、住院时间短等优点,为目前临床上最常用的方法之一,逐步取代了骨髓移植。

3. **其他分类** 按供受者有无血缘关系分为有血缘移植(related donor transplantation,RDT)和无血缘移植(unrelated donor transplantation,UDT)。按人白细胞抗原配型相合的程度,分为 HLA 相合与部分相合。

【适应证】

1. 恶性疾病

(1)急性白血病:造血干细胞移植治疗急性白血病的疗效高于普通化疗,已得到充分证实。据国外资料报道,第 1 次完全缓解期(CR_1)的急性髓系白血病(AML)骨髓移植后 3 年无病生存率为 50% 左右,而同期化疗患者的 3 年无病生存率仅为 18%~27%。ALL 中复发难治型、第 2 次完全缓解期以及第 1 次完全缓解期高危 ALL、大部分的 AML 等均为 allo-HSCT 的主要适应证。

(2)慢性髓系白血病(慢粒):异体造血干细胞移植有可能将慢粒治愈,实际上也是目前根治慢粒的唯一方法。移植时机的选择很重要,慢性期、加速期或急变期均可行移植术,但以慢性期疗效最佳,无病生存率可达 50%~90%,而加速期或急变期进行移植者无病生存率明显下降。应根据患者的年龄和病情选择移植方式。

(3)恶性淋巴瘤:化疗及放疗对恶性淋巴瘤有较好的疗效。但对某些难治性、复发病例或具有高危复发倾向的淋巴瘤行自体或异体造血干细胞移植效果更佳。

(4)多发性骨髓瘤:多发性骨髓瘤应实施异体造血干细胞移植,移植可提高缓解率,改善患者总生存期和无事件生存率,但不能使骨髓瘤所致的骨质损害恢复正常。

(5)慢性淋巴细胞白血病:骨髓移植能使 50% 以上慢淋患者进入完全缓解期。

(6)其他:allo-HSCT 是目前唯一可能治愈骨髓增生异常综合征的疗法,其他对放化疗敏感的实体肿瘤也可考虑做自体 HSCT。

2. **非恶性疾病急性再生障碍性贫血** 实施异体造血干细胞移植的时机选择与疗效有着密切关系。移植年龄小,疗效好;移植前输血越少,移植后无病生存率越高。异体造血干细胞移植可使一部分骨髓增生异常综合征患者获得根治,尤其是年轻患者,早期接受移植可获得更佳疗效。此外,先天性免疫缺陷病、先天性造血异常症、先天性骨髓异常症、地中海贫血及镰形红细胞贫血、阵发性睡眠性血红蛋白尿以及系统性自身免疫性疾病等,都可通过造血干细胞移植,防止病情发展、减轻症状。

【方法】

1. 供体的选择

(1)auto-HSCT:供体是患者自己,应能承受大剂量放、化疗,可采集到不被肿瘤细胞污染的足量造血干细胞。

(2)allo-HSCT:供体选择的原则是以健康供者与患者的人白细胞抗原(HLA)配型相合为前提,首选具有血缘关系的近亲,无血缘关系的供者为候选。

2. 供者的准备

(1)身体准备:根据造血干细胞采集方法及需要量的不同,需安排供者短期住院,一般需要住院 7 天。第 1 天体检,对供者发生并发症的可能因素进行全面评估和告知。若采集外周血造血干细胞者,常需给予造血生长因子皮下注射 4 天,以扩增外周血中造血干细胞的数量,在第 5 天开始用血细胞分离机采集外周血干细胞,连续采集 2 天。

(2) 心理准备:多数供者会担心采集干细胞对自身健康的影响,从而出现紧张、矛盾等心理反应。护理人员应做好心理疏导工作,向供者说明造血干细胞捐献过程安全,无严重不良事件报告,不会降低供者的抵抗力和身体健康水平。针对每个步骤的操作方法、目的意义、注意事项与配合要求、可能出现的并发症及预防处理办法等给予必要的解释,提高供者的安全感和信任感,让其完全自愿地签署知情同意书。

3. 造血干细胞的采集

(1) 骨髓的采集:在无菌条件下,先为供者行硬膜外麻醉,再根据所需骨髓量,自髂前和髂后上棘等多个部位抽取骨髓。采集的骨髓经无菌不锈钢网,以清除内含的血凝块,装入血袋。

(2) 外周血造血干细胞的采集:通过血细胞分离机经 1~2 次采集获得。采集过程中要注意低血压、枸橼酸盐反应、低钙综合征等并发症的预防和处理。

(3) 脐带血造血干细胞的采集:由特定的脐血库负责采集和保存。

4. 患者预处理　预处理的目的是为了最大限度地清除基础疾病及抑制受体的免疫功能,以避免排斥移植物。方法包括全身照射、应用细胞毒性药物和免疫抑制剂。根据预处理的强度,造血干细胞移植可分为传统的清髓性移植和非清髓性移植。

【护理】

1. 无菌层流室的准备　无菌层流病房的设置与应用,是有效预防造血干细胞移植术后患者继发感染的重要保障。在粒细胞缺乏期间,严重感染的主要病原体是细菌和真菌,将患者置于 100 级空气层流洁净室内进行严密的保护性隔离,能有效减少感染机会。使用前,室内一切物品及其空间均需经严格的清洁、消毒和灭菌处理,并在室内不同空间位置采样进行空气细菌学监测,完全达标后方可允许患者进入。

2. 患者入无菌层流室前的护理

(1) 心理准备:接受造血干细胞移植的患者需单独居住于无菌层流室内半个月至 1 个月时间,不但与外界隔离,而且多有较严重的治疗反应,患者极易产生各种负性情绪,如焦虑、恐惧、孤独、失望甚至绝望等。因此,需要帮助患者充分做好治疗前的心理准备。包括:准确评估患者、家属对造血干细胞移植的目的、过程、可能不良反应的了解程度,患者的经济状况等。让患者提前熟悉医务人员,了解无菌层流病房的环境、规章制度,向患者详细介绍造血干细胞移植的方法、过程、对身体的影响等知识,消除其顾虑。

(2) 身体准备:①相关检查:心、肝、肾功能及人类巨细胞病毒检查,异体移植患者还需做组织配型、ABO 血型配型等;②清除潜在感染灶:请口腔科、眼科、耳鼻喉科和外科(肛肠专科)会诊,彻底治疗或清除已有的感染灶(如龋齿、疖肿、痔疮等),胸部 X 线检查排除肺内感染、结核等;③肠道及皮肤准备:入室前 3 天开始服用肠道不易吸收的抗生素,入室前 1 天剪指(趾)甲、剃毛发、洁脐,入室当天沐浴后用 0.05% 氯己定药浴 30~40 分钟,再给予眼、外耳道、口腔和脐部的清洁,换穿无菌衣裤后进入层流室,即刻针对患者皮肤进行多个部位(尤其是皱褶处)的细菌培养,以作移植前对照。

3. 患者入无菌层流室后的护理　患者经预处理后,全血细胞明显减少,免疫功能也受到抑制,极易发生严重感染、出血。层流室虽通过高效过滤器净化空气,但无灭菌功能,必须加强全环境的保护及消毒隔离措施,最大限度减少外源性感染。

(1) 无菌环境的保持及物品的消毒:①对工作人员入室的要求:医护人员入室前应淋浴,

穿无菌衣裤、戴帽子、口罩,用快速皮肤消毒剂消毒双手,穿无菌袜套,换无菌拖鞋,穿无菌隔离衣,戴无菌手套后才可进入层流室,每进入 1 间室更换 1 次拖鞋。入室一般 1 次不超过 2 人,避免不必要的进出层流室,有呼吸道疾病者,不能入室,以免增加污染的机会。医务人员入室应依患者病情和感染情况,先进无感染患者房间,最后进感染较重的房间,每进 1 间室必须更换无菌手套、隔离衣、袜套、拖鞋,以免引起交叉感染。②病室及物品要求:病室内桌面、墙壁、所有物品表面及地面每天用消毒液擦拭 2 次,患者被套、大单、枕套、衣裤隔天高压消毒,生活用品每天高压消毒。凡需递入层流室的所有物品、器材、药品等要根据物品的性状及耐受性,采用不同方法进行消毒灭菌,无菌包均用双层包布,需要时打开外层,按无菌方法递入。

(2) 患者护理:①生活护理:各种食物(如饭菜、点心、汤类等)需经微波炉消毒后食用。口腔护理每日 3~4 次,进食前后用 0.05% 氯己定、3% 碳酸氢钠交替漱口。用 0.05% 氯己定或 0.05% 碘伏擦拭鼻前庭和外耳道,0.5% 庆大霉素或卡那霉素、0.1% 利福平、阿昔洛韦眼药水交替滴眼,每日 2~3 次。便后用 1% 氯己定擦洗肛周或盆浴;每晚用 0.05% 氯己定全身擦浴 1 次,女性患者每日冲洗会阴 1 次,以保持皮肤清洁。②观察与记录:严密观察患者的自觉症状和生命体征,注意口腔黏膜有无变化,皮肤黏膜及脏器有无出血倾向,有无并发症表现,准确记录 24 小时出入量。③成分输血的护理:为促进 HSCT 的造血重建,必要时可根据病情遵医嘱输注浓缩红细胞或血小板等成分血。为预防输血相关的移植物抗宿主病(GVHD),全血及血制品在输入前必须先经 ^{60}Co 照射,以灭活具有免疫活性的 T 淋巴细胞。④用药护理:入室后患者继续口服肠道不吸收抗生素,药物需用紫外线消毒后服用。在应用细胞刺激因子过程中要注意观察有无发热、皮疹、胸痛、全身肌肉及关节酸痛、头痛等表现,如有异常及时报告医生,给予对症处理。有关化疗药物的应用配合与护理,详见本章第四节"白血病"。⑤锁骨下静脉导管的应用与护理:每次应用前均应常规检查局部伤口情况,严格执行无菌操作和导管的使用原则,防止导管滑脱与堵塞。导管局部换药每周 2~3 次。封管用肝素 10~100U/ml,现临床上多采用正压接头,生理盐水封管。⑥心理护理:虽然患者及家属在治疗前已有一定的思想准备,但对治疗过程可能出现的并发症仍有恐惧心理,常造成失眠、多虑等。另外,由于无菌层流室与外界基本隔绝,空间小,娱乐少,患者多有较强的孤独感。根据患者的兴趣和爱好提供经灭菌处理的书籍和音像设备,并利用对讲机让家属与患者适当对话,可以减轻患者的孤独感,提高对治疗的依从性。

4. 造血干细胞输注的护理

(1) 骨髓输注的护理:包括异体骨髓的输注和自体骨髓回输。①异体骨髓的输注:患者进行预处理后再采集供体的骨髓,采集后如果供受者 ABO 血型相合时,即可输入。如果 ABO 血型不合,要待处理后(如清除骨髓中的红细胞)方可输注。输注前悬挂 15~30 分钟,应用抗过敏药物,如异丙嗪 25mg 肌内注射、地塞米松 3~5mg 静脉注射,呋塞米 20mg 静脉注射,以利尿、预防肺水肿。输注时用无滤网的输液器由中心静脉导管输入,速度要慢,观察 15~20 分钟无反应再调整滴速,约 100 滴 /min,一般要求在 30 分钟内将 300ml 骨髓输完,最后的少量(约 5ml)骨髓弃去,以防发生脂肪栓塞。经另一静脉通道同步输入适量鱼精蛋白,以中和骨髓液内的肝素,或根据骨髓输完后所用肝素总量,准确计算中和肝素所需鱼精蛋白的用量,再予输注,但输注速度不宜过快,以免出现低血压、心动过速和呼吸困难等。在输注骨髓过程中,应密切观察患者的生命体征和各种反应,有无肺水肿征兆等,若出现皮疹、酱油色尿、腰部不适等溶血现象应立即停止输入,并配合医生做好有关救治工作。②自体骨髓的回输:自体骨髓液在患者进行预处理前采集,采集后加入保护液放入 4℃ 冰箱内液态保存,一般不超过 72 小时。待预处理结束后,提前取出,于室温下放置 0.5~1 小时复温后再回输给患者。方法同异体骨髓输注。

(2) 外周血造血干细胞输注的护理:①自体外周血造血干细胞的回输:为减少因冷冻剂或细胞破坏所引起的过敏反应,回输前 15~20 分钟应用抗过敏药,冷冻保存的造血干细胞需在床旁以 38.5~40℃恒温水迅速复温融化。解冻融化后的干细胞应立即用无滤网输液器从静脉导管输入,同时另一条静脉输入等量鱼精蛋白以中和肝素。回输过程中为防止外周血干细胞中混有红细胞而引起的血红蛋白尿,需同时静滴 5% 碳酸氢钠和生理盐水、呋塞米和甘露醇,以维持足够的尿量,直至血红蛋白尿消失。此外,在患者能够耐受的情况下,应在15 分钟内回输 1 袋外周血干细胞,回输 2 袋外周血干细胞之间需用生理盐水冲管,以清洗输血管道。②异体外周血造血干细胞输注:异体外周血造血干细胞移植,同异体骨髓移植。患者预处理后,再采集供体的外周血造血干细胞,采集后可立即输注给受者。但输注前先将造血干细胞 50~100ml 加生理盐水稀释到 200ml。其他与自体外周血造血干细胞回输相同。

(3) 脐带血造血干细胞输注:脐带血回输量较少,一般为 100ml 左右,因此要十分注意回输过程中勿出现漏液现象,一般采用微量泵推注。同时密切注意患者心率变化,随时调整推注速度。

5. 造血干细胞输注并发症的护理

(1) 感染:感染是 HSCT 最常见的并发症之一,也是移植成败的关键。感染率高达60%~80%。感染可发生于任何部位,病原体可包括各种细菌、真菌与病毒。一般情况下,移植早期(移植后第 1 个月),多以单纯疱疹病毒、细菌(包括革兰氏阴性菌与阳性菌)和真菌感染较常见;移植中期(移植后 2~3 个月),以巨细胞病毒和卡氏肺囊虫为多见;移植后期(移植 3 个月后),则要注意带状疱疹、水痘等病毒感染及移植后肝炎等。感染的主要原因有:①移植前预处理中使用大剂量化疗,造成皮肤、黏膜和器官等正常组织损害,使机体的天然保护屏障破坏;②大剂量化疗和放疗破坏机体的免疫细胞,此时中性粒细胞可降至零,机体免疫力极度低下;③移植中使用免疫抑制剂虽降低移植物抗宿主反应的强度,但也进一步抑制免疫系统对入侵微生物的识别和杀伤的功能;④留置中心静脉导管;⑤移植物抗宿主病(GVHD)。

(2) 出血:预处理后血小板极度减少是导致患者出血的主要原因。移植后血小板的恢复较慢,因此要每天监测血小板计数,观察有无出血倾向,必要时遵医嘱输注经 25Gy 照射后或白细胞过滤器过滤后的单采血小板。详见本章第一节"概述"。

(3) GVHD:GVHD 是异基因 HSCT 后最严重的并发症,由供体 T 淋巴细胞攻击受者同种异型抗原所致。急性 GVHD 发生在移植后 100 天内,尤其是移植后的第 1~2 周,又称超急性 GVHD。主要表现突发广泛性斑丘疹(最早出现在手掌、足掌、耳后、面部与颈部)、持续性厌食、腹泻(每天数次甚至数十次的水样便,严重者可出现血水样便)、黄疸与肝功能异常等。100 天后出现的则为慢性 GVHD,临床表现类似自身免疫性表现,如局限性或全身性硬皮病、皮肌炎、面部皮疹、干燥综合征、关节炎、闭塞性支气管炎、胆管变性和胆汁淤积等。发生GVHD 后治疗常较困难,病死率甚高。单独或联合应用免疫抑制剂(MTX、CsA、免疫球蛋白、ALG 等)和清除 T 淋巴细胞是目前预防 GVHD 最常用的两种方法。依 GVHD 发生的严重程度采取局部用药或大剂量甲泼尼龙冲击治疗。护理配合中要注意:①遵医嘱正确使用各种治疗药物,如环孢素、氨甲蝶呤、糖皮质激素等,并要注意各种药物不良反应的观察;②输注各种血液制品时,必须在常规照射等处理后再输注;③密切观察病情变化,如自觉症状、生命体征、皮肤黏膜、二便性质及其排泄情况,及早发现 GVHD 并配合做好各种救治工作;④严格执行无菌操作。

（4）化疗药物不良反应的预防与护理

1）肝功能损害：造血干细胞移植术后约有 50% 的受者出现肝损害，其主要并发症有肝静脉闭塞病、输血后肝炎和一过性肝损害等。

2）其他不良反应：详见本章第四节"白血病"。

【生存质量】

HSCT 的成功开展使很多患者能长期存活，部分患者出现移植后复发。自体 HSCT 的复发率较高，多发生在移植后 3 年内，复发者治疗较困难，预后也较差。大多数存活者身心健康状况良好，能恢复正常工作、学习和生活。有 10%~15% 的存活者存在不同程度的心理社会问题，慢性 GVHD 是影响生存质量的主要因素。

二、骨髓穿刺术

骨髓穿刺术（bone marrow puncture）是一种常用的诊疗技术，检查内容包括细胞学、原虫和细菌学等几个方面，以协助诊断血液病、传染病和寄生虫病，可了解骨髓造血情况，作为化疗和应用免疫抑制剂的参考。骨髓移植时经骨髓穿刺采集骨髓液。

【适应证】

协助诊断各种贫血、造血系统肿瘤、血小板或粒细胞减少症、疟疾或黑热病。

【禁忌证】

血友病等出血性疾病。

【方法】

1. 选择穿刺部位 可选择髂前上棘穿刺点、髂后上棘穿刺点、胸骨穿刺点和腰椎棘突穿刺点。

2. 消毒与麻醉 常规消毒皮肤，戴无菌手套，铺无菌孔巾，用 2% 利多卡因行局部皮肤、皮下及骨膜浸润麻醉。

3. 穿刺 将骨髓穿刺针固定器固定在一定长度，右手持针向骨面垂直刺入（若穿刺骨骼为胸骨，为防止穿透内层骨板，则需将穿刺针与骨面呈 45° 角进针），当针尖接触骨质后则将穿刺针左右旋转，缓缓钻刺骨质，穿刺针进入骨髓腔后，拔出针芯，接上干燥的 10ml 或 20ml 注射器，用适当力量抽吸骨髓液 0.1~0.2ml 滴于载玻片上，迅速送检做有核细胞计数、细胞形态学及细胞化学染色检查，如需做骨髓液细菌检查，再抽取 1~2ml。

4. 拔针 抽吸完毕，重新插入针芯，用无菌纱布置于针孔处，拔出穿刺针，按压 1~2 分钟后，用胶布固定纱布。

【护理】

1. 术前护理

（1）解释：向患者解释本检查的目的、意义及操作过程，取得患者的配合。

（2）化验：检查出血及凝血时间。

（3）用物准备：治疗盘、骨髓穿刺包（含骨髓穿刺针、10ml 或 20ml 注射器、7 号针头、孔巾、纱布等）、棉签、2% 利多卡因、无菌手套、玻片、培养基、酒精灯、打火机、胶布等。

（4）体位准备：根据穿刺部位协助患者采取适宜的体位，若于胸骨、髂前上棘做穿刺者取仰卧位，前者还需用枕头垫于背后，以使胸部稍突出；若于髂后上棘穿刺者取侧卧位或俯卧位；棘突穿刺点则取坐位，尽量弯腰，头俯屈于胸前使棘突暴露。

2. 术后护理

（1）解释：向患者说明术后穿刺处疼痛的原因，解除患者顾虑。

（2）穿刺部位观察：注意观察穿刺处有无出血，如果有渗血，立即换无菌纱块，压迫伤口直至无渗血为止。

(3)保护穿刺处:指导患者48~72小时内不要弄湿穿刺处,多卧床休息,避免剧烈活动,防止伤口感染。

(宋丹 董博)

复习思考题

案例一:患者王女士,19岁,大学生。牙龈出血2个月,加重5天就诊。2个月前晨起刷牙时发现牙龈出血,月经来潮时月经量增多、经期延长,未予特殊注意。3周前受凉后出现发热、咽痛,口服"感冒药物"后好转。5天前自觉牙龈出血量较前明显加重,并有鼻出血。

身体评估:T 36.2℃,P 78次/min,R 18次/min,BP 110/80mmHg。无贫血貌、黄疸,口腔黏膜散在血疱,双下肢可见针尖大小出血点,浅表淋巴结、甲状腺未触及肿大,心、肺、肝、脾无异常,双下肢不肿。

实验室检查:血常规:白细胞 5.0×10^9/L,中性粒细胞比例75%,血红蛋白130g/L,血小板 16×10^9/L。

入院诊断:特发性血小板减少性紫癜。

问题:

1. 该患者发病的原因可能有哪些?

2. 为进一步掌握病情,患者还需要进行哪些检查?

3. 该患者目前的治疗方案是什么?

4. 患者目前最可能发生的并发症是什么?应如何预防?

5. 患者目前有哪些主要的护理诊断及对应的护理措施?

案例二:患者关女士,48岁,印刷厂工人。自觉疲乏无力、胸部不适3个月,牙龈渗血不止1日入院。患者三个月前经常感觉疲劳,胸口不适,伴咳嗽、胸闷气短,自服感冒药后症状未好转。近3日胸部疼痛难忍,伴头痛、胸闷气短、畏寒、咽痛、牙龈肿痛不适,咳嗽、咳少量白痰,今晨刷牙后出现牙龈渗血,不能自止,遂到医院就诊。患者平时因头发白,经常染发。家庭经济状况一般。

身体评估:T 36.3℃,P 80次/min,R 22次/min,BP 120/70mmHg。贫血貌,全身皮肤散在少量出血点,全身浅表淋巴结未触及肿大,胸骨压痛,肝肋下2cm,脾肋下未触及。

辅助检查:血常规:白细胞 14.1×10^9/L,其中原始和幼稚粒细胞占35%,血红蛋白60g/L,血小板 15×10^9/L;粪便隐血试验(OB)阳性;出凝血检查:凝血酶原时间12.5秒,纤维蛋白原降解产物1.11μg/ml;双肺X线检查提示双肺弥漫性斑片状渗出。

初步诊断:急性白血病。

问题:

1. 你能解释患者贫血、牙龈出血、感染、胸部疼痛的原因吗?

2. 为更好地护理患者,还需要进行哪些心理和社会方面的评估?

3. 为减轻胸痛症状,可采取哪些中西医护理措施?

4. 请列出三个主要的护理诊断/问题,并进行重要性排序和说明排序的理由。

5. 请提出针对首优护理诊断的护理措施及其措施依据。

扫一扫,
测一测

◆◆◆ **第七章** ◆◆◆

内分泌与代谢性疾病患者的护理

> **学习目标**
>
> 1. 识记 内分泌系统常见疾病的概念、病因及治疗要点。
> 2. 理解 内分泌系统常见疾病的发病机制、临床表现及辅助检查。
> 3. 应用 应用护理程序的方法,对内分泌系统常见疾病患者进行护理评估,提出常用护理诊断,拟定护理措施和健康指导,并体现对患者的关心与尊重。
> 4. 分析 常用护理诊断的相关因素、护理措施及健康指导的依据。
> 5. 评价与创新 根据护理评估资料,对拟定的护理诊断进行排序,基于循证理念制订针对性的护理措施;针对不同的护理评估资料,制订个性化的护理计划。

第一节 概 述

内分泌与代谢性疾病主要包括内分泌系统疾病、代谢性疾病以及营养性疾病。内分泌系统疾病包括下丘脑、垂体、甲状腺、肾上腺等疾病,如甲状腺功能亢进症、垂体瘤;营养性疾病是因营养物质摄入量异常或比例失调而引起,如肥胖症;代谢性疾病是因机体新陈代谢的某一环节障碍而引起的疾病,如糖尿病。内分泌与代谢性疾病种类多,很多为常见病和多发病。随着人们生活水平和生活方式的改变,代谢性与营养性疾病也成为严重威胁人类健康的公共卫生问题。

一、内分泌系统的结构与功能

内分泌系统由内分泌腺、分布在人体各组织的激素分泌细胞和它们分泌的激素组成。人体的内分泌腺主要包括下丘脑、垂体、甲状腺、甲状旁腺、胰岛、肾上腺、性腺等。激素是由细胞分泌的有机化学物质,通过各种方式到达相应的靶器官或组织,实现信息传递或功能调控。

1. 下丘脑 可分泌促激素和抑制激素。下丘脑分泌的促激素有促甲状腺激素释放激素(TRH)、促性腺激素释放激素(GnRH)、促肾上腺皮质激素释放激素(CRH)、生长激素释放激素(GHRH)、催乳素释放因子(PRF)、促黑素细胞激素释放因子(MRF)。下丘脑释放的抑制激素有:生长激素抑制激素(GHIH)或称生长抑素(SS)、催乳素抑制因子(PIF)、促黑素细胞激素抑制因子(MRIF)。这些激素通过垂体门脉系统进入腺垂体,促进或抑制垂体激素的合成与释放,协调全身内环境的稳定和适应外环境的变化,间接调节各有关靶腺的功能活动。

2. 垂体 分为腺垂体和神经垂体。腺垂体分泌促甲状腺激素(TSH)、促肾上腺皮质激素(ACTH)、黄体生成素(LH)、促卵泡激素(FSH)、生长激素(GH)、催乳素(PRL)、黑素细胞刺激素(MSH)。上述激素作用于相应靶腺进行调控。神经垂体贮藏下丘脑分泌的抗利尿激素(ADH)和催产素(OXT),身体需要时释放入血。

3. 甲状腺　分泌甲状腺素(T_4)、三碘甲状腺原氨酸(T_3)。T_3、T_4 具有促进物质和能量代谢以及促进生长发育的作用。

4. 甲状旁腺　分泌甲状旁腺激素(PTH)。PTH 主要作用于骨骼和肾脏,调整体内钙磷代谢,维持血钙平衡。

5. 胰岛　分泌胰岛素和胰高血糖素。胰岛 β 细胞分泌胰岛素,通过促进葡萄糖的摄取和利用、抑制糖原的分解来降低血糖。胰岛 α 细胞分泌胰高血糖素,通过促进糖原分解和糖异生,使血糖升高。

6. 肾上腺　分皮质和髓质两部分。肾上腺皮质分泌糖皮质激素(主要为皮质醇)、盐皮质激素(主要为醛固酮)、性激素(少量雄激素和微量雌激素);肾上腺髓质分泌肾上腺素和去甲肾上腺素。皮质醇参与物质代谢与应激反应,调节水盐代谢及组织器官活动,药理剂量时有抗炎、抗毒、抗过敏、抗休克作用。醛固酮促进肾远曲小管和集合管重吸收钠、水和排出钾。

7. 性腺　男性为睾丸,主要分泌雄激素;女性为卵巢,主要分泌雌激素和孕激素。

二、内分泌系统的调节

1. 神经系统和内分泌系统的相互调节　下丘脑是联系神经系统和内分泌系统的枢纽,受中枢神经系统其他各部位的调控。内外环境中的各种刺激都可通过神经通路影响下丘脑神经内分泌细胞的活动,发挥对内分泌系统的调控。交感神经和迷走神经的活动也对激素的分泌有相应的调节作用。内分泌系统对中枢神经系统(包括下丘脑)有直接调节作用,一种激素可作用于多个部位,而多种激素也可作用于同一器官组织(包括神经组织),从而发挥不同作用。

2. 内分泌系统的反馈调节

(1) 下丘脑—垂体—靶腺轴之间的反馈调节:下丘脑与垂体之间构成下丘脑—垂体—靶腺轴,其之间存在反馈调节,包括正反馈和负反馈。反馈信号能增强控制部分的活动即为正反馈,如在月经周期中,促卵泡素刺激卵巢使卵泡生长,通过分泌雌二醇,使促卵泡素分泌增加,还可促进黄体生成素及其受体数量增加,以达到共同兴奋,促进排卵和黄体形成。反馈信号能减低控制部分的活动即为负反馈,如 CRH 刺激垂体分泌 ACTH,ACTH 水平增高使肾上腺皮质分泌皮质醇,而升高的皮质醇反过来作用于下丘脑和垂体,抑制 CRH 及 ACTH 的分泌。反馈调节是内分泌系统的主要调节机制,使腺体之间相互联系,彼此配合,保持机体内环境的稳定。

(2) 代谢物对内分泌系统的调节:很多激素都参与细胞物质代谢的调节,而血液中反应代谢状态的物质也可通过直接反馈效应调整相应激素的分泌,如血糖水平对胰岛素和胰高血糖素分泌的调节,血钙水平对甲状旁腺激素分泌的调节等。

(3) 激素间的相互调节:多种激素共同参与调节某一生理活动时,激素间也会存在协同或拮抗作用,表现为一种激素调节多种激素的分泌或多种激素调节一种激素的分泌。

3. 免疫系统和内分泌系统的相互调节　内分泌、免疫和神经三个系统之间可通过相同的肽类激素和共有的受体相互作用,形成一个完整的调节环路。一方面神经内分泌系统对机体免疫有调节作用,淋巴细胞膜表面有多种神经递质或激素的受体,神经内分泌系统通过其递质或激素与淋巴细胞膜表面受体结合介导免疫系统的调节。另一方面免疫系统在接受神经内分泌系统调节的同时,亦有反向调节作用。神经内分泌细胞膜上有免疫反应产物如白细胞介素、胸腺素等细胞因子的受体,免疫系统也可通过细胞因子对神经内分泌系统的功能产生影响。

许多内分泌系统疾病都与自身免疫有关,如 1 型糖尿病、甲状腺功能亢进症、桥本甲状腺炎等。自身免疫疾病用肾上腺皮质激素治疗有效,也说明内分泌激素与自身免疫疾病的发病有关。

三、营养性疾病与代谢性疾病

1. 营养性疾病 人类摄入的营养素主要包括:①能量与宏量营养素,如蛋白质、碳水化合物、脂肪等;②维生素;③矿物质;④水和其他膳食成分,如膳食纤维等。这些营养素摄入不足、过多或比例不当都能引起营养性疾病,根据发病原因可分为原发性和继发性两类。

(1) 原发性营养失调:由于营养物质摄入量异常或比例失调引起。如蛋白质摄入不足引起的蛋白质缺乏症;能量摄入超过机体消耗引起的单纯性肥胖症。

(2) 继发性营养失调:由于功能性或器质性疾病所致的营养失调。如机体对营养需求的改变、排泄异常、进食障碍、消化吸收障碍、物质合成障碍等。

2. 代谢性疾病 营养物质进入机体内后,经过一系列化学反应转变为氨基酸、单糖、脂肪酸等供机体合成物质或氧化供能,最终以水、二氧化碳、含氮物质等代谢产物排出体外,而这一系列过程的某个环节障碍都能引起代谢性疾病,根据发病机制可分为遗传性代谢病和获得性代谢病两大类。

(1) 遗传性代谢病:由于基因突变引起蛋白质结构和功能紊乱,特异酶催化反应消失、降低或升高,导致细胞和器官功能异常。

(2) 获得性代谢病:可由不合适的食物、药物、创伤、感染、理化因素、器官疾病等环境因素引起,如常见的水、电解质和酸碱平衡紊乱;也可由遗传和环境因素相互作用所致,如肥胖和糖尿病。

四、内分泌与代谢性疾病患者的护理评估

在通过问诊、体格检查及辅助检查等全面收集患者的主客观资料的基础上,内分泌与代谢性疾病患者应重点评估以下内容。

【病史】

1. 现病史

(1) 起病情况:详细询问患者起病时间、发病原因及诱因、起病缓急等。评估患者有无不良饮食习惯或营养异常,有无排泄功能异常和体力减退等。

(2) 主要症状及伴随症状:询问患者目前最突出的表现及就诊的主要原因,评估症状持续时间、程度以及加重或缓解的因素。如甲状腺功能亢进症患者可出现食欲亢进、体重下降、怕热多汗、排便次数多、易激动等;糖尿病患者可出现多饮、多尿、多食、体重减轻等。评估患病以来有无失眠、嗜睡、记忆力下降、注意力不集中,有无畏寒、四肢感觉异常或麻痹等伴随症状。患者住院期间,护理人员应加强对各种主要症状及伴随症状的动态评估,以了解病情变化,为治疗和护理提供依据。

(3) 诊治经过:询问患者自发病以来的诊治过程,如初始诊断,所接受的检查及结果,用药的种类、剂量、用法、效果等。

(4) 一般情况:评估患者发病以来的精神状态、饮食、睡眠、体力、体重、二便等变化。

2. 既往史及家族史 评估患者从出生到本次发病前的健康状况,包括既往健康状况、所患疾病情况、手术史等。此外,还应评估患者父母、兄弟姊妹及子女健康状况。重点询问与现病史有关的既往史、遗传史,如糖尿病有家族遗传倾向,有利于对患者提供正确护理。

3. 个人史及婚育史 评估患者患病前的社会经历与生活习惯等,个人史中的某些因素

与内分泌代谢性疾病的发病有密切关系,应特别注意询问情绪变化、生活习惯、饮食习惯、居住环境、有无烟酒嗜好、日常生活方式是否规律、有无特殊的饮食喜好或禁忌等。评估患者的婚姻情况、配偶健康状况及夫妻关系等。对已婚妇女,询问其妊娠及生育次数等。

【心理 - 社会状况】

护士运用交谈、观察、量表等方法,全面了解患者的心理、社会情况。

1. 对疾病认识 患者患病后能否适应角色的转变,评估患者对疾病的严重性、预后及防治知识的了解程度。

2. 患者心理状况 重点评估患者的性格、精神状态。有无焦虑、抑郁等负性情绪及其程度。内分泌与代谢性疾病患者常伴有精神兴奋、情绪不稳定、易怒或淡漠、抑郁等不良情绪,而慢性病程和长期治疗又常可引起焦虑或性格改变、应对能力下降、自我概念紊乱等心理社会功能失调,故评估患者心理社会状况至关重要。

3. 社会支持系统 评估患者家庭主要成员、经济状况、文化教育背景等;家庭成员间的关系是否和睦、对患者所患疾病认识程度、关怀和支持程度;居住地的初级卫生保健或社区保健设施等资源。

【身体评估】

1. 一般状态 评估患者的生命体征、营养状况、精神状态有无异常。糖尿病、库欣综合征患者常出现血压增高,肾上腺皮质功能减退患者可出现血压降低;库欣综合征患者常有向心性肥胖;呆小症患者身高不能随年龄而正常长高;甲状腺功能亢进症患者常有神经过敏、多言好动、焦躁易怒;糖尿病酮症酸中毒、高渗性昏迷时常有意识改变。

2. 皮肤、黏膜 甲状腺功能亢进症患者皮肤潮湿多汗;肾上腺皮质功能减退患者皮肤、黏膜有色素沉着;腺垂体功能减退症患者皮肤干燥、粗糙、毛发脱落,重者出现黏液性水肿;库欣综合征患者可出现痤疮、多毛。

3. 头颈部 甲状腺功能亢进症患者可有突眼、眼球运动障碍、甲状腺肿大;肢端肥大症患者可出现唇肥厚、鼻宽舌大、眉弓隆起等(图 7-1);垂体瘤患者可出现头痛伴视力减退或视野缺损等。

4. 胸腹 部垂体瘤患者常有闭经溢乳;库欣综合征患者可有腹部皮肤紫纹。

5. 四肢、脊柱、骨关节 骨质疏松症可导致脊柱、骨关节变形。

6. 外生殖器 腺垂体疾病可导致外生殖器发育异常。

【辅助检查】

1. 血生化检查 有些激素与血清电解质和其他物质之间有相互调节作用,如血钾、钠、钙、磷、镁等与糖皮质激素、醛固酮和甲状旁腺激素有关;血糖与胰岛素和胰高血糖素有关。测定血清生化指标可间接了解相关激素的功能。

图 7-1 肢端肥大症面容

2. 激素及其代谢产物测定 测定垂体促激素和其靶腺激素,对内分泌疾病的定位诊断有帮助。如库欣综合征者血浆 ACTH 和皮质醇均升高提示病变在垂体;如血浆 ACTH 降低,皮质醇升高提示病变在肾上腺皮质;如甲状腺毒症患者 TSH 和 T_3、T_4 均升高,可能为垂体 TSH 瘤;如 TSH 明显降低,而 T_3、T_4 升高则为甲状腺功能亢进症。测定尿中的激素代谢产物可推断激素在血中的水平。如测定 24 小时尿 17- 羟皮质类固醇、17- 酮皮质类固醇,可判断肾上腺皮质激素分泌量。

3. 内分泌动态功能试验 此类试验可进一步探讨内分泌功能状态、病变性质及病变部位。在临床上可做兴奋试验(如 ACTH、TSH、TRH 兴奋试验),或抑制试验(如 T_3 抑制试验)。兴奋试验多用于分泌功能减退的情况,可估计激素的贮备功能;抑制试验多用于分泌功能亢进的情况,观察其正常反馈调节是否消失。

4. 定位检查 包括病变性质和病变部位的确定。多种检查方法可帮助明确微小病变。

(1) 影像学检查:包括蝶鞍 X 线检查、B 超、CT、MRI 等,属于非侵袭性内分泌腺检测法。可鉴定下丘脑 - 垂体、甲状腺、性腺疾病,肾上腺肿瘤和胰岛肿瘤等。

(2) 放射性核素检查:标记内分泌肿瘤细胞摄取的特殊物质,定位肿瘤的存在。如甲状腺扫描(^{131}I、^{99m}Tc)可发现甲状腺肿瘤。

(3) 细胞学检查:可获得结节或肿瘤的组织标本,通过病理学检查评价其良恶性。如甲状腺细针穿刺细胞学检查,可鉴别甲状腺结节的性质。

(4) 静脉导管检查:将静脉导管插入病变侧内分泌腺的流出端静脉采血,测定该腺体是否有过量激素产生,以进一步明确病变部位。

5. 病因检查 自身抗体检测(如甲状腺球蛋白抗体、甲状腺过氧化物酶抗体、促甲状腺激素受体抗体等)有助于明确内分泌疾病的性质以及自身免疫病的发病机制,可作为早期诊断和长期随访的依据;染色体检查确定有无畸变、缺失、增多等。基因检查可筛查基因突变位点等。

五、内分泌与代谢性疾病患者常见症状与体征的护理

【身体外形的改变】

1. 概述 身体外形的改变指个体外在形象与正常人群存在很大差别,包括毛发、皮肤、面容、身高、体型等变化。

(1) 毛发变化:先天性肾上腺皮质增生、库欣综合征患者可出现全身体毛增加;甲状腺功能减退、睾丸功能减退、肾上腺皮质和卵巢功能减退均可引起毛发脱落。

(2) 皮肤变化:全身性皮肤黏膜色素沉着的内分泌疾病有异位 ACTH 综合征、原发性肾上腺皮质功能减退症等;皮肤紫纹和痤疮见于库欣综合征、先天性肾上腺皮质增生症等。

(3) 面容变化:甲状腺功能亢进症患者可表现为眼球突出、颈部增粗;库欣综合征患者常有向心性肥胖、满月脸、水牛背、痤疮和多血质外貌等。

(4) 身高变化:男性身高 <145cm,女性 <135cm 称为身材矮小,可见于甲状腺激素缺乏引起的呆小症、生长激素缺乏性矮小症患者(图 7-2);男性身高 >200cm,女性 >185cm 称为身材过高,可见于生长激素分泌过多引起的巨人症、肢端肥大症患者。

(5) 体型变化:肥胖指体重指数(BMI)$\geq 25 kg/m^2$,继发性肥胖可见于 2 型糖尿病(肥胖型)、库欣综合征、甲状腺功能减退症等;消瘦指体重指数

图 7-2 生长激素缺乏性矮小症

（BMI）<18.5kg/m²,可见于甲状腺功能亢进症、1 型糖尿病、2 型糖尿病（非肥胖型）、肾上腺皮质功能减退症等。

2. 护理评估

（1）病史：评估患者引起身体外形改变的原因、发生的时间、内分泌与代谢性疾病病史及家族史、是否进行药物治疗等。

（2）心理社会评估：评估患者有无负性情绪,是否影响正常生活、人际交往和社交活动,患者对疾病的了解程度及家庭支持情况。

（3）身体评估：重点评估的内容有：①毛发是否稀疏、增多或脱落；②皮肤有无色素沉着或紫纹、是否干燥或多汗；③有无眼球突出、颈部增粗、向心性肥胖、满月脸、水牛背、痤疮和多血质外貌、黏液性水肿面容等；④患者身高有无过高或过矮、有无肥胖或消瘦、肥胖或消瘦程度、对机体有何影响等。

（4）辅助检查：包括血液生化测定,血液和尿液中激素及其代谢产物测定,内分泌动态功能试验,放射性同位素检查等。

3. 常用护理诊断/问题

体象紊乱 与疾病引起身体外形改变等因素有关。

4. 目标

（1）身体外形逐渐恢复至正常。

（2）能建立有效的心理调适机制和良好的人际关系。

5. 护理措施

（1）病情观察：观察患者形象的变化,如有无肥胖、消瘦、满月脸、痤疮等,以及变化程度。

（2）起居护理：室内环境应安静整洁,阳光充足,温湿度适宜,定时通风以保证空气新鲜,并注意防寒防潮。根据病情安排合理的休息和活动,注意劳逸结合,避免过度劳累。

（3）饮食护理：根据病情合理搭配饮食,单纯性消瘦的患者鼓励多进高蛋白、高热量、高脂肪、高维生素饮食；继发性消瘦的患者根据原发病来制订饮食计划,如糖尿病患者宜进食低糖、低脂、高蛋白、高纤维饮食；甲亢患者应给予高蛋白、高热量、高维生素饮食,注意少量多餐,避免暴饮暴食,避免进食产气食物等；对肥胖患者应进行食物选择和摄食行为的干预,减少热量的摄入以控制体重。食物做到色、香、味俱全,尽量采用多样化饮食,提供患者喜爱吃的食物,创造清洁、舒适、愉快的进餐环境。

（4）用药护理

1）遵医嘱用药：严格按医嘱合理使用各种激素类药物,告知患者所用药物的名称、作用、剂量和服用方法。

2）正确指导用药：激素类药物最好安排在接近其分泌周期的时间。激素必须规律用药,不可随意减量、中断,在感染、外伤等应激情况下应适当增加剂量。

3）注意观察不良反应：服用碘剂时,应准确掌握剂量,并观察中毒及过敏反应；服用抗甲状腺药物时应警惕粒细胞缺乏症,定期复查血常规；遵医嘱口服降糖药要定时、定量,不可随意增减剂量,注意监测血糖,防止低血糖反应。当患者出现激素过量或不足的表现,应及时通知医生,以便调整剂量。

（5）对症护理：教会患者恰当的修饰方法,指导身材过高、过矮和肥胖的患者选择合体的衣服；毛发脱落的患者可戴帽子或假发；甲亢突眼患者外出可戴有色眼镜等。

（6）心理护理：多与患者接触和交流,耐心倾听,鼓励患者表达内心的感受；讲解疾病有关知识,建立良好的护患关系；鼓励患有同类疾病的患者之间进行交流；建立良好的家庭支持系统,鼓励家属主动与患者沟通,参与患者的护理过程,建立家属和患者之间的互动关系,减轻患者的负性心理情绪,必要时给予心理辅导;鼓励患者参加社交活动,教育周围人群不能歧视患者。

6. 评价

(1)患者身体外形得到改善。

(2)患者能接受身体外形改变,积极配合治疗。

【性功能异常】

1. 概述　性功能异常包括生殖器官发育迟缓或发育过早,性欲减退或丧失,女性月经紊乱、溢乳、闭经或不孕,男性勃起功能障碍或乳房发育。性欲减退或亢进、女性月经紊乱、男性阳痿等见于下丘脑综合征;青春期性器官不发育、第二性征缺如见于儿童期起病的腺垂体 GH 缺乏或性激素分泌不足;青春期前开始的性激素或促性腺激素分泌过早、过多则为性早熟。

2. 护理评估

(1)病史:评估患者性功能异常的原因、主要症状、性欲改变情况等。女性患者评估月经史及生育史,包括有无不育、早产、流产、死胎等;男性患者评估有无勃起功能障碍等。

(2)心理 - 社会评估:评估有无焦虑、抑郁、自卑等负性情绪。

(3)身体评估:评估患者有无皮肤干燥、粗糙,毛发改变,女性闭经溢乳、男性乳房发育、外生殖器发育是否正常等。

(4)辅助检查:测定性激素水平。

3. 常用护理诊断 / 问题

性功能障碍与性激素分泌紊乱有关。

4. 目标

(1)患者的性功能逐渐恢复。

(2)患者对性问题有正确的认识。

5. 护理措施

(1)病情观察:观察患者病情变化,如皮肤、毛发、第二性征、外生殖器有无变化等。

(2)起居护理:保持病室舒适整洁,温湿度适宜,给患者提供相对独立的环境,保护患者隐私,根据病情安排合理的休息和活动。

(3)饮食护理:选择优质蛋白质、适量脂肪、高维生素的饮食,以促进性功能的恢复。

(4)用药护理:严格按医嘱用药,注意观察疗效及药物不良反应,有异常情况及时报告医生处理。

(5)心理护理:给患者讲解疾病相关知识,减轻和消除患者对性问题的顾虑,鼓励患者说出目前性功能、性活动与性生活型态,以了解患者目前存在的主要心理问题,护士接受患者讨论性问题时所呈现的焦虑,对患者表示尊重、关心和支持。鼓励患者与配偶交流彼此的感受,并一起参加性健康教育等。

6. 评价

(1)患者性功能逐渐恢复,能采取适合的方式进行性生活。

(2)患者能正确对待性问题。

【排泄功能异常】

1. 概述　内分泌系统功能改变常可影响患者排泄型态,如甲状腺功能减退症患者肠蠕动减弱可有便秘;甲状腺功能亢进症患者肠蠕动增强可有排便次数增多,排稀软便;糖尿病患者表现为多尿等。

2. 护理措施

(1)病情观察:观察患者每日排尿、排便次数,排泄量,大便性状,尿液及大便颜色,以了解病情。

（2）起居护理：保持环境舒适整洁，做好排泄后的皮肤护理，便秘患者进行适当运动。

（3）饮食护理：腹泻患者给予营养丰富、易消化饮食，减少纤维素的摄入，避免进食生、冷或不能耐受的食物；便秘患者给予高蛋白质、高维生素、低脂肪饮食，细嚼慢咽，少量多餐，进食富含粗纤维的食物和足够的水分，以保持大便的通畅。

（4）用药护理：经过饮食调理、运动等措施仍不缓解者，遵医嘱用缓泻剂或止泻药，注意观察药物疗效及副作用。

（5）对症护理

1）腹泻患者：密切观察大便的性状、量、次数、颜色、气味等并准确记录。遵医嘱补液并合理使用止泻剂，注意肛周皮肤护理。

2）便秘患者：指导每天定时排便，养成规律排便的习惯，并为卧床患者创造良好的排便环境。必要时遵医嘱给予缓泻剂，并观察大便的次数、性状、量的改变。

【进食或营养异常】

多种内分泌与代谢性疾病可有进食或营养异常，可表现为食欲亢进或减退、营养不良或肥胖。如甲状腺功能亢进症患者食欲亢进而消瘦；糖尿病患者可有多饮、多食但体重减轻等。

【疲乏】

疲乏是内分泌与代谢性疾病的常见伴随症状，表现为无法抵御的、持续的精力衰竭感，以及体力和脑力的下降。常因激素水平异常所致，见于肾上腺皮质功能减退症、甲状腺功能亢进或减退症、糖尿病、库欣综合征等患者。可通过询问患者从事日常活动的能力有无改变，是否感觉疲乏无力或睡眠时间延长等评估患者的活动耐力情况。

【骨痛和自发性骨折】

骨痛为代谢性骨病的常见症状，严重者常发生自发性骨折，或轻微外伤即引起骨折。糖尿病、甲状旁腺功能亢进症、甲状腺功能亢进症患者常伴骨质疏松症。

第二节　腺垂体功能减退症

腺垂体功能减退症（anterior pituitary hypofunction）指各种病因使下丘脑、下丘脑—垂体通路、垂体受损，导致一种或多种腺垂体激素分泌不足而引起的临床综合征。因累及的激素种类和数量不同，故临床表现复杂多变，但经补充所缺乏的激素后，症状可迅速缓解。

【病因与发病机制】

因垂体本身病变引起的功能减退称为原发性腺垂体功能减退症；由下丘脑、其他中枢神经病变或垂体门脉系统障碍引起的，称为继发性腺垂体功能减退症。

1. 原发性腺垂体功能减退症

（1）遗传因素：由于基因缺陷或基因突变导致垂体发育不全而致腺垂体功能低下。如Kallman 综合征、Lawrence-Moon-Biedl 综合征等。

（2）垂体瘤：垂体瘤是成人腺垂体功能减退症最常见的原因，可分为原发性（鞍内和鞍旁肿瘤）和转移性肿瘤。

（3）垂体缺血性坏死：如产后大出血、糖尿病血管病变、颞动脉炎和动脉粥样硬化等使垂体供血障碍可导致垂体缺血性坏死。

（4）蝶鞍区手术、放疗和创伤：垂体瘤切除可导致垂体组织损伤。蝶鞍区放疗、鼻咽癌放疗也可损坏下丘脑和垂体，引起垂体功能减退。严重头部损伤可引起颅底骨折、损毁垂体柄和垂体门静脉血液供应。

(5) 垂体感染和炎症:各种感染如病毒、细菌、真菌等引起的脑炎、脑膜炎、流行性出血热、结核、梅毒或疟疾等均可引起下丘脑、垂体损伤而导致功能减退。

(6) 垂体卒中:垂体瘤内突然出血、垂体突然增大,压迫正常垂体组织和邻近神经组织,呈现急症危象。

(7) 其他:自身免疫性垂体炎、空泡蝶鞍、海绵窦处颈内动脉瘤等均可引起本病。

2. 继发性腺垂体功能减退症

(1) 垂体柄破坏:因手术、创伤、肿瘤、血管瘤等引起。

(2) 下丘脑病变及中枢神经系统疾患:肿瘤、炎症、浸润性病变(如淋巴瘤、白血病)、肉芽肿(如结节病)、糖皮质激素长期治疗和营养不良等,可直接破坏下丘脑神经内分泌细胞,使释放激素分泌减少,从而减少腺垂体分泌各种促靶腺激素、生长激素和催乳素等。

【临床表现】

主要表现为各靶腺(性腺、甲状腺、肾上腺)功能减退,取决于腺垂体激素缺乏的程度、种类和速度,以及相应靶腺萎缩的程度。最早出现的是 GH、FSH 和 LH 缺乏表现,其次为 TSH缺乏表现,可伴有 ACTH 缺乏。

1. DLH 和 FSH 缺乏 可致性腺功能减退。女性多有闭经、性欲减退、乳房萎缩、不育等表现;成年男性则表现为性欲减退、阳痿、睾丸萎缩等。两性均有生育能力减退或丧失,阴毛、腋毛脱落。

2. DGH 不足综合征 儿童期表现为生长停滞,成人期表现为肌肉质量减少和力量减弱、耐力下降、注意力和记忆力下降、早发动脉粥样硬化和骨质疏松。

3. TSH 缺乏 可致中枢性甲状腺功能减退症,与原发性甲状腺功能减退症表现相似(详见本章第三节),但无甲状腺肿大。

4. ACTH 缺乏 可继发肾上腺皮质功能减退,与原发性慢性肾上腺皮质功能减退症相似(详见本章第四节),但有皮肤色素减退,面色苍白,乳晕色素浅淡,而原发性慢性肾上腺皮质功能减退症则有皮肤色素加深。

5. 垂体功能减退性危象 简称垂体危象,在全垂体功能减退症的基础上,各种应激如感染、脱水、手术、外伤、急性心肌梗死、急性脑血管病、麻醉、镇静催眠药、降糖药应用等均可诱发垂体危象。临床呈现:高热型(体温 >40℃);低温型(体温 <30℃);低血糖型;低血压、循环衰竭型;水中毒型;混合型等。出现休克、恶心、呕吐、头痛、神志不清、谵妄、抽搐、昏迷等生命垂危状态。

【辅助检查】

1. 性腺功能测定 女性有血雌二醇水平降低,无排卵及基础体温改变,阴道涂片未见雌激素作用的周期性改变;男性见血睾酮水平降低或正常低值,精液检查可有精子数量少、形态改变、活动度差等。

2. 甲状腺功能测定 血清总甲状腺素(TT_4)或血清游离甲状腺素(FT_4)均降低,而血清总三碘甲状腺原氨酸(TT_3)、血清游离三碘甲状腺原氨酸(FT_3)可正常或降低。

3. 肾上腺皮质功能测定 24 小时尿 17- 羟皮质类固醇、游离皮质醇、血浆皮质醇均降低,葡萄糖耐量试验示血糖呈低平曲线改变。

4. 腺垂体激素测定 如 FSH、LH、TSH、ACTH、PRL、GH 等水平均有不同程度降低。

5. 垂体储备功能测定 可做 GnRH、TRH、CRH 等兴奋试验,药物刺激后相应垂体激素不升高提示垂体病变,延迟升高者提示病变在下丘脑。

6. 其他检查 可用 X 线、CT、MRI 了解病变部位、大小、性质及其对邻近组织的侵犯程度。

【诊断要点】

根据病史、症状、体征,结合实验室及影像学检查全面分析,排除其他影响因素和疾病后才能做出诊断。

【治疗要点】

主要治疗原则为病因治疗和激素替代治疗。

1. 病因治疗　本病可由多种病因引起,应针对病因治疗。肿瘤患者可通过手术、化疗和放疗等措施治疗。对于出血、休克而引起的缺血性垂体坏死,关键在于预防,加强孕产妇围生期的监护,及时纠正产科病理状态。

2. 激素替代治疗　多采用靶腺激素替代治疗,宜口服给药,需长期甚至终身维持治疗。治疗时应先补充糖皮质激素,再补充甲状腺激素,以防肾上腺危象发生。

(1) 糖皮质激素:多选用氢化可的松,生理剂量为 20~30mg/d,服用方法模仿生理分泌节律,如全天需要量在早 8 时服用 2/3,下午 2—3 时服用 1/3。剂量随病情变化而调节,应激状态下需适当增加用量。

(2) 甲状腺激素:与原发性甲状腺功能减退症一样,采用甲状腺激素替代治疗,可选用左甲状腺素(L-T_4)或甲状腺片,从最小剂量开始,通过监测血清 FT_3、FT_4 水平进行剂量调整。对于 TSH 缺乏引起的甲状腺功能减退患者,血清 TSH 测定无助于甲状腺激素替代治疗的监测。

(3) 性激素:病情较轻的育龄女性可行人工周期性月经治疗。男性患者用丙酸睾酮治疗,以增加肌肉重量和力量,改善生活质量。

(4) 生长激素:补充生长激素可以改善患者肌肉无力、血脂异常、低血糖等症状,但长期替代治疗可能增加肿瘤发生或复发的疑虑尚未消除,因此其在成人腺垂体功能减退症治疗中的应用价值有待进一步评价。

3. 垂体危象的处理

(1) 纠正低血糖:静脉推注 50% 葡萄糖溶液 40~80ml,继而补充 5% 葡萄糖氯化钠溶液,缓解低血糖同时纠正失水。

(2) 补充肾上腺皮质激素:氢化可的松 200~300mg/d 或地塞米松 5~10mg/d,分次应用。

(3) 纠正水和电解质紊乱:血钠严重降低的患者,需要给予高浓度氯化钠溶液。记录出入液量,避免补液过量。

(4) 纠正休克:经过补液、纠正低血糖等治疗后,血压恢复不满意者,需要使用升压药及综合抗休克治疗。

(5) 其他:去除诱因,感染者应积极抗感染治疗。高热者应予以降温。低温者采取保暖措施使患者体温逐渐回升,并在使用肾上腺皮质激素后给予小剂量甲状腺激素治疗。

【常用护理诊断/问题】

1. 性功能障碍　与促性腺激素分泌不足所致性腺功能减退有关。

2. 体象紊乱　与腺垂体功能减退所致身体外观改变有关。

3. 活动无耐力　与肾上腺皮质、甲状腺功能低下有关。

4. 潜在并发症:垂体危象。

【护理措施】

1. 病情观察　观察有无激素紊乱的表现,观察生命体征、体重、活动耐力、血生化指标等变化。

2. 起居护理　保持室内温湿度适宜、安静舒适,避免各种不良刺激,根据病情合理安排休息和活动,采取舒适的体位。

3. 饮食护理 宜进食高热量、高蛋白质、高维生素、易消化的饮食,少量多餐,增加粗纤维食物的比例,以预防便秘。由于肾上腺皮质功能减退使体内潴钠排钾能力下降,应保证充分摄入钠盐。

4. 用药护理 严格遵医嘱使用各种激素,按时按量服用药物,注意观察药物副作用,如使用糖皮质激素后是否出现类库欣综合征、诱发或加重感染、骨质疏松等;服甲状腺激素时应注意观察心率、心律、体温、体重变化。

5. 对症护理 垂体危象的护理。

(1) 避免诱因:避免感染、呕吐、腹泻、手术、饥饿、寒冷、外伤等应激情况,避免使用各种镇静、催眠药。

(2) 病情观察:密切观察患者意识状态和生命体征的变化,注意有无低血糖、低血压、低体温等情况。评估患者瞳孔大小、对光反射及神经系统体征等变化。

(3) 抢救配合:出现垂体危象时应立即报告医生并协助抢救。主要措施有:①迅速建立两条静脉通路,保证激素类药物及时准确使用,根据患者的各项指标,正确调节滴速;②保持呼吸道通畅,给予氧气吸入;③低温者应保暖,高热者给予降温处理;④做好口腔和皮肤护理,保持排尿通畅,防止尿路感染。

6. 心理护理 主要针对性功能障碍患者进行心理护理(详见本章第一节)。

7. 中医护理 本病属于中医"虚劳"范畴。患者饮食以易于消化、富有营养,不伤脾胃为原则,如瘦肉、蛋类、新鲜蔬菜、水果等食物。禁烟酒。注意保暖,避风寒。生活起居要有规律,动静适合,劳逸适度,可适当进行户外散步、气功锻炼、打太极拳等活动。保持情绪稳定,舒畅乐观。

【健康教育】

1. 知识宣教 指导患者定期监测生命体征、体重指数、血糖、血电解质及血脂水平;指导患者注意避免使病情加重的诱因,能识别垂体危象的征兆,如出现头痛、发热、呕吐、腹泻等情况应及时就医。

2. 用药指导 教会患者认识所服药物的名称、剂量、用法及不良反应;认识到随意停药的危害性,严格遵医嘱按时按量服用药物,不随意增减药物剂量。

3. 生活指导 指导患者保持情绪稳定,根据病情合理安排活动和休息,避免过度劳累。更换体位时动作应缓慢,以免发生晕厥。冬天注意保暖,避免去人群密集的场所,以防发生感染。保持皮肤清洁,预防外伤。外出时随身携带识别卡,以防意外发生。

【结语】

腺垂体功能减退症指各种病因使下丘脑、下丘脑—垂体通路、垂体受损,导致的一种或多种腺垂体激素分泌不足而引起的临床综合征。可有性腺、甲状腺、肾上腺功能减低的表现。主要护理措施是指导患者正确用药,做好生活护理,并且注意有效预防垂体危象的发生。

第三节 甲状腺疾病

一、甲状腺功能亢进症

甲状腺功能亢进症(hyperthyroidism)简称甲亢,是指甲状腺本身产生甲状腺激素(TH)过多而引起的以循环、消化、神经等系统兴奋性增高和代谢亢进为主要表现的临床综合征。

各种病因所致的甲亢中,以 Graves 病最多见,本节重点阐述 Graves 病。

Graves 病(简称 GD)又称弥漫性毒性甲状腺肿,是一种伴 TH 分泌增多的器官特异性自身免疫病。临床表现除甲状腺肿大和高代谢综合征外,尚有突眼以及较少见的胫前黏液性水肿等。

【病因与发病机制】

1. 病因　目前公认本病是由遗传因素和环境因素共同作用的自身免疫性甲状腺疾病。

(1) 遗传因素:本病有显著的遗传倾向,同胞兄妹发病危险为 11.6%。目前发现 GD 与组织相容性复合体(MHC)基因相关,是一个复杂的多基因疾病。

(2) 环境因素:对本病的发生发展有重要影响,如细菌感染、精神因素、应激等,可能是疾病发生和病情恶化的重要诱因。

2. 发病机制　本病是在遗传易感性的背景下,由感染、精神创伤等因素诱发的体内免疫功能紊乱。主要特征是血清中存在甲状腺细胞 TSH 受体的特异性自身抗体,称为 TSH 受体抗体(TSH receptor antibody,TRAb),分为 TSH 受体刺激性抗体(TSAb)和 TSH 受体刺激阻断性抗体(TSBAb)。TSAb 与 TSH 受体结合,可激活腺苷酸环化酶信号系统,导致甲状腺细胞增生和甲状腺激素合成、分泌增加,是甲亢的致病性抗体。TSBAb 与 TSH 受体结合,可占据 TSH 的位置,使 TSH 无法与受体结合,产生抑制效应,使甲状腺细胞萎缩,甲状腺激素产生减少。Graves 病可以自发性发展为甲减,TSBAb 的产生占优势是原因之一。此外,部分 Graves 病患者体内还存在甲状腺的其他自身抗体,如甲状腺过氧化物酶抗体(TPOAb)。

Graves 眼病是本病的表现之一。其病理基础是在眶后组织浸润的淋巴细胞分泌细胞因子,刺激成纤维细胞分泌黏多糖和糖胺聚糖,堆积在眼外肌和眶后组织,导致突眼和眼外肌纤维化。

【临床表现】

多数起病缓慢,少数在感染或精神创伤等应激后急性起病。典型表现有因 TH 分泌过多所致的甲状腺毒症表现、甲状腺肿及眼征,老年和小儿患者表现多不典型。

1. 甲状腺毒症表现

(1) 高代谢综合征:甲状腺激素分泌增多导致交感神经兴奋性增高和新陈代谢加速,患者常有疲乏无力、怕热多汗、皮肤潮湿、负氮平衡、体重显著下降等。

(2) 精神神经系统:神经过敏、多言好动、紧张焦虑、烦躁易怒、失眠不安、注意力不集中、记忆力减退、腱反射亢进等,伸舌或双手向前平举时可有细微震颤。

(3) 心血管系统:胸闷心悸、持续性心动过速、第一心音亢进、收缩压增高、舒张压下降、脉压增大。合并甲状腺毒症性心脏病(thyrotoxic heart disease)时,可出现心律失常、心脏增大和心力衰竭。甲亢患者中 10%~15% 发生心房颤动,偶见房室传导阻滞。甲状腺毒症性心脏病的心力衰竭分两种类型:一类是心动过速和心脏排出量增加导致的心力衰竭,称为"高排出量型心力衰竭",多见于年轻患者,常随甲亢的控制,心功能可以恢复。另一类是诱发和加重已有的或潜在的缺血性心脏病发生的心力衰竭,为心脏泵衰竭,多发生在老年患者。

(4) 消化系统:食欲亢进、多食消瘦。稀便、排便次数增加。重者有肝大、肝功能异常,偶有黄疸。

(5) 肌肉骨骼系统:主要是甲状腺毒症性周期性瘫痪(thyrotoxic periodic paralysis,TPP),好发于 20~40 岁的亚洲青年男性,发病诱因包括剧烈运动、高糖饮食、注射胰岛素等,病变主要累及下肢,常有低钾血症。少数患者发生甲亢性肌病,为进行性肌无力伴肌萎缩,多累及近心端的肩胛带和骨盆带肌群,也可伴发重症肌无力。甲亢可影响骨骼脱钙而发生骨质疏松,还可发生指端粗厚,外形似杵状指。

（6）造血系统：外周血淋巴细胞和单核细胞比例增加，白细胞总数减低。血小板寿命缩短，可伴发血小板减少性紫癜。

（7）生殖系统：女性月经减少或闭经。男性可有阳痿，偶有乳腺发育。

（8）皮肤、毛发表现：颜面潮红、皮肤温暖湿润，部分患者出现毛发脱落或斑秃、白癜风等。胫前黏液性水肿（pretibial myxedema）是 GD 的特异性皮肤损害，属自身免疫性病变，约见于 5% 的患者，白种人多见。水肿常见于胫骨前下 1/3 处，也可见于足背、踝关节、肩部、手部或手术瘢痕处，偶见于面部。皮损为对称性，早期皮肤增厚、变粗，有广泛大小不等、突起不平的斑块或结节，颜色呈棕红色或红褐色或暗紫色，边界清楚，直径约 5~30mm，皮损周围的表皮可有感觉过敏或减退；后期皮肤粗厚如橘皮或树皮样（图 7-3）。

图 7-3 胫前黏液性水肿

（9）甲状腺危象（thyroid crisis）：也称甲亢危象，是甲状腺毒症急性加重的综合征，可能与短时间内大量 T_3、T_4 释放入血有关。多发生于较重甲亢未予治疗或治疗不充分的患者。常见诱因有：①应激状态，如感染、手术、创伤、精神刺激、过度劳累、放射性碘治疗等；②严重躯体疾病，如心力衰竭、脑卒中、败血症等；③甲状腺手术准备不充分或术中过度挤压甲状腺等；④口服过量 TH 制剂等。典型临床表现有：原有甲亢症状加重、高热（常超过 39℃）、大汗、心动过速（140 次/min 以上）、烦躁、焦虑不安、谵妄、恶心、呕吐、腹泻，严重患者可有心衰、休克及昏迷等。甲亢危象的诊断主要靠临床表现综合判断，高度疑似本症及有危象前兆者应按甲亢危象处理。甲亢危象的病死率在 20% 以上。

2. 甲状腺肿 多数患者有程度不等的甲状腺肿大，常为对称性、弥漫性肿大，质地中等、无压痛。肿大程度与甲亢病情轻重无明显关系。甲状腺上下极可触及震颤，闻及血管杂音，为本病的重要体征。

3. 眼征 GD 的眼部表现分为两类：一类为单纯性突眼，病因与甲状腺毒症所致的交感神经兴奋性增高等有关，表现为突眼度在 18mm 以内，瞬目减少，睑裂增宽，眼睑移动滞缓，眼睛向上看时前额皮肤不能皱起，两眼内聚减退或不能等。另一类为浸润性突眼，即 Graves 眼病（图 7-4），男性多见，单眼受累的患者占 10%~20%。病因与眶后组织的自身免疫炎症反应有关。表现为突眼度超过正常值上限 3mm（中国人群突眼度女性 16mm，男性 18.6mm），可有眼内异物感、畏光、流泪、视力减退、复视、眼部疼痛、眼睑肿胀甚至不能闭合、结膜充血水肿、眼球活动受限等；严重者可有眼球固定、视野缩小、角膜溃疡、全眼炎，甚至失明。

图 7-4 Graves 眼病

【特殊类型 GD】

1. 淡漠型甲亢 多见于老年患者。起病隐匿，高代谢综合征、眼征和甲状腺肿均不明显。主要表现为明显消瘦、心悸、乏力、震颤、头晕、昏厥、神经质或神志淡漠、腹泻、厌食。可伴有心房颤动和肌病等，70% 患者无甲状腺肿大。

2. T_3 型甲状腺毒症 多见于碘缺乏地区和老年人。因甲状腺功能亢进时，T_3 和 T_4 比例失调,T_3 显著多于 T_4 所致。GD、毒性结节性甲状腺肿和自主高功能性腺瘤都可以发生 T_3 型甲亢。实验室检查 TT_3 与 FT_3 增高,TT_4 与 FT_4 正常,TSH 水平减低,甲状腺 ^{131}I 摄取率增加。

3. 亚临床型 甲亢其特点是血清 T_3、T_4 正常,TSH 降低,不伴或伴有轻微甲亢症状,主要依靠实验室检查结果诊断。本病可见于 GD 早期、外源性甲状腺激素替代治疗、结节性甲状腺肿、甲状腺自主高功能腺瘤等。其不良结果有:①发展为临床甲亢;②对心血管系统的影响:导致全身血管张力下降、心率加快、心输出量增加、心房颤动等;③对绝经期妇女的影响:加重骨质疏松和促进骨折发生。

4. 妊娠期甲状腺功能亢进症 简称妊娠甲亢,主要有以下几种特殊情况:①妊娠合并甲亢:孕妇体重不随妊娠月份相应增加,或四肢近端肌肉消瘦,或休息时心率 >100 次 /min 时应怀疑甲亢,由于妊娠引起甲状腺结合球蛋白增高,导致血清 TT_4 和 TT_3 增高,所以妊娠甲亢的诊断应依赖血清 FT_4、FT_3、TSH;②妊娠一过性甲状腺毒症:人绒毛膜促性腺激素(HCG)与 TSH 具有相同的亚单位,能够刺激 TSH 受体而出现甲亢症状,多发生于妊娠早期;③新生儿甲状腺功能亢进症:母体的 TRAb 透过胎盘刺激胎儿的甲状腺引起新生儿甲亢;④产后 GD:产后由于免疫抑制的解除,易发生 GD。

【辅助检查】

1. 血清甲状腺激素测定

(1) 血清游离甲状腺素(FT_4)、血清游离三碘甲状腺原氨酸(FT_3):FT_3、FT_4 不受血中甲状腺结合球蛋白(TBG)影响,直接反映甲状腺功能状态,是临床诊断甲亢的首选指标。

(2) 血清总甲状腺素(TT_4):是判断甲状腺功能最基本的筛选指标。测定的是结合于 TBG 的激素,受 TBG 的量及其与激素结合力的影响。

(3) 血清总三碘甲状腺原氨酸(TT_3):为早期 GD、治疗中疗效观察及停药后复发的敏感指标,是诊断 T_3 型甲亢的特异指标,受 TBG 的影响。老年淡漠型甲亢或久病者 TT_3 可正常。

2. 促甲状腺激素(TSH)测定 血中 TSH 变化水平是反映下丘脑—垂体—甲状腺轴功能的敏感指标,对亚临床甲亢和亚临床甲减的诊断有重要意义。甲亢患者 TSH 往往减低。

3. 甲状腺 ^{131}I 摄取率 主要用于甲状腺毒症病因的鉴别,甲状腺功能亢进类型的甲状腺毒症 ^{131}I 摄取率增高;非甲状腺功能亢进类型的甲状腺毒症 ^{131}I 摄取率减低。

4. TSH 受体抗体(TRAb)测定 是诊断 GD 的重要指标之一。新诊断的 GD 患者血中 TRAb 阳性率可达 75%~96%。TRAb 包括 TSAb 和 TSBAb 两种抗体,检测到的 TRAb 仅能反映有针对 TSH 受体的抗体存在,不能反映这种抗体的功能。与 TRAb 相比,TSAb 不仅能与 TSH 受体结合,而且还可产生对甲状腺细胞的刺激作用。85%~100% 的新诊断 GD 患者 TSAb 阳性。

5. 影像学检查 甲状腺放射性核素扫描对诊断甲状腺自主高功能腺瘤有意义。B 超、眼部 CT、MRI 等有助于甲状腺、异位甲状腺肿、眼球后病变性质的诊断。

【诊断要点】

GD 的诊断包括:①甲亢诊断确立(高代谢症状和体征,甲状腺肿大,血清甲状腺激素水平增高、TSH 减低);②甲状腺弥漫性肿大(触诊和 B 超证实),少数患者无甲状腺肿大;③眼球突出和其他浸润性眼征;④胫前黏液性水肿;⑤TRAb、TPOAb 阳性。以上标准中,①②项为诊断必备条件,③④⑤项为诊断辅助条件。

【治疗要点】

目前尚不能对 GD 进行病因治疗。主要采用抗甲状腺药物、^{131}I 治疗和手术治疗三种方法。

1. 抗甲状腺药物(ATD) 常用的 ATD 分为硫脲类和咪唑类,硫脲类包括丙硫氧嘧啶(PTU)和甲硫氧嘧啶(MTU)等;咪唑类包括甲巯咪唑(MMI,他巴唑)和卡比马唑(CMZ)等。

目前常用 MMI 和 PTU。ATD 主要通过抑制碘的有机化和甲状腺酪氨酸偶联而减少甲状腺激素的合成,PTU 还可在外周组织抑制 T_4 转变为 T_3,是甲亢的基础治疗。单纯 ATD 治疗的治愈率仅 40% 左右,复发率高达 50%~60%。

(1) 适应证:①病情轻、中度患者;②甲状腺轻、中度肿大;③孕妇、高龄或因其他严重疾病不适宜手术者;④手术前和 ^{131}I 治疗前的准备;⑤手术后复发且不适宜 ^{131}I 治疗者;⑥中至重度活动的 Graves 眼病患者。

(2) 剂量与疗程:以 MMI 为例。①初治期:MMI 起始剂量为 20~40mg/d,每日 1~2 次口服,每 4 周复查血清甲状腺激素水平,根据病情遵医嘱调整剂量;②减量期:当症状好转,甲状腺功能接近正常时可逐步减少药量,每次减少 MMI 5mg,每 2~4 周随访一次,此阶段约需 2~3个月;③维持期:MMI 5~10mg,每日 1 次口服,每 2 个月复查血清甲状腺素,维持治疗 1~2 年。

(3) 不良反应:详见用药护理。

(4) 停药指标:ATD 治疗的最佳停药指标是甲状腺功能正常,TRAb 阴性。

2. ^{131}I 治疗   是利用 ^{131}I 被甲状腺摄取后释放 β 射线,破坏甲状腺组织细胞而减少甲状腺激素的产生。其治愈率达 85% 以上,复发率小于 1%,是欧美国家成人甲亢治疗的首选方法。主要的并发症有甲状腺功能减退,其他并发症有放射性甲状腺炎、诱发甲状腺危象、加重活动性 Graves 眼病等。

3. 手术治疗

甲状腺次全切除术的治愈率可达 70% 以上,复发率为 8%。主要并发症是手术损伤导致永久性甲状旁腺功能减退症和喉返神经损伤。

4. 其他治疗

(1) 复方碘溶液:仅在手术前和甲状腺危象时使用。

(2) β 受体阻滞剂:在 ATD 初治期使用,可较快控制甲亢的临床症状。也可用于 ^{131}I 治疗前后、甲状腺危象等的辅助治疗。主要通过阻断甲状腺激素对心脏的兴奋作用,阻断外周组织 T_4 向 T_3 的转化而起作用。

5. 甲状腺危象的治疗

(1) 针对诱因治疗:避免和去除诱因是预防甲亢危象的关键。

(2) 抑制 TH 合成:PTU 500~1 000mg 首次口服或经胃管注入,以后给予 250mg,每 4 小时 1 次。

(3) 抑制 TH 释放:服用 PTU 1 小时后再加用复方碘口服溶液 5 滴,每 6 小时一次,一般使用 3~7 天。

(4) β 受体阻滞剂:普萘洛尔 60~80mg/d,每 4 小时口服一次。

(5) 糖皮质激素:氢化可的松 300mg 首次静滴,以后每次 100mg,每 8 小时一次。

(6) 降低和清除血浆 TH:上述治疗效果不满意时,可选用腹膜透析、血液透析或血浆置换等措施。

(7) 对症支持治疗:监护心、脑、肾功能,纠正水、电解质、酸碱平衡紊乱,降温,给氧,防治感染,积极治疗各种并发症。

6. Graves 眼病的治疗   首先要区分病情程度。

(1) 轻度:以一般治疗和控制甲亢为主,有效控制甲亢是基础性治疗。一般治疗包括:①畏光:戴有色眼镜;②角膜异物感:使用人工泪液;③保护角膜:夜间角膜遮盖;④眶周水肿:抬高床头;⑤轻度复视:棱镜矫正;⑥强制性戒烟。

(2) 中度和重度:在上述治疗基础上进行强化治疗。常用治疗方法包括糖皮质激素、眶放射治疗和眶减压手术。治疗的效果要取决于疾病的活动程度。

【常用护理诊断 / 问题】

1. 营养失调:低于机体需要量　与基础代谢率增高、消化不良性腹泻有关。

2. 活动无耐力　与基础代谢率增高、蛋白质代谢呈负平衡有关。

3. 体象紊乱　与甲状腺肿大、突眼等症状有关。

4. 组织完整性受损　与浸润性突眼有关。

5. 潜在并发症:甲状腺危象。

【护理措施】

1. 病情观察

(1) 生命体征:观察患者的体温、脉搏、血压的变化。有无高热、脉搏增快、血压增高、脉压差增大等情况。

(2) 主要症状:如饮食摄入量、大便次数及性质、体重变化、甲状腺肿大情况、基础代谢率等变化。如出现摄食量多、基础代谢率高而体重明显减少提示 TH 分泌过多。

(3) 甲状腺危象症状:如有感染、精神刺激、手术等诱因,原有甲亢症状加重,出现高热、大汗、心动过速、烦躁不安、谵妄、恶心呕吐、腹泻等症状,应及时通知医生进行处理。

2. 起居护理　保持病室安静、舒适(室温 20℃左右),避免各种刺激。病情轻者可适当活动,但不宜紧张和劳累,病情重者应卧床休息,以减轻体力和能量消耗。注意个人卫生,患者易出汗,应勤洗澡、擦拭与更衣,衣物应宽松舒适。腹泻较重者,注意保护肛周皮肤清洁、干燥。

3. 饮食护理　因患者能量消耗大,应给予高热量、高蛋白质、高维生素、易消化饮食。主食应足量,可增加奶类、蛋类、瘦肉等优质蛋白质以纠正体内负氮平衡,满足机体高代谢的需要。多摄入新鲜蔬菜和水果。给予充足的水分,每日 2 000~3 000ml,以补充出汗、腹泻、呼吸加快等丢失的水分,但并发心脏病的患者应避免大量饮水。禁饮咖啡、浓茶等刺激性饮料,以免引起患者精神兴奋。减少食物中粗纤维的摄入,以减少排便次数。避免摄入含碘丰富的食物和药物,如海带、紫菜、海藻等。

4. 用药护理　嘱患者遵医嘱用药,并注意观察药物疗效及其不良反应。ATD 常见的不良反应注意有:①粒细胞减少:多发生于用药后 2~3 个月内,严重者可发生粒细胞缺乏症,应指导患者定期检查血常规,在用药的前 3 个月内每周查一次,以后每两周查一次,并观察患者有无发热、咽痛等症状。当外周血白细胞低于 $3 \times 10^9/L$ 或中性粒细胞低于 $1.5 \times 10^9/L$ 时应停药。②皮疹:轻度皮疹可给予抗组胺药,皮疹严重时应及时停药,以免发生剥脱性皮炎。③中毒性肝病:表现为变态反应性肝炎、转氨酶显著升高、肝细胞坏死等,故需定期检查肝功能。④其他:如 PTU 可诱发中性粒细胞胞质抗体(ANCA)阳性的小血管炎等。

5. 对症护理

(1) 眼部护理:有突眼症状者,注意保护眼睛,外出戴深色眼镜以防光线刺激、灰尘和异物的侵害。患者眼睛有异物感、刺痛或流泪时,不要用手揉搓眼睛,可用眼药水湿润眼睛,避免过度干燥。睡前涂抗生素眼膏,眼睑不能闭合者用无菌纱布或眼罩覆盖双眼。睡觉时抬高头部,使眼眶内液回流减少,减轻球后水肿。定期行角膜检查以防角膜溃疡。

(2) 甲状腺危象的护理:①避免诱因:控制感染,减少精神刺激、创伤等诱因;②立即给氧:绝对卧床休息,有呼吸困难者取半卧位,给予氧气吸入;③用药护理:迅速建立静脉通路,遵医嘱使用 PTU、复方碘溶液、β 受体阻滞剂、氢化可的松等药物。严格掌握碘剂的剂量,并观察中毒或过敏反应;④准备好抢救物品:备好镇静药、血管活性药物、强心药等,以备及时抢救;⑤对症护理:体温过高时,给予物理降温;躁动不安者,使用床挡保护;昏迷者加强皮肤护理、口腔护理,预防压疮及肺炎的发生。密切监测生命体征及神志变化,准确记录 24 小时出入量。

6. 心理护理 向患者及家属解释本病的相关知识,嘱家属给予患者精神、物质支持,关心体贴患者。仔细耐心地做好解释工作,避免引起精神刺激的言行。指导患者自我调节,如分散注意力、放松训练等。

7. 中医护理 本病属于中医"瘿病"范畴,应根据不同证候给予相应治疗。患者宜进食易于消化、富有营养之品,避免进食高碘食物和含碘中药,如海带、紫菜等食物和海螵蛸、海蛤壳等药物。禁烟酒、避免浓茶和咖啡。患者心烦易怒,情绪波动,因此要防止情志内伤,保持环境舒适安静,要安心静养,多卧床休息。

【健康教育】

1. 知识宣教 指导患者和家属了解甲亢的发病原因及诱因,避免过度劳累和精神刺激。教会患者保护眼睛的方法。上衣领口要宽松,以避免压迫甲状腺,严禁用手挤压甲状腺以免 TH 分泌过多加重病情。指导患者每日清晨起床前自测脉搏,定期测量体重(脉搏减慢、体重增加是治疗有效的标志),监测病情变化,若出现高热、恶心、呕吐、不明原因腹泻、突眼加重等,需警惕甲状腺危象可能,及时就诊。

2. 用药指导 指导患者遵医嘱按疗程用药,不可随意减量和停药,注意监测药物不良反应。服用抗甲状腺药物的开始 3 个月,每周查血常规一次,每 2 周查肝功一次,每隔 1~2 个月做甲状腺功能测定。

3. 生活指导 指导患者适当增加休息时间,保证充足的睡眠。进食高热量、高蛋白质、高维生素饮食,避免摄入刺激性食物及饮料。

4. 生育指导 告知患者妊娠可使甲亢加重,宜治愈后再妊娠。如果患者正在接受 ATD 治疗,血清 TT_3、TT_4 达到正常范围,停 ATD 后 3 个月可以怀孕。妊娠期间确诊甲亢应由医生根据临床表现和 FT_4 水平决定是否使用 ATD 治疗,如需行甲状腺手术治疗则可选择在妊娠中期(4~6 个月)进行手术。哺乳期如需 ATD 治疗,推荐 MMI20mg/d,在哺乳后服用,服药后 3 小时再行哺乳。

【结语】

甲状腺功能亢进症是指甲状腺腺体本身产生甲状腺激素过多而引起的甲状腺毒症。主要表现为代谢旺盛,交感神经功能亢进,出现多食、消瘦、多汗、烦躁易怒、收缩压升高、心率增快等表现。甲状腺肿大、突眼为本病突出的体征。护理甲亢患者应注意满足机体营养的需要,做好日常起居护理,保持身心愉快。避免甲亢危象诱因,做好眼部护理。

二、甲状腺功能减退症

甲状腺功能减退症(hypothyroidism)简称甲减,是各种原因导致的低甲状腺激素血症或甲状腺激素抵抗而引起的全身性低代谢综合征,其病理特征是黏多糖在组织和皮肤堆积,表现为黏液性水肿。起病于胎儿或新生儿的甲减称为呆小症(又称克汀病),常伴有智力障碍和发育迟缓。起病于成人者称为成年型甲减。国外报告临床甲减患病率为 0.8%~1.0%,发病率为 3.5/1 000;我国学者报告的临床甲减患病率为 1.0%,发病率为 2.9/1 000。本节主要介绍成年型甲减。

【分类】

1. 根据病变部位分类 可分为:①原发性甲减,由甲状腺腺体本身病变引起的甲减,占 95% 以上;②中枢性甲减,由下丘脑和垂体病变引起的 TRH 或 TSH 合成和分泌减少所致甲减;③甲状腺激素抵抗综合征,由 TH 在外周组织实现生物效应障碍引起的综合征。

2. 根据病因分类 可分为药物性甲减、手术后甲减、特发性甲减等。

3. 根据甲状腺功能减低程度分类 可分为临床甲减和亚临床甲减。

【病因与发病机制】

1. 自身免疫损伤 最常见的是自身免疫性甲状腺炎导致的 TH 合成和分泌减少,包括桥本甲状腺炎、萎缩性甲状腺炎、产后甲状腺炎等。

2. 甲状腺破坏 包括甲状腺次全切除、^{131}I 治疗等导致甲状腺功能减退。

3. 下丘脑和垂体病变 垂体外照射、垂体大腺瘤、颅咽管瘤、产后大出血引起的垂体缺血坏死等疾病,使 TRH 和 TSH 合成和分泌减少。

4. 碘过量 可引起具有潜在性甲状腺疾病者发生甲减,也可诱发和加重自身免疫性甲状腺炎。

5. 抗甲状腺药物 如硫脲类、咪唑类等药物可抑制 TH 合成。

【临床表现】

大多数起病隐袭,进展缓慢,早期症状缺乏特异性。

1. 低代谢症候群 易疲劳、怕冷、体重增加、行动迟缓、体温可低于正常。

2. 精神神经系统 记忆力减退、智力低下、反应迟钝、嗜睡、精神抑郁等。

3. 皮肤改变 典型者可见黏液性水肿面容(图 7-5):表情淡漠,面色苍白,皮肤干燥发凉、粗糙脱屑,颜面、眼睑和手部皮肤水肿,声音嘶哑,毛发稀疏、眉毛外 1/3 脱落。由于高胡萝卜素血症,手足皮肤呈姜黄色。

4. 肌肉与关节 肌肉乏力,可有肌萎缩。偶有关节腔积液。

5. 心血管系统 心肌黏液性水肿导致收缩力减弱、心动过缓、心排血量下降,重者心肌间质水肿、非特异性心肌纤维肿胀、心包积液导致心脏增大,称之为甲减性心脏病。甲减可使血胆固醇增高,易并发冠心病,10% 的患者伴发高血压。

6. 血液系统 因血红蛋白合成障碍、造血物质吸收障碍等原因导致贫血。

图 7-5 黏液性水肿面容

7. 消化系统 常有畏食、腹胀、便秘等,严重者可出现麻痹性肠梗阻或黏液水肿性巨结肠。

8. 内分泌生殖系统 表现为性欲减退,女性患者常有月经周期紊乱或经量过多。部分患者可有高催乳素血症和溢乳。男性患者可出现勃起功能障碍。

9. 黏液性水肿昏迷 冬季易发,老年患者多见。常见诱因包括寒冷、感染、严重躯体疾病、手术、中断 TH 替代治疗及使用镇静、麻醉药物等。临床表现为嗜睡,低体温(体温<35℃),呼吸减慢,心动过缓,血压下降,四肢肌肉松弛,反射减弱或消失,甚至出现昏迷、休克、心肾功能不全而危及生命。

【辅助检查】

1. 血常规及生化检查 多为轻、中度正细胞正色素性贫血。血胆固醇、甘油三酯、低密度脂蛋白常增高,高密度脂蛋白降低。

2. 甲状腺功能检查 TT_4、FT_4 降低是诊断本病的必备指标。原发性甲减血清 TSH 增高可先于 T_4 的降低。TT_3 和 FT_3 早期可正常,晚期降低。亚临床甲减仅有血清 TSH 升高,TT_4 和 FT_4 正常。甲状腺 ^{131}I 摄取率降低。自身免疫性甲状腺炎可有甲状腺过氧化物酶抗体(TPOAb)阳性。

3. 定位检查 影像学检查、TRH 兴奋试验等可用于病变部位的鉴别。

【诊断要点】

根据临床表现、实验室检查如血清 TSH 增高、FT_4 减低,原发性甲减诊断即可成立。如果血清 TSH 正常或减低,TT$_4$、FT$_4$ 减低考虑为垂体性或下丘脑性甲减,需做 TRH 兴奋试验来鉴别。

【治疗要点】

1. 替代治疗 首选左甲状腺素(L-T$_4$)口服,永久性甲减者需终身服用。治疗的目标是用最小剂量纠正甲减而不产生明显不良反应,使血 TSH 和 TH 水平稳定在正常范围内。成年患者替代剂量为 50~200μg/d,一般从小剂量开始,治疗初期每 4~6 周测定甲状腺激素指标,根据结果逐渐调整剂量,达到目标后维持治疗。

2. 对症治疗 有贫血者补充铁剂、维生素 B$_{12}$、叶酸等。胃酸低者补充稀盐酸,与 TH 合用疗效好。

3. 亚临床甲减的处理 因部分亚临床甲减可发展为临床甲减,其引起的血脂异常可促使动脉粥样硬化,目前认为患者有高脂血症、血清 TSH>10mU/L,就需要给予 L-T$_4$ 治疗。

4. 黏液性水肿昏迷的治疗 包括:①L-T$_4$ 首次静脉注射 300~500μg,以后 50~100μg/d,待患者清醒后改为口服;②如 24 小时症状无改善,可给予 T$_3$10μg,每 4 小时一次,或 25μg每 8 小时一次;③保温,给氧,保持呼吸道通畅,必要时行气管切开、机械通气等;④氢化可的松 200~300mg/d 持续静滴,待患者清醒后逐渐减量;⑤根据需要补液,但补液量不宜过多;⑥控制感染,治疗原发病。

【常用护理诊断/问题】

1. 便秘 与代谢率降低及体力活动减少引起的肠蠕动减慢有关。

2. 体温过低 与机体基础代谢率降低有关。

3. 营养失调:高于机体需要量 与代谢率降低致摄入大于需求有关。

4. 活动无耐力 与甲状腺激素不足所致肌肉乏力、心功能减退、贫血有关。

5. 性功能障碍 与甲状腺激素不足所致内分泌生殖系统功能低下有关。

6. 潜在并发症:黏液性水肿昏迷。

【护理措施】

1. 病情观察 观察生命体征和意识状态,注意有无心率、心律的改变,有无贫血症状体征、黏液性水肿、腹胀、腹痛等情况。

2. 起居护理 室温保持在 22~23℃,注意保暖,天气变化时及时添加衣服,睡眠时加盖棉被或用热水袋保暖,避免受凉。

3. 饮食护理 给予高蛋白、高维生素、低钠、低脂肪饮食、细嚼慢咽,少量多餐。增加粗纤维食物,如蔬菜、水果、全麦制品等,以促进胃肠蠕动。桥本甲状腺炎所致甲状腺功能减退症者应避免摄取含碘食物和药物,以免诱发严重的黏液性水肿。

4. 用药护理 L-T$_4$ 每日服药 1 次,于早餐前 1 小时服用,与其他药物的服用间隔应在 4小时以上。嘱患者不可自行改量或停药,注意观察心率、心律的变化及头痛、发热、失眠等副作用。

5. 对症护理

(1) 便秘:指导患者每日定时排便,养成规律排便的习惯,并为卧床患者创造良好的排便环境。教会患者促进便意的技巧,如适当进行腹部及肛周按摩。鼓励患者每日进行适度运动,如散步、慢跑等。多食富含纤维的食物。必要时根据医嘱给予轻泻剂。

(2) 黏液性水肿昏迷

1) 避免诱因:避免寒冷、感染、手术、使用麻醉剂、镇静剂等诱发因素。

2) 病情监测:密切观察神志、生命体征的变化及全身黏液性水肿情况,每日记录患者体重,若出现体温低于 35℃、呼吸浅慢、心动过缓、血压降低、嗜睡等表现,或出现口唇发绀、呼吸深长、喉头水肿等症状,立即通知医生并配合抢救处理。

3) 抢救配合:①建立静脉通道,按医嘱给予急救药物;②保持呼吸道通畅,吸氧,必要时配合医生行气管插管或气管切开;③监测生命体征和动脉血气的变化,记录 24 小时出入量;④注意保暖,避免局部热敷,以免烫伤或加重循环不良。

6. 中医护理　本病属于中医"瘿劳"或"肥胖"范畴。应根据不同证候给予相应治疗,脾肾阳虚者宜多食温补脾肾的食物,如羊肉、鸡肉、鱼肉、红枣、桂圆、枸杞等。适当参加体育锻炼,避免劳累。

【健康指导】

1. 知识宣教　知患者发病原因及诱发因素,如药物引起者应调整用药剂量或停药。注意个人卫生,冬季注意保暖,减少出入公共场所,以预防感染和创伤。

2. 用药指导　对需终身替代治疗者,向其解释终身坚持服药的必要性。不可随意停药或变更剂量,以免引起心血管疾病。指导患者进行自我监测,如出现多食消瘦、脉搏 >100 次 /min、心律失常、体重减轻、发热、大汗、情绪激动等情况时,可能是甲状腺激素服用过量,应及时报告医生。长期替代治疗者每 6~12 个月应检测一次甲状腺激素水平。

3. 生活指导　指导患者进食高蛋白质、高维生素、低钠、低脂肪饮食,多吃新鲜蔬菜和水果。告知患者外出时注意保暖,避免着凉。

【结语】

甲状腺功能减退症是由各种原因导致的低甲状腺激素血症或甲状腺激素抵抗而引起的全身性低代谢综合征,其病理特征是黏多糖在组织和皮肤堆积,表现为黏液性水肿。护理重点为注意保暖、保持大便通畅和黏液性水肿昏迷的护理。

三、单纯性甲状腺肿

单纯性甲状腺肿(simple goiter)是指非炎症性或非肿瘤性甲状腺肿大,不伴有甲状腺功能异常,也称非毒性甲状腺肿(nontoxic goiter)。女性发病率是男性的 3~5 倍。包括地方性甲状腺肿和散发性甲状腺肿。如果一个地区儿童的单纯性甲状腺肿患病率超过 10%,称为地方性甲状腺肿。

【病因与发病机制】

1. 病因

(1) 地方性甲状腺肿:缺碘是地方性甲状腺肿最常见的病因。主要见于山区和远离海洋的地区,补充碘剂后,其患病率显著下降。在青春期、妊娠期、哺乳期等机体对碘的需要量增加的情况下,也可发生代偿性甲状腺肿。

(2) 散发性甲状腺肿:①遗传因素,遗传缺陷或基因突变(如钠 - 碘同向转运蛋白、甲状腺球蛋白等)可引起 TH 合成障碍,导致甲状腺肿。②环境因素,食物或水中的碘化物、致甲状腺肿物质(如卷心菜、花椰菜、甘蓝等)、某些药物(如硫脲类、硫氰酸盐、锂盐等)可通过抑制甲状腺激素的合成或直接引起甲状腺肿大。

2. 发病机制　主要由于一种或多种因素使 TH 合成或释放障碍,血液中 TH 含量减少,反馈性作用于垂体,使 TSH 分泌增多,刺激甲状腺导致其代偿性增生肥大以增加甲状腺激素的合成与分泌,满足机体的需要,使基础代谢率维持正常,故患者通常无甲状腺激素不足的表现。但如果致病因素长期存在,甲状腺代偿性增生不能满足机体对甲状腺激素的需求时,可出现甲状腺功能减退的表现。

【临床表现】

一般无明显症状,起病缓慢。

笔记栏

1. 症状

（1）甲状腺肿大：早期甲状腺多为轻中度、对称性、弥漫性肿大，质软、无压痛、无震颤和血管杂音。随着病情发展，甲状腺进一步肿大，可形成多发性结节。甲状腺功能一般正常，病变严重者可出现甲状腺功能减退的表现。严重的地方性甲状腺肿流行地区可出现地方性呆小症。病程较长者，甲状腺内结节有自主 TH 分泌时，可诱发甲状腺功能亢进症。

（2）压迫症状：肿大的甲状腺可引起压迫症状。压迫气管可引起刺激性干咳、气促、吸气性喘鸣，压迫食管可引起吞咽困难，压迫喉返神经可引起声音嘶哑。

2. 体征 甲状腺肿大多为Ⅱ度以下，少数严重者可达Ⅲ度以上。

【辅助检查】

1. 甲状腺功能检查 血清 TSH、T_3、T_4 基本正常。碘缺乏患者的 TT_4 可轻度减低，T_3/T_4 的比值常增高。血清甲状腺球蛋白水平可增高，增高的程度与甲状腺肿大的体积呈正相关。

2. 影像学检查 B 超是确定甲状腺肿最主要的检查方法，能显示甲状腺的形态、大小、结节及血流状况。核素扫描可见弥漫性甲状腺肿大，结节性甲状腺肿可呈现有功能或无功能的结节。CT 或 MRI 可明确甲状腺肿及结节与邻近组织的关系等。

3. 甲状腺摄 ^{131}I 率及 T_3 抑制试验 摄 ^{131}I 率增高，但无高峰前移，可被 T_3 抑制。当甲状腺结节有自主功能时则不能被 T_3 抑制。

4. 尿碘检测 尿碘中位数（MUI）100~200μg/L 为最适当的碘营养状态，MUI<100μg/L 为碘缺乏，MUI 200~299μg/L 为碘超足量，MUI>300μg/L 为碘过量。

【诊断要点】

甲状腺肿大而甲状腺功能基本正常是本病主要诊断依据。地方性甲状腺肿区域的流行病史有助于诊断。

【治疗要点】

单纯性甲状腺肿一般不需治疗，主要是改善碘营养状态。有压迫症状者可手术治疗。

1. 碘剂治疗 碘缺乏所致者应补充碘剂。食盐碘化（10~15mg/kg 盐）是目前国际上公认的预防碘缺乏病的有效措施。妊娠期和哺乳期妇女碘摄入量标准为 250μg/d，MUI 150~250μg/L。

2. 甲状腺制剂治疗 无明显原因的单纯性甲状腺肿患者，可用左甲状腺素（L-T_4）以补充内源性 TH 不足，抑制 TSH 分泌，疗程 3~6 个月。

3. 手术治疗 有压迫症状经内科治疗无效或疑有癌变时，可行甲状腺次全切除术，术后需长期服用 TH 替代治疗。

【常用护理诊断/问题】

1. 知识缺乏：缺乏药物及饮食等方面的知识。

2. 体象紊乱 与甲状腺肿大导致颈部增粗有关。

3. 潜在并发症：呼吸困难、声音嘶哑、吞咽困难。

【护理措施】

1. 病情观察 监测生命体征变化，了解患者甲状腺肿大的程度、质地及有无伴随的声音嘶哑、吞咽困难及呼吸困难等，若出现这些压迫症状应立即通知医生做相应的处理。了解患者以往所服药物的种类，以便判断甲状腺肿大的原因。

2. 起居护理 保持环境舒适整洁、温湿度适宜，根据病情合理安排休息和活动。

3. 饮食护理 为患者讲解碘与本病的关系。摄取加碘食盐，适当补充含碘丰富的食物，如紫菜、海带等。

4. 用药护理 观察甲状腺素的治疗效果及不良反应，如患者出现心动过速、食欲亢进、腹泻、出汗、呼吸急促等,应及时处理。结节性甲状腺肿患者,应避免使用大剂量碘,以免发生碘甲亢。

5. 对症护理　肿大甲状腺压迫邻近器官或神经出现相应症状时应协助医生及时处理;因甲状腺肿大不愿参加社交活动的患者,及时给予心理疏导。

6. 心理护理　与患者交谈时语言温和,态度亲切,对甲状腺肿大明显并有情绪反应者,给予特别的关心、体贴,鼓励患者表达自己的感受。帮助患者进行恰当的修饰打扮,改善其自我形象,避免出现负性情绪。

7. 中医护理　本病属于中医"气瘿"范畴。指导患者保持心情舒畅,防止情志内伤而诱发或加重本病。食疗补碘:海带 50g,豆腐 250g,加碘化盐及其他佐料适量,煮汤;紫菜 15g,虾米 10g,加碘化盐等煮汤;海蜇皮 200g,凉拌食用。病程中要密切观察瘿肿的形态、大小、质地及活动度等变化,如瘿肿经治不消,增大变硬等应及时就诊。

【健康教育】

1. 预防指导　告知患者碘与本病的关系,对于妊娠期、哺乳期、青春期的患者,说明多摄取含碘丰富食物的重要性,强调食盐加碘的必要性,同时要防止碘过量。

2. 用药指导　告知使用甲状腺制剂治疗的患者应坚持长期用药,以免停药后复发,并学会观察药物不良反应,如心动过速、食欲增加、腹泻、出汗、呼吸急促等。

3. 生活指导　指导患者进食含碘丰富的食物,如海带、紫菜等海产品,避免摄入大量阻碍 TH 合成的食物,如卷心菜、花生、菠菜、萝卜等。

【结语】

单纯性甲状腺肿是指非炎症性或非肿瘤性甲状腺肿大,不伴有甲状腺功能异常。主要与碘缺乏有关,提倡进食含碘丰富食物和食盐加碘。出现压迫症状时可采取手术治疗。

第四节　肾上腺皮质疾病

一、库欣综合征

库欣综合征(Cushing syndrome)为各种病因造成肾上腺分泌过多糖皮质激素(主要是皮质醇)所致的临床综合征。其中以垂体促肾上腺皮质激素(ACTH)分泌亢进引起者最为多见,称为库欣病(Cushing 病)。

【病因与发病机制】

1. 依赖 ACTH 的库欣综合征　①库欣病:指垂体分泌过多 ACTH,伴肾上腺皮质增生,分泌过量皮质醇。垂体多有微腺瘤,少数为大腺瘤,也有未能发现肿瘤者。②异位 ACTH 综合征:指垂体以外的肿瘤分泌 ACTH,伴肾上腺皮质增生,分泌过量皮质醇。最常见的是肺癌,其次是胸腺癌和胰腺癌。③异位 CRH 综合征:肿瘤异位分泌 CRH,刺激垂体 ACTH 分泌增多。

2. 不依赖 ACTH 的库欣综合征　包括肾上腺皮质腺瘤、肾上腺皮质癌、不依赖 ACTH 的双侧肾上腺小结节性增生、不依赖 ACTH 的双侧肾上腺大结节性增生。

3. 其他　如医源性库欣综合征、糖皮质激素过度敏感综合征等。

【临床表现】

库欣综合征有以下几种类型:①典型病例,表现为满月脸、向心性肥胖、多血质、皮肤紫纹等,多为库欣病、异位 ACTH 综合征、肾上腺皮质腺瘤中的缓进型。②重型,表现为体重减轻、高血压、水肿、低血钾性碱中毒等,因癌肿所致重症者,病情严重且进展迅速。③早期病例,以高血压为主,均匀肥胖,向心性不显著,尿游离皮质醇增高。④以并发症为主的病例,如心力衰竭、脑卒中、病理性骨折、精神症状等,库欣综合征易被忽略。⑤周期性或间歇性病例:症状反复发作,能自行缓解,机制不清。

典型病例的表现如下。

1. 向心性肥胖、满月脸、多血质外貌　面部和躯干脂肪堆积形成满月脸、水牛背、向心性肥胖为本病特征性表现,而四肢则显得相对瘦小。多血质外貌与皮肤菲薄、易透见微血管及红细胞计数增多有关。

2. 全身肌肉及神经系统　可有肌无力,下蹲后起立困难。皮质醇兴奋大脑皮质,引起患者情绪不稳定、失眠、妄想、狂躁等精神症状。

3. 皮肤表现　皮肤菲薄,毛细血管脆性增加,轻微损伤即致瘀斑。大腿、下腹部、臀部因脂肪堆积,皮下弹力纤维断裂而呈现紫红色条纹。手、脚、指(趾)甲、肛周常出现真菌感染。异位 ACTH 综合征及库欣病较重者可有皮肤色素沉着、颜色加深。

4. 心血管表现　高血压常见,与肾素—血管紧张素系统激活及糖皮质激素潴钠排钾有关。长期高血压可并发左心室肥大、心力衰竭、脑卒中等。患者脂肪代谢紊乱,常伴有动脉硬化。

5. 对感染抵抗力减弱　长期皮质醇增多使机体免疫功能减弱,易发生各种感染,以肺部感染多见。化脓性细菌感染不易局限化,可发展成蜂窝组织炎、菌血症、脓毒血症。患者感染后炎症反应往往不显著,发热不明显,易于漏诊造成严重后果。

6. 性功能障碍　女性患者因肾上腺产生雄激素过多,可出现月经减少、不规则或停经,多伴不孕、痤疮、多毛等。如出现明显男性化应警惕肾上腺癌。男性因大量皮质醇对垂体促性腺激素的抑制作用,表现为性功能低下、性欲减退、阴茎缩小、睾丸变软、男性性征改变等。

7. 代谢障碍　大量皮质醇促进肝糖原异生,并拮抗胰岛素的作用,减少外周组织对葡萄糖的利用,使葡萄糖耐量降低,部分患者可出现类固醇性糖尿病。大量皮质醇有潴钠、排钾作用,可导致患者轻度水肿、低钾。明显低钾性碱中毒主要见于肾上腺皮质癌和异位 ACTH 综合征。病程长者可出现骨质疏松,脊椎压缩畸形,身材变矮。儿童患者生长发育受到抑制。

【辅助检查】

1. 皮质醇测定　血浆皮质醇增高且昼夜节律消失,患者血浆皮质醇水平于早晨 8 时正常或轻度增高,下午 4 时或晚上 12 时不明显低于早晨值。24 小时尿 17- 羟皮质类固醇增高。

2. 地塞米松抑制试验　①小剂量地塞米松抑制试验:尿 17- 羟皮质类固醇不能被抑制到对照值的 50% 以下;②大剂量地塞米松抑制试验:可被大剂量地塞米松抑制到对照值 50% 以下者表示病变大多在垂体,不能被抑制可能为肾上腺肿瘤或异位 ACTH 综合征。

3. ACTH 兴奋试验　库欣病和异位性 ACTH 综合征者常有反应,原发性肾上腺皮质肿瘤者多数无反应。

4. 影像学检查　肾上腺 B 超、蝶鞍 X 射线断层摄片、CT、MRI 等可用作病变定位检查。

【诊断要点】

典型症状者根据临床表现可做出诊断,早期及不典型患者有赖于实验室及影像学检查。

【治疗要点】

根据不同的病因采取相应的治疗。

1. 库欣病　包括手术、放疗和药物治疗。①经蝶窦切除垂体微腺瘤为治疗本病的首选方法,腺瘤摘除后可治愈,仅少数患者术后复发。②如手术未发现并摘除垂体微腺瘤,或因某种原因不宜做垂体手术,病情严重者宜做一侧肾上腺全切,另侧肾上腺大部分或全切除术,术后行激素替代治疗。③对垂体大腺瘤患者需做开颅手术,尽可能切除腺瘤,术后辅以放射治疗以避免复发。对病情较轻者或儿童患者,可做垂体放疗。在放疗奏效之前用药物治疗,控制肾上腺皮质激素分泌过度。④对上述治疗仍未满意奏效者可用阻滞肾上腺皮质激素合成的药物。对催乳素升高者,可试用溴隐亭治疗。

2. 肾上腺肿瘤 手术切除可根治,经腹腔镜切除肿瘤可加快术后恢复。术后需使用氢化可的松或可的松做替代治疗,大多数患者于 6~12 个月或更久可逐渐停用替代治疗。

3. 不依赖 ACTH 的小结节性或大结节性双侧肾上腺增生 双侧肾上腺切除术,术后做激素替代治疗。

4. 异位 ACTH 综合征 治疗原发肿瘤,视病情做手术、放疗和化疗。或使用肾上腺皮质激素合成阻滞药,如米托坦、美替拉酮、氨鲁米特、酮康唑等。

【常用护理诊断 / 问题】

1. 活动无耐力 与蛋白质代谢障碍引起肌肉萎缩有关。

2. 体液过多 与皮质醇过多引起水钠潴留有关。

3. 有感染的危险 与机体免疫功能减弱,抵抗力下降有关。

4. 体象紊乱 与皮质醇增多导致外形改变有关。

5. 有皮肤完整性受损的危险 与代谢异常引起的皮肤菲薄、骨质疏松有关。

【护理措施】

1. 病情观察 观察患者外形的改变情况;有无咽痛、发热等感染现象;有无高血压、糖尿病、电解质紊乱、月经紊乱、精神障碍等症状。如患者出现恶心、呕吐、腹胀、乏力、心律失常等现象,应考虑低钾血症,及时检测血钾和描记心电图,与医生联系给予处理。

2. 起居护理 减少环境刺激,保证充足的休息和睡眠。移除环境中的障碍物,浴室铺防滑垫,平时避免剧烈运动,防止跌倒及骨折。不宜劳累,尽量保暖,避免受寒,防止感冒。

3. 饮食护理 指导患者摄取高蛋白质、高钾、低钠、低碳水化合物、低脂肪饮食,多吃橘子、香蕉、枇杷、南瓜等含钾高的食物。出现糖耐量降低或有糖尿病症状时应限制进食总热量,按糖尿病饮食进行护理。血压增高的患者应限制钠盐的摄入。

4. 用药护理 患者不能手术时,需使用阻滞肾上腺皮质激素合成的药物治疗。此类药物的主要不良反应有食欲减退、恶心、呕吐、嗜睡等。在治疗过程中应注意观察疗效及不良反应,出现中枢神经系统抑制症状时及时通知医生处理。

5. 对症护理 有血压、血糖增高者定期测血压、血糖。有骨质疏松和骨痛者,应嘱其休息,保持地面干燥,无障碍物,以减少摔倒受伤的危险。保持皮肤、口腔、会阴部的清洁卫生,预防感染。每天测量体重,记录 24 小时出入量,注意有无水肿症状。

6. 心理护理 患者因病情引起体态、外貌的变化,往往产生困扰和悲观情绪,应耐心倾听患者的诉说,安慰患者,鼓励家属多给予患者关心支持。对有明显精神症状者,尽量做好心理疏导,避免一些刺激性言行导致患者情绪波动,以防意外事故发生。

7. 中医护理 本病属于中医"肥胖""眩晕"等范畴。肝脾湿热,见口干口苦苔腻者可予绿豆 30g,薏苡仁 50g,粳米 50g,煮粥常食;阴虚火旺见口干多饮、眩晕腰酸者可予黄精、枸杞子各 20g,瘦猪肉 150g,加适量黄酒、盐、葱,清炖,分次服用。

【健康教育】

1. 知识宣教 告知患者有关疾病的基本知识和治疗方法,注意观察病情变化,如有不适,及时就诊。

2. 药物指导 指导患者正确用药并观察药物疗效和不良反应,告知患者激素替代疗法的注意事项,不得随意增减药物剂量或停药,应遵医嘱规律用药。

3. 饮食指导　指导患者进食科学合理的饮食,多食香蕉、柑橘类等含钾高的食物以防低钾血症。增加牛奶、虾皮等富含钙及维生素 D 的食物,以预防骨质疏松症的发生。

4. 生活指导　鼓励患者力所能及地照顾自己的生活。避免各种可能导致病情加重或并发症发生的因素。做好个人卫生,保持皮肤完整清洁,长期卧床者定时翻身,以防压疮。

【结语】

库欣综合征为各种病因造成肾上腺分泌过多糖皮质激素(主要是皮质醇)所致病症的总称。典型的临床表现有满月脸、向心性肥胖、多血质、皮肤紫纹、血糖增高、血压升高、骨质疏松、对感染抵抗力降低等。本病可选用手术、放疗或药物治疗。护理重点为饮食护理及健康教育。

二、原发性慢性肾上腺皮质功能减退症

慢性肾上腺皮质功能减退症包括原发性和继发性两类。原发性慢性肾上腺皮质功能减退症(primary chronic adrenocortical hypofunction),又称 Addison 病,是指肾上腺本身病变引起的肾上腺皮质激素分泌不足及反馈性 ACTH 水平增高所致的临床综合征。继发性由下丘脑—垂体病变引起。本节主要阐述 Addison 病。

【病因与发病机制】

1. 感染　肾上腺结核为常见病因,常有其他部位结核病灶。结核菌导致肾上腺发生上皮样肉芽肿或干酪样坏死,继而出现纤维化、钙化。此外,肾上腺真菌感染、巨细胞病毒感染及脓毒症、艾滋病后期也可引起肾上腺皮质功能减退。

2. 自身免疫性肾上腺炎　其发生与自身免疫致双侧肾上腺皮质破坏有关。

3. 其他　如恶性肿瘤肾上腺转移、淋巴瘤、白血病浸润等。也可见于双侧肾上腺切除术后、肾上腺淀粉样变等。

【临床表现】

发病隐匿,进展缓慢。常见临床表现有皮肤黏膜色素沉着,乏力,厌食、恶心、腹泻,低血压,代谢障碍等。

1. 色素沉着　皮肤和黏膜色素沉着是最显著的表现,因 ACTH、促黑激素(MSH)分泌增多所致。皮肤色素沉着以暴露部位、经常摩擦部位和指(趾)甲根部、瘢痕、乳晕、外生殖器、肛门周围明显。黏膜色素沉着以牙龈、口腔黏膜、结膜明显。

2. 消化系统　如食欲减退、嗜咸食、胃酸缺乏等,有恶心、呕吐、腹泻者提示病情加重。

3. 心血管系统　可有低血压和直立性低血压,心率减慢,心音低钝。

4. 泌尿系统　排泄水负荷的能力减弱,大量饮水时可出现稀释性低钠血症。

5. 神经精神系统　乏力、头晕、神情淡漠。重者可有嗜睡、意识模糊,甚至精神失常。

6. 生殖系统　女性阴毛、腋毛脱落、月经失调或闭经;男性有性功能减退。

7. 代谢障碍　胰岛素拮抗物质缺乏及糖异生作用减弱,可致低血糖。

8. 其他　有原发病的表现,如结核病、自身免疫疾病的各种症状。

9. 肾上腺危象　患者对各种应激的耐受性降低,在感染、外伤、手术、麻醉等因素诱发下可出现肾上腺危象。表现为高热、恶心、呕吐、腹痛或腹泻、严重脱水、血压降低、心率增快、脉搏细弱、精神失常、低血糖症、低钠血症等。如不及时抢救,可发展至休克、昏迷、甚至死亡。

【辅助检查】

1. 血常规检查　有正细胞正色素性贫血,中性粒细胞减少、淋巴细胞相对增多、嗜酸性粒细胞增多。

2. 血液生化检查　可有低血钠、高血钾。可有空腹低血糖,葡萄糖耐量试验呈低平曲线。

3. 肾上腺皮质功能检查

(1) 血浆皮质醇测定:多明显降低,且昼夜节律消失。

(2) 24 小时尿游离皮质类固醇和 17- 羟皮质类固醇排出量:低于正常,其减低程度与肾上腺皮质功能呈平行关系。

(3) 血浆基础 ACTH 测定:原发性肾上腺皮质功能减退者明显增高,多超过 55pmol/L,常介于 88~440pmol/L(正常人低于 18pmol/L)。而继发性肾上腺皮质功能减退者血浆 ACTH 浓度降低。

(4) ACTH 兴奋试验:检查肾上腺皮质的贮备功能。用于鉴别原发性与继发性慢性肾上腺皮质功能减退。

4. 影像学检查　X 线、CT、MRI 等检查可显示病变部位的改变。

【诊断要点】

凡有乏力、消瘦、色素沉着、厌食、低血压者须考虑本病的可能,结合皮质醇测定或 ACTH 兴奋试验可确诊。需与一些慢性消耗性疾病鉴别。

【治疗要点】

1. 基础治疗　Addison 病需终身使用肾上腺皮质激素替代治疗。

(1) 糖皮质激素替代治疗:根据患者身高、体重、性别、年龄、体力劳动强度等,确定合适的基础量。宜模仿激素分泌周期在早 8 时服全日量的 2/3,下午 2~3 时服余下的 1/3。如一般成人,开始剂量约氢化可的松 20~30mg/d,或可的松 25~37.5mg/d,以后可逐渐减量,至氢化可的松 15~20mg/d 或相应量的可的松,有发热等并发症时适当加量。

(2) 食盐及盐皮质激素:食盐摄入量要充足,至少 8~10g/d,有腹泻、大量出汗时酌情增加。必要时加服盐皮质激素,如每日上午 8 时一次口服 9α- 氟氢可的松 0.05~0.1mg。如有水肿、高血压、低血钾时应减量。

2. 病因治疗　有活动性结核者在替代治疗的同时积极给予抗结核治疗。自身免疫疾病者伴有其他腺体功能减退时应同时治疗。

3. 肾上腺危象治疗　为内科急症,应积极抢救。①补充液体:前 1、2 日内应每日补充生理盐水 2 000~3 000ml,补充葡萄糖以避免低血糖。②糖皮质激素:立即静注氢化可的松 100mg,使血浆皮质醇浓度达到正常人在发生严重应激时的水平。以后每 6 小时静脉滴注 100mg,第 2、3 日可减至 300mg/d,分次静脉滴注。如病情好转,继续减至 200mg/d,继而 100mg/d。呕吐停止,可进食者改为口服。③积极治疗感染及其他诱因。

【常用护理诊断 / 问题】

1. 活动无耐力　与电解质紊乱、蛋白质和糖代谢紊乱导致乏力、虚弱有关。

2. 体液不足　与醛固酮分泌减少使水钠排泄增加,胃肠功能紊乱出现恶心、呕吐、腹泻有关。

3. 体象紊乱　与皮肤黏膜色素沉着、外形改变有关。

4. 潜在并发症:肾上腺危象。

【护理措施】

1. 病情观察　注意观察食欲、体重、血压、脉搏、体力及精神状况,警惕肾上腺危象的发生。改变体位时,动作要慢,以防直立性低血压。

2. 起居护理　环境安静整洁、空气清新,注意保暖,避免感冒。保证足够的睡眠,防止精神刺激。进行适当的体育锻炼以增强体质,减少并发症。

3. 饮食护理 给予高热量、高蛋白质、富含维生素、高钠低钾饮食,保证足够的食盐摄入,每日摄水 3 000ml 以上。

4. 用药护理 遵医嘱规律用药,注意观察药物不良反应,如有无类库欣综合征、感染、骨质疏松、肌肉萎缩、高血压等。根据疗效及时调整剂量。

5. 对症护理 肾上腺危象:①避免诱因,感染、劳累、创伤、突然停药等均可引起危象,应予以避免;②病情监测,注意患者生命体征及意识变化,监测血糖、血钠、血钾等情况,如有高热、恶心、呕吐、腹痛、腹泻等表现时及时通知医生,配合抢救;③抢救配合,保持呼吸道通畅并给氧;迅速建立静脉通路,遵医嘱补充液体和激素;准备抢救药品与仪器;做好基础护理,记录 24 小时出入量。

6. 心理护理 向患者讲解本病需要终身替代治疗,让其有心理准备,有身体外形改变者,学会必要的修饰。多关心患者,避免刺激性的言行。鼓励患者说出自己的感受,进行必要的心理疏导。

7. 中医护理 本病属于中医"虚劳""黑疸"等范畴。指导患者慎起居,适劳逸,舒情志,少烦忧。气候变换时及时增减衣服,预防感冒。忌食辛辣厚味、生冷不洁之物,宜食猪肉、鸡肉、羊肉、芋头、莲藕、黄豆、黑豆等。水果类宜吃山楂、石榴、樱桃等。多钠盐,少钾盐,预防易导致失水的各种因素。

【健康教育】

1. 知识宣教 向患者及家属介绍本病的基本知识,告知患者保持心情愉快,避免加重病情或诱发危象的因素,手术或妊娠分娩时应做好充分的准备。指导患者外出时携带识别卡,写明姓名、地址,以便发生紧急情况时能得到及时处理。

2. 饮食指导 指导患者进食高蛋白高钠饮食,避免香蕉、橘子、西瓜等含钾高的食物。

3. 用药指导 使患者了解肾上腺皮质激素替代治疗的意义,强调长期服药的重要性和必要性,指导患者正确的用药护理,严格按医嘱用药,不可随意自行减量或停药,观察药物的不良反应。

【结语】

原发性慢性肾上腺皮质功能减退症是指肾上腺本身病变引起的肾上腺皮质激素分泌不足及反馈性 ACTH 水平增高所致的临床综合征。主要表现有皮肤黏膜色素沉着,乏力,厌食、恶心、腹泻,低血压,代谢障碍等,严重者可出现肾上腺危象。本病需要长期激素替代治疗。护理时要给予正确的饮食和用药指导。

第五节 糖 尿 病

糖尿病(diabetes mellitus,DM)是由遗传和环境因素相互作用而引起的一组以慢性高血糖为特征的代谢异常综合征。因胰岛素分泌或作用缺陷,或者两者同时存在而引起碳水化合物、蛋白质、脂肪、水和电解质等代谢紊乱。随着病程延长可出现眼、肾、神经、心脏、血管等多组织系统损害,引起功能缺陷甚至衰竭。重症或应激时可发生酮症酸中毒、高血糖高渗状态、乳酸性酸中毒等急性代谢紊乱。

糖尿病是常见病、多发病,随着社会经济的发展和居民生活水平的提高,全世界的糖尿病发病率及患病率逐年升高。根据国际糖尿病联盟(International Diabetes Federation,IDF)统计,2017 年全球 18 岁及以上糖尿病患者有 4.51 亿,预计到 2045 年,这一数字将增至 6.93亿。据中国糖尿病流行病学调查(2007~2008 年)显示,我国糖尿病患者约 9 240 万。而

2010 年在全国进行的一项具有代表性的横断面调查显示,目前我国成年人群的糖尿病总体发病率已上升到 11.6%,其中成年人前驱糖尿病的发病率约为 50.1%,2 型糖尿病发病率的增长远高于 1 型糖尿病,我国糖尿病患者居世界第一位。

随着患者数的增多,糖尿病目前已成为发达国家中继心血管病和肿瘤之后的第三大非传染性疾病,给社会经济发展带来沉重负担,是严重威胁人类健康的世界性公共卫生问题。我国于 1995 年已制定了国家《糖尿病防治纲要》,以指导全国的糖尿病防治工作。

【糖尿病分型】

《中国 2 型糖尿病防治指南(2017 版)》中指出,根据病因可将糖尿病分为以下 4 型:

1. 1 型糖尿病(T1DM)　包括免疫介导性和特发性两种。病因和发病机制尚不清楚,其显著的病理生理学和病理学特征是胰岛 β 细胞数量显著减少和消失所导致的胰岛素分泌显著下降或缺失。

2. 2 型糖尿病(T2DM)　病因和发病机制目前尚不明确,其显著的病理生理学特征为胰岛 β 细胞功能缺陷所导致的胰岛素分泌减少(或相对减少)和 / 或胰岛素抵抗所导致的胰岛素在机体内调控葡萄糖代谢能力的下降。

3. 妊娠期糖尿病　是在妊娠期间被诊断的糖尿病或糖耐量降低,不包括已被诊断糖尿病的患者妊娠时的高血糖状态。

4. 特殊类型糖尿病　病因学相对明确的一些高血糖状态。如某些内分泌疾病、胰岛素作用遗传性缺陷、胰腺外分泌疾病、药物或化学药品中毒、感染、其他少见的免疫综合征以及遗传基因突变等所致的糖尿病。

本节重点介绍 1 型糖尿病和 2 型糖尿病。

【病因与发病机制】

糖尿病的病因和发病机制极为复杂,至今尚未完全阐明。不同类型的糖尿病其病因不同,即使在同一类型中也存在差异性。概括而言,引起糖尿病的病因可归纳为遗传因素及环境因素两大类。发病机制可归纳为不同病因导致胰岛 β 细胞分泌胰岛素缺陷或外周组织胰岛素利用不足,而引起糖、脂肪及蛋白质等物质代谢紊乱。

在糖尿病的自然病程中,不论其病因如何,都会经历几个阶段:患者已存在糖尿病相关病理生理改变(如自身免疫抗体阳性、胰岛素抵抗)相当长时间,但糖耐量仍正常;随病情进展出现糖调节受损(impaired glucose regulation , IGR),包括空腹血糖调节受损(impaired fasting glucose, IFG)和糖耐量减低(impaired glucose tolerance, IGT),或两者同时存在;IGR 代表正常葡萄糖稳态和糖尿病高血糖之间中间代谢状态,最后进展至糖尿病。

1. 1 型糖尿病　绝大多数 1 型糖尿病是自身免疫性疾病,遗传因素和环境因素共同参与其发病过程。发病机制是某些外界因素作用于有遗传易感性的个体,激活一系列自身免疫反应,引起胰岛 β 细胞破坏和功能衰竭,体内胰岛素分泌不足进行性加重,导致糖尿病。其发病可分为以下几期:

(1) 第 1 期(遗传易感期):研究发现,1 型糖尿病与某些特殊人类白细胞抗原(HLA)类型有关。HLA-D 基因决定了 1 型糖尿病患者的遗传易感性,但其发病常依赖于多个遗传易感基因的共同参与及环境因素的影响。遗传背景不同的亚型其病因及临床表现不尽相同。

(2) 第 2 期(启动自身免疫反应):在遗传易感性的基础上,某些环境因素可启动胰岛 β 细胞的自身免疫反应,病毒感染是重要的环境因素之一,它可直接损伤胰岛组织引起糖尿病;也可损伤胰岛组织后,诱发自身免疫反应,进一步损伤胰岛组织引起糖尿病。已知与 1 型糖尿病相关的病毒有柯萨奇 B_4 病毒、腮腺炎病毒、风疹病毒、巨细胞病毒和脑心肌炎病毒等。其他环境因素包括化学毒性物质和饮食因素等。

(3) 第 3 期(免疫学异常):启动自身免疫反应后,1 型糖尿病在发病前经过一段糖尿病前期,这时患者循环中会出现一组自身抗体,主要包括胰岛细胞自身抗体、胰岛素自身抗体和谷氨酸脱羧酶自身抗体。

(4) 第 4 期(进行性胰岛 β 细胞功能丧失):随着病情的发展,通常先有胰岛素分泌第一相降低,以后随着 β 细胞数量的减少,胰岛素分泌功能下降,血糖逐渐升高,但仍能维持糖耐量正常。

(5) 第 5 期(临床糖尿病):患者有明显高血糖,出现糖尿病的部分或典型症状。胰岛中仅残余少量(约 10%)β 细胞分泌胰岛素,需使用胰岛素治疗。

1 型糖尿病发病多年后,多数患者胰岛 β 细胞完全破坏,胰岛素水平很低,失去对刺激物的反应,糖尿病的临床表现明显,需依赖胰岛素维持生命。

2. 2 型糖尿病 目前对 2 型糖尿病的病因仍然认识不足,可能是一种特异性情况。其发生、发展分为 4 个阶段:

(1) 遗传易感:同卵双生子中 T2DM 的同病率接近 100%,但起病进程则受环境因素的影响而变异甚大。环境因素包括年龄增长、现代生活方式、营养过剩、体力活动不足、子宫内环境及应激、化学毒物等,在上述因素作用下的中心性肥胖,与胰岛素抵抗和 T2DM 发病密切相关。

(2) 胰岛素抵抗和胰岛细胞功能缺陷:胰岛素抵抗(insulin resistance,IR)是指胰岛素作用的靶器官(主要是肝脏、肌肉和脂肪组织)对胰岛素的敏感性下降。IR 和胰岛素分泌缺陷(包括两者的相互作用)是 2 型糖尿病发病机制的两个因素,并与动脉粥样硬化性心血管疾病、高血压、血脂异常、中心型肥胖有关,是代谢综合征(metabolic syndrome,MS)的重要表现之一。当病情发展,机体出现 IR 时胰岛素介导下的骨骼肌、脂肪组织对葡萄糖的摄取、利用或储存的效力减弱,同时肝脏葡萄糖输出增加,导致 β 细胞分泌更多胰岛素以维持正常代谢。但当病情进一步发展,β 细胞功能缺陷,对 IR 无法代偿时,就不能使血糖恢复至正常水平,最终导致 2 型糖尿病。

(3) 糖耐量减低和空腹血糖调节受损:糖耐量减低(IGT)是葡萄糖不耐受的一个表现。空腹血糖调节受损(IFG)指一类非糖尿病性空腹血糖异常,但低于糖尿病诊断值。IGT 和 IFG 均代表正常葡萄糖稳态和糖尿病高血糖之间的高血糖代谢状态,表明其调节(或稳态)受损。目前认为 IGT 和 IFG 均为糖尿病的危险因素,是发生心血管疾病的危险标志。

(4) 临床糖尿病:此期血糖增高,并达到糖尿病临床诊断标准。但可无任何症状,或逐渐出现代谢紊乱症状或糖尿病症状。

【临床表现】

1 型糖尿病多在 30 岁以前的青少年起病,起病急,症状明显,有自发酮症倾向。某些成年 1 型糖尿病患者早期临床表现不明显,甚至可能不需要胰岛素治疗,称为成人隐匿性自身免疫性糖尿病(latent autoimmune diabetes in adults,LADA)。1 型糖尿病患者一般很少肥胖,但肥胖也不能排除本病可能,同时胰岛 β 细胞抗体一般呈阳性。

2 型糖尿病多发生在 40 岁以上成年人和老年人,但近年来发病趋向低龄化,尤其在发展中国家,儿童发病率上升。患者多肥胖,体重指数常高于正常,起病缓慢,部分患者可长期无代谢紊乱症状,常在体检时发现高血糖。随着病程进展可出现各种急慢性并发症。通常此型患者还有代谢综合征表现及家族史。

1. 症状及体征 主要表现为代谢紊乱综合征。

(1) 多尿、多饮、多食和体重减轻:由于血糖升高引起渗透性利尿导致尿量增多;而多尿导致失水,使患者口渴而多饮水。由于机体不能利用葡萄糖,且蛋白质和脂肪消耗增加,引起消瘦、疲劳、体重减轻。补充糖分,维持机体活动,患者常易饥多食。故糖尿病的临床表现常被描述为"三多一少",即多尿、多饮、多食、体重减轻。

(2) 皮肤瘙痒:由于高血糖及末梢神经病变导致皮肤干燥和感觉异常,患者常有皮肤瘙痒。女性患者可因尿糖刺激局部皮肤,出现外阴瘙痒。

(3) 其他症状:四肢酸痛、麻木、腰痛、性欲减退、阳痿不育、月经失调、便秘、视力模糊等。

2. 并发症

(1) 低血糖:一般将血糖≤2.8mmol/L 作为低血糖的诊断标准,而糖尿病患者血糖值≤3.9mmol/L 就属于低血糖范畴,但因个体差异,有的患者血糖不低于此值也会出现低血糖症状。按低血糖发生与进食的关系,可分为空腹低血糖和餐后(反应性)低血糖两类,前者主要见于胰岛素过多或胰岛素拮抗激素缺乏等,如口服磺脲类药物、使用外源性胰岛素、高胰岛素血症、胰岛素瘤等。后者多见于 2 型糖尿病初期餐后胰岛素分泌高峰延迟,大多数发生在餐后 4~5 小时,尤以单纯进食碳水化合物时为著,以及见于功能性疾病,如倾倒综合征、胃肠外营养治疗等。因此,低血糖可作为糖尿病的并发症或伴发症。

低血糖典型表现(Whipple 三联征):低血糖症状、发作时血糖≤2.8mmol/L、供糖后低血糖症状缓解。临床表现呈发作性,发作时间、频率随病因不同而异。具体可分为两类:①自主(交感)神经过度兴奋表现:表现为出汗、饥饿、感觉异常、颤抖、心悸、紧张、焦虑、软弱无力、面色苍白、心率加快、四肢冰冷等。老年糖尿病患者由于常有自主神经功能紊乱而掩盖交感神经兴奋表现,导致症状不明显,特别应注意观察夜间低血糖症状的发生。②脑功能障碍的表现:初期为精神不集中、思维和语言迟钝、头晕、嗜睡、视物不清、步态不稳,后可有幻觉、躁动、易怒、性格改变、认知障碍,严重时发生抽搐、昏迷。

(2) 感染:本病易于感染,以皮肤、胆管、泌尿道部位最常受累。皮肤疖、痈、癣,肾盂肾炎、膀胱炎等多见,可致败血症或脓毒血症。足癣、甲癣、体癣等皮肤真菌感染也较常见,女性患者常并发真菌性阴道炎。肺结核发病率高,进展快,易形成空洞。肾盂肾炎和膀胱炎常见,尤其多见于女性,常反复发作,可转为慢性肾盂肾炎。

(3) 糖尿病急性并发症

1) 糖尿病酮症酸中毒(diabetic ketoacidosis,DKA):糖尿病代谢紊乱加重时,脂肪动员和分解加速,大量脂肪酸在肝脏经 β 氧化产生大量乙酰乙酸、β- 羟丁酸和丙酮,三者统称为酮体。血清酮体超过肝外组织的氧化能力时,血酮体升高,称酮血症;尿酮体排出增多称为酮尿,临床上统称为酮症。而乙酰乙酸和 β- 羟丁酸均为较强的有机酸,大量消耗体内储备碱,若代谢紊乱进一步加剧,血酮继续升高,超过机体的处理能力时,便发生代谢性酸中毒,称为糖尿病酮症酸中毒。出现意识障碍时则称为糖尿病酮症酸中毒昏迷,为内科急症之一。

诱因:1 型糖尿病患者有自发 DKA 的倾向,2 型糖尿病在一定诱因作用下也可出现:如感染、手术、外伤、饮食不当、治疗不及时,胰岛素治疗中断或减量不当,妊娠和分娩、严重刺激引起应激状态等,有时无明显诱因。另有 20%~30% 的患者发病时无糖尿病病史。

临床表现:多数患者在发生意识障碍前感到疲乏、四肢无力、"三多一少"症状加重;酸中毒失代偿后,病情迅速恶化,疲乏、食欲减退、恶心、呕吐、极度口渴、尿量显著增多,常伴头痛、嗜睡、烦躁、呼吸深快(kussmaul 呼吸),有烂苹果味(丙酮)。随着病情进一步发展,出现严重失水、尿量减少、皮肤弹性差、眼球下陷、脉细速、血压下降、四肢厥冷。晚期各种反射迟钝甚至消失,患者出现昏迷甚至死亡。部分患者以 DKA 为首发表现,感染等诱因的表现可被 DKA 的表现所掩盖。少数表现为腹痛等急腹症表现。

2) 高血糖高渗状态(hyperglycemic hyperosmolar status,HHS):以严重高血糖、高血浆渗透压、脱水为特点,无明显酮症酸中毒,常有不同程度的意识障碍和昏迷(<10%)。多见于50~70岁的老人,男女发病率相似,约 2/3 患者发病前无糖尿病病史或仅为轻症。常见诱因有:感染、急性胃肠炎、胰腺炎、脑卒中、严重肾疾患、血液或腹膜透析、静脉内高营养、不合理限制水分,以及某些药物如糖皮质激素、免疫抑制剂、噻嗪类利尿药物的应用等;少数因病程早期未确诊糖尿病而输入葡萄糖液,或因口渴而大量饮用含糖饮料等诱发。起病缓慢,常先有多尿、多饮,但多食不明显,或反而食欲减退,失水随病程进展逐渐加重,晚期尿少甚至尿闭,就诊时常严重脱水、休克,但无酸中毒样深大呼吸。与 DKA 相比,失水更严重,神经精神症状更突出,表现为嗜睡、幻觉、定向力障碍、偏盲、偏瘫等,最后陷入昏迷。

(4) 糖尿病慢性并发症:各种并发症可单独出现或以不同组合同时或先后出现,也可在诊断为糖尿病前就已存在。与非糖尿患者群相比,由于并发症的存在,糖尿病患者群所有原因的病死率增加 1.5~2.7 倍。

1) 糖尿病大血管病变(diabetic macroangiopathy):是糖尿病最严重而突出的并发症,患病率比非糖尿病患者群高,发病年龄较轻,病情进展快,这与糖尿病的糖代谢和脂代谢异常有关,主要表现为动脉粥样硬化。大、中动脉粥样硬化主要侵犯主动脉、冠状动脉、大脑动脉、肾动脉和肢体外周动脉等。肢体外周动脉粥样硬化常以下肢动脉病变为主,表现为下肢疼痛、感觉异常和间歇性跛行,严重供血不足可致肢体坏疽。

2) 糖尿病微血管病变(diabetic microangiopathy):微血管病变是糖尿病的特异性并发症。发病机制复杂,微循环障碍、微血管瘤形成和微血管基底膜增厚是其典型改变。病变主要发生在视网膜、肾、神经、心肌组织,尤以肾脏和视网膜病变最为重要。

3) 糖尿病肾病(diabetic nephropathy,DN):多见于糖尿病病史超过 10 年者,也是 T1DM 患者的主要死因。在 T2DM 中其严重性仅次于心、脑血管疾病。其病理改变有 3 种类型:结节性肾小球硬化性病变、弥漫性肾小球硬化性病变(最常见,对肾功能影响最大)和渗出性病变。肾损害的发生、发展可分为 5 期,Ⅰ期肾小球高滤过期,此期肾小球肥大,基底膜和系膜正常;Ⅱ期正常白蛋白尿期:肾小球毛细血管基底膜(GBM)增厚及系膜基质增宽,尿白蛋白排泄率多正常;Ⅲ期早期糖尿病肾病,GBM 增厚及系膜基质增宽明显,小动脉壁出现基底膜样变性,出现持续微量白蛋白尿;Ⅳ期糖尿病肾病期,肾功能逐渐减退,尿蛋白逐渐增多,部分患者会出现肾病综合征表现;Ⅴ期肾衰竭期(尿毒症期),肾单位闭锁。

4) 糖尿病视网膜病变:多见于糖尿病病程超过 10 年者,是糖尿病患者失明的主要原因之一。2002 年国际临床分级标准依据散瞳后检眼镜检查,分为单纯型和增殖型,共六期。单纯型包括三期:Ⅰ期有微血管瘤,小出血点;Ⅱ期出现硬性渗出;Ⅲ期出现棉絮状软性渗出。增殖型也有三期:Ⅳ期有新生血管形成、玻璃体积血;Ⅴ期有微血管增殖、玻璃体机化;Ⅵ期有牵拉性视网膜脱离、失明。除视网膜病变外,糖尿病还可引起黄斑病、白内障、青光眼、屈光改变、虹膜睫状体病变等。

5) 其他:糖尿病心脏微血管病变和心肌代谢紊乱可引起心肌广泛性坏死,称糖尿病心肌病,可诱发心力衰竭、心律失常、心源性休克和猝死。

6) 糖尿病神经病变(diabetic neuropathy):发生机制涉及大血管、微血管病变,免疫机制以及生长因子不足等。以周围神经病变最常见,通常为对称性,下肢较上肢严重,病情进展缓慢。患者常先出现肢端感觉异常,如手套或袜套式分布,伴麻木、烧灼、针刺感或踏棉花感,有时伴痛觉过敏;随后有肢体疼痛,呈隐痛、刺痛,夜间及寒冷季节加重;后期累及运动神经,可有肌力减弱以至肌萎缩和瘫痪。局灶性单神经病变,以动眼、正中和腘神经最常见。非对称性多发局灶性神经病变、多发神经根病变(糖尿病性肌萎缩),最常见为腰段多发神经根病变,典型表现为初期股、髋、臀部疼痛,后期骨盆近端肌群软弱、萎缩。糖尿病患者自主神经损害也较常见,并可较早出现,临床表现为瞳孔改变、排汗异常、胃排空延迟、腹泻或便秘等胃肠功能紊乱。一般认为有症状的自主神经病变均预后不良,多影响胃肠、心血管、泌尿生殖系统,出现尿潴留、尿失禁、阳痿等。

7) 糖尿病足(diabetic foot,DF):指与下肢远端神经异常和不同程度的周围血管相关的足部(踝关节或踝关节以下)感染、溃疡和 / 或深层组织破坏。根据病因可分为神经性、缺血性和混合性 3 类。其主要临床表现为足部溃疡与坏疽,是糖尿病患者截肢、致残的主要原因之一。DF 常见的诱因有:趾间或足部皮肤瘙痒而搔抓致皮肤溃破、水疱破裂、烫伤、碰撞伤、修脚损伤及新鞋磨破伤等;自觉症状有冷感、酸麻、疼痛、间歇性跛行。临床通常采用 Wagner 分级法对 DF 的严重程度进行分级:0 级为有发生足溃疡的危险因素,目前无溃疡;1 级为表面溃疡,临床上无感染;2 级为较深的溃疡,常有软组织炎,无脓肿或骨的感染;3 级为深度感染,伴有骨组织病变或脓肿;4 级为局限性坏疽;5 级为全足坏疽。

【辅助检查】

1. 糖代谢异常严重程度或控制程度的检查

(1) 尿糖测定:尿糖阳性是诊断糖尿病的重要线索。尿糖阳性只是提示血糖值超过肾糖阈(大约 10mmol/L),因而尿糖阴性不能排除糖尿病可能。

(2) 血糖测定:血糖升高是诊断糖尿病的主要依据,又是判断糖尿病病情和控制情况的主要指标。血糖值反映的是瞬间血糖状态。诊断糖尿病时必须用静脉血浆测定血糖,治疗过程中随访血糖控制程度时可用便携式血糖计(毛细血管全血测定)。空腹血糖值的正常范围 3.9~6.0mmol/L(70~108mg/dl);≥7.0mmol/L(126mg/dl) 为糖尿病;DKA 时血糖多为 16.7~33.3mmol/L(300~600mg/dl),有时可达 55.5mmol/L(1 000mg/dl);糖尿病高渗状态血糖常高于 33.3mmol/L(600mg/dl) 以上,一般为 33.3~66.6mmol/L(600~1 200mg/dl)。

(3) 口服葡萄糖耐量试验(OGTT):当血糖高于正常范围而又未达到诊断糖尿病标准时,须进行 OGTT。OGTT 应在清晨空腹进行,成人口服 75g 无水葡萄糖或 82.5g 含一分子水的葡萄糖,溶于 250~300ml 水中,5~10 分钟内饮完,空腹及开始饮葡萄糖水后 2 小时测静脉血浆葡萄糖。儿童服糖量按每公斤体重 1.75g 计算,总量不超过 75g。影响 OGTT 结果准确性的因素:试验前 3 日膳食中糖类摄入受限、长期卧床和极少活动、应激状况等;试验前 3~7 日停用可影响结果的药物,试验前 3 天内摄入足量的碳水化合物;受试过程中禁止喝茶、咖啡、吸烟等。

(4) 糖化血红蛋白(GHbA1)和糖化血浆白蛋白测定:GHbA1 是葡萄糖或其他糖与血红蛋白的氨基发生非酶催化反应(一种不可逆的蛋白糖化反应)的产物,其量与血糖浓度呈正相关。有 a、b、c 三种,以 HbA1c 最为主要,其结果受检测方法、有无贫血、血红蛋白异常疾病、年龄等诸多因素影响,为糖尿病控制情况的主要监测指标之一,其正常值是 3%~6%。糖化血浆白蛋白同样也可与葡萄糖发生非酶催化的糖化反应而形成果糖胺,其正常值为 1.7~2.8mmol/L,能反映患者近 2~3 周内总的血糖水平,为糖尿病患者近期病情监测的指标。

2. 胰岛 β 细胞功能检查

(1) 胰岛素释放试验:本试验反映基础和葡萄糖介导的胰岛素释放功能。胰岛素测定受血清中胰岛素抗体和外源性胰岛素干扰。正常人空腹基础血浆胰岛素约为 35~145pmol/L(5~20mU/L)。

(2) C 肽释放试验:也反映基础和葡萄糖介导的胰岛素释放功能。C 肽测定不受血清中的胰岛素抗体和外源性胰岛素影响。正常人空腹基础值≥400pmol/L。

(3) 其他检测 β 细胞功能的方法：如静脉注射葡萄糖 - 胰岛素释放试验可了解胰岛素释放第一时相,胰升糖素 -C 肽刺激试验反映 β 细胞储备功能等,可根据患者的具体情况和检查目的而选用。

3. 并发症检查 根据病情需要选用血脂、肝肾功能等常规检查,急性严重代谢紊乱时的酮体、电解质、酸碱平衡检查,心、肝、肾、脑、眼科以及神经系统的各项辅助检查等。

4. 有关病因和发病机制的检查 胰岛细胞自身抗体的联合检测、胰岛素敏感性检查、基因分析等。

【诊断要点】

典型病例根据"三多一少"症状,结合实验室检查结果可诊断;轻症及无症状者主要依据静脉血葡萄糖检测结果。注意单纯空腹血糖正常并不能排除糖尿病的可能性,应加测餐后血糖或进行 OGTT。目前国际上通用 1999 年由 WTO 提出的诊断标准。

1. 对于糖尿病临床诊断推荐采用葡萄糖氧化酶法测定静脉血浆葡萄糖。空腹血浆葡萄糖(FPG)3.9~6.0mmol/L(70~108mg/dl) 为正常,6.1~6.9mmol/L(110~125mg/dl) 为空腹血糖受损(IFG),≥7.0mmol/L(126mg/dl)考虑为糖尿病。

2. OGTT 中 2 小时血浆葡萄糖(2 hour plasma glucose,2hPG)2hPG≤7.7mmol/L(139mg/dl) 为正常,7.8~11.0mmol/L(140~199mg/dl) 为糖耐量减低(IGT),≥11.1mmol/L(200mg/dl)考虑为糖尿病。

3. 糖尿病的诊断标准(表 7-1)

表 7-1 糖尿病的诊断标准(WHO,1999)

诊断标准	静脉血浆葡萄糖水平(mmol/L)
(1)典型糖尿病症状(多饮、多尿、多食、消瘦)加上随机血糖检测	≥11.1
或加上	
(2)空腹血糖(FPG)	≥7.0
或加上	
(3)葡萄糖负荷后 2h 血糖(2hPG)	≥11.1
无糖尿病症状者,需改日重新检查	

(摘自 2017 年《中国 2 型糖尿病防治指南》)

注:空腹状态是指至少 8 小时未进食热量,随机血糖是指不考虑上次用餐时间,一日中任意时间的血糖,不能用来诊断空腹血糖受损(IFG)或糖耐量减低(IGT)。

各种应激情况下可出现血糖暂时升高,不能以此诊断糖尿病,应追踪随访。同时,注意鉴别肾性尿糖,甲亢、胃空肠吻合术后、弥漫性肝病出现的餐后 1/2~1 小时血糖升高,以及使用激素后出现的一过性高血糖等。

【治疗要点】

糖尿病的治疗强调早期、长期、综合治疗及治疗方法个体化的原则。综合治疗包括两个含义:糖尿病教育、饮食治疗、运动锻炼、药物治疗和自我监测 5 个方面,以及降糖、降压、调脂和改变不良生活习惯 4 项措施。治疗目标是通过纠正患者不良的生活方式和代谢紊乱,防止急性并发症的发生和降低慢性并发症的风险,提高患者生活质量和保持良好的心理状态(表 7-2)。

表 7-2　中国 2 型糖尿病的控制目标

项目	条件	目标值
糖(mmol/L)*	空腹	4.4~7.0
	非空腹	<10.0
糖化血红蛋白(HbA1c,%)		<7.0
血压(mmHg)		<130/80
血清总胆固醇(TC,mmol/L)		<4.5
高密度脂蛋白胆固醇(HDL-C,mmol/L)	男性	>1.0
	女性	>1.3
甘油三酯(TG,mmol/L)		<1.7
低密度脂蛋白胆固醇(LDL-C,mmol/L)	未合并冠心病	<2.6
	合并冠心病	<1.8
体重指数(BMI,kg/m²)		<24
尿白蛋白与肌酐排比值[mg/(mmol/L)]	男性	<2.5(22.0mg/g)
	女性	<3.5(31.0mg/g)
尿蛋白排泄率		<20μg/min(30mg/d)
主动有氧活动(分钟/周)		≥150

注:* 毛细血管血糖

1. 健康教育　健康教育是重要的基本治疗措施之一,是决定糖尿病管理成败的关键,包括糖尿病防治专业人员的培训,医务人员的继续教育,患者及家属和民众的卫生保健教育,后者尤为重要。每位患者均应接受全面的糖尿病健康教育,充分认识糖尿病掌握自我管理技能。糖尿病是终身病,治疗需要持之以恒。健康教育被公认是治疗成败的关键。良好的健康教育可充分调动患者的主观能动性,积极配合治疗,有利于疾病控制达标、防止各种并发症的发生和发展,降低耗费和负担,使患者和国家均受益。

2. 饮食治疗　饮食治疗是另一项重要的基础治疗措施,应长期严格执行,是所有糖尿病治疗的基础,是糖尿病自然病程中任何阶段预防和控制的必要措施,也是年长者、肥胖型和少症状轻型患者的主要治疗措施,对重症和 1 型糖尿病患者更应严格执行饮食计划并长期坚持。其主要目标:纠正代谢紊乱、达到良好的代谢控制、减少脑血管疾病的危险因素、提供最佳营养以改善患者健康状况、减缓 β 细胞功能障碍的进展。总的原则:确定合理的总能量摄入,合理、均衡地分配各类营养物质,恢复并维持理想体重。其目的在于减轻胰岛负担,控制和保持理想体重,使血糖、血脂达到或接近正常水平,以防止或延缓各种并发症的发生。应以控制总热量为原则,实行低糖、低脂、适当蛋白质、高纤维素、高维生素饮食。饮食治疗应特别强调定时、定量。

3. 运动疗法　体育锻炼有助于提高胰岛素的敏感性,控制血糖和体重,促进肌肉和组织对糖的利用,改善脂质代谢,可减轻患者的压力和紧张情绪。运动的原则:适量、经常性和个体化。对 2 型糖尿病患者(尤其是肥胖患者)应鼓励运动和适当的体力活动。根据患者的年龄、性别、体力、病情有无并发症等,在医生指导下安排适宜的活动,开展有规律的合适运动,循序渐进,并长期坚持。

4. 药物治疗

(1) 口服降糖药物治疗

1) 促胰岛素分泌剂:①磺脲类(sulfonylureas,SUs):第一代如甲苯磺丁脲、氯磺丙脲等已经少用;第二代有格列本脲、格列吡嗪、格列齐特、格列喹酮和格列美脲等。磺脲类药物的主要作用为刺激胰岛 β 细胞分泌胰岛素,其作用部位是胰岛 β 细胞膜上的 ATP 敏感的钾离子通道,作用的前提条件是机体尚保存相当数量(30%以上)有功能的胰岛β细胞。②格列奈类:此类药物也是作用在胰岛β细胞膜上的,但结合部位与磺脲类不同,是一种快速作用的胰岛素促分泌剂,可改善早晚胰岛素分泌,降血糖作用快而短,主要用于控制餐后高血糖。主要代表药有瑞格列奈和那格列奈。

2) 双胍类:目前广泛应用的是二甲双胍。主要作用机制为抑制肝葡萄糖输出,也可改善外周组织对胰岛素的敏感性、增加对葡萄糖的摄取和利用。尤其适用于无明显消瘦的T2DM 患者以及伴有血脂异常、高血压或高胰岛素血症的患者。

3) 噻唑烷二酮类(thiazolidinedione,TZD):为胰岛素增敏剂。现有两种代表药物:罗格列酮和吡格列酮。

4) α- 糖苷酶抑制剂:食物中淀粉、糊精和双糖(如蔗糖)的吸收需要小肠黏膜刷状缘的α- 葡萄糖苷酶,抑制这一类酶可延缓碳水化合物吸收,降低餐后高血糖。现有两种代表药物:阿卡波糖和伏格列波糖。

(2) 胰岛素治疗

1) 适应证:①1 型糖尿病;②各种严重的糖尿病急性或慢性并发症;③妊娠、分娩、手术;④经饮食及口服降糖药治疗未获得良好控制的2 型糖尿病;⑤全胰腺切除引起的继发性糖尿病。

2) 制剂类型:胰岛素制剂一般为皮下或静脉注射液,按作用快慢和维持作用时间长短可分为速效、短效、中效、长效、预混胰岛素 5 类。几类制剂的特点见表7-3。速效和短效主要控制一餐后高血糖;中效主要用于提供基础胰岛素,可控制两餐后高血糖;长效胰岛素主要提供基础水平胰岛素;预混胰岛素为速效、短效与中效胰岛素的混合制剂。

表 7-3　胰岛素制剂类型及作用时间

胰岛素制剂类型	皮下注射作用时间(小时)		
	开始	高峰	持续
速效 门冬胰岛素 赖脯胰岛素	15min	0.5~1	2~5
短效 重组人胰岛素 生物合成人胰岛素 普通胰岛素(R)	0.5	2~4	6~8
中效 精蛋白生物合成人胰岛素 精蛋白锌重组人胰岛素(NPH) 精蛋白重组人胰岛素 慢胰岛素锌混悬液(Humulin L)	1.5	4~12	16~24
长效 精蛋白锌胰岛素(PZI) 特慢胰岛素锌混悬液(ULtralente,Humulin U) 甘精胰岛素(Glargine)	3~4	14~24	24~36
地特胰岛素(Detemir) 预混	3~4	3~14	长达 24
优必林 30R 诺和灵 30、50R	0.5	2~12	16~24
优必乐 25、50	15min	0.5~1.5	15~24
诺和锐 30	15min	1~4	16~24

另外,根据胰岛素来源的不同还可分为:动物胰岛素(猪、牛)、基因重组人胰岛素和胰岛素类似物3种。人胰岛素(如低精蛋白胰岛素、精蛋白锌胰岛素)比动物来源的胰岛素(如普通胰岛素)更少引起免疫反应。胰岛素类似物(如门冬胰岛素、赖脯胰岛素、甘精胰岛素)比人胰岛素更符合生理胰岛素分泌及作用模式。

目前市场上还有胰岛素吸入剂,有经肺、口腔黏膜和鼻腔黏膜吸收3种方式,但其作用效果有待观察。

3)使用原则和方法

使用原则:胰岛素剂量取决于血糖水平、β细胞功能缺陷程度、胰岛素抵抗程度、饮食和运动状况等。一般从小剂量开始,根据血糖水平逐渐调整。力求模拟生理性胰岛素分泌模式,包括两种:持续基础分泌和餐后胰岛素追加分泌。

使用方法:①联合用药,胰岛素 + 磺脲类或双胍类或α葡萄糖苷酶抑制剂。②常规胰岛素治疗,早餐和晚餐前各注射1次混合胰岛素或早餐前用混合胰岛素,睡前用中效胰岛素。③强化治疗,常用的方案有2种,一种是每天多次胰岛素注射,胰岛素皮下注射,3~4次/d;另一种是持续皮下胰岛素输注(continous subcutaneous insulin infusion,CSII),也称为胰岛素泵,详见本章第八节中"胰岛素泵使用技术"部分。适用于1型糖尿病或新诊断的2型糖尿病或2型糖尿病后期患者提倡早期使用胰岛素强化治疗。

(3)胰高血糖素样肽-1(glucagon-like peptide 1,GLP-1)受体激动药和二肽基肽酶-Ⅳ(DPP-Ⅳ)抑制剂。①GLP-1受体激动剂:由于GLP-1可抑制胃排空,减少肠蠕动,故有助于控制摄食,减轻体重。目前国内常用GLP-1受体激动药有艾塞那肽、利拉鲁肽。②DPP-Ⅳ抑制剂:该类药物能够抑制GLP-1和葡萄糖依赖性促胰岛素分泌多肽(GIP)的灭活,提高内源性GLP-1和GIP的水平,促进胰岛β细胞释放胰岛素,同时抑制胰岛α细胞分泌胰高血糖素,从而提高胰岛素水平,降低血糖,且不易诱发低血糖和增加体重。国内上市的有西格列汀、沙格列汀和维格列汀。

5. 人工胰 由血糖感受器、微型电子计算机和胰岛素泵组成。血糖感受器能敏感地感知血糖浓度的变化,将信息传给电子计算机,指令胰岛素泵输出胰岛素,模拟胰岛β细胞分泌胰岛素模式。由于技术和经济上的原因,还未广泛应用。

6. 胰腺和胰岛细胞移植 主要对象为1型糖尿病患者,目前尚局限于伴终末期肾病的患者或经胰岛素强化治疗仍难以达到控制目标,且反复发生严重代谢紊乱患者。胰岛移植尚处在临床实验阶段。

7. 糖尿病急性并发症的治疗

(1)糖尿病酮症酸中毒的治疗

1)补液:补液是抢救DKA首要的措施。DKA时患者常有重度失水,可达体重10%以上,只有在有效组织灌注改善、恢复后,胰岛素才能发挥其生物效应。通常使用生理盐水,如无心力衰竭,最初2小时应快速输入1 000~2 000ml,以迅速补充血容量,改善周围循环和肾功能,以后根据血压、心率、尿量、末梢循环状况及中心静脉压等决定输液速度和量,从第2~6小时继续输入1 000~2 000ml,当血糖降至13.9mmol/L时须补充5%葡萄糖并继续胰岛素治疗,直至血清酮体、血糖均得到控制。第1天总量4 000~5 000ml,严重失水者6 000~8 000ml,如患者清醒,可鼓励饮水。

2)胰岛素治疗:小剂量胰岛素每小时每千克体重0.1U持续静脉滴注,同样剂量亦可采用间歇静脉注射或间歇肌内注射,尿酮体消失后,根据血糖、尿糖及进食情况调整胰岛素剂量,然后逐渐恢复平时的治疗。

3)纠正电解质及酸碱平衡失调:轻症患者经输液和注射胰岛素后,酸中毒可逐渐纠正,不必补碱。严重酸中毒(血 pH<7.1),可给予 5% 碳酸氢钠 84ml 经注射用水稀释至 1.25% 等渗溶液后静脉滴注,此外,在开始胰岛素及补液治疗后,若患者的尿量正常,血钾低于 5.2mmol/L 即应静脉补钾,一般在每升输入溶液中加氯化钾 1.5~3.0g,以保证血钾在正常水平。

4) 去除诱因和治疗并发症:如休克、感染、心力衰竭和心律失常、肾衰竭、脑水肿等。

5) 治疗监测:治疗过程应准确记录液体入量及出量、血糖及血清酮体。

(2) 高血糖高渗状态的治疗:治疗基本同 DKA。

(3) 低血糖的治疗:一旦确定患者发生低血糖,应尽快补充糖分,解除脑细胞缺糖症状。神志清醒者,可给予约 15~20g 糖的糖水、含糖饮料或饼干、面包等,葡萄糖为佳。15 分钟后测血糖如仍低于 3.9mmol/L,再给予含 15g 糖的食物一份。如病情危重,神志不清者,应立即给予静脉注射 50% 的葡萄糖 20ml,15 分钟后测血糖如仍低于 3.9mmol/L 继续给予 50% 的葡萄糖 60ml 静脉注射,或静脉滴注 10% 的葡萄糖液。昏迷患者清醒后,或血糖升至 3.9mmol/L 以上但距离下次进餐时间≥1 小时,应进食含淀粉或蛋白质食物,以防再度昏迷。并且继续监测血糖 24~48 小时,同时注意低血糖诱发的心脑血管疾病。

8. 糖尿病慢性并发症的治疗

(1) 糖尿病高血压、血脂紊乱和大血管病变:治疗原则与非糖尿病患者相似,但要求更为严格。

(2) 糖尿病肾病:尽早运用血管紧张素转换酶抑制剂(ACEI)或血管紧张素Ⅱ受体阻滞剂(ARB),减少蛋白质摄入量对早期肾病及肾功能不全的防治均有利。

9. 妊娠糖尿病的治疗 无论妊娠糖尿病或在妊娠前已患糖尿病,妊娠对糖尿病及糖尿病对孕妇和胎儿均有复杂的相互影响。由于胎儿发生先天畸形危害性最大的时期是停经 9 周前及受孕 7 周内,因而糖尿病妇女应在接受胰岛素治疗使血糖控制达标后再受孕。受孕前进行全面检查,由内分泌医生和妇产科医生共同评估是否适合妊娠。尽早对 GDM 进行诊断,确诊后按照诊疗常规进行管理,首选胰岛素进行治疗,我国目前尚未批准任何口服降糖药用于治疗妊娠期高血糖。血糖控制目标为:餐前 3.3~5.3mmol/L;餐后 1 小时≤7.8mmol/L;餐后 2 小时≤6.7mmol/L,HbA1c≤6.0%。

【常用护理诊断 / 问题】

1. 营养失调:低于或高于机体需要量 与胰岛素分泌或作用缺陷有关。

2. 有感染的危险 与血糖升高、脂肪代谢紊乱、营养不良和微循环障碍等因素有关。

3. 焦虑 与糖尿病慢性并发症、长期治疗导致经济负担加重有关。

4. 知识缺乏:缺乏糖尿病预防和自我护理知识。

5. 活动无耐力 与严重代谢紊乱、蛋白质分解增加有关。

6. 潜在并发症:低血糖反应、糖尿病大小血管病变。

【护理措施】

1. 病情观察

(1) 生命体征:糖尿病患者容易感染,体温升高,同时伴有咳嗽、咳痰时提示肺部感染。易感染部位主要为皮肤、胆道、泌尿道。

(2) 主要症状:"三多一少"症状有何变化,密切监测血糖、尿糖改变。

(3) 并发症:患者有无皮肤瘙痒、感觉异常、感染及破损,特别注意检查下肢及足部情况;观察有无酮症酸中毒、低血糖表现。

2. 起居护理 糖尿病患者生活规律最为重要,熬夜、生活不规律,可能会引起血糖的波动,每天按时起床、按时进餐、适当加餐、适当午休、尽量坚持运动。选择喜爱的运动长期坚持,运动有利于血糖的控制。

3. 饮食护理

(1) 制订总热量:首先按患者的性别、年龄和身高查表或计算出理想体重,〔理想体重(kg)= 身高(cm)-105〕;然后根据理想体重和工作性质,参考原来生活习惯等因素,计算每日所需总热量。成人卧床休息状态下每日每千克理想体重给予热量105~125.5kJ(25~30kcal),轻体力劳动者125.5~146kJ(30~35kcal),中度体力劳动者146~167kJ(35~40kcal),重体力劳动者167kJ(40kcal)以上。孕妇、乳母、营养不良和消瘦、伴有消耗性疾病患者每天每千克体重酌情增加21kJ(5kcal),肥胖者酌情减少21kJ(5kcal),使患者逐步控制在理想体重的 ±5% 范围内。在保持总热量不变的原则下,凡增加一种食物时应同时减另一种食物,以保持饮食平衡。

(2) 食物的组成和分配

1) 食物组成:总原则是多摄入复合碳水化合物、低脂肪、适量蛋白质和高纤维的膳食。碳水化合物摄入量通常应占总热量的50%~60%,不同种类碳水化合物引起血糖增高的速度和程度有很大不同,可用食物血糖生成指数(glycemic index,GI)来衡量。GI 指进食衡量的食物(含 50g 碳水化合物)后,2~3 小时内血糖曲线下面积相比空腹时的增幅除以进食 50g 葡萄糖后的相应增幅。GI≤50% 为低 GI 食物,55%~70% 为中 GI 食物,GI≥70% 为高 GI 食物。低 GI 食物有利于血糖和体重控制。提倡使用粗制米、面和一定量的杂粮,忌食蔗糖、葡萄糖、蜜糖及其制品(各种糖果、甜糕点、冰激凌及含糖饮料等)。一般糖尿病患者(无肾病及特殊需要者)每日蛋白质摄入量不超过总热量的15%,成人每日每公斤理想体重(摄入蛋白质)0.8~1.2g,儿童、孕妇、哺乳期妇女、营养不良或伴有消耗性疾病者增至 1.5~2.0g,伴有糖尿病肾病而肾功能正常者应限制至 0.8g,血尿素氮升高者应限制在 0.6g。蛋白质的含量不超过总热量的15%,至少应有 1/3 来源于动物蛋白质,以保证必需氨基酸的供给。脂肪约占总热量的30%,饱和脂肪酸、多价不饱和脂肪酸与单价不饱和脂肪酸的比例应为 1:1:1,每日胆固醇的摄入量宜在 300mg 以下。此外,每日摄入食盐应限制在 6g 以下,限制饮酒。

2) 合理分配:确定每日饮食总热量和糖类、蛋白质、脂肪的组成后,按每克糖类、蛋白质产热 16.7kJ(4kcal),每克脂肪产热 37.7kJ(9kcal),将热量换算为食品后制订食谱,并根据生活习惯、病情和配合药物治疗需要进行安排。病情稳定的 2 型糖尿病患者可按每日三餐分配为 1/5、2/5、2/5 或 1/3、1/3、1/3。

3) 随访:以上仅是原则估算,在治疗过程中随访调整十分重要。如肥胖患者在治疗措施适当的前提下,体重不下降,应进一步减少饮食总热量;体型消瘦的患者,在治疗中体重有所恢复,其饮食方案也应适当调整,避免体重继续增加。

4) 多食纤维素:食用纤维素有助于大肠埃希菌合成多种维生素;加速食物通过肠道,抑制糖类食物在肠道吸收,有利于餐后血糖下降,增加肠蠕动,有利于大便通畅;纤维素体积大,进食后可增加饱食感,有利于减肥。含纤维素高的食物有豆类、蔬菜、粗谷物、含糖低的水果等。每日饮食中食用纤维含量应 40~60g 为宜。

4. 用药护理

(1) 口服用药的护理:遵医嘱定时、定量用药,不可随意加减剂量。观察患者血糖、糖化血红蛋白、尿糖和体重的变化,评价药物疗效和药物剂量。

1) 磺脲类药物的护理:应餐前半小时服用。主要不良反应为低血糖,其他副作用有体重增加、皮肤过敏反应、消化道和心血管系统症状等。

2) 双胍类药物的护理:双胍类的主要不良反应有:消化道反应,为主要副作用,所以在进食时服用;乳酸性酸中毒,为最严重的副作用,但少见;皮肤过敏反应、低血糖等。

3) α-葡萄糖苷酶抑制剂类药物的护理:应与第一口饭同时服用,服用后常有腹部胀气、排气增多或腹泻等症状。

4) 噻唑烷二酮类药物的护理:体重增加和水肿是 TZDs 的常见副作用,在与胰岛素合用时更加明显。

(2) 使用胰岛素的护理

1) 胰岛素注射途径:包括静脉注射和皮下注射两种,注射工具有胰岛素专用注射器、胰岛素笔和胰岛素泵 3 种。

2) 胰岛素注射的注意事项:①准确用药:熟悉各种胰岛素的名称、剂型及作用特点;准确执行医嘱,按时注射。根据不同规格的胰岛素,使用时应注意选择合适的注射器和浓度。②吸药顺序:长、短效或中、短效胰岛素混合使用时,应先抽短效胰岛素,再抽吸长效胰岛素,然后混匀。切不可反向操作,以免将长效胰岛素混入短效内,影响其速效性。③胰岛素的保存:未开封的胰岛素放于冰箱 2~8℃冷藏保存,正在使用的胰岛素在常温下(不超过 28℃)可使用 28 天,无需放入冰箱,应避免过热、过冷、太阳直晒、剧烈晃动等,否则可因蛋白质凝固变性而失效。④注射部位的选择与更换:胰岛素采用皮下注射时,宜选择皮肤疏松部位,如上臂三角肌、腹部、臀大肌及大腿前侧等。腹部吸收最快,其次依次为上臂、大腿和臀部。如参加运动锻炼,不要选择大腿、臀部等活动的部位。长期注射同一部位可引起注射部位皮下脂肪萎缩或增生、局部硬结,可致胰岛素吸收不良,停止该部位注射后可缓慢吸收。因此要经常更换注射部位,避免 2 周内在同一部位注射 2 次,两次注射部位要相距 1cm 以上。注射胰岛素时应严格无菌操作,防止发生感染。⑤注意监测血糖:注射胰岛素患者一般常规监测血糖 2~4 次/d,如发现血糖波动过大或持续高血糖,应及时通知医生。⑥使用胰岛素泵时应定期更换导管和注射部位以避免感染及针头堵塞。使用胰岛素笔时要注意笔与笔芯相互匹配,每次注射前确认笔内是否有足够剂量,药液是否变质;另外,每次使用前均应更换针头,注射后将针头丢弃。

3) 胰岛素不良反应的观察与处理:①低血糖反应(详见本节低血糖的治疗和护理)。②过敏反应:主要表现为注射部位瘙痒、荨麻疹;全身性皮疹、血清病、过敏性休克比较少见。处理措施可更换胰岛素制剂,使用抗组胺药、糖皮质激素以及脱敏疗法等。自人胰岛素广泛在临床应用后,过敏反应发生减少。③水肿:胰岛素治疗期间可因水钠潴留而发生轻度水肿,可自行缓解。④注射部位皮肤脂肪萎缩或者增生:采用多点、多部位皮下注射和及时更换针头可预防。⑤视力模糊:部分患者出现,多为晶状体屈光改变,常于数周内自然恢复。⑥胰岛素治疗方案后,有时早晨空腹血糖仍然较高,其原因可能是"黎明现象"或"Somogyi(苏木杰)现象"。"黎明现象"即夜间血糖控制良好,也无低血糖发生,仅于黎明一段短时间出现高血糖,机制可能为皮质醇、生长激素等对抗激素分泌增多所致;"Somogyi(苏木杰)现象"即在夜间曾有低血糖,因在睡眠中未被察觉,导致体内胰岛素拮抗激素分泌增加,进而发生低血糖后的反应性高血糖。对于清晨出现非典型低血糖的患者应注意 Somogyi 现象。如果夜间低血糖证实或怀疑夜间低血糖,则减少晚餐或睡前胰岛素剂量。若有相应临床症状(包括体重增加、白天血糖水平正常及糖化血红蛋白水平相对较低等)可能表明过度治疗。

5. 对症护理

(1) 糖尿病足的护理

1) 评估患者有无溃疡的危险因素:①既往有足溃疡史;②有神经病变的症状和/或缺血性血管病变;③神经病变的体征和/或周围血管病变的体征;④神经和/或血管病变并不严重但有严重的足畸形;⑤其他危险因素,如视力下降,膝、髋或脊柱关节炎,鞋袜不合适等;⑥个人因素,如社会经济条件差、老年人或独居生活、拒绝治疗和护理等。

2）足部观察与检查：每天检查患者双足1次，了解足部有无感觉减退、麻木、刺痛感，观察足部皮肤有无颜色、温度改变及足背动脉搏动情况；注意检查趾甲、趾间、足底部皮肤有无胼胝、鸡眼、甲沟炎等。定期做足部感觉的测试，及时了解足部感觉功能；保护性感觉的测试，主要测试关节位置觉、振动觉、痛觉、温度觉、触觉和压力觉。压力觉是用尼龙单丝（Semmes-Weinstein Monofilament,SWM）接触受试点,5.07cm的单丝可产生一个10g的力量，垂直于皮肤用力压1~2s,力量刚好使尼龙丝弯曲，询问患者的感觉，能感觉到为阴性，反之为阳性。SWM能够很容易并准确地识别高危人群，阳性者说明患者保护性感觉丧失，有足溃疡的高危险性。

3）保持足部清洁,避免感染：嘱患者勤换鞋袜，每天清洁足部1次,10分钟左右；水温适宜，不能烫脚，可用手肘或请家人代试水温；洗完后用柔软的浅色毛巾（以便于观察）擦干，尤其是脚趾间。皮肤干燥者必要时可涂羊毛脂，但不可常用，以免皮肤过度浸软。

4）预防外伤：指导患者不要赤脚走路，以防外伤；外出时不可穿拖鞋，以免踢伤；应该选择轻巧柔软、透气性好、前端宽大、圆头、有带的鞋子，鞋底要平、厚。最好是下午买鞋，需穿袜子试穿，新鞋第一次穿20~30分钟，之后再逐渐增加穿鞋时间。穿鞋前应检查鞋子，清除可能的异物和保持里衬的平整。袜子以浅色、吸汗、弹性好、透气及散热性好的棉毛质地为佳；对有视力障碍的患者，应由他人帮助修剪指甲，指甲应避免修剪得太短，应与脚趾平齐；不要用化学药消除鸡眼或胼胝，应找有经验的医生诊治，并说明自己患有糖尿病；冬天使用热水袋、电热毯或烤灯时谨防烫伤，同时应注意预防冻伤。

5）指导和协助患者采用多种方法促进肢体血液循环。指导患者采用多种方法促进肢体血液循环，如步行和腿部运动，应避免盘腿坐或跷二郎腿。

6）积极控制血糖，说服患者戒烟。发生足溃疡的危险性及足溃疡的发展均与血糖密切相关。足溃疡的预防教育应从早期指导患者控制和监测血糖开始；说服患者戒烟，防止因吸烟导致局部血管收缩而进一步促进足溃疡的发生。

（2）低血糖的护理：糖尿病患者常见反应性低血糖和药物性低血糖。

1）症状观察与血糖监测：观察患者有无低血糖的临床表现，尤其是服用胰岛素促泌剂和注射胰岛素的患者。指导患者及家属了解糖尿病低血糖反应的诱因，临床表现及应急处理措施。患者应随身携带一些糖块、饼干等食品，以便应急时食用。

2）低血糖的预防措施：①应告知患者和家属不能随意更改胰岛素用量，无法预料患者餐前胰岛素用量时，可先进餐再注射胰岛素，以免患者用胰岛素后未能及时进餐而发生低血糖。②初用各种降糖药时要从小剂量开始，然后根据血糖水平逐步调整药物剂量。③1型糖尿病做强化治疗时容易发生低血糖，应按要求在患者进餐前测血糖，并做好记录，以便及时调整胰岛素或降糖药用量。强化治疗时，空腹血糖控制在4.4~6.7mmol/L,餐后血糖<10mmol/L,其中晚餐后血糖5.6~7.8mmol/L,凌晨3点血糖不低于4mmol/L为宜。④指导患者及家属了解糖尿病低血糖反应的诱因，临床表现及应急处理措施。⑤患者应随身携带一些糖块、饼干等食品，以便应急时食用。

（3）酮症酸中毒、高血糖高渗状态的护理

1）预防措施：定期监测血糖，应激状态时每天监测血糖；合理用药，不随意增减剂量；保证充足的水分摄入，特别是发生呕吐、腹泻和严重感染时。

2）病情监测：严密观察和记录患者的生命体征、神志、24小时出入量等。遵医嘱定时监测血糖、血钠和渗透压的变化。

3）急救配合与护理：立即开放两条静脉通道，准确执行医嘱，确保液体和胰岛素的摄入；绝对卧床休息，注意保暖，给予持续低流量吸氧；加强生活护理，特别注意皮肤、口腔护理,昏迷者按昏迷常规处理。严密观察患者生命体征的变化并记录,记录液体出入量。在原有糖尿病基础上出现显著软弱无力、极度口渴、尿量增多伴食欲减退、呕吐、头痛及意识改变应警惕酮症酸中毒的发生。一旦发生,应准确执行医嘱,确保液体和胰岛素的输入,胰岛素的用量必须准确和及时;患者应绝对卧床休息,注意保暖,昏迷患者按昏迷护理;在输液和胰岛素治疗过程中,需 1~2 小时留标本送检尿糖、血糖、尿酮、血酮、血钾、血钠、二氧化碳结合力。

6. 心理护理

(1) 了解患者及其家属对疾病的认识程度:糖尿病虽不能根治,但是通过饮食控制、有规律的生活、适当的体育锻炼、合理的用药等综合措施,就能最大限度地避免并发症的发生,达到控制疾病的目的。

(2) 观察患者的心理变化:如抑郁、焦虑、恐惧、悲哀等。有针对性地做好患者心理护理,患者因病情特殊和体态、外貌的变化,往往产生困扰和悲观情绪,应耐心倾听患者的倾诉,安慰、鼓励患者及家属,多给予关心支持。

(3) 避免心理刺激:对有明显精神症状者,避免一些刺激性言行,尽量避免患者的情绪波动,应多给予照顾,以防意外事故发生。

7. 中医护理 本病属于中医“消渴”范畴。指导患者辨证施膳:①肝胃郁热证:宜食开郁清热之品,如苦瓜、黄瓜、丝瓜、芹菜、莲子、银耳等。食疗方:苦瓜山药烧豆腐、凉拌黄瓜、丝瓜炒蘑菇等。②胃肠实热证:宜食清利胃肠实热之品,如芦荟、马齿苋、苦瓜、冬瓜、荞麦、燕麦片等。食疗方:凉拌马齿苋、冬瓜炒竹笋、苦丁茶等。③脾虚胃热证:宜食补脾清胃热之品,如山药、粟米、高粱、菠菜、赤小豆、鱼肉等。食疗方:山药芡实瘦肉饮等。④上热下寒证:宜食清上温下之品,如白萝卜、党参、鲜芦根等。食疗方:白萝卜汁等。⑤阴虚火旺证:宜食滋阴降火之品,如甲鱼、老鸭、莲子、百合、银耳、茼蒿、枸杞子、桑椹等。食疗方:菊花茶、枸杞茶、银耳莲子百合饮等。⑥气阴两虚证:宜食益气养阴之品,如瘦肉、蛋类、鱼肉、山药等。食疗方:皮蛋瘦肉粥等。⑦阴阳两虚证:宜食温益肾阳、补肾滋阴之品,如牛肉、羊肉、虾仁、韭菜、猪肝、干姜、黑豆、黑芝麻等。肢体远端麻木、疼痛、感觉异常的周围神经病变患者可采用针灸、穴位贴敷、中药熏洗、穴位注射等方法;视力受损者可采用中药雾化熏眼,熏眼的温热具有益气养阴、滋阴明目之效,使药物更易渗入眼部,加快眼部血液循环,增加眼球血供,改善眼部状况;趾端皮温发凉、颜色紫褐、下肢麻木或疼痛、感觉迟钝或丧失的 0 级糖尿病足患者可采用中药足浴、中药熏蒸、艾灸、针刺等方法干预,可改善症状,并延缓病情发展。

【健康指导】

1. 知识宣教 开展糖尿病社区预防,关键在于筛查出 IGT 人群,并进行预防性健康指导。采取多种方法,如讲解、放录像、发放宣传资料等,让患者和家属了解糖尿病的病因、临床表现、诊断与治疗方法,提高患者对治疗的依从性。指导患者外出时携带识别卡,以便紧急情况及时处理。

2. 用药指导 指导患者口服降糖药及胰岛素的名称、剂量、给药时间和方法,教会其观察药物疗效和不良反应。使用胰岛素的患者,应教会患者或其家属掌握正确的注射方法。

3. 生活指导 保持生活规律,情绪稳定,注意保持清洁卫生,防止皮肤损伤及感染,特别是足部护理;随身携带疾病卡,并带糖果,以备低血糖时迅速食用。告诉患者饮食治疗的具体要求和措施,长期坚持。保持生活规律,戒烟酒。活动指导:适当运动保持体形,避免肥胖,避免运动过度,以防诱发低血糖。运动中如感到头晕、无力、出汗应立即停止运动。调整情绪,力求做到开朗、豁达、乐观、劳逸结合,避免过度紧张劳累。知识宣教:向患者及其家属讲解糖尿病的有关知识,使其认识到糖尿病是一种慢性终身疾病,其预后取决于血糖控制与否及有无并发症的发生,使患者重视血糖控制情况。

【结语】

糖尿病是一组以慢性血糖水平增高为特征的代谢性疾病,是由于胰岛 β 细胞分泌和 /
或外周组织胰岛素利用不足所引起。主要引起碳水化合物、蛋白质、脂肪三大物质代谢紊
乱,导致眼、肾、心脏、血管、神经等组织器官的慢性进行性疾病。目前可通过饮食控制、适当
运动、降糖药物、胰岛素治疗等手段控制病情。在某些因素影响下,如感染、手术、外伤、饮食
不当、治疗不及时,胰岛素治疗中断或减量不当,妊娠和分娩时可诱发急性糖尿病酮症酸中
毒。因此避免诱因、控制血糖可以预防急症发生、延缓糖尿病进展、延长患者寿命和提高生
存质量。

第六节　高尿酸血症

高尿酸血症(hyperuricemia)是嘌呤代谢障碍引起的代谢性疾病。临床上分为原发性和
继发性两大类,前者多由先天性嘌呤代谢异常所致,常与肥胖、糖脂代谢紊乱、高血压、动脉
硬化和冠心病等聚集发生,后者则由某些系统性疾病或者药物引起。少数患者可以发展为
痛风,出现急性关节炎、痛风肾和痛风石等临床症状和体征。临床多见于 40 岁以上的男性,
女性多在更年期后发病。常有家族遗传史。近年来青年人发病率有上升的趋势。

【病因与发病机制】

病因和发病机制不清。由于受地域、民族、饮食习惯的影响,高尿酸血症发病率差异
较大。

1. 高尿酸血症的形成　尿酸(uric acid)作为嘌呤代谢的终产物主要由细胞代谢分解的
核酸和其他嘌呤类化合物以及食物中的嘌呤经酶的作用分解而来。人体中尿酸 80% 来源于
内源性嘌呤代谢,20% 来源于富含嘌呤或核酸蛋白食物。因此,高尿酸血症的发生,内源性嘌
呤代谢紊乱较外源性更重要。正常人体内血清尿酸浓度在一个较窄的范围内波动。一般而言,
尿酸随年龄的增加而增高,尤以女性绝经期后明显。血尿酸水平的高低受种族、饮食习惯、区
域、年龄以及体表面积等多重因素影响。在 37℃的饱和浓度约为 420μmol/L(7mg/dl),高于此
值即为高尿酸血症。导致高尿酸血症的原因主要为两方面:

(1) 尿酸排泄减少:尿酸排泄障碍是引起高尿酸血症的重要原因,包括肾小球滤过减少、
肾小管重吸收增多、肾小管分泌减少以及尿酸盐结晶沉积。80%~90% 的高尿酸血症具有尿
酸排泄障碍,以肾小管分泌减少最重要。

(2) 尿酸生成增多:在嘌呤代谢过程中,各环节都有酶的参与调控。当嘌呤核苷酸代谢
酶缺陷、功能异常时,则引起嘌呤合成增加而导致尿酸水平升高。

2. 急性痛风性关节炎　临床上仅有部分高尿酸血症患者发展为痛风,多数患者临床表
现为急性关节炎,确切原因尚不明确。

3. 尿酸性肾结石　部分高尿酸血症的患者可以出现尿酸性结石,结石的发生率随血尿
酸浓度的增高、尿尿酸排出量的增加而增多。尿酸在碱性环境中的溶解度远远高于酸性环
境。酸性环境下可导致尿酸盐的溶解度下降,使尿酸结石易于形成。

4. 急性尿酸性肾病　由于尿酸结晶在肾集合管、肾盂肾盏及输尿管内沉积,可使尿流
阻塞发生少尿和急性肾衰竭,常见于骨髓增生性疾病化疗或放疗时尿酸盐大量产生的患者。

【临床表现】

1. 无症状期　仅有波动性或持续性高尿酸血症,从血尿酸增高至症状出现的时间可达

数年至数十年,有些可终身不出现症状,但随年龄增长痛风的患病率增加,并与高尿酸血症的水平和持续时间有关。

2. 急性痛风性关节炎期 多见于春秋发病,为痛风的首发症状,是尿酸盐结晶、沉积引起的炎症反应。表现为突然发作的单个、偶尔双侧或多个关节红肿热痛、功能障碍,可有关节腔积液,伴发热、白细胞增多等全身反应。常在午夜或清晨突然发作,多呈剧痛,因疼痛而惊醒,数小时后出现受累关节的红肿热痛和功能障碍,第一跖趾关节最常见。初次发作常呈自限性,一般数天或 2 周自行缓解,缓解时局部偶可出现特有的脱屑和瘙痒表现。部分患者发作时血尿酸水平正常。酗酒、关节受伤、疲劳、手术、感染、寒冷、摄入高蛋白和高嘌呤食物等为常见的发病诱因。

3. 痛风石期 痛风石是痛风的一种特征性损害,由尿酸盐沉积所致。痛风石可存在于任何关节、肌腱和关节周围软组织,导致骨、软骨的破坏及周围组织的纤维化和变性。常多关节受累,且多见于关节远端,受累关节可表现为以骨质缺损为中心的关节肿胀、僵硬及畸形,无一定形状且不对称,手足关节经常活动受限。痛风石以关节内、关节附近与耳轮常见,呈黄白色大小不一的隆起,小如芝麻,大如鸡蛋;初起质软,随着纤维增多逐渐变硬如石;严重时痛风石处皮肤发亮、菲薄,容易经皮破溃排出白色豆渣样尿酸盐结晶,瘘管不易愈合,但很少感染。

4. 肾脏病变 主要表现在两方面:

(1) 痛风性肾病:起病隐匿,早期仅有间歇性蛋白尿,随着病情的发展而呈持续性,伴有肾浓缩功能受损时夜尿增多,晚期可发生肾功能不全,表现为水肿、高血压、血尿素氮和肌酐升高。少数患者表现为急性肾衰竭,出现少尿或无尿,最初 24 小时尿酸排出增加。

(2) 尿酸性肾石病:10%~25% 的痛风患者肾有尿酸结石,呈泥沙样,常无症状,结石较大者可发生肾绞痛、血尿。当结石引起梗阻时导致肾积水、肾盂肾炎、肾积脓或肾周围炎,严重者可致急性肾衰竭。感染可加速结石的增长和肾实质的损害。

5. 眼部病变 肥胖痛风患者常反复发生睑缘炎,在眼睑皮下组织中发现痛风石。有的逐渐长大、破溃形成溃疡而使白色尿酸盐向外排出。部分患者可出现反复发作性结膜炎、角膜炎与虹膜炎。在急性关节炎发作时,常伴发虹膜睫状体炎。眼底视盘往往轻度充血,视网膜可发生渗出、水肿甚至渗出性视网膜剥离。

【辅助检查】

1. 血尿酸测定 血清标本,尿酸酶法。正常男性为 150~380μmol/L(2.6~6.4mg/dl),女性为 100~300μmol/L(1.6~5.0mg/dl),更年期后接近男性。血尿酸浓度增高,较大波动,应反复监测。

2. 尿尿酸测 定限制嘌呤类饮食 5 天后,每日尿酸排出量超过 3.57mmol(600mg),可认为尿酸生成增多。

3. 滑囊液或痛风石内容物检查 偏振光显微镜下可见针形尿酸盐结晶。

4. X 线检查 急性关节炎期可见非特征性软组织肿胀;慢性期可见软骨缘、关节面特征性改变呈穿凿样、虫蚀样圆形或弧形的骨质透亮缺损。

5. CT 扫描、磁共振显像(MRI)检查 CT 扫描受累部位可见不均匀斑点状高密度痛风石影像。MRI 的 T1 和 T2 加权图像呈斑点状低信号。

【诊断要点】

男性和绝经后女性血尿酸 >420μmol/L(7.0mg/dl),绝经前女性 >350μmol/L(5.8mg/dl),可诊断为高尿酸血症。中老年男性如出现特征性关节炎表现、尿路结石或肾绞痛发作,伴有高尿酸血症,应考虑为痛风。关节液穿刺或痛风石活检证实为尿酸盐结晶可做出诊断。X 线检查、CT 或 MRI 扫描对明确诊断具有一定的价值。急性关节炎期诊断有困难者,秋水仙碱试验性治疗有诊断意义。

【治疗要点】

治疗目的:控制高尿酸血症,预防尿酸盐沉积;迅速终止急性关节炎的发作,防止复发;防止尿酸结石形成和肾功能损害。

1. 一般治疗　调节饮食,控制总热量;限制高嘌呤食物,严禁饮酒;适当运动,减轻胰岛素抵抗,防止超重和肥胖;多饮水,每天至少饮水 2 000ml,增加尿酸的排泄;避免使用抑制尿酸排泄的药物,如噻嗪类利尿药;避免各种诱发因素并积极治疗相关疾病等。

2. 药物治疗

(1) 高尿酸血症的治疗:目的是使血尿酸维持在正常水平。主要是降尿酸药物,新型降尿酸药物如尿酸氧化酶(拉布立酶)和选择性尿酸重吸收抑制剂;血尿酸水平控制目标值 <300mmol/L($<5mg/dl$);服药期间多饮水,并服碳酸氢钠碱化尿液,使尿酸不易在尿中积聚形成结晶。

1) 促进尿酸排泄药:此类药物通过抑制尿酸在肾小管重吸收,促进尿酸排泄,毒性作用轻微,对肝肾功能无影响。但已有尿酸盐结石形成或每日尿酸盐排泄 >3.57mmol(600mg) 时不宜使用。此类药物主要有丙磺舒、磺吡酮(苯磺唑酮)、苯溴马隆等。

2) 抑制尿酸生成药:此类药通过抑制黄嘌呤氧化酶,抑制尿酸生成。适用于尿酸生成增多型患者或不适合使用排尿酸药物者。可单用或与促尿酸排泄药联合使用。此类药物主要有别嘌醇,建议从小剂量起始,并根据肾功能调整起始剂量、增量及最大剂量。虽然其疗效显著,但要特别关注别嘌醇的超敏反应。对肾功能不全患者,可考虑新型选择性黄嘌呤氧化酶抑制剂非布司他,此药相对较安全。

(2) 抗炎止痛类药物

1) 秋水仙碱:治疗急性痛风性关节炎的特效药物,通过抑制中性粒细胞、单核细胞释放白三烯 B_1、糖蛋白化学趋化因子、白细胞介素 -1 等炎症因子,抑制炎症细胞的变形和趋化,从而缓解炎症。一般服药后 6~12 小时症状减轻,24~48 小时内 90% 的患者症状缓解。但因秋水仙碱可能有骨髓抑制、肾衰竭等严重药物毒性,现已少用。

2) 非甾体抗炎药(NSAIDs)口服:通过抑制花生四烯酸代谢中的环氧化酶活性来抑制前列腺素的合成而达到消炎镇痛作用。常用药物:吲哚美辛、双氯芬酸、布洛芬等。活动性消化性溃疡、消化道出血为禁忌证。

3) 糖皮质激素:上述药物无效或禁用时选用糖皮质激素。该类药物的特点是起效快,缓解率高,但停药后容易出现症状"反跳"。

3. 运动疗法　适当运动,可预防痛风发作,减少内脏脂肪,减轻胰岛素抵抗。提倡有氧运动,消除应激状态,养成良好的生活习惯;避免外伤、受凉、劳累,避免使用影响尿酸排泄的药物。

【常用护理诊断/问题】

1. 疼痛:关节痛　与尿酸盐结晶沉积在关节引起炎症反应有关。

2. 躯体活动障碍　与关节受累、关节畸形有关。

3. 知识缺乏:缺乏与高尿酸血症和痛风有关的饮食知识。

【护理措施】

1. 病情观察　观察疼痛的部位、性质、间隔时间,有无午夜因剧痛而惊醒等。受累关节有无红肿热痛和功能障碍。有无过度疲劳、寒冷、潮湿、紧张、饮酒、饱餐、脚扭伤等诱发因素。有无痛风石的体征,了解结石的部位及有无症状。观察患者的体温变化,有无发热等。监测尿酸的变化。

2. 起居护理

(1) 病室及居住环境:安静、温暖、舒适,避免寒冷、潮湿。

(2) 休息活动指导:避免过度劳累。急性关节炎期,除关节红肿热痛和功能障碍外,患者常有发热,应绝对卧床休息,抬高患肢,避免受累关节负重。也可在病床上安放支架支托盖被,减少患部受压。待关节疼痛缓解 72 小时后,方可恢复活动。

3. 饮食护理

(1) 控制体重:肥胖患者体重降低后,血清尿酸盐水平降低,痛风发作程度减轻,故热量不宜过高,应限制在 1 200~1 500kcal,碳水化合物占总热量的 50%~60%。

(2) 限制嘌呤类食物的摄取:嘌呤是细胞核中的一种成分,只要含有细胞的食物就含有嘌呤,动物性食品中嘌呤含量较多。患者禁食内脏、骨髓、海味、发酵食物、豆类等高嘌呤食物。

制订膳食治疗卡,将患者经常食用的食物种类列入卡内,供患者参考。具体内容根据食物含嘌呤的多少将食物分为 3 类:第 1 类为含嘌呤高的食物;第 2 类为含嘌呤中等量的食物;第 3 类为含微量嘌呤的食物及除第 2 类所列菜类以外的蔬菜及水果类。

高嘌呤食物:每 100g 食物含嘌呤 100~1 000mg。急性期与缓解期禁用。动物内脏(肝、肾、心、胰、脑等);鱼贝类(沙丁鱼、鲭鱼、鲤鱼、鱼卵、小虾、蚝);禽类(鹅、鹧鸪);肉汤、酵母;酒(啤酒)。

中嘌呤食物:每 100g 食物含嘌呤 90~100mg。缓解期可用。肉类:牛肉、猪肉、鸡肉、羊肉。菜类:菠菜、豌豆、蘑菇、干豆类、扁豆、芦笋等。

低嘌呤食物:每 100g 食物含嘌呤 <90mg。急性期、缓解期可用。牛奶、鸡蛋、精白米、面;青菜类如白菜、卷心菜、莴笋、芹菜、番茄、茄子,瓜类如黄瓜、冬瓜、南瓜、苦瓜等,萝卜如白萝卜、胡萝卜等,土豆、芋芳、甘暑、荸荠、洋葱、大蒜等。

(3) 鼓励选食碱性食品:增加碱性食品摄取,可以降低血清和尿酸的酸度,甚至使尿液呈碱性,从而增加尿酸在尿中的可溶性,促进尿酸的排出。选食蔬菜和水果等碱性食物,既能促进排出尿酸又能供给丰富的维生素和无机盐,以利于痛风的恢复。

(4) 鼓励患者多饮水:如患者心肺功能正常,应维持尿量 2 000ml/d 左右,以促进尿酸排泄。因此,患者每日液体摄入总量应达 2 500~3 000ml。饮料当以普通开水、淡茶水、矿泉水、汽水和果汁等为宜。浓茶、咖啡、可可等饮料,有兴奋自主神经系统作用,可能引起痛风发作,故应避免。为了防止夜间尿浓缩,可在睡前或夜半适当饮水。

(5) 限制饮酒:饮酒易使体内乳酸堆积,乳酸对尿酸的排泄有竞争性抑制作用。即使一次大量饮酒,亦可使血清尿酸含量明显升高,诱使痛风发作。慢性少量饮酒,会刺激嘌呤合成增加,升高血清和尿液尿酸水平。啤酒中也含有乙醇成分,故应避免饮用。

(6) 注意食品烹调方法:合理的烹调方法,可以减少食品中含有的嘌呤量,如将肉食先煮,弃汤后再行烹调。此外,辣椒、咖喱、胡椒、芥末、生姜等食品调料,均能兴奋自主神经,诱使痛风急性发作,应尽量避免应用。

4. 用药护理　指导患者正确用药,观察药物疗效,及时处理一些不良反应。①秋水仙碱是治疗痛风性关节炎的特效药,但其毒性大,常见不良反应有恶心、呕吐、腹泻、肝细胞损害、骨髓抑制、脱发、呼吸抑制等,若患者出现不良反应应及时停药;有骨髓抑制、肝肾功能不全、白细胞减少者禁用;静脉用药时切勿漏出血管外,以免造成组织坏死。②使用丙磺舒、磺吡酮、苯溴马隆可出现皮疹、发热、胃肠道症状。使用期间多喝水、口服碳酸氢钠等碱性药物。③使用别嘌醇者除有皮疹、发热、胃肠道反应外,还有肝损害、骨髓抑制等不良反应;肾功能不全者,宜减半量应用。④糖皮质激素应用要注意观察其疗效,密切注意有无症状的"反跳"现象;若同时口服秋水仙碱,可防止症状"反跳"。

5. 对症护理 手、腕或肘关节受累时,为减轻疼痛,可用夹板固定制动,也可在受累关节给予冰敷或 25% 硫酸镁湿敷,消除关节的肿胀和疼痛。痛风石严重时,可能导致局部皮肤破溃发生,要注意维持患部清洁,避免感染的发生。

6. 心理护理 患者由于疼痛影响进食和睡眠,疾病反复发作导致关节畸形和肾功能损害,时常思想负担重,担心丧失劳动能力,因而出现焦虑、抑郁等情绪,应消除患者的应激状态,保持情绪平和以利于病情恢复。告知患者要劳逸结合,保证睡眠,生活要有规律,以消除各种心理压力。护士应向其讲解高尿酸血症的有关知识,讲解饮食与疾病的关系,并给予精神上的安慰和鼓励,使之能配合治疗。

7. 中医护理 本病属于中医"痹证""历节"范畴。常用中医食疗:苡仁红枣汤:取薏苡仁 50g,红枣 5 枚煮汤,喝汤食薏苡仁、红枣,有助于缓解关节疼痛;玉米饮:取玉米或玉米须、根、叶 100g 煎汤代茶,经常饮服有助于排除尿酸。关节疼痛、肿胀、屈伸不利、肌肤麻木不仁、腰膝酸痛者可采用中药外敷、熏洗、拔罐、中药离子导入等方法;身困倦怠、头昏头晕者,可按摩风池、百会、太阳等穴位 5~10 分钟。缓解期患者可选择徐缓运动,如太极、八段锦、五禽戏等,同时注意补足水分。

【健康教育】

1. 知识宣教 给患者及家属讲解疾病的相关知识,说明本病是一种终身性疾病,但经积极有效治疗,患者可正常生活和工作。详细讲解疾病的诱因,避免受凉、过度疲劳、感染、外伤等;告知患者严格控制饮食,避免进食高嘌呤、高蛋白和高果糖的食物,勿饮酒,鼓励奶制品和新鲜蔬菜的摄入,每天至少饮水 2 000ml,在服用排尿酸药时更应注意多饮水,有助于尿酸由尿液排出。

2. 用药指导 告知患者规范用药和规律用药的重要性,需要长期维持用药,一旦停药,可能会出现尿酸上升,疾病反复。指导患者学会监测药物的效果和不良反应。秋水仙碱一般口服,但常有胃肠道反应。若患者一开始口服即出现恶心、呕吐、水样腹泻等严重胃肠道反应,应立即停药。用药期间要定期复查,及时随访,不良反应不可耐受时要告知医生,更换用药方式。

3. 生活指导 指导患者保持心情愉快,避免情绪紧张,生活要有规律,劳逸结合,饮食有节,肥胖者应减轻体重。指导痛风患者日常生活中应尽量使用大肌群,如果能用肩部负重者不要用手提,能用手臂者不要用手指;避免长时间进行重体力劳动,经常变换姿势,保持受累关节舒适;若有关节局部温热和肿胀,尽可能避免其活动。指导患者平时用手触摸耳轮及手足关节处,检查是否产生痛风石。要定期复查血尿酸,门诊随访。

【结语】

高尿酸血症和痛风是终身性疾病。痛风是慢性嘌呤代谢障碍所致的一组异质性疾病。其临床特点为高尿酸血症、反复发作的关节炎、痛风石、肾脏病变。本病主要见于男性和绝经期后的女性。若病情反复发作可导致关节僵硬、畸形、肾结石和肾衰竭。需重视对患者的饮食和用药等护理。

第七节 骨质疏松症

骨质疏松症(osteoporosis,OP)是多种原因引起的一种以低骨量和骨组织微结构破坏为主要特征,导致骨脆性增加,易于骨折的代谢性骨病。有原发性和继发性两类。原发性主要包括绝经后骨质疏松症（Ⅰ型）、老年性骨质疏松症（Ⅱ型）和特发性骨质疏松症。继发性常由内分泌代谢性疾病和全身性疾病或者药物引起,如性腺功能减退症、甲状腺功能亢进症、甲状旁腺功能亢进症、库欣综合征、糖尿病等。特发性骨质疏松症主要发生在青少年,病因尚不明确。

骨质疏松症属于慢性疾病,在骨折发生之前,常无特殊表现。女性多于男性,常见于绝经后妇女和老年人。随着我国老年人口的增加,骨质疏松症发病率处于上升趋势。

【病因与发病机制】

正常成熟骨的代谢主要以骨重建（bone remodeling）形式进行。在激素、细胞因子和其他调节因子的调节作用下,骨组织不断吸收旧骨,形成新骨。这种骨吸收和骨形成的协调活动形成了体内骨转移的稳定状态,骨质净量无改变。骨吸收过多或形成不足引起平衡失调,最终结果会导致骨量的减少和骨微细胞结构的变化,形成骨质疏松。原发性骨质疏松症的病因和发病机制仍未阐明。凡可引起骨的净吸收增加,促进骨微结构紊乱的因素都会促进骨质疏松症的发生。

1. 骨吸收及其影响因素

（1）妊娠和哺乳:妊娠期间,母体血容量增加,钙的分布容量可增加 1 倍。如摄入不足或存在矿物质的吸收障碍,则必须动用骨盐维持钙离子的水平。因此,如妊娠期饮食钙含量不足,易导致母体 OP 或骨软化症（osteomalacia）。

（2）性激素:雌激素缺乏使破骨细胞功能增加,加速骨的丢失,这是绝经后骨质疏松的主要病因。而雄激素缺乏在老年性 OP 发病率中起重要作用。

（3）活性维生素 D:又称 $1,25(OH)_2D_3$,可促进钙结合蛋白生成,增加肠钙吸收。活性维生素 D 缺乏,可伴有血清钙浓度降低,导致骨钙动员,骨吸收增强。

（4）降钙素（CT）:当 CT 水平降低时,不利于成骨细胞的增殖与钙在骨基质中沉着,因此可抑制骨吸收,降低血钙。

（5）甲状旁腺素（PTH）:PTH 是促进骨吸收的重要介质。当 PTH 分泌增加时,加强了破骨细胞介导的骨吸收过程。

（6）细胞因子:骨组织的 IL-1、IL-6、肿瘤坏死因子（TNF）等分泌增加,均有明显促进骨吸收功能。

2. 骨形成及其影响因素

（1）遗传因素:多种基因的表达水平和基因多态性可影响峰值骨量和骨转换、骨质量。遗传因素决定了 70%~80% 的峰值骨量。

（2）钙摄入量:钙是骨质中最基本的矿物质成分,当钙摄入不足时,可造成峰值骨量下降。

（3）生活方式和生活环境:足够的体力活动有助于提高峰值骨量,活动过少或过度运动均容易发生骨质疏松症。此外,吸烟、酗酒、高蛋白和高盐饮食、大量饮用咖啡、钙和 / 或维生素 D 摄入量不足或光照少等均为骨质疏松症的危险因素。

（4）骨重建功能衰退:可能是老年人 OP 的重要发病原因,成骨细胞的功能与活性缺陷导致骨形成不足和骨丢失。

【临床表现】

1. 骨痛和肌无力　早期无症状,被称为"寂静之病",较重者常诉腰背疼痛、乏力或全身骨痛,部分患者在严重的骨痛或者骨折之后才发现患有骨质疏松症。骨痛具有以下特点:通常为弥漫性,无固定部位,检查不能发现压痛区（点）;仰卧或坐位时疼痛减轻,直立、后伸或久立时疼痛加剧;日间疼痛轻,夜间和清晨醒来时加重;弯腰、肌肉运动、咳嗽、大便用力时加重;劳累或活动后可加重,不能负重或负重能力下降。

2. 椎体压缩 椎体骨折多见于绝经后骨质疏松,可引起驼背和身高变矮,多在突发性腰背疼痛后出现。同时,腰椎压缩性骨折常导致胸廓畸形,可出现胸闷、气短、呼吸困难等,严重畸形还可引起心排血量下降、心血管功能障碍、肺活量下降等,且极易并发上呼吸道和肺部感染;甚至可能会影响腹部脏器的功能,出现便秘、腹胀、食欲减低等不适。

3. 骨折 当骨量丢失超过 20% 时即可出现骨折,是骨质疏松症最常见和最严重的并发症。常因轻微活动、创伤、弯腰、负重、挤压或跌倒而导致骨折。多发部位为脊柱、髋部和前臂,其他部位也可发生。其中髋部骨折(股骨颈骨折)最常见,危害也最大,病死率可达10%~20%,致残率 50%;幸存者会出现自理能力下降或丧失,需长期卧床,从而加重骨丢失,使骨折极难愈合。并且发生骨质疏松性骨折后,再发或反复骨折的概率明显增加。

【辅助检查】

1. 骨量的测定 骨矿含量(bone mineral content,BMC)和骨矿密度(bone mineral density,BMD)测量是判断低骨量、确定骨质疏松的重要手段,是评价骨丢失率和疗效的重要客观指标。包括单光子吸收测定法(SPA)、双能 X 线吸收测定法(DXA)、定量 CT(QCT)、外周骨定量 CT(pQCT)和定量超声(QUS)等检查。

2. 骨转换的生化测定 多数情况下,绝经后骨质疏松早期(5 年)为高转换型,而老年OP 为低转换型。

(1) 与骨吸收有关的生化指标:空腹尿钙或 24 小时尿钙排量是反应骨吸收状态最简易的方法,但易受钙摄入量、肾功能等多种因素的影响。尿羟脯氨酸和羟赖氨酸、血浆抗酒石酸酸性磷酸酶在一定程度上也可以反映骨的转换吸收状况。

(2) 与骨形成有关的生化指标:包括血清碱性磷酸酶(ALP)、血清 I 型前胶原羧基前肽和血骨钙素。

3. 骨形态计量和微损伤分析 结合骨组织学及生理学,用定性定量方法计算出骨组织参数,以评价及分析骨结构及骨转换。目前主要用于探讨 OP 的早期形态与功能变化。

4. X 线检查 一种简单而较易普及的检查骨质疏松症的方法。

【诊断要点】

详细的病史和体检是临床诊断骨质疏松的基本依据,但其确诊有赖于 X 线检查和 BMD 或 BMC 测定。根据 BMD 或 BMC 测定结果,可确定是低骨量(低于同性别峰值骨量的 1~2.5 个标准差)、骨质疏松(低于同性别骨量的 2.5 个标准差以上)或是严重骨质疏松(骨质疏松伴一处或多处自发性骨折),然后再确定是原发性还是继发性 OP。原发性 OP 中 I 型和 II 型的鉴别主要通过年龄、性别、主要病因、骨丢失速率和雌激素治疗的反应等来鉴别。同时原发性 OP 需与继发性 OP 的原发性甲状旁腺功能亢进症、原发性甲状旁腺功能减退、骨软化症、佝偻病和肾性骨营养不良症相鉴别。

【治疗要点】

1. 一般治疗

(1) 适当运动:适当运动可增加和保持骨量,并可使老年人躯体及四肢肌肉、关节的协调性和应变力增强,对预防跌倒、减少骨折的发生很有好处。运动类型、方式和运动量需根据患者具体情况而定。可适当进行抗阻运动(如负重练习),避免肢体制动,加强个人防护。

(2) 合理膳食:补充足够的蛋白质有助于 OP 的治疗。多进食富含异黄酮类食物,如大豆等对保持骨量也有一定作用。老年人还应适当增加含钙丰富食物的摄入,如乳制品、海产品等。增加富含维生素 D、维生素 A、维生素 C 及含铁的食物,有利于钙的吸收。戒烟,少饮酒、咖啡和浓茶。可以选择低钠、高钾、高钙和高非饱和脂肪酸饮食。

（3）补充钙剂和维生素 D：无论何种类型的骨质疏松症均应补充适量钙剂，可补充碳酸钙、葡萄糖酸钙、枸橼酸钙等。每天元素钙摄入量应达到 800~1 200mg，并且选择对胃肠道刺激性小的制剂，可同时服用维生素 D，以利钙的吸收。成年人如缺乏阳光照射，一般每天补充摄入维生素 D 400~600IU 即可满足基本的生理需要，但对预防 OP 发生和患有继发性甲状旁腺功能亢进症的患者需增加用量。

2. 对症治疗　有疼痛者可给予适量的非甾体类镇痛药，如阿司匹林或吲哚美辛；发生骨折或遇顽固性疼痛时，可考虑短期应用降钙素制剂，如依降钙素（密钙息），有镇痛作用，还能抑制骨吸收，促进钙在骨基质中的沉积。对继发性 OP 应针对病因治疗。有畸形者应局部固定或采用其他措施防止畸形加剧。有骨折时应予以牵引、固定、复位或手术治疗，同时应尽早辅以物理治疗和康复治疗，避免因制动或失用加重病情。

3. 特殊治疗

（1）性激素补充疗法：按患者的具体情况选择性激素的种类、用药剂量和途径。雌激素可抑制破骨细胞介导的骨吸收，增加骨量，是女性绝经后骨质疏松症的首选用药。妇女绝经后如无禁忌可应用雌性激素替代治疗 5 年。雄激素则可用于男性老年患者。

（2）抑制骨吸收药物：双膦酸盐能抑制破骨细胞生成和骨吸收，增加骨密度，缓解骨痛。常用制剂有依替膦酸二钠、帕米膦酸二钠和阿仑膦酸钠。主要用于骨吸收明显增强的代谢性骨病、绝经后骨质疏松等。

4. 介入治疗　又称为椎体成形术，是一种脊柱微创手术，指向压缩的椎体内注入混有造影剂的骨水泥（聚甲基丙烯酸甲酯），使其沿骨小梁分布至整个椎体，达到重建脊柱稳定性、增强椎体强度、缓解患者疼痛的目的。适用于有疼痛症状的新鲜或陈旧性骨质疏松性椎体压缩性骨折。

【常用护理诊断／问题】

1. 有受伤的危险　与骨质疏松导致的骨脆性增加有关。

2. 疼痛：骨痛　与骨质疏松有关。

3. 活动无耐力　与日常体力活动不足有关。

4. 躯体移动障碍　与骨骼改变引起活动范围受限有关。

5. 营养失调：低于机体需要量　与饮食中钙、蛋白质、维生素 D 的摄入不足有关。

【护理措施】

1. 病情观察　观察疼痛的部位、性质、间隔时间；当患者使用利尿剂或镇静剂时，要严密注意其因频繁如厕以及精神恍惚所产生的意外；介入术后 24 小时内严密监测患者生命体征尤其是血压变化，必要时进行心电监护；同时注意观察伤口疼痛、渗液情况；观察患者下肢远端血液循环和运动功能。

2. 起居护理

（1）病室及居住环境：安静、安全、温湿度适宜、避免寒冷、潮湿。

（2）预防跌倒：保证住院环境安全，如楼梯有扶手，梯级有防滑边缘，病房和浴室、卫生间地面干燥，灯光明暗适宜，病床有床栏，过道走廊避免有障碍物等。加强日常生活护理，将日常所需的物品如茶杯、开水、呼叫器等尽量放置在床边，以利患者取用。离床活动时，选择合适的衣裤和防滑鞋。当患者使用利尿剂及镇静剂时，要严密防范其因频繁如厕及精神恍惚产生的意外。

3. 饮食护理　根据美国国立卫生研究院推荐的钙摄入量，美国国家骨质疏松基金会资料显示，低钙摄入是一个全球性的营养问题。通过膳食来源达到最佳钙摄入是最优方法。在饮食上要注意合理配餐，烹调时间不宜过长。主食以米、面等杂粮为主，做到品种多样、粗细合理搭配。副食应多吃含钙和维生素 D 的食物,含钙的食物有奶类、鱼、虾、海产品、豆类及其制品、鸡蛋、燕麦片、坚果类、骨头汤、绿叶蔬菜及水果。对胃酸分泌过少者在食物中加入少量醋,以增加钙的吸收。含维生素 D 多的食物有鱼类、蘑菇类、蛋类等。

4. 用药护理 ①服用钙剂时要多饮水,以增加尿量,减少泌尿系统结石形成的机会,且空腹服用效果最好;同时服用维生素 D 时,不可与绿叶蔬菜一起服用,以免形成钙螯合物而减少钙的吸收。②性激素必须在医生的指导下使用,剂量要准确,并要与钙剂、维生素 D 同时使用。服用雌激素应定期进行妇科检查和乳腺检查,反复阴道出血应减少用量,甚至停药。使用雄激素应定期检测肝功能。③双膦酸盐应晨起空腹服用,同时饮清水 200~300ml,服药后半小时内不能进食或喝饮料,也不能平卧,应采取立位或坐位,以减轻药物对食管的刺激。同时,应嘱患者不要咀嚼或吮吸药片,以防发生口咽部溃疡。如果出现咽下困难、吞咽痛或胸骨后疼痛,警惕可能发生食管炎、食管溃疡和食管糜烂情况,应立即停止用药。服药期间不加钙剂,停药期间可给钙剂或维生素 D 制剂。有血栓疾病和肾功能不全者禁用。老年性 OP 不宜长期使用。④服用降钙素应注意观察不良反应,如食欲减退、恶心、颜面潮红等。⑤疼痛明显时可使用止痛剂、肌肉松弛剂或抗炎药物。要正确评估疼痛的程度,按医嘱用药。镇痛药物如吲哚美辛、阿司匹林等应餐后服用,以减轻胃肠道反应。

5. 疼痛的护理 ①使用骨科辅助物:必要时使用背架、紧身衣等,以限制脊柱的活动度和给予脊柱支持,从而减轻疼痛。②物理疗法:对疼痛部位给予湿热敷,可促进血液循环,减轻肌肉痉挛,缓解疼痛。可给予局部肌肉按摩,以减少因肌肉僵直所引发的疼痛。也可用超短波、微波或分米波疗法、低频及中频电疗法、磁疗法和激光等达到消炎和止痛效果。

6. 心理护理 骨质疏松症患者由于疼痛及害怕骨折,常不敢运动而影响日常生活,容易出现恐惧、焦虑等不良心理反应;当发生骨折时,需要限制活动,不仅患者本身需要角色适应,其家属亦要面对此情境。因此,护士要协助患者及家属适应其角色与责任,尽量减少对患者康复治疗不利的心理因素。

7. 中医护理 本病属于中医"骨痿""骨痹""虚劳"范畴。饮食应少盐、少糖,多吃高钙食物。可食用海带虾皮汤、牛奶粥、海带炖排骨、黄芪山药汤等;肾虚者饮食宜以补肝肾为原则,可逐步增加血肉有情之品及滋补肝肾之食物。腰背部疼痛时可局部运用中药湿敷、拔火罐、中药熏蒸、艾灸等治疗。

【健康教育】

1. 知识宣教 指导患者及家属了解骨质疏松症的发病原因,随着年龄的增长,均有不同程度的骨量丢失,应指导患者在达到峰值量前就开始进行骨质疏松症的预防,以争取获得较理想的峰值骨量。包括指导青少年合理的生活方式和饮食习惯,其中运动、保证充足的钙和维生素 D 摄入较为可行有效。成年后的预防主要是尽量延缓骨量丢失的速度和程度,除一般生活、活动指导外,对绝经后骨质疏松患者还应指导其早期正确补充雌激素等。

2. 用药指导 嘱患者按时服用各种药物,学会自我监测药物不良反应。应用激素治疗的患者应定期检查,以早期发现可能出现的不良反应。

3. 生活指导 指导患者纠正不良的生活习惯,少饮碳酸饮料,戒烟酒,减少咖啡因的摄入。多进行有规律合适的运动,如我国传统健身方法太极拳、步行等,并且在运动锻炼时应注意劳逸结合,少做躯干屈曲、旋转动作。条件允许者应多参加户外活动,增加日光照射。衣服和鞋穿着要合适,大小适中,且有利于活动。在骨折情况下,学会寻求帮助,避免强行活动。

【结语】

骨质疏松症是多种原因引起的一种以低骨量和骨组织微结构破坏为特征,导致骨脆性增加和易于骨折的代谢性疾病。分为原发性和继发性两类。最多见于绝经后女性和老年人。

主要表现为骨痛与肌无力、骨折。较重者常有腰背疼痛、乏力或全身骨痛。常因轻微活动、创伤、弯腰、负重、挤压或摔倒后发生骨折。护理骨质疏松症患者应特别重视饮食、日常生活护理,增加维生素 D 和钙的吸收,多晒太阳,防止跌倒骨折,保护患者安全。必要时遵医嘱补充性激素等药物治疗。

第八节　内分泌系统常用诊疗技术的护理

一、血糖监测技术

血糖监测,就是对于血糖值的定期检查,是糖尿病综合管理中的重要组成部分,其结果可为掌控糖尿病患者的血糖变化、制订合理降糖方案提供依据,并可反馈降糖方案的治疗效果。目前临床上血糖监测方法包括患者利用血糖仪进行的自我血糖监测(self blood glucose monitoring,SMBG)、持续葡萄糖监测(continuous glucose monitoring,CGM)、糖化血清白蛋白(glycated albumin,GA)、糖化血红蛋白(glycosylated hemoglobin A1c,HbA1c)等。上述指标可用于判断患者的血糖情况,当偏离正常值时能及时采取有效措施治疗,过高或过低的血糖都会导致人体液体环境失衡、增加感染的可能性等一系列不适反应;协助医护人员评价治疗、护理效果;帮助患者调整饮食量、运动量及药物用量。这里主要介绍的是利用血糖仪进行的自我血糖监测(SMBG)。

【适应证】

1. 服用口服降糖药的患者。

2. 全部实行胰岛素强化治疗的患者。

3. 不稳定糖尿病患者。

4. 反复出现低血糖和酮症的患者。

5. 妊娠糖尿病的患者。

6. 新诊断的糖尿病患者。

7. 脆性糖尿病的患者。

【操作前准备】

1. 评估

(1) 患者双手指皮肤的颜色、温度,是否有酒精过敏及感染情况。

(2) 患者的配合程度。

(3) 血糖试纸的有效期及是否干燥、有无裂缝和折痕。

(4) 血糖仪的完好程度。

2. 准备

(1) 护士:着装整洁,洗手,戴口罩。

(2) 患者:洗手。

(3) 环境:清洁、安静。

(4) 用物:血糖监测仪、匹配的血糖试纸、采血针头(刺指笔)、消毒棉签、消毒液、记录本和笔、污物桶、锐器盒、洗手液等。

【操作步骤】

1. 备齐用物,携至床旁。

2. 呼叫患者床号、姓名,向患者做好解释工作,核对腕带。

3. 检查和消毒手指,待干。

4. 开机,调整血糖仪的代码使其与使用的试纸代码相同。

5. 将血糖试纸插入试纸孔。

6. 将采血针头装入刺指笔中,也可直接选用新式一次性采血针头,根据手指皮肤厚度选择穿刺深度,刺破手指取适量血。

7. 待血糖仪指示取血后,将血糖试纸吸血端插入血滴,观察血液吸到试纸专用区域后拿开,等待结果。

8. 干棉签轻压针眼 1~2 分钟,将采血针头弃于锐器盒。

9. 读取血糖值,在记录本上记录血糖值和监测时间。

10. 取下用过的试纸弃于污物桶,新式一次性采血针头弃于锐器盒,关闭血糖仪。

11. 整理床单位和用物,交代注意事项,离开病房。

【操作后护理】

1. 指导患者

(1) 告知患者血糖监测的目的。

(2) 指导患者穿刺后按压时间 1~2 分钟,直到不出血为止。

(3) 对需要长期监测血糖的患者,教会患者自我血糖监测的方法、准确记录采血时间、血糖结果等信息。

2. 注意事项

(1) 测血糖前,确认血糖仪上的号码与试纸号码一致,血糖试纸在有效期内且干燥保存及血糖仪是否完好。

(2) 消毒液待干后实施采血,根据手指表皮的厚度调节采血笔深度,让血液自然流出,在取血过程中勿过分按摩和用力挤血。

(3) 注意吸血的等待时间,吸血量应使试纸测试区完全变成红色,检测时不挪动试纸条或倾斜血糖仪。

(4) 不要触碰试纸条的测试区,避免试纸发生污染。

(5) 采血部位要交替轮换,不要长期刺扎一个地方,以免形成瘢痕。

3. 仪器的维护和保管

(1) 试纸条保存在 2~30℃,干燥、避光、密封的地方。

(2) 血糖仪测试区内不能有血渍、灰尘等污染物。宜用软布蘸清水轻轻擦拭,不可用清洁剂或乙醇等有机溶剂清洁。

(3) 血糖仪在下述情况时应校准:第一次使用时;使用新一瓶试纸时;怀疑血糖仪或试纸出现问题时;血糖仪摔坏后。使用已知浓度的模拟血糖液校准,模拟血糖液在开瓶后 3 个月内有效,不宜储存在温度≥30℃的环境下,不宜冷藏或冷冻。

二、胰岛素注射技术

胰岛素注射是利用胰岛素注射笔将动物或人胰岛素、胰岛素类似物通过皮下进行注射,以达到降低血糖的一种方法。注射部位有:腹部、上臂外侧、大腿外侧和臀部外上侧。临床常用的胰岛素注射工具有:胰岛素专用注射器、胰岛素笔、胰岛素特充装置、胰岛素泵、无针注射器。这里主要介绍的是给患者进行胰岛素笔的注射。

【适应证】

1. 1 型糖尿病患者。

2. 糖尿病伴急、慢性并发症、合并症者,如酮症酸中毒、糖尿病合并有其他并发症等、消耗性疾病者。

3. 肝肾功能不全,降糖药治疗失败或血糖控制不理想,出现无明显诱因的体重显著下降。

4. 2型糖尿病患者经饮食、运动、口服降糖药物治疗血糖不能满意控制者。

【操作前准备】

1. 评估

(1) 患者注射部位皮肤的颜色、温度,有无感染等。

(2) 患者的配合程度。

(3) 患者食物是否准备妥当,能否按时进餐。

2. 准备

(1) 护士:洗手、戴口罩。

(2) 环境:清洁、安静。

(3) 用物:胰岛素制剂(与胰岛素笔匹配)、胰岛素笔、针头、消毒液、消毒棉签、治疗单、笔、锐器盒、污物桶等。

【操作步骤】

1. 安装胰岛素笔

(1) 检查胰岛素制剂的种类、有效日期及瓶口是否密封无损。

(2) 检查胰岛素笔的旋钮和推杆是否正常。

(3) 扭开笔芯架,将推杆归位,装入笔芯,旋回笔芯架。

(4) 消毒笔芯前端橡皮膜,取出针头,打开包装,顺时针旋紧针头。

(5) 将笔放入治疗盘待用。

2. 注射胰岛素

(1) 备齐用物,携至床旁。

(2) 呼叫患者床号、姓名,向患者做好解释工作,核对腕带。

(3) 协助患者取合适的体位,选择注射部位。

(4) 注射部位皮肤消毒大于10cm,待干。

(5) 再次核对患者信息。

(6) 摘取针头保护帽,排气后将旋钮调至所需单位数。如所注射的胰岛素为混悬液(如中效胰岛素或预混胰岛素),手搓滚胰岛素笔10次,再上下颠倒10次左右,直到药液成为均匀白色混悬液时为止。

(7) 左手捏起注射部位的皮肤,右手握笔按45°角(瘦人)或垂直(胖人)快速进针,右拇指按压旋钮缓慢匀速推注药液,注射完毕后针头在皮下停留至少10秒钟后再顺着进针方向快速拔出针头,用干棉签按压针眼处1分钟。

(8) 取下针头弃于锐器盒,再次查对后在治疗单上签时间和全名。

(9) 整理床单位,收拾用物,向患者交代注意事项,离开病房。

【操作后护理】

1. 指导患者

(1) 胰岛素笔与胰岛素笔芯要相互匹配:目前国内市场上胰岛素笔有诺和笔、优伴笔、得时笔、东宝笔等。

(2) 每次注射前要确认笔内有足够剂量的胰岛素。

(3) 告知患者注射胰岛素的目的。

(4) 指导患者穿刺后按压1~2分钟。

（5）告知患者注射胰岛素后勿运动，要按时进餐。

（6）告知患者低血糖的临床表现，如何预防和正确处理。

（7）要教会长期注射胰岛素的患者注射胰岛素。

2. 注意事项

（1）不能采用碘伏消毒液给注射部位消毒。

（2）确保胰岛素的种类和剂量及注射时间准确。一般速效胰岛素餐前 10~15 分钟注射，短效胰岛素和预混胰岛素餐前 15~30 分钟注射。

（3）需长期注射胰岛素的患者，要注意注射部位的交替：把注射区划分为 2cm×2cm 的小方块，每次注射选择一个方块区，两次注射点间隔 1cm。每日注射 1 次时，可选择一个最方便的区域连续注射一周甚至更长时间，然后更换另一区域；每日注射 2 次以上时，最好选择对称的两个区域交替部位进行注射。

（4）混合使用长（中）、短效胰岛素时，应先抽短效胰岛素，不可反向操作。

（5）如果参加运动锻炼，不宜选在大腿、臀部注射。注射胰岛素后避免过度活动注射的肢体。注射胰岛素后避免短时间内洗热水浴、过度搓压注射部位、热敷。

（6）胰岛素应避免日晒或冷冻，避免剧烈晃动；没有开封的胰岛素最好储存在 2~8℃ 的冰箱冷藏室在有效期内使用，正在使用的胰岛素在常温下（不超过 28℃）可使用 28 天（生产有效期内）。

3. 注射胰岛素的常见问题

（1）疼痛：一般轻微，与下列因素有关：针头长度、捏皮过紧、针头的重复使用、在皮肤毛发根部注射及胰岛素的温度低等。

（2）皮下淤血：注射时损伤皮下毛细血管所致，一般在一周后可自行吸收，不用专门处理，淤血未吸收前不能再注射。

（3）皮肤感染：严重感染少见，较常见注射部位起"红点"，与皮肤不洁、注射时无菌操作不严有关。

（4）脂肪垫：长期在同一部位注射胰岛素，刺激皮下脂肪增生肥大，形成脂肪垫或结节。主要与针头的重复使用、注射部位的不正确轮换、患病时间、胰岛素用量及使用年限、注射面积的大小等有关，注意轮换注射部位，避免在脂肪垫部位注射胰岛素。

（5）胰岛素外溢：胰岛素注射完毕拔针时，针眼流出少量胰岛素，导致胰岛素用量不准确。正确注射方法是：捏起皮肤，以 45° 角进针，若用量较大可分次注射。注射完毕等待 1~2 分钟后再拔针。

三、胰岛素泵使用技术

胰岛素泵强化治疗，即持续皮下输注胰岛素（continuous subcutaneous insulin infusion, CSII），是采用人工智能控制的胰岛素输入装置，通过持续皮下输注胰岛素的方式，模拟胰岛素的生理性分泌模式从而控制高血糖的一种胰岛素治疗方法，作为糖尿病强化治疗的一种先进手段在世界范围内得到广泛应用。是目前最符合生理状态的胰岛素输注方式，可以有效延缓和减少糖尿病并发症的发生。

【适应证】

原则上使用胰岛素治疗的所有患者都可以使用胰岛素泵，但下述患者更适合：

1. 采用胰岛素多次注射血糖控制不理想的患者。

2. 血糖波动大，难以用皮下注射方法使血糖平稳的脆性糖尿病患者。

3. 频发低血糖但又无感知的患者，或经常在半夜发生低血糖的患者。

4. 生长发育期的青少年糖尿病患者和儿童糖尿病患者。

5. 希望积极严格控制血糖的患者。

6. 怀孕或计划怀孕的糖尿病患者。

7. 胃轻瘫的患者。

8. 围术期的患者。

【操作前准备】

1. 评估

（1）患者注射部位皮肤的颜色、温度、污染及感染情况。

（2）患者的配合程度。

（3）注射大剂量前要评估患者食物是否准备妥当，能否按时进餐。

2. 准备

（1）护士：洗手，戴口罩。

（2）环境：清洁、安静。

（3）用物：速效或短效胰岛素制剂、胰岛素泵、储药器、输注导管、电池、助针器、配件、消毒液、消毒棉签、治疗单、笔、锐器盒、污物桶等。

【操作步骤】

1. 安装耗材和设置泵

（1）检查胰岛素和耗材的有效期和包装。

（2）将胰岛素灌装入储药器，接上输注导管，手动排气。

（3）装电池，泵自检。

（4）马达复位后将储药器放入胰岛素泵的储药室，并轻轻旋紧。

（5）机械排气，针头处见一小液滴。

（6）设置泵时间、胰岛素类型（速效/短效）和基础率等参数。

（7）将胰岛素泵装上配件，备用。

2. 安装泵

（1）备齐用物，携至床旁。

（2）呼叫患者的床号、姓名，向患者解释，查对腕带。

（3）核对泵设置。

（4）协助患者平卧或半卧，暴露腹部，确定置针点。

（5）消毒皮肤待干。

（6）将针头装入助针器，压下弹簧，取下保护膜和针套。

（7）再次核对患者信息和胰岛素泵设置。

（8）右手持助针器对压住进点皮肤，摁下按钮，将针头射入皮下，左手压住针翼，右手轻轻取下助针器，贴上透明贴，固定针头。

（9）取出针芯，定量充盈 0.3~0.5U 胰岛素。固定软管，标明上泵时间。

（10）再次查对后，在治疗单上签全名和时间。

（11）整理床单位和用物，交代注意事项，离开病房。

【注意事项】

1. 置泵前护理

（1）向患者讲解糖尿病和胰岛素泵相关知识，减少其恐惧心理和消极悲观情绪，树立信心，积极配合治疗。

（2）了解患者病史，告知胰岛素泵的特点和配合事项，装泵前嘱患者沐浴、更衣，有皮肤病者治愈好后才能装泵。

（3）应准备设备良好的胰岛素泵、胰岛素泵耗材（储药器、输注导管、敷贴）、助针器、胰岛素（速效或短效胰岛素）、配套电池、配件、消毒用物、胶布等。

2. 置泵后护理

（1）胰岛素泵的保管：胰岛素泵可放于衣服的口袋中或佩在腰带上，睡觉时泵可以放于身旁，用携泵器戴在胳膊上，放于枕下、枕套里，用皮带夹夹于床单或毯子上。洗澡时使用快速分离器将泵脱开，最好不超过 1 小时，沐浴完毕立即装上。特殊检查如 X 线检查、CT、MRI等应使用快速分离器将泵取下，检查完后再接上，防止管道的过度扭曲、折叠。

（2）严密监测血糖：刚开始使用胰岛素泵时，每日监测血糖 7~8 次（三餐前、三餐后 2 小时、22∶00、凌晨 3∶00），后根据血糖控制情况改为每天监测 3~4 次。要注意观察患者的低血糖反应，尤其是置泵后 1 周内为胰岛素剂量调整期，容易发生低血糖。应做好患者教育，告知患者低血糖的症状，护士应密切观察，及时指导患者适量加餐，并让患者掌握自救方法，确保安全。

（3）正确追加大剂量胰岛素和调整泵的设置。

（4）皮肤护理：每日检查置针处皮肤有无红肿、水疱、硬结及贴膜过敏等现象。为防止输注部位出现免疫反应，3~7 天更换一次管路。如输注部位有发红发痒或皮下硬结应立即更换，新置针部位与原部位相隔 2~3cm 以上。

（5）报警的预防和处理：每日检查胰岛素泵运转是否正常，电池电量是否充足，观察胰岛素余液量，核对泵设置，及时更换耗材。熟悉泵常见警报原因和处理方法。

（6）更换管路：胰岛素应提前 2~3 小时从冷藏箱中取出，使其与室温接近，避免抽吸胰岛素时胰岛素受热在储药器中产生气泡。管路一般 3~7 天更换一次。在更换管路前和更换管路后 1~3 小时检测血糖，以防止操作不当引起的胰岛素吸收不完全造成高血糖。更换管路的时间一般选择早晨和白天，尽量避免睡前更换管路。更换管路后给予大剂量有助于清除软针中可能存在的血或组织。

（7）健康指导

1）坚持饮食和运动治疗。

2）根据身体情况适当运动，携带胰岛素泵时不宜做剧烈、幅度较大的运动，防止泵管脱出。

3）告知患者置泵的目的和作用。

4）告知患者不要私自更改泵的设置。

5）避免日光直接照射。

6）使用手机时必须与泵保持 10cm 以上距离。

7）出院后长期带泵的患者，应做好相关知识和操作培训，常见故障的处理，门诊随访和接受胰岛素泵专职护士的指导。

8）加强患者教育，泵在使用中避免接触尖锐或坚硬的物品，避免被撞击、滑落，以免损坏仪器。

（8）心理护理：胰岛素泵治疗糖尿病在国内尚未得到广泛应用，大多数患者对于这种治疗方法缺乏了解，容易产生紧张、焦虑和疑虑心理。主要表现为：①怀疑胰岛素泵治疗的效果；②带泵会给生活带来不便以及胰岛素泵发生故障会发生危险；③惧怕每天多次测血糖带来的疼痛等。

（9）护理措施

1）向患者详细介绍胰岛素的生理分泌及作用特点，胰岛素泵的工作原理和基本操作过程,置泵后的注意事项和机器发生报警的应急处理。

2）告知接受胰岛素泵治疗的病例的效果。

3）测血糖时根据患者手指皮肤情况调节采血针的深度,避开指尖、指腹等神经敏感部位。消除患者紧张情绪,使患者能愉快接受胰岛素泵治疗。

（10）胰岛素泵的保养和维护:不要将泵置于过冷或过热的地方,以免胰岛素变性;胰岛素泵的马达和螺杆要用专用的润滑剂,避免使用其他润滑剂;停用的胰岛素泵不必取下电池,但须将基础率归零。

● （王金霞　张春玲）

复习思考题

案例一:患者方女士,25 岁,公务员。因"怕热、多汗、心悸、体重下降 2 月余"收住入院。患者 2 个月前无明显诱因出现怕热、多汗、多食,体重下降约 5kg,伴易怒、失眠、注意力不集中、记忆力减退,心悸、气短,活动后明显。患病后睡眠差,大便 3 次 /d,为不成形糊状便,小便正常。否认有肝炎、结核病史。患者月经不规律伴经量减少半年余,结婚一年,未育。

身体评估:T 37.6℃,P 120 次 /min,R 22 次 /min,BP 130/70mmHg,神志清,精神欠佳。双侧眼球轻度突出,瞬目减少。双侧甲状腺Ⅱ度肿大,质软,可闻及血管杂音。双肺呼吸音清,未闻及干湿性啰音。HR 120 次 /min,律齐,各瓣膜区未闻及病理性杂音,腹软,肝脾肋下未触及。双下肢无黏液性水肿。

辅助检查:血常规:红细胞 $3.8×10^{12}$/L,血红蛋白 11.5g/L,白细胞 $4.5×10^9$/L,中性粒细胞比例 60%,血小板 $120×10^9$/L。心电图:窦性心动过速。甲状腺功能:总三碘甲腺氨酸 11.32nmol/L,总甲状腺素 383.0nmol/L,游离三碘甲腺氨酸 30.6pmol/L,游离甲状腺素 152.8pmol/L,促甲状腺激素 0.006mIU/L。甲状腺彩超:甲状腺弥漫性增大,血供增多,血流速度加快。

入院诊断:甲状腺功能亢进症。医嘱:甲巯咪唑 20mg,口服,每日 1 次。

问题:

1. 目前患者护理评估的重点内容是什么?

2. 患者存在的或潜在的护理诊断 / 问题是什么?

3. 根据目前患者的情况应实施哪些护理措施?

4. 应给予患者哪些用药指导?

案例二:患者王丽,女,52 岁。因"乏力、多尿伴体重减轻 2 年余,近期出现不明原因的情绪失落、沮丧、恐惧",今遂来医院就诊。患者 2 年前出现全身无力,排尿增多,无明显心悸、多汗症状。发病以来,食欲佳,睡眠尚可,体重减轻 5kg。既往无服用特殊药物史。近日患者自觉乏力、多尿等症状加重入院就诊。

身体评估:T 36.8℃,P 76 次 /min,R 16 次 /min,BP 135/85mHg,身高 160cm,体重 70kg,神志清,营养中等,心肺检查未见异常。腹平软,无压痛及反跳痛,肝脾肋下未触及,肠鸣音 4 次 /min,双下肢无水肿。

化验检查:空腹血糖 9.1mmol/L,餐后 2 小时血糖 13.8mol/L。

入院诊断:2 型糖尿病。

问题:

1. 请解释患者出现乏力、多尿的原因?

2. 糖尿病治疗要点有哪几个方面?

3. 请列出三个主要的护理诊断 / 问题,按照重要性进行排序并说明理由。

4. 请提出针对首优护理诊断的护理措施及其措施依据。

5. 为更好地指导患者控制血糖,应该从哪些方面对患者进行宣教?

案例三:患者张军,男,50 岁,务工人员,患者入院前心理压力大,经济负担重,导致情绪低落、沮丧等心理状况出现。因"口渴、多饮 6 年余,加重伴乏力 6 天,昏迷 1 天"入院。6 年前无明显诱因出现口渴、多饮、多尿、体重无明显下降,当地医院诊为糖尿病,之后一直使用口服降糖药物控制血糖。6 天前因受凉后自觉口渴多饮、多尿加重,并伴发热。于当地医院治疗后无明显好转,1 天前突发昏迷,立即急诊入院。

身体评估:T 38.5℃,P 84 次 /min,R 23 次 /min,BP 125/70mmHg。昏迷,急性病容。辅助检查:空腹血糖 49.21mmol/L;尿糖 ++++,尿酮 +++,尿蛋白 +;白细胞 11×10^9/L,其中中性粒细胞占 93.6%;血气分析 pH 7.30,$PaCO_2$ 29.9mmHg,PaO_2 53mmHg,SaO_2 83%;血钠146.9mmol/L,血氯 124.9mmol/L。

入院诊断:2 型糖尿病,糖尿病酮症酸中毒。

问题:

1. 你能解释患者出现昏迷的原因吗?

2. 对该患者应采用何种首要的护理措施?

3. 请列出四个主要的护理诊断 / 问题,按照重要性进行排序并说明理由。

4. 请提出针对首优护理诊断的护理措施及其措施依据。

5. 为更好地护理患者,还需要进行哪些心理和社会方面的评估?

扫一扫,
测一测

◇◇◇　第八章　◇◇◇

风湿性疾病患者的护理

> **学习目标**
>
> 1. 识记　风湿系统常见疾病的概念、病因及治疗要点。
> 2. 理解　风湿系统常见疾病的发病机制、临床表现及辅助检查。
> 3. 应用　运用护理程序的方法,对风湿系统常见疾病患者进行护理评估,提出常用护理诊断,拟定护理措施和健康指导,并体现对患者的关心与尊重。
> 4. 分析　常用护理诊断的相关因素、护理措施及健康指导的依据。
> 5. 评价与创新　根据护理评估资料,对拟定的护理诊断进行排序,基于循证理念制订针对性的护理措施;针对不同的护理评估资料,制订个性化的护理计划。

第一节　概　　述

　　风湿性疾病(rheumatic diseases)简称风湿病,是指影响骨、关节及其周围软组织,如肌肉、肌腱、滑膜、韧带等及其他相关组织、器官的一组慢性疾病。其病因复杂,主要与感染、免疫、代谢、内分泌、环境、遗传、肿瘤等因素有关。主要临床表现是关节疼痛、肿胀、活动障碍,部分患者发生脏器功能损害,呈发作与缓解交替出现的慢性病程。近年来,由于生活方式改变、医疗水平提高、人口老龄化等因素影响,感染相关的风湿病有所减少,其他风湿病的发病率有逐年上升的趋势。有关研究推测,风湿病很有可能成为除心脑血管疾病、肿瘤外危害人类健康的第三大类疾病。据统计,在我国16岁以上的人群中:系统性红斑狼疮(systemic lupus erythematosus,SLE)的患病率约为0.07%、类风湿关节炎(rheumatoid arthritis,RA)为0.32%~0.36%、强直性脊柱炎(ankylosing spondylitis,AS)约为0.25%、原发性干燥综合征(primary sjogren syndrome,PSS)约为0.3%,骨关节炎(osteoarthritis,OA)在50岁以上者达50%,痛风性关节炎也日渐增多。弥漫性结缔组织病简称结缔组织病(connective tissue disease,CTD)是风湿病中的一大类,除具有风湿病的肌肉关节病变外,还有以血管和结缔组织的慢性炎症为病理基础的特点,可引起多器官、多系统损害。

一、分类

　　风湿性疾病根据其发病机制、病理及临床特点分为十大类,如表8-1所示。

表 8-1 风湿性疾病的范畴和分类

分类	命名
1. 弥漫性结缔组织病	RA、SLE、(系统性)硬皮病、多肌炎/皮肌炎、抗磷脂综合征、系统性血管炎综合征等
2. 脊柱关节病	强直性脊柱炎、银屑病关节炎、炎性肠病性关节炎、未分化脊柱关节病等
3. 退行性变	骨关节炎(原发性、继发性)
4. 与代谢和内分泌相关的风湿病	痛风、假性痛风、肢端肥大症、甲状腺功能减退、甲状旁腺功能亢进相关关节病等
5. 与感染相关的风湿病	反应性关节炎、风湿热等
6. 肿瘤相关的风湿病	A. 原发性(滑膜瘤、滑膜肉瘤等);B. 继发性(多发性骨髓瘤、转移瘤等)
7. 神经血管疾病	神经性关节病、压迫性神经病变(周围神经受压、神经根受压)等
8. 骨与软骨病变	骨质疏松、骨软化、肥大性骨关节病、弥漫性原发性骨肥厚、骨炎等
9. 非关节性风湿病	关节周围病变、椎间盘病变、特发性腰痛、其他疼痛综合征等
10. 其他有关节症状的疾病	周期性风湿病、间歇性关节积液、药物相关的风湿综合征等

二、风湿性疾病患者的护理评估

在全面收集患者主客观资料的基础上,风湿系统疾病患者应重点评估以下内容。
【病史】
1. 现病史

(1) 起病情况:风湿病可以分为以关节损害为主的关节病(包括 RA、OA 等)和不限于关节的多脏器损害的系统性疾病(包括 SLE、血管炎、PSS 等)。且其病程迁延,常反复发作。故询问时应包括病变的初发时间、起病特点、起病缓急、诱因(如有无受凉、日照、劳累、化学品、药品接触史等)。

(2) 主要症状及伴随症状:风湿免疫系统疾病常见症状有关节疼痛、肿胀、皮疹等。患者入院后,护理人员应重点评估其主要症状和伴随症状。如关节疼痛的性质、发作频率、持续时间、程度以及加重或缓解因素、疼痛的部位及与活动的关系等。有皮疹的患者应了解其部位、性质、颜色、分布、变化等。还应了解关节以外的临床表现,如畏寒、发热、口腔溃疡、脱发、蛋白尿等。患者住院期间,护理人员应加强对各种症状的动态评估。

(3) 诊治经过:了解既往检查、治疗用药及效果等,包括药物的种类、剂量、用法、疗程、是否遵医嘱用药、是否自购后按说明服用等。

(4) 一般状况:评估患者发病以来的精神状态、营养状况、食欲、睡眠、大小便等。

2. 既往史及家族史 评估患者从出生到本次发病前的健康状况。内容包括:既往健康状况、所患疾病情况、预防接种史、手术外伤史、过敏史等。此外,还应评估患者父母、兄弟姐妹及子女健康状况。与现病史有关的过去史、遗传史应重点询问。

3. 个人史及婚育史 评估患者患病前的生活习惯等。生活中某些因素与疾病的发病关系密切,特别应注意询问既往有无特殊的药物摄入史,如普鲁卡因胺、异烟肼、氯丙嗪、甲基多巴等,这些药物与 SLE 的发生关系密切。询问患者的出生地以及年龄、职业、工作环境等,这些因素与本类疾病的发生可能有关,如长期生活工作在寒冷、阴暗、潮湿环境中者,类风湿关节炎的患病率较高。对已婚妇女,询问其妊娠及生育次数等。

【心理 - 社会状况】
1. 对疾病的认识 评估患者对疾病的临床表现、严重性、预后及防治等相关知识的了解程度。

2. 患者的心理状况　评估患者的性格、精神状态。有无焦虑、抑郁等负性情绪及其程度。

3. 社会支持系统　评估患者家庭主要成员的经济状况及文化背景,对患者所患疾病认识程度,关怀和支持程度;医疗费用来源或支付方式;慢性病患者出院后继续就医的条件;居住地的社区保健设施等资源状况。

【身体评估】

护士运用视诊、触诊、叩诊、听诊等方法以及辅助运用体温表、血压计、听诊器等进行体格检查,对风湿系统疾病患者进行针对性的评估,主要内容如下:

1. 全身状况　评估患者的生命体征、营养状况、精神状态等。风湿系统疾病常与炎症有关,患者可出现各种类型的体温升高、脉率增快;风湿系统疾病多为慢性疾病,患者可出现消瘦或体重下降;SLE 患者多使用激素治疗,可出现体重增加、满月脸、水牛背等。

2. 皮肤黏膜　评估皮肤有无皮疹、红斑、破损,颜色、分布、大小形状如何,评估黏膜有无破损、溃疡,有无皮下结节、雷诺现象等。如 SLE 患者可出现面部蝶形红斑、身体环状红斑等;皮肌炎患者可出现眼睑部、肩颈部紫红色皮疹。

3. 肌肉、关节及脊柱　评估有无肌肉疼痛,关节及脊柱有无疼痛、活动受限、畸形等。如 RA 多出现四肢小关节肿痛甚至畸形,强直性脊柱炎早期多出现腰骶部、下肢关节疼痛,晚期可出现脊柱强直畸形等。肌炎/皮肌炎可出现肌肉疼痛及肌力减退。

4. 其他检查　有无眼部异常,有无心律、心率异常,有无呼吸困难等。

【辅助检查】

1. 常规检查　血常规、尿常规、肝功能、肾功能、红细胞沉降率、C 反应蛋白等检查对风湿病的病情分析很有帮助,如溶血性贫血、血小板减少、白细胞数量变化、蛋白尿都可能与风湿病有关。

2. 关节液的检查　主要是鉴别炎症性、非炎症性和化脓性关节炎。非炎症性关节液中白细胞总数常 $<2.0 \times 10^9/L$,中性粒细胞不高;炎症性关节液中白细胞总数 $>3.0 \times 10^9/L$,中性粒细胞超过 50%;化脓性关节液外观呈脓性,白细胞数更高。光学显微镜和偏振光显微镜可检查各种晶体,必要时可做细菌革兰氏染色和培养。

3. 自身抗体的检测　对风湿病的诊断、鉴别诊断尤其是弥漫性结缔组织病的早期诊断至关重要。目前临床常用的主要自身抗体有:

(1) 抗核抗体(anti-nuclear antibodies,ANAs):是抗细胞核内多种物质的抗体谱。根据细胞核内多种成分的理化特性和分布部位及临床意义,将 ANAs 分成抗 DNA、抗组蛋白、抗非组蛋白、抗核仁抗体及抗其他细胞成分抗体五大类。其中抗非组蛋白抗体,指可被盐水提取的可溶性抗原(extractable nuclear antigens,ENA)抗体,又称抗 ENA 抗体。ANA 多次证实为阳性的患者要考虑结缔组织病的可能。此外老年人和其他非结缔组织病患者,血清中可能存在低滴度的 ANA。另外 ANA 是一组抗体,不同成分的 ANA 有其不同的临床意义,具有不同的诊断特异性,应灵活判定。

(2) 类风湿因子(rheumatoid factor,RF):见于 RA、PSS、SLE 等多种结缔组织病,但也可见于急性病毒性感染,如肝炎、流行性感冒等,寄生虫感染如疟疾、血吸虫病等,慢性感染如结核病,某些肿瘤以及约 5% 的正常人,特异性较差。在诊断明确的 RA 中,RF 滴度有助于判断其活动性。

(3) 抗中性粒细胞胞浆抗体(antineutrophil cytoplasmic antibody,ANCA):对血管炎病尤其是 Wegener 肉芽肿的诊断和活动性判定有帮助。

（4）抗磷脂抗体（anti-phospholipid antibody，APL）：此抗体与血小板减少、动静脉血栓、习惯性流产有关。目前临床常用的有抗心磷脂抗体、狼疮抗凝物、梅毒血清试验等。

（5）抗角蛋白抗体谱：是一组不同于 RF 而对 RA 有较高特异性的自身抗体。抗环瓜氨酸肽（CCP）抗体在 RA 早期即有较好的敏感性和特异性，有助于其早期诊断。

4. 活组织检查　病理所见对诊断具有决定性价值，对治疗也有指导意义。

5. 影像学检查　在风湿病的临床应用中常用的有 X 线检查、CT、MRI、血管造影，有助于各种关节脊柱病的诊断、鉴别诊断、疾病分期、药物疗效的判定等。

三、风湿性疾病患者常见症状与体征的护理

【关节疼痛与肿胀】

1. 概述　关节疼痛（arthralgia）常是关节受累的首发症状，也是风湿病患者就诊的主要原因。不同疾病其疼痛起病形式、部位、性质不同，常见的有：①风湿热关节痛多为游走性；②RA 多影响腕、掌指、近端指间关节等小关节，呈多个对称分布，持续性疼痛；③强直性脊柱炎以髋、膝、踝关节受累最为常见，多为不对称性，休息后加重；④痛风多累及单侧第一跖趾关节，局部红肿发热，疼痛剧烈。

2. 护理评估

（1）病史：应重点评估疼痛的诱因、时间、性质、程度、部位、持续时间、缓解方式。肿胀的部位、程度、缓解方式。关节有无压痛、晨僵、关节畸形和功能障碍，以及是否有发热、乏力、食欲缺乏、口干、皮疹等伴随症状。如类风湿关节炎多侵犯四肢小关节，且晚期多见关节畸形；系统性红斑狼疮则无关节畸形；风湿热多见关节疼痛呈游走性；强直性脊柱炎多侵犯骶髂关节和脊柱中轴关节。

（2）心理 - 社会状况：评估患者的心理状况、对疾病的了解程度及家庭支持情况。

（3）身体评估：①一般状态，是否有体温升高、脉率增快等，是否有体重减轻或肥胖等营养状况异常等；②关节状况，有无关节肿胀、程度，受累关节有无压痛、触痛及疼痛分值，有无活动受限及畸形，局部皮肤温度有无升高等；③伴随情况，有无淋巴结肿大、皮疹、晨僵等。

（4）辅助检查：根据自身抗体、关节滑液等检查，以及关节 X 线检查等结果，评估关节疼痛的原因、病变程度、预后等情况。

3. 常用护理诊断 / 问题

（1）疼痛：慢性关节疼痛　与局部炎性反应有关。

（2）躯体活动障碍　与关节持续疼痛有关。

4. 目标

（1）患者学会并应用缓解疼痛的技术和方法。

（2）关节疼痛减轻或消失。

（3）最大程度地保持关节活动水平。

5. 护理措施

（1）病情观察：密切观察疼痛的起始时间、特点、性质、部位，是否伴随其他症状，如长期低热、乏力、食欲缺乏、晨僵等。

（2）起居护理

1）生活护理：根据活动受限的程度，协助患者洗漱、进食、大小便及个人卫生等，鼓励患者生活自理，进行日常生活活动锻炼。

2）休息与活动：夜间睡眠时注意对病变关节保暖，预防晨僵。关节肿痛时，限制活动。急性期后，鼓励患者坚持每天定时进行被动和主动的全关节活动锻炼。

（3）饮食护理：给予高蛋白质、高维生素、足够热量的饮食，避免油腻、辛辣等刺激性食物，以满足组织修复的需要。

（4）用药护理

1）非甾体抗炎药：久服可出现胃肠道不良反应，如消化不良、上腹痛、恶心、呕吐等，并可引起胃黏膜损伤，应在饭后服用，同时服用胃黏膜保护剂（如硫糖铝），神经系统不良反应有头痛、头晕、精神错乱等，此类药物久用可出现肝肾毒性、抗凝作用以及皮疹等，应注意观察并及早发现，报告医生。

2）肾上腺糖皮质激素：常见的不良反应有满月脸、水牛背、无菌性骨坏死、电解质紊乱、加重或引起消化性溃疡、血压升高、血糖升高、骨质疏松，也可诱发精神失常。在服药期间应给予低盐、高蛋白质、含钾、含钙丰富的食物，补充钙剂和维生素 D。

（5）疼痛护理：①为患者创造适宜的环境，避免过于嘈杂、吵闹，或过于安静，以免患者感觉超负荷或感觉剥夺而加重疼痛；②非药物性止痛措施：如松弛术、皮肤刺激疗法（冷敷、热敷、加压、震动等）、分散注意力；③根据病情使用蜡疗、水疗、磁疗、超短波、红外线等治疗，也可按摩肌肉、活动关节，以防治肌肉挛缩和关节活动障碍。

（6）心理护理

1）采用缓解焦虑的技术：教会患者及家属使用减轻焦虑的措施，如听音乐、香味疗法、放松训练、指导式想象、按摩等。

2）心理支持：说明焦虑对身体状况可能产生的不良影响，要注意帮助患者提高解决问题的能力，重点强调出现焦虑感时应使用积极的应对措施，主动采取调整行为。

6. 评价

（1）患者能正确运用缓解疼痛的方法和技术，主动配合休息及各种治疗。

（2）活动时关节疼痛缓解或消失。

（3）关节功能得以最大程度地保留。

【关节僵硬与活动受限】

1. 概述　关节僵硬（joint stiffness）是指风湿性疾病尤其类风湿关节炎患者早晨起床后关节及其周围僵硬感，又称为晨僵（morning stiffness）。轻度的关节僵硬在活动后可减轻或消失，重者需一小时至数小时才能缓解。晨僵以 RA 最为典型，可持续数小时，其他病因所致的关节炎则持续时间较短。有时晨僵是关节炎症的前驱症状，非炎症性关节病的晨僵持续时间较短，少于 1 小时，程度亦较轻。其他如退变性、损伤性关节炎的僵硬感在白天休息后明显。

2. 护理评估

（1）病史：应重点评估关节僵硬与活动受限发生的诱因、时间、部位、缓解方式，关节僵硬与活动的关系，僵硬及活动受限对患者生活的影响，患者减轻僵硬的措施和效果。①持续时间：晨僵持续时间超过 1 小时，多见于类风湿关节炎。不足 1 小时，可见于风湿热、强直性脊柱炎等多种风湿性疾病。②病程进展：评估活动受限是突发的还是渐进的，与疼痛或其他症状的关系。如类风湿关节炎起病缓慢，可达数月至数年，痛风起病迅速，数小时即可见关节红肿热痛。③部位：如类风湿关节炎多见双手掌指关节、指间关节、腕关节等小关节活动受限；强直性脊柱炎多见脊柱各关节活动受限，甚至强直；而风湿热、系统性红斑狼疮一般仅活动期关节活动受限。④其他：评估患者生活自理能力、活动能力等。

（2）心理 - 社会状况：评估患者及家属对相关疾病知识的了解程度以及患者的心理状态。评估患者有无情绪紧张、烦躁不安、沮丧等心理反应。

（3）身体评估：评估患者的意识、生命体征等整体状况。评估僵硬关节的分布，活动受限关节的分布、程度,有无关节畸形和功能障碍。评估肌力和营养状况,皮肤的完整性,关节局部外观、皮温、有无肿胀等。

(4)辅助检查:红细胞沉降率及 C 反应蛋白等指标有助于判定炎性活动程度,影像学检查、免疫指标有助于明确疾病的诊断。

3. 常用护理诊断/问题

躯体活动障碍 与关节僵硬、疼痛,关节功能受限有关。

4. 目标

(1)减轻患者关节僵硬和活动受限程度。

(2)患者能进行基本的日常生活活动和工作。

5. 护理措施

(1)病情观察:动态观察患者关节晨僵的时间、关节活动受限的程度、缓解的情况等,及时发现和解决患者的异常情况。

(2)起居护理:环境安静、舒适,保持适宜的温湿度。加强保护措施,尤其患者活动初期应有人陪伴,防止受伤。采用睡前戴弹力手套保暖,晨起用温水浸泡关节等方式缓解晨僵。病情轻者可合理安排休息和活动,借助辅助工具完成日常生活活动,调整日常生活方式,有计划地增加运动量和改变运动方式。

(3)饮食护理:保证患者每日足够的热量,少量多餐,宜进食富含维生素、易消化的饮食。因患者关节功能受限,活动量可能减少,应适当增加韭菜、玉米等高纤维食物,以预防便秘。

(4)用药护理:遵医嘱应用非甾体抗炎药、肾上腺糖皮质激素、抗风湿药、生物制剂等,并观察药物疗效和不良反应。

(5)保护关节功能:①严密观察患病肢体的情况,并做肢体按摩,防止肌肉萎缩;②保持肢体功能位,如用枕头、沙袋或夹板保持足背屈曲以防止足下垂;③协助患者定时翻身、适当使用气垫等抗压力器材,以预防压力性损伤;④适当选用理疗方式,如热疗,缓解晨僵和活动受限的程度。

(6)心理护理:帮助患者接受活动受限的事实,强调自身残存的活动能力。允许患者以自己的速度完成工作,并在活动中予以鼓励,强调正面效应,以增进患者自我照顾的能力和信心。

6. 评价

(1)患者掌握缓解僵硬及关节活动受限的方法,关节疼痛、僵硬程度减轻,活动受限缓解,关节活动度增加。患者能自行穿衣、进食、如厕等日常活动。

(2)能够正确运用应对技术,减轻焦虑程度,增加舒适感。

【皮肤受损】

1. 概述 风湿病常见的皮损有皮疹、红斑、水肿、溃疡等,由血管炎性反应引起。类风湿性血管疾病发生在皮肤,可见到棕色皮疹,甲床有瘀点或瘀斑;发生在眼部可引起巩膜炎、虹膜炎和视网膜炎。SLE 患者最具特征性的皮肤损害为面部蝶形红斑,口腔、鼻黏膜受损可表现为溃疡或糜烂。RA 者可表现有皮下结节,多位于肘鹰嘴附近、枕、跟腱等关节隆突部及受压部位的皮下;结节呈对称分布,质硬无压痛,大小不一,直径数毫米至数厘米不等。皮肌炎皮损为对称性眼睑、眼眶周围等紫红色斑疹及实质性水肿。

2. 护理评估

(1)病史:评估皮损出现的时间、分布、演变特点,有无日光过敏、口眼干燥、尿量改变等伴随症状。

(2)心理-社会状况:评估患者的心理状况,对疾病的了解程度以及家庭支持情况。皮疹如出现在面部,或其他易暴露部位,会影响女性的美观,女性患者常表现焦虑。

(3) 身体评估:评估患者的生命体征,皮损的分布、形态、颜色、面积大小等情况;有无肢体、黏膜的溃疡;肢体末梢的颜色和温度,皮肤甲床有无苍白、发绀、瘀点、瘀斑等。如系统性红斑狼疮可出现多种皮损,典型可见蝶形红斑、盘状红斑,可伴有口腔溃疡和日光过敏。类风湿关节炎约30%可并发干燥综合征。皮肌炎可出现眶周水肿性紫红色斑,颈前及上胸部"V"字形红色皮疹,肩颈后皮疹(披肩征)等。

(4) 辅助检查:红细胞沉降率和C反应蛋白,可协助判定血管炎症活动的程度。免疫指标有助于明确皮损的类型。必要时可做病理检查。

3. 常用护理诊断/问题

(1) 皮肤完整性受损　与血管炎性反应及应用免疫抑制剂等因素有关。

(2) 组织灌注无效:外周组织　与肢端血管痉挛、血管舒缩功能调节障碍有关。

4. 目标

(1) 患者皮损面积缩小或完全修复;患者掌握自我护理皮肤的方法。

(2) 外周血管灌注量得到改善,手指和足趾颜色正常。

5. 护理措施

(1) 病情观察:观察皮损出现的诱因、部位、面积、颜色等,有无伴随瘙痒、疼痛等,有无日光过敏、蛋白尿、少尿、血尿、心血管或呼吸系统症状、口眼干燥等。观察雷诺现象发生的频率、持续时间及诱发因素。肢体末梢有无发冷、感觉异常,皮肤有无苍白、发绀等。

(2) 起居护理:居室宜通风、通气良好,有光过敏者避免向阳居室或安装窗帘,避免直接接触紫外线。

(3) 饮食护理:应给予高蛋白质、高维生素,营养丰富、易消化的饮食,鼓励多饮水,促进组织修复。

(4) 用药护理:遵医嘱给予肾上腺糖皮质激素、免疫抑制剂、血管扩张剂等药物,注意观察药物的作用及不良反应,并及时处理(详见具体章节)。

(5) 对症护理

1) 皮肤护理:除常规的皮肤护理、预防压疮措施外,应注意:①有皮疹、红斑或光敏感者,指导患者外出时采取遮阳措施,避免阳光直接照射裸露皮肤,忌日光浴。皮疹或红斑处可遵医嘱用含激素或抗生素的软膏治疗,做好局部清创换药处理。②避免接触刺激性物品,如染发烫发剂、定型发胶、农药等。③保持皮肤清洁干燥,每日用温水擦洗或冲洗,忌用碱性肥皂。④避免服用容易诱发风湿病症状的药物,如肼屈嗪、普鲁卡因胺等。

2) 预防引起血管收缩的护理:①在寒冷的天气,尽量减少户外活动或工作,外出穿保暖衣服,戴帽子、口罩、穿保暖袜子等;②平时注意肢体末梢保暖,勿用冷水洗手洗脚;③避免吸烟、饮咖啡,以免引起交感神经兴奋、病变小血管痉挛,导致组织缺血、缺氧;④保持良好的心态,避免情绪激动。

(6) 心理护理:鼓励患者表达自己的感受,并注意疏导、理解、支持和关心患者。鼓励患者说出自身感受,针对患者的病情,与其一起分析产生焦虑的原因,并对其焦虑程度做出评估。让家属多给予患者关心、理解,使患者获得良好的心理支持。鼓励患者树立起战胜疾病的信心。

6. 评价

(1) 患者能掌握正确的皮肤防护措施,皮损面积缩小并逐渐愈合,没有出现新的皮损。

(2) 患者掌握避免血管收缩的方法,末梢血液循环良好,手指、足趾皮肤颜色正常,皮肤温度较前改善,雷诺现象发作频率减少。

第二节 风 湿 热

风湿热（rheumatic fever，RF）是一种因咽部感染 A 组链球菌后导致的迟发性、非化脓性的全身性结缔组织炎症。可累及心脏、关节、皮肤和皮下组织、中枢神经系统、血管、浆膜、肺、肾等，但以心脏和关节最为常见。该病具有多种临床表现，可能包括心脏炎、关节炎、舞蹈病、皮下结节及边缘性红斑等。本病急性发作时常表现为关节炎，如慢性反复发作，可遗留心脏瓣膜病变形成慢性风湿性心瓣膜病。曾经是危害学龄儿童及青少年生命和健康的主要疾病之一。

本病好发于冬春阴雨季节，寒冷和潮湿是重要的诱因。任何年龄均可发病，最常见于 5~15 岁的儿童和青少年，3 岁以下的婴幼儿少见。男女患病率近似。流行病学研究显示，近年来，轻症、不典型和隐匿型 RF 病例发病增加。

【病因与发病机制】

1. 感染　本病与 A 组乙型溶血性链球菌感染有关。链球菌菌体的荚膜是由透明质酸组成，与人体滑膜和关节液的透明质酸蛋白之间存在共同抗原性，可抵抗白细胞的吞噬而起到保护作用。A 组乙型溶血性链球菌的蛋白质抗原与人体心瓣膜和脑等组织存在交叉抗原性，可引起交叉免疫反应。这一交叉反应在风湿热瓣膜病变的发病机制中非常重要。此外，链球菌可产生多种细胞外毒素，在其致病性中也起重要作用。

2. 遗传　风湿热的发病与遗传有一定相关性。同一家族成员发病率较无风湿热的家庭为高，单卵双胎同患风湿热概率较双卵双胎者高。

【临床表现】

风湿热缺乏典型的和特异的临床表现，症状轻重不一。

1. 前驱症状　在发病前 1~6 周，常见如发热、咽痛、颌下淋巴结肿大、咳嗽等咽喉炎、扁桃体炎等上呼吸道感染表现。50%~70% 患者可表现为不规则发热，其中轻、中度发热较常见，也可有高热。发热时可见脉率加快，大量出汗，多与体温不成比例。半数患者因前驱症状轻微短暂，易被忽略。

2. 典型表现

（1）关节炎：多关节炎是最常见的初发症状，发生率达 75% 以上，其典型的关节炎特点为：①游走性，可在十分短暂的数小时或数天内，从一个关节迁移到另一个关节；②多发性，常表现为两个以上的关节同时受累；③多侵犯大关节，如膝、踝、肘、腕和肩关节等，关节可出现红、肿、灼热、疼痛和活动受限。关节疼痛与天气变化关系密切，在潮湿或寒冷时加重，随着环境的改善症状可自然缓解。水杨酸制剂有显效，用药 24~48 小时后症状可明显缓解。

（2）心脏炎：在儿童病例为风湿热最重要的表现。可表现为心肌炎、心内膜炎、心包炎或全心炎，其中多以心肌和心内膜同时受累，单纯心肌炎或心包炎较少见。患者表现为活动后心悸、气短、心前区不适。窦性心动过速常是心脏炎的早期表现，心率与体温升高不成比例。心包炎多为轻度，可用超声心动图检测出心包积液。心脏炎严重时可出现充血性心力衰竭。心脏炎可以单独出现，也可与其他症状同时出现。

（3）环形红斑：发生率为 6%~25%，一般在风湿热的后期出现。常分布于躯干和四肢近端，皮疹呈淡红色边缘轻度隆起的环形或半环形红晕，中央苍白，不痛不痒，常于数小时或 1~2 天迅速消退，但消退后又可原位再现，皮疹时隐时现，经历数月。

（4）皮下结节：较少见，发生率为 2%~16%。为硬性、无痛性结节，可孤立存在或几个聚在一起,多在关节伸侧的皮下组织,常见肘、膝、腕、枕或胸腰椎棘突处,与皮肤无粘连,表面无红肿,常伴有心肌炎。

（5）舞蹈病:发生率为 3%~30% 不等,常见于 4~7 岁儿童。表现为面部肌肉和四肢无目的、不自主的动作和情绪不稳定,出现挤眉、伸舌、眨眼、摇头、转颈;肢体伸直和屈曲、内收和外展、旋前和旋后等无节律的交替动作。激动或兴奋时加重,睡眠时消失。

（6）其他:临床还可见多汗、鼻出血、腹痛、瘀斑等。有肾脏损害时,可出现蛋白尿及血尿。肺炎、胸膜炎、脑炎近年已少见。

【辅助检查】

1. 链球菌感染指标　最直接的证据是在咽拭子培养出 A 组乙型溶血性链球菌,其阳性率为 20%~25%。抗链球菌溶血素"O"（ASO）滴度超过 1∶400 也是新近链球菌感染的可靠指标,阳性率约 75%。抗 DNA 酶 -B 阳性率约 80%,两者联合,阳性率可提高至 90%,但仅能证实患者近期内有链球菌感染。

2. 急性炎症反应指标及免疫学检查　活动期患者约 80% 有红细胞沉降率（ESR）增快,C 反应蛋白（CRP）升高较 ESR 增快出现早。迁延型 RF 较低,非特异性免疫指标如免疫球蛋白 IgM、IgG、补体和循环免疫复合物（CIC）在急性期升高,抗心肌抗体（AHRA）、抗 A 组链球菌菌壁多糖抗体（ASP）、外周血淋巴细胞促凝血活性试验（PCA）阳性,后两者敏感性和特异性较高。

3. 影像学和心电图检查　胸部 X 线可表现为正常或有心影增大。心脏受累可出现心电图异常,如窦性心动过速、P-R 间期延长以及各种心律失常。超声心动图可发现患者心脏增大,心瓣膜水肿和增厚、关闭不全或狭窄,心包积液等。心肌核素检查可测出轻症及亚临床型心肌炎。

【诊断要点】

1. 根据 Jones（1992 年）AHA 修订标准:急性风湿热,如果有一项主要指标（心脏炎、多关节炎、舞蹈病、环形红斑、皮下结节）和两项次要指标（发热、关节痛、急性反应物增高、心电图 P-R 间期延长）,或两项主要指标,再加上有前驱链球菌感染的证据:咽喉拭子培养或快速链球菌抗原试验阳性、链球菌抗体效价升高,即可确定诊断。

2. 2002—2003 年 WHO 修订标准:WHO 对风湿热和风湿性心脏病分类诊断标准如下:①初发风湿热:2 项主要或 1 项及 2 项次要指标加上前驱 A 组链球菌感染证据。②复发性风湿热不患有风湿性心脏病:2 项主要或 1 项主要及 2 项次要指标加上前驱 A 组链球菌感染证据。③复发性风湿热患有风湿性心脏病:2 项次要指标加上前驱 A 组链球菌感染证据,风湿性舞蹈病,隐匿发病的风湿性心脏炎,其他主要指标或 A 组链球菌感染证据可不需要。

【治疗要点】

治疗原则包括:去除病因、抗风湿治疗、改善预后、个别化处理。

1. 一般治疗　有心脏受累者应卧床休息,并应在体温和红细胞沉降率恢复正常、心动过速控制或明显的心电图改善后继续卧床 2~3 周,然后逐渐恢复活动。急性关节炎患者,早期也需要卧床,至体温、炎性指标正常后开始活动。舞蹈病患者应安置在较安静的环境,避免受刺激。

2. 抗生素的应用　目的是为消除残存的链球菌感染灶,避免 RF 反复发作。推荐应用青霉素,对少数耐青霉素菌株感染或青霉素过敏者,可选用头孢菌素类或红霉素族抗生素、阿奇霉素等。

3. 抗风湿治疗　单纯关节受累首选非甾体抗炎药,常用阿司匹林。有心脏炎者,采用糖皮质激素治疗,常用药物有泼尼松。对心包炎、心脏炎合并急性心力衰竭的患者,可静脉滴注地塞米松或氢化可的松,至病情改善后改为口服泼尼松。单纯关节炎疗程 6~8 周,心脏炎疗程至少 12 周。

对舞蹈病患者,首选丙戊酸钠,在该药无效或严重舞蹈病如瘫痪的患者,可应用卡马西平治疗。其他多巴胺受体拮抗剂如氟哌啶醇也可能有效。

【常用护理诊断 / 问题】

1. 心排血量减少　与心脏受损有关。

2. 疼痛　与关节受累有关。

3. 焦虑　与疾病的威胁有关。

4. 潜在并发症:心力衰竭。

【护理措施】

1. 病情观察　密切观察患者体温变化,注意心率、心律及心音的变化,如有无多汗、气急等心力衰竭表现,应及时与医生联系。有关节炎症症状者,观察关节的疼痛程度、性质、部位等。

2. 起居护理　绝对卧床休息,无心脏炎者 2 周,有心脏炎时轻者 4 周,重者 6~12 周,伴心力衰竭者待心功能恢复后再卧床 3~4 周,红细胞沉降率接近正常时方可逐渐下床活动,活动量应根据心率、心音、呼吸、有无疲劳而调节。

3. 饮食护理　给予易消化、高蛋白质、高维生素食物,有心力衰竭者应适当限制盐和水的摄入,少量多餐。还可根据不同证型辨证选食,热盛者宜给予冬瓜汤、菊花茶等清热养阴之品;湿盛者宜给予苡仁粥、山药粥等祛湿健脾之品。若久病入里,伤及心脉者,可给予黄芪大枣粥、丹参饮等益气养心之品。

4. 用药护理　遵医嘱用药。青霉素使用前需做皮试。阿司匹林可引起胃肠道反应、肝功能损害和出血,饭后服用或同服硫糖铝可减少对胃的刺激,加用维生素 K 防止出血。阿司匹林引起多汗时应及时更衣防受凉。使用激素的患者应注意其不良反应并及时处理。

5. 对症护理　对关节受累的患者,注意保持舒适的体位,避免患肢受压,移动肢体时动作轻柔;做好皮肤护理。

6. 心理护理　对患者及家属耐心解释各项检查、治疗、护理措施的意义,争取合作。及时解除患者的各种不适感,指导患者及家属学会预防风湿热复发的各种措施。

7. 中医护理　本病属于中医"痹证"范畴。中医护理技术可以有效缓解患者症状,对关节疼痛可采用局部温热疗法,如灸法、熏蒸、热敷、拔火罐等。恢复期或轻症患者适当锻炼,如打太极拳、做五禽戏等。

【健康教育】

1. 知识宣教　指导患者及家属了解疾病的性质及相关知识;注意保暖和休息,避免感染、寒冷、潮湿、过劳等各种诱因。

2. 用药指导　指导患者自觉遵医嘱用药,坚持治疗,减少复发,减少心脏受损概率。病情复发时,应及早就医,以免重要脏器受损。

3. 生活指导　强调休息的重要性,急性期卧床休息,待临床症状和实验室指标正常后逐渐恢复日常生活。养成良好的生活方式和坚持锻炼,增强机体的抵抗能力。

【结语】

风湿热是一种急性感染性疾病,临床表现急性期以关节炎为主,可伴有发热、皮疹、皮下结节、舞蹈病等,反复发作后常遗留心脏损害。辅助检查多见 ASO 滴度阳性。以抗生素、抗风湿病药物治疗为主,加强用药护理和活动指导。

第三节　类风湿关节炎

　　类风湿关节炎(rheumatoid arthritis, RA)是一种主要侵蚀周围关节为主的全身性自身免疫病,其特征性的症状是慢性、对称性、周围性多关节炎性病变。临床表现为受累关节疼痛、肿胀、功能受损,逐渐发展至破坏软骨和骨质,最终出现关节畸形和功能障碍。70% 的患者在活动期血清中出现类风湿因子(RF)。

　　本病呈全球性分布,我国的患病率为 0.32%~0.36%,低于欧美国家白人的 1%。任何年龄均可发病,以 35~50 岁为发病高峰;女性高于男性 2~3 倍。是造成我国人群丧失劳动力和致残的主要原因之一。

【病因与发病机制】

　　RA 的病因目前尚未明确,可能与环境、遗传、感染等多种因素有关。

　　1. 环境因素　目前尚未有证实本病的直接感染因子,但研究表明一些细菌、支原体、病毒、原虫等可通过被感染激活的 T、B 淋巴细胞,分泌炎性因子,产生自身抗体,成为 RA 的诱发或起动因素,影响 RA 的发病和病情进展。吸烟能够显著增加 RA 发生的风险。

　　2. 遗传因素　流行病学调查显示 RA 与遗传密切相关。RA 现症者的一级亲属发生 RA 的概率为 11%,同卵双胞胎中 RA 的发病率 12%~30%,说明 RA 发病有一定的遗传倾向。RA 是一个多基因的疾病,其遗传易感性基础主要表现于 HLA-DRB1 等位基因突变。

　　3. 免疫紊乱　目前认为免疫紊乱是 RA 主要的发病机制,表现为 MHC-Ⅱ型阳性的抗原提呈细胞(antigen presenting cell, APC)和活化的 $CD4^+T$ 细胞浸润关节滑膜。体内产生的内源性物质或滑膜关节组织的某些特殊成分也可能作为自身抗体被 APC 提呈给活化的 $CD4^+T$ 细胞,启动特异性免疫应答,导致相应的关节炎症状。此外,B 淋巴细胞激活分化为浆细胞,过程中分泌大量免疫球蛋白,其中有类风湿因子、抗环瓜氨酸肽抗体和其他抗体,同时使滑膜处于慢性炎症状态。免疫球蛋白和 RF 形成的免疫复合物,经补体激活后可以诱发炎症。巨噬细胞和滑膜成纤维细胞作为抗原提呈及自身抗体来源细胞,在 RA 滑膜炎性病变中也有重要作用。

　　由此可见,RA 是由感染因子、遗传因素、免疫紊乱等各种因素共同作用的结果。

【临床表现】

　　大多起病缓慢,在出现明显的关节症状前可有乏力、全身不适、发热、食欲缺乏等症状。少数患者起病较急剧,在数天内出现多个关节的症状。

　　1. 关节表现　主要侵犯小关节,尤其是手关节,如腕、掌指和近端指间关节,其次是趾、膝、踝、肘、肩等关节。可分为滑膜炎症状和关节结构破坏的表现,前者经治疗后有一定可逆性,但后者却很难逆转。其表现有:

　　(1) 晨僵:病变关节感觉僵硬,胶着感,晨起显著,活动后减轻,持续时间超过 1 小时者意义较大,出现在 95% 以上的患者。晨僵持续时间与关节炎症程度呈正比,是观察本病活动的指标之一。

　　(2) 关节痛与压痛:关节痛往往是最早的关节症状,多呈对称性、持续性疼痛,时轻时重,并伴有压痛。受累关节的皮肤可出现褐色色素沉着。

　　(3) 关节肿胀:凡受累的关节均可肿胀,多因关节腔内积液或关节周围软组织炎症引起,病程较长者可因滑膜慢性炎症后的肥厚而引起肿胀。

　　(4) 关节畸形:晚期由于滑膜炎的绒毛破坏了软骨和软骨下的骨质结构,造成关节纤维性或骨性强直,加之关节周围的肌腱、韧带损害使关节不能保持在正常位置,出现手指关节半脱位如手指的尺侧偏斜、"天鹅颈样""纽扣花样"畸形等。关节周围肌肉的萎缩、痉挛使畸形更严重。

(5) 特殊关节:①颈椎关节:颈椎可动小关节及周围腱鞘受累出现颈痛、活动受限,有时甚至因寰枢关节半脱位而出现脊髓受压。②颞颌关节:约 1/4 的患者颞颌关节也可累及,早期表现为讲话或咀嚼时疼痛加重,严重者有张口受限。③肩、髋关节:此类大关节因周围有较多肌腱等软组织包围,因此很难发现肿胀。最常见的症状是局部疼痛和关节受限,髋关节可表现为臀部及下腰部疼痛。

(6) 功能障碍:关节肿痛和结构破坏都会引起关节的活动障碍。美国风湿病学会将因本病而影响生活的程度分为四级:Ⅰ级:能照常进行日常生活和各项工作。Ⅱ级:可进行一般的日常生活和某种职业工作,但对参与其他项目活动受限。Ⅲ级:可进行一般的日常生活,但参与某种职业工作或其他项目活动受限。Ⅳ级:日常生活的自理和参与工作的能力均受限。

2. 关节外表现

(1) 皮肤类风湿结节:是本病较特异的皮肤表现,出现在 20%~30% 的患者。浅表结节多位于尺骨鹰嘴下方、前臂伸面、跟腱等关节隆突部及受压部位的皮下。结节呈对称分布,质硬无压痛,大小不一,直径数毫米至数厘米不等,其出现提示病情活动。

(2) 类风湿血管炎:可出现在患者的任何系统。查体可见指甲下或指端出现小血管炎,少数引起局部组织的缺血性坏死。眼受累多为巩膜炎,严重者因巩膜软化而影响视力。

(3) 肺:肺受累很常见,男性多于女性,有时可为首发症状。

1) 肺间质病变:是最常见的肺病变。见于约 30% 的患者,主要表现为气短、肺纤维化,可有肺功能和肺 X 线片的异常,但临床症状常不明显,早期诊断有赖于高分辨 CT。

2) 结节样改变:肺内出现单个或多个结节,为肺内的类风湿结节的表现。结节有时可液化,咳出后形成空洞。

3) 胸膜炎:见于约 10% 的患者。为单侧或双侧性的少量胸腔积液,偶为大量胸腔积液。积液呈渗出性,糖含量很低。

(4) 心脏:心包炎是最常见受累的表现。通过超声心动图检查约 30% 出现小量心包积液,多不引起临床症状。

(5) 肾:本病的血管炎很少累及肾脏,偶有轻微膜性肾病、肾小球肾炎、肾内小血管炎等。

(6) 神经系统:神经受压是 RA 患者出现神经系统病变的常见原因,常见的受累神经有正中神经、尺神经和桡神经,可根据临床症状和神经定位来诊断,如正中神经在腕关节处受压而出现腕管综合征。

(7) 血液系统:本病出现正细胞正色素性贫血,其贫血程度与关节的炎性程度正相关,可随炎症控制而改善。也可出现小细胞低色素性贫血,贫血因病变本身所致或因服用非甾体抗炎药而造成胃肠道长期少量出血所致。在病情活动期可见血小板增多,其增高程度和滑膜炎活动的关节数呈正相关。Felty 综合征是指类风湿关节炎患者伴有脾大、中性粒细胞减少,有的甚至有贫血和血小板减少。

(8) 眼:本病可导致继发干燥综合征而出现干眼症,可能合并口干、淋巴结肿大。

【辅助检查】

1. 血液学改变 有轻至中度贫血。活动期血小板增多,白细胞及分类多正常。免疫球蛋白升高,血清补体大多正常,少数伴血管炎者可出现补体降低。

2. 炎性标志物 红细胞沉降率和 C 反应蛋白常升高,与疾病的活动相关。

3. 自身抗体 有利于 RA 与其他炎性关节炎的鉴别诊断。

（1）类风湿因子（RF）：可分为 IgM、IgG、IgA 型，在常规临床工作中测得的是 IgM 型 RF，见于 70% 的患者血清中，其滴度与本病的活动性和严重性成正比。但 RF 可出现在除本病外的多种疾病，如 SLE、系统性硬化病、慢性肺结核等，甚至在 5% 的正常人中也可出现低滴度的 RF，因此其对 RA 的诊断不具特异性。故 RF 阳性者必须结合临床表现，才能诊断本病。

（2）抗瓜氨酸化蛋白抗体（ACPA）：有抗核周因子（APF）抗体、抗角蛋白（AKA）抗体、抗聚角蛋白微丝蛋白（AFA）抗体和抗环瓜氨酸肽（CCP）抗体。其中环瓜氨酸肽是该抗原中的主要成分，对 RA 的诊断敏感性和特异性高，已在临床普遍使用。临床有约 15% 血清学阴性 RA 患者，其 ACPA 和 RF 均阴性。

4. 关节滑液　患者关节腔内滑液量常超过 3.5ml，滑液中白细胞明显增多，可达到 $(2.0~7.5)\times10^9$/L，中性粒细胞占优势。

5. 关节影像学检查　以手指和腕关节的 X 线摄片最有价值。片中可见关节周围软组织的肿胀阴影，关节端骨质疏松（Ⅰ期）；关节间隙变窄（Ⅱ期）；关节面出现虫蚀样破坏性改变（Ⅲ期）；晚期可见关节半脱位和关节破坏后的纤维性和骨性强直（Ⅳ期）。关节 MRI 对早期诊断极有意义。临床也常用关节超声检查，反映滑膜增生情况，以及指导关节穿刺和治疗。

【诊断要点】

美国风湿病学会（ACR）1987 年对本病的分类标准如下：①关节内或周围晨僵，持续最少 1 小时，病程至少 6 周；②有 3 个或以上的关节区软组织肿胀或积液，至少 6 周；③腕、掌指、近端指关节区中，至少 1 个关节区肿胀，至少 6 周；④对称性关节炎，至少 6 周；⑤有类风湿结节；⑥手 X 线摄片改变（至少有骨质疏松和关节间隙的狭窄）；⑦类风湿因子阳性（所用方法正常人群中不超过 5% 阳性）。符合其中 4 项或 4 项以上者可诊断为 RA。2010 年 ACR 和欧洲抗风湿病联盟（EULAR）提出了新的 RA 分类标准，该标准包括关节受累情况、血清学指标、滑膜炎持续时间和急性时相反应物 4 个部分，4 个部分评分的总得分 6 分以上可确诊 RA。

【治疗要点】

治疗原则为控制炎症，缓解症状，保护关节功能，减少致残。

1. 一般治疗　包括休息、关节制动（急性期）、关节功能锻炼（恢复期）、物理疗法等。卧床休息只适宜于急性期、发热以及内脏受累的患者。

2. 药物治疗　是本病治疗最重要的治疗措施。根据药物性能，将抗类风湿关节炎的药物分为非甾体抗炎药（NSAIDs）、改变病情抗风湿药（DMARDs）、糖皮质激素、植物药和生物制剂等。

（1）非甾体抗炎药（NSAIDs）：具有镇痛消肿作用，是改善关节炎症状的常用药，但不能控制病情，必须与改变病情抗风湿药同用。常用药物有：塞来昔布、美洛昔康、双氯芬酸、萘普生、吲哚美辛（消炎痛）、布洛芬等。上述各种药物至少需服用两周方能判断其疗效，效果不明显者可改用另一种 NSAIDs。

（2）传统 DMARDs：诊断明确后均应使用 DMARDs，由于本类药物起效时间长于非甾体抗炎药，临床症状明显改善需要 1~6 个月，有改善和延缓病情进展的作用。常用药物有：氨甲蝶呤（MTX）、来氟米特、柳氮磺吡啶、氯喹和羟氯喹等。

（3）糖皮质激素：治疗原则是短疗程、小剂量。因其有强大的抗炎作用，故能迅速缓解关节症状。使用时必须同时应用 DMARDs。关节腔注射激素有利于减轻关节炎症状，改善关节功能。但一年内不宜超过 3 次。

（4）生物 DMARDs：是近 30 年来快速发展的方向，疗效显著。目前使用较为广泛的是 TNF-α 拮抗剂、IL-6 拮抗剂。本类药适宜与 MTX 联合应用。其主要副作用有增加感染（尤其结核）、发生肿瘤的风险，用药前应做好筛查。

（5）植物药制剂：常用的植物药包括雷公藤多苷、白芍总苷、青藤碱等。

3. 外科手术治疗 包括关节置换和滑膜切除手术。

【常用护理诊断/问题】

1. 疼痛 与关节炎性反应有关。

2. 有废用综合征的危险 与关节炎反复发作、疼痛和关节骨质破坏有关。

3. 预感性悲哀 与疾病久治不愈、关节可能致残、影响生活质量有关。

4. 生活自理缺陷 与关节功能障碍、疼痛、疲乏有关。

5. 知识缺乏：缺乏疾病的治疗和自我护理的知识。

【护理措施】

1. 病情观察

（1）关节症状：了解患者关节疼痛的部位、性质，关节肿胀和活动受限的程度，有无畸形，晨僵的程度，以判断病情轻重及疗效好坏。

（2）关节外症状：注意关节外的情况，如有腹痛、消化道出血、发热、咳嗽、呼吸困难等症状，提示病情严重，应尽早给予适当的处理。

2. 起居护理 急性活动期，应卧床休息，以减少体力消耗，保护关节功能，避免脏器受损。限制受累关节活动，保持关节功能位，如膝下放一平枕，使膝关节保持伸直位；足下放置足板，避免垂足，但不宜绝对卧床。缓解期应适当功能锻炼，防止关节畸形及肌肉萎缩。

3. 饮食护理 给予高蛋白质、高维生素的饮食，有贫血者增加含铁丰富的食物，如蛋黄、瘦肉、血制品等。饮食宜温热、富于营养、易于消化，忌辛辣、寒凉等刺激性食物，如辣椒、冷饮等。

4. 用药护理

（1）非甾体抗炎药：有胃肠道不良反应，严重者有上消化道出血。应饭后服用，减轻对胃肠道的刺激，必要时配合抑酸剂或胃黏膜保护剂。

（2）传统 DMARDs：因此类药物起效较慢，应事先向患者解释。氨甲蝶呤的不良反应有肝损害、胃肠道反应、骨髓抑制等，停药后多能恢复。应饭后服用，以减轻对胃肠道刺激，并定期监测肝肾功能、血常规。

（3）糖皮质激素：详见系统性红斑狼疮。

（4）生物 DMARDs：其主要副作用有注射部位皮疹、感染（尤其是结核感染）、长期使用淋巴系统肿瘤患病率增加等，在使用前应做详细检查，尤其是合并结核、乙肝患者，使用中密切观察，排除感染可能。

（5）植物类药物：雷公藤多甙的不良反应主要是对性腺的毒性、肝损害、胃肠道反应等，育龄期患者应特别注意。

5. 对症护理

（1）晨僵：鼓励患者早晨起床后行温水浴，或用热水浸泡僵硬的关节，而后活动关节。夜间睡眠戴弹力手套保暖，可减轻晨僵程度。

（2）预防关节废用：为保持关节功能，防止关节畸形和肌肉萎缩，护士应指导患者锻炼，做到勤指导、勤协助和勤督促。

1）住院期间功能康复训练内容：经治疗后关节疼痛、肿胀减轻，可适当运动，以床上运动为主，必要时提供辅助工具，避免长时间不活动。为保持关节活动度，每天应做一定量关节活动，每次尽量达到最大限度。还应主动伸展肢体，可保持肌肉强度，维持肌力。

2）稳定期功能康复训练内容：在病情平稳后调整运动与休息的方式，从以休息为主转变为以运动为主。此时按照病变关节生理功能着手进行训练,为防止关节、肌腱、韧带挛缩,应将关节活动范围由被动运动过渡到主动运动,最后为抗阻力运动。

3) 辅助治疗:可配合按摩、理疗、熏洗、热熨、艾灸等方法,以增加局部血液循环、松弛肌肉、活络关节,防止关节废用。

4) 注意事项:各种运动训练要循序渐进,不可操之过急,在进行任何一种运动训练后,若 24 小时内疼痛加重、关节肿胀、僵硬感增加,即应减量或改进方法。任何训练不要连续 1 小时,如出现肌肉痉挛应立即停止活动。

6. 心理护理

(1) 评估患者心理反应,患者因病情反复发作、顽固的关节疼痛、疗效不佳等原因,常表现出情绪低落、忧虑、孤独,对生活失去信心。

(2) 护士在与患者的接触中,要用和蔼的态度采取心理疏导、解释、安慰、鼓励等方法做好患者的心理护理。

(3) 鼓励并激发患者对家庭、社会的责任感,正确认识、对待疾病,积极与医护人员配合,争取得到良好的治疗效果。

(4) 组织患者集体学习疾病的有关知识,或开展座谈会,以达到相互启发、相互学习、相互鼓励的作用,也可让患者参加一些集体活动或娱乐活动,使生活充实。

(5) 建立社会支持网,嘱家属亲友给患者物质支持和精神鼓励,亲人的关心会使患者情绪稳定,从而增强战胜疾病的信心。

7. 中医护理　本病属于中医"痹证"范畴。风、寒、湿、热、痰、瘀等邪气痹阻经脉是病机根本。针灸有助于缓解疼痛,还可采用局部温热疗法缓解症状,如灸法、熏蒸、热敷、拔火罐等。常推荐轻中度锻炼方式,如太极拳、五禽戏、散步、游泳,尽量避免高强度负重运动及反复高冲击活动,如跑步和打球;病重者可经常拍打患肢,以促进肢体气血运行。

【健康教育】

1. 知识宣教　向患者介绍疾病的相关知识,指导患者及家属了解其性质、病程;注意保暖和休息,避免感染、寒冷、潮湿、过劳等各种诱因。

2. 用药指导　遵医嘱服药,指导用药方法和注意事项,不要随便停药、换药、增减剂量。坚持治疗,减少复发。病情复发时,应及早就医,以免重要脏器受损。定期复查。

3. 功能锻炼　强调休息和治疗性锻炼的重要性,养成良好的生活方式和持续性锻炼,增强机体的抵抗能力,保护关节功能,防止废用。

【结语】

类风湿关节炎是一种慢性、全身性疾病,育龄期女性多发。早期主要侵犯四肢小关节,可出现晨僵、关节疼痛、肿胀和功能障碍,晚期可出现关节强直及畸形。辅助检查多见 RF 阳性。治疗时非甾体抗炎药可与改变病情抗风湿药联合使用。对症护理时注意保护关节功能,适当休息与锻炼。用药护理时关注药物的副作用。

第四节　系统性红斑狼疮

系统性红斑狼疮(systemic lupus erythematosus,SLE)是一种自身免疫性结缔组织病,由于体内有以抗核抗体为代表的大量致病性自身抗体和免疫复合物形成,造成组织损伤,临床表现为多个系统损害的症状。本病女性多见,发病年龄以 20~40 岁最多。我国患病率为(30.13~70.41)/10 万。

【病因和发病机制】

1. 病因 SLE 病因未明，可能与遗传、环境和性激素等有关。

(1) 遗传因素：本病与遗传有关，表现为：①单卵双生者发病率较异卵双胎者高 5~10 倍；②SLE 患者家族中第一代亲属患病率较无 SLE 患者家庭高约 8 倍；③SLE 的易感基因，如 HLA-Ⅱ类的 DR$_2$、DR$_3$ 等，在患者中的发生频率明显高于正常人。SLE 的发病是多个易感基因异常的叠加效应。

(2) 环境因素：日光、紫外线、某些化学药品(如青霉胺、肼屈嗪、磺胺类等)、某些食物(如苜蓿芽)、微生物病原体等都可能诱发 SLE。

(3) 雌激素：可能会促发 SLE，本病育龄妇女与同龄男性之比其发生率为 9∶1，而在非育龄期男女之比仅为 3∶1。

2. 发病机制 SLE 具体的发病机制尚未完全清楚。可能在遗传因素、环境因素和 / 或性激素的影响下，外来抗原引起体内 B 细胞活化。易感者因免疫耐受性减弱，B 细胞通过交叉反应与模拟外来抗原的自身抗原相结合，并将抗原呈递给 T 细胞，使之活化，从而使 B 细胞产生大量不同类型的自身抗体，持续产生大量的免疫复合物，引起组织损伤。

【临床表现】

SLE 临床表现多式多样，其起病可为暴发性、急性或隐匿性，变化多端。早期可仅侵犯 1~2 个器官，以后可侵犯多个器官，而使临床表现复杂。大多数患者呈缓解与发作交替过程，因此即使在缓解期也需一定的治疗和随访观察。

1. 全身症状 活动期患者大多数有全身症状。约 90% 患者在病程中有不同热型的发热，以长期低热、中度发热多见。伴有疲倦、乏力、肌痛、食欲下降、体重减轻等。

2. 皮肤与黏膜 约 80% 患者在病程中有皮肤损害。颧部可出现蝶形红色皮疹，偶可为盘状红斑。可有广泛或局限性斑丘疹，常见于日晒部位。也可表现为各式各样的皮疹，如红斑、红点、丘疹、紫癜或紫斑、水疱和大疱等。部分患者有光过敏现象，甚至可诱发 SLE 的急性发作。浅表皮肤血管炎可表现为网状青斑。可有口腔、鼻黏膜无痛性溃疡，脱发、雷诺现象也较常见。

3. 浆膜炎 半数以上的患者在急性发作期出现多发性浆膜炎，包括双侧中小量胸腔积液、心包积液等。

4. 肌肉关节 约 85% 的患者在病程中有关节痛，最常见的关节有指、腕、膝等关节，伴红肿者较少见。常见表现为对称性多关节痛，呈间歇性。关节 X 线片大多正常。可出现肌痛和肌无力，5%~10% 可有肌炎。

5. 肾脏 几乎所有患者的肾组织均有病理变化，有临床表现者 27.9%~70%，可表现为急性蛋白尿、血尿、管型尿、水肿和高血压等，晚期发展至肾衰竭，是 SLE 死亡的常见原因。出现输尿管扩张或肾积水者常有平滑肌受累。

6. 心血管 患者常有心血管表现，其中以心包炎最常见，可为纤维蛋白性心包炎或渗出性心包炎，但心脏压塞少见。约 10% 患者有心肌损害，可有气促、心前区不适、心律失常，心电图有助于诊断，严重者可发生心力衰竭而死亡。SLE 可出现疣状心内膜炎，病理表现为瓣膜赘生物，可以脱落引起栓塞，或并发感染性心内膜炎。可以有冠状动脉受累，表现为心绞痛和心电图 ST-T 改变，甚至出现急性心肌梗死。部分患者可发生周围血管病变，如血栓性静脉炎等。

7. 肺 患者可有胸腔积液，多为中小量、双侧性。SLE 患者肺间质病变主要是急性和亚急性的磨玻璃样改变及慢性期纤维化，表现为发热、干咳、气促。

8. 神经系统 神经精神狼疮(neuropsychiatric lupus，NP-SLE)又称狼疮脑病，可累及中

505

枢神经系统和外周神经系统。中枢神经系统表现包括无菌性脑膜炎、脑血管病变、脱髓鞘综合征、狼疮性头痛、运动障碍、脊髓病、癫痫等。外周神经系统表现有格林-巴利综合征、自主神经病、单神经病、重症肌无力、脑神经病变、神经丛病及多发性神经病等。

9. 消化系统　消化系统症状与肠壁肠系膜的血管炎有关。

10. 血液系统　活动性 SLE 常见有血红蛋白下降，白细胞减少或淋巴细胞绝对数减少。10% 属于 Coombs 试验阳性的溶血性贫血，血小板减少者可发生各系统出血，如鼻出血、牙龈出血、皮肤紫癜、血尿、便血、颅内出血等。部分患者表现为无痛性轻度或中度淋巴结肿大，少数患者有脾大。

11. 干燥综合征　发生 SLE 者可出现继发性干燥综合征，多见于具有抗 SSA 和/或抗 SSB 抗体阳性者。

12. 抗磷脂抗体综合征（antiphospholipid antibody syndrome，APS）　在 SLE 活动期表现为动脉和/或静脉血栓形成，习惯性自发性流产，血小板减少，患者血清出现多种抗磷脂抗体。

13. 眼　约 15% 患者有眼底变化，如出血、视盘水肿、视网膜渗出物等，其病因是视网膜血管炎，影响视力，严重者可在数日内致盲，如及时抗狼疮治疗，多数可逆转。

【辅助检查】

1. 一般检查　血、尿常规的异常显示血液系统和肾脏受损。红细胞沉降率增快显示疾病处于活动期。

2. 自身抗体　患者血清中可检测出多种自身抗体，是 SLE 诊断的标记、疾病活动性的指标。

（1）抗核抗体谱：常见的有抗核抗体（ANA）、抗双链 DNA（dsDNA）抗体、抗可提取核抗原（ENA）抗体。

1）ANA：对 SLE 的敏感性为 95%，是目前常用的 SLE 筛选试验，特异性较低。

2）抗 dsDNA 抗体：诊断 SLE 的标记抗体之一，其滴度与疾病活动性密切相关，也与疾病的预后有关。

3）抗 ENA 抗体谱：是一组临床意义各不相同的抗体。①抗 Sm 抗体：诊断 SLE 的标记抗体之一，特异性 99%，敏感性 25%，有助于早期和不典型患者的诊断或回顾性诊断，与病情活动性不相关；②抗 RNP 抗体：阳性率约 40%，常与 SLE 的雷诺现象和肌炎相关；③抗 SSA（Ro）抗体：与 SLE 中出现光过敏、血管炎、皮损、白细胞减低、平滑肌受累有关；④抗 SSB（La）抗体：临床意义与抗 SSA 抗体相关联，与继发干燥综合征有关，但阳性率较低；⑤抗 rRNP 抗体：常提示有 NP-SLE 或其他重要内脏的损害。

（2）抗磷脂抗体：包括抗心磷脂抗体、狼疮抗凝物、梅毒血清试验假阳性等对自身不同磷脂成分的自身抗体。

（3）抗组织细胞抗体：患者可出现抗血小板相关抗体、抗神经元抗体、抗红细胞膜抗体等。

（4）其他：少数患者可出现 RF 和抗中性粒细胞胞浆抗体。

3. 补体　常用的有总补体（CH50）、C3 和 C4 的检测。补体低下，尤其是 C3 低下常提示有 SLE 活动。C4 低下除表示 SLE 活动性外，尚可能是 SLE 易感性的表现。

4. 病情活动度指标　除上述抗体、补体可反应 SLE 的活动度外，还有症状反复的相应检查（如新发皮疹、CSF 变化、蛋白尿增多）和炎症指标升高（包括 ESR 增快、CRP 升高、血小板计数升高、高 γ 球蛋白血症、类风湿因子阳性等）均提示狼疮活动。

5. 肾活检　病理对狼疮肾炎的诊断、治疗和估计预后，均有价值。

6. 其他　CT 对狼疮梗死性、出血性脑病，X 线对肺部浸润、胸膜炎，超声心动图对心包积液、心肌、心瓣膜病变均有利于早期发现。

【诊断】

美国风湿病学会 1997 年推荐的 SLE 分类标准,在颊部红斑、盘状红斑、光过敏、口腔溃疡、关节炎、浆膜炎、肾脏病变、神经病变、血液学疾病、免疫学异常、抗核抗体 11 项中,如果有≥4 项阳性,除外感染、肿瘤和其他结缔组织病后,则可诊断为 SLE,其特异性为 85%,敏感性为 95%。2012 年系统性红斑狼疮国际协作组(SLICC)对 SLE 的分类诊断标准进行了修订,提高了诊断敏感性,有助于早期诊断。2019 年 EULAR 和 ACR 基于 1997 年 ACR 制定了 SLE 分类标准(表 8-2)。这两组新标准的临床应用尚有待进一步广泛验证。

表 8-2 美国风湿病学会 1997 年推荐的 SLE 分类标准

1. 颊部红斑	固定红斑,扁平或高起,在两颧突出部位
2. 盘状红斑	片状高起于皮肤的红斑,黏附有角质脱屑和毛囊栓,陈旧病变可发生萎缩性瘢痕
3. 光过敏	对日光有明显反应,引起皮疹,从病史中得知或观察到
4. 口腔溃疡	经医生观察到的口腔或鼻咽部溃疡,一般为无痛性
5. 关节炎	非侵蚀性关节炎,≥2 个外周关节,有压痛、肿胀或积液
6. 浆膜炎	胸膜炎或心包炎
7. 肾脏病变	蛋白尿 >0.5g/d 或 +++,或管型(红细胞、血红蛋白、颗粒或混合管型)
8. 神经病变	癫痫发作或精神病,除外药物或已知的代谢紊乱
9. 血液学疾病	溶血性贫血,或血白细胞减少,或淋巴细胞减少,或血小板减少
10. 免疫学异常	抗 ds-DNA 抗体阳性,或抗 Sm 抗体阳性,或抗磷脂抗体阳性(包括抗心磷脂抗体,或狼疮抗凝物,或至少持续 6 个月的梅毒血清试验假阳性,三者中具备一项阳性)
11. 抗核抗体	在任何时候和未使用药物诱发"药物性狼疮"的情况下,抗核抗体滴度异常

【治疗要点】

治疗原则是:活动且病情重者,予强有力的药物控制,病情缓解后,则接受维持性治疗。

1. 一般治疗 非药物治疗很重要,包括:①稳定情绪,使患者对疾病树立乐观情绪;②急性活动期要卧床休息,病情稳定的慢性患者可适当工作,但注意勿过劳;③及早发现和治疗感染;④避免使用可能诱发狼疮的药物,如避孕药等;⑤避免强阳光暴晒和紫外线照射;⑥缓解期才可做防疫注射,但尽量不用活疫苗。

2. 对症治疗 对发热和关节痛者可使用非甾体抗炎药,对高血压、高血脂、高血糖、骨质疏松者等应予以相应的治疗。对有神经精神症状者可给予降低颅内压、抗抑郁、抗癫痫等相应的治疗。

3. 药物治疗

(1)糖皮质激素(简称激素):一般选用泼尼松或甲泼尼龙,只有鞘内注射时用地塞米松。①在诱导缓解期,根据病情,可先试用较大剂量泼尼松,病情稳定后 2 周或疗程 6 周内,逐渐减量。如病情允许,维持治疗量应尽量小于泼尼松每日 10mg。②对于急性暴发性危重 SLE,如急性肾衰竭、狼疮脑病的癫痫发作或明显精神症状、严重溶血性贫血等,可用激素冲击疗法,即用甲泼尼龙 500~1 000mg,溶于 5% 葡萄糖液 250ml 中,缓慢静脉滴注,每天 1 次,连用 3 天。如有需要,一周后可重复使用。由于用药量大,应严密观察药物不良反应。③皮疹可用含糖皮质激素的软膏局部治疗。

(2)免疫抑制剂:活动程度较严重的 SLE,应给予大剂量激素和免疫抑制剂,后者常用的是环磷酰胺(CTX)和吗替麦考酚酯(MMF)。加用免疫抑制剂可抑制 SLE 活动,减少激素用量。

笔记栏

1) CTX冲击疗法:每次剂量0.5~1.0g/m²体表面积,加入0.9%氯化钠溶液250ml内,静脉缓慢滴注,时间要超过1小时。除病情危重每2周冲击1次外,通常3~4周冲击1次,冲击6次后,改为每3个月冲击1次,至活动静止后1年,才停止冲击。冲击疗法比口服疗效好。

2) 吗替麦考酚酯(MMF):临床口服用药,对肾脏的保护作用明显,可明显缓解蛋白尿等肾脏损害,副作用有胃肠道反应、骨髓抑制、感染、致畸等。

3) 其他:其他常用免疫抑制剂有环孢素(CsA)、他克莫司(FK506)、氨甲蝶呤、硫唑嘌呤、来氟米特、羟氯喹、雷公藤多苷等。

4. 其他治疗 目前在临床上根据病情,还可选择静脉注射大剂量免疫球蛋白(IVIG)、血浆置换、造血干细胞或间充质干细胞移植以及生物制剂(主要有贝利木单抗、利妥昔单抗)等。各自都有不同的适应证和禁忌证,需根据病情具体选用。

5. 合并抗磷脂综合征的治疗 临床需要结合具体症状和抗磷脂抗体滴度情况,应用阿司匹林或华法林抗血小板抗凝治疗。对于反复血栓患者,必要时需长期或终身抗凝。

【常用护理诊断/问题】

1. 皮肤完整性受损 与疾病所致的血管炎性反应等因素有关。

2. 疼痛:慢性关节疼痛 与自身免疫反应有关。

3. 口腔黏膜受损 与自身免疫反应、长期使用激素等因素有关。

4. 组织灌注无效:外周组织 与血管痉挛有关。

5. 体温过高 与炎性反应有关。

6. 潜在并发症:狼疮脑病、多系统器官功能衰竭、慢性肾衰竭。

【护理措施】

1. 病情观察

(1) 定期监测体温、血压变化,必要时监测心率、心律,观察有无乏力、体重下降等全身症状。

(2) 观察皮肤受损的起始时间、演变特点,有无伴日光过敏、口眼干燥以及口腔、鼻、指尖和肢体的溃疡,注意手、足的皮肤颜色和温度。

(3) 观察有无食欲缺乏、呕吐、腹痛、腹泻、腹水、呕血、黑便、尿少及肉眼血尿;有无头痛、意识障碍及神经系统损害症状;有无咳嗽、胸痛、气促、呼吸困难、心前区疼痛或不适。观察肢体末梢有无发冷、感觉异常,皮肤有无苍白、发绀等。了解有无关节、肌肉疼痛及其部位、性质等。

2. 起居护理 注意保暖,寒冷天气减少户外活动和工作,避免皮肤在寒冷空气中暴露时间过长。勿用冷水洗手洗脚,应使用温水。在疾病缓解期,患者应逐步增加活动,可参加社会活动和日常工作,但要注意劳逸结合,避免过度劳累。

3. 饮食护理 在营养师的指导下维持患者良好的饮食平衡。鼓励进食高热量、高蛋白质和高维生素饮食,少食多餐,宜软食,忌食芹菜、无花果、蘑菇、烟熏及辛辣等刺激性食物,以促进组织愈合和减少口腔黏膜损伤和疼痛。

4. 用药护理

(1) 肾上腺糖皮质激素:有较强抗炎、抗过敏和免疫抑制作用,能迅速缓解症状,但可能出现机会感染、无菌性骨坏死等。常见的不良反应有满月脸、水牛背、血压升高、血糖升高、电解质紊乱、加重或引起消化性溃疡、骨质疏松,也可诱发精神失常。在服药期间应给予低盐,高蛋白质,含钾、钙丰富的食物,补充钙剂和维生素D。定期测量血压,观察血糖、尿糖变化,以便及早发现药物性糖尿病及医源性高血压。强调按医嘱服药的必要性,不能自行停药或减量,以免引起病情"反跳"。

（2）免疫抑制剂：本类药物不良反应主要有胃肠道反应、肝肾损害、骨髓抑制，临床使用中应特别注意。

1）环磷酰胺：不良反应有胃肠道反应、骨髓抑制导致血白细胞减少、肝损害、出血性膀胱炎、脱发等，在使用时应鼓励患者多饮水，稀释尿液，观察尿液颜色，及早发现膀胱出血情况。定期血检，当血白细胞 $<3.0 \times 10^9/L$ 时，暂停使用。

2）MMF：对白细胞、肝功能影响较小。需用 CTX 治疗的患者，由于血白细胞减少而暂不能使用者，可用本药暂时替代。

3）抗疟药：对血常规、肝功能影响很小，久服可能对视力有影响。氯喹可造成心肌损害。

5. 对症护理

（1）皮肤护理：除常规的皮肤护理、预防压疮措施外，应注意：①有皮疹、红斑或光敏感者，指导患者外出时采取遮阳措施，避免阳光直接照射裸露皮肤，忌日光浴。皮疹或红斑处可遵医嘱用抗生素，做好局部清创换药处理。②保持皮肤清洁干燥，用温水擦洗皮肤，忌用碱性肥皂。③避免接触刺激性物品，如染发烫发剂、定型发胶、农药等。④避免服用诱发本系统疾病的药物，如普鲁卡因胺、肼屈嗪等。

（2）口腔护理：保持口腔清洁，有口腔黏膜破损时，每日晨起、睡前和进餐前后用漱口液漱口，有口腔溃疡者在漱口后用冰硼散或锡类散涂敷溃疡部，可促进愈合。对合并有口腔感染者，遵医嘱局部使用抗生素。

6. 心理护理 患者常有较重的精神负担，鼓励患者说出自身感受，与患者一起分析原因，并评估其焦虑程度。对脏器功能受损、预感生命受到威胁而悲观失望者，应主动介绍治疗成功的病例及治疗进展，鼓励其树立战胜疾病的信心。嘱家属给予患者精神支持和生活照顾。

7. 中医护理 本病属于中医"蝶形流注""周痹"范畴。患者饮食宜清淡、富有营养。忌食羊肉、狗肉、驴肉、鹿肉等温热之品，以防加重内热症状；少食辣椒、青椒、葱、姜、蒜、韭菜等辛辣刺激食物；不宜随意进补，以免加重病情。

【健康教育】

1. 知识宣教 向患者及家属介绍本病的有关知识和自我护理方法，使患者及家属了解本病并非"不治之症"，若能及时正确有效治疗，病情可以长期缓解，过正常生活。注意个人卫生，学会皮肤护理，切忌挤压皮肤斑丘疹，预防皮损和感染。

2. 避免诱因 指导患者要避免一切可能诱发本病的因素，如阳光照射、妊娠、分娩、药物及手术等。明确并排除对治疗本病不利的因素，树立治病信心，保持心情舒畅，为患者创造一个有利于疾病康复的环境。

3. 用药指导 不可擅自改变药物剂量或突然停药，保证治疗计划得到落实。应向患者详细介绍所用药物的名称、剂量、给药时间和方法等，并教会患者观察药物疗效和不良反应。

4. 定期随访 介绍复查的时间和内容，争取病情稳定，长期缓解，减少复发。

5. 生育指导 有生育需求的患者，应在医生指导下，达到病情缓解且停用可能影响妊娠的免疫抑制剂半年以上方可受孕。妊娠期间及产后按照病情需要给予激素、羟氯喹等药物治疗。必要时避免哺乳。

【结语】

SLE 是累及多系统、多器官的自身免疫性结缔组织疾病，最常累及的组织器官是皮肤、关节、肾脏，蝶形红斑是 SLE 典型体征。抗核抗体、抗双链 DNA 抗体、抗 Sm 抗体是重要的免疫学检查指标。重型 SLE 首选糖皮质激素治疗。最具特色的护理措施是皮肤护理。

第五节 特发性炎症性肌病

特发性炎症性肌病（idiopathic inflammatory myositis，IIM）是一组病因不明的横纹肌和皮肤慢性炎症的异质性疾病，以四肢对称性近端肌无力和肌酶升高为主要临床表现。临床包括的疾病较多，常见的有：多发性肌炎（polymyositis，PM）、皮肌炎（dermatomyositis，DM）、包涵体肌炎（inclusion body myositis，IBM）、非特异性肌炎（nonspecific myositis，NSM）和免疫介导的坏死性肌病（immune-mediated necrotizing myopathy，IMNM）等。发病率在0.5/10万~8.4/10万人口，其发病年龄有两个高峰，即10~15岁和45~60岁。

【病因与发病机制】

本病病因未明，目前多认为是某些遗传易感个体在感染与非感染环境因素诱导下，由免疫介导的一组疾病。

1. 遗传因素 对HLA的研究发现，具有HLA-DR$_3$的人患炎症性肌病的风险高，抗Jo-1抗体阳性的患者均有HLA-DR$_{52}$，包涵体肌炎可能与HLA-DR、DR$_6$和DQ$_1$有关。

2. 病毒感染 患者在感染了细小核糖核酸病毒后，可逐渐发生慢性肌炎。动物模型发现病毒在特发性炎症性肌病中的作用。给新生的瑞士鼠注射柯萨奇病毒B$_1$或给成熟的BALB/C鼠注射心肌炎病毒221A，可产生剂量依赖的PM模型。

3. 免疫异常 本组疾病常可检测到自身抗体呈现较高状态，如肌炎特异性抗体（myositis specific antibody，MSA），其中抗Jo-1抗体最常见；PM/DM常伴发其他自身免疫病，如桥本甲状腺炎、突眼性甲状腺肿、1型糖尿病、重症肌无力、系统性红斑狼疮、原发性胆汁性肝硬化、系统性硬化病等。

【临床表现】

特发性炎症性肌病的主要临床表现是对称性四肢近端肌无力。起病隐匿，病情于数周、数月甚至数年发展至高峰。多伴有发热、关节痛、厌食和体重减轻等全身症状。

1. 骨骼肌 其主要临床表现为近端肢体肌无力，部分患者伴有自发性肌痛与肌肉压痛。骨盆带肌受累时出现髋周及大腿无力，难以蹲下或起立，肩胛带肌群受累时双臂难以上举。半数患者可发生颈部肌肉无力，可见吞咽困难。四肢远端肌群受累者少见，眼肌及面部肌肉几乎不受影响。

2. 皮肤 皮疹可出现在肌炎之前、同时或之后，皮疹与肌肉受累程度常不平行。典型皮疹包括：①向阳性皮疹：以上眼睑为中心的眶周水肿性紫红色斑；颈前及上胸部V字形红色皮疹；肩颈后皮疹（披肩征）；②Gottron征：四肢肘、膝关节伸侧面和内踝附近、掌指关节、指间关节伸面紫红色丘疹，逐渐融合成斑片，有毛细血管扩张、色素减退，上覆细小鳞屑；③技工手：部分患者双手外侧掌面皮肤出现角化、裂纹，皮肤粗糙脱屑，如同技术工人的手；④甲周病变：甲根皱襞可见不规则增厚，毛细血管扩张性红斑，其上常见瘀点。本病皮疹通常无瘙痒及疼痛，缓解期皮疹可完全消失，或遗留皮肤萎缩、色素沉着或脱失、毛细血管扩张或皮下钙化。皮疹多为暂时性，但可反复发作。

3. 其他 可出现肺脏受累，如间质性肺炎、肺纤维化、吸入性肺炎等；部分患者可见心脏改变，如无症状性心电图改变、心律失常，甚至继发于心肌炎的心力衰竭。少数可累及肾脏，出现蛋白尿、血尿、肾衰竭等。PM/DM可伴发恶性肿瘤，以DM为多，可先于肿瘤1~2年，也可同时或晚于肿瘤出现。常见肺癌、卵巢癌、胃肠道癌、淋巴癌。

包涵体肌炎多见于中老年人，起病隐匿，进展缓慢，是原因未明的特发性慢性炎症性肌病,四肢远、近端肌肉均可累及,多为无痛性,可表现为局限性、远端、非对称性肌无力,通常腱反射减弱或消失,20%患者出现吞咽困难。随着肌无力的加重,常伴有肌萎缩,肌电图呈神经或神经肌肉混合改变。本病的特征性病理变化是肌细胞质和/或核内有嗜碱性包涵体和镶边空泡纤维,电镜下显示肌纤维内有管状细丝或淀粉样细丝包涵体。

【辅助检查】

1. 一般检查 血常规可见轻度贫血、白细胞正常或增高、红细胞沉降率增快、肌酐下降、血清肌红蛋白增高、尿肌酸排泄增多。

2. 血清肌酶谱 肌酸激酶(CK)、天门冬氨酸氨基转移酶(AST)、丙氨酸氨基转移酶(ALT)、醛缩酶(ALD)、乳酸脱氢酶(LDH)增高,尤以 CK 升高最敏感。CK 虽然可以用来判断病情的进展情况和治疗效果,但是与肌无力的严重性并不完全平行。

3. 自身抗体 大部分患者 ANA 阳性,部分患者 RF 阳性。近年发现了一类肌炎特异性抗体(MSA):①抗氨酰 tRNA 合成酶抗体(抗 J_o-1、EJ、PL-12、PL-7 和 OJ 抗体):其中检出率较高的为抗 J_o-1 抗体,PM 患者阳性率可达 30%,DM 患者阳性率为 10%;②抗 SRP 抗体:此抗体阳性虽对 PM 更具特异性,但敏感性很差,仅 4% 左右;③抗 Mi-2 抗体:是对 DM 特异的抗体,其阳性率约为 21%,此抗体阳性者 95% 可见皮疹,但肺间质病变少见,预后较好。

4. 肌电图 本病约 90% 病例出现肌电图异常,典型肌电图呈肌源性损害:表现为低波幅,短程多相波;插入(电极)性激惹增强,表现为正锐波,自发性纤颤波;自发性、杂乱、高频放电。故肌电图可早期发现肌源性病变,对肌源性和神经性损害有鉴别诊断价值。

5. 肌活检 约 2/3 病例呈典型肌炎病理改变;另 1/3 病例肌活检呈非典型变化,甚至正常。免疫病理学检查有利于进一步诊断。

【诊断】

临床采用 2004 年欧洲神经肌肉病中心(ENMC)和美国肌病研究协作组发布的 IIM 分类诊断标准:①四肢对称性近端肌无力;②肌酶谱升高;③肌电图示肌源性改变;④肌活检异常;⑤皮肤特征性表现。以上 5 条全具备为典型 DM;仅具备前 4 条为 PM;前 4 条具备 2 条加皮疹为"很可能 DM";具备前 4 条中 3 条为"很可能 PM";前 4 条中 1 条加皮疹为"可能 DM";仅具备前 4 条中 2 条者为"可能 PM"。在诊断前应排除感染、代谢性疾病、内分泌疾病、肌营养不良、肉芽肿性肌炎、横纹肌溶解、重症肌无力、药物和毒物诱导的肌病症状等。

【治疗要点】

炎症性肌病的治疗应遵循个体化原则,治疗用药首选糖皮质激素。对重症者可用甲泼尼龙静脉滴注,一般病例可口服中等剂量泼尼松(龙)。对糖皮质激素反应不佳者可加用免疫抑制剂联合治疗,包括氨甲蝶呤、环磷酰胺、环孢素、他克莫司或吗替麦考酚酯。皮肤损害者可加用羟氯喹。对危重症状可用甲泼尼龙冲击、免疫抑制剂、大剂量免疫球蛋白静脉冲击治疗。重症患者应卧床休息,适时增加运动量,促进肌力恢复。

【常用护理诊断/问题】

1. 躯体活动障碍 与肌无力、肌萎缩、关节疼痛有关。

2. 皮肤完整性受损 与血管炎性反应、免疫功能缺陷引起皮肤损害有关。

3. 疼痛:关节疼痛 与关节炎性反应有关。

【护理措施】

1. 病情观察

(1) 了解患者肌肉疼痛的部位、程度、肌力的大小、关节症状,皮疹的部位、性质、程度等,以判断病情轻重及疗效好坏。

(2) 注意整体状况,如有无发热、呼吸困难、吞咽困难、便秘、心律失常等,及时给予适当的处理。

2. 起居护理 急性活动期,有肌肉疼痛、肿胀、无力、关节疼痛者,应卧床休息,以减轻肌肉负荷。待病情稳定后,有计划地进行锻炼,活动量应由小到大,循序渐进。对肌无力的肢体可协助被动运动。

3. 饮食护理 给予高蛋白质、高维生素的饮食。饮食宜温热,富于营养、易消化,忌生冷、辛辣、寒凉等刺激性食物,如辣椒、冷饮等。对吞咽困难者给予半流质或流质饮食,必要时给予鼻饲。

4. 对症护理 局部皮肤护理:急性期患者皮肤红肿,局部应保持清洁干燥,避免抓擦。有水疱时用炉甘石洗剂外涂,有渗出时可用 3% 硼酸溶液湿敷,有感染者可对症消炎、清创换药。

5. 用药护理 参见本章第三节"用药护理"。

6. 心理护理 鼓励患者说出自身感受,与患者一起分析原因,并评估其焦虑程度。对脏器功能受损、预感生命受到威胁而悲观失望者,应主动介绍治疗成功的病例及治疗进展,鼓励其树立战胜疾病的信心。鼓励患者家属多与患者沟通,一起制订治疗及康复计划。

7. 中医护理 本病属于中医"痿证"范畴。其病因为风、寒、湿、热、痰、瘀等邪气痹阻经脉。可采用局部温热疗法,如灸法、熏蒸、热敷、拔火罐等,以缓解症状。

【健康教育】

1. 知识宣教 帮助患者及家属了解疾病的性质、病程和治疗方案,做好长期治疗的准备。

2. 生活指导 强调休息和治疗性锻炼的重要性,养成良好的生活方式和持续性锻炼,增强机体的抗病能力。

3. 用药指导 坚持遵医嘱服药,指导用药方法和注意事项,不要随便停药、换药、增减剂量。坚持治疗,减少复发。

4. 定期随访 如出现呼吸肌无力、吞咽困难等情况时,提示病情变化,应及早就医,以免重要脏器受损。

【结语】

特发性炎症性肌病是一组侵犯四肢近端肌肉的非化脓性炎症性疾病,主要表现为对称性四肢近端无力,可伴有皮疹。实验室检查可见血清肌酶显著增高,肌电图显示炎症性肌病改变。治疗时首选肾上腺糖皮质激素。对症护理时适当休息与锻炼,注意保护受损皮肤,用药护理时关注药物的副作用。

第六节 强直性脊柱炎

强直性脊柱炎(ankylosing spondylitis,AS)是以中轴关节慢性炎症为主的风湿病,是血清阴性脊柱关节病中常见的临床类型。临床表现以中轴关节受累为主,可伴发关节外表现,严重者可出现关节强直和脊柱畸形。

本病好发于 20~30 岁的男性,20% 左右患者有家族聚集倾向。我国患病率约 0.25%。

【病因与发病机制】

1. 遗传 一般认为,本病与 MHC I 类基因 HLA-B27 呈强关联。目前已发现 AS 与 HLA-B27 的数个亚型呈正相关。

2. 环境因素 一般认为 AS 可能和志贺菌、沙门菌、泌尿生殖道沙眼衣原体、结肠耶尔森菌等某些肠道病原体感染有关。推测认为这些病原体可能激发了机体的炎症反应及免疫应答,造成组织损伤而引起疾病。

【临床表现】

强直性脊柱炎一般起病比较隐匿,早期可无任何临床症状。16 岁以前发病者称幼年型 AS,40 岁以后发病者称晚发型 AS,临床表现多不典型。男女发病比例约为 1∶1,男性病情较重。

1. 症状　约 90%AS 患者最先表现为骶髂关节炎,早期首发症状多见下腰背痛伴有晨僵,也可表现为单侧、双侧或交替性臀部、腹股沟向下肢放射性酸痛等。症状在久坐时或夜间休息较重,活动后缓解,对非甾体抗炎药反应良好。一般持续大于三个月。其他部位附着点炎多见足跟、足掌部疼痛,也可见膝关节、髂嵴、大转子和坐骨结节、胸肋连接、脊椎骨突等部位。

部分患者首发症状可以是下肢大关节疼痛,如髋、膝或踝关节,多为非对称性、反复发作,可有骨关节破坏。幼年起病者,可伴或不伴有下腰背痛。

关节外症状包括:葡萄膜炎或虹膜炎,发生率 30% 左右;升主动脉根和主动脉瓣病变以及心传导系统异常的发生率为 1%~33%。偶有肾功能异常、间质性肺炎、下肢麻木、感觉异常、肌肉萎缩和淀粉样变。

随着病情进展,整个脊柱常自下而上发生强直,关节疼痛减轻,而各脊柱段及关节活动受限和畸形,胸廓活动也受限。晚期病例常伴有骨密度下降甚至严重骨质疏松,易发生骨折。

2. 体征　常见体征包括骶髂关节压痛,脊柱前屈、后伸、侧弯和转动受限,胸廓活动度降低,枕墙距 >0 等。

【辅助检查】

1. 实验室检查　90% 左右的患者 HLA-B27 阳性,其他无特异性免疫指标,RF 阴性。活动期可有炎性指标(红细胞沉降率、C 反应蛋白、免疫球蛋白如 IgA 等)升高。

2. 影像学检查　骶髂关节炎是诊断的关键。

(1) 常规 X 线检查:临床常规骨盆正位像,可以观察骶髂关节炎,了解病变的部位、程度等。全脊柱尤其腰椎是脊柱最早受累的部位,通过观察脊柱的 X 线表现,了解有无骨质疏松、韧带钙化、椎体方形变、"竹节样脊柱"以及脊柱生理曲度改变等。

(2) MRI 和 CT 检查:骶髂关节和脊柱的 MRI 检查,能显示关节和骨质、韧带等结构的急、慢性炎症改变以及周围韧带、骨质、关节等结构改变,能比 CT 更早发现骶髂关节炎。CT 分辨力优于 X 线片。

【诊断要点】

临床常用 1984 年修订的纽约标准,内容包括:

1. 临床标准　①腰痛、晨僵 3 个月以上,活动改善,休息无改善;②腰椎额状面和矢状面活动受限;③胸廓活动度低于相应年龄、性别的正常人。

2. 影像学标准　双侧≥Ⅱ级或单侧Ⅲ~Ⅳ级骶髂关节炎。

骶髂关节炎 X 线诊断标准分为 5 期:0 级为正常骶髂关节;Ⅰ级为可疑;Ⅱ级为轻度异常,骶髂关节边缘模糊,局限硬化、侵蚀,关节间隙无改变;Ⅲ级为明显异常,伴有≥1 项变化:近关节侵蚀、硬化、关节间隙变窄 / 增宽、骨质破坏或部分强直;Ⅳ级为严重异常,完全性关节强直。

诊断:

(1) 肯定 AS:符合放射学标准和 1 项(及以上)临床标准者;

(2) 可疑 AS:符合 3 项临床标准,或符合放射学标准而不伴有临床标准者。

笔记栏

【治疗要点】

2011年国际脊柱关节炎专家评估协会（ASAS）/欧洲抗风湿联盟（EULAR）针对 AS 给出了最新治疗和管理建议:AS 需要多学科联合治疗,治疗目标是控制症状和炎症,最大程度提高生活质量,避免远期关节畸形,保持社交能力;治疗同时兼顾药物和非药物治疗。

1. 非药物治疗　AS 的非药物治疗包括患者教育、规律锻炼、物理治疗等。针对性的体育锻炼可保持脊柱的生理弯曲,保持胸廓活动度,保持骨密度和强度。理疗一般可用热疗,以增加局部血液循环,使肌肉放松,减轻疼痛。平时患者还需要注意站、坐、卧的正确姿势,睡硬板床、低枕,避免剧烈运动和过度负重。

2. 药物治疗

（1）非甾体抗炎药:有疼痛和晨僵症状的 AS 患者可作为一线用药,有持续活动性症状患者可用于维持治疗。有消炎止痛、减轻僵硬和肌肉痉挛作用。如症状缓解不明显或有禁忌证或不能耐受者,可考虑使用其他(如对乙酰氨基酚、阿片类药物等)镇痛药。

（2）抗 TNF 拮抗剂:此类药物是治疗 AS 的一线用药。肿瘤坏死因子(TNF-α)拮抗剂(如益赛普、阿达木单抗等)是目前治疗 AS 等脊柱关节疾病的首选药物,有条件者应尽量选择。

（3）控制疾病抗风湿药:临床常用柳氮磺吡啶、氨甲蝶呤治疗 AS 中轴病症,但其有效性仍需研究。对外周关节炎可应用柳氮磺吡啶。

（4）肾上腺皮质激素:一般情况下不用肾上腺皮质激素治疗 AS,但对急性眼葡萄膜炎或肌肉关节炎,可考虑用肾上腺皮质激素局部注射。

（5）其他:近年来,也有使用沙利度胺(反应停)和帕米膦酸钠等药物进行治疗,一般不作为一线药物。植物药的疗效有待研究。

3. 手术治疗

严重脊柱驼背、畸形,待病情稳定后可作脊柱矫形术,改善严重畸形。对于髋关节病变导致的难治性疼痛或关节残疾伴有放射学证据的结构破坏,应考虑全髋关节置换术。

【常用护理诊断/问题】

1. 疼痛:关节疼痛　与关节炎性反应有关。

2. 有废用综合征的危险　与关节炎反复发作、疼痛和关节骨质破坏有关。

3. 预感性悲哀　与疾病久治不愈、关节可能致残、影响生活质量有关。

4. 生活自理缺陷　与关节功能障碍、疼痛、疲乏有关。

5. 躯体移动障碍　与关节炎反复发作、疼痛和关节强直有关。

6. 知识缺乏:缺乏疾病的治疗和自我护理的知识。

【护理措施】

1. 病情观察　了解患者腰背部关节疼痛的部位、疼痛性质和活动受限的程度,有无畸形、晨僵及程度、持续时间,以判断病情轻重及疗效好坏。

2. 起居护理　保持病室温暖、干燥,适当通风。避免创伤及穿紧身衣服,女性患者避免穿高跟鞋。疾病活动期以被动运动为主,缓解期可进行主动与被动运动,但应避免剧烈运动。保持正确的坐姿及站姿,避免身体屈曲,休息睡硬板床,低枕,以平卧位为主。

3. 饮食护理　以高蛋白质、高营养的食物为主,同时补充维生素和钙质。避免不洁饮食,不喝生水。本病饮食宜温热,富营养、易消化,忌生冷。秋冬季节可食用羊肉、葱姜等温热性食物,少食或不食螃蟹、鱼类、贝类等水产品,莲藕、荸荠、西瓜、梨等凉性蔬菜水果也应少食。

4. 用药护理　对患者和家属进行正规服药的宣教,告知其按时服药的重要性,不得随意增减药物。

（1）非甾体抗炎药：有胃肠不良反应，严重者可出现上消化道出血。应饭后服用，减轻对胃肠道的刺激，必要时配合抑酸剂或胃黏膜保护剂。

（2）抗 TNF 拮抗剂：其主要不良反应包括：注射部位皮疹、感染（尤其是结核感染）、长期使用淋巴系统肿瘤患病率增加等，在使用前应做详细检查，使用中密切观察，排除感染可能。

（3）控制疾病抗风湿药：因此类药物起效较慢，应事先向患者解释。氨甲蝶呤（MTX）不良反应有肝损害、胃肠道反应、骨髓抑制等，停药后多能恢复。应饭后服用，减轻对胃肠道的刺激，并定期监测肝肾功能、血常规。

5. 对症护理

（1）晨僵：清晨起床背脊僵硬时，可以用热水浴来改善。

（2）腰背痛：理疗一般可用热疗，对于缓解局部疼痛有部分疗效。如热水浴、水盆浴或淋浴、矿泉温泉浴等，以增加局部血液循环，使肌肉放松，减轻疼痛，有利于关节活动，保持正常功能，防止畸形。

（3）功能锻炼：对 AS 患者而言，最佳的锻炼方式是游泳。可保持脊柱的生理弯曲，防止畸形。保持胸廓活动度，维持正常的呼吸功能。保持骨密度和强度，防止骨质疏松和肢体废用性肌肉萎缩等。患者可根据个人情况采取适当的运动方式和运动量。如疼痛持续 2h 以上不能恢复，则表明运动过度，应适当减少运动量或调整运动方式。

6. 心理护理　加强与患者和家属的沟通，使其了解疾病的性质、大致病程、可能采用的措施以及将来的预后，以增强抗病的信心和耐心，取得他们的理解和密切配合。保持情绪乐观，消除紧张、焦虑、抑郁和恐惧的心理。

7. 中医护理　本病属于中医"痹证"范畴。风、寒、湿等邪气痹阻经脉是本病主要病机。其病变多累及肢体筋骨、肌肉、关节，日久也可累及脏腑。中医护理技术可有效缓解患者症状。可采用局部温热疗法，如灸法、熏蒸、热敷、拔火罐等。轻症患者适当锻炼，如打太极拳、做五禽戏；病重者可经常拍打患肢，以促进肢体气血运行。

【健康教育】

1. 生活指导　居室保持温暖干燥，尽量避免寒冷、潮湿，以防症状复发。胃肠道及泌尿道的感染常诱发脊柱炎，故应该注意饮食卫生，多喝开水，多吃蔬菜水果，避免憋尿及便秘。戒烟、限酒。

2. 行为指导　应避免强力负重，使病变加重。避免长时间维持一个姿势不动。若要久坐，至少每小时活动十分钟。勿用腰背束缚器（会减少活动），使脊柱炎恶化。睡眠时宜卧硬板床、低枕、平躺，坐、立时尽量保持背部直立。

3. 定期随访　注意其他家族成员有无强直性脊柱炎的症状，如下背酸痛，晨间僵硬等。若有，应尽早就医。

【结语】

强直性脊柱炎是一种主要侵犯骶髂关节、脊柱中轴关节的慢性炎症性风湿病，青年男性多发。早期主要侵犯骶髂关节，可出现下腰背炎性疼痛、晨僵，晚期可形成脊柱强直及畸形。辅助检查影像学可见骶髂关节病变。治疗时非药物治疗与药物治疗并重。非甾体抗炎药与 TNF 拮抗剂均为一线用药。对症护理时注意保护关节功能，适当休息与锻炼。用药护理时关注药物的副作用。

（钱　鑫）

复习思考题

案例一：患者赵女士，38 岁，公司职员。因双手多关节肿痛伴晨僵 1 年，加重 1 周就诊。

患者 1 年前受凉后出现双手掌指、近指关节、双腕关节对称性肿痛,伴有晨僵约 1.5 小时。自行服用止痛药(具体不详)可以缓解,停药后仍有肿痛。后反复发作数次。1 周前因接触冰水再次发作,较前加重。发病以来无皮疹,无发热,无明显口干、眼干。饮食可,大小便正常。体重无明显变化。既往体健,月经史正常,育有一子,体健。

身体评估:T 36.5℃,P 80 次/min,R 18 次/min,BP 120/70mmHg。一般情况可,营养中等。腹平软,无压痛反跳痛,全腹未触及包块,肝脾肋下未触及,墨菲征(−),移动性浊音无,肠鸣音正常,双下肢无水肿。右肘关节外侧有一直径约 1cm 圆形结节。

辅助检查:类风湿因子(+),抗 CCP 抗体(+),红细胞沉降率 45mm/h,C 反应蛋白 56mg/dl,手 X 线片显示关节间隙狭窄。

入院诊断:类风湿关节炎。

问题:

1. 你能解释患者关节疼痛肿胀的原因吗?

2. 为更好地护理患者,还需要进行哪些心理和社会方面的评估?

3. 为减轻关节肿痛的症状,可采取哪些中西医护理措施?

4. 请列出三个主要的护理诊断/问题,并进行重要性排序和说明排序的理由。

5. 请提出针对首优护理诊断的护理措施及其措施依据。

案例二:患者王女士,30 岁,卡车司机。因双膝关节疼痛 1 年,发热伴面部蝶形红斑 1 个月就诊。患者 1 年前间断出现双膝关节疼痛,无明显关节肿胀,伴有肌肉酸痛,偶有发热。近 1 个月来出现面部蝶形红斑,面颊部稍有水肿,局部皮温升高。近 1 年来反复出现口腔溃疡。未做过系统检查。发病以来常感乏力,疲倦,食欲缺乏。无皮肤出血,无其他皮疹。大小便正常。

身体评估:T 38.5℃,P 94 次/min,R 20 次/min,BP 122/70mmHg。一般情况可,营养中等。面部水肿,口腔黏膜有溃疡。腹平软,腹软无压痛,肝肋下 2cm,脾肋下 4cm,移动性浊音(−),肠鸣音正常。双膝关节肿胀,有轻度压痛,双下肢轻度水肿。辅助检查:尿蛋白(+),ANA(+),抗 Sm 抗体(+)。

入院诊断:系统性红斑狼疮。

问题:

1. 患者的疾病损害到了哪些系统?

2. 为更好地护理患者,还需要进行哪些心理和社会方面的评估?

3. 为减轻关节疼痛症状,可采取哪些中西医护理措施?

4. 请列出三个主要的护理诊断/问题,并进行重要性排序和说明排序的理由。

5. 请提出针对首优护理诊断的护理措施及其措施依据。

扫一扫,
测一测

第九章

神经系统疾病患者的护理

第一节　概　　述

神经系统疾病系指神经系统的脑、脊髓、周围神经和肌肉,由已知的炎症、肿瘤、血管、外伤、代谢等原因和不明原因引起的疾病,主要表现为运动、感觉和反射障碍,如病变累及大脑时,常出现意识障碍与精神症状。神经系统疾病具有起病急、病情重、症状广泛而复杂的特点,是导致人类死亡和残障的主要原因之一。据统计,在我国城市居民主要疾病死因中,神经系统疾病中的脑血管病居第三位,仅次于恶性肿瘤和心脏病,其发病率、致残率都居第一。

一、神经系统的结构和功能

神经系统由中枢神经系统和周围神经系统组成。

【中枢神经系统】

包括脑和脊髓。脑又可分为大脑、间脑、脑干和小脑等部分。脊髓由含有神经细胞的灰质和上、下行传导束的白质组成,为脑干向下延伸部分。中枢神经系统组成见图 9-1。

1. 大脑　大脑半球的表面由大脑皮质所覆盖,皮质表面有脑沟和脑回,内部为白

图 9-1　中枢神经系统组成

质、基底核和侧脑室。双侧大脑半球由胼胝体连接。大脑还包括位于大脑外侧裂深部的岛叶和位于半球内侧面的边缘系统。双侧大脑半球的功能不完全对称,按功能分优势半球和非优势半球。优势半球为在语言、逻辑思维、分析综合和计算功能等方面占优势的半球,多位于左侧,只有少部分左利手在右侧;非优势半球多为右侧大脑半球,主要在音乐、美术、综合能力、空间、几何图形和人物面容的识别及视觉记忆功能等方面占优势。

大脑半球又分为额叶、顶叶、颞叶、枕叶、岛叶和边缘叶。额叶位于中央沟前方和外侧裂上方,主要功能与精神、语言和随意活动有关,受损时可引起随意运动、语言和精神活动障碍。顶叶位于中央沟之后,顶枕沟以前和外侧裂延线的上方,与躯体感觉、味觉和语言等有关,受损时主要产生皮质性感觉障碍、失用和失认症等。颞叶位于外侧裂下方,顶枕裂前方,与听觉、语言和记忆有关,颞叶病变时主要引起听觉、语言、记忆及精神活动障碍。枕叶位于顶枕沟和枕前切迹连线的后方,与视觉信息的整合有关,损害时主要出现视觉障碍。岛叶又称脑岛,位于外侧裂深面,主要与内脏感觉和运动有关,损害时多引起内脏运动和感觉的障碍。边缘叶由半球内侧面位于胼胝体周围和侧脑室下角底壁的一圆弧结构构成,并与杏仁核、丘脑前核、下丘脑等构成边缘系统,边缘系统与网状结构和大脑皮质有广泛联系,参与高级神经、精神和内脏的活动,损害时出现情绪变化、记忆丧失、意识障碍、幻觉、行为异常和智能改变。

内囊是宽厚的白质层,位于尾状核、豆状核和丘脑之间。内囊聚集了大量的上下行传导束,特别是锥体束在此高度集中,如完全损害,病灶对侧可出现偏瘫、偏身感觉障碍及偏盲,称为"三偏"综合征。

基底神经节又称基底核,位于大脑白质深部,是锥体外系统的中继站,与大脑皮质及小脑协同调节随意运动、肌张力和姿势反射,也参与复杂行为的调节。基底核病变主要产生运动异常(动作增多或减少)和肌张力改变(增高或降低)。

2. 间脑　位于两侧大脑半球之间,是脑干与大脑半球连接的中继站。包括丘脑、上丘脑、下丘脑和底丘脑四部分。丘脑是除嗅觉以外的感觉纤维上升至大脑的三级神经元所在地,其破坏性病灶可致对侧偏身感觉减退或消失;刺激性病灶可引起偏身疼痛,称丘脑性疼痛。下丘脑主要对体温、摄食、水钠平衡和内分泌活动进行调节,同时也参与情绪活动。上丘脑病变常见于松果体肿瘤,出现由肿瘤压迫中脑四叠体引起的帕里诺综合征。底丘脑参与锥体外系的功能,损害时可出现对侧偏身投掷运动。

3. 脑干　包括中脑、脑桥和延髓,内部结构主要有神经核、上下行传导束和网状结构。脑干是生命中枢,其功能是维持机体生命,包括心跳、呼吸、消化、睡眠等重要生理功能。脑干损伤可致呼吸障碍、昏迷、瘫痪、感觉障碍和自主神经系统功能异常。

4. 小脑　位于颅后窝,由两侧小脑半球和小脑蚓部组成。主要维持躯体平衡,控制姿势步态,调节肌肉张力和协调随意运动的准确性。病变时主要出现共济失调。

5. 脊髓　位于椎管内,略呈扁圆柱体,由含有神经细胞的灰质和含上、下行传导束的白质组成。脊髓共发出31对脊神经分布到四肢和躯干;同时也是神经系统的初级反射中枢。主要的脊髓反射包括牵张反射和屈曲反射。脊髓的功能主要包括传导功能和反射功能两方面。脊髓损害的临床表现主要为运动障碍、感觉障碍、反射异常和自主神经功能障碍,前两者对脊髓病变水平的定位很有帮助。

【周围神经系统】

周围神经系统主要包括12对脑神经和31对脊神经。脑神经见图9-2。

1. 脑神经　①嗅神经(Ⅰ):分布于鼻黏膜,主要功能为传导嗅觉,病变可导致嗅觉丧失和幻嗅;②视神经(Ⅱ):发源于视网膜神经节细胞层,主要传导视觉,病变可导致视力障碍、视野缺损及视盘异常;③动眼神经(Ⅲ):支配上睑提肌、上直肌、下直肌、内直肌、下斜肌、瞳

图 9-2 脑神经

孔括约肌和睫状肌,病变可导致眼外斜视、上睑下垂、瞳孔对光反射消失及瞳孔散大等;④滑车神经(Ⅳ):支配上斜肌,可调节眼球运动,受损时眼不能向外下斜视;⑤三叉神经(Ⅴ):主要功能是支配颜面部感觉和咀嚼运动,损伤可致头面部皮肤、口鼻黏膜、牙龈等部位感觉障碍,角膜反射消失,咀嚼肌瘫痪、萎缩,张口时下颌偏向患侧;⑥展神经(Ⅵ):支配外直肌,受损时引起外直肌瘫痪,产生内斜视;⑦面神经(Ⅶ):支配除咀嚼肌和上睑提肌以外的面肌以及耳部肌、枕肌、颈阔肌、镫骨肌等,损伤主要导致面肌瘫痪,表现为双侧额纹消失、不能闭眼、鼻唇沟变浅,口角偏向健侧,泪腺、下颌下腺、舌下腺等腺体分泌障碍及舌前部味觉障碍;⑧前庭蜗神经(Ⅷ):又称位听神经,主要功能是传导听觉和保持平衡,损伤表现为患侧听力障碍和前庭平衡功能障碍,可出现眩晕和眼球震颤;⑨舌咽神经(Ⅸ):主要功能是主管味觉、唾液的分泌和吞咽、呕吐反射,损伤可出现腮腺分泌障碍,咽后与舌后 1/3 感觉障碍,咽反射消失,舌后 1/3 味觉丧失;⑩迷走神经(Ⅹ):主管咽部的感觉和运动,调节内脏活动,与呕吐反射活动有关,损伤可表现为发音困难、声音嘶哑、呛咳、吞咽障碍、心动过速和内脏活动障碍;⑪副神经(Ⅺ):主要功能是支配头部转动和举肩运动,损伤可致胸锁乳突肌瘫痪、斜方肌瘫痪;⑫舌下神经(Ⅻ):主要支配舌肌运动,损伤可出现舌肌瘫痪、萎缩,伸舌时舌尖偏向患侧。

2. 脊神经 共 31 对,包括:颈神经 8 对,胸神经 12 对,腰神经 5 对,骶神经 5 对,尾神经1对。脊神经在皮肤的分布有明显的节段性。如T_2分布于胸骨角水平;T_4分布于乳头平面,T_6分布于剑突水平,T_8分布于肋弓下缘,T_{10}分布于脐水平,T_{12}和L_1分布于腹股沟水平。

周围神经分布于体表、骨、关节和骨骼肌的为躯体神经;分布于内脏、血管、平滑肌和腺体的为内脏神经。多数周围神经为混合神经,包含感觉纤维、运动纤维、交感纤维、副交感纤维等。由于内脏神经的传出部分专门支配不能直接受人意识控制的平滑肌、心肌和腺体的运动,故又将内脏传出神经称为自主神经。自主神经又根据形态和功能分为交感神经和副交感神经。

二、神经系统疾病患者的护理评估

【病史】

1. 现病史　包括发病后到本次就诊时症状发生和演变的过程,各种症状发生的时间关系和相互关系,以及发病前的诱因和前驱症状。

(1) 起病情况:评估患者的起病方式是急性、亚急性或慢性,发作性还是持续性;有无精神创伤、受凉、过度劳累等诱因;有无感染、中毒、创伤、先天畸形等相关因素;有无高血压、糖尿病等与神经系统疾病相关的疾病。

(2) 主要症状及伴随症状:神经系统疾病的常见症状有头痛、意识障碍、言语障碍、运动障碍等,需评估上述症状出现的时间、顺序、持续时间和严重程度等;还应询问患者有无头晕、恶心、呕吐等伴随症状;是否出现外伤、压力性损伤、感染等并发症。

(3) 诊治经过:询问患者自发病以来的诊疗经过,包括做过何种检查及检查结果、服过何种药物,其剂量、用法、疗程、疗效与不良反应等。

2. 既往史及家族史　评估患者的健康状况。其内容包括:既往健康状况、所患疾病情况、预防接种史、手术史、中毒史、过敏史等。此外,还应评估患者父母、兄弟姊妹及子女健康状况,重点评估与现病史有关的过去史和家族遗传史,如脑卒中前可能反复出现短暂性脑缺血发作;癫痫、周期性瘫痪、偏头痛等可能与家族遗传有关,应予以评估。

3. 个人史及婚育史　询问患者的居住条件、周围环境、文化程度、职业、是否到过疫区、生活习惯、性格特点、左(或右)利手等,还可进一步询问可能接触到的化学物质,有无烟酒嗜好和具体情况,是否存在吸毒和药物滥用史,有无冶游史,是否有过应激事件。儿童应注意围生期、疫苗接种和生长发育情况等。女性患者应询问月经史和婚育史等。

【心理 - 社会状况】

1. 对疾病的认识　评估患者对疾病的病因、表现、治疗及预后知识的了解程度,如脑出血患者是否了解改变生活方式对预防疾病复发的重要性。

2. 患者的心理状况　评估患病对患者日常生活、工作、学习的影响,患者能否正确面对,有无负性情绪,性格特点如何,人际关系与环境适应能力如何。

3. 社会支持系统　了解患者的家庭情况、经济状况、教育背景;家属对患者的关心、支持以及对疾病的认知程度;患者的医保、社保情况;出院后继续就医的条件等。

【身体评估】

1. 一般状态　评估患者的生命体征、体位、姿势、步态、皮肤黏膜、头面部和脊柱四肢等。脑炎、脑膜炎等感染性疾病可出现高热;不同水平脑损害可出现潮式呼吸等呼吸节律异常;血压显著升高,见于颅内压增高、高血压脑病等。

2. 头、面和颈部

(1) 头颅部:观察头颅大小、有无畸形;头部有无压痛、触痛、隆起、凹陷,婴儿需检查囟门是否饱满,颅缝有无分离等;头部有无叩击痛;颅内血管瘤、血管畸形、大动脉部分阻塞时,病灶上方是否可闻及血管杂音。

(2) 面部及五官:观察有无面部畸形、面肌抽动或萎缩、色素脱失或沉着;观察眼部有无眼睑下垂、眼球内陷或外凸和角膜溃疡;有无鼻部畸形、鼻窦区压痛、口部唇裂、疱疹等。观察瞳孔的直径、形状、双侧是否等大、等圆及瞳孔对光反射情况。双侧瞳孔缩小提示有机磷中毒、脑桥出血和吗啡类中毒等。单侧瞳孔缩小见于 Horner 征,如延髓背外侧综合征或颈内动脉夹层等。双侧瞳孔散大和对光反射消失提示中脑受损、脑缺氧和阿托品类中毒等。一侧瞳孔散大、固定提示该侧动眼神经受损,常为钩回疝所致。双侧瞳孔不等大可能有脑疝形成。眼底视盘水肿,为颅内压增高表现。

(3) 颈部:观察双侧是否对称,有无疼痛、颈强直、活动受限、姿态异常(如痉挛性斜颈、强迫头位等)和双侧颈动脉搏动是否对称。强迫头位及颈部活动受限见于后颅窝肿瘤、颈椎病变,颈动脉狭窄者颈部可闻及血管杂音。严重肌无力患者坐或立位时,可表现为头部低垂。

3. 四肢及躯干 注意脊柱有无前凸、后凸、侧弯畸形,有无脊柱强直和脊柱膨出,棘突隆起、压痛和叩击痛。四肢有无肌萎缩、疼痛、压痛等;有无指(趾)发育畸形、弓形足;有无神经肌肉震颤。

4. 意识状态 判断意识状态常用 Glasgow 昏迷评定量表,评估意识障碍的程度,从睁眼反射、语言反应和运动反应三方面进行评分,最高 15 分表示意识清醒,≤8 分表示昏迷,最低 3 分,分数越低表明意识障碍越严重。临床上还可通过患者的言语、对疼痛的刺激、瞳孔对光反射、吞咽反射、角膜反射等来评估患者意识障碍的程度。

5. 运动功能 包括观察肌容积、肌张力、肌力、不自主运动、共济失调等。肌张力降低见于周围性神经炎及小脑病变等;肌张力增高,可分为折刀样肌张力增高、铅管样肌张力增高及齿轮样肌张力增高。

6. 感觉功能 评估时患者应意识清晰、合作,护士应进行左右侧、远近端对比,一般由感觉障碍区向健侧逐步进行。检查时患者闭目,忌用暗示性言语。检查内容包括浅感觉、深感觉、复合感觉。

(1) 浅感觉:指来自皮肤黏膜的痛觉、温觉和触觉,评估可采用如下方法:①用大头针刺激皮肤检查痛觉;②用棉签轻触皮肤检查触觉;③用装热水与冷水的试管分别接触皮肤,检查温度觉。

(2) 深感觉:指来自肌腱、肌肉、骨膜和关节的运动觉、位置觉、振动觉。①运动觉:评估时嘱患者闭目,护士以示指或拇指轻持患者手指或足趾两侧做被动伸屈动作,询问患者运动方向;②位置觉:将患者肢体放置于某一位置上,询问其肢体所处位置;③振动觉:用振动的音叉柄端置于患者骨突处,询问有无振动感觉,注意两侧对比。

(3) 复合感觉:又称皮质感觉,指大脑顶叶皮质对深浅感觉分析、比较、整合而形成的实体觉、两点辨别觉、定位觉、图形觉等。①实体觉:嘱患者闭目,令其用单手触摸常用物品如钥匙、纽扣等,说出物品形状和名称,注意两手对比;②两点辨别觉:嘱患者闭目,用分开一定距离的钝双脚规接触患者皮肤,如患者感觉为两点则逐步缩小间距,直至感觉为一点为止;正常值指尖为 2~4mm,手背为 2~3cm,躯干为 6~7cm;③定位觉:嘱患者闭目,用手指或棉签轻触患者皮肤后,让其指出接触的部位;④图形觉:嘱患者闭目,用钝针在皮肤上画出简单图形,如三角形、圆形或 1、2、3 等数字,让患者辨别,应注意双侧对比。

7. 神经反射 包括生理反射(含深反射、浅反射)和病理反射。检查时患者应保持安静和松弛的状态,并注意反射的改变程度和两侧是否对称。深反射为刺激骨膜、肌腱引起的肌肉迅速收缩反应,亦称腱反射或者肌肉牵张反射,包括肱二头肌反射、膝腱反射、跟腱反射等。根据反射的改变,可分为亢进、活跃、正常、减弱或消失。浅反射是刺激皮肤、黏膜、角膜等引起的肌肉快速收缩反应,如腹壁反射、提睾反射等,当深昏迷时各种浅反射可消失。病理反射是锥体束损害的指征,常与下肢腱反射亢进、浅反射消失同时存在。巴宾斯基(Babinski)征是最重要的病理征,其他病理反射包括查多克(Chaddock)征、奥本海姆(Oppenheim)征、戈登(Gordon)征等。脑膜刺激征包括颈上节段的神经根受刺激引起的颈强直,腰骶节段脊神经受刺激出现的克尼格(Kernig)征和布鲁津斯基(Brudzinski)征等,见于脑膜炎、蛛网膜下腔出血、脑炎和颅内压增高等,深昏迷时脑膜刺激征可消失。

【辅助检查】

1. 脑脊液检查　①脑脊液压力检查:可了解颅内压力情况,一般采用腰椎穿刺术测量。侧卧位时成年人脑脊液的正常压力为 80~180mmH$_2$O,高于 200mmH$_2$O 提示颅内压增高,低于 80mmH$_2$O 提示颅内压降低。②脑脊液常规、生化、细胞学及免疫学等检查:对神经系统尤其中枢神经系统感染性疾病的诊断和预后判断有重要意义。

2. 影像学检查　X 线检查对头颅骨、脊椎疾病的诊断价值较大,因此目前仍是神经系统基本的检查手段之一。数字减影血管造影(digital substraction angiography,DSA)是将传统的血管造影与电子计算机相结合而派生的新型技术,DSA 可将 X 线投照人体所得的光学图像经数字化处理后,剪影去除骨骼、脑组织等的影像,只保留充盈造影剂的血管图像,因此在脑血管疾病的诊断和治疗方面具有重要的价值。电子计算机断层扫描摄影(computed tomography,CT)主要用于脑出血、脑梗死、脑肿瘤、脑脊髓、脑萎缩以及某些椎管内疾病的诊断。磁共振显像(magnetic resonance imaging,MRI)与 CT 相比,它能显示人体任意断面的解剖结构,对软组织分辨率高,无骨性伪影,可清楚显示脊髓、脑干和后颅窝等处的病变,且无电离辐射,对人体无放射性损害,主要用于脑梗死、脑炎、脑肿瘤、颅脑先天发育畸形和颅脑外伤等的诊断。

3. 神经电生理检查　脑电图检查(electroencephalography,EEG)包括普通脑电图、动态脑电图和视频脑电图,对癫痫、颅内占位病变、中枢神经系统感染性疾病的诊断有重要价值。肌电图(electromyography,EMG)和神经传导速度(nerve conduction velocity,NCV)检查常用于检测周围神经、神经肌肉接头和肌肉病变的诊断。脑诱发电位检查(cerebral evoked potential,CEP)目前能对躯体感觉、视觉和听觉等感觉通路以及运动通路、认知功能进行检测。

4. 头颈部血管超声检查　颈动脉超声检查是广泛应用于临床的一项无创性检测手段,对头颈部血管病变,特别是缺血性脑血管疾病的诊断具有重要意义。经颅多普勒检查(transcranial doppler,TCD)无创、快捷、简便,可早期发现颅脑血管病变的存在,动态观察血管病变产生的血流动力学变化,主要应用于探测脑血管有无狭窄、闭塞、畸形、痉挛等。

5. 放射性核素检查　单光子发射计算机断层(single photon emission computed tomography,SPECT)主要用于脑血管病的诊断和预后判断,也可用于痴呆、癫痫及脑瘤的研究。正电子发射计算机断层(positron emission tomography,PET)可用于鉴别脑部病变的良、恶性,并有利于老年痴呆的早期诊断、癫痫的定位诊断和帕金森病的病情评价。

6. 病理检查　适用于某些脑、周围神经或肌肉病变,主要用于其他检查难以明确诊断时。

7. 基因诊断　主要适用于遗传性疾病的诊断。

三、神经系统疾病患者常见症状与体征的护理

【头痛】

1. 概述　头痛通常指局限于头颅上半部,包括眉弓、耳轮上缘和枕外隆凸连线以上部

位的疼痛,是临床常见症状。

头痛原因繁多,颅内的血管、神经、脑膜与颅外的骨膜、血管、头皮、颈肌、韧带等头部敏感结构受刺激、压迫、牵拉、移位、感染,血管的扩张与痉挛,肌肉的紧张性收缩等均可引起头痛;流行性感冒、原发性高血压、贫血等全身性疾病及神经、精神因素也可引起头痛。常见类型有偏头痛、颅内压改变导致的头痛、颅外局部因素所致头痛(包括眼源性头痛、耳源性头痛和鼻源性头痛)、全身性疾病所致头痛及神经性头痛(也称精神性头痛)。

2. 护理评估

(1) 病史:重点从头痛的特点及其伴随症状等方面进行评估。

1) 了解头痛的部位、性质和程度:评估是全头痛、局部头痛还是部位变换不定的头痛;疼痛的性质是搏动性头痛还是胀痛、钻痛、钝痛、触痛、撕裂痛或紧箍痛;疼痛的程度是轻微痛、剧烈痛还是无法忍受的疼痛。如偏头痛常表现为双侧颞部的搏动性头痛;突发的剧烈头痛可能提示蛛网膜下腔出血;头痛呈持续性、进行性加重提示可能为颅内占位性病变所致的颅内高压症。

2) 评估头痛的规律:包括头痛发病的急缓、持续时间、发作频率,诱发、加重或缓解的因素,与季节、气候、体位、饮食、睡眠、疲劳以及与脑脊液压力等的关系。如急性的头部剧痛可能提示蛛网膜下腔出血,亚急性头痛可能为颅内占位性病变;慢性头痛多为偏头痛、紧张性头痛等。低颅压头痛多与体位有明显关系,如立位时多出现或加重,卧位时减轻或消失。高颅压性头痛常在凌晨发生,周期性头痛则应注意与季节、饮食、气候、睡眠的关系。

3) 询问患者有无先兆及伴发症状:典型偏头痛发作前患者常有视物模糊、复视等视觉先兆表现,颅内感染所致的头痛常伴有高热。

(2) 心理 - 社会评估:了解头痛对患者的日常生活、工作和社交的影响,患者是否因长期头痛而出现恐惧、抑郁或焦虑等负性情绪,了解患者的家庭社会支持情况。

(3) 身体评估:评估患者的意识、瞳孔及对光反射情况、生命体征、病理反射等;注意头部是否有外伤。必要时使用疼痛量表评估患者头痛的程度。

(4) 辅助检查:神经影像学或腰椎穿刺脑脊液检查能为颅内器质性病变的诊断提供客观依据。

3. 常用护理诊断 / 问题

疼痛:头痛 与颅内外血管舒缩功能障碍或脑部器质性病变等有关。

4. 目标

(1) 患者能叙述诱发或加重头痛的因素,并加以避免。

(2) 能正确运用缓解头痛的方法,头痛发作的次数减少或程度减轻。

5. 护理措施

(1) 病情观察:密切观察患者头痛的部位、性质、程度及头晕、恶心、呕吐、面色苍白、潮红、视物不清、畏光、复视、耳鸣、发热、晕厥和昏迷等伴随症状。尤其注意观察颅内压增高患者的意识及瞳孔变化情况。

(2) 起居护理:嘱患者头痛时静卧休息,为患者提供安静、舒适、光线柔和的休息环境,避免不良刺激。

(3) 饮食护理:告知患者避免食用可能诱发或加重头痛的食物,如巧克力或奶酪等,避免饮酒。

(4) 用药护理:告知止痛药物的作用与不良反应,让患者了解大剂量使用止痛药物可导致药物依赖或成瘾;指导患者遵医嘱正确服药。

(5) 对症护理:指导患者减轻头痛的方法,如缓慢深呼吸、听轻音乐、引导式想象、按摩、指压止痛等。

（6）心理护理：长期反复头痛，患者可能出现紧张、焦虑的心理，应理解、同情患者，耐心解释、适当诱导，解除其思想顾虑，使其身心放松，树立信心，积极配合治疗。

6. 评价

（1）患者能说出诱发或加重头痛的因素。

（2）能有效运用减轻头痛的方法，头痛减轻或缓解。

【意识障碍】

1. 概述　意识障碍（disorders of consciousness）是指人体对周围环境及自身状态的识别和察觉能力障碍的一种精神状态，为临床常见症状之一。意识障碍可分为觉醒度下降和意识内容改变两方面。

（1）以觉醒度改变为主的意识障碍

1）嗜睡：是意识障碍的早期表现。患者表现为睡眠时间过度延长，但能被唤醒，醒后可勉强配合检查及回答简单问题，停止刺激后又继续入睡。

2）昏睡：是较嗜睡重的意识障碍。患者处于沉睡状态，正常的外界刺激不能唤醒，需较强烈刺激方可唤醒，醒后可含糊、简单而不完全答话，停止刺激后很快入睡。

3）昏迷：是一种最为严重的意识障碍。患者意识完全丧失，各种强刺激不能使其觉醒，无有目的的自主活动，不能自发睁眼。按严重程度分为三级：①浅昏迷：意识完全丧失，仍有较少的无意识自发动作；对周围事物及声、光刺激全无反应，对强烈刺激可有回避动作和痛苦表情，但不能觉醒；吞咽反射、咳嗽反射、角膜反射以及瞳孔对光反射仍然存在；生命体征无明显改变。②中昏迷：对外界的正常刺激均无反应，自发动作很少；对强刺激的防御反射、角膜反射和瞳孔对光反射减弱，大小便潴留或失禁；生命体征出现改变。③深昏迷：对外界任何刺激均无反应，全身肌肉松弛，无任何自主运动；眼球固定、瞳孔散大，各种反射消失，大小便多失禁；生命体征有明显改变。

（2）以意识内容改变为主的意识障碍

1）意识模糊：表现为注意力减退，情感反应淡漠，定向力障碍，活动减少，语言缺乏连贯性，对外界刺激可有反应，但低于正常水平。

2）谵妄：是一种急性的脑高级功能障碍，患者对周围环境的认识及反应能力均有下降，表现为认知、注意力、定向、记忆功能受损，思维推理迟钝，语言功能障碍，错觉，幻觉，睡眠觉醒周期紊乱等，可表现为紧张、恐惧和兴奋不安，甚至可有冲动和攻击行为。病情常呈波动性，夜间加重，白天减轻，常持续数小时或数天。

（3）特殊类型的意识障碍

1）去皮质综合征（decorticated syndrome）：多见于因双侧大脑皮质广泛损害而导致的皮质功能减退或丧失，皮质下功能仍保存。患者表现为意识丧失，但睡眠和觉醒周期存在，能无意识地睁眼、闭眼和转动眼球，但眼球不能随光线或物品转动，貌似清醒但对外界刺激无反应。光反射、吞咽反射、防御反射、原始反射存在，但无自发动作。大小便失禁。四肢肌张力增高，双侧锥体束征阳性。身体姿势表现为上肢屈曲内收，腕及手指屈曲，双下肢伸直，足屈曲，也称为去皮质强直。常见于缺氧性脑病、脑炎、中毒和严重颅脑外伤等。

2）去大脑强直（decerebrate rigidity）：是病灶位于中脑水平或上位脑桥时出现的一种伴有特殊姿势的意识障碍。表现为角弓反张、牙关紧闭，双上肢伸直旋内、双下肢伸直跖屈，病理征阳性，多有双侧瞳孔散大固定。随着病变损伤程度的加重，患者可表现为意识障碍的程度加深，本征较去皮质状态凶险，其特殊姿势、呼吸节律、瞳孔改变成为二者临床鉴别的关键。

3）无动性缄默症（akinetic mutism）：又称睁眼昏迷（coma vigil），由脑干上部和丘脑的网状激活系统受损导致，大脑半球及其传出通路无病变。患者能注视周围环境及人物，貌似清醒，但不能活动或言语，二便失禁。肌张力减低，无锥体束征。强烈刺激不能改变其意识状态，睡眠觉醒周期存在。常见于脑干梗死。

4）植物状态（vegetative state）：是指大脑半球严重受损而脑干功能相对保留的一种状态。患者对自身和外界的认知功能全部丧失，呼之不应，不能与外界交流，有自发或反射性睁眼，偶可发现视物追踪，可有无意义哭笑，吸吮、咀嚼、吞咽等原始反射及睡眠觉醒周期存在，二便失禁。颅脑外伤后植物状态12个月以上，其他原因持续3个月以上称持续植物状态。

2. 护理评估

（1）病史：详细了解患者的发病方式及过程；既往健康状况如有无高血压、心脏病、内分泌及代谢性疾病病史，有无受凉、感染、外伤或急性中毒，有无药物过量或癫痫病史，有无抑郁症或自杀史等。

（2）心理 - 社会状况：对意识障碍的患者，重点应评估其社会支持系统，家属的精神状态、心理承受能力及对预后的期望等。

（3）身体评估：①患者意识障碍的类型；②意识障碍的程度，国际通用 Glasgow 昏迷评定量表（见表9-1）进行评定，最高得分15分，最低得分3分，分数越低病情越重，8分以上恢复的机会较大，7分以下预后较差；③全身情况：包括瞳孔、生命体征，有无肢体瘫痪、头颅外伤等；脑膜刺激征是否阳性。

表 9-1　Glasgow 昏迷评定量表

检查项目	临床表现	评分	检查项目	临床表现	评分
A. 睁眼反应	自动睁眼	4	C. 运动反应	能按指令发出动作	6
	呼之睁眼	3		对刺激能定位	5
	疼痛引起睁眼	2		对刺激能躲避	4
	不睁眼	1		刺痛肢体屈曲反应	3
B. 言语反应	定向正常	5		刺痛肢体过伸反应	2
	应答错误	4		无动作	1
	言语错乱	3			
	言语难辨	2			
	不语	1			

（4）辅助检查：EEG 可提示脑功能是否受损，头部 CT、MRI 可辨别疾病性质及部位，血液生化检查如血糖、血脂、电解质等可提示有无基础疾病。

3. 常用护理诊断 / 问题

（1）意识障碍　与脑组织受损、功能障碍有关。

（2）有受伤的危险　与脑组织受损导致意识障碍有关。

4. 目标

（1）患者意识障碍无加重、意识障碍程度减轻或意识恢复正常。

（2）患者未发生与意识障碍、长期卧床有关的各种并发症及意外伤害，如坠床、烫伤、压力性损伤等。

5. 护理措施

（1）病情观察：严密监测生命体征，尤其注意呼吸节律与频率的改变；评估意识障碍程度,并注意观察两侧瞳孔是否等大等圆、对光反射是否灵敏;观察有无肢体瘫痪、头颅外伤,耳、鼻、结膜有无出血及渗血;观察有无恶心、呕吐等症状,有无消化道出血和脑疝发生的先兆表现。

(2) 起居护理:卧气垫床或按摩床,保持床单元整洁,定时更换体位,保持肢体功能位,定时为患者翻身、拍背,按摩骨突受压处;做好大小便护理,保持外阴部皮肤清洁干燥;不能经口进食者每天行口腔护理 2~3 次,防止口腔感染;谵妄躁动者加床挡,必要时适当约束,防止坠床和自伤、伤人;体温不升或肢端发凉者给予热水袋保温,但应注意防止烫伤;长期卧床患者注意被动活动或抬高肢体,促进血液循环,预防下肢深静脉血栓形成。

(3) 饮食护理:给予高热量、高维生素饮食,补充充足的水分。不能经口进食者遵医嘱采用鼻饲,定时喂食,保证足够的营养供给;进食时至进食后 30 分钟抬高床头,防止食物反流。

(4) 保持呼吸道通畅:采取平卧位,头偏向一侧,取下活动义齿,及时清除口鼻分泌物,防止舌后坠、窒息、误吸和肺部感染等。

6. 评价

(1) 患者意识障碍程度减轻或意识清楚。

(2) 生活需要得到满足,未出现坠床、烫伤和压力性损伤等并发症及意外伤害。

【言语障碍】

1. 概述 言语障碍分为失语和构音障碍。

(1) 失语:是指在神志清楚,意识正常,发音和构音没有障碍的情况下,大脑皮质语言功能区病变导致的言语交流能力障碍,表现为自发谈话、听理解、复述、命名、阅读和书写六个基本方面能力残缺或丧失。主要的失语类型简介如下:①Broca 失语:又称运动性失语或表达性失语,由优势侧额下回后部(Broca 区)病变引起。突出特点为口语表达障碍,谈话为非流利型、电报式语言,讲话费力,找词困难,只能讲一两个简单的词,且用词不当。口语理解相对保留,简单陈述句可正常理解,句式结构复杂时出现困难。②Wernicke 失语:又称听觉性失语或感觉性失语,由优势侧颞上回后部(Wernicke 区)病变引起。突出特点为严重听理解障碍,表现为听觉正常,但不能听懂别人和自己的讲话。口语表达流利,发音和语调正常,但言语混乱而割裂,难以理解,答非所问。③传导性失语:因病变导致 Wernicke 区和 Broca 区之间联系中断所致。突出特点为流利性口语,但语言中有大量错词,自身可以感知到错误,欲纠正而显得口吃。听理解障碍较轻,复述障碍较自发谈话和听理解障碍重,二者损害不成比例,是本症的最大特点。④命名性失语:又称遗忘性失语,由优势侧颞中回后部病变引起。主要特点为命名不能,表现为"忘词",多数是物体的名称,但能叙述该物体的性质和用途,他人告知该物体名称时,患者能辨别是否正确。自发谈话为流利型,缺实质词,赘话和空话多。⑤完全性失语:也称混合性失语,是最严重的一种失语类型。其特点所有语言功能均严重障碍或几乎完全丧失。⑥失写:患者不能书写或书写出现遗漏、错误,但保存抄写能力。⑦失读:患者不识文字、语句、图画。失语、失读常同时存在。

(2) 构音障碍:由于神经肌肉的器质性病变造成发音器官的肌肉无力、瘫痪,或肌张力异常及运动不协调,使患者发音含混不清、音调及语速异常称构音障碍。患者的听理解、阅读和书写通常正常。常由上运动神经元、下运动神经元、迷走神经、舌炎神经、小脑及肌肉病变等引起。

2. 护理评估

(1) 病史:评估患者的意识、精神状态及行为表现;评估患者的文化水平和语言背景,如出生地、生长地及方言等;评估以往和目前的语言能力等。

(2) 心理 - 社会状况:评估患者的心理状态,有无因语言交流障碍所致的孤独、抑郁、自卑等情绪;评估患者的家庭及社会支持情况。

(3) 身体评估:通过与患者交谈,让其阅读、书写并采用标准化量表来评估言语障碍程度、类型。注意检查患者有无听觉和视觉缺损;是左利手还是右利手,能否自动书写、听写、抄写;能否对话、跟读、物体命名、解释单词意义等。评估口、咽、喉等发音器官有无肌肉瘫痪或共济运动障碍,有无面部表情改变、流涎或口腔残留食物。

(4) 辅助检查:主要通过影像学检查评估有无脑功能障碍,通过肌电图评估有无肌肉功能异常。

3. 常用护理诊断 / 问题

语言沟通障碍   与大脑语言中枢病变或发音器官神经肌肉受损有关。

4. 目标

(1) 患者及家属对沟通障碍表示理解。

(2) 能最大限度地保持沟通能力,采取有效的沟通方式表达自己的需要。

(3) 能配合语言训练,语言功能逐渐恢复正常。

5. 护理措施

(1) 病情观察:观察患者意识状态、生命体征;观察并判断言语障碍的程度、类型、残存能力及有无偏瘫、感觉障碍等伴随症状;观察口、咽、喉等发音器官有无肌肉瘫痪、共济失调及肌张力增高情况。

(2) 起居护理:为患者提供能促进言语功能恢复的舒适、安静的语言交流环境。

(3) 饮食护理:给予高维生素、高纤维素、适量蛋白质的清淡饮食,多食蔬菜及水果,避免辛辣食物,保持大便通畅。

(4) 沟通障碍的训练措施:根据患者情况制订个体化的语言康复训练计划。

1) 沟通方法指导:指导患者用表情、手势等进行交流,也可借助画板、纸、笔等来沟通。与感觉性失语患者交流时应减少外来干扰,如关掉收音机或电视;对运动性失语患者提问应简单,患者只需回答“是”“否”或摇头、点头;与患者交流时注意语速要慢,给予足够时间做出反应。

2) 语言康复训练:护士应在专业语言治疗师的指导下协助患者进行语言康复训练。构音障碍者以发音训练为主,由易到难,可先练习发唇音(a、o、u)、唇齿音(b、p、m)、舌音,再到单音节(pa、da、ka),然后复诵简单句,如“早 - 早上 - 早上好”。脑卒中致失语症者应行全面语言康复训练,包括肌群运动训练、复述训练、命名训练、刺激法训练等。

(5) 心理护理:由于患者不能准确表达自己的需要和情感,易产生焦虑、烦躁、自卑等情绪,护士应尊重、关心患者;鼓励家属及朋友多与患者进行交谈,对患者的尝试和成功应及时给予肯定和表扬,并鼓励患者坚持语言康复练习,以促进言语功能的逐渐恢复。

6. 评价

(1) 患者能有效表达自己的需要,情绪稳定。

(2) 患者能通过各种方式进行有效沟通。

(3) 患者能主动参与和配合语言训练,口语表达、理解、阅读和书写能力逐步增强。

【躯体感觉障碍】

1. 概述   躯体感觉障碍指机体对各种形式的刺激(如痛、温度、触、压、位置、振动等)无感知、感知减退或异常的一组综合征。感觉障碍可分为刺激性症状和抑制性症状两类。

(1) 刺激性症状:感觉传导通路受刺激或兴奋性增高时出现,可分为以下几种:①感觉过敏:指轻微刺激即引起强烈感觉;②感觉过度:多发生在感觉障碍的基础上,感觉的刺激阈增高,反应剧烈、时间延长,当刺激达到阈值,经过一段潜伏期,可产生一种强烈的、定位不明确的不适感,患者不能正确指出刺激的部位、性质与强度,且可有刺激点向四周扩散的感觉,持续一段时间后才消失;③感觉异常:指没有外界任何刺激而出现的感觉,常见的感觉异常有麻木感、痒感、沉重感、针刺感、蚁行感、电击感、紧束感、冷热感、肿胀感等;④感觉倒错:指热刺激引起冷感觉,非疼痛刺激引起疼痛感觉;⑤疼痛:可分为局部疼痛、扩散性疼痛、放射痛、灼痛、牵涉痛、幻肢痛等。

(2)抑制性症状:感觉传导通路受抑制或破坏所致,包括感觉减退或缺失。在意识清醒的情况下,某部位某种感觉障碍而其他感觉保存者称分离性感觉障碍;患者深浅感觉正常,但无视觉参与的情况下,对刺激部位、物体形状、重量等不能辨别者,称皮质感觉缺失。当某一神经分布区有自发痛,同时又存在痛觉减退者,称痛性痛觉减退或痛性麻痹。

2. 护理评估

(1)病史:评估患者的意识与精神状态,了解感觉障碍出现的时间、发展的过程、加重或缓解的因素,评估感觉障碍的特点及类型。

(2)心理 - 社会状况:评估患者有无因感觉异常而导致的紧张、恐惧、烦躁、焦虑、失眠等情况。评估患者的家庭及社会支持情况。

(3)身体评估:宜在环境安静、患者意识清醒及情绪稳定的情况下评估,注意感觉障碍的性质、部位、范围及双侧是否对称。评估浅感觉(痛觉、触觉、温度觉)、深感觉(运动觉、位置觉及振动觉)、复合感觉(定位觉、图形觉、两点辨别觉、实体觉)等。评估患者全身情况及伴随症状,评估有无肢体运动障碍、类型及肌力情况,应注意感觉障碍相应区域的皮肤颜色、毛发分布。感觉系统检查主观性较强,应注意患者情绪、心态,确保客观真实,切忌暗示性提问。

(4)辅助检查:评估患者的 EMG、诱发电位及 MRI 检查有无异常。

3. 常用护理诊断 / 问题

感知觉紊乱 与脑、脊髓病变及周围神经受损有关。

4. 目标

(1)患者能适应感觉障碍的状态。

(2)感觉障碍减轻或逐渐消失。

(3)生活需要得到满足,不发生因感觉障碍导致的各种损伤。

5. 护理措施

(1)病情观察:观察患者生命体征及意识状态,观察感觉障碍的部位、类型、范围、性质、程度及伴随症状等,观察感觉障碍对机体的影响。

(2)起居护理:为患者提供安静、舒适的休息环境;保持床单整洁、干燥、无渣屑,避免感觉障碍部位皮肤受压或机械性刺激。冷热疗法时注意防止烫伤、冻伤,感觉过敏者应避免各种不必要的刺激。

(3)饮食护理:给予适量蛋白质、高维生素饮食,保证营养供给。

(4)感觉训练:将感觉训练融入日常运动训练中。如每天用温水擦洗感觉障碍的部位,促进血液循环;被动活动关节时反复适度挤压关节、牵拉肌肉、韧带,让患者注视患肢并认真体会其位置、方向及运动感觉;让患者握持用砂纸、棉布、毛织物、铁皮等各种材料缠绕的木钉盘以刺激肢体末梢,提高中枢神经的感知能力。

(5)心理护理:感觉障碍常常导致患者缺乏正确的判断造成紧张、恐惧、焦虑等情绪,严重影响患者的运动能力及沟通意愿,应关心、体贴患者,主动协助其日常生活,多与患者交流,取得其信任,使其正确面对,积极配合治疗和训练。

6. 评价

(1)患者感觉障碍减轻,舒适感增强。

(2) 能配合感觉训练,感觉功能逐渐恢复正常。

(3) 日常生活活动能力增强,未发生烫伤、冻伤和其他损伤。

【运动障碍】

1. 概述 运动障碍指运动系统受损所致的骨骼肌活动异常,可分为瘫痪、不自主运动及共济失调等。

(1) 瘫痪(paralysis):指个体随意运动功能的降低或丧失。

1) 上运动神经元性瘫痪:亦称中枢性瘫痪、痉挛性瘫痪或硬瘫,是由于上运动神经元,即大脑皮质运动区神经元及其发出的下行纤维病变所致。其临床表现有:①肌力减弱:可表现为单瘫、偏瘫、截瘫及四肢瘫。上述由上运动神经元受损导致的瘫痪一般只表现在受单侧上运动神经元支配的肢体,而一些双侧支配的运动可不受影响。②肌张力增高:上运动神经元瘫痪时,患侧肌张力增高,可呈现特殊的偏瘫姿势。由于肌张力增高,患肢被外力牵拉伸展时,开始时出现抵抗,当牵拉持续到一定程度时,抵抗突然消失,患肢被迅速牵拉伸展,称为"折刀"现象。③腱反射活跃或亢进:当腱反射过度亢进时可出现阵挛,表现为当牵拉持续存在时,可诱发节律性的肌肉收缩,如髌阵挛、踝阵挛。④浅反射减退或消失:包括腹壁反射、提睾反射、跖反射等。⑤病理反射:包括 Babinski 征、Oppenheim 征、Gordon 征等。⑥无明显肌萎缩:当长期瘫痪时,可表现为失用性肌萎缩。

2) 下运动神经元瘫痪:又称弛缓性瘫痪,由脊髓前角的运动神经元及其轴突组成的前根、神经丛及其周围神经受损所致。临床表现为:①受损的下运动神经元支配的肌力减退;②肌张力减低或消失,肌肉松弛,外力牵拉时无阻力,与上运动神经元瘫痪时的"折刀"现象有明显不同;③腱反射减弱或消失;④浅反射消失;⑤无病理反射;⑥肌肉萎缩明显。

(2) 不自主运动:指患者在意识清楚的情况下出现的不受主观控制的无目的的异常运动。主要包括以下几种:

1) 震颤:是主动肌与拮抗肌交替收缩引起的人体某一部位有节律的振荡运动。节律性是震颤与其他不随意运动的区别。可分为两种类型:①静止性震颤:指在安静和肌肉松弛的情况下出现的震颤,活动时减轻,睡眠时消失,手指有节律的抖动,呈"搓药丸样",常见于帕金森病。②动作性震颤:包括姿势性震颤和运动性震颤,前者在随意运动时不出现,当动作完成,肢体和躯干主动保持在某种姿势时才出现,肢体放松时消失,当肌肉紧张时又变得明显;后者又称意向性震颤,是指肢体有目的地接近某个目标时,在运动过程中出现的震颤,越接近目标震颤越明显,当达到目标并保持姿势时,震颤有时仍能持续存在。多见于小脑病变。

2) 舞蹈样运动:为肢体不规则、无节律和无目的的不自主运动,表现为耸肩转颈、伸臂、抬臂、摆手和手指伸屈等动作,上肢比下肢重,远端比近端重,随意运动或情绪激动时加重,安静时减轻,入睡后消失。头面部可出现挤眉弄眼、噘嘴伸舌等动作。见于小舞蹈病或亨廷顿病等。

3) 手足徐动症:又称指划动作或易变性痉挛。表现为由于上肢远端的游走性肌张力增高或降低而产生的手腕及手指做缓慢交替性的伸屈动作。有时出现发音不清和鬼脸,也可出现足部不自主动作。多见于脑炎、播散性脊髓炎等。

4) 扭转痉挛:又称变形性肌张力障碍,表现为躯干与四肢发生的不自主扭曲运动。躯干及脊旁肌受累引起的围绕躯干或肢体长轴的缓慢旋转性不自主运动是本病的特征性表现。可见于原发性遗传性疾病,也可见于肝豆状核变性。

5) 偏身投掷运动:为一侧肢体猛烈的投掷样的不自主运动,运动幅度大,力量强,以肢体近端为重。为对侧丘脑底核损害所致。

6) 抽动症:为单个或多个肌肉的快速收缩动作,固定一处或呈游走性,表现为挤眉弄眼、面肌抽动、鼻翼扇动、噘嘴。

(3) 共济失调：共济运动指在前庭、脊髓、小脑和锥体外系共同参与下完成运动的协调和平衡。共济失调指小脑、本体感觉以及前庭功能障碍导致的运动笨拙和不协调，累及躯干、四肢和咽喉肌时可引起身体平衡、姿势、步态及言语障碍。可有以下几种类型：

1) 小脑性共济失调：表现为随意运动的力量、速度、幅度和节律的不规则，即协调运动障碍，可伴有肌张力减低、眼球运动障碍及言语障碍。

2) 大脑性共济失调：症状较小脑性共济失调轻，由于大脑皮质和小脑之间纤维交叉，一侧大脑病变引起对侧肢体共济失调。

3) 感觉性共济失调：深感觉障碍使患者不能辨别肢体的位置及运动方向，出现感觉性共济失调，表现为站立不稳，迈步的远近无法控制，落脚不知深浅，踩棉花感。睁眼时有视觉辅助，症状较轻，黑暗中或闭目时症状加重。

4) 前庭性共济失调：前庭损害时因失去身体空间定向能力，产生前庭性共济失调。表现为站立不稳，改变头位可使症状加重，行走时向患侧倾倒，伴有明显的眩晕、恶心、呕吐、眼球震颤。四肢共济运动及言语功能正常。

2. 护理评估

(1) 病史：评估患者运动障碍的性质、分布、程度及伴随症状；评估患者有无发热、抽搐或疼痛；评估患者起病的缓急，是否有继发损伤，过去有无类似发作病史。

(2) 心理 - 社会状况：评估患者是否因肢体运动障碍而产生急躁、焦虑、抑郁、悲观等心理；评估患者家庭及社会支持情况。

(3) 身体评估

1) 肌容积：肌容积检查是观察和比较双侧对称部位肌肉体积，有无萎缩、假性肥大，若有应观察其分布范围。还可通过测量两侧肢体相同部位的周径进行比较，相差大于 1cm 者为异常。

2) 肌张力：指肌肉在静止松弛状态下的紧张度和被动运动时遇到的阻力。检查时嘱患者肌肉放松，触摸肌肉的硬度，并被动屈伸肢体感知阻力。肌张力低下可见于下运动神经元疾病、脑卒中早期、急性脊髓损伤的休克期等；肌张力增高见于锥体系和锥体外系病变。

3) 肌力：指肌肉的收缩力，一般以关节为中心检查肌群的伸、屈、外展、内收、旋前和旋后等功能。肌力的评估采用六级(0~5 级)肌力记录法(见表 9-2)，检查时让患者做有关肌肉收缩运动，检查者施予阻力，或嘱患者用力维持某一姿势时，检查者用力改变其姿势，以判断肌力。支配肌肉的神经功能异常时也常出现肌力异常，故发现肌力异常应同时检查腱反射是否亢进、减退或消失，有无病理反射等。

表 9-2 肌力的六级记录法

分级	临床表现
0 级	完全瘫痪，肌肉无收缩
1 级	肌肉可收缩，但不能产生动作
2 级	肢体能在床面上移动，但不能抵抗自身重力，即不能抬起
3 级	肢体能抵抗重力离开床面，但不能抵抗阻力
4 级	肢体能做抗阻力动作，但不完全
5 级	正常肌力

4）协调与平衡功能：观察患者在站立、坐位和行走时是否能静态维持、动态维持和抵抗轻外力作用维持平衡。通过判断有无协调障碍、平衡障碍可预测发生跌倒的危险性。

5）姿势和步态：观察患者卧、立和行走的姿势，注意起步、抬足、落足、步幅、方向、节律、停步和协调动作的情况。慌张步态是帕金森病的典型症状之一，摇摆步态常见于进行性肌营养不良症，慢性乙醇中毒、多发性硬化以及多发性神经病可有感觉性共济失调步态。临床常见异常步态见图 9-3。

1. 偏瘫步态　　　　2. 剪式步态

3. 蹒跚步态　　　　4. 慌张步态

5. 肌病步态　　　　6. 跨阈步态

图 9-3　临床常见异常步态

6）日常生活活动能力（activities of daily living，ADL）：指为了维持生存及适应生存环境每天必须反复进行的最基本、最具有共性的活动，包括运动、自理、交流及家务活动。目前广泛使用 Barthel 指数评定，见表 9-3。总分 100 分，60 分以上表示有轻度功能障碍，生活基本自理；41~60 分表示中度功能障碍，生活需要很大帮助；40 分以下为重度功能障碍，大部分日常生活需要他人照顾；20 分以下表明生活完全需要帮助。

表 9-3　Barthel 指数评定内容及计分法

ADL 项目	自理	稍依赖	较大依赖	完全依赖
进食	10	5	0	0
洗澡	5	0	0	0
修饰（洗脸、梳头、刷牙、刮脸）	5	0	0	0
穿衣	10	5	0	0
控制大便	10	5	0	0
控制小便	10	5	0	0
如厕	10	5	0	0
床椅转移	15	10	5	0
行走（平地 45m）	15	10	5	0
上下楼梯	10	5	0	0

7）全身情况：营养和皮肤状况，观察患者有无吞咽、构音和呼吸的异常。

（4）辅助检查：CT、MRI 等可了解有无中枢神经系统病灶；EMG 可了解神经传导速度及肌肉有无异常；神经肌肉活检可检验各种疾病和周围神经病；血液生化检查可以提供血钾、肌酶谱等信息。

3. 常用护理诊断 / 问题

（1）躯体活动障碍　与大脑、小脑、脊髓病变及神经肌肉受损、肢体瘫痪或协调能力异常有关。

（2）有废用综合征的危险　与肢体瘫痪、僵硬、长期卧床、体位不当或异常运动模式有关。

4. 目标

（1）患者能够适应进食、穿衣、沐浴或卫生自理缺陷的状态；生活需要得到满足；能配合运动锻炼，日常生活活动能力逐渐增强。

（2）不发生受伤、压力性损伤、深静脉血栓形成、肢体挛缩畸形等并发症。

5. 护理措施

（1）病情观察：观察患者神志、生命体征及运动障碍的性质、分布、程度及伴随症状；观察肌张力、肌力、腱反射、生活自理能力，有无肌肉萎缩和关节挛缩等情况。

（2）起居护理：运动障碍的患者以卧床休息为主，床头不宜过高，瘫痪患者垫气垫床，保持床单整洁、干燥，减少对皮肤的机械性刺激；协助或指导患者家属为患者定时翻身、拍背，按摩关节和骨隆突部位；提供特殊的餐具、牙刷、衣服等，方便和协助患者洗漱、进食、沐浴等，增加舒适感和满足患者的基本生活需要。

（3）饮食护理：饮食营养均衡、热量充足，给予含纤维素丰富的蔬菜以及足够的水分。

（4）运动障碍的护理措施：在保证患者安全的基础上注重机体的功能训练。

1）安全护理：运动障碍患者重点要防止坠床和跌倒，确保安全。床两侧应有床挡，走道、厕所设置扶手，地面防滑、防湿、去门槛；指导患者穿防滑软橡胶底鞋，呼叫器和常用物品置于患者伸手可及处;患者在行走时不要在其身旁擦过或在其面前穿过,同时避免突然呼唤患者,以免分散其注意力;上肢肌力下降的患者不要自行打开水或用热水瓶倒水,防止烫伤;步态不稳者可选用合适的辅助工具,如三角手杖,外出应有人陪伴,防止受伤。

2) 康复干预:康复干预时间越早,功能康复的可能性就越大,预后也就愈好。一般认为,缺血性脑卒中患者只要意识清楚,生命体征平稳,病情不再发展后 48 小时即可实施康复措施。早期康复主要包括以下内容:①重视患侧刺激以对抗其感觉丧失,房间的布置应使患肢接受更多的刺激,如将电视机、床头柜置于患侧;测血压和脉搏、进食、洗漱等均在患侧进行;与患者交谈时握住患侧手;尽量不在患侧静脉穿刺。②保持良好的肢体位置,患者卧床时床应放平,尽量避免半卧位或不舒适的体位。③肢体变换或翻身,翻身是抑制痉挛或减少患侧受压最有意义的活动,可交替采取患侧卧位(为最重要的体位)、仰卧位(过渡性体位)、健侧卧位。④床上运动训练,可采用 Bobath 握手、桥式运动、关节被动运动及起坐训练,缓解痉挛和改善已形成的异常运动模式。恢复期可在康复师指导下由易到难、循序渐进、持之以恒地进行运动功能训练。还可根据患者病情合理选用针灸、理疗、按摩等辅助治疗,以促进运动功能的恢复。

(5) 心理护理:为患者提供有关疾病治疗、康复、预后等方面的知识,关心并尊重患者。鼓励患者克服悲观、焦虑情绪,适应患者角色转变,根据自理能力完成力所能及的事情,避免对照顾者产生依赖心理,增强自我照顾能力的信心。指导家属多关心患者,提供良好的家庭支持,营造和谐的亲情氛围和舒适的休养环境,让患者及家属做好长期治疗和康复的思想准备,对患者出院后可能遇到的问题给予预见性指导。

6. 评价

(1) 患者能适应运动障碍的状态,情绪稳定;能接受他人照顾,舒适感增强,生活需要得到满足;能进行肢体功能康复训练,日常生活活动能力逐渐增强或恢复。

(2) 未发生压疮、感染、外伤、肢体失用性萎缩和关节挛缩畸形等并发症。

第二节 周围神经疾病

一、概述

周围神经是指除嗅、视神经以外的脑神经和脊神经、自主神经及其神经节。周围神经疾病是指原发于周围神经结构或功能损害的疾病。

周围神经疾病的原因复杂,可能与营养代谢、药物及中毒、血管炎、肿瘤、遗传、外伤或机械压迫等原因相关。周围神经疾病有许多特有的症状和体征,感觉障碍主要表现为感觉缺失、感觉异常、疼痛、感觉性共济失调;运动障碍包括运动神经刺激和麻痹症状,前者主要表现为肌束震颤、肌纤维颤搐、痛性痉挛等,后者则表现为肌力减退或丧失、肌萎缩等。另外,周围神经疾病患者常伴有腱反射减弱或消失。自主神经受损常表现为无汗、竖毛障碍及直立性低血压。

病史、体格检查和必要的辅助检查是诊断周围神经疾病的主要依据。神经传导测定和肌电图检查对周围神经病的诊断很有价值。周围神经组织活检可判断周围神经损伤部位,明确病变性质,一般用于临床及其他实验室检查定性困难者。在治疗方面,首先应进行病因治疗,其次给予对症支持处理,康复、针灸、理疗、按摩是恢复期的重要治疗措施,有助于预防肌肉挛缩和关节变形。

❤ **思政元素**

用渐冻的生命托起民族的希望

"人民英雄"张定宇：身患渐冻症（肌萎缩侧索硬化），新冠疫情暴发后，以"渐冻"之躯冲锋在前，拖着高低不平的脚步与死神赛跑，坚守在疫情的最前沿。张定宇是武汉金银潭医院院长，长期从事医疗一线工作，2018 年确诊罹患肌萎缩侧索硬化即渐冻症，双腿日渐萎缩，却一直隐瞒病情，坚守岗位，疫情暴发后，他顾不上被新冠病毒感染的妻子，在身患重疾的情况下冲锋在前，身先士卒，团结带领全院职工夜以继日战斗在抗击疫情最前沿，始终坚守在急难险重岗位上，以实际行动书写了对党和人民的忠诚。2020年 8 月 11 日，被授予"人民英雄"国家荣誉称号；2020 年 9 月 17 日，被中央文明办评为"敬业奉献好人"。

二、三叉神经痛

三叉神经痛（trigeminal neuralgia）是原发性三叉神经痛的简称，表现为三叉神经分布区内短暂的反复发作性剧痛。成年及老年人多见，40 岁以上患者占 70%~80%，女性多于男性。

【病因与发病机制】

病因仍不清楚。较多学者认为可能为三叉神经局部脱髓鞘，产生异常冲动，相邻轴索纤维轴突伪突触形成或产生短路，轻微痛觉刺激通过短路传入中枢，中枢传出冲动亦通过短路传入，如此叠加造成三叉神经痛发作。

【临床表现】

1. 部位　疼痛可长期固定在三叉神经的某一支，以第 2 支或第 3 支的发生率最高，第 1 支很少发生，仅占 5% 左右。随病程进展可影响其他分支，甚至三支全部累及。亦可两支（第 2、3 支）同时受累。

2. 性质　发作时表现为面颊上、下颌及舌部明显剧烈电击样、针刺样、刀割样或撕裂样剧痛，持续数秒或 1~2 分钟，突发突止，通常无先兆，间歇期完全正常。严重者伴有面肌反射性抽搐，口角牵向患侧，并出现面红、流泪、流涎，称为痛性抽搐。

3. 诱发因素　疼痛以口角、鼻翼、颊部、舌部最敏感，轻触即可诱发，称"扳机点"或"触发点"；洗脸、刷牙、咀嚼、讲话等均可诱发。

4. 病程　呈周期性，发作可为数日、数周或数月不等，缓解期如常人，随着病程迁延，发作次数逐渐增多，发作时间延长，间歇期缩短甚至为持续性发作，很少自愈。

5. 其他　神经系统检查一般无阳性体征，患者主要表现为因恐惧疼痛不敢洗脸、刷牙、进食，面部口腔卫生差、面色憔悴、情绪低落。

【诊断要点】

根据疼痛发作的典型症状和分布范围，三叉神经疼痛诊断不难，但应注意与牙痛、偏头痛以及继发性三叉神经痛相鉴别。

【治疗要点】

迅速有效止痛是治疗本病的关键。

1. 药物治疗　首选卡马西平，首次剂量 0.1g，2 次 /d，每日增加 0.1g，至疼痛控制为止，最大剂量不超过 1.0g/d。以有效剂量维持治疗 2~3 周后，逐渐减量至最小有效剂量，再服用数月。其次可选用苯妥英钠、加巴喷丁、普瑞巴林等。同时可辅用大剂量维生素 B_{12} 肌内注射。

2. 封闭疗法　药物治疗无效或有明显副作用者可试行三叉神经分支或半月神经节无水酒精(乙醇)或甘油封闭治疗,破坏感觉神经细胞,可达止痛效果。

3. 经皮半月神经节射频电凝疗法　采用射频电凝治疗对大多数患者有效,可缓解疼痛数月至数年。

4. 手术治疗　可选用止痛效果确切的三叉神经感觉根部分切断术或伽马刀治疗,其中立体定向伽玛刀放射治疗后 1 年和 3 年疼痛缓解率分别为 69% 和 52%。近年来推崇行三叉神经显微血管减压术,止痛同时不产生感觉及运动障碍,术后 1 年、3 年和 5 年疼痛缓解率分别为 80%、75% 和 73%,是目前应用广泛且安全有效的手术方法。

【常用护理诊断／问题】

疼痛:面颊、上下颌及舌疼痛与三叉神经受损(发作性放电)有关。

【护理措施】

1. 病情观察　密切观察疼痛发作的诱因、性质、部位、程度、持续时间等情况,若患者疼痛明显加重,应及时通知医生。

2. 起居护理　保持周围环境安静、室内光线柔和,避免因周围环境刺激而诱发或加重疼痛。指导患者生活规律、合理休息、适度娱乐,保持情绪稳定;洗脸、刷牙、漱口、吃饭、说话等动作宜轻柔,用温水洗脸,注意头面部保暖。

3. 饮食护理　给予营养丰富、清淡、无刺激的软食,严重者可进食流质。忌食油炸、坚硬、过酸、过甜及寒凉刺激性食物。

4. 用药护理　指导患者正确使用止痛药物,注意观察药物的不良反应。如卡马西平的副作用有头晕、嗜睡、口干、恶心、消化不良等,若出现皮疹、共济失调、再生障碍性贫血、肝功能受损、昏迷、心绞痛时需立即停药。孕妇忌用。

5. 对症护理　与患者讨论减轻疼痛的方法与技巧,教会并鼓励患者运用非药物的方法缓解疼痛,如引导式想象、听轻音乐、阅读报纸杂志等,分散患者注意力,以达到精神放松、减轻疼痛的目的。

6. 心理护理　因疼痛剧烈和发作次数增多,患者多表现为精神紧张,焦虑、情绪低落。告知患者生气、发怒、抑郁及精神紧张等情绪对病情不利,指导患者保持心情愉快,积极配合医生治疗。

7. 中医护理　本病属中医"偏头痛""头痛"范畴。寒证患者常用热性药,宜热服;热证者用温凉性药,宜温服。服药期间禁饮酒、咖啡,禁食辛辣刺激性食物。痰浊头痛者宜食山药、芡实、胡萝卜、莲子等健脾祛湿之品。鼓励患者选择合适的传统运动保健功法,如太极拳、八段锦、五禽戏等,利于气血的运行。

【健康教育】

1. 知识宣教　指导患者及家属了解本病的临床特点及其诱发因素。

2. 用药指导　遵医嘱合理用药,不可随意更换药物或自行停药;教会患者观察药物的疗效及不良反应,服用卡马西平者每 1~2 个月检查一次肝功能和血常规,出现眩晕、步态不稳、精神症状或皮疹时及时就医。

3. 生活指导　指导患者生活规律,保持正常休息和睡眠,避免过度疲劳,并保持情绪稳定和心情愉快,培养多种兴趣爱好,适当分散注意力;洗脸、刷牙动作宜轻柔,利用疼痛发作后的间歇期,温水清洁颜面、口腔,保持个人卫生,避免加重疼痛。

【结语】

三叉神经痛是一种三叉神经分布区内短暂的反复发作性剧痛,突发突止,间歇期正常。有明显的扳机点,且常因洗脸、刷牙等诱发。迅速有效止痛是治疗本病的关键。护理方面应嘱患者注意避免诱因,放松心情,劳逸结合,防止发作。

三、面神经炎

面神经炎(facial neuritis)亦称特发性面神经麻痹(idiopathic facial palsy)或贝尔麻痹(Bell palsy),是因茎乳孔内面神经非特异性炎症所致的周围性面瘫。

【病因与发病机制】

本病病因未明,目前认为与嗜神经病毒感染有关。常在受凉或上呼吸道感染后发病。

由于骨性面神经管只能容纳面神经通过,故当面神经缺血、水肿时,必然导致神经受压。感染可导致局部神经的自身免疫反应及营养血管痉挛,神经缺血、水肿出现面肌瘫痪。

面神经早期病理改变主要为神经水肿和脱髓鞘,严重者可出现轴索变性,以茎乳孔和面神经管内部分尤为显著。

【临床表现】

任何年龄均可发病,20~40岁居多,男性多于女性,终身发病风险为1/60。通常急性起病,面神经麻痹在数小时至数天达高峰,主要表现为患侧面部表情肌瘫痪,额纹消失,不能皱额蹙眉,眼裂不能闭合或闭合不全。部分患者起病前1~2日有患侧耳后持续性疼痛和乳突部压痛。体格检查可见患侧闭眼时眼球向外上方转动,露出白色巩膜,称为贝尔征。鼻唇沟变浅,口角下垂,露齿时口角向健侧歪斜,鼓气、吹口哨漏气;颊肌瘫痪,食物易滞留患侧齿龈;面瘫多为单侧,如为双侧需考虑是否为其他疾病,如吉兰巴雷综合征。此外,因受损神经部位不同,还可出现舌前2/3味觉消失(鼓索以上面神经病变)、听觉过敏(镫骨肌神经以上部位受损)等表现,膝状神经节受累时,除有上述症状外,患者还可有乳突部压痛,耳廓、外耳道感觉减退和外耳道、鼓膜疱疹,称为Hunt综合征。尽管贝尔面瘫是一种自限性周围神经病,仍然有高达30%的患者存在不同程度的并发症。

【辅助检查】

1. 肌电图检查 面神经传导测定有助于判断面神经暂时性传导障碍或永久性失神经支配。如起病后10天中出现失神经电位,则恢复缓慢。

2. 影像学检查 不作为常规检查项目,但怀疑颅内器质性病变时应行头部MRI或CT检查。

【诊断】

根据急性起病、临床表现主要为周围性面瘫,无其他神经系统阳性体征,排除颅内器质性病变,即可确诊。

【治疗要点】

治疗原则为改善局部血液循环,减轻面神经水肿,缓解神经受压,促进神经功能恢复。

1. 药物治疗

(1) 皮质类固醇:急性期尽早使用皮质类固醇。常选用泼尼松30~60mg/d,一次顿服,连用5天,之后于7天内逐渐停用。

(2) B族维生素:维生素 B_1、维生素 B_{12},肌内注射,可促进神经髓鞘恢复。

(3) 阿昔洛韦:急性期患者可根据病情联合使用皮质类固醇和抗病毒药物,如Hunt综合征患者可口服阿昔洛韦(0.2~0.4g,每日3~5次)7~10日。

2. 理疗 急性期可在茎乳孔附近行超短波透热疗法、红外线照射局部热敷等,有利于改善血液循环,减轻神经水肿。

3. 康复治疗 恢复期可行碘离子透入疗法、针刺或电针治疗。

【常用护理诊断/问题】

1. 体象紊乱 与面神经麻痹所致口角歪斜等有关。

2. 疼痛:下颌角或乳突部疼痛 与面神经病变累及膝状神经节有关。

【护理措施】

1. 病情观察 观察患者临床表现的特点,是否有因面肌麻痹导致的表情肌瘫痪、眼裂闭合障碍以及口角歪斜等。

2. 起居护理 急性期应注意休息,面部防风防寒,避免直吹冷风,外出时应佩戴口罩、系围巾以保暖。患侧面部可用 50~60℃的湿热毛巾外敷,每天 3~4 次,每次 15~20 分钟;指导患者早晚自行按摩患侧,动作应轻柔、适度。

3. 饮食护理 饮食宜清淡,避免粗糙、干硬、辛辣食物,有味觉障碍的患者应注意食物的冷热度,以防烫伤;指导患者饭后及时漱口,清除口腔滞留的食物,保持口腔清洁,预防口腔感染。

4. 用药护理 指导患者遵医嘱使用泼尼松等类固醇类药物,切勿自行调整服药剂量或停药,用药过程中,如有不适应及时告知。

5. 对症护理 对眼睑不能闭合或闭合不全的患者,应减少用眼动作,并给予眼罩、眼镜防护,必要时用眼药水预防感染,保护角膜。疼痛明显的患者,可指导患者通过局部热敷或按摩、放松疗法、音乐疗法、引导式想象等非药物方法减缓疼痛。

6. 心理护理 由于面神经麻痹导致的自身形象改变可能导致患者感觉自卑,害怕遇见熟人,不敢出现在公众场合,容易导致焦虑、急躁情绪。应鼓励患者表达心理感受和内心的真实想法;使患者知晓,本病大多预后良好,指导其克服负性情绪,正确对待疾病,积极治疗。

7. 中医护理 中医认为面瘫因正气不足、风邪乘虚而入所致,在证型上,可以分为风寒袭络证、风热袭络证、风痰阻络证及气虚血瘀证等。穴位按摩、穴位敷贴、耳穴贴压、中药湿敷、艾条灸等均为临床常用且有效的中医护理方法。在饮食方面,风寒袭络证者宜食生姜、葱白等辛温祛风散寒之品,忌凉性食物;风热袭络证者宜食丝瓜、黄瓜、冬瓜等疏风清热之品,忌辛辣燥热食物;风痰阻络证者宜食如百合、蘑菇、白萝卜等通阳泄浊之品,忌肥甘厚腻;气虚血瘀证者则宜食桃仁等益气活血之品,忌滋腻补血的食物。

【健康教育】

1. 知识宣教 向患者讲解病毒感染与疾病发生的关系,从而让患者能主动调节,保持健康心态与规律生活,指导患者避免面部长时间吹冷风、受凉或感冒。

2. 生活指导 指导患者清淡软食;保持口腔清洁,预防口腔感染;保护角膜,防止角膜溃疡;面瘫未完全恢复时注意用口罩或围巾适当遮挡、修饰。

3. 康复指导 遵医嘱理疗或针灸;保护面部,避免过冷刺激;掌握面肌功能训练的方法,坚持每天数次面部按摩和运动。

【结语】

面神经炎是茎乳孔内面神经非特异性炎症所致的周围性面瘫,常在受凉或上呼吸道感染后发病。改善局部血液循环,减轻面神经水肿,缓解神经受压,促进神经功能恢复是治疗本病的原则,临床常采用皮质类固醇抗炎治疗。护理方面应注意外形改变对患者心理状态的影响,嘱患者正确对待,积极治疗。

四、急性炎症性脱髓鞘性多发性神经病

急性炎症性脱髓鞘性多发性神经病(acute inflammatory demyelinating polyradicu-loneuropathies,AIDP)是吉兰 - 巴雷综合征(guillain-Barré syndrome,GBS)中的最常见类型,又称经典 GBS。临床研究表明本病是一种自身免疫介导的周围神经病,主要病变为多发神经根和周围神经节段性脱髓鞘。AIDP 的年发病率为(0.6~1.9)/10 万人,男性略高于女性,各

年龄组均可发病。

【病因与发病机制】

AIDP 的确切病因不明,众多证据提示为免疫介导的周围神经病。临床及流行病学资料显示发病可能与空肠弯曲菌感染有关。此外,还可能与巨细胞病毒、EB 病毒、水痘 - 带状疱疹病毒等感染相关。较多报道指出白血病、淋巴瘤、器官移植后使用免疫抑制剂或患者有系统性红斑狼疮、桥本甲状腺炎等自身免疫病者常合并 AIDP。

分子模拟是目前认为可能导致该病主要的机制之一。此学说认为病原体某些组分与周围神经某些成分的结构相同,机体免疫系统发生识别错误,自身免疫性细胞和自身抗体对正常的周围神经组分进行免疫攻击,致周围神经脱髓鞘。

【临床表现】

任何年龄、任何季节均可发病,病前 1~3 周常有上呼吸道或消化道感染症状或疫苗接种史。多为急性起病,病情多在 2 周左右达高峰。可表现为运动、感觉、自主神经障碍等。

1. 运动障碍　最为突出,首发症状多为肢体对称性迟缓性肌无力,自远端渐向近端发展或自近端向远端加重,常由双下肢开始逐渐累及躯干肌、脑神经,多于数日至 2 周达高峰。病情严重者出现呼吸肌麻痹。四肢腱反射减弱,10% 的患者表现为腱反射正常或活跃。

2. 感觉障碍　发病时可有四肢远端的感觉异常如烧灼感、麻木、刺痛和不适感等,可先于或与运动症状同时出现。感觉缺失相对轻,呈手套 - 袜套样分布。少数患者肌肉可有压痛,尤其以腓肠肌压痛较常见,偶有出现 Kernig 征和 Lasegue 征等神经根刺激症状。

3. 脑神经受累　以双侧面神经麻痹最常见,其次为舌咽、迷走神经,动眼、外展、舌下、三叉神经瘫痪较少见,部分患者以脑神经损害为首发症状就诊。

4. 自主神经功能障碍　可见皮肤潮红、出汗增多、心动过速、心律失常、直立性低血压、手足肿胀及营养障碍、尿便障碍等。

【辅助检查】

1. 脑脊液检查　发病 2~4 周后出现脑脊液蛋白 - 细胞分离是本病的特征之一,即脑脊液检查细胞数正常,而蛋白质明显增高,但较少超过 1.0g/L;糖和氯化物正常;白细胞计数一般 <10×10^6/L。部分患者脑脊液出现寡克隆区带(oligoclonal bands,OB),但并非特征性改变;部分患者脑脊液抗神经节苷脂抗体阳性。

2. 血清学检查　少数患者出现肌酸激酶(CK)轻度升高,肝功能轻度异常;部分患者血抗神经节苷脂抗体阳性,阳性率高于脑脊液;部分患者血清可检测到空肠弯曲菌抗体、抗巨细胞病毒抗体等。

3. 粪便检查　部分患者粪便中可分离和培养出空肠弯曲菌,但目前国内不作为常规检测。

4. 神经电生理运动神经传导测定　可见远端潜伏期延长、传导速度减慢,F 波可见传导速度减慢或出现率下降,提示周围神经存在脱髓鞘性病变,在非嵌压部位出现传导阻滞或异常波形离散对诊断脱髓鞘病变更有价值。通常选择一侧正中神经、尺神经、胫神经和腓总神经进行测定。神经电生理检测结果必须与临床相结合进行解释。电生理改变的程度与疾病严重程度相关,在病程的不同阶段电生理改变特点也会有所不同。

5. 腓肠神经活检　可见有髓纤维脱髓鞘,部分出现吞噬细胞浸润,小血管周围可有炎症细胞浸润,可作为 GBS 辅助诊断方法,但不作为必需的检查。

【诊断要点】

急性起病,进行性加重,多在 2 周左右达高峰,病前有感染史或疫苗接种史,四肢对称性、迟缓性瘫痪伴有末梢型感觉障碍及脑神经受累,实验室检查脑脊液蛋白 - 细胞分离现象,可诊断为本病。

【治疗要点】

临床采用综合治疗,包括一般治疗、免疫治疗、神经营养及康复治疗。

1. 一般治疗

(1) 抗感染:考虑有胃肠道空肠弯曲菌感染者,可采用大环内酯类抗生素治疗。

(2) 呼吸道管理:加强气道护理,定时翻身、拍背,及时清除呼吸道分泌物,保持呼吸道通畅,预防感染。重症患者可导致呼吸衰竭,应密切观察呼吸情况,定时行血气分析。

(3) 营养支持:延髓支配肌肉麻痹者有吞咽困难和饮水呛咳,需给予鼻饲营养,保证足够热量、维生素,防止电解质紊乱。合并有消化道出血或胃肠麻痹者,则给予静脉营养支持。

(4) 对症治疗及并发症防治:尿潴留者可加压按摩下腹部,无效时予留置导尿;便秘者予导泻等。抗生素预防和控制坠积性肺炎、尿路感染。

2. 免疫治疗

(1) 血浆置换(PE):直接去除血浆中致病因子如抗体,推荐有条件者尽早使用,发病后 7 天内使用 PE 疗效最佳。每次交换量为 30~50ml/kg,依据病情轻重在 1 周内进行 3~5 次。严重感染、心律失常、心功能不全及凝血功能障碍者禁用。

(2) 免疫球蛋白静脉注射(IVIG):可与大量抗体竞争性阻止抗原与淋巴细胞表面抗原受体结合,达到治疗作用。成人剂量 0.4g/(kg·d),连用 5 天,发病后两周内使用最佳。免疫球蛋白过敏或先天性 IgA 缺乏者禁用。

(3) 糖皮质激素:目前国内外指南均不推荐糖皮质激素用于 GBS 治疗。但无条件行 PE 或 IVGT 治疗的患者可试用甲泼尼龙 500mg/d 静脉滴注,连用 5 日后逐渐减量。

3. 营养神经 应用 B 族维生素治疗,如维生素 B_1、维生素 B_{12} 等。

4. 康复治疗 病情稳定后,早期进行正规的神经功能康复锻炼,包括被动或主动运动,针灸或按摩等,以预防肌肉萎缩和关节挛缩。

【常用护理诊断/问题】

1. 低效型呼吸型态 与呼吸无力、周围神经受损、肺部感染致分泌物增多有关。

2. 躯体活动障碍 与四肢肌肉进行性瘫痪有关。

【护理措施】

1. 病情观察 密切观察患者神志,监测患者生命体征,重点应观察呼吸节律、频率有无异常,动脉血氧饱和度有无下降。观察患者感觉、运动障碍的程度及受累范围变化,以判断病情。询问患者有无胸闷、气短、呼吸费力等表现,如患者出现呼吸费力、烦躁、出汗、口唇发绀等缺氧症状,肺活量降至正常的 25%~30%,血氧饱和度、血氧分压明显降低时,应立即通知医生,做好气管插管、气管切开及使用呼吸机等急救准备。

2. 起居护理 保持室内空气流通,环境安静、舒适,保持床单整洁。不用呼吸机时患者取半卧位,以利于呼吸及排痰。给予患者必要的生活支持,每 1~2 小时翻身拍背一次,保持肢体功能位。留置导尿管者,做好会阴护理,避免尿路感染。

3. 饮食护理 给予高蛋白质、高维生素、高热量易消化饮食,尤其注意补充维生素 B_{12} 及水分;多食新鲜蔬菜、水果,刺激肠蠕动,减轻便秘和肠胀气;吞咽困难、气管切开及使用呼吸机的患者及时给予鼻饲,保证营养供给。

4. 用药护理 遵医嘱正确给药,告知患者不可自行增减剂量,告知药物不良反应。使用免疫球蛋白治疗可出现发热、面红,减慢滴速可减轻症状;使用糖皮质激素可导致应激性溃疡,服药期间应观察患者有无消化道出血的表现。

5. 对症护理

（1）呼吸困难：①给氧，根据患者缺氧程度调节氧流量；②保持呼吸道通畅，协助患者半卧位，鼓励患者深呼吸和有效咳嗽，预防肺部感染等并发症；③密切观察呼吸情况，必要时使用呼吸机辅助呼吸；④备好相应的抢救用物，如吸引器、气管切开包及机械通气设备等。

（2）瘫痪：AIDP 因瘫痪、气管切开、机械通气卧床时间较长，容易发生肺部感染、压力性损伤、下肢静脉血栓、尿潴留、便秘、肌肉挛缩和失用性萎缩等并发症。护士应协助患者进行瘫痪肢体的主动或被动锻炼，使瘫痪肢体处于功能位。可进行针灸、理疗、推拿、按摩等舒通经络，加强血液循环，恢复期应鼓励患者床上活动，下床活动时做好保护工作，防止跌倒。

6. 心理护理 患者可因瘫痪、感觉障碍、脑神经损害出现恐惧、焦虑心理，护理人员应耐心倾听，鼓励患者积极治疗。告知患者本病一般从发病后 4 周起开始恢复，大多数患者经积极治疗和康复锻炼可完全或接近康复。

7. 中医护理 本病属中医"痿证"范畴。湿热浸淫者，可食用赤小豆、薏米粥、绿豆等清热疏利之品；肝肾亏虚者，可适当吃补益肝肾之品，如龙眼肉、牛肉、羊肉、核桃、山药。痿证患者肌肉无力，生活能自理且病情轻者，应鼓励其适当锻炼，如太极剑、太极拳、五禽戏等；瘫痪者注意保暖，保持肢体功能体位，配合中医特色操作技术，如按摩、推拿等，以防患侧肢体挛缩和关节僵硬。

【健康教育】

1. 知识宣教 向患者及家属介绍本病的病因、进展、常见并发症及预后。告知患者肢体功能锻炼的重要性，指导患者循序渐进进行康复，尽快恢复肢体功能。告知营养失调、压疮及深静脉血栓形成的表现以及预防的方法。告知患者当出现胃部不适、腹痛、柏油样大便，肢体肿胀、疼痛以及咳嗽、咳痰、发热、外伤等情况时应立即就诊。

2. 用药指导 指导患者观察药物的疗效及副作用，遵医嘱用药，不可随意增减药物剂量。

3. 生活指导 指导患者出院后保证足够的营养，坚持锻炼身体，增强机体抵抗力，避免受凉、感冒、疲劳、淋雨等诱发因素。

【结语】

AIDP 是一种自身免疫介导的周围神经病，病前多有感染史，临床表现为四肢对称性、进行性、弛缓性瘫痪，感觉神经和自主神经均可受累，严重者可造成呼吸肌麻痹。治疗和护理均首先考虑要保持呼吸道通畅，密切注意病情变化，必要时机械辅助通气。心理支持和高营养、易消化的饮食护理亦很关键。

第三节 急性脊髓炎

急性脊髓炎（acutemyelitis）又称急性横贯性脊髓炎，指各种感染后引起自身免疫反应所致的急性横贯性脊髓炎性病变，以病变水平以下肢体瘫痪、传导束性感觉障碍及大小便障碍为主要特征。

【病因与发病机制】

确切病因未明，多数患者在发病前 1~4 周有病毒感染症状，如发热、上呼吸道感染、腹泻等，但在脑脊液中未检测出病毒抗体，脊髓和脑脊液中未分离出病毒，推测其并非直接由感染引起,可能与病毒感染后的自身免疫反应有关,为非感染性炎症性脊髓炎(myelitis of nonin-fectious inflammatory type)。病变可累及脊髓全长,以胸髓(T$_{3-5}$)最多见,系因此处脊髓供血较差所致,其次为颈髓和腰髓。肉眼可见受累节段软脊膜充血或有炎性渗出物,脊髓肿胀,严重者质地变软。切面可见病变脊髓软化、边缘不清、白质与灰质分界不清,有点状出血。镜检可见软脊膜和脊髓血管扩张、充血,血管周围炎细胞浸润,以淋巴细胞和浆细胞为主;灰质内神经细胞肿胀,尼氏小体溶解,甚至细胞溶解消失;白质内髓鞘脱失、轴突索变性,大量吞噬细胞和胶质细胞增生。脊髓严重损害时可软化形成空腔。

【临床表现】

任何年龄均可发病,以青壮年多见,男女发病率无明显差异。病前 1~2 周多有发热、上呼吸道感染、消化道感染等症状,或有预防接种史。受凉、劳累、外伤等常为发病诱因。急性起病,起病时伴有低热、病变部位神经根痛、肢体麻木无力、病变节段束带感。大多在数小时或数日内出现受累平面以下运动障碍、感觉缺失及膀胱、直肠括约肌功能障碍。

1. 运动障碍　急性起病,迅速进展,早期为脊髓休克期,出现肢体瘫痪、肌张力减低、腱反射消失、病理反射阴性。一般持续 2~4 周后进入恢复期,肌张力、腱反射逐渐增高,出现病理反射,肌力恢复常始于下肢远端,逐步上移。脊髓休克期长短取决于脊髓损害严重程度和有无肺部感染、尿路感染、压力性损伤等并发症。休克期越长,预示脊髓损害越重、功能恢复越差。

2. 感觉障碍　病变节段以下所有感觉丧失,感觉缺失平面上缘可有感觉过敏或束带感,轻症患者感觉障碍平面可不明显。随病情恢复感觉障碍平面逐步下降,但较运动功能的恢复慢且差。

3. 自主神经功能障碍　可出现尿潴留、尿失禁、多汗或少汗,皮肤脱屑及水肿、指(趾)甲松脆和角化过度等症状。病变平面以上可有发作性出汗过度、皮肤潮红、反射性心动过缓等,称为自主神经反射异常。

【辅助检查】

1. 脑脊液检查　压颈试验通畅,少数病例脊髓水肿严重,可有不完全梗阻。脑脊液压力正常,外观无色透明,细胞数和蛋白含量正常或轻度增高,以淋巴细胞为主,糖、氯化物正常。

2. 电生理检查　下肢体感诱发电位(SEP)和运动诱发电位(MEP)异常;肌电图可正常或呈失神经改变。

3. 影像学检查　脊髓造影或磁共振显像可见病变部位脊髓肿胀及异常信号等改变。

【诊断要点】

根据急性起病,病前有感染或预防接种史,迅速出现脊髓横贯性损害的临床表现,结合脑脊液检查和 MRI 检查,可以确诊。

【治疗要点】

本病的治疗原则为:减轻症状,防治并发症,加强功能训练,促进康复。

1. 药物治疗

(1) 皮质类固醇激素:急性期以糖皮质激素为主,可减轻脊髓水肿,控制病情发展。常采用大剂量甲泼尼龙短程冲击疗法,500~1 000mg 静脉滴注,1 次/d,连用 3~5 天;其后改用泼尼松口服,40~60mg/d,维持 4~6 周,以后逐渐减量后停用。

(2) 大量免疫球蛋白:每日用量可按 0.4g/kg 计算,成人每次用量一般 20g 左右,静脉滴注,每日 1 次,连用 3~5 天为 1 个疗程。

(3) 维生素 B 族:有助于神经功能的恢复。常用维生素 B$_1$ 肌内注射、维生素 B$_{12}$ 肌内注射或静脉给药。

（4）抗生素：根据病原学检查或药敏试验结果选用适当的抗生素，及时治疗呼吸道和泌尿道感染。

（5）其他：在急性期可选用血管扩张药，如烟酸、尼莫地平。神经营养药，如三磷酸腺苷、胞磷胆碱，疗效未确定。

2. 康复治疗　早期宜进行被动运动、按摩、针灸、理疗等康复治疗。部分肌力恢复后，应鼓励主动运动。

3. 其他疗法　血浆置换常用于中重症的横贯性脊髓炎以及静脉注射类固醇激素 5~7 天后临床症状没有任何改善者；中药治疗以清热解毒、活血通络为主，如板蓝根、大青叶、金银花等；高压氧舱治疗可提高血氧张力，增加血氧含量，改善和纠正病变脊髓缺氧性损害。

【常用护理诊断/问题】

1. 躯体活动障碍　与脊髓病变所致截瘫有关。

2. 尿潴留/尿失禁　与脊髓损害所致自主神经功能障碍有关。

【护理措施】

1. 病情观察　密切观察患者生命体征以及排尿、排便情况；评估患者运动和感觉障碍的平面是否上升，患者是否存在呼吸费力、吞咽困难和构音障碍等情况。

2. 起居护理　保持床单位整洁、干燥、无渣屑，减少对皮肤的机械性刺激；卧床患者护士应定时协助其翻身、拍背，必要时对骶尾部及足跟等部位给予减压贴保护，防止压力性损伤发生；保持皮肤清洁、干燥，每天全身温水擦拭 1~2 次，对于尿潴留或尿失禁患者，应注意对会阴部和臀部皮肤的保护，并做好留置导尿的护理；注意口腔卫生，每天口腔护理 2~3 次，保持口腔清洁。

3. 饮食护理　为患者提供高蛋白质、高维生素、易消化饮食，增加对新鲜蔬果、膳食纤维及水分的摄取，以促进肠蠕动，利于排便。

4. 用药护理　严格遵医嘱用药，掌握用药注意事项，注意观察药物疗效和不良反应。如患者大量服用激素，应注意观察其大便颜色，必要时行大便隐血试验，以判断是否出现消化道出血等不良反应。

5. 对症护理　若患者出现呼吸费力、吞咽困难等情况及时通知医生。对于尿潴留/尿失禁患者，注意皮肤护理及留置尿管护理。

6. 心理护理　护士应关心体贴患者，多与患者交流，鼓励患者表达自己的感受，消除忧郁、恐惧心理，提供疾病治疗知识的正确信息和适当的心理疏导，帮助患者重新建立自尊和自信。

7. 中医护理　本病属中医"痿证"范畴。饮食宜富有营养，清淡易消化，忌辛辣肥腻之品。可食清热利湿之品，如冬瓜、鲤鱼、赤小豆、薏苡仁等，忌食刺激性食物。起居有常，注意劳逸结合。可对痿废肢体进行按摩，每天 2~3 次；可采用舒筋活络洗剂熏洗双足，起到上病下治，疏通经络的作用。

【健康指导】

1. 知识宣教　向患者及家属讲解疾病相关知识，指导其掌握自我护理方法，尤其是肢体康复锻炼的方法。卧床患者应将瘫痪肢体保持功能位，防止肢体、关节痉挛和挛缩；帮助患者进行被动运动和局部肢体按摩，以促进肌力恢复；进入恢复期后应鼓励患者进行日常生活动作训练。对于带尿管出院的患者，应向患者及家属讲解留置尿管的自我护理事项，如保持外阴部清洁，定时开放尿管，鼓励多喝水以达到冲洗膀胱的目的。告知当出现尿液引流量明显减少或无尿、下腹部膨隆，尿液呈红色或混浊时应及时就医。

2. 用药指导　强调严格按医嘱服药，尤其对于大量服用糖皮质激素的患者，务必指导患者掌握正确的用药方法，避免漏服、自行停药和更改药量，并学会观察激素用药后的不良反应，一旦出现严重不良反应及时就医。

3. 生活指导　指导患者根据季节、气候增减衣服，预防受凉、感冒。合理饮食、加强营养，保持大便通畅，注意劳逸结合。正确看待疾病，树立战胜疾病信心，保持健康心态。

【结语】

急性脊髓炎是各种感染后引起的自身免疫反应所致的急性脊髓横贯性损害。首发症状为双下肢麻木、无力，典型表现为受累平面以下肢体瘫痪、感觉缺失和排尿排便功能障碍。治疗以减轻症状、防治并发症为主，早期康复锻炼对预后很重要。护理重点是做好病情观察以及皮肤护理，做好健康宣教。

第四节　脑血管疾病

一、概述

脑血管疾病（cerebral vascular disease，CVD）是脑血管病变导致脑功能障碍的一类疾病的总称。脑卒中（stroke）为脑血管疾病的主要临床类型，包括缺血性卒中和出血性卒中，以突然发病、迅速出现局限性或弥散性脑功能缺损为共同临床特征，为一组器质性脑损伤导致的脑血管病。

脑血管疾病是危害中老年人身体健康和生命的主要疾病之一，据推测，2030 年我国脑血管病事件发生率将较 2010 年升高约 50%。脑卒中是导致人类死亡的第二位原因，它与缺血性心脏病、恶性肿瘤并列为人类三大致死疾病。其病死率、致残率较高，2008 年卫生部公布的第三次全国死因调查结果显示，卒中（136.64/10 万）已超过恶性肿瘤（135.88/10 万）成为中国第一致死病因。我国每年新发病例 >200 万，每年死亡病例 >150 万，存活者 600 万 ~700 万，且 2/3 存活者遗留不同程度的残疾，给社会、家庭带来沉重的负担和痛苦。根据 2017 年发表的 Ness-China 中国脑卒中流行病学调查研究，我国卒中发病率为 345. 1/10 万人年，病死率为 159. 2/10 万人 / 年，患病率为 1 596.0/10 万人 / 年，每年新发病例约 240 万，每年死亡病例约 110 万，存活者约 1 100 万。由于绝大部分卒中患者的病理生理过程无法逆转，降低卒中疾病负担的最佳途径是预防，特别应强调一级预防，即针对卒中的危险因素积极进行早期干预，以减少卒中的发生。

【脑血管疾病的分类】

脑血管疾病分类：①依据神经功能缺失持续时间可分为短暂性脑缺血发作（不足 24 小时）和脑卒中（超过 24 小时）；②依据病理性质可分为缺血性卒中和出血性卒中，前者又称为脑梗死，包括脑血栓形成和脑栓塞等，后者包括脑出血和蛛网膜下腔出血；③依据发病急缓分为急性脑血管病和慢性脑血管病，前者包括短暂性脑缺血发作、脑梗死、脑栓塞、脑出血、蛛网膜下腔出血，后者包括脑动脉硬化症和血管性痴呆。我国 1995 年将脑血管疾病分为 10 类（见表 9-4）。

表 9-4　2015 年中国脑出血疾病的分类

一、缺血性脑血管病	三、头颈部动脉粥样硬化、狭窄或闭塞(未导致脑梗死)
（一）短暂性脑缺血发作	四、高血压脑病
1. 颈动脉系统	五、颅内动脉瘤
2. 椎 - 基底动脉系统	六、颅内血管畸形
（二）脑梗死(急性缺血性脑卒中)	七、脑血管炎
（三）脑动脉盗血综合征	八、其他脑血管疾病
（四）慢性脑缺血	九、颅内静脉系统血栓形成
二、出血性脑血管疾病	十、无急性局灶性神经功能缺损症状的脑血管病
（一）蛛网膜下腔出血	十一、脑卒中后遗症
（二）脑出血	十二、血管性认知障碍
（三）其他颅内出血	十三、脑卒中后情感障碍

【脑的血液循环】

1. 脑的血液供应　脑部的血液供应来自颈内动脉系统和椎 - 基底动脉系统,两者之间由脑底动脉环(Willis 环)相通。脑动脉在脑实质中反复分支至毛细血管,后汇集成静脉。其中颈内动脉系统(又称前循环),供应眼部和大脑半球前 3/5 部分的血液;椎 - 基底动脉系统(又称后循环),供应小脑、脑干和大脑半球后 2/5 部分的血液。脑底动脉环对颈内动脉系统与椎 - 基底动脉系统之间,特别是两侧大脑半球的血流供应具有重要的调节和代谢作用。

2. 脑血流量调节　正常成人脑重为 1 500g,占体重的 2%~3%,安静状态下脑组织的血流量为 50~100ml/(100g·min),占每分心搏出量的 20%,脑组织耗氧量占全身耗氧量的 20%~30%。因脑组织几乎无葡萄糖和氧的储备,所以对缺血缺氧性损害十分敏感。如全脑供血完全中断 6 秒,患者即出现意识丧失,10 秒自发脑电活动消失,5 分钟最易损的特定神经元出现不可逆性损伤,10~20 分钟大脑皮质出现广泛性选择性神经元坏死。脑血流量与脑灌注压呈正比,与脑血管阻力成反比。当平均动脉压在 60~160mmHg 时,脑血流可自动调节。

【脑血管疾病的病因】

各种原因如动脉硬化、血管炎、先天性血管病、外伤、药物、血液病及各种栓子和血流动力学改变都可引起急性或慢性的脑血管疾病。根据解剖结构和发病机制,可将脑血管疾病的病因归为以下几类:

1. 血管壁病变　以高血压性动脉硬化和动脉粥样硬化所致的血管损害最常见,其次为动脉炎(风湿、钩端螺旋体、结核、梅毒等所致)、先天性血管病(如动脉瘤、血管畸形、先天性血管狭窄等)、外伤、颅脑手术、插入导管和穿刺导致的血管损伤等,另外还有药物、毒物、恶性肿瘤所致的血管损伤。

2. 心脏病和血流动力学改变　如高血压、低血压或血压急骤波动、心功能障碍、传导阻滞、风湿性或非风湿性心瓣膜病、心肌病及心律失常,特别是心房纤颤。

3. 血液成分和血液流变学改变　如高脂血症、红细胞增多症、白血病、脱水等导致的血液黏滞度增高,以及应用抗凝剂、避孕药物,弥散性血管内凝血等各种血液性疾病所致的凝血机制异常。

4. 其他　包括空气、脂肪、癌细胞和寄生虫等栓子,脑血管受压、外伤、痉挛等。

【脑血管疾病的危险因素】

脑血管疾病的危险因素是指经流行病学研究证明与脑血管疾病发生和发展有直接关联的因素。对 CVD 危险因素的识别和干预是预防和治疗 CVD 的重要基础,是降低其发病率和病死率的关键。

1. 不可干预的危险因素　年龄、性别、性格、种族、遗传等。55 岁后发病率明显上升,年龄每增加 10 岁,发生率约增加 1 倍;男性卒中发病率高于女性;父母双方均有脑卒中病史的子女卒中风险增加。

2. 可干预的危险因素　高血压、高血脂、心脏病、糖尿病、高同型半胱氨酸血症、吸烟、酗酒、体力活动少、高盐饮食、超重、感染、口服避孕药等。

在可干预的因素中,高血压是各类型脑卒中最重要的独立危险因素。无论收缩压还是舒张压的升高都与脑卒中的发病风险呈正相关,控制血压于正常范围内可明显降低脑卒中的发病率。

【脑血管疾病的预防】

循证医学证据表明,对 CVD 的危险因素进行早期干预,可以有效降低 CVD 的发病率。

1. 一级预防　指发病前的预防,即对有卒中倾向、尚无卒中病史的个体通过早期改变不健康的生活方式,积极控制各种可控危险因素达到使脑血管病不发生或延迟发生的目的。主要措施包括:控制高血压、戒烟、调控血脂、控制血糖、针对房颤患者进行抗血栓治疗、预防血小板聚集、合理膳食营养、加强运动锻炼、限制饮酒等。

2. 二级预防　指针对发生过脑卒中的患者寻找病因,对所有可干预因素进行治疗,以达到预防和降低再次发生的危险。措施主要包括对可干预的危险因素进行病因预防、对发生过缺血性脑卒中患者进行抗血小板药物治疗、治疗短暂性脑缺血发作、防止卒中后认知障碍。

二、短暂性脑缺血发作

短暂性脑缺血发作(transient ischemic attack,TIA)是由于局部脑或视网膜缺血引起的短暂性神经功能缺损,临床症状一般不超过 1 小时,最长不超过 24 小时,且无责任病灶的证据。传统的 TIA 定义时限为 24 小时内恢复,不遗留神经系统体征,而不管是否存在责任病灶。近年来研究证实,对于传统 TIA 患者,如果神经功能缺损症状超过 1 小时,绝大部分神经影像学检查可发现对应的脑部梗死小病灶。因此传统的 TIA 许多病例实际上是小卒中。

【病因与发病机制】

TIA 的发病与动脉粥样硬化、动脉狭窄、心脏病、血液成分改变及血流动力学变化等多种病因有关,其发病机制主要有两种类型。

1. 血流动力学改变　在各种原因所致的颈内动脉系统或椎 - 基底系统的动脉严重狭窄基础上,由于血压的急剧波动导致原来靠侧支循环维持的脑区发生的一过性缺血。此类型 TIA 临床症状比较刻板,发作频率较密集,每次发作持续时间短暂,一般不超过 10 分钟。

2. 微栓塞　主要来源于动脉粥样硬化的不稳定斑块或附壁血栓脱落、心源性栓子及胆固醇结晶等。微栓子阻塞小动脉常导致其供血区域脑组织缺血,当栓子破碎移向远端或自发溶解时,血流恢复,症状缓解。此类型 TIA 临床症状多变,发作频率较稀疏,每次发作持续时间较长。

【临床表现】

1. 一般特点　好发于中老年人,男性多于女性,患者多伴有高血压、动脉粥样硬化、糖尿病或高血脂等脑血管病危险因素。发病突然,持续时间短,最长不超过 24 小时,不留后遗症状。TIA 常反复发作。血流动力学改变导致的 TIA,因每次发作缺血部位基本相同,而临床表现相似或刻板;微栓塞导致的 TIA,因每次发作受累的血管和部位有所不同,而临床表现多变。

2. 颈内动脉系统 TIA　临床表现与受累血管分布有关。大脑中动脉供血区的 TIA 可出现缺血对侧肢体的单瘫、轻偏瘫、面瘫和舌瘫,可伴有偏身感觉障碍和对侧同向偏盲,优势半球受损常出现失语和失用,非优势半球受损可出现空间定向障碍。大脑前动脉供血区缺血可出现人格和情感障碍、对侧下肢无力等。颈内动脉的眼支供血区缺血表现眼前灰暗感、云雾状或视物模糊,甚至为单眼一过性黑矇、失明。颈内动脉主干供血区缺血可表现为眼动脉交叉瘫(患侧单眼一过性黑矇、失明和 / 或对侧偏瘫及感觉障碍),Horner 交叉瘫(患侧 Horner 征、对侧偏瘫)

3. 椎 - 基底动脉系统 TIA　最常见表现是眩晕、平衡障碍、眼球运动异常和复视。可有单侧或双侧面部、口周麻木,单独出现或伴有对侧肢体瘫痪、感觉障碍,呈现典型或不典型的脑干缺血综合征。此外,椎 - 基底动脉系统 TIA 还可出现下列几种特殊表现的临床综合征:

(1) 跌倒发作(drop attack):表现为下肢突然失去张力而跌倒,无意识丧失,常可立即自行站起,可能为脑干网状结构缺血所致。有时见于患者转头或仰头时。

(2) 短暂性全面遗忘症(transient global amnesia,TGA):发作时出现短时间记忆丧失,发作时对时间、地点定向障碍,但谈话、书写和计算能力正常,一般症状持续数小时,然后完全好转,不遗留记忆损害。

(3) 双眼视力障碍发作:双侧大脑后动脉距状支缺血导致枕叶视皮质受累,引起暂时性皮质盲。

椎 - 基底动脉系统 TIA 患者很少出现孤立的眩晕、耳鸣、恶心、晕厥、头痛、尿便失禁、嗜睡或癫痫等症状,往往合并有其他脑干或大脑后动脉供血区缺血的症状和 / 或体征。

【辅助检查】

1. CT 和 MRI 检查　多数无阳性发现,部分病例发病早期进行弥散加权 MRI 检查,可显示一过性缺血灶,缺血灶多呈小片状,一般体积 1~2ml。

2. 血管造影检查　有时可见血管狭窄、动脉粥样硬化改变。

3. 经颅多普勒扫描和颈动脉超声　可探查颅内动脉狭窄,并可进行血流状况评估和微栓子检测。

【诊断要点】

大多数 TIA 患者就诊时临床症状已消失,故诊断主要依赖病史。中老年患者突然出现局灶性脑功能损害症状,符合颈内动脉或椎 - 基底动脉系统及其分支缺血表现,并在短时间内(多不超过 1 小时)症状完全恢复,应高度怀疑为 TIA。如果神经影像学检查没有发现神经功能缺损对应的病灶,临床即可诊断 TIA。

【治疗要点】

TIA 发病后的 2~7 天内为卒中的高风险期,需积极进行治疗,治疗目的是去除病因,防止复发,保护脑功能。

1. 病因治疗　是预防 TIA 复发的关键。对有明确病因者积极治疗原发病,如控制血压、降低血脂和血糖、治疗心律失常、改善心功能、纠正血液成分异常、防止颈部过度活动等。

2. 药物治疗

(1) 抗血小板治疗:非心源性栓塞性 TIA 推荐抗血小板治疗。发病 24 小时内,具有卒中高复发风险的急性非心源性 TIA 或轻型缺血性脑卒中患者,应尽早给予阿司匹林联合氯吡格雷治疗 21 天。发病 30 天内伴有症状性颅内动脉严重狭窄的 TIA 患者,应尽早给予两药联合治疗 90 天。

（2）抗凝治疗：心源性栓塞性 TIA 可采用抗凝治疗。主要药物包括肝素、低分子肝素、华法林及新型口服抗凝药（如达比加群、利伐沙班、阿哌沙班、依度沙班等）。

（3）扩容治疗：纠正低灌注，适用于血流动力型 TIA。

（4）溶栓治疗：对于新近发生的符合传统 TIA 定义的患者，即使神经影像学检查发现有明确的脑梗死责任病灶，目前也不作为溶栓治疗的禁忌证。若 TIA 再次发作，临床有脑梗死的诊断可能，不应等待，应按照卒中指南积极进行溶栓治疗。

（5）其他：对有高纤维蛋白原血症的 TIA 患者，可选用降纤酶治疗，活血化瘀中药制剂对 TIA 患者也可能有一定的治疗作用。

3. 外科治疗　对于 6 个月内发生过 TIA 的患者，同侧无创成像显示颈内动脉狭窄大于 70% 或导管血管造影显示狭窄大于 50%，且围术期并发症和死亡风险估计小于 6%，可行颈动脉内膜切除术（carotid endarterectomy，CEA）或颈动脉血管成形和支架置入术（carotid angioplasty and stenting，CAS），最好在 48 小时之内手术，不应延误治疗。

【常用护理诊断/问题】

1. 有受伤的危险　与突发眩晕、平衡失调、一过性黑矇或失明有关。

2. 潜在并发症：脑卒中。

【护理措施】

1. 病情观察　观察患者生命体征，重点观察血压的波动；频繁发作者应观察发作程度、发作持续时间、间隔时间和伴随症状等，注意患者肢体无力或麻木是否加重，有无头痛、头晕或其他脑功能受损的表现，警惕完全性缺血性脑卒中的发生。

2. 起居护理　提供安静、舒适的休息环境，鼓励患者劳逸结合，适当运动，如散步、慢跑等，可改善患者心功能和微循环、增加脑血流量，预防 TIA 发作和促进康复。

3. 饮食护理　给予低盐、低脂、充足蛋白质和维生素丰富的饮食。多食谷类、鱼类、坚果、新鲜蔬菜及水果等；限制钠盐摄入量，每天不超过 6g。忌食辛辣、油炸食品，少摄入糖类和甜食；忌暴饮暴食；戒烟、限酒。

4. 用药护理　指导患者遵医嘱用药，不可自行调整、更换药物，观察药物的疗效及不良反应，如抗血小板药物可出现恶心、腹痛、腹泻等消化道症状和皮疹，偶可导致严重但可逆的粒细胞减少，用药期间应定期监测血常规；抗凝药物有出血倾向，重点观察皮肤、黏膜、大小便有无出血情况，有消化性溃疡和严重高血压者禁用。

5. 对症护理　发作时卧床休息，注意枕头不宜太高，以 15°~20° 为宜，以免影响头部的血液供应。仰头或转头时动作应缓慢、轻柔，转动幅度不可太大，以免颈部活动过度或过急诱发 TIA 而跌倒。频繁发作的患者应避免重体力劳动，必要时如厕、沐浴以及外出活动时应有家人陪伴。

6. 心理护理　了解患者的心理状况，关心体贴患者，耐心向患者解释病情，消除患者紧张、恐惧心理。告知患者预防 TIA 的复发是防止脑卒中的重要环节，如能积极治疗，预后较好。

7. 中医护理　本病属中医"中风先兆"范畴。病因病机为先天不足，久病体虚，或年老体弱，正气自虚，因虚而致瘀血内停，滞留于经络。指导患者加强饮食调护，气虚血瘀者宜进食益气活血之物，如山楂、板栗、洋葱、桂花茶、大枣滋补粥等。

【健康教育】

1. 知识宣教　告知患者及其家属，TIA 早期发生中风的风险很高，发病 7 天内脑梗死的发生率为 4%~10%，发病 90 天内发生率为 10%~12%。发作间隔时间缩短、发作持续时间延长、临床症状逐渐加重的进展性 TIA 是即将发展为脑梗死的强烈预警信号,使患者及其家属对 TIA 有足够的认识和警惕。其次,向其介绍疾病发生的基本病因、主要危险因素、早期症状和体征、及时就诊和治疗与预后的关系。指导患者定期门诊复查,出现肢体麻木、无力、眩晕、复视等症状时及时就医。积极治疗高血压、高血脂、糖尿病、脑动脉硬化等。

2. 用药指导 告知患者和家属遵医嘱用药和在医务人员指导下调整用药的意义,用药期间应观察的指征和定期复查相关项目的重要性。

3. 生活指导 向患者和家属说明肥胖、吸烟、酗酒及不合理饮食与疾病发生的关系,指导其通过改变不合理的生活方式避免疾病复发。向患者讲解心理因素与疾病的关系,使其了解长期精神紧张可致血压增高,加重动脉硬化,不利于疾病的恢复,甚至可以诱发心脑血管事件。指导患者日常生活注意劳逸结合,保持心态平衡、情绪稳定,鼓励培养兴趣爱好,参加有益身心的社交活动。

【结语】

TIA 是由于局部脑或视网膜缺血引起的短暂性神经功能缺损,临床症状一般不超过 1 小时,最长不超过 24 小时,可反复发作,不遗留神经功能缺损的症状和体征。治疗要针对病因进行,防止复发。护理主要从指导患者合理休息与运动、规律科学饮食、改变不健康的生活方式等方面入手。

三、脑梗死

脑梗死(cerebral infarction,CI)又称缺血性脑卒中(cerebral ischemic stroke),是指各种脑血管病变所致脑部血液供应障碍,导致局部脑组织缺血、缺氧性坏死,迅速出现相应神经功能缺损的一类临床综合征。脑梗死是卒中最常见类型,占全部卒中的 70%~80%。依据局部脑组织发生缺血坏死的机制可将脑梗死分为三种主要病理生理学类型:脑血栓形成、脑栓塞和血流动力学机制所致的脑梗死,前两者占全部急性脑梗死的 80%~90%,后者占 10%~20%。

(一)脑血栓形成

脑血栓形成临床上主要指大动脉粥样硬化型脑梗死。多见于 50~60 岁以上的动脉硬化者,且多伴有高血压、冠心病或糖尿病。年轻发病者以各种原因的脑动脉炎为多见。男性发病稍多于女性。

【病因与发病机制】

动脉粥样硬化是脑血栓形成最常见和基本的病因。脑动脉粥样斑块主要发生在管径 500μm 以上的动脉,以动脉分叉处多见。动脉粥样硬化随着年龄增长而加重,高龄、高血压、高脂血症、糖尿病、吸烟等是其重要的危险因素。

脑动脉阻塞后是否导致脑梗死,与缺血脑组织的侧支循环和缺血程度有关,也与缺血持续时间和缺血脑组织对缺血的耐受性有关。大动脉粥样硬化型脑梗死有多种发病机制:①原位血栓形成:是最主要的发病机制,血栓性阻塞导致大动脉急性闭塞或严重狭窄,发展相对较慢,症状常在数小时或数日内进展,临床主要表现为大面积脑梗死。②动脉-动脉栓塞:相当常见,为动脉粥样硬化血管壁上的血栓栓子发生脱落,阻塞远端动脉所致,脑梗死在主干病变血管的供血区域内,一般梗死病灶较小,症状较局限。③斑块内破裂出血:常合并局部血栓形成导致脑梗死,或导致血管严重狭窄,在合并低灌注时出现局部脑缺血核心区梗死,或在缺血核心区发生梗死的同时出现血管交界区分水岭梗死。④低灌注:大动脉粥样硬化导致的严重血管狭窄没有明显改变,但合并低灌注导致血管交界区发生分水岭梗死。⑤载体动脉病变堵塞穿支动脉:动脉粥样硬化病变或血栓形成累积载体动脉分支开口,导致穿支动脉闭塞发生脑梗死。

【病理】

颈内动脉系统脑梗死占 80%, 椎 - 基底动脉系统脑梗死占 20%。闭塞血管内可见动脉粥样硬化改变、血栓形成或栓子。局部血液供应中断多导致白色梗死(即贫血性梗死);如果闭塞的血管再开通,再灌流的血液可经已损害的血管壁大量渗血,使白色梗死转变为红色梗死(即出血性梗死)。

脑梗死首先表现为凝固性坏死,然后坏死组织液化,最后可能形成囊腔。脑细胞死亡有坏死性细胞死亡和细胞凋亡两种方式。脑梗死 1 天后,梗死灶开始出现边界模糊水肿区,并出现大量炎性细胞浸润;3~5 天脑水肿达高峰,大面积梗死时脑组织高度肿胀,可向对侧移位,导致脑疝形成;梗死后数天内,巨噬细胞数量迅速增加,吞噬大量细胞、组织和碎片,并最终返回血液循环;7~14 天坏死组织转变为液化的蜂窝状囊腔;3~4 周后小病灶形成胶质瘢痕,大病灶形成中风囊。

【病理生理】

局部脑缺血由中心坏死区及周围脑缺血半暗带(ischemic penumbra)组成。中心坏死区由于脑缺血非常严重,已达到致死性缺血缺氧程度,故脑细胞很快出现死亡;缺血半暗带的神经功能有受损,且随缺血时间延长、缺血程度加重,将进一步发生梗死,但如能在短时间内迅速恢复该区域血供或采用其他有效治疗,则该区脑组织的损伤是可逆的,神经细胞有可能存活并恢复功能。但缺血脑组织即使很快恢复供血,还会发生一系列"瀑布式"缺血级联反应,继续造成脑损害。目前已明确一系列导致神经细胞损伤的机制,如神经细胞内钙超载、兴奋性氨基酸细胞毒性作用、自由基和再灌注损伤、神经细胞凋亡等。挽救缺血半暗带是急性脑梗死治疗的一个主要目的,而恢复缺血脑组织的供血和对缺血脑组织实施脑保护是挽救缺血半暗带的两个基本治疗途径。

有效挽救缺血半暗带脑组织的治疗时间,称为治疗时间窗(therapeutic time window, TTW)。急性缺血性脑卒中溶栓治疗的时间窗一般不超过 6 小时;机械取栓的时间窗一般不超过 8 小时,个别患者可延长至 24 小时。如果血运重建时间超过其 TTW,则不能有效挽救缺血脑组织,甚至可能因再灌注损伤和继发脑出血而加重脑损伤。

【临床表现】

1. 一般特点 动脉粥样硬化性脑梗死多见于中老年。常在安静或睡眠中发病,部分病例发病前有 TIA 前驱症状,如肢体麻木、无力等。局灶性神经症状在发病 10 小时以上或 1~2 天达到高峰。临床表现取决于梗死灶的大小和部位,以及侧支循环和血管变异。患者一般意识清楚,当发生基底动脉血栓或大面积脑梗死时,可出现意识障碍,甚至危及生命。

2. 不同脑血管闭塞的临床特点

(1)颈内动脉闭塞的表现:症状严重程度主要取决于侧支循环状况。症状性闭塞可表现为大脑中动脉和 / 或大脑前动脉缺血症状。颈内动脉缺血可出现单眼一过性黑蒙,偶见永久性失明或 Horner 征。颈部触诊可发现颈动脉搏动减弱或消失,听诊有时可闻及血管杂音,高调且持续到舒张期的血管杂音提示颈动脉严重狭窄,但血管完全闭塞时血管杂音消失。

(2)大脑中动脉闭塞的表现:主干闭塞可导致三偏症状,伴双眼向病灶侧凝视,优势半球受累出现失语,非优势半球受累出现体象障碍,患者可出现意识障碍。皮质支上部分支闭塞可出现对侧面部、上下肢瘫痪或感觉缺失,伴 Broca 失语(优势半球)和体象障碍(非优势半球),通常无意识障碍;下部分支闭塞较少单独出现,可导致对侧同向性上 1/4 视野缺损,伴 Wernicke 失语(优势半球)、急性意识模糊状态(非优势半球)、无偏瘫。深穿支闭塞最常见的是纹状体内囊梗死,表现为对侧中枢性均等性轻偏瘫、对侧偏身感觉障碍、可伴有对侧同向性偏盲。

（3）大脑前动脉闭塞的表现：前交通动脉后大脑前动脉远端闭塞导致对侧足和下肢的感觉运动障碍，面部、手部不受累。前交通动脉前主干闭塞会造成双侧大脑半球前、内侧梗死，导致截瘫、二便失禁、意志缺失、人格改变等。

（4）大脑后动脉闭塞的表现：单侧皮质支闭塞引起对侧同向性偏盲，黄斑不受累。优势半球受累可出现失读、命名性失语、失认等。双侧皮质支闭塞可导致完全性皮质盲，可伴有视幻觉、记忆受损、面容失认等。

（5）椎 - 基底动脉闭塞的表现：血栓性闭塞多发生于基底动脉的起始部和中部，栓塞性闭塞常发生在基底动脉尖。危及生命的严重脑血管事件通常因椎 - 基底动脉闭塞引起，导致患者四肢瘫痪、眩晕、呕吐、共济失调、昏迷、高热等。脑桥发生病变可出现针尖样瞳孔。

【辅助检查】

1. 血液检查 包括血常规、血液流变学、血生化（包括血脂、血糖、肾功能、电解质等）检查，有利于发现脑梗死的危险因素。

2. 影像学检查 可直观显示脑梗死的范围、部位、血管分布，有无出血、病灶的新旧等，帮助临床判断组织缺血后是否可逆、血管状况，以及血流动力学改变。

（1）CT：发病后尽快进行CT检查，虽早期有时不能显示病灶，但对排除脑出血至关重要，多数病例发病24小时后，逐步显示低密度梗死灶。发病后2~15日可见均匀片状或楔形的明显低密度灶。大面积脑梗死有脑水肿和占位效应，出血性梗死呈混杂密度。头颅 CT 是最方便、快捷和常用的影像学检查手段，缺点是对脑干、小脑部位病灶及较小梗死灶分辨率差。

（2）MRI：可清晰显示早期缺血性梗死、脑干、小脑梗死、静脉窦血栓形成等。弥散加权成像（DWI）可以早期（发病 2 小时内）显示缺血组织的部位、范围，甚至可显示皮质下、脑干和小脑的小梗死灶，诊断早期梗死的敏感性为 88%~100%，特异性达 95%~100%。

（3）血管造影：DSA、CTA 和 MRA 可以发现血管狭窄、闭塞及动脉炎、动脉瘤和动静脉畸形等其他血管病变，可为卒中的血管治疗提供依据。其中 DSA 是脑血管病变检查的金标准，缺点为有创、费用高、技术条件要求高。

3. TCD 对评估颅内外血管狭窄、闭塞、痉挛或血管侧支循环建立情况有帮助，目前也可用于溶栓治疗监测。

【诊断要点】

中年以上的高血压及动脉硬化的患者，静息状态下或睡眠中急性起病，迅速出现局灶性脑损害的症状和体征，并能用某一动脉供血区功能损伤解释，临床应考虑急性脑梗死的可能。CT 或 MRI 检查发现梗死灶可明确诊断。有明显感染或炎症疾病史的年轻患者需考虑动脉炎致血栓形成的可能。

【治疗要点】

挽救缺血半暗带，避免或减轻原发性脑损伤，是急性脑梗死治疗的最根本目标。"时间就是大脑"，对有指征的患者，应力争尽早实施再灌注治疗。应根据患者的年龄、卒中类型、病情、基础疾病、脑血流储备功能、侧支循环状态等具体情况，制订适合患者的最佳个体化治疗方案。

1. 一般处理

（1）吸氧和通气支持：保持气道通畅，必要时给予吸氧，以维持氧饱和度 >94%；对病情危重或有气道受累者，需要气道支持和辅助通气。

（2）心脏检测和心脏病变处理：脑梗死后 24 小时内应常规进行心电图检查，有条件者应进行心电监护，以便早期发现阵发性房颤或严重心律失常等心脏病变，避免或慎用增加心脏负担的药物。

（3）体温控制：对体温 >38℃的患者应给予退热措施。因体温升高可以增加脑代谢耗氧及自由基产生，从而增加卒中病死率及致残率。对中枢性高热者，应以物理降温为主，必要时予以人工亚冬眠治疗，如存在感染应给予抗生素治疗。

（4）血压控制：约 70% 脑梗死患者急性期血压升高，多数患者在卒中后 24 小时内血压自发降低。急性脑梗死血压的调控应遵循个体化、慎重、适度原则。①准备溶栓者，血压应控制在收缩压 <180mmHg、舒张压 <100mmHg。②发病 72 小时内，只有当收缩压 ≥200mmHg 或舒张压 ≥110mmHg，或伴有急性冠脉综合征、急性心衰、主动脉夹层等其他需要治疗的合并症，才可缓慢降压治疗，且在最初 24 小时内降压一般不应超过原有血压水平的 15%。③卒中后若病情稳定，持续血压 ≥140/90mmHg，可于发病数天后恢复发病前使用的降压药物或开始启动降压治疗。④对卒中后低血压和低血容量，应积极寻找和处理原因，必要时采用扩容升压措施，纠正可能引起心输出量减少的心律失常。

（5）血糖控制：急性期高血糖较常见。血糖超过 10mmol/L 时应给予胰岛素治疗，并加强血糖监测，注意避免低血糖，血糖值可控制在 7.7~10mmol/L。发生低血糖（<3.36mmol/L）时，可用 10%~20% 的葡萄糖口服或静脉注射纠正。

2. 特异性治疗　指针对缺血损伤病理生理机制中某一特定环节进行的干预。

（1）静脉溶栓：是目前最主要的恢复血流措施，常用重组组织型纤溶酶原激活剂（rtPA）和尿激酶（urokinase）。迄今为止，发病 3 小时内 rtPA 标准静脉溶栓疗法是唯一被严格的临床科学试验证实具有显著疗效并被批准应用于临床的急性脑梗死药物治疗方法。rtPA 的使用方法为 0.9mg/kg（最大剂量 90mg）静脉滴注，其中 10% 在最初 1 分钟静脉推注，其余持续滴注 1 小时。没有条件使用 rtPA，且发病在 6 小时内，对符合适应证和禁忌证的患者，可考虑静脉给予尿激酶。剂量为 100 万 ~150 万 IU，溶于 100~200ml 0.9%N.S.，持续静脉滴注 30 分钟。

（2）血管介入治疗：包括动脉溶栓、桥接、机械取栓、血管成形术和支架术等。

（3）抗血小板治疗：常用药物包括阿司匹林和氯吡格雷。未行溶栓治疗的患者应在发病后 48 小时内服用阿司匹林，但不主张在溶栓后 24 小时内服用，以免增加出血风险。合并不稳定型心绞痛和冠状动脉支架置入是特殊情况，可能需要双重抗血小板治疗，甚至联合抗凝治疗。

（4）抗凝治疗：主要包括肝素、低分子肝素、华法林。急性期一般不推荐使用，对于合并高凝状态有深静脉血栓和肺栓塞的高危患者，可以使用预防性抗凝治疗。

（5）脑保护治疗：自由基清除剂、阿片受体阻断剂、电压门控性钙通道阻滞剂、镁离子和他汀类药物，可以通过降低脑代谢，干预缺血引发细胞毒性机制减轻缺血性脑损伤。

（6）扩容治疗：对血流动力学机制所致脑梗死应通过扩容纠正低灌注。

（7）中医药治疗：临床上常应用丹参、川芎嗪、三七和葛根素等，通过活血化瘀改善脑梗死症状；也可采用针刺治疗急性脑梗死。

3. 急性期合并症处理

（1）脑水肿和颅内压增高：治疗目标是降低颅内压、维持足够的脑灌注、预防脑疝发生。可采用 20% 甘露醇静滴、呋塞米静脉注射等，可酌情同时应用甘油果糖、白蛋白辅助治疗。对于发病 48 小时内，60 岁以下的恶性大脑中动脉梗死伴严重颅内压增高的患者，可采用去骨瓣减压术。

（2）梗死后出血：如出现症状性出血应停用抗栓治疗等致出血药物，无症状性脑出血一般抗栓治疗可继续使用。合并心脏机械瓣膜、症状性脑出血后至少 4 周内应避免抗凝治疗。

（3）感染：脑卒中急性期容易发生呼吸道、泌尿系统感染，感染是导致病情加重的重要原因。一旦发生感染应及时根据细菌培养和药敏试验应用敏感的抗生素。

（4）上消化道出血：高龄和重症脑卒中患者急性期易发生应激性溃疡，建议常规应用抗溃疡药物；对已发生消化道溃疡的患者，应进行冰盐水洗胃、局部应用止血药（如口服或鼻饲云南白药、凝血酶等）；出血量多引起休克者，必要时输新鲜全血或成分输血，及进行胃镜下止血或手术止血。

（5）深静脉血栓形成（deep vein thrombosis，DVT）和肺栓塞（pulmonary embolism，PE）：高龄、严重瘫痪和房颤均增加 DVT 风险，而 DVT 又增加 PE 风险。应鼓励患者尽早活动，下肢抬高，避免下肢静脉输液，尤其是瘫痪侧。对高风险患者可给予较低剂量的抗凝药物进行预防性抗凝治疗。

（6）吞咽困难：约 50% 的卒中患者入院时存在吞咽困难。应及时识别高危误吸患者，并明确其病理生理学机制，从而指导吞咽困难的治疗。

（7）心脏损伤：主要包括急性心肌缺血、心肌梗死、心律失常及心力衰竭。治疗措施包括减轻心脏负荷，慎用增加心脏负担的药物，对高龄或原有心脏病的患者甘露醇用量减半或改用其他脱水剂，积极处理心脏损伤。

4. 早期康复治疗　脑梗死患者发病后即应开始康复干预，脑梗死发病后早期有效的康复治疗能够减轻患者功能残疾，加速恢复进程。早期康复干预是指当临床症状稳定后 24~72 小时可以给予部分离床康复干预。应遵循个体化原则，制订短期和长期治疗计划，分阶段、分情况选择治疗方法，对患者进行针对性体能和技能训练，降低致残率，促进神经功能恢复。

5. 恢复期治疗　不同病情患者卒中急性期长短有所不同，通常规定卒中发病 2 周后即进入恢复期。对于病情稳定的卒中患者，应尽可能早期安全启动卒中的二级预防，包括控制卒中危险因素、抗血小板治疗、抗凝治疗及康复治疗。

【常用护理诊断／问题】

1. 躯体活动障碍　与偏瘫或平衡能力降低有关。

2. 语言沟通障碍　与大脑语言中枢功能受损有关。

3. 有废用综合征的危险　与意识障碍、偏瘫、长期卧床有关。

4. 吞咽障碍　与意识障碍或延髓麻痹有关。

5. 焦虑　与偏瘫、失语等有关。

【护理措施】

1. 病情观察

（1）一般状况：严密观察患者有无意识障碍及其类型和严重程度，监测生命体征变化，观察因脑水肿导致颅内压升高引起的体温、血压升高，脉搏、呼吸减慢等异常情况。观察患者发病的时间、急缓及发病所处状态，有无头晕、肢体麻木等前驱症状。观察患者有无肢体瘫痪、失语、感觉障碍、吞咽障碍。

（2）特殊表现：①当发生脑疝时患者可出现剧烈头痛、频繁呕吐，伴一侧瞳孔散大，对光反射迟钝或消失等，应立即通知医生并备好抢救物品；②如患者再次出现偏瘫或原有症状加重等，应考虑是否为梗死灶扩大及合并颅内出血，应立即通知医生。

2. 起居护理　为患者创造安静、舒适的环境，患者宜采取平卧位，以增加脑部供血，协助卧床患者完成日常生活，保持皮肤清洁干燥。高热者禁冰敷头部，以免血管收缩、血流减少而加重病情；对有意识障碍和躁动不安的患者，应做好安全防护，防止坠床。

3. 饮食护理　给予高蛋白质、高维生素、低盐、低脂、低热量、清淡易消化饮食，多食新鲜蔬菜、水果、鱼类、谷类,保持能量供应平衡,戒烟、限酒,避免生冷、油腻饮食。对有吞咽困难、饮水呛咳者,为防止误吸,必要时给予鼻饲流质饮食。

4. 用药护理 护士应遵医嘱正确给药,密切观察药物的不良反应。

(1) 溶栓和抗凝药物:严格掌握药物剂量,监测出凝血时间、凝血酶原时间,注意观察有无牙龈出血、皮肤瘀点、瘀斑等出血表现。密切观察患者身体状况的变化,如原有症状和体征加重,或出现严重头痛、血压升高、脉搏减慢、恶心、呕吐等,应考虑继发颅内出血,立即通知医生并遵医嘱停用溶栓和抗凝药物,协助紧急处理。观察有无栓子脱落致其他部位栓塞的表现,如肠系膜上动脉栓塞引起的腹痛、下肢静脉栓塞所致皮肤肿胀、发红、肢体疼痛和功能障碍,发现异常及时通知医生处理。

(2) 甘露醇:应选择粗大、直行的静脉给药,以保证能快速静滴(15~30分钟内输完250ml),如用量过大、持续时间过长易出现肾损害、水电解质紊乱,应注意观察尿量及尿液颜色,准确记录24小时出入量;定时复查尿常规及肾功能,观察有无药物结晶阻塞肾小管导致急性肾衰的表现。如脱水过快可能出现头痛、呕吐、意识障碍等低颅压综合征的表现,应注意与高颅压进行鉴别。

(3) 其他:使用尼莫地平钙拮抗药时,应监测血压变化,控制输液速度;依达拉奉可导致肝肾功能损伤,用药过程中应严密监测肝肾功能,观察有无少尿、黄疸等表现。

5. 对症护理

(1) 偏瘫:保持患肢处于功能位,防止关节变形而丧失正常功能,按时翻身,做好皮肤护理,预防压疮;病情稳定后鼓励患者进行功能锻炼,完成力所能及的日常生活活动,如进食、穿衣、刷牙、洗脸等,必要时给予帮助,并保证患者的安全。

(2) 言语障碍:参见本章第一节"言语障碍"的护理。

(3) 吞咽障碍:除选择合适的食物外,对有吞咽障碍的患者还应注意:

1) 体位选择:应选择既安全又有利于进食的体位,能坐起的患者应取坐位进食,头略前屈,不能坐起的患者取仰卧位将床头摇起30°,头下垫枕使头部前屈。此种体位进食时食物不易从口中漏出,又有利于食团向舌根运送,还可以减少误吸的危险。

2) 吞咽方法的选择:①空吞咽与交互吞咽:每次进食吞咽后,反复做几次空吞咽,使食物全部咽下后再进食;也可以每次进食吞咽后饮极少量(1~2ml)的水,既有利于刺激诱发吞咽反射,又能达到除去咽部残留食物的目的,称为"交互吞咽";②侧方吞咽:吞咽时让患者分别左、右转动,做侧方吞咽,可去除残留在梨状隐窝内的食物;③点头样吞咽:进食吞咽后,先使颈部后屈(此时会厌谷变得狭小,残留食物可被挤出)继而使颈部尽量前屈,形似点头,同时做空吞咽动作,可去除残留食物;④颈部旋转训练:进食吞咽时,头颈部向患侧旋转,使梨状隐窝变浅,食团移向健侧,并且利于关闭患侧气道,避免误吸。

3) 防止窒息:为患者提供舒适、安静的进餐环境;因疲劳可增加误吸发生的风险,故进食前应注意休息;告知患者进餐时不要讲话,同时减少外界干扰,如看电视、听收音机等;吞咽障碍的患者不可使用吸管饮水,用杯子饮水时应保持水量在半杯以上,以防患者低头饮水增加误吸的危险;床旁备吸引装置,一旦发生呛咳、误吸或呕吐,立即指导患者取头侧位,及时清理口、鼻腔内分泌物和呕吐物,保持呼吸道通畅,防止窒息和吸入性肺炎。

6. 心理护理 因瘫痪、失语后期功能恢复速度慢、时间长,患者可产生焦虑、抑郁等情绪;护理人员应主动关心、开导患者;对失语者,应鼓励并指导患者用非语言方式表达自己的需求及情感;同时鼓励患者家属给予精神支持。

7. 中医护理 本病属中医"中风"范畴,有意识障碍者为"中脏腑",无意识障碍者为"中经络"。患者饮食宜清淡易消化,忌肥甘厚味、动风、辛辣刺激之品,并忌烟酒,做到饮食有节,保持大便通畅,以防脏腑之气不畅。痰浊阻滞者,可食山楂、枇杷等健脾化痰之品。针灸、推拿、按摩、理疗等对中风偏瘫后遗症患者疗效较好。上肢可取患侧肩髃、曲池、手三里、合谷等,下肢可取患侧环跳、阳陵泉、足三里、昆仑等,失语患者加刺廉泉、哑门。指导患者加强功能锻炼,预防肌肉萎缩。

【健康教育】

1. 知识宣教　告知患者和家属疾病的病因、危险因素、早期症状和就诊指征。新发缺血性脑卒中 1 年的卒中复发率高达 14.7%,而复发的风险可随着发作次数增加,故应指导患者定期复查,以早期发现复发征象。教会家属及患者康复训练的基本方法,如吞咽障碍的康复方法包括:唇、舌、颜面及颈部屈肌的主动运动和肌力训练;先进食糊状或胶冻状食物,少量多餐,逐步过渡到普通食物;进餐时取坐位,颈部稍前屈;咽下食物以后练习呼气或咳嗽;构音器官的运动训练等。

2. 用药指导　告知患者遵医嘱正确服用降压、降糖、降脂药物,不得随意增减剂量及停服;如出现药物不良反应,应立即就诊。

3. 生活指导　鼓励患者生活自理,从事力所能及的家务劳动,不过度依赖他人;根据病情适当参加体育锻炼,以促进血液循环;晨间睡醒时不要急于起床,最好平静休息 10 分钟后缓慢起床,以防直立性低血压致脑血栓形成;体位变换时,动作要慢,转头不宜过猛;洗澡时间不宜过长;外出时要防跌倒,注意保暖,防止感冒。

【结语】

脑血栓形成是最常见的一类缺血性脑血管疾病,多见于 60 岁以上的老年人,动脉粥样硬化是其最主要的病因。发病以静息状态下出现的急性局部脑功能障碍为特点,临床多见偏瘫、偏身感觉障碍和偏盲的"三偏征";发病 24 小时后 CT 检查显示病灶区呈低密度改变。强调超早期治疗,以抢救缺血半暗带,治疗以溶栓为主,在病情稳定后即应开始康复治疗,以促进神经功能恢复。护理以观察病情、指导患者进行康复训练及必要的心理疏导为主。

（二）脑栓塞

脑栓塞(cerebral embolism)指各种栓子随血流进入脑动脉,使血管急性闭塞或严重狭窄,导致局部脑组织缺血、缺氧性坏死,而迅速出现相应神经功能缺损的一组临床综合征。脑栓塞在临床上主要指心源性脑栓塞。近来研究表明,心源性脑栓塞较大动脉粥样硬化性脑梗死可能更常见,约占全部脑梗死的 20%。

【病因与发病机制】

1. 病因　根据栓子来源不同,可分为:①心源性:占脑栓塞 60%~75% 以上,栓子在心内膜和瓣膜产生,脱落入脑后致病。其中房颤导致附壁血栓形成是最常见的原因。尤其对 80 岁以上的老年人,房颤引起的心源性脑栓塞是该群体脑梗死的首要病因。此外心肌梗死、心脏瓣膜病、心房黏液瘤、二尖瓣脱垂、心内膜纤维变性、先心病或瓣膜手术均可形成附壁血栓。②非心源性:指源于心脏以外的栓子随血流进入脑内造成脑栓塞。常见原因有:动脉粥样硬化斑块及附壁血栓脱落,骨折或手术时脂肪栓和气栓,败血症、肺部感染的脓栓,寄生虫和瘤栓等。③来源不明性:占少数。

2. 发病机制　80% 以上心脏来源的栓子导致脑栓塞。栓子常停止于颅内血管的分叉处或管腔的狭窄部位。80% 的心源性脑栓塞发生于颈内动脉系统,尤其是大脑中动脉。所引起的病理改变与脑血栓形成基本相同,但由于发展较快,没有时间建立侧支循环,因此,脑栓塞较脑血栓形成发病更快,局部脑缺血常更严重。脑栓塞引起的脑组织坏死分为缺血性、出血性和混合型梗死,其中出血性更为常见,占 30%~50%,可能由于栓塞血管内栓子破碎向远端前移,恢复血流后栓塞区缺血坏死的血管壁在血压作用下发生破裂出血。

【临床表现】

脑栓塞可发生于任何年龄,以青壮年多见。多在活动中急骤起病,无前驱症状,局灶性神经体征在数秒至数分钟达到高峰(脑栓塞是所有急性脑血管中发病速度最快者),多表现为完全性卒中。大多数伴有风湿性心脏病、冠心病和严重心律失常等,或存在心脏手术、长骨骨折、血管介入治疗等栓子来源病史。有无意识障碍取决于栓塞血管的大小和梗死的面积。

临床主要表现为偏瘫、失语等局灶定位症状,与脑血栓形成相比,脑栓塞容易复发和出血。病情波动大,病初严重,但因为血管的再通,部分病例临床症状可迅速缓解;有时因并发出血,临床症状可急剧恶化。

【辅助检查】

1. 头颅 CT 和 MRI 检查　可显示缺血性梗死或出血性梗死改变,合并出血性梗死高度支持脑栓塞诊断。CT 检查在发病后 24~48 小时内可见病变部位呈低密度改变,发生出血性梗死时可见低密度梗死区出现 1 个或多个高密度影。MRI 可发现颈动脉狭窄或闭塞。

2. 脑脊液(CSF)检查　压力正常或偏高,如非必要,应尽量避免此检查。出血性梗死者 CSF 可呈血性或镜下可见红细胞;亚急性细菌性心内膜炎等感染性脑栓塞 CSF 白细胞增高,早期以中性粒细胞为主,晚期以淋巴细胞为主;脂肪栓塞者 CSF 可见脂肪球。

3. 其他　应常规进行心电图检查,作为确定心肌梗死和心律失常的依据;超声心动图检查可了解是否存在心源性栓子。

【诊断要点】

根据骤然起病,数秒至数分钟达到高峰,出现偏瘫、失语等局灶性神经功能缺损,既往有栓子来源的基础疾病,如房颤、风湿性心脏病等病史,可初步做出临床诊断,脑梗死发病时出现意识障碍,或主要神经功能缺损症状在发病早期迅速改善,则更支持诊断。CT 和 MRI 检查可确定脑栓塞的部位、数目及是否伴发出血,有助于明确诊断。

【治疗要点】

1. 脑栓塞治疗　与脑血栓形成治疗原则大致相同。主要是改善循环、减轻脑水肿、防止出血、减少梗死范围。注意在合并出血性梗死时,应暂停溶栓、抗凝和抗血小板药,防止出血加重。

2. 原发疾病治疗　针对性治疗原发病有利于脑栓塞病情控制和防止复发。对感染性栓塞应使用抗生素,并禁用溶栓和抗凝治疗,防止感染扩散;对脂肪栓塞可用 5% 碳酸氢钠及脂溶剂,有助于脂肪颗粒溶解;对心源性脑栓塞注意纠正心律失常,防治心衰,或手术治疗;空气栓塞应采取头低位、左侧卧位,进行高压氧治疗等。

3. 抗栓治疗　心源性脑栓塞急性期一般不推荐抗凝治疗。房颤或有再栓塞高度风险的心源性疾病、动脉夹层和高度狭窄的患者,推荐抗凝治疗,预防再栓塞或栓塞继发血栓形成。

【常用护理诊断 / 问题】

参见本节"脑血栓形成"。

【护理措施】

参见本节"脑血栓形成"。

【结语】

脑栓塞指各种栓子随血流进入脑动脉造成血流中断而引起相应供血区脑功能障碍,起病急骤,数秒或数分钟症状即达高峰。治疗主要包括脑部病变及引起栓塞的原发病两个方面的治疗。护理应加强观察病情,指导患者进行康复训练,做好心理护理。

四、脑出血

脑出血(intracerebral hemorrhage,ICH)指非外伤性脑实质内出血,发病率为每年(60~80)/10万,在我国占全部脑卒中的20%~30%。虽然脑出血发病率低于脑梗死,但致死率却高于后者,急性期病死率为30%~40%。

【病因与发病机制】

1. 病因 高血压合并细小动脉硬化是脑出血最常见病因。其他原因包括先天性脑血管畸形、颅内动脉瘤、脑动脉炎、血液病、抗凝或溶栓治疗等。

2. 发病机制 高血压性脑出血的主要发病机制是脑内细小动脉在长期高血压作用下发生慢性病变破裂所致。颅内动脉具有中层肌细胞和外层结缔组织少及外弹力层缺失的特点。长期高血压可使脑细小动脉发生玻璃样变性,纤维素样坏死,甚至形成微动脉瘤或夹层动脉瘤,在此基础上血压骤然升高时易导致血管破裂出血。高血压性ICH受累血管依次为大脑中动脉深穿支豆纹动脉、基底动脉脑桥支、大脑后动脉丘脑支、小脑上动脉分支、顶枕交界区和颞叶白质分支。非高血压性ICH出血灶多位于皮质下。

【临床表现】

1. 一般表现 ICH常见于50岁以上患者,男性多见,寒冷季节发病率较高,多有高血压病史。多在情绪激动或活动中突然发病,病情常于数分钟至数小时内达到高峰。少数也可在安静状态下发病。前驱症状一般不明显。

ICH患者发病后多有血压明显升高,多种因素(应激、疼痛、高颅压等)均可使血压升高,且血压升高(>180mmHg)与血肿扩大和预后不良相关。由于颅内压升高,常有头痛、呕吐和不同程度的意识障碍,如嗜睡或昏迷等。部分患者迅速出现意识障碍、生命体征不稳、颅内高压情况。

2. 局限性定位表现 取决于出血量和出血部位。

(1)基底核区出血

1)壳核出血:最常见,占ICH的50%~60%,系豆纹动脉尤其是其外侧支破裂所致,可分为局限型(血肿仅局限于壳核内)和扩延型(血肿向内扩展波及内囊外侧)。常有对侧偏瘫、偏身感觉障碍和同向性偏盲称为"三偏综合征",还可出现双眼球向病灶对侧同向凝视不能,优势半球受累可有失语。

2)丘脑出血:占ICH的10%~15%,系丘脑膝状体动脉和丘脑穿通动脉破裂所致,可分为局限型(血肿仅局限于丘脑)和扩延型。常有对侧偏瘫、偏身感觉障碍,通常感觉障碍重于运动障碍。深浅感觉均受累,而深感觉障碍更明显。可有特征性眼征,如上视不能或凝视鼻尖、眼球偏斜或分离性斜视、眼球会聚障碍和无反应性小瞳孔等。优势侧出血可出现丘脑性失语、精神障碍、认知障碍和人格改变等;小量丘脑出血致丘脑中间腹侧核受累可出现运动性震颤和帕金森综合征样表现;累及丘脑底核或纹状体可呈现偏身舞蹈-投掷样运动。

3)尾状核头出血:较少见,多由高血压动脉硬化和血管畸形破裂所致。一般出血量不大,多经侧脑室前角破入脑室。常有头痛、呕吐、颈强直、精神症状,神经系统功能缺损症状不多见。临床注意与蛛网膜下腔出血相鉴别。

(2)脑叶出血:占ICH的5%~10%,常由脑动静脉畸形、血管淀粉样病变、血液病等所致。出血以顶叶最常见,其次为颞叶、枕叶、额叶,也有多发脑叶出血的病例。额叶出血可有偏瘫、尿便障碍、Broca失语、摸索和强握反射等;颞叶出血可有Wernicke失语、精神症状、对侧上象限盲、癫痫;枕叶出血可有视野缺损;顶叶出血可有偏身感觉障碍、轻偏瘫、对侧下象限盲,非优势半球受累可有构象障碍。

(3) 脑干出血:绝大多数为脑桥出血(约占 ICH 的 10%),系基底动脉的脑桥支破裂所致。偶见中脑出血,延髓出血罕见。脑桥出血患者常表现为突发头痛、呕吐、眩晕、复视、交叉性瘫痪或偏瘫、四肢瘫等;大量出血(血肿 >5ml)累及双侧基底部和被盖部,常破入第四脑室,患者快速出现昏迷、双侧针尖样瞳孔、呕吐咖啡色样胃内容物(应激性溃疡)、中枢性高热、中枢性呼吸障碍和四肢瘫痪等,多于 48 小时内死亡;小量出血可无意识障碍,表现为交叉性瘫痪和共济失调性偏瘫,两眼向病灶侧凝视麻痹或核间性眼肌麻痹。中枢性高热由下丘脑下部散热中枢受损所致,表现为体温迅速升高,达 39~40℃以上,躯干温度高,肢体温度次之,解热镇痛剂无效,物理降温疗法有效。

(4) 小脑出血:约占 ICH 的 10%,多由小脑上动脉分支破裂所致。常有头痛、呕吐、眩晕和共济失调明显,起病突然,可伴有枕部疼痛。出血量较少者,主要表现为小脑受损症状,如患侧共济失调、眼震和小脑性语言等,多无瘫痪;出血量较多者,尤其是小脑蚓部出血,病情迅速进展,发病时或病后 12~24 小时内出现昏迷及脑干受压征象,双侧瞳孔缩小至针尖样、呼吸不规则等。暴发型则常突然昏迷,在数小时内死亡。

(5) 脑室出血:占 ICH 的 3%~5%,分为原发性和继发性脑室出血。原发性多由脉络丛血管或室管膜下动脉破裂出血所致,继发性是指脑实质出血破入脑室。常有头痛、呕吐,严重者出现意识障碍,如深昏迷、脑膜刺激征、针尖样瞳孔、眼球分离斜视或浮动、四肢迟缓性瘫痪及去脑强直发作、高热、呼吸不规则、脉搏和血压不稳定等症状。临床上易误诊为蛛网膜下腔出血。

> **课堂互动**
>
> 脑血管疾病
>
> 请问:脑梗死和脑出血在临床特点上有什么区别?

【辅助检查】

1. CT检查 是诊断 ICH 的首选方法。病灶多呈圆形或卵圆形均匀高密度区,边界清楚,脑室大量积血时多呈高密度铸型,脑室扩大。

2. MRI 和 MRA 检查 对发现结构异常,明确脑出血的病因很有帮助。MRI 对检查脑干和小脑的出血灶和监测脑出血的演变过程优于 CT 扫描,对急性脑出血诊断不及 CT。MRA 可发现脑血管畸形、血管瘤等病变。

3. 脑脊液检查 脑出血患者一般无需进行腰椎穿刺检查,以免诱发脑疝,如需排除颅内感染和蛛网膜下腔出血,可谨慎进行。

4. 数字减影脑血管造影(DSA) 当疑有血管畸形、血管炎或烟雾病又需外科手术或血管介入治疗时可考虑 DSA 检查,可清楚显示异常血管和造影剂外漏的破裂血管及部位。

5. 其他 包括血常规、血液生化、凝血功能、心电图检查和胸部 X 线摄片检查。

【诊断要点】

中老年患者,有长期高血压病史,在活动或情绪激动时突然发病,迅速出现偏瘫、失语等局灶性神经功能缺损症状,以及严重头痛、呕吐及意识障碍等颅内高压症状应考虑 ICH 的可能,结合头颅 CT 检查,可以迅速明确诊断。

【治疗要点】

治疗原则为安静卧床、脱水降颅压、调整血压、防治继续出血、加强护理、防治并发症,以挽救生命,降低病死率、残疾率和复发率。

1. 一般治疗 卧床休息 2~4 周,避免情绪激动及血压升高,保持安静。有意识障碍、消化道出血者宜禁食 24~48 小时,必要时应排空胃内容物。注意水电解质平衡、预防吸入性肺炎和早期积极控制感染。明显头痛、过度烦躁不安者,可酌情适当给予镇静止痛剂;便秘者可选用缓泻剂。

2. 降低颅内压 颅内出血患者颅内压的高变异性与其不良预后相关,脑出血患者早期的颅内压控制在合适的水平,可以改善患者的功能预后。脑水肿可使颅内压增高甚至导致脑疝,是影响脑出血病死率及功能恢复的主要因素。积极控制脑水肿、降低颅内压是脑出血急性期治疗的重要环节。治疗以高渗脱水为主,常用 20% 甘露醇 125~250ml 快速静滴,30 分钟内滴完,每 6~8 小时 1 次;也可用甘油果糖和呋塞米等,但不建议应用激素减轻脑水肿。

3. 调整血压 一般认为 ICH 患者血压升高是机体针对颅内压升高,为保证脑组织血供的血管自动调节反应,随着颅内压下降血压也会下降,因此降低血压首先应以脱水降颅压治疗为基础。但如果血压过高,会增加再出血的风险,因此需要控制血压。一般主张当收缩压 >200mmHg 或平均动脉压 >150mmHg 时,要用持续静脉降压药物积极降低血压;当收缩压 >180mmHg 或平均动脉压 >130mmHg 时,如果同时有疑似颅内压增高的证据,要考虑监测颅内压,可采用间断或持续降压药物,但要保证脑灌注压 >60~80mmHg;如无颅内压增高的证据,降压目标则为 160/90mmHg 或平均动脉压 110mmHg。降压不能过快,要加强监测,防止因血压下降过快引起脑低灌注。脑出血恢复期应积极控制高血压,尽量将血压控制在正常范围内。

4. 止血治疗 止血药物对高血压动脉硬化性出血的作用不大。如并发消化道出血或凝血功能障碍时可针对性给予止血药物治疗,常用 6- 氨基己酸、巴曲酶、氨甲苯酸等。应激性溃疡导致消化道出血时,可用西咪替丁、奥美拉唑等药物。

5. 亚低温治疗 是脑出血的辅助治疗方法,可以减轻脑水肿、减少自由基生成,促进神经功能恢复,可能有一定效果,可在临床试用。

6. 外科治疗 严重脑出血危及患者生命时内科治疗通常无效,外科治疗则可能挽救生命,主要方法包括去骨瓣减压术、小骨窗开颅血肿清除术、钻孔血肿抽吸术和脑室穿刺引流术。一般认为手术应在发病后 6~24 小时内进行。

7. 康复治疗 早期将患肢置于功能位。脑出血后只要患者生命体征平稳,病情不再进展,宜尽早进行康复治疗。

8. 其他 约 10% 的 ICH 可发生稀释性低钠血症,导致脑水肿加重,此时应限制水摄入量在 800~1 000ml/d,补钠 9~12g/d。低钠血症宜缓慢纠正,否则可导致脑桥中央髓鞘溶解症。中枢性高热大多采用物理降温。下肢深静脉血栓形成高危患者,一般在 ICH 出血停止、病情稳定和血压控制良好的情况下,可给予小剂量的低分子肝素进行预防性抗凝治疗。

【常用护理诊断 / 问题】
1. 有受伤的危险 与脑出血导致脑功能损害、意识障碍有关。
2. 躯体移动障碍 与意识障碍、肢体运动障碍有关。
3. 语言沟通障碍 与语言中枢功能受损有关。
4. 有皮肤完整性受损的危险 与长期卧床、运动功能障碍有关。
5. 潜在并发症:脑疝、上消化道出血。
【护理措施】
1. 病情观察 密切观察患者意识、瞳孔、生命体征及肢体功能的改变。观察有无脑疝、上消化道出血等并发症的表现,发现异常及时通知医生。

2. 起居护理　卧气垫床或按摩床,急性期绝对卧床休息 2~4 周,抬高床头 15°~30° 以减轻脑水肿,置患者于平卧位头偏向一侧或侧卧位;保持床单元整洁,预防压疮。发病 24~48 小时内避免搬动,变换体位时尽量减少头部摆动幅度以免加重出血;保持环境安静、安全,各项治疗护理操作应集中进行,避免各种刺激。谵妄、躁动者加保护性床挡,必要时给予约束带适当约束。避免各种引起颅内压增高的因素,如用力排便、剧烈咳嗽、打喷嚏、屏气等。

3. 饮食护理　给予高蛋白质、高维生素、高纤维素、清淡易消化流质或半流质饮食,补充足够的水分和热量,多进食新鲜蔬水果。昏迷后吞咽障碍者遵医嘱给予鼻饲饮食,应定时喂食,保证足够的营养供给;进食时以及进食后 30 分钟内抬高床头防止食物反流。

4. 用药护理　遵医嘱快速给予脱水药物,并注意药物配伍禁忌,如甘露醇不能与电解质溶液混用,以免发生沉淀;甘露醇因低温出现结晶时,需加温溶解后使用;用药期间应注意监测电解质及肾功能,防止发生低血钾和肾衰。应用降压药者,应密切监测血压的变化。

5. 对症护理

(1) 脑疝:首先应做好病情评估,密切观察患者的意识、瞳孔及生命体征的变化,如出现剧烈头痛、喷射性呕吐、烦躁不安、意识障碍进行性加重、两侧瞳孔大小不等、血压进行性升高、脉搏减慢、呼吸不规则等脑疝前驱症状时,应立即通知医生,配合抢救。

抢救配合措施:①立即遵医嘱吸氧;②迅速建立两条静脉通道,遵医嘱静脉滴注甘露醇或静脉注射呋塞米快速脱水、降颅压,甘露醇应在 15~30 分钟内滴完,避免药物外渗;③迅速清除呕吐物和口鼻腔分泌物,保持呼吸道通畅,防止舌根后坠和窒息;④备好气管切开包、脑室穿刺引流包、监护仪、呼吸机和抢救药物等。

(2) 上消化道出血:观察患者有无恶心、呕血、呃逆、上腹部饱胀不适、黑便、尿量减少等症状;呕出或从胃管抽吸出咖啡色、血性胃内容物提示发生出血;无面色苍白、口唇发绀、皮肤湿冷、烦躁不安、尿量减少、血压下降等提示发生失血性休克。遵医嘱应用 H_2 受体拮抗剂和质子泵抑制剂,补充血容量,纠正酸中毒等治疗。急性期应遵医嘱禁食,出血停止后给予清淡、易消化、营养丰富的温凉流质饮食,少量多餐,防止胃黏膜损伤及加重出血。

(3) 躯体活动障碍康复护理:见"脑血栓形成"部分。

6. 心理护理　脑出血发病突然,且常有偏瘫、语言障碍等后遗症,影响生活质量,患者易产生恐惧、烦躁、焦虑等情绪,应进行心理疏导,稳定情绪。向患者及家属说明早期康复的重要性,病情稳定后应尽早康复训练,逐步恢复功能。对上消化道出血患者应予以安慰,消除其紧张情绪,避免加重出血。

7. 中医护理　本病属中医"中风"范畴,神志不清者按"中脏腑"论治,可分为"闭证"和"脱证"。痰火瘀闭者,可选用羚角钩藤汤加减,另可选用安宫牛黄丸或至宝丹化水鼻饲,以清心开窍,对于腑实热结、腹胀便秘者宜酌情加大黄、枳实等。饮食宜清淡易消化,忌肥甘厚味、动风、辛辣刺激之品,并忌烟酒,做到饮食有节。

【健康指导】

1. 知识宣教　告知患者疾病的主要危险因素,尽量避免使血压骤然升高的各种因素,保持情绪稳定和心态平和;积极治疗动脉硬化、糖尿病等原发病。告知患者定期复查。教会患者及家属自我护理的方法和康复训练的技巧,如向患侧或健侧翻身的方法、桥式运动等肢体功能训练及语言、感觉训练方法。训练时循序渐进,持之以恒。

2. 用药指导　遵医嘱正确服用降压药物,定期监测血压,维持血压稳定,不得随意增减及停服;如出现药物不良反应,应立即就诊。

3. 生活指导　建立健康的生活方式,合理饮食,保证充足睡眠,适当运动,避免过度劳累和突然用力过猛;养成定时排便的习惯,保持大便通畅。

【结语】

脑出血是指非外伤性脑实质内出血,病死率、致残率及病死率较高。高血压合并小动脉硬化是最常见病因;情绪剧烈波动、过劳是最主要的诱因。临床表现多较危重,多数患者发病即有头痛、呕吐、意识障碍等。临床处理重点应脱水降颅压、调整血压、防止继续出血、加强护理、防治并发症,以挽救生命,降低病死率、残疾率和复发率。

五、蛛网膜下腔出血

颅内血管破裂,血液流入蛛网膜下腔,称为蛛网膜下腔出血(subarachnoid hemorrhage, SAH)。分为外伤性和自发性两种情况,自发性又分为原发性和继发性两种类型。原发性蛛网膜下腔出血为脑底部或脑表面的病变血管破裂,血液直接流入蛛网膜下腔,占急性脑卒中的 10% 左右。继发性蛛网膜下腔出血为脑内血肿穿破脑组织,血液流入蛛网膜下腔。

【病因与发病机制】

1. 病因 颅内动脉瘤是 SAH 最常见的病因,占 75%~80%,主要包括囊性动脉瘤、高血压和动脉粥样硬化所致梭形动脉瘤、夹层动脉瘤及感染所致的真菌性动脉瘤等。有动脉瘤家族史的人群患病率高达 9.5%,且超过 90% 的动脉瘤直径 <10mm,90% 位于前循环;其次是脑血管畸形(其中动静脉畸形最常见),青少年多见;还可见于血液病、各种感染所致的脑动脉炎、烟雾病、肿瘤破坏血管、抗凝治疗的并发症等。

2. 发病机制 动脉瘤的发生与血管壁先天缺陷及动脉粥样硬化、高血压等后天因素有关,好发于 Willis 环的分支部位,病变血管可自发破裂,或因重体力劳动、情绪变化、酗酒等致血压升高而破裂;血管畸形多因发育异常所致,其血管壁薄弱处于破裂临界状态,激动或无明显诱因可导致破裂。血管破裂后血液流入蛛网膜下腔,可引起化学性脑膜炎、脑动脉痉挛、脑积水、下丘脑功能紊乱等一系列病理生理改变。

【临床表现】

1. 一般症状 SAH 临床表现差异较大,轻者可没有明显临床症状和体征,重者可突然昏迷甚至死亡。以中青年发病居多,起病突然,多数患者发病前有明显诱因(剧烈运动、过度疲劳、用力排便、情绪激动等)。

(1)头痛:动脉瘤性 SAH 的典型表现是突发异常剧烈的全头痛,患者常描述为"所经历的最严重的头痛",头痛不能缓解或呈进行性加重。多伴发一过性意识障碍和恶心、呕吐。动脉瘤性 SAH 的头痛可持续数日不变,2 周后逐渐减轻,如头痛再次加重,常提示动脉瘤再次出血。但动静脉畸形破裂所致 SAH 头痛常不严重。局部头痛常可提示破裂动脉瘤的部位。

(2)脑膜刺激征:患者出现颈强直、Kernig 征和 Brudzinski 征等脑膜刺激征,以颈强直最多见,老年、衰弱或小量出血者,可无明显脑膜刺激征。

(3)眼部症状:20% 的患者眼底可见玻璃体下片状出血,发病 1 小时内即可出现,是急性颅内压增高和眼静脉回流受阻所致,对诊断具有提示作用。

(4)精神症状:约 25% 的患者可出现精神症状,如欣快、谵妄和幻觉等,常于起病后 2~3 周内自行消失。

(5)其他症状:部分患者可出现消化道出血、急性肺水肿和局限性神经功能缺损症状等。

2. 并发症

(1)再出血:是 SAH 主要的急性并发症,指病情稳定后再次发生剧烈头痛、呕吐、痫性发作、昏迷甚至去脑强直发作,颈强直、Kernig 征加重,复查脑脊液为鲜红色。20% 的动脉瘤患者起病后 10~14 日可发生再出血,使病死率约增加一倍,动静脉畸形急性期再出血者较少见。

(2) 脑血管痉挛:发生于蛛网膜下腔中血凝块环绕的血管,痉挛严重程度与出血量相关,可导致约 1/3 以上病例脑实质缺血。常表现为波动性的轻偏瘫或失语,是致死和致残的重要原因。病后 3~5 天开始发生,5~14 天为迟发性血管痉挛高峰期,2~4 周逐渐消失。TCD 或 DSA 可帮助诊断。

(3) 急性或亚急性脑积水:起病 1 周内约 15%~20% 的患者发生急性脑积水,由于血液进入脑室系统和蛛网膜下腔形成血凝块阻碍脑脊液循环通路所致。轻者出现嗜睡、思维缓慢、短时记忆受损、上视受损、展神经麻痹、下肢腱反射亢进等体征,严重者可造成颅内高压,甚至脑疝。亚急性脑积水发生于起病数周后,表现为隐匿出现的痴呆、步态异常和尿失禁。

(4) 其他:5%~10% 的患者出现癫痫发作,少数患者可出现低钠血症。

【辅助检查】

1. 头颅 CT 是首选检查,早期敏感性高,可检出 90% 以上的 SAH,显示大脑外侧裂池、前纵裂池、鞍上池、脑桥小脑角池、环池和后纵裂池高密度出血征象。若临床上怀疑 SAH 时,应及时完善头颅 CT 平扫检查,必要时结合腰椎穿刺进行诊断分析,避免误诊或漏诊。

2. 头颅 MRI 当 SAH 发病后数天,CT 检查的敏感性降低时,MRI 可发挥较大作用。

3. 脑脊液 当 CT 扫描结果为阴性时,应积极考虑腰椎穿刺做脑脊液检查。SAH 时脑脊液呈均匀一致血性,压力明显增高,但须注意腰穿有诱发脑疝形成的风险。

4. 数字减影血管造影(DSA) 是明确有无动脉瘤的诊断金标准,可确定动脉瘤位置、大小、与载瘤动脉的关系、有无血管痉挛等解剖特点。造影时机宜避开脑血管痉挛及再出血的高峰期,一般出血 3 天内和 3 周后进行为宜。

【诊断要点】

突然发生的持续性剧烈头痛、呕吐、脑膜刺激征阳性,伴或不伴意识障碍,检查无局灶性神经系统体征,CT 证实脑池和蛛网膜下腔高密度征象或腰穿检查示压力增高和血性脑脊液等可临床确诊。

【治疗要点】

急性期治疗目的是防治再出血,降低颅内压,防治继发性血管痉挛,减少并发症,寻找出血原因,治疗原发病和预防复发。

1. 一般治疗 保持生命体征稳定,脱水降颅压、控制脑水肿,维持水电解质和酸碱平衡、预防感染。

2. 防治再出血

(1) 安静休息:绝对卧床休息 4~6 周。烦躁不安者适当选用镇痛剂、镇静剂,以保证患者能安静休息。

(2) 调控血压:防止血压过高导致再出血,同时注意维持脑灌注压。如果平均动脉压 >125mmHg 或收缩压 >180mmHg,可在血压监测下静脉持续输注短效安全的降压药,一般应将收缩压控制在 160mmHg 以下。可选用尼莫地平、拉贝洛尔等。

(3) 应用抗纤溶药物:SAH 不同于脑内出血,出血部位没有脑组织的压迫止血作用,可适当应用止血药物,如 6- 氨基己酸、氨甲苯酸和酚磺乙胺等抗纤溶药物。该类药物虽然可以减少再出血,但增加了 SAH 患者缺血性卒中的发生率。临床研究证实,早期短程(<72 小时)应用抗纤溶药结合早期治疗动脉瘤,随后停用抗纤溶药,并预防低血容量和血管痉挛是较好的策略。

(4) 手术治疗:动脉瘤夹闭或血管内治疗,是预防 SAH 再出血最有效的治疗方法,因此应尽可能完全闭塞动脉瘤。

3. **防止脑血管痉挛** 一旦发生,尤其是后期的脑血管痉挛,很难逆转,所以重在预防。推荐早期使用口服或静脉泵入尼莫地平以改善预后,应在破裂动脉瘤的早期管理阶段即开始防治脑血管痉挛,维持正常循环容量。

4. **防治脑积水** SAH 急性期并发症状性脑积水应进行脑脊液分流术治疗。对 SAH 后合并慢性症状性脑积水患者,推荐进行永久的脑脊液分流术。

5. **防治癫痫** 可在 SAH 出血后的早期,对患者预防性应用抗惊厥药。不推荐对患者长期使用抗惊厥药,若患者有癫痫发作史、脑实质血肿、脑梗死或大脑中动脉瘤等危险因素时,可考虑使用。

6. **低钠血症及低血容量的处理** 某些患者可能需要联合应用中心静脉压、肺动脉楔压、液体平衡和体重等指标来监测血容量变化。应避免给予大剂量低张液体和过度使用利尿药,可用等张液来纠正低血容量,使用醋酸氟氢可的松和高张盐水来纠正低钠血症。

7. **放脑脊液疗法** 每次放 10~20ml,每周 2 次,可以促进血液吸收,缓解头痛,减少脑血管痉挛。但有致患者脑疝、颅内感染和再出血的危险。

【常用护理诊断/问题】

1. **头痛** 与颅内压增高、血液刺激脑膜或继发性脑血管痉挛有关。

2. **潜在并发症**:再出血、脑疝。

3. **恐惧** 与剧烈头痛、担心再次出血有关。

4. **清理呼吸道无效** 与昏迷、咳嗽反射消失有关。

【护理措施】

1. **病情观察** 密切观察蛛网膜下腔出血是否有再出血的发生。观察患者在症状体征好转后有无再次剧烈头痛、呕吐、昏迷、原有局灶症状和体征重新出现等表现,发现异常及时通知医生。

2. **起居护理** 绝对卧床休息 4~6 周,并抬高床头 15°~30°,避免搬动和过早离床活动;保持环境安静、舒适,避免光、声音等不良刺激,严格限制探视;避免可能使血压和颅内压增高的因素,如用力排便、精神紧张、咳嗽和打喷嚏等。

3. **饮食护理** 参见"脑出血"部分。

4. **用药护理** 参见"脑出血"部分。

5. **对症护理** 对剧烈头痛者给予镇痛镇静剂和脱水剂;深昏迷、咳嗽反射消失者,应行气管插管或气管切开,清除呼吸道分泌物,必要时给予机械辅助呼吸;咳嗽剧烈者给予止咳剂,防止血压及颅内压骤升;昏迷及偏瘫患者,肢体置于功能位,给予适当的被动活动,做好预防压疮的护理。

6. **心理护理** 急性期患者可因头痛而烦躁不安、忧虑和恐惧,甚至辗转反侧、呻吟不止,会增加出血的危险,应给予精神安慰,并向患者详细介绍病情和复发的危险因素以及预防方法,稳定患者情绪,增强战胜疾病的信心。

7. **中医护理** 本病属中医"中风""头痛"范畴。急性期昏迷患者可针刺十宣、人中、内关等穴,耳穴可取肾上腺、皮质下等。风痰上扰致中风者,饮食宜食用清内热、化痰湿的食物,如绿豆粳米山楂汤等。病情稳定后应及早鼓励患者进行功能锻炼,可为恢复期患者制订合适的传统运动保健计划,如太极拳、八段锦、五禽戏、导引等。

【健康教育】

1. **知识宣教** SAH 患者一般在首次出血 3 天内或 3~4 周后进行 DSA 检查,应告知脑血管造影的相关知识,指导患者积极配合,以明确并尽早解除病因。告知患者和家属脑出血的症状和体征,如发现异常及时就诊。

2. 用药指导 遵医嘱正确用药,合理服用降压药、抗纤溶药物等,观察药物的疗效及不良反应,不可随意增减及停服药物。

3. 生活指导 参见"脑出血"部分。

【结语】

蛛网膜下腔出血为脑底或脑表面血管破裂,血液直接进入蛛网膜下腔的一种急性脑血管疾病,颅内动脉瘤为最常见原因。临床主要表现为突然出现剧烈头痛、呕吐、脑膜刺激征而无局灶性神经体征,CT 检查可显示脑室有高密度影像表现。治疗方面重点是防止再出血和血管痉挛,降低颅内压,减少并发症。护理方面强调避免各种可引起血压和颅内压升高的因素,密切观察患者的病情变化,如发现异常情况及时通知医生配合处理。

第五节 重症肌无力

重症肌无力(myasthenia gravis,MG)是一种神经 - 肌肉接头传递功能障碍的获得性自身免疫性疾病。主要由于神经 - 肌肉接头突触后膜上乙酰胆碱受体(AChR)受损引起。临床主要表现为部分或全身骨骼肌无力和极易疲劳,活动后症状加重,经休息或使用胆碱酯酶抑制剂后症状减轻。发病率为(8~20)/10 万,患病率为 50/10 万,我国南方发病率较高。

【病因及发病机制】

重症肌无力是获得性自身免疫性疾病,主要由自身抗体(AChR 抗体)介导,在细胞免疫和补体参与下突触后膜的 AChR 被大量破坏,不能产生足够的终板点位,导致突触后膜传递功能障碍而发生肌无力。细胞免疫在 MG 的发病中也起一定作用,即患者周围血肿辅助性T 淋巴细胞增多,抑制性 T 淋巴细胞减少,致 B 淋巴细胞活性增强而产生过量抗体。AChR 抗体与 AChR 的结合还可以通过激活补体而使 AChR 降解和结构改变,导致突触后膜上的 AChR 数量减少。最终神经 - 肌肉接头的传递功能发生障碍,当连续的神经冲动到来时,不能产生引起肌纤维收缩的动作电位,从而在临床表现为易疲劳的肌无力。但是引起 MG 免疫应答的使动环节仍不清楚。

【临床表现】

本病可见于任何年龄,发病年龄有两个高峰:20~40 岁发病者女性多于男性,40~60 岁发病者以男性多见,多合并胸腺瘤。少数患者有家族史。常见诱因有感染、手术、精神创伤、全身性疾病、过度疲劳、妊娠、分娩等,有时甚至可以诱发重症肌无力危象。

1. 临床特征

(1) 受累骨骼肌病态疲劳:肌肉连续收缩后出现严重无力甚至瘫痪,休息后症状减轻。肌无力于下午或傍晚因劳累后加重,晨起或休息后减轻,称为"晨轻暮重"现象。

(2) 受累肌的分布和表现:全身骨骼肌均可受累,多以脑神经支配的肌肉最先受累。肌无力常从一组肌群开始,范围逐步扩大。首发症状常为一侧或双侧眼外肌麻痹,如上睑下垂、斜视和复视,重者眼球运动明显受限,甚至眼球固定,但瞳孔括约肌不受累。面部和口咽肌肉受累时出现表情淡漠、连续咀嚼无力、饮水呛咳、吞咽障碍;说话带鼻音、发音障碍。累及胸锁乳突肌和斜方肌时则表现为颈软、抬头困难,转颈、耸肩无力。四肢肌群受累以近端无力为主,表现为抬臂、上楼梯困难,腱反射不受影响,感觉功能正常。

(3) 重症肌无力危象:指呼吸肌受累时出现咳嗽无力甚至呼吸困难,需用呼吸机辅助呼吸,是致死的主要原因。口咽肌无力和呼吸肌乏力者易发生危象,诱发因素包括呼吸道感染、手术、精神紧张、全身疾病等,术前临床分型、病理类型、手术时间、出血量是发生术后肌无力

笔记栏

危象的影响因素,因此充分的术前准备、快捷仔细的术中操作和积极的术后处理可减少术后肌无力危象的发生。心肌偶可受累,可引起突然死亡。大约10%的重症肌无力患者出现危象。国际共识对危象定义更加简明,即 MG 患者需要气管插管或非侵入性呼吸支持现象。

(4) 胆碱酯酶抑制剂治疗有效:这是重症肌无力一个重要的临床特征。

(5) 病程特点:缓慢或亚急性起病,也可在诱因作用下病情突然加重。整个病程有波动,缓解与复发交替。晚期患者休息后不能完全恢复。多数病例迁延数年至数十年,靠药物维持。少数病例可自然缓解。

2. 临床分型

(1) 成年型(Osserman 分型):可分为 I ~ V 型。

Ⅰ型(眼肌型):占 15%~20%。病变仅限于眼外肌,出现上睑下垂和复视。

ⅡA 型(轻度全身型):占 30% 左右。可累及眼、面、四肢肌肉,生活多可自理,无明显咽喉肌受累。

ⅡB 型(中度全身型):占 25%。四肢肌群受累明显,除伴有眼外肌麻痹外,还有较明显的咽喉肌无力症状,如说话含糊不清、吞咽困难、饮水呛咳、咀嚼无力等,但呼吸肌受累不明显。

Ⅲ型(急性重症型):占 15%。急性起病,常在数周内累及延髓肌、肢带肌、躯干肌和呼吸肌,肌无力症状严重,有重症肌无力危象,需做气管切开,病死率较高。

Ⅳ型(迟发重症型):占 10%。病程达 2 年以上,常由 Ⅰ、ⅡA、ⅡB 型发展而来,症状同Ⅲ型,常合并胸腺瘤,预后较差。

Ⅴ型(肌萎缩型):少数患者肌无力伴肌萎缩。

(2) 儿童型:约占我国 MG 患者的 10%。多数患者仅限于眼外肌麻痹,交替出现双睑下垂。约 1/4 病例可自然缓解,仅少数病例累及全身骨骼肌。

(3) 少年型:常在 10 岁后发病,多为单纯眼外肌麻痹,部分伴有吞咽困难及四肢无力。

【辅助检查】

1. 血、尿、脑脊液检查　正常,常规肌电图检查基本正常。神经传导速度正常。

2. 重复神经电刺激(repeating nerve electric stimulation,RNES)　为具有确诊价值的检查方法。重复低频电刺激后动作电位波幅递减程度在 10%~15% 以上,高频电刺激递减程度在 30% 以上为阳性,支持诊断。90% 的 MG 患者低频刺激时为阳性,且与病情轻重有关。该检查应在停用新斯的明 17 小时后进行,否则可能出现假阴性。

3. 单纤维肌电图(single fibre electromyography,SFEMG)　通过特殊的单纤维针电极测量并判断同一运动单位内的肌纤维产生动作电位的时间是否延长来反映神经 - 肌肉接头处的功能,该病表现为间隔时间延长。

4. 疲劳试验(Jolly 试验)　嘱患者持续上视,出现上睑下垂或两臂持续平举后出现上臂下垂,休息后恢复则为阳性。

5. AChR 抗体滴度测定　对本病的诊断有特征性意义。85% 以上患者的 AChR 抗体滴度明显增高。但眼肌型患者的 AChR 抗体升高可不明显,且抗体滴度与临床严重程度并不完全一致。

6. 胸腺 CT、MRI 检查　可发现胸腺增生或胸腺瘤。

【诊断要点】

根据病变所累及骨骼肌在活动后出现疲劳无力,休息后或胆碱酯酶抑制剂治疗可以缓解,肌无力表现为“晨轻暮重”的波动现象,结合药物试验、肌电图以及免疫学检查的典型表现可以做出诊断。还应行胸腺 CT、MRI 检查确定有无胸腺增生或胸腺瘤,并根据病史、症状、体征和其他免疫学检查明确是否合并其他自身免疫疾病。

【治疗要点】

1. 药物治疗

(1) 胆碱酯酶抑制剂:通过抑制胆碱酯酶,减少 ACh 的水解,改善神经 - 肌肉接头间的传递,增加肌力。常用药物有溴吡斯的明、新斯的明等。应在饭前 30~40 分钟服用,口服 2 小时达高峰,作用时间为 6~8 小时,作用温和、平稳,不良反应小。氯化钾、麻黄碱可加强胆碱酯酶抑制剂的作用。

(2) 肾上腺糖皮质激素:可抑制自身免疫反应,减少 AChR 抗体的生成,适用于各种类型的 MG。冲击疗法适用于住院危重病例、已用气管插管或呼吸机者。大剂量类固醇激素治疗初期可使病情加重,甚至出现危象,应予注意。为避免用药初期病情加重,可采用小剂量递增法。

(3) 免疫抑制剂:适用于不能耐受大剂量激素或疗效不佳的患者,或因有高血压、糖尿病、溃疡病而不能用肾上腺糖皮质激素者。可选用环磷酰胺、硫唑嘌呤、环孢素 A 等。

2. 胸腺治疗　可通过胸腺切除术从而去除患者自身免疫反应的始动抗原,减少参与自体免疫反应的 T 细胞、B 细胞和细胞因子。适用于伴有胸腺肥大和高 AChR 抗体效价者;伴胸腺瘤者;年轻女性全身型 MG 患者;对抗胆碱酯酶药治疗反应不满意者。对不适合做胸腺切除术者可行胸腺放射治疗。

3. 血浆置换　应用正常人血浆或血浆代用品置换患者的血浆,去除其血液中的 AChR 抗体、补体及免疫复合物。该方法起效快,但疗效持续时间短,仅维持 1 周至 2 个月,虽抗体水平增高症状复发且不良反应大,仅适用于肌无力危象和难治性 MG。

4. 大剂量注射免疫球蛋白　通过外源性 IgG 干扰 AChR 抗体与 AChR 结合从而保护 AChR 不被抗体破坏,可作为辅助治疗缓解病情。

5. 危象处理　危象是指 MG 患者在某种因素作用下,突然发生严重呼吸困难,甚至危及生命,需紧急抢救。分为三种类型:

(1) 肌无力危象:最常见,多由于抗胆碱酯酶药量不足所致,注射新斯的明后显著好转为其特点;因此应加大新斯的明用量。

(2) 胆碱能危象:非常少见,系抗胆碱酯酶药物过量引起,患者肌无力加重,并且出现瞳孔缩小、多汗、唾液分泌增多等毒蕈碱样反应。可静脉注射滕喜龙 2mg,如症状加重应立即停用抗胆碱酯酶药,待药物排除后可重新调整剂量。

(3) 反拗危象:由于对抗胆碱酯酶药物不敏感而出现严重的呼吸困难,滕喜龙试验无反应,此时应停止抗胆碱酯酶药物,对气管插管或切开的患者可采用大剂量类固醇激素治疗,待运动终板功能恢复后再重新调整抗胆碱酯酶药物剂量。

危象是重症肌无力患者最危急的状态,病死率为 15.4%~50%。不论何种危象,均应注意确保呼吸道通畅,经早期处理病情无好转时,应立即进行气管插管或气管切开,应用人工呼吸机辅助呼吸;停用抗胆碱酯酶药物以减少气管内分泌物;选用有效、足量和对神经 - 肌肉接头无阻滞作用的抗生素积极控制肺部感染;给予静脉药物治疗,如皮质类固醇或大剂量丙种球蛋白;必要时采用血浆置换。

【常用护理诊断 / 问题】

1. 自理缺陷　与全身肌无力致运动、语言等障碍有关。

2. 潜在并发症:重症肌无力危象、呼吸衰竭、吸入性肺炎。

【护理措施】

1. 病情观察　密切观察患者生命体征、起病形式、诱因,肌无力的特点。如出现呼吸困难加重、发绀、咳嗽无力,应立即通知医生。

2. 起居护理　指导患者合理休息,活动宜在清晨或肌无力症状较轻时进行,以不感疲劳为宜;评估患者的日常生活活动能力,鼓励患者做力所能及的家务活动,尽量生活自理。

3. 饮食护理　给予高蛋白质、高热量、高维生素、富含钾钙的饮食,如必要时遵医嘱静脉营养;避免摄入干硬、粗糙的食物;进餐前充分休息或在服药后 15~30 分钟产生药效时进餐;吞咽障碍时应注意食物性状,以柔软、易吞咽的半流质或流质饮食为宜,重症患者可鼻饲流质饮食。为保证患者营养物质的摄入,应当安排足够的进餐时间,告知患者进餐过程中,如果感到咀嚼无力,应当休息后再继续进食。

4. 用药护理　严格遵医嘱用药,掌握给药的注意事项,并观察药物的疗效和不良反应。①胆碱酯酶抑制剂:从小剂量开始,严格掌握用药剂量,避免因剂量不足或过量,导致肌无力危象或胆碱能危象;如出现恶心、呕吐、腹痛、出汗、流涎等不良反应时,可用阿托品拮抗。②糖皮质激素:多从大剂量开始,患者在用药早期应密切观察呼吸情况,做好建立人工气道和机械辅助通气的准备。长期用药者,观察有无消化道出血、骨质疏松、股骨头坏死等并发症。③免疫抑制剂:应定期检查血常规,并注意肝肾功能的变化,若出现全血细胞减少、胃肠道反应、出血性膀胱炎等应停药。④注意用药禁忌:避免应用可使肌无力症状加重或诱发危象的药物,如氨基糖苷类抗生素、新霉素、巴龙霉素、奎宁丁、吗啡、地西泮、苯巴比妥、普萘洛尔等。

5. 对症护理　密切观察患者生命体征,尤其注意呼吸频率、节律与深度的改变,如出现呼吸困难加重、发绀、咳嗽无力、瞳孔变化、腹痛、唾液或喉头分泌物增多的表现时,应立即通知医生,配合抢救。

重症肌无力抢救配合:①遵医嘱给予氧气吸入;②抬高床头,及时吸痰,清除口鼻腔分泌物;③备好新斯的明、人工呼吸机等抢救药品和器材,必要时配合行气管插管、气管切开和人工辅助呼吸;④遵医嘱予以较大剂量新斯的明以尽快解除危象。

6. 心理护理　护士应以诚恳的态度,向患者和家属说明本病的临床过程和治疗要求,帮助患者正确认识疾病和自身的变化,帮助患者重新建立自尊和自信。让患者了解情绪状态与疾病的治疗及预后密切相关,使其稳定情绪积极配合治疗。

7. 中医护理　本病属中医"痿证"范畴。患者饮食宜清淡,忌食荤腥煎炸、肥甘厚腻之物,以免滋腻碍脾,如肥肉、烧烤、火锅等。可食用温阳补肾之品,如羊肉、核桃、龙眼肉、黑芝麻等。起居有常,注意劳逸结合。病情尚轻且生活能自理者,鼓励适当锻炼,如太极拳、太极扇、五禽戏、八段锦等;病情较重者,可经常用手轻拍患肢,同时结合中医护理操作,如推拿、按摩、理疗等,防止肢体挛缩和关节僵硬。

【健康指导】

1. 知识宣教　为患者讲解疾病相关知识,告知患者建立健康的生活方式的重要性,规律生活,保证休息和睡眠;避免精神创伤、外伤刺激,保持情绪稳定;勿受凉感冒,育龄妇女做好避孕措施。

2. 用药指导　告知患者常用药物的服用方法、不良反应以及遵医嘱服药的重要性,不可自行增减剂量或停药,防止因用药不足或过量导致危象发生或加重病情。指导患者因其他疾病就诊时要主动告知患有本病,以避免误用药物而加重病情。

3. 生活指导　指导患者保证充足睡眠,做一些力所能及的家务活动。医护人员应为重症肌无力患者及其主要照顾者制订一套科学、可行、有针对性的健康教育方案;着重于疾病的主要影响因素方面,采取有效的护理干预措施,从而帮助患者科学应对疾病,降低疾病复发率和重症肌无力危象发生率。

【结语】

重症肌无力是一种获得性自身免疫性疾病,主要由于神经﹣肌肉接头突触后膜上乙酰胆碱受体（AChR）受损引起。主要临床表现为部分或全部骨骼肌无力、极易疲劳，典型肌无力患者呈现"晨轻暮重"的特点，肌无力危象为主要致死原因。治疗以改善神经-肌肉接头间传递，增加肌力及对抗自身免疫反应为主。护理方面重点是要做好病情观察，合理遵医嘱用药，避免或预防肌无力危象的发生，一旦发现异常要及时通知医生并做好抢救。

第六节 帕金森病

帕金森病（Parkinson disease，PD）又名震颤麻痹（paralysis agitans），是一种常见于中老年的神经系统变性疾病，临床上以静止性震颤、运动迟缓、肌强直和姿势平衡障碍为主要临床特征。近年神经系统流行病学调查显示，我国 65 岁以上人群总体患病率为 1 700/10 万。帕金森病是中老年人致残的主要原因之一，并随年龄增长而增高，居老年神经系统退行性疾病第 2 位。

【病因与发病机制】

本病病因迄今未明，目前多认为与老龄化、环境或家族遗传等因素有关。遗传因素可使患者易感性增加，在环境因素及衰老的相互作用下，通过氧化应激、线粒体功能衰竭、钙超载、兴奋性氨基酸毒性作用、细胞凋亡、免疫异常等机制导致黑质多巴胺（DA）能神经元大量变性丢失而发病。

1. 环境因素 大量流行病学研究认为，暴露于杀虫剂、除锈剂、化工产品、造纸工厂的生活环境以及生活在农场和农村环境的人发病率高。

2. 遗传因素 本病有家族聚集现象。据报道，约 10% 的 PD 患者有家族史。双胞胎一致性研究显示，在某些年轻患者（<40 岁）中遗传因素可能起重要作用。

3. 神经系统老化 PD 主要发生于中老年人，40 岁以前发病少见，提示神经系统老化可能与 PD 发病有关。

4. 多因素交互作用 目前认为帕金森病并非单因素所致，而是在多因素交互作用下发病。

PD 病理特点为选择性中脑黑质多巴胺（DA）能神经元丧失、纹状体 DA 含量显著减少，以及黑质和蓝斑存在路易小体。

【临床表现】

本病起病缓慢，呈进行性发展。多数患者常以震颤为首发症状，部分患者可出现步行障碍、肌强直和运动迟缓。

1. 静止性震颤常 为首发症状，常由一侧上肢远端开始，静止位时出现或明显，精神紧张时加重，随意动作时减轻，入睡后消失。典型表现为手指节律性伸展和拇指对掌的"搓丸样"动作。随病情发展可逐渐扩展至下肢和对侧肢体。病情加重时亦可见头、舌、唇和下颌等震颤。其发生是由于主动肌群与拮抗肌群收缩不协调产生交替收缩所致。

2. 肌强直 被动活动关节时阻力增高，呈一致性，类似弯曲软铅管的感觉，故称"铅管样强直"；在有静止性震颤的患者中，可感到在均匀的阻力中断续停顿，如同转动齿轮，称为"齿轮样强直"；四肢、躯干、颈部肌强直可出现特有的屈曲体姿，表现为头稍向前倾，躯干俯屈，前臂内收，肘关节屈曲，腕关节伸直，呈弯曲前倾姿态。

3. 运动迟缓表现 为随意动作减少和动作缓慢，早期以手指精细动作困难为主，如解或扣纽扣、系鞋带动作缓慢，逐渐发展成全面性随意运动减少、迟钝，晚期因合并肌张力增高导致起床翻身均有困难。体检见面容呆板、双眼凝视、瞬目减少，酷似"面具脸"；书写缓慢，

笔记栏

字越写越小(称"小字征");做快速重复性动作如拇、示指对指时表现运动速度缓慢和幅度减小。

4. 姿势步态障碍 在疾病早期,表现为走路时患侧上肢摆臂幅度减小或消失、下肢拖曳。随病情进展,步伐逐渐变小变慢,启动转弯时,步态障碍尤为明显,行走起步困难。有时行走中全身僵住,不能动弹,称为"冻结"现象。有时行走时上肢协同摆动减少,步距缩短,重心前移,走路碎步,越走越快,不能及时停步或转弯,称为前冲步态或慌张步态。

5. 非运动症状 可有感觉障碍,早期出现嗅觉减退或者睡眠障碍。常见自主神经症状,如便秘、出汗异常、流涎、性功能减退、脂溢性皮炎等。约半数患者伴有抑郁症或睡眠障碍。15%~30% 的患者在疾病晚期出现智能障碍。

【辅助检查】

1. 实验室检查 血、尿、粪检查正常。脑脊液常规及生化检查正常。脑脊液中多巴胺的代谢产物高香草酸(HVA)含量和 5- 羟色胺的代谢产物 5- 羟吲哚乙酸(5-HIAA)含量降低。尿中 DA 及其代谢产物 HVA 含量亦降低。

2. 影像学检查 头颅 CT 检查可显示不同程度脑萎缩。正电子发射断层扫描(PET)对本病的理论及临床研究有重要价值。

【诊断要点】

根据中老年发病,起病缓慢,病程长,必备运动迟缓及至少具备静止性震颤、少动、肌强直或姿势平衡障碍中的一项,偏侧起病,对左旋多巴治疗敏感,一般可做出诊断。脑脊液中高香草酸减少,对确诊早期帕金森病有帮助,并有利于鉴别帕金森病与特发性震颤、药物性帕金森综合征。

【治疗要点】

应采取综合治疗,包括药物、手术、康复、心理治疗及护理。在治疗过程需要多学科合作模式,对患者进行全程管理。其中药物治疗作为首选,手术治疗是药物治疗不佳时一种有效的补充手段。

1. 药物治疗 抗帕金森病药物种类很多,应根据患者情况掌握给药时机。用药应坚持"剂量滴定""以最小剂量达到满意效果",尽量避免或减少药物的副作用和并发症,强调治疗个体化。

(1) 抗胆碱能药物:可协助维持纹状体的递质平衡,改善震颤和强直症状,适于震颤突出且年轻的患者。常用苯海索(安坦)、丙环定、甲磺酸苯扎托品、东莨菪碱、环戊丙醇和比哌立登。

(2) 金刚烷胺:可增加突触前的多巴胺合成与释放,抑制其重吸收,对少动、强直、震颤均有改善作用,对改善异动症有帮助。

(3) 复方左旋多巴:可增强左旋多巴的疗效和减少其外周不良反应,至今仍是治疗本病的最基本、最有效的药物,对震颤、强直、运动迟缓等均有较好疗效。常用药物有美多巴和左旋多巴苄丝肼等。

(4) 多巴胺受体(DR)激动剂:此类药物可直接激动纹状体,产生和多巴胺相同作用的药物,从而减少和推迟运动并发症的发生。分为麦角类和非麦角类多巴胺受体激动剂,后者更受到人们重视。常用药物为普拉克索和吡贝地尔。

(5) 单胺氧化酶 B(MAO-B)抑制剂:能阻止脑内多巴胺降解,增加多巴胺浓度,与复方左旋多巴制剂合用可增强疗效,同时对多巴胺能神经元有保护作用,单用有轻度的症状改善作用,常用药物为司来吉兰。

(6) 儿茶酚 - 氧位 - 甲基转移酶(COMT)抑制剂:通过抑制左旋多巴在外周的代谢,使血浆左旋多巴浓度保持稳定,并能增加其进脑量。与复方左旋多巴制剂合用,可改善其疗效,改善症状波动。常用药物为恩他卡朋和托卡朋。

2. 外科治疗　手术方式主要有神经核毁损术和脑深部电极刺激术等。

3. 神经保护治疗　应用神经生长因子(NGF)、胶质源性神经营养因子(GDNF)或脑源性神经营养因子(BDNF)等多巴胺神经元生长所需的营养因子,被认为是 PD 保护性治疗的重要发展方向。

4. 中医、康复及心理治疗　中药或针灸和康复治疗作为辅助手段对改善症状也可起到一定作用。对患者进行语言、进食、走路及各种日常生活训练和指导,日常生活帮助,如设在房间和卫生间的扶手、防滑橡胶桌垫、大把手餐具等,可改善生活质量。教育与心理疏导也是不容忽视的辅助措施。

【常用护理诊断/问题】

1. 躯体活动障碍　与黑质病变和锥体外系功能障碍致震颤、肌强直、姿势调节障碍等有关。

2. 自尊低下　与震颤、面肌强直等致身体形象改变有关。

3. 营养失调:低于机体需要量　与吞咽障碍和肌强直、震颤致机体消耗增加等有关。

4. 知识缺乏:缺乏帕金森病相关知识与药物治疗知识。

【护理措施】

1. 病情观察　观察震颤特点,有无肌强直和运动迟缓,是否呈慌张步态。病情变化时通知医生并配合处理。

2. 起居护理

(1) 环境与休息:由于患者姿势调节障碍,易发生跌倒,故应改善环境中潜在的不安全因素,协助并指导家属做好安全防护,如地面防滑、走廊设置扶手、光线充足等。指导患者卧床时不垫枕头,并定期俯卧,以预防畸形。对于下肢行动不便、起坐困难的患者,应配备高位坐厕、坚固且带有扶手的高脚椅;保证床的高度适宜。

(2) 日常生活护理:加强巡视,主动了解患者需求,及时提供帮助;因患者运动缓慢和运动不能,生活自理能力减退,应协助并指导家属做好起居护理;保持大小便通畅;长期卧床者,应保护皮肤、预防压疮;配备助行器辅助设备,床旁置呼叫器,日常生活用品放于患者伸手可及处,指导和鼓励患者完成力所能及的事情,增强自我照顾能力。

3. 饮食护理　①原则:给予足够热量、高维生素、高纤维素、低盐、低脂、适量优质蛋白质(高蛋白饮食可降低左旋多巴的疗效)的易消化饮食。主食选择以粗粮为主的五谷类,多食新鲜蔬果,适当奶制品、肉类、蛋等,补充足够水分。避免食用可降低抗胆碱能药物疗效的食物,如槟榔。戒烟酒。②进食方法:进食或饮水时抬高床头,尽量取坐位或半卧位,并集中注意力进餐,不催促患者;咀嚼能力和消化功能减退的患者食物宜软、烂、无刺激,如粥、蒸蛋等,避免坚硬、光滑及圆形的食物;吞咽困难严重者,不宜勉强进食,需采取鼻饲。

4. 用药护理　本病需长期终身服药治疗,遵医嘱用药,同时观察药物的疗效及不良反应。

(1) 疗效观察:服药过程中应仔细观察震颤、肌强直及其他运动、语言功能的改善程度,观察患者起坐的速度、步行的姿态、讲话的音调与流利程度等,特别注意观察有无"开-关现象""剂末恶化""异动症"的发生,如有立即通知医生处理。

(2) 不良反应观察:①抗胆碱能药物:可引起口干、视物模糊、排尿困难、便秘等副作用,严重者可出现幻觉、妄想;闭角性青光眼及前列腺肥大者禁用,老年患者慎用。②金刚烷胺:用药时末次应在下午 4 时前服用,可引起意识模糊、下肢网状青斑、足踝水肿等副作用,肾功能不全及癫痫、肝病患者慎用,哺乳期妇女禁用。③复方左旋多巴:应在餐前 1 小时或餐后 1.5 小时服药,可致恶心、呕吐、直立性低血压、失眠、幻觉、妄想等,长期应用可能产生运动障碍和症状波动等长期治疗综合征,需注意观察,及时配合医生处理,活动性消化性溃疡患者慎用,闭角型青光眼、精神病患者禁用。④多巴胺受体激动剂:应从小剂量开始,渐增剂量至获得满意疗效,而不出现副作用为止。症状波动和异动症发生率低,而直立性低血压和精神症状发生率较高。⑤ MAO-B 抑制剂:应在早晨、中午服用,勿在傍晚或晚上用药,以免引起失眠;胃溃疡者慎用,禁与 5- 羟色胺再摄取抑制剂(SSRI)合用。⑥儿茶酚 - 氧位 - 甲基转移酶(COMT)抑制剂副作用有腹泻、头痛、多汗、口干、转氨酶升高、腹痛、尿色变黄等,托卡朋可能导致肝功能损害,需严密监测肝功能,尤其在用药前三个月。

5. 对症护理

(1) 震颤:应指导患者适当参加社交活动,坚持运动锻炼,如散步、打太极拳等,以维持身体和各关节的活动强度。过度震颤者指导坐有扶手的椅子,手抓握椅背,有助于控制震颤。

(2) 肌强直和姿势调节障碍:PD 中期患者常有起步困难和步行时突然僵住,应制订活动计划,鼓励患者坚持有目的地锻炼,延缓功能减退。步行时尽量放松,脚抬高,双臂摆动,目视前方,转弯时不要碎步移动,否则易失去平衡而跌倒。如患者感到坐立位变换困难,应每天做完一般运动后,反复练习起坐动作。平时做力所能及的家务,如洗衣服、叠被子等。疾病晚期卧床不起者,应按摩四肢肌肉,做关节的被动运动。

6. 心理护理 由于震颤、面肌强直等致身体形象改变,PD 患者易出现自卑、抑郁心理,抑郁与 PD 病情严重程度呈正相关;护理人员应鼓励患者及家属正视疾病所致身体变化,讲解疾病相关知识,教会患者心理调适技巧;尽量维持过去的兴趣和爱好,积极参加文体活动,善于向家人、朋友、医护人员倾诉内心需求和感受,疏泄不良情绪。

7. 中医护理 本病属中医“颤证”范畴。伴贫血、心悸、多梦者,可予桂圆赤豆饮。伴低热、口干、消瘦者,可用银耳枸杞莲子汤。伴便溏、纳差、肢体乏力者,可用红枣糯米粥。肾精亏耗者可适量进食动物内脏、甲鱼,枸杞子代茶饮等,以填精益髓,养阴息风。针对肌强直、震颤和屈曲性姿势等症状,可采用中医护理操作,如推拿、按摩等,以减轻症状。

【健康教育】

1. 知识宣教 讲解疾病的相关知识,告知患者坚持适当运动和体育锻炼的重要性,有利于防止和推迟关节僵直和肢体挛缩;指导患者保持平衡心态,避免情绪紧张、激动。

2. 用药指导 讲解药物相关知识,包括用药原则,常用药物种类与名称、剂型、用法、服药注意事项,指导患者遵医嘱正确服药,不可自行增减剂量或漏服,学会自我观察疗效及不良反应。定期复查肝、肾功能和血常规。服用左旋多巴应定期监测血压变化。

3. 生活指导 指导患者生活有规律,合理饮食,保证足够营养供给。加强日常生活动作训练,进食、洗漱、穿脱衣服等尽量自理;指导患者着衣宽松轻便,可减少流汗与活动的束缚;卧床患者协助被动活动关节和按摩肢体,延缓肢体挛缩,还应加强皮肤护理,预防压疮;告知患者及家属需注意安全,防止伤害事故发生,避免登高、操作高速运转的器械等;外出有人陪伴,尤其是精神智能障碍者应随身携带写有患者姓名、住址和联系电话的小卡片,以防走失。

【结语】

帕金森病是一种以静止性震颤、运动迟缓、肌张力增高和姿势平衡障碍为主要临床特征的神经系统变性疾病,多发生于中老年人。目前多认为与神经系统老化,环境或家族遗传等因素有关。治疗方面强调综合治疗,包括药物、手术、康复、心理治疗,其中药物治疗作为首选,是整个治疗过程中的主要治疗手段。在护理上需加强对震颤、运动迟缓等症状的观察,评价病情进展；协助或指导家属完成日常生活护理，重视适当运动，以防止和推迟关节僵直及肢体挛缩；强化安全防范意识，避免发生伤害事故；并指导患者学会心理调适技巧，预防抑郁、恐惧等不良情绪。

第七节　多发性硬化

多发性硬化（multiple sclerosis，MS）是一种免疫介导的中枢神经系统慢性炎性脱髓鞘性疾病。本病最常累及部位是脑室周围白质、近皮质、视神经、脊髓、脑干以及小脑。主要临床特点为病灶的空间多发性和时间多发性。

本病世界各地均有发生，不同地区发病率不同，离赤道越远发病率越高，北欧、新西兰以及美国北部、加拿大南部等地为高发病区，发病率为（30~60/10 万人）。研究发现 15 岁前从 MS 高发病区移至低发病区的移民发病率明显降低。MS 发病还存在种族差异，人种不仅影响本病的易感性，而且也影响病变部位、病程及预后等，如我国与西方国家相比，患者常有视神经与脊髓的严重受累，易发生视神经脊髓炎（Devic 病）。

【病因与发病机制】

多发性硬化的病因与发病机制至今尚未阐明，目前认为与自身免疫反应、病毒感染、遗传因素及环境因素等有关。

1. 自身免疫反应　MS 是细胞免疫和体液免疫共同参与的，主要累及中枢神经系统。MS 的组织损伤及神经系统症状被认为是直接针对髓鞘抗原的免疫反应所致。如针对自身髓鞘碱性蛋白产生的免疫攻击，导致中枢神经系统白质髓鞘的脱失，临床上出现各种神经功能的障碍。

2. 病毒感染　在 MS 患者血清或脑脊液中，可检测到人类疱疹病毒 6 型（HHV-6）、内源性反转录病毒、单纯疱疹病毒、水痘带状疱疹病毒、巨细胞病毒、犬瘟热病毒、流行性腮腺炎病毒、冠状病毒等抗体滴度升高，提示病毒感染在 MS 的发生、发展中起着重要作用。

3. 遗传因素　MS 有明显的家族性倾向，约 15% 的患者有 1 个或 1 个以上的亲属患病。在 MS 患者的一级亲属中患病危险性比普通人群大 12~15 倍。MS 的遗传易感性可能系多数微效基因的相互作用而影响，与 6 号染色体组织相容性抗原 HLA-DR 位点相关。

4. 环境因素　MS 发病率与纬度高低、气候是否寒冷有关。在高纬度寒冷地区发病率较高；生活环境、生活方式、食物和饮食习惯等也可能对其发病与复发产生影响。

【临床表现】

1. 发病情况　多于 20~40 岁起病，10 岁以下和 50 岁以上发病者少见，男女患病之比约为 1∶2。约半数患者存在发病诱因，上呼吸道感染最为常见，其次为过度劳累和应激、外伤、手术感染、妊娠、分娩、精神紧张等。

2. 起病形式　以急性、亚急性起病多见，隐匿起病仅见于少数病例。

3. 临床特点　绝大多数 MS 患者的临床特点为病灶的空间多发性与病程的时间多发性。病灶的空间多发性是指病变部位的多发，病程的时间多发性是指缓解 - 复发的病程。整个病程可复发数次或十余次，每次复发均可残留不同程度的神经功能缺损。少数病例在整个病程中呈现单病灶征象。

4. 临床症状与体征　由于患者大脑、脑干、小脑、脊髓可同时或相继受累，故其临床症状和体征多种多样。

（1）肢体无力：最多见，大约 50% 的患者首发症状是一个或多个肢体无力。运动障碍一般下肢较上肢明显,可为偏瘫、截瘫或四肢瘫,以不对称瘫痪最常见。腱反射早期正常,以后可发展为亢进,腹壁反射消失,病理反射阳性。

(2) 感觉异常:浅感觉障碍表现为肢体、躯干或面部的针刺感、麻木感、蚁走感、瘙痒感、异常的肢体发冷以及尖锐、烧灼样疼痛以及定位不明确的感觉异常。疼痛感可能与脊神经根部的脱髓鞘病灶有关,具有显著特征性。

(3) 眼部症状:常表现为急性视神经炎或球后视神经炎,多为急性起病的单眼视力下降,有时双眼同时受累。眼底检查早期可见视盘水肿或正常,以后出现视神经萎缩。约 30% 的病例出现眼肌麻痹及复视;核间性眼肌麻痹被认为是 MS 的重要体征之一,表现为患者双眼向病变对侧注视时患侧眼球不能内收,对侧眼球外展时伴有眼震,双眼内聚正常;旋转性眼球震颤常高度提示本病。

(4) 共济失调:30%~40% 的患者有不同程度的共济运动障碍,部分晚期患者可见典型的 Charcot 三主征(眼球震颤、意向性震颤和吟诗样语言)。眼球震颤提示病变位于脑桥的前庭神经核、小脑及其联系纤维。意向性震颤反映小脑或小脑传出通路有病变,提示控制随意协调运动的齿状核红核丘脑通路继发受损。

(5) 发作性症状:是指持续时间短暂、可被特殊因素诱发的感觉或运动异常。强直痉挛、感觉异常、构音障碍、共济失调、癫痫和疼痛不适是较常见的多发性硬化发作性症状。一般持续数秒或数分钟,可由频繁或过度换气、焦虑或维持肢体某种姿势所诱发。

(6) 精神症状:多表现为抑郁、脾气暴躁或易怒,部分患者出现兴奋、欣快,也可表现为嗜睡、淡漠、重复语言及被害妄想等。约 50% 的患者可出现认知功能障碍,如反应迟钝、记忆力减退、判断力下降等。

(7) 其他症状:膀胱功能障碍也是 MS 患者的常见症状,包括尿频、尿急、尿失禁、尿潴留,常与脊髓功能障碍合并出现。也可出现半身多汗和流涎、性欲减退等。

多发性硬化可伴有周围神经损害和多种自身免疫性疾病,如风湿病、类风湿关节炎、干燥综合征、重症肌无力等。

【辅助检查】

1. 脑脊液(CSF)检查

(1) CSF 单核细胞数:轻度增高或正常,一般在 $15 \times 10^6/L$ 以内,约 1/3 急性起病或恶化的病例可轻至中度增高。

(2) IgG 鞘内合成检测:①CSF-IgG 指数:是 IgG 鞘内合成的定量指标,若 IgG 指数 >0.7,提示有 CSF 内的 IgG 合成及 MS 可能;②CSF-IgG 寡克隆区带(OB)检测:是 IgG 鞘内合成的定性指标,应同时检测 CSF 和血清,只有经等电聚焦法检测显示 CSF 中存在 OB 而血清缺如,才支持 MS 诊断。

2. 诱发电位 包括视觉诱发电位(VEP)、脑干听觉诱发电位(BAEP)和体感诱发电位(SEP)等,50%~90% 的 MS 患者可有一项或多项异常。

3. MRI 是检测 MS 最有效的辅助诊断方法,阳性率可达 62%~94%,其特征性改变如下:①脑白质内多发长 T_1、长 T_2 异常信号,大小不一;脑干、小脑和脊髓有斑点状不规则斑块。②病程长的患者可伴有脑室系统扩张、脑沟增宽等脑白质萎缩改变。

【诊断要点】

诊断基于临床资料和实验室相关检查:①神经系统的症状或体征显示中枢神经系统白质内同时存在 2 个以上病灶;②起病年龄在 10~50 岁;③有缓解与复发交替的病史,每次发作持续时间超过 24 小时,或缓慢进展的病程至少 1 年以上;④可排除其他病因。符合以上四项,可诊断为"临床确诊的多发性硬化"。

【治疗要点】

治疗包括急性发作期治疗、缓解期治疗即疾病修饰治疗和对症治疗。急性期治疗以减轻症状、尽快减轻神经功能缺失、残疾程度为主。疾病调节治疗以减少复发、延缓残疾累积及提高生活质量为主。

1. 急性发作期治疗

(1) 大剂量甲泼尼龙冲击治疗是 MS 急性发作期的首选治疗方案,短期能促进急性发病的 MS 患者的神经功能恢复。治疗原则为大剂量、短疗程。①对于病情较轻者,甲泼尼龙 1g/d,加入生理盐水 500ml,静脉滴注 3~4 小时,3~5 天停药;②对于病情较重者,从 1g/d 开始,共冲击 3~5 天,以后剂量阶梯依次减半,每个剂量使用 2~3 天,直至停药,原则上总疗程不超过 3 周。若在激素减量过程中病情再次加重或出现新的体征和 / 或新的 MRI 病灶,可再次使用甲泼尼龙 1g/d 冲击治疗。

(2) 对糖皮质激素治疗无效者或处于妊娠或产后阶段的患者,可选择血浆置换或静脉注射大剂量免疫球蛋白治疗,但是疗效尚不明确。

2. 疾病免疫修饰治疗　针对不同时期的 MS 病理特点,应用疾病修饰药物进行长期治疗。对复发型 MS,目标在于抑制和调节免疫,控制炎症,减少复发;对进展型 MS,一方面要控制复发,另一方面神经保护和神经修复可能有效。

(1) 复发型 MS:一线疾病修饰药物包括 B- 干扰素和醋酸格拉默;对疾病活动性较高或对一线疾病修饰药物治疗效果不佳的患者,可选用二线疾病修饰药物治疗,包括那他珠单抗和米托蒽醌。芬戈莫德和特立氟胺是目前被美国 FDA 批准用于复发型 MS 患者的两种口服药物。其他药物包括硫唑嘌呤和静注人免疫球蛋白。

(2) 继发进展型 MS:米托蒽醌为目前被美国 FDA 批准用于治疗继发进展型 MS 的唯一药物,能延缓残疾进展。其他药物如环孢素 A、氨甲蝶呤、环磷酰胺可能有效。

(3) 原发进展型 MS:目前尚无有效的治疗药物,主要是对症治疗和康复治疗。β- 干扰素及血浆置换治疗无效。环孢素 A、氨甲蝶呤、环磷酰胺可能有效。

3. 对症治疗

(1) 疲劳:药物治疗常用金刚烷胺或莫达非尼。职业治疗、物理治疗、心理干预及睡眠调节可能有一定作用。

(2) 行走困难:中枢性钾通道拮抗剂达方吡啶,是一种能阻断神经纤维表面钾离子通道的缓释制剂,用来改善各种类型 MS 患者的行走能力。

(3) 膀胱功能障碍:可使用抗胆碱药物解除尿道痉挛、改善储尿功能,如索利那新、托特罗定、非索罗定、奥昔布宁等。尿液排空功能障碍患者,可间断导尿,3~4 次 /d。混合性膀胱功能障碍患者,除间断导尿外,可联合抗胆碱药物或抗痉挛药物治疗,如巴氯芬、多沙唑嗪、坦索罗辛等。

(4) 疼痛:对急性疼痛,卡马西平或苯妥英钠可能有效。度洛西汀和普瑞巴林对神经病理性疼痛可能有效。对慢性疼痛如痉挛性疼痛,可选用巴氯芬或替扎尼定治疗。

(5) 认知障碍:目前仍缺乏疗效肯定的治疗方法。可应用胆碱酯酶抑制剂如多奈哌齐和认知康复治疗。

(6) 抑郁:可应用选择性 5- 羟色胺再摄取抑制剂类药物。

(7) 其他症状:如男性患者勃起功能障碍可选用西地那非治疗。眩晕症状可选择美克洛嗪、昂丹司琼或东莨菪碱治疗。

【常用护理诊断 / 问题】

1. 自理缺陷　与肢体乏力、共济失调或精神、认知、视觉、触觉障碍有关。

2. 知识缺乏：缺乏疾病知识和自我护理知识。

3. 尿潴留/尿失禁 与脊髓损害所致膀胱反射功能障碍有关。

4. 有感染的危险 与免疫功能低下、机体抵抗力降低有关。

5. 焦虑/抑郁 与脑部脱髓鞘损害,疾病多次复发,家庭和个人应对困难有关。

【护理措施】

1. 病情观察 观察患者肢体无力的现象有无改善,浅感觉障碍以何种形式表现;观察患者是否有视力下降、眼肌震颤、复视等眼部症状;观察患者是否有共济运动障碍等。了解患者的心理状况、生活自理能力水平、疾病相关知识了解情况、既往健康状况等。

2. 起居护理

(1) 提供安全方便的住院环境:走廊、卫生间、楼道设置扶手;病房、浴室地面保持平整,防湿、防滑;活动空间不留障碍物;有条件时可将患者安置在可水平升降的床位,夜间保持床在最低水平并支起护栏防护;配备手杖、轮椅等必要的辅助用具,以增加活动时的安全性。将呼叫器置于患者床头伸手可及处,日常用品如餐具、水、便器、纸巾等定位放置于床旁,方便患者随时取用。

(2) 活动与休息指导:急性期卧床休息,协助保持舒适体位,变换体位有困难者协助翻身,防止局部长时间受压;为患者制订作息时间表,使之合理休息与活动,防止过度疲劳。肌张力增高或共济失调的患者,应给予辅助支持,指导步行训练;有脊髓平面受损、肢体运动障碍的卧床患者,应保持肢体功能位,指导进行主动或被动运动;活动或康复训练时应注意劳逸结合,避免受凉或体力活动过度,因为大量的活动可使患者体温升高而致症状暂时恶化。

3. 饮食护理 给予高蛋白质、低脂、低糖、富含多种维生素,易消化、易吸收的清淡食物并维持足够的液体摄入(每天约2 500ml)。饮食中还应含有足量的纤维素,以预防便秘或减轻便秘的症状。食物不能过冷或者过热,多食新鲜的瓜果蔬菜。

4. 用药护理

(1) 糖皮质激素:是多发性硬化急性发作和复发的主要治疗药物,有免疫调节和抗炎作用,可减轻水肿,缩短急性期和复发期病程,常采用大剂量短程疗法,因易出现钠潴留、低钾、低钙等电解质紊乱,应加强对患者血电解质的监测。

(2) β-干扰素:常见不良反应为流感样症状,可持续24~48小时,2~3个月后通常不再发生;部分患者可出现注射部位红肿、疼痛;严重时可致肝损害、过敏反应等,应及时发现和报告医生处理。

5. 对症护理

(1) 视力障碍:保持活动范围内灯光明暗适宜,灯光太弱对视力障碍的患者不利,过强会造成对眼的刺激;指导患者在眼睛疲劳或复视时,尽量闭眼休息或双眼交替休息。

(2) 吞咽障碍:进食时尽量取坐位,如不能坐起,可取半卧位;喂食时护理人员位于患者健侧,可减少食物逆流和误吸;选取糊状食物,避免进食粗纤维和热、烫、坚硬的食物;指导患者做空吞咽动作,锻炼吞咽功能;鼓励主动进食;避免误吸引起吸入性肺炎;不能进食者鼻饲饮食。

(3) 肌无力:将瘫痪肢体摆放于功能位,对患肢进行主动、被动及屈伸运动,可有效预防关节僵硬变形及肌肉挛缩,维持关节活动度。下肢用足托将足底垫立,使踝关节呈90°,防止足下垂和避免下肢外旋。

(4) 感觉障碍:对于有感觉障碍的患者,要经常检查感觉障碍的部位有无损伤,避免热、冷和压力对皮肤的刺激,定时更换体位;嘱患者穿宽松肥大的棉制衣服,以防止束带感加重,可用凉水擦拭四肢以减轻烧灼的感觉。

（5）预防感染：护理操作中严格执行无菌操作；对于活动障碍的患者定期翻身拍背，预防压疮和坠积性肺炎的发生，做好口腔、会阴护理。

6. 心理护理　MS 为多次缓解 - 复发病程，且有进行性加重趋势，患者容易丧失治疗信心，产生悲观厌世情绪和焦虑心理，应关心、体贴患者，给予精神支持和生活照顾，细心观察和及时识别病情变化。可根据患者的年龄、文化背景和家庭经济条件等个体情况，制订针对性的心理护理计划。

7. 中医护理　肢体麻木、肌无力的患者，可给予神经肌肉电刺激疗法、肢体局部按摩及针灸风池、百会、阳陵泉、足三里、委中、外关、阳池、合谷等穴位；肢体肌肉出现不同程度的痉挛性疼痛的患者，症状轻者可通过听患者喜爱的音乐和阅读书报等中医移情易性方法，转移其注意力；症状严重者给予针灸、按摩、物理治疗等减轻疼痛；有二便障碍的患者，可予耳穴压豆（取穴：大肠、直肠、交感、皮质下）、中药贴敷神阙及足三里等穴位，配合针刺、艾灸治疗。脾胃虚弱型患者，可食怀山药、薏苡仁、白果、太子参、黄芪粥等，以补中益气、养血益精；风湿阻络型患者，可食木瓜、薏苡仁粥以祛风、通络、除湿；痰瘀阻络型患者，可食陈皮粥、葛根汤等，以祛痰、化瘀通络；使用激素治疗的患者，可食清热养阴之品，如生地黄、女贞子、玉竹、麦冬等。

【健康教育】

1. 知识宣教

（1）告诉患者及家属 MS 容易在疲劳、感染、感冒、体温升高及手术创伤后复发，应注意避免。

（2）急性复发期最常见的症状为疲劳，应保证足够的卧床休息，避免各种增加疲劳的因素；缓解期注意生活有规律，坚持适当的运动锻炼，劳逸结合，防止过劳。

（3）避免使体温升高的因素，如勿使用热敷，沐浴时水温不宜太高。

（4）一般认为女性分娩后 3 个月左右容易复发，故女性患者在首次发作后 2 年内应避孕。

2. 避免诱因　与患者及家属共同讨论病情，用简单、直接的方式告知本病的病因特点、病变常累及的部位，患者常出现的症状体征，治疗的目的、方法以及预后。鼓励患者坚持功能锻炼和日常生活活动训练，最大限度地维持生活自理能力；增强体质和机体免疫力，减少复发。

3. 饮食指导　MS 患者消化功能较差，加上药物有胃肠道不良反应，饮食应清淡、易消化，要均匀进餐，避免进食辛辣刺激食物，以防诱发消化性溃疡。指导患者进食低脂、高蛋白质、富含维生素及高钾饮食，同时辅以含丰富亚油酸的食物。教会患者和家属按顺时针方向即肠蠕动方向按摩腹部，养成定时排便的习惯，防止便秘。

4. 康复锻炼

（1）肢体康复锻炼：有针对性地进行肢体功能锻炼，早期主要预防废用性肌肉萎缩，包括肢体的良肢位摆放、协助做被动活动和按摩等。

（2）言语及吞咽功能锻炼：对构音障碍者给予言语康复锻炼，指导发音，做舌肌训练，可配合经皮电刺激、针灸等。多与患者进行其感兴趣的话题交流，鼓励患者多开口说话，对其取得的进步要及时给予肯定和表扬。

【结语】

本病多数病例呈缓解—复发的阶梯式恶化病程；少数患者首次发作后临床完全缓解，不再复发；少部分患者病情迅速恶化，无缓解期；个别急性暴发型病例可在初次发病时死亡；约半数病例病后存活期可长达 20~30 年。女性、40 岁以前发病，临床表现为视觉或体感障碍者常预后良好；出现锥体系或小脑功能障碍者提示预后较差。

第八节 癫 痫

癫痫(epilepsy)是多种原因导致的脑神经元高度同步化异常放电所致的临床综合征,临床表现具有发作性、短暂性、重复性和刻板性的特点。异常放电神经元的位置不同及异常放电波及的范围差异,导致患者的发作形式不一,可表现为感觉、运动、意识、精神、行为、自主神经功能障碍或兼有之。临床上每次发作或某种发作的过程称为痫性发作(seizure),一个患者可有一种或数种形式的痫性发作。在癫痫发作中,一组具有相似症状和体征特性所组成的特定癫痫现象统称为癫痫综合征。

癫痫是神经系统常见疾病,流行病学调查显示癫痫的年发病率为(50~70)/10万;患病率约为0.5%,病死率为(1.3~3.6)/10万,为一般人群的2~3倍。我国目前约有900万以上的癫痫患者,每年新发癫痫患者65万~70万,30%左右为难治性癫痫,我国难治性癫痫患者至少在200万以上。全球癫痫患者超过5 000万。

【病因与发病机制】

1. 病因　癫痫病因复杂,与遗传、脑部病损、代谢障碍等多种因素有关。根据病因不同,可将癫痫分为特发性癫痫、症状性癫痫和隐源性癫痫三大类。

(1)特发性癫痫(idiopathic epilepsy):未发现脑部有足以引起癫痫发作的结构损伤或功能异常,可能与遗传因素密切相关,又称原发性癫痫。具有特征性临床及脑电图表现,多在儿童或青年期首次发病。

(2)症状性癫痫(symptomatic epilepsy):又称继发性癫痫,由各种明确的中枢神经系统结构损伤或功能异常所致。如脑部先天性疾病、颅脑外伤、颅内肿瘤、颅内感染、中毒、脑血管病、糖尿病、尿毒症、肝性脑病等。

(3)隐源性癫痫(cryptogenic epilepsy):临床表现提示为症状性癫痫,但现有检查手段不能发现明确的病因。其占全部癫痫的60%~70%。

2. 发病机制　癫痫的发病机制非常复杂,至今尚未完全了解其全部机制。目前认为,神经元异常放电是癫痫发病的电生理基础,反复通过突触联系的异常高频放电和强直后的异化作用可诱发周边及远处的神经元同步放电,从而引起异常电位的连续传播。异常放电的传播区域与癫痫发作类型相关:异常放电局限于大脑皮质某一区域,表现为部分性发作;异常放电在局部反馈回路中长期传导,表现为部分发作持续状态;异常放电向同侧其他区域甚至一侧半球扩散,表现为Jackson发作;异常放电波及双侧大脑半球,表现为继发性全面性发作;异常放电传至丘脑神经元被抑制,则出现失神发作;异常放电广泛投射至两侧大脑皮质并使网状脊髓束受到抑制时则表现为全身强制-阵挛性发作。

3. 影响癫痫发作的因素

(1)年龄:特发性癫痫与年龄密切相关。婴儿痉挛症在1岁内起病,6~7岁为儿童失神发作的发病高峰,肌阵挛发作在青春期前后起病。各年龄段癫痫的病因也不同。

(2)遗传因素:可影响癫痫的易患性。在特发性和症状性癫痫的近亲中,癫痫的患病率分别为1%~6%和1.5%,高于普通人群。儿童失神发作患者的兄弟姐妹在5~16岁之间有40%以上出现3Hz棘-慢波的异常脑电图,但仅1/4出现失神发作。有报告单卵双胎儿童失神和全面强直-阵挛发作一致率为100%。

(3)睡眠:癫痫发作与睡眠-觉醒周期关系密切。全面强直-阵挛发作常发生于晨醒后;婴儿痉挛症多于醒后和睡前发作。

（4）内环境改变：内分泌失调、电解质紊乱和代谢异常等均可影响神经元放电阈值，导致痫性发作。如少数患者仅在月经期或妊娠早期发作，为月经期癫痫和妊娠性癫痫；疲劳、睡眠缺乏、饥饿、便秘、饮酒、闪光、感情冲动和一过性代谢紊乱等都可导致痫性发作。

【临床表现】

癫痫的临床发作形式多样，但均具有以下特征：①发作性，症状突然发生，持续一段时间后迅速恢复，间歇期正常；②短暂性，每次发作持续时间为数秒或数分钟，很少超过 30 分钟（癫痫持续状态除外）；③刻板性，每次发作的临床表现几乎一样；④重复性，第一次发作后，经过不同间隔时间会有第二次或更多次的发作。

1. 痫性发作　癫痫每次发作及每种发作的短暂过程称为痫性发作。依据发作时的临床表现和脑电图特征可将痫性发作分为不同的临床类型。

（1）部分性发作（partial seizures）：是痫性发作的最常见类型。源于大脑半球局部神经元的异常放电，包括单纯部分性发作、复杂部分性发作、部分性发作继发全面性发作三类，前者为局限性，无意识障碍，后两者放电从局部扩展到双侧脑部，出现意识障碍。

1）单纯部分性发作（simple partial seizure）：发作时程短，一般不超过 1 分钟，发作起始与结束均较突然，无意识障碍，可分为以下四型：①部分运动性发作。表现为身体某一局部发生不自主抽动，多见于一侧眼睑、口角、手或足趾，也可波及一侧面部或肢体远端，病灶多在中央前回附近，常见以下几种发作形式：Jackson 发作：常运动从局部开始，沿大脑皮质运动区移动，临床表现抽搐自手指—腕部—前臂—肘—肩—口角—面部逐渐发展；严重部分运动性发作患者发作后可留下短暂性肢体瘫痪（半小时至 36 小时内消除），称为 Todd 麻痹。旋转性发作：表现为双眼突然向一侧偏斜，继之头部不自主同向转动，伴有身体的扭转，但很少超过 180°，部分患者过度旋转可引起跌倒，出现继发性全面性发作。姿势性发作：表现为发作性一侧上肢外展、肘部屈曲、头向同侧扭转、眼睛注视着同侧。发音性发作：表现为不自主重复发作前的单音或单词，偶可有语言抑制。②部分感觉性发作。躯体感觉性发作常表现为一侧肢体麻木感和针刺感，多发生在口角、舌、手指或足趾，病灶多在中央后回躯体感觉区；特殊感觉性发作可表现为视觉性（如闪光或黑矇等）、听觉性、嗅觉性和味觉性；眩晕性发作表现为坠落感、飘动感或水平 / 垂直运动感。③自主神经性发作：出现面色苍白、面部及全身潮红、多汗、立毛、瞳孔散大、呕吐、腹痛、肠鸣、烦渴和欲排尿感。病灶多位于岛叶、丘脑及周围（边缘系统），易扩散出现意识障碍，成为复杂部分性发作的一部分。④精神性发作：可表现为各种类型的记忆障碍（如似曾相识、似不相识、强迫思维、快速回顾往事）、情感障碍（无名恐惧、忧郁、欣快、愤怒）、错觉（视物变形、变大、变小，声音变强或变弱）、复杂幻觉等，病灶位于边缘系统。精神性发作虽可单独出现，但常为复杂部分性发作的先兆，也可继发全面性强直 - 阵挛发作。

2）复杂部分性发作（complex partial seizure，CPS）：占成人癫痫发作的 50% 以上，也称为精神运动性发作，病灶多在颞叶，故又称为颞叶癫痫，也可见于额叶、嗅皮质等部位。由于起源、扩散途径及速度不同，临床表现有较大差异，主要分以下类型：①仅表现为意识障碍：一般表现为意识模糊，意识丧失较少见。由于发作中可有精神性或精神感觉性成分存在，意识障碍常被掩盖，表现类似失神。成人"失神"几乎都是复杂部分性发作，但在小儿时期应注意与失神性发作鉴别。②表现为意识障碍和自动症：自动症是指在癫痫发作过程中或发作后意识模糊状态下出现的具有一定协调性和适应性的无意识活动。患者均在意识障碍的基础上发生，表现为反复舔唇、咀嚼、流涎或反复搓手、不断穿衣、解衣扣等；亦可表现为游走、奔跑、乘车上船等；还可出现自言自语、唱歌或机械重复原来的动作。③表现为意识障碍和运动症状：发作开始即出现意识障碍和各种运动症状，特别是在睡眠中发生，可能与放电扩散较快有关。运动障碍可为局灶性或不对称强直、阵挛、各种特殊姿势如击剑样动作等。

3）部分性发作继发全面性发作：单纯部分发作可发展为复杂部分发作，单纯或复杂部分性发作均可泛化为全面性强直阵挛发作。

（2）全面性发作（generalized seizures）：最初的症状和脑电图提示发作起源于双侧脑部，多在发作初期就有意识丧失。

1）全面强直-阵挛发作（generalized tonic-clonic seizure，GTCS）：意识丧失、双侧强直后出现阵挛是此型发作的主要临床特征，过去称为大发作（grand mal）。可由部分性发作演变而来，也可一起病即表现为全面强直-阵挛发作。早期出现意识丧失、跌倒，随后的发作分为三期：①强直期：表现为全身骨骼肌持续性收缩。眼肌收缩出现眼睑上牵、眼球上翻或凝视；咀嚼肌收缩出现张口，随后猛烈闭合，可咬伤舌尖；喉肌和呼吸肌强直性收缩致患者尖叫一声，呼吸停止；颈部和躯干肌肉的强直性收缩致颈和躯干先屈曲，后反张；上肢由上举后旋转内收前旋，下肢先屈曲后猛烈伸直。常持续10~20秒后进入阵挛期。②阵挛期：不同肌群收缩和松弛交替出现，由肢端延及全身。阵挛频率逐渐减慢，松弛期逐渐延长，在此剧烈阵挛后发作停止，进入发作后期。此期持续30~60秒。以上两期均可发生舌咬伤，并伴心率增快、血压升高、唾液和支气管分泌物增多、瞳孔扩大及对光反射消失等自主神经征象。Babinski征可为阳性。③发作后期：此期尚有短暂阵挛，以面肌和咀肌为主，造成牙关紧闭。此期全身肌肉松弛可发生大小便失禁。呼吸首先恢复，心率、血压和瞳孔渐至正常。肌张力松弛，意识逐渐清醒。

从发作开始至意识恢复历时5~15分钟。醒后患者常感头痛、全身乏力、呕吐等，对发作过程不能回忆。部分患者在清醒过程中有挣扎、抗拒、躁动不安等精神行为异常，此时强行约束患者可能发生伤人和自伤。

2）强直性发作（tonic seizure）：多见于弥漫性脑损害的儿童，睡眠中发作较多。表现为与强直-阵挛发作中强直期相似的全身骨骼肌强直收缩，常伴有明显的自主神经症状，如面色苍白等，如发作时处于站立位可突然摔倒。发作持续数十秒。典型发作期EEG为爆发性多棘波。

3）阵挛性发作（clonic seizure）：几乎都发生在婴幼儿时期，特征是重复阵挛性抽动伴意识丧失，之前无强直期。双侧对称或某一肢体为主的抽动，幅度、频率和分布多变，为婴儿发作的特征，持续1分钟至数分钟。EEG缺乏特异性。

4）失神发作（absence seizure）：分典型和不典型失神发作，临床表现、脑电图背景活动及发作期改变、预后等均有较大差异。①典型失神发作：儿童期起病，青春期前停止发作。表现为突然短暂（5~10秒）的意识丧失和正在进行的动作中断，呆立（坐）不动，呼之不应，可伴简单自动性动作，如擦鼻、咀嚼、吞咽等，或伴失张力如手中持物跌落，一般不会跌倒，发作后立即清醒，无明显不适，可继续先前活动，事后对发作全无记忆，一日发作数次甚至上百次。②不典型失神发作：起始和终止均较典型失神缓慢，除意识丧失外，常伴肌张力降低，偶有肌阵挛。多见于有弥漫性脑损害患儿，预后较差。

5）肌阵挛发作（myoclonic seizure）：表现为快速、短暂、触电样肌肉收缩，可遍及全身，也可限于某个肌群或某个肢体，常成簇发生，声、光等刺激可诱发。可见于任何年龄，常见于预后较好的特发性癫痫患者。

6）失张力发作（atonic seizure）：是姿势性张力丧失所致。部分或全身肌肉张力突然降低导致垂颈、张口、肢体下垂和跌倒。持续数秒至1分钟。

（3）癫痫持续状态（status epilepticus）：指一次癫痫发作持续30分钟以上未自行停止，或癫痫连续发作之间意识尚未完全恢复又频繁发作。目前认为，如果患者出现强直-阵挛性发作持续 5 分钟以上即考虑癫痫持续状态。可因不适当地停用抗癫痫药物或治疗不规范、感染、精神刺激、过度劳累、饮酒等诱发。癫痫持续状态是内科常见的急症,致残率和病死率很高。

2. 癫痫综合征

癫痫综合征是一组疾病或综合征的总称,由特定症状和体征组成的特定癫痫现象。

(1) 与部位有关的癫痫:包括与年龄有关的特发性癫痫和症状性癫痫。

1) 与年龄有关的特发性癫痫:发病与年龄有关,多为儿童期癫痫。有部分性发作和局灶性脑电图异常,无神经系统体征和智能缺陷,常有家族史,脑电图背景活动正常。痫性表现不尽相同,但每个患儿的症状相当固定。①伴中央 - 颞部棘波的良性儿童癫痫:好发于 3~13 岁,可不经治疗于 16 岁前自愈。通常为局灶性发作,表现为一侧面部和口角的阵挛性抽搐,常伴舌部僵硬、言语和吞咽困难。多在夜间发作,使患儿易惊醒。每月或数月发作一次。多数患者青春期自愈。②伴有枕区放电的良性儿童癫痫:好发于 1~14 岁,发作开始表现为视物模糊和幻觉等视觉症状,继之出现眼肌阵挛、偏侧阵挛,也可合并全面强直 - 阵挛性发作及自动症。③原发性阅读性癫痫:由阅读诱发,无自发性发作。表现为阅读时出现下颌阵挛,常伴有手臂痉挛,继续阅读会出现全面强直 - 阵挛性发作。

2) 症状性癫痫:病灶部位不同可致不同类型的发作。①颞叶癫痫:可表现为单纯或复杂部分性发作及继发全身性发作;②额叶癫痫:表现为单纯或复杂部分性发作,常有继发全面性发作;③枕叶癫痫:表现为伴有视觉症状的单纯部分性发作,可有或无继发性全身性发作;④顶叶癫痫:常以单纯部分性感觉发作开始,而后继发全面性发作;⑤儿童慢性进行性部分持续性癫痫:表现为部位固定的单纯运动性部分性发作,后期出现发作同侧的肌阵挛;⑥特殊促发方式的癫痫综合征:发作可由非特殊因素(不眠、戒酒或过度换气)促发,也可由特殊感觉或知觉促发(反射性癫痫),突然呼唤促发(惊吓性癫痫)。

(2) 全面性癫痫和癫痫综合征:包括与年龄有关的特发性癫痫和症状性癫痫。

1) 与年龄有关的特发性癫痫:与发病年龄有关,多在儿童、青少年期发病。①良性婴儿肌阵挛癫痫:1~2 岁发病,男性居多,有癫痫家族史。表现为发作性、短暂性、全身性肌阵挛;②儿童期失神性癫痫:6~7 岁发病,女性多见,与遗传因素关系密切,表现为频繁的典型失神发作,每天达数十次;③青少年失神癫痫:青春早期发病,男女无明显差异。80% 以上的患者出现全面强直 - 阵挛发作;④青少年肌阵挛性癫痫:好发于 8~18 岁,表现为肢体阵挛性抽动,多合并全面强直 - 阵挛发作和失神发作;⑤觉醒时全面强直 - 阵挛性癫痫:好发于 10~20 岁,清晨醒来或傍晚休息时发病,表现为全面强直 - 阵挛性发作。

2) 症状性癫痫:根据有无特异性病因分为:①无特异性病因。如早期肌阵挛脑病,在出生后 3 个月内发病,表现为肌阵挛和肌强直发作,伴智能障碍,病情严重,第一年即可死亡。②有特异性病因。脑发育畸形,如脑回发育不全和先天性代谢障碍,如苯丙酮酸尿症。

3) 隐源性或症状性癫痫:推测其是症状性,但病史及现有检测手段未能发现病因。①韦斯特(West)综合征:又称婴儿痉挛症,出生后 1 年内发病,男孩多见,可波及头、颈、躯干。全身的频繁肌阵挛、智力低下和 EEG 高度节律失调是本病特征性的三联征。发作表现为快速点头状痉挛、双上肢外展、下肢和躯干屈曲。60%~70% 在 5 岁前停止发作,40% 转为其他类型;②伦诺克斯 - 加斯托(Lennox-Gastaut)综合征:好发于 1~8 岁,少数出现在青春期。多种发作类型并存、精神发育迟缓、EEG 显示棘 - 慢波和睡眠中 10Hz 的快节律是本病的三大特征,易出现癫痫持续状态。

【辅助检查】

1. 脑电图检查 诊断癫痫最重要的辅助检查方法。典型表现是棘波、尖波、棘(尖)慢波、高度失律和其他发作性节律波等。近年来开发的24小时长程脑电图监测和视频脑电图使发现痫样放电的可能性大为提高,临床广泛使用。

2. 神经影像学检查　包括CT和MRI检查。可发现脑部器质性改变、占位性病变、脑萎缩等。功能影像学检查如SPECT、PET等能从不同角度反映脑局部代谢变化,辅助癫痫病灶的定位。

【诊断要点】

癫痫的诊断要点主要包括:①短暂性、刻板性、间歇性和反复发作性的特点,发作时可伴有意识障碍,并常有舌咬伤、跌伤等;②脑电图检查发现癫痫波;③排除晕厥、假性癫痫发作、发作性睡病、基底动脉型偏头痛、短暂性脑缺血发作(TIA)、低血糖症,有助于确立癫痫诊断。若诊断困难又怀疑有癫痫者,可试用抗癫痫药物治疗,若发作减少或完全控制则为癫痫。通过询问家族史、病史、借助神经系统检查、生化检查、脑血管造影、CT、MRI等进一步查明病因。

【治疗要点】

目前癫痫治疗仍以药物治疗为主,药物治疗应达到三个目的:控制发作或最大限度地减少发作次数;长期治疗无明显不良反应;使患者保持或恢复其原有的生理、心理和社会功能状态。

1. 病因治疗　症状性癫痫如能明确病因则首先应针对病因治疗。

2. 发作时处理　协助患者立即平卧,头偏向一侧,保持呼吸道通畅,防止外伤,抽搐时切忌用力按压患者的肢体,以免造成骨折和脱臼。癫痫持续状态患者应专人守护,予静脉注射地西泮或苯妥英钠,吸氧,心电、脑电监测,必要时行气管插管和切开。自动症患者发作时,应防止自伤、伤人或毁物。

3. 发作间歇期治疗　服用抗癫痫药物。

(1) 药物治疗原则:①确定是否用药。部分癫痫患者有自发缓解倾向,并非每个患者都需要用药;半年内发作两次以上者,一经明确诊断,应立即用药;首次发作或间隔半年以上发作一次者,可在告知抗癫痫药可能的不良反应和不治疗的可能后果的情况下,根据患者及家属的意愿,酌情选择用药或不用药。②正确选择药物。根据癫痫发作的类型、癫痫及癫痫综合征类型选择药物。③药物的用法。用药方法取决于药物代谢特点、作用原理及不良反应出现规律等。④尽可能单药治疗。单药治疗从小剂量开始,缓慢增量至能最大限度地控制癫痫发作,而无不良反应或不良反应很轻,即为最低有效剂量;如不能有效控制癫痫发作,则满足部分控制且不出现不良反应,监测血药浓度以指导用药。⑤合理联合用药。对于两种单药治疗后仍不能控制发作的患者,需要考虑联合用药,但应尽可能减少不良反应的发生。⑥长期规律服药。控制发作后必须坚持长期服用药物,不可随意减量或停药。一般情况下,全面强直-阵挛发作、强直性发作、阵挛性发作完全控制4~5年后,失神发作停止半年后可考虑停药,且停药前应有缓慢减量过程,1~1.5年以上无发作者方可停药。有自动症者可能需要长期服药。

(2) 常用抗癫痫药

1) 传统抗癫痫药:①苯妥英钠。对全面强直-阵挛发作和部分性发作有效,可加重失神和肌阵挛发作。②卡马西平。部分性发作的首选药物,对复杂部分性发作疗效优于其他抗癫痫药,对继发性GTCS亦有较好的疗效,但可加重失神和肌阵挛发作。③丙戊酸钠。广谱抗癫痫药,是全面性发作尤其是GTCS合并典型失神发作的首选药,也用于部分性发作。④苯巴比妥。小儿癫痫的首选药物,较广谱,起效快,对GTCS疗效好,也用于单纯及复杂部分性发作,对发热惊厥有预防作用。⑤扑痫酮。适用于GTCS及复杂性部分性发作。⑥乙琥胺。仅用于单纯失神发作。⑦氯硝西泮。起效快,但易出现耐药使作用下降。

2）新型抗癫痫药:常用药物有托吡酯、拉莫三嗪、加巴喷丁、非尔氨脂、奥卡西平、氨己烯酸、唑尼沙胺、普瑞巴林等。

4. 癫痫持续状态的治疗 治疗目标为保持稳定的生命体征和进行心肺功能支持,终止持续状态的痫性发作;减少发作对脑部的损害;寻找并尽可能去除病因和诱因;处理并发症,迅速控制发作是治疗的关键,否则可危及生命。

（1）控制发作:①首选地西泮 10~20mg 静脉推注,每分钟不超过 2mg。复发者可在 30 分钟内重复应用,或予地西泮 60~100mg 溶于 5% 葡萄糖中,12 小时内缓慢静滴。如出现呼吸抑制,需立即停止注射,必要时用呼吸兴奋剂。②苯妥英钠 0.3~0.6g 加入 500ml 生理盐水静脉滴注,速度不超过 50mg/min。③10% 水合氯醛,20~30ml 加等量植物油保留灌肠,每 8~12 小时一次,适合肝功能不全或不宜使用苯巴比妥类药物者。④副醛 8~10ml（儿童 0.3ml/kg）植物油稀释后保留灌肠,可引起剧烈咳嗽,有呼吸系统疾病者勿用。⑤卡马西平:是部分发作的首选药物,但可以加重失神和肌阵挛发作。

（2）其他治疗:①对症处理:保持呼吸道通畅,吸氧,必要时行气管切开,对患者进行心电、血压、呼吸、脑电的监测,定时进行血液生化、动脉血气分析等项目检查,查找诱发癫痫持续状态的原因并进行治疗。②防治并发症:脑水肿者快速静脉滴注甘露醇;物理降温;纠正酸碱平衡失调和低血糖、低血钠、低血钙等代谢紊乱,加强营养支持。

【常用护理诊断／问题】

1. 有窒息的危险 与癫痫发作时意识丧失、喉头痉挛、口腔或呼吸道分泌物增多有关。

2. 有受伤的危险 与癫痫发作时突然意识丧失、抽搐、精神失常、判断障碍有关。

3. 气体交换障碍 与癫痫持续状态、喉头痉挛所致呼吸困难或肺部感染有关。

4. 潜在并发症:脑水肿、水电解质紊乱。

5. 知识缺乏:缺乏疾病相关知识。

【护理措施】

1. 病情观察 密切观察生命体征及意识、瞳孔的变化,尤其注意观察有无心率增快、血压升高、呼吸减慢或暂停,瞳孔散大、牙关紧闭、大小便失禁等;观察发作的类型、发作频率与持续发作时间。观察发作停止后患者意识完全恢复的时间。

2. 起居护理 为患者提供安静、舒适的休养环境,保持室内光线柔和,保证充足睡眠。癫痫发作时取头低侧卧位或平卧位头偏向一侧,及时清除口鼻腔分泌物,以保持呼吸道通畅,预防窒息。指导患者间歇期下床活动,劳逸结合,鼓励患者完成力所能及的工作,如有先兆表现应立刻卧床休息。评估患者有无大小便失禁,做好皮肤护理;躁动患者应专人守护,并加保护性床挡,必要时使用约束带,防止坠床等意外事件发生。

3. 饮食护理 给予营养丰富、无刺激、易消化的清淡饮食,戒烟酒,避免饥饿;癫痫发作时不可强行喂食,以免呛咳或窒息;24 小时以上不能经口进食或昏迷患者,给予鼻饲。

4. 用药护理 指导患者遵医嘱坚持长期服药,不可随意停药、调整用药以免诱发癫痫或癫痫持续状态;掌握正确的服药方法,如苯妥英钠、卡马西平应餐后服用,用药期间定期复查血常规、血红蛋白、肝功能,随时观察有无牙龈出血、牙龈炎等,及时治疗。

5. 对症护理 有受伤的危险:癫痫发作时,强直期患者可突然意识丧失、全身骨骼肌持续性收缩、强直抽搐或失去肌张力而发生跌伤、碰伤;由于喉肌、闭口肌群、咀嚼肌痉挛致口先强张而后突闭可造成舌咬伤,故应做好安全防护。①营造安全环境:保持室内环境安静,门窗隔音,限制探视人数,避免对患者的刺激。室内光线柔和,地面铺软胶地毯,墙角设计为弧形,有轮床应固定。床旁设有震动感应碰铃,以备癫痫急性发作时呼救。床旁桌不能放置暖瓶、热水杯等。②使用保护用具:指导患者外出活动或检查时戴上安全帽。随身携带安全卡,卡上注明患者的一般信息,如姓名、年龄、病区、诊断等。床两侧安有布套包裹的床挡。③发作时的防范:全身强直-阵挛性发作时,应先将患者置于安全处,摘下眼镜,取下活动性义齿,解开领带、衣扣和裤带,保持呼吸道通畅。将缠纱布的压舌板、牙垫或细条状的纱布、手帕等置于口腔一侧上下臼齿之间,防止舌、唇和颊部咬伤,勿强力撬开。将棉垫或柔软物垫于患者头下及易擦伤的关节部位。移去身边危险物品。抽搐时忌用力按压患者抽搐的肢体以防误伤及脱臼。抽搐停止后让患者头转向一侧,以利口腔分泌物流出,保持呼吸道通畅,防止吸入肺内致窒息或肺炎。

6. 心理护理　由于癫痫病史长、反复发作、不易根治,易致患者焦虑、紧张、自卑或感到耻辱;护士应仔细观察和分析患者的心理反应,关心、理解、尊重患者,鼓励患者表达内心感受,采取积极的应对方式缓解心理压力。鼓励家属、亲友多关心、关爱患者,解除患者的精神负担,增强自信心。

7. 中医护理　本病属中医"痫证""癫证"范畴。风痰较盛者,可多进食山药、薏苡仁、柑橘、金橘饼等,以健脾化瘀;瘀火内盛者,可选用莱菔橘丝饮;咳痰不畅者,可服用竹沥水、川贝枇杷露,以清热化痰。发作期可配合针灸疗法,取穴百会、印堂、人中、内关、中脘等。发作期可使用耳穴压丸治疗,取穴位神门、心、枕、脑、胃、交感。

【健康教育】

1. 知识宣教　向患者及家属讲解疾病相关知识及发作时家庭紧急自我护理方法。禁止近亲婚配和生育;避免从事有潜在危险的工作,如驾驶员、高空作业、电焊工、车工等;癫痫未得到满意控制时不宜怀孕。避免诱因,预防发作,如疲劳、饥饿、高热、缺氧、饮酒、情感冲动、便秘、睡眠不足、过度精神和感觉刺激。

2. 用药指导　告知患者遵医嘱坚持长期有规律服药,切忌减药、漏服药或自行停药;教会患者自我观察药物疗效和不良反应(见表9-5),当癫痫发作频繁、症状控制不理想,或出现发热、皮疹时应及时就诊;告知患者坚持定期复查,首次服药后5~7天查抗癫痫药物的血药浓度,每3~6个月复查1次,每月检查血常规和肝、肾功能。

表9-5　常用抗癫痫药物的不良反应

药物	不良反应
苯妥英钠	胃肠道症状、毛发增多、齿龈增生、小脑征、粒细胞减少、肝损害
卡马西平	胃肠道症状、小脑征、嗜睡、体重增加、骨髓与肝损害、皮疹
苯巴比妥	嗜睡、小脑征、复视、认知与行为异常
丙戊酸钠	肥胖、毛发减少、嗜睡、震颤、骨髓与肝损害、胰腺炎
托吡酯	震颤、头痛、头晕、小脑征、胃肠道症状、体重减轻、肾结石
拉莫三嗪	头晕、嗜睡、恶心、皮疹

3. 生活指导　鼓励患者参加有益的社交活动,适当参加体力与脑力活动,劳逸结合。避免声光刺激;外出注意安全,随身携带写有个人信息的安全卡,不去河边、悬崖等危险地方。

【结语】

癫痫是多种原因导致的脑神经元高度同步异常放电所致的临床综合征,临床表现为运动、感觉、意识、行为和自主神经等不同程度的障碍,具有发作性、短暂性、重复性和刻板性的特点。治疗主要是及时控制病情,预防并发症,减少复发。护理重点为密切观察病情,预防意外伤害,指导患者正确服药、避免诱因、预防复发,同时应做好职业、婚育指导。

第九节　神经系统疾病常用诊疗技术的护理

一、腰椎穿刺术

腰椎穿刺术(lumbar puncture)是通过穿刺第 3~4 腰椎或第 4~5 腰椎间隙进入蛛网膜下腔放出脑脊液(cerebrospinal fluid,CSF)的技术,主要用于中枢神经系统疾病的诊断和鉴别诊断。脑脊液是由侧脑室脉络丛产生的存在于脑室和蛛网膜下腔的无色透明液体,经室间孔进入第三脑室、中脑导水管和第四脑室,最后经第四脑室中间孔和两个侧孔流到脑和脊髓表面的蛛网膜下腔和脑池,通过脑脊液循环,保持动态平衡。正常情况下血液中的各种化学成分只能选择性地进入脑脊液中,这种功能称为血 - 脑脊液屏障(blood-brain barrier,BBB)。当中枢神经系统发生病变时,BBB 破坏和其通透性增高可引起脑脊液成分和压力的改变,通过腰椎穿刺脑脊液检查可了解这些变化。

【适应证】

1. 诊断性穿刺　化验脑脊液成分、测定压力,辅助脑血管病、中枢神经系统炎症、脑肿瘤、脊髓病变、脑脊液循环障碍的诊断。

2. 治疗性穿刺　①引流或释放脑脊液:对颅内出血性疾病、炎症性疾病和颅脑术后的患者,通过腰穿引流出脑脊液可缓解症状和促进恢复;②鞘内注射药物:如注入抗菌药物可以控制颅内感染,注入地塞米松和 α- 糜蛋白酶可减轻蛛网膜粘连等。

【禁忌证】

1. 穿刺部位皮肤和软组织有局灶性感染或脊柱结核者。

2. 颅内病变伴有明显颅内高压或已有脑疝先兆,特别是疑有后颅凹占位性病变者。

3. 开放性脑损伤或有脑脊液漏时。

4. 脊髓压迫症的脊髓功能处于即将丧失的临界状态时。

5. 明显出血倾向或病情危重不宜搬动者。

【操作步骤】

1. 体位　患者取去枕侧卧(多左侧卧位),背齐床沿,屈颈抱膝,使脊柱尽量前屈,以增加椎间隙宽度。

2. 选定穿刺点　腰椎穿刺一般选择第 3~4 或第 4~5 腰椎棘突间隙。

3. 消毒　严格消毒穿刺部位,术者戴无菌手套,铺巾,以 1% 普鲁卡因或 2% 利多卡因 1~2ml,在穿刺点做皮内、皮下至韧带的浸润麻醉。

4. 穿刺　腰椎穿刺针沿腰椎间隙垂直进针(针尖斜面向上),推进 4~6cm 深度,感到阻力突然降低时,提示针尖已进入蛛网膜下腔,可拔出针芯,让脑脊液自动滴出,并接上测压管先行测压。正常颅内压为 80~180mmH$_2$O,超过 200mmH$_2$O 为颅内压升高,低于 80mmH$_2$O 为低颅内压。如脑脊液压力高于 300mmH$_2$O,一般不放脑脊液,防止发生脑疝。

5. 留取标本　取所需数量的脑脊液于无菌试管中送检,若需做细菌培养,试管口及棉塞应用酒精灯火焰灭菌。

6. 拔针　一手持无菌纱布按压穿刺点,另一手拔针,针孔用碘伏消毒后覆盖无菌纱布,并稍加压迫防止出血。

【术前准备】

1. 患者准备　告知穿刺的目的、过程、注意事项、意义等。术前排空大小便。

2. 用物准备 穿刺包、压力表包、无菌手套、所需药物、氧气等。

【术中护理】

1. 指导和协助患者保持正确的体位。

2. 观察患者呼吸、脉搏、面色变化,询问有无不适感。

3. 协助患者摆放术中测压体位,协助医生测压。

4. 协助医生留取所需脑脊液标本,督促标本送检。

【术后护理】

1. 指导患者去枕平卧 4~6 小时,告知卧床期间不可抬高头部,但可适当转动身体。

2. 观察患者有无头痛、腰背痛、脑疝及感染等穿刺后并发症。穿刺后头痛最常见,多发生在穿刺后 1~7 天,可能为脑脊液量放出较多或持续 CSF 外漏所致颅内压降低。应指导患者多饮水,延长卧床休息时间至 24 小时,遵医嘱静滴生理盐水等。

3. 保持穿刺部位纱布干燥,观察有无渗液、渗血,术后 24 小时内不宜淋浴。

二、脑室穿刺和持续引流术

脑室穿刺术(ventriculocentesis)是对某些颅内压增高患者进行急救和诊断的措施之一。通过脑室穿刺可监测颅内压,通过穿刺放出脑脊液可降低颅内压从而抢救脑危象和脑疝;还可以有效地减轻肿瘤液、炎性液、血性液对脑室的刺激,缓解症状,为继续救治赢得时间。

【适应证】

1. 肿瘤和其他颅内病变引起的脑积水。

2. 自发性或外伤性脑室内出血,或脑室内血肿破入脑室系统。

3. 向脑室内注入阳性对比剂、气体或显影剂做脑室造影。

4. 开颅术中和术后颅内压监测。

5. 引流炎性 CSF,或向脑室内注入抗生素治疗脑室管膜炎。

【禁忌证】

1. 穿刺部位有明显感染。

2. 有明显出血倾向者。

3. 脑室狭小者。

4. 弥漫性脑肿胀或脑水肿患者。

【操作步骤】

脑室穿刺引流的方法有额入法、枕入法、侧入法和经眶穿刺法。额入法具体如下:

1. 剃光头发。

2. 仰卧位,选定穿刺点(前额部,发际上 2cm,矢状线旁开 2cm),头皮常规消毒,2% 利多卡因局麻。

3. 颅骨钻孔,用脑室穿刺针穿刺,穿刺方向与矢状线平行,针尖对准两侧外耳道连线,一般进针 3~5cm,可进入侧脑室前角,见脑脊液流出时,表明穿刺成功,则置管作脑脊液持续引流或颅内压监测。

【术前准备】

1. 患者准备 指导患者及家属了解脑室穿刺引流的目的、方法和术中、术后可能出现的意外与并发症,消除思想顾虑,得到家属的支持。

2. 用物准备 消毒剂、麻醉剂、颅骨钻、脑室穿刺引流包、无菌引流袋、硅胶导管及抢救用品、药品等。

【术中护理】

1. 协助患者保持安静,减少头部活动,维持正确体位;对于烦躁不安、有精神症状及儿童患者应特别注意防止自行拔出引流管而发生意外,必要时使用约束带加以固定。

2. 严密观察患者的神志、瞳孔及生命体征变化,尤其注意呼吸情况。

【术后护理】

1. 接引流袋,引流管应悬挂固定在高于侧脑室10~15cm的位置,以维持正常颅内压。注意引流速度,一般应缓慢引流脑脊液,使脑内压平缓减低,必要时适当挂高引流袋,以减慢引流速度,避免放液过快所致脑室内出血、硬膜外或硬膜下血肿、肿瘤内出血或诱发小脑幕上疝;但在抢救脑疝、脑危象的紧急情况下,可先快速放出一定量的脑脊液,再接引流管,缓慢引流脑室液。

2. 注意观察引流脑脊液的性质与量。正常脑脊液无色透明,无沉淀,术后1~2天内可稍带血性,以后转为橙色。24小时引流液一般不超过500ml。如术后出现血性脑脊液或原有的血性脑脊液颜色加深,提示有脑室内继续出血,应及时报告医生行止血处理;如果脑脊液浑浊,呈毛玻璃状或有絮状物,提示发生感染,应放低引流袋(约低于侧脑室7cm)以引流感染脑脊液,并送标本化验;引脑脊液量多时,应注意遵医嘱及时补充水、电解质。

3. 保持穿刺部位敷料干燥。引流处伤口敷料和引流袋应每天更换,污染时随时更换;保持引流系统的封闭性,防止逆行感染。引流管脱出时应及时通知医生处理。

4. 保持引流管通畅,防止引流管受压、扭曲、折叠或阻塞,尤其在搬运患者或者为患者改变体位时,还应注意防止引流管牵拉、滑脱。

5. 掌握拔管征象,脑室持续引流一般不超过1周,拔管前需夹闭引流管24小时,密切观察患者有无头痛、呕吐等症状,以便了解是否有再次颅内压升高表现。

6. 拔管后应加压包扎伤口处,指导患者卧床休息和减少头部活动,注意穿刺点有无渗血或脑脊液漏出,严密观察患者有无意识、瞳孔变化,失语或肢体抽搐、意识障碍加重等,发现异常及时通知医生处理。

三、高压氧治疗

高压氧治疗(hyperbaric oxygen therapy)是让患者处于密闭的加压装置中吸入高压力(2~3个大气压)、高浓度氧气,使其大量溶解于血液和组织,从而提高血氧张力、增加血氧含量、收缩血管和加速侧支循环形成;以利于降低颅内压,减轻脑水肿,纠正脑广泛缺血后所致的乳酸中毒或脑代谢产物积聚,改善脑缺氧,促进觉醒反应和神经功能恢复。

【适应证】

1. 一氧化碳中毒。

2. 缺血性脑血管病。

3. 脑炎、中毒性脑病。

4. 神经性耳聋。

5. 多发性硬化、激素及周围神经外伤、老年痴呆等。

【禁忌证】

1. 恶性肿瘤,尤其是已发生转移的患者。

2. 出血性疾病,如颅内血肿、椎管或其他部位有活动性出血可能者。

3. 颅内病变诊断不明者。

4. 严重高血压(>160/95mmHg),心功能不全。

5. 原因不明的高热、急性上呼吸道感染、急慢性鼻窦炎、中耳炎、咽鼓管通气不良。

6. 肺部感染、肺气肿、活动性肺结核、肺空洞。

7. 女性月经期或妊娠期。

8. 有氧中毒和不能耐受高压氧者。

【护理】

1. 入舱前护理

(1) 详细了解病情及治疗方案,协助医生做好入舱前的各项检查和准备工作。

(2) 评估患者文化水平、心理状态及对高压氧治疗的认知程度,详细介绍高压氧治疗的目的、过程和注意事项,消除患者的恐惧与紧张。

(3) 进舱前指导患者了解预防气压伤的基本知识,掌握调节中耳气压的具体方法和要领,如捏鼻鼓气法、咀嚼法、吞咽法等。

(4) 指导患者进舱前勿饱食、饥饿和酗酒,不宜进食产气食物,一般应在餐后 1~2 小时进舱。

(5) 高压氧舱为密闭式舱体,且舱内氧浓度较高,故应高度重视防火、防爆,确保安全。患者及陪护人员严禁携带易燃易爆物品进入舱内,也不能将手表、钢笔、保温杯等带入舱内,以防损坏;凡进入高压氧舱者必须按要求更换备好的纯棉服装。

(6) 首次进舱治疗的患者及陪护人员进舱前用 1% 麻黄碱滴鼻,发热、血压过高、严重疲劳者应暂停治疗。

(7) 进舱前需排空大、小便,且应做好个人清洁卫生,减少或避免不良气味带入舱内。

(8) 向患者及其陪护介绍舱内供氧装置及通信系统的使用方法,教会患者正确使用吸氧面罩,掌握间歇吸氧方法。

(9) 治疗前检查有关阀门、仪表、通信、照明、供气、供氧等设备,确认系统运转正常。告知患者不可随意搬弄或扭动舱内阀门、仪表等设备。

2. 加压过程的护理

(1) 加压开始应通知舱内人员做好相应准备,在高压氧治疗过程中,舱内外必须随时联系,互通情况,密切配合。

(2) 控制加压速度,加压原则先慢后快,在 0~0.06MPa 阶段升压速率为 0.005~0.01MPa/min,在 0.06MPa 以上可高于 0.01MPa/min,加压时间为:10~15 分钟。

(3) 加压过程中注意随时询问患者有无耳痛或其他不适,如患者耳痛明显,应减慢加压速度或暂停加压,督促患者做好调压动作,并向鼻内滴 1% 麻黄碱,经处理疼痛消除后方可继续加压,若经过各种努力,调压仍不能成功,应减压出舱。

(4) 加压时务必将各种引流管关闭,对密闭式水封瓶等装置须密切观察、调整,防止液体逆流入体腔。

(5) 调节好舱内温度,夏季为 24~28℃,冬季为 18~22℃,舱内相对湿度不超过 75%。

(6) 加压过程中应观察患者的血压、脉搏、呼吸变化,危重患者应有医护人员陪护。如出现血压增高、心率呼吸减慢,是正常加压反应,不必做特殊处理,嘱患者勿紧张;若出现烦躁不安、颜面或口周肌肉抽搐、出冷汗或突然干咳、气急,或患者自诉四肢麻木、头晕、眼花、恶心、无力等症状时,可能为氧中毒,应立即通知医生,并摘除面罩,停止吸氧,改吸舱内空气;出现抽搐时,应防止外伤和咬伤。

3. 稳压过程的护理

(1) 当舱压升到所需压力并保持不变,进入稳压,也称高压下停留。在整个稳压期间,应使舱压保持恒定不变,舱内压力波动范围应不超过 0.005MPa。

(2) 稳压时指导患者戴好面罩吸氧,并观察患者佩戴面罩及吸氧的方法是否正确,指导患者在安静和休息状态下吸氧,吸氧时不做深呼吸。

（3）随时观察有无氧中毒症状,如出现氧中毒立即妥善处理。

（4）加压舱内注意通风换气,使舱内氧浓度控制在 25% 以下,二氧化碳浓度低于 1.5%。

4. 减压过程的护理

（1）必须严格执行减压方案,不得随意缩短减压时间。

（2）减压前应告知舱内人员做好准备后才能开始减压。

（3）减压时应指导患者自主呼吸,绝对不能屏气。因屏气时肺内膨胀的气体无法经呼吸道排出,当肺内压力超过外界压力 10.67~13.33kPa 时,肺组织即会被撕裂造成严重的肺气压伤。

（4）输液应采用开放式。因减压时莫菲滴管内的气体发生膨胀,导致瓶内压力升高,气体可进入静脉,有造成空气栓塞的危险。

（5）减压时各种引流管都要开放,如胃管、导尿管、胸腔引流管、腹腔引流管、脑室引流管等;气管插管的气囊在减压前应打开,以免在减压时因气囊膨胀压迫气道黏膜而造成损伤。

（6）减压过程中因气体膨胀吸热,舱内温度急剧下降,会出现气雾,经适当通风,并控制减压速度,可以减少或避免这种现象发生。应提醒患者注意保暖。

（7）减压初期,由于中耳室及鼻旁窦中的气体发生膨胀,耳部可有胀感,当压力超过一定程度后,气体即可排出,胀感很快缓解消失。

（8）减压时有些患者出现便意、腹胀等现象,是由于减压时胃肠道内气体膨胀、胃肠蠕动加快所致。

（9）减压出舱后,应询问患者有无皮肤瘙痒、关节疼痛等不适,以便及早发现减压病症状并及时处理。

（10）治疗结束后,进行清洁、通风、消毒工作。

（高 静 吴晨曦 占婷婷）

复习思考题

案例一:患者李先生,70 岁,退休工人。因突发右侧肢体无力伴言语障碍 2 天平车推入,收入住院。患者 2 天前早上起床时感觉右侧肢体乏力,不能行走,伴有言语不清。患者平素喜烟酒、饮食口味较重,有高血压病史 7 年,最高 190/100mmHg,发现高脂血症 3 年。患者为初中文化水平,妻子为小学文化水平。因突然起病,患者情绪紧张,其妻子对其病情也非常担心。

身体评估:神志清楚,双侧瞳孔等大、等圆,对光反射灵敏。T 36.8℃,P 68 次 /min,R 18 次 /min,BP 160/94mmHg。言语含混,右侧鼻唇沟变浅,伸舌右偏,右侧肌力 1 级,左侧肌力 5 级,双侧肌张力正常,双侧面部感觉对称存在,双侧视力、听力均正常。右侧腱反射(++),左侧正常,双侧深浅感觉对称存在。

辅助检查:头颅 MRI 示左侧基底节区梗死灶。

入院诊断:脑梗死。

问题:

1. 你能解释患者此次发生脑梗死的原因吗?

2. 请列出该患者目前主要的护理诊断 / 问题,并进行重要性排序和说明排序的理由。

3. 请提出针对首优护理诊断的护理措施及其依据。

4. 你将如何对该患者及其家属进行健康教育?

案例二:患者李女士,50 岁,工人。因发现右侧肢体无力伴言语障碍 2 天,呼之不应 19 小时入院。患者 2 天前因提重物后突然出现右侧肢体运动障碍,但右手仍可持物,右下肢行走跛行;家人诉其"口齿不清,经仔细辨认能听清说话内容,能听懂别人说的话;同时伴有恶心、呕吐";19 小时前出现呼之不应,口吐白沫。患者有高血压病史 1 年,最高血压 180/120mmHg,未正规监测控制血压。患者为进城务工人员,工地未为其购买医疗保险,目前医疗费用由工地垫付。

身体评估:浅昏迷状态,眼眶、角膜反射存在,双侧瞳孔等大等圆,直接、间接对光反射迟钝。T 36.5℃,P 82 次 /min,R 16 次 /min,BP 160/100mmHg。右侧中枢性面瘫,Kernig 征阳性,Brudzinski 征阳性,右侧腱反射活跃,右侧病理征阳性。

辅助检查:头颅 CT 示左侧基底节区脑出血破入脑室。

入院诊断:脑出血。

问题:

1. 你如何解释患者此次发生脑出血的原因?

2. 该患者为何出现中枢性面瘫,Kernig 征阳性,Brudzinski 征阳性,右侧腱反射活跃,右侧病理征阳性的表现?

3. 患者目前病情观察的要点有哪些?

4. 请列出该患者目前主要的护理诊断 / 问题,并进行重要性排序和说明排序的理由。

5. 请提出针对首优护理诊断的护理措施及其依据。

案例三:患者程女士,49 岁,农民。因 1 天前无明显诱因出现右眼闭合不全伴口角歪斜入院。入院症见:右侧额纹较左侧变浅,蹙眉困难,右眼闭合不全,口角偏向左侧,右侧面颊部少许食物残渣滞留于齿龈间,无明显味觉异常,无流涕、鼻塞、咳嗽、咽痛等。无头晕、视物旋转,无明显吞咽困难,无构音障碍、肢体麻木及活动障碍等。

身体评估:神志清楚,自动体位,查体合作,对答切题。双侧瞳孔等大等圆,直径约 3mm,直接、间接对光反射灵敏,皱眉、皱额、鼓腮、吹口哨完成欠佳。T 36.2℃,P 84 次 /min,R 20 次 /min,BP 129/85mmHg。双侧 Babinski 征、Chaddock 征、Oppenheim 征、Gordon 征均为阴性。

辅助检查:头部 CT 检查未见异常。

问题:

1. 根据上述病历描述,你认为该患者的医疗诊断是什么?

2. 哪些因素可能诱发该疾病?

3. 请针对该患者列出三个主要的护理诊断 / 问题,并进行重要性排序和说明排序的理由。

4. 请提出针对首优护理诊断的护理措施及其依据。

案例四:患者肖女士,69 岁,农民。因左侧眼睑下垂 7 个月,加重伴右侧眼睑下垂 6 个月入院。入院前 7 个月,患者无明显诱因出现左侧眼睑下垂,稍无力,晨轻暮重,无视物模糊,无四肢乏力、头痛等症状,患者未予以重视,未进行治疗。上述症状逐渐加重,半年前出现右侧眼睑下垂,稍无力,晨轻暮重,余同左侧眼睑;患者仍未予以重视,未系统治疗,后症状逐渐加重,出现视物模糊。

身体评估:神志清楚,自动体位,对答切题。T 36.0℃,P 73 次 /min,R 20 次 /min,BP 136/80mmHg。双眼球各方向运动灵活充分,双侧上睑下垂,左眼严重,睁眼无力,视物模糊,流泪,眶周瘙痒,头晕,视物旋转,疲劳试验(+),双侧瞳孔等大等圆,直径约 3mm,直接、间接对光反射灵敏。睡眠情况较差,入睡困难,眠浅易醒,醒后难以入睡。

辅助检查:嘱患者持续上视出现上睑下垂,休息后缓解(疲劳试验阳性)。

入院诊断:重症肌无力(眼肌型)。

问题:

1. 请解释重症肌无力发生的机制。

2. 患者目前的病情观察的要点有哪些?

3. 请列出该患者目前主要的护理诊断/问题,并进行重要性排序和说明排序的理由。

4. 请提出针对首优护理诊断的护理措施及其依据。

案例五:患者,男性,70岁,退休教师。患者因"渐进性四肢不自主震颤4年,运动迟缓2年"入院。患者4年前出现右手轻微颤抖,后逐渐发展至右下肢,并且症状逐渐加重,静止时明显,运动时减轻,睡着后消失,近2年出现动作缓慢。3年前在某医院行颅脑MRI检查未见明显异常,诊断为帕金森病,并先后予以"吡贝地尔、金刚烷胺、多巴丝肼"等药物治疗,起初症状明显改善,近一年来,自觉药效减退,症状缓慢进展加重(目前服用多巴丝肼250mg每日三次),病程中无明显嗅觉障碍,但近来记忆力明显减退,情绪焦虑,睡眠差,每晚睡4~5小时,大便干结,小便正常。

身体评估:T 36.5℃,P 76次/min,R 19次/min,BP 136/80mmHg。神志清楚,双侧瞳孔等大、等圆,直径约3mm,对光反射灵敏。患者四肢肌力正常,肌张力呈齿轮样增高。右上下肢抖动不已,右手呈搓丸样动作,持物困难,行走时头部前倾,躯干稍俯屈,上肢摆臂幅度减小,小碎步,转弯不灵活,颈、背部肌肉强直感明显。

辅助检查:颅脑MRI检查未见明显异常;心电图示窦性心律。

入院诊断:帕金森病。

问题:

1. 该患者护理诊断/问题有哪些?

2. 根据护理诊断,给患者提供哪些护理措施?

3. 如何对该患者进行健康指导?

4. 针对该患者先后予以"吡贝地尔、金刚烷胺、多巴丝肼"等药物治疗,起初症状明显改善,近一年来,自觉药效减退。为何该患者出现药效减退的现象?

案例六:患者,男性,20岁,因"近10天癫痫频发,每日3~4次"入院。患者11年前无明显诱因出现癫痫发作,发作表现为意识丧失,四肢强直抽搐,眼球上翻,口角向右歪斜,牙关紧闭,口吐白沫,持续10余分钟,发作均在晚上睡眠时,一年发作4~5次,大发作2~3次,有时有四处乱跑、咂嘴、吞口水等表现。最近4个月每次发作前有一股气上涌,发作后有恐惧和紧张感。近10天癫痫频发,每日3~4次。既往史:患者出生时产程过长,可疑缺氧史;6岁时有脑膜炎病史及高热惊厥史。

身体评估:T 36.8℃,P 88次/min,R 22次/min,BP 136/78mmHg,神志清楚,言语清晰,对答切题,智能基本正常。双侧瞳孔等大等圆,直径2.5mm,对光反应灵敏。四肢肌力、肌张力正常。

问题:

1. 该患者存在哪些主要的护理诊断/问题?

2. 癫痫大发作时应如何进行护理?

3. 如何对癫痫患者进行用药指导?

4. 针对该患者,应做哪些安全指导?

扫一扫,
测一测

◇◇◇ 中英文名词对照索引 ◇◇◇

H

J

N

O

P

X

Y

Z

◇◇◇ 主要参考书目 ◇◇◇

1. 池肇春,毛伟征,孙方利,等.消化系统疾病鉴别诊断与治疗学[M].2版.济南:山东科学技术出版社,2017.

2. 杜建玲.内分泌学[M].2版.北京:中国协和医科大学出版社,2020.

3. 葛俊波,徐永建,王辰.内科学[M].9版.北京:人民卫生出版社,2018.

4. 国家卫生健康委员会.2020中国卫生健康统计年鉴[M].北京:中国协和医科大学出版社,2020.

5. 贺延新.新编消化内科学[M].上海:上海交通大学出版社,2018.

6. 侯贵华,霍勇.心导管介入治疗护理实用技术[M].北京:北京大学医学出版社,2017.

7. 胡荣,史铁英.内科护理学[M].3版.北京:人民卫生出版社,2019.

8. 贾建平,陈生弟.神经病学[M].8版.北京:人民卫生出版社,2018.

9. 阚全程,马金昌.心血管专业[M].北京:人民卫生出版社,2017.

10. 李继承,曾园山.组织学与胚胎学[M].9版.北京:人民卫生出版社,2018.

11. 林果为,王吉耀,葛均波.实用内科学[M].15版.北京:人民卫生出版社,2017.

12. 孙秋华.中医临床护理学[M].北京:中国中医药出版社,2016.

13. 孙玉梅,张立力.健康评估[M].4版.北京:人民卫生出版社,2017.

14. 万学红,卢雪峰.诊断学[M].9版.北京:人民卫生出版社,2018.

15. 王庭槐.生理学[M].9版.北京:人民卫生出版社,2018.

16. 叶文琴,王筱慧,李建萍.临床内科护理学[M].2版.北京:科学出版社,2018.

17. 尤黎明,吴瑛.内科护理学[M].6版.北京:人民卫生出版社,2017.

18. 张澍,黄德嘉.中国心律失常诊疗指南与进展[M].北京:人民卫生出版社,2018.

19. 张学海.肝硬化循证诊疗[M].北京:中国协和医科大学出版社,2017.

20. 周仲瑛.中医内科学[M].北京:中国中医药出版社,2017.

复习思考题
答案要点

模拟试卷